Testez-vous !

?

Évaluez
vos connaissances
en clinique et soins infirmiers

Sous la direction de Jeannine Druot

• ÉTUDIANTS • IFSI

Testez-vous !

Jeannine Druot
Michèle Guiot-Bonjour

Évaluez vos connaissances en clinique et soins infirmiers

EDITIONS LAMARRE

Ouvrage coordonné par
Jeannine Druot

Retrouvez toutes nos publications sur
www.espaceinfirmier.com

Lamarre, une marque
Wolters Kluwer France

ISBN 978-2-7573-0441-9

1, rue Eugène-et-Armand-Peugeot
92856 Rueil-Malmaison cedex

SOMMAIRE

Correspondance des chapitres avec les unités d'enseignements

Unité d'enseignement	Chapitres	Pages
1.1.S1, 1.1.S2 Psychologie, sociologie, anthropologie	27 Sciences humaines	435
1.2.S2, 1.2.S3 Santé publique et économie de la santé	25 Santé publique	407
1.3.S1, 1.3.S4 Législation, éthique, déontologie	28 Éthiques et déontologie	453
	29 Législation	467
2.1.S1 Biologie fondamentale	1 Anatomie et physiologie	1
2.2.S1 Cycles de la vie et grandes fonctions	1 Anatomie et physiologie	1
2.3.S2 Santé, maladie, handicap, accident de la vie	26 Soins infirmiers	411
2.4.S1 Processus traumatiques	17 Traumatologie, orthopédie et rhumatologie	293
2.5.S3 Processus inflammatoires et infectieux	4 Dermatologie	55
	10 Infectiologie et sida	147
	24 Hygiène	399
	17 Traumatologie, orthopédie et rhumatologie	293
2.6.S2, 2.6.S5 Processus psychopathologiques	8 Psychiatrie	101
	9 Pédiatrie et pédopsychiatrie	121
	26 Soins infirmiers	411
	27 Sciences humaines	435
2.7.S4 Défaillances organiques et processus dégénératifs	3 Cardiologie	33
	5 Endocrinologie	65
	6 Nutrition	77
	13 Orl, stomatologie et ophtalmologie	215
	14 Neurologie et neurochirurgie	225
	17 Traumatologie, orthopédie et rhumatologie	293
	19 Gériatrie	337
	4 Dermatologie	55

TESTEZ-VOUS !

Unité d'enseignement	Chapitres	Pages
2.8.S3 Processus obstructifs	3 Cardiologie	33
	7 Gastro-entérologie et hépatologie	81
	16 Urologie et néphrologie	271
	18 Pneumologie	317
	14 Neurologie et neurochirurgie	225
2.9.S5 Processus tumoraux	11 Oncologie	173
	12 Hématologie	191
	15 Gynécologie et obstétrique	255
2.10.S1 Infectiologie, hygiène	24 Hygiène	399
2.11.S1, 2.11.S3, 2.11.S5 Pharmacologie et thérapeutique	21 Pharmacologie	361
3.1.S1, 3.1.S2 Raisonnement et démarche clinique infirmière	26 Soins infirmiers	411
3.2.S2, 3.2.S3 Projets de soins infirmiers	26 Soins infirmiers	411
3.3.S3, 3.3.S5 Rôles infirmiers, organisation du travail et interprofessionnalité	30 Responsabilité professionnelle	477
	31 Organisation du travail	495
3.4.S4, 3.4.S6 Initiation à la démarche de recherche	26 Soins infirmiers	411
3.5.S4 Encadrement des professionnels de soins	26 Soins infirmiers	411
	29 Législation	467
	30 Responsabilité professionnelle	477
4.1.S1 Soins de confort et de bien-être	26 Soins infirmiers	411
	6 Nutrition	77
4.2.S2, 4.2.S3, 4.2.S5 Soins relationnels	26 Soins infirmiers	411
	27 Sciences humaines	435
4.3.S2, 4.3.S4 Soins d'urgence	20 Urgences	351
	23 Réanimation	389
4.4.S2, 4.4.S4, 4.4.S5 Thérapeutiques et contribution au diagnostic médical	2 Calculs de dose	25
	22 Transfusion sanguine	375
4.5.S2, 4.5.S4 Soins infirmiers et gestion des risques	25 Santé publique	407
	24 Hygiène	399
4.6.S3, 4.6.S4 Soins éducatifs et préventifs	26 Soins infirmiers	411
4.7.S5 Soins palliatifs et de fin de vie	11 Oncologie	173
	28 Éthique et déontologie	453
4.8.S6 Qualité des soins, évaluation des pratiques	26 Soins infirmiers	411

Correspondance des chapitres avec les dix compétences de la profession d'infirmier

Compétences	Unité d'enseignement	Chapitres	Pages
C1 Évaluer une situation clinique et établir un diagnostic dans le domaine infirmier	2.3.S2 Santé, maladie, handicap, accident de la vie	26 Soins infirmiers	411
	3.1.S1, 3.1.S2 Raisonnement et démarche clinique infirmière	26 Soins infirmiers	411
C2 Concevoir et conduire un projet de soins infirmiers	3.2.S2, 3.2.S3 Projets de soins infirmiers	26 Soins infirmiers	411
C3 Accompagner la personne dans la réalisation de soins quotidiens	2.10.S1 Infectiologie, hygiène	24 Hygiène	399
	4.1.S1 Soins de confort et de bien-être	26 Soins infirmiers	411
		28 Éthique et déontologie	453
C4 Mettre en œuvre des thérapeutiques et des actes à visée diagnostique	2.1.S1 Biologie fondamentale	1 Anatomie et physiologie	1
	2.2.S1 Cycles de la vie et grandes fonctions	1 Anatomie et physiologie	1
	2.4.S1 Processus traumatiques	17 Traumatologie, orthopédie et rhumatologie	293
	2.5.S3 Processus inflammatoires et infectieux	24 Hygiène	399
		10 Infectiologie et sida	147
		17 Traumatologie, orthopédie et rhumatologie	293
	2.6.S2, 2.6.S5 Processus psychopathologiques	8 Psychiatrie	101
		9 Pédiatrie et pédopsychiatrie	121
		26 Soins infirmiers	411
		27 Sciences humaines	435
	2.7.S4 Défaillances organiques et processus dégénératifs	3 Cardiologie	33
		5 Endocrinologie	65
		6 Nutrition	77
		13 Orl, stomatologie et ophtalmologie	215
		14 Neurologie et neurochirurgie	225
		17 Traumatologie, orthopédie et rhumatologie	293
		19 Gériatrie	337
		4 Dermatologie	55

Compétences	Unité d'enseignement	Chapitres	Pages
C10 Informer, former des professionnels et des personnes en formation	3.5.S4 Encadrement des professionnels de soins	26 Soins infirmiers	411
		29 Législation	467
		30 Responsabilité professionnelle	477

Anatomie et physiologie

1

UE 2.1 et 2.2, 1er semestre

Questions

1 Décrire la constitution commune de toutes les cellules.

2 Préciser la constitution du cytoplasme.

3 Expliquer le rôle du noyau cellulaire.

4 Décrire les constituants chimiques de la cellule.

5 Citer les trois grands groupes de substances organiques constituant la matière vivante.

6 Caractériser les protides.

7 Caractériser les lipides.

8 Caractériser les glucides.

9 Définir la phagocytose.

10 Distinguer anabolisme et catabolisme.

11 Définir les tissus.

12 Définir les termes tissus épithéliaux ou épithéliums.

13 Définir le tissu conjonctif.

14 Citer les grands types d'os.

15 Définir le périoste.

16 Définir le cartilage de conjugaison.

17 Décrire comment se fait l'accroissement en longueur des os.

18 Citer et nommer les os du squelette de l'homme adulte.

19 Citer les os du squelette axial.

20 Citer les os de la face.

21 Citer les pièces osseuses qui constituent la colonne vertébrale.

22 Citer les caractères généraux des vertèbres.

23 Décrire la caractéristique particulière des vertèbres cervicales.

24 Nommer les parties du sternum.

25 Décrire le thorax.

26 Définir la ceinture scapulaire et citer les éléments qui la constituent.

27 Caractériser l'humérus.

28 Citer les éléments osseux de l'avant-bras.

29 Définir le mouvement de pronosupination.

30 Citer les éléments du squelette de la main.

31 Citer les différentes parties du squelette du membre inférieur.

32 Décrire la constitution osseuse de la ceinture pelvienne.

33 Définir l'articulation.

34 Citer les trois catégories des articulations.

35 Définir la synoviale.

36 Définir la synovie.

37 Citer les deux grandes variétés de muscles.

38 Définir les cellules nerveuses.

39 Nommer les prolongements de la cellule nerveuse.

40 Définir les dendrites.

41 Définir le cylindraxe.

42 Citer les propriétés physiologiques du neurone.

43 Préciser la constitution du système nerveux.

44 Préciser la constitution du système nerveux cérébro-spinal.

45 Définir le système nerveux central.

46 Citer les deux parties du système nerveux central.

47 Définir le système nerveux périphérique.

48 Préciser la constitution anatomique du système sympathique.

49 Décrire succinctement les organes innervés par le système sympathique.

50 Préciser la constitution anatomique du système parasympathique.

51 Définir les méninges.

52 Décrire l'appareil respiratoire.

53 Citer les principaux organes des voies aériennes supérieures.

54 Définir les fosses nasales.

55 Citer les fonctions des fosses nasales.

56 Expliquer comment s'effectuent le réchauffement de l'air inspiré et son humidification.

57 Décrire les fonctions de la cavité buccale.

58 Localiser le pharynx.

59 Citer les parties constitutives du pharynx.

60 Situer le larynx.

61 Décrire la particularité du cartilage thyroïde.

62 Décrire succinctement la trachée.

63 Caractériser le phénomène rythmique de la respiration.

64 Décrire le diaphragme.

65 Définir le volume pulmonaire courant (VT).

66 Définir le volume de réserve inspiratoire (VRI).

67 Définir le volume de réserve expiratoire (VRE).

68 Définir le volume pulmonaire résiduel (VR).

69 Définir la capacité pulmonaire totale (CPT).

70 Définir la capacité pulmonaire vitale (CV).

71 Définir la capacité pulmonaire inspiratoire (CI).

72 Définir la capacité résiduelle fonctionnelle (CRF).

73 Citer la valeur de la fréquence respiratoire spontanée normale.

74 Indiquer la finalité de la respiration.

75 Indiquer la finalité du système cardiovasculaire.

76 Citer les trois composants du système cardiovasculaire et leurs fonctions respectives.

77 Différencier les deux systèmes de pompe du cœur.

78 Rappeler succinctement l'aspect macroscopique du cœur.

79 Décrire succinctement la configuration interne du cœur.

80 Définir les entrées du sang dans le cœur.

81 Préciser le trajet du sang dans le cœur.

82 Caractériser les orifices auriculo-ventriculaires.

83 Définir le péricarde.

84 Définir le myocarde.

85 Définir l'endocarde.

86 Décrire comment est assurée la vascularisation du cœur.

87 Décrire comment est assurée l'innervation du cœur.

88 Préciser la composition des parois artériolaires.

89 Donner la composition du volume sanguin.

90 Donner la constitution des parois veineuses.

91 Préciser la structure du sang.

92 Définir les éléments figurés du sang.

93 Décrire succinctement les globules rouges.

94 Décrire succinctement les globules blancs.

95 Définir le rôle des érythrocytes.

96 Définir le rôle des plaquettes.

97 Définir le rôle des polynucléaires.

98 Décrire succinctement le processus de destruction des germes par les polynucléaires.

99 Définir l'hématopoïèse.

100 Définir le lymphocyte.

101 Définir le monocyte.

102 Définir l'hémostase.

103 Définir le temps de saignement.

104 Définir le temps de coagulation.

105 Décrire l'appareil digestif.

106 Citer les différents organes de l'appareil digestif.

107 Citer les glandes salivaires.

108 Décrire l'œsophage.

109 Décrire l'intestin grêle.

110 Définir le mésentère.

111 Citer les parties constitutives du gros intestin.

112 Décrire le foie.

113 Préciser la configuration extérieure du foie.

114 Nommer les parties du foie délimitées par les trois sillons.

115 Définir les voies biliaires.

116 Décrire le pancréas.

117 Situer le pancréas.

118 Citer les différentes parties du pancréas.

119 Donner la fonction de la rate.

120 Préciser la structure générale de l'appareil urinaire.

121 Définir les néphrons.

122 Citer les différentes parties du néphron.

123 Définir les voies urinaires.

124 Définir le globe oculaire.

125 Citer les membranes du globe oculaire.

126 Citer les milieux transparents de l'œil.

127 Décrire l'appareil génital de l'homme.

128 Décrire l'appareil génital de la femme.

129 Décrire la répartition de l'eau dans l'organisme.

130 Définir l'ADN.

131 Citer les principes de l'immunisation prophylactique active.

132 Définir les vitamines.

133 Expliquer les chiffres de la pression artérielle.

134 Expliquer brièvement le transport de l'oxygène.

135 Expliquer comment est assurée la stabilité du pH du sang artériel.

136 Citer les effets des sels biliaires.

137 Expliquer comment sont contrôlées la sécrétion et l'excrétion biliaires.

138 Décrire la phase de la digestion mécanique au niveau de l'estomac.

139 Expliciter le métabolisme des glucides.

140 Définir l'hémostase.

141 Citer les fonctions du système nerveux végétatif.

142 Expliquer l'utilité du sommeil paradoxal.

143 Expliquer la douleur.

144 Expliquer la notion de clairance.

145 Décrire les caractéristiques générales des hormones.

146 Réaliser le schéma de la régulation hormonale de la fonction génitale de la femme.

147 Définir le système vestibulaire.

148 Nommer les différentes parties de la vertèbre dorsale sur le schéma ci-dessous.

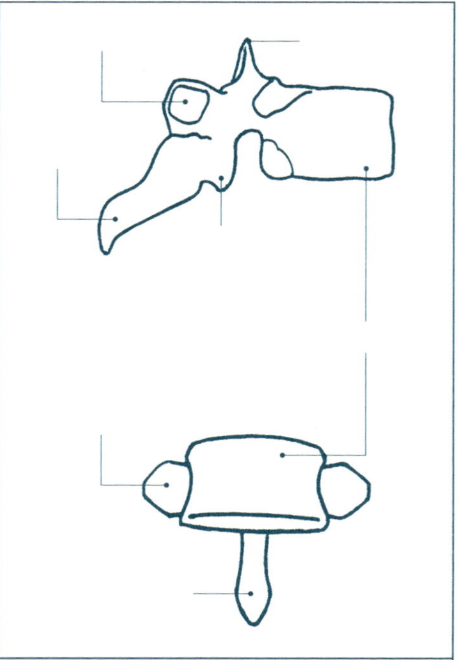

Vertèbre dorsale

149 Nommer, sur le schéma ci-dessous, les différents éléments constituant la configuration interne du cœur.

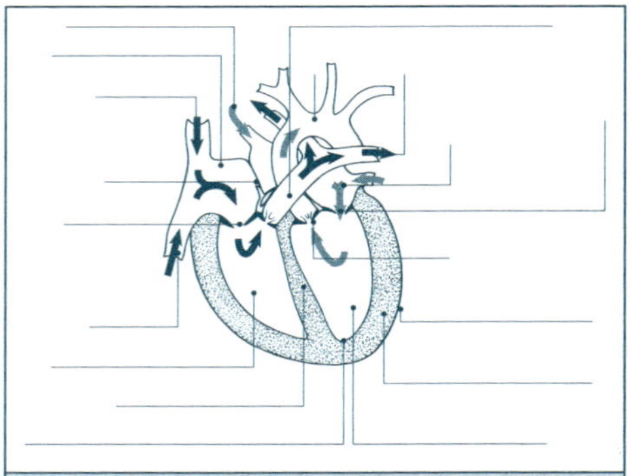

Schéma des différentes cavités du cœur, des vaisseaux avec lesquels elles communiquent et des différentes valvules

150 Identifier les différentes portions et les branches de l'aorte sur le schéma ci-dessous.

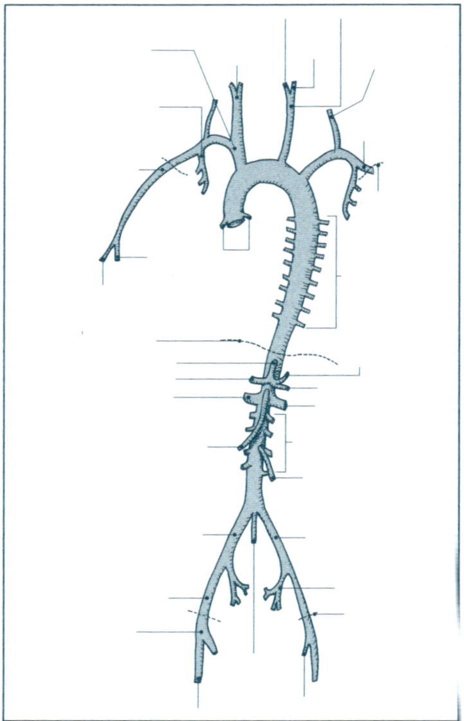

L'aorte et ses principales branches

151 Nommer les différentes parties de la cavité buccale et du cou sur le schéma ci-dessous.

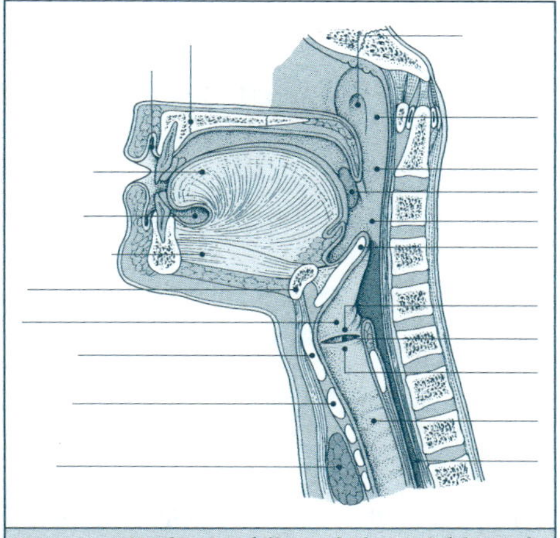

Coupe sagittale et médiane de la cavité buccale et du cou

152 Identifier les éléments indiqués sur la face inférieure du foie.

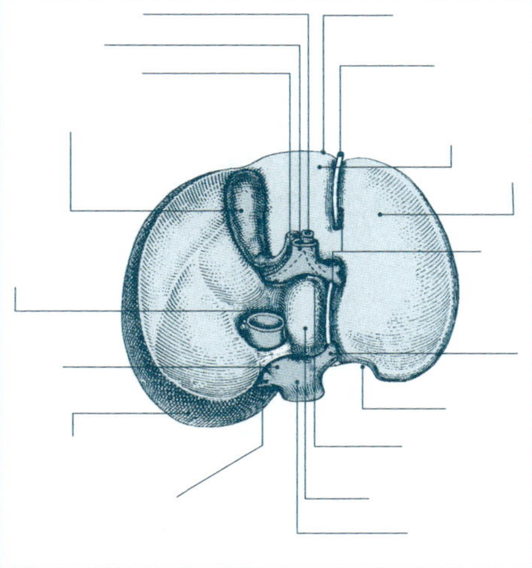

Face inférieure du foie

153 Identifier les différents éléments du pédicule hépatique sur le schéma ci-dessous.

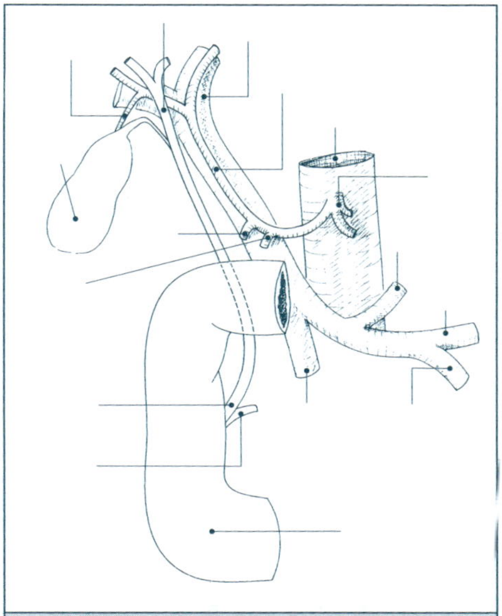

Les éléments du pédicule hépatique

154 Compléter par les dénominations correspondantes la vue générale d'un neurone schématisé ci-dessous.

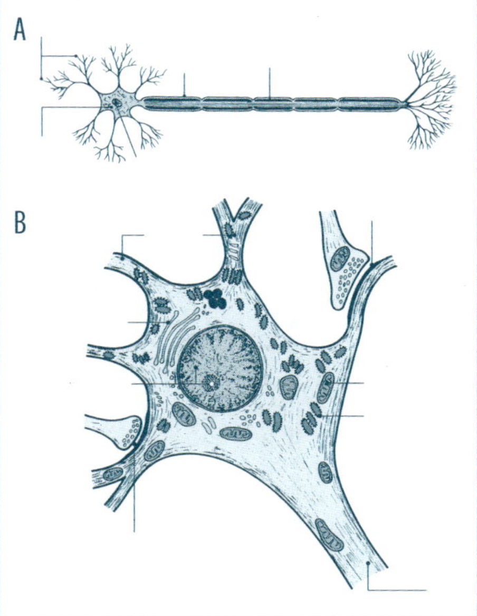

Schéma d'un neurone. Vue générale (A) et corps du neurone (B)

155 Nommer les ventricules du cerveau sur le schéma ci-dessous.

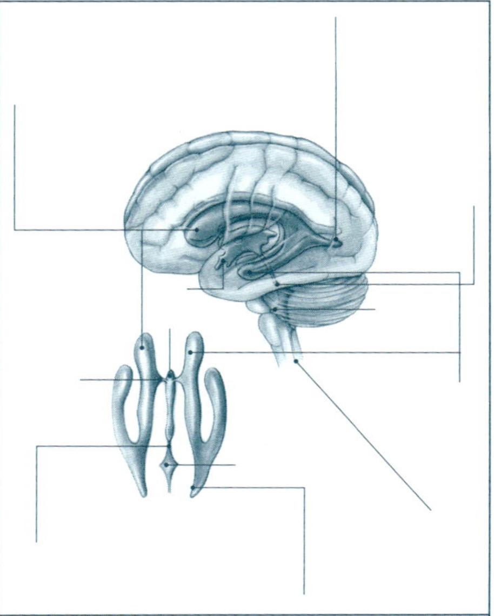

Ventricules du cerveau

156 Identifier les différentes parties composant un néphron sur le schéma ci-dessous.

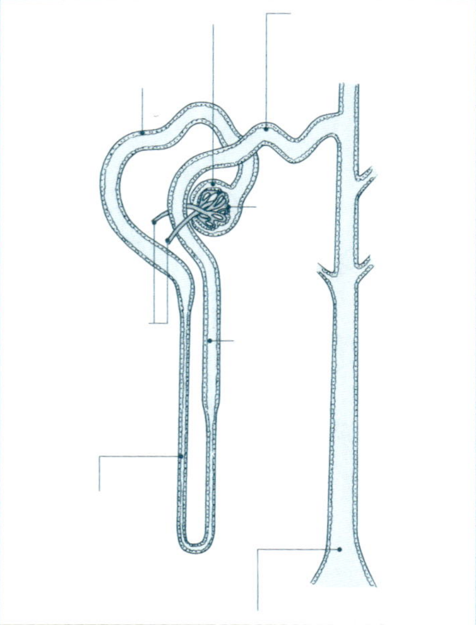

Structure d'un néphron

157 Identifier les éléments indiqués sur la coupe sagittale des organes génitaux masculins.

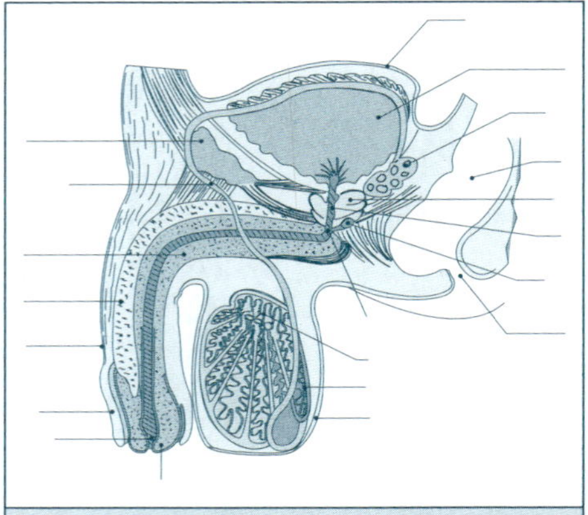

Organes génitaux masculins : coupe sagittale

158 Identifier sur le schéma ci-dessous le nom des différentes parties constituant les organes génitaux de la femme.

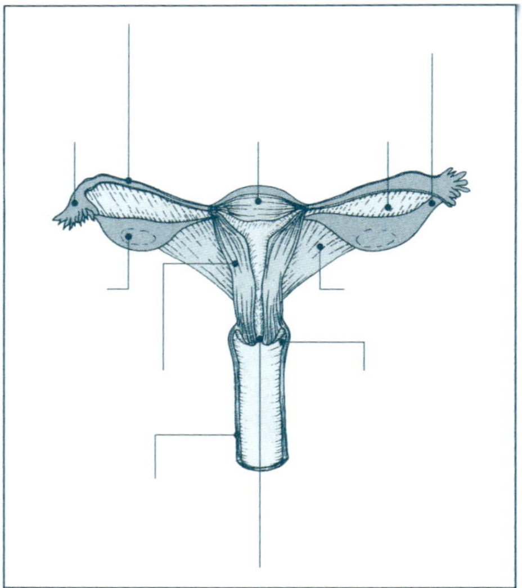

Organisation des organes génitaux internes chez la femme

159 Nommer les différentes parties des arcades dentaires de la dentition permanente.

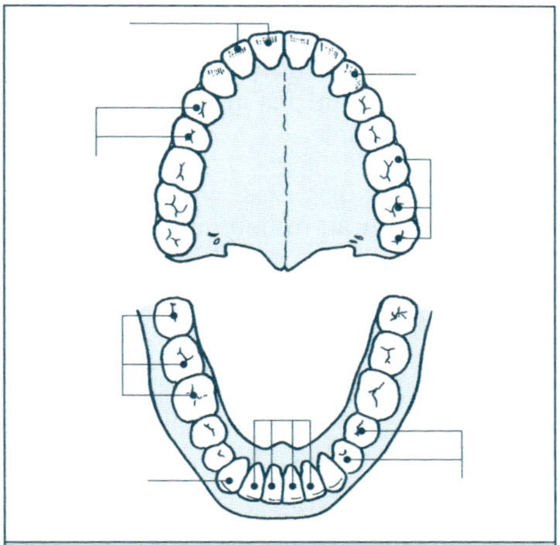

Arcades dentaires des maxillaires supérieur et inférieur, dentition permanente

160 Identifier les différents éléments indiqués sur la coupe frontale de l'oreille.

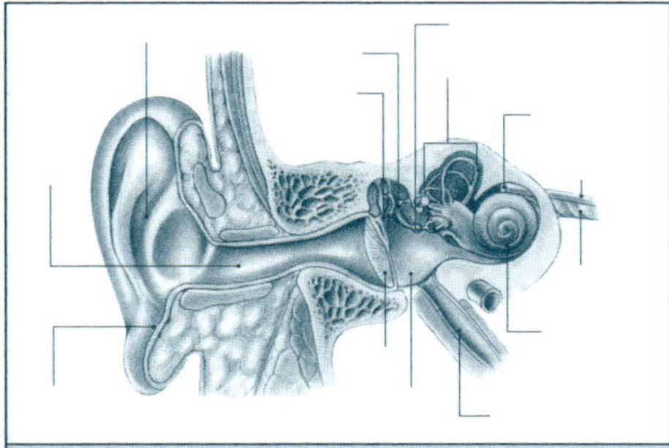

Coupe frontale de l'oreille

161 Identifier les différents éléments indiqués sur la coupe sagittale du globe oculaire.

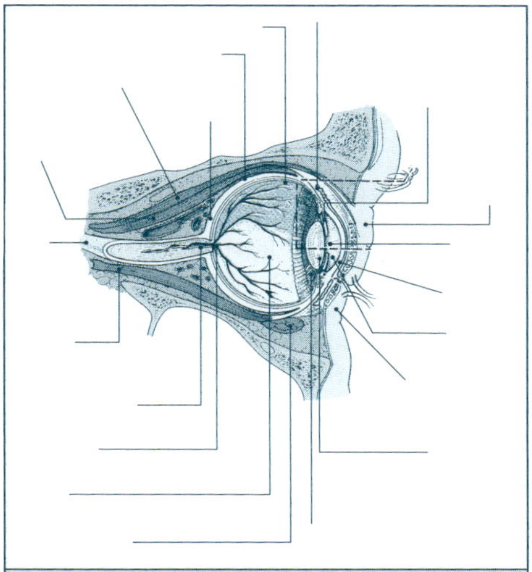

Coupe sagittale du globe oculaire et de ses annexes

Réponses

1 **Toutes les cellules comprennent** un corps cellulaire, le cytoplasme, au sein duquel se trouve une partie plus colorée, le noyau.

2 **Le cytoplasme** est constitué d'une substance visqueuse, hyaline, le hyaloplasme, qui renferme des granulations ou inclusions cytoplasmiques.

3 **Le noyau cellulaire a un rôle fondamental** : il est indispensable à la vie cellulaire et son ablation détermine la mort de la cellule. Il assure la reproduction des cellules et la transmission des caractères héréditaires.

4 **De très nombreux éléments chimiques entrent dans la composition de la cellule** : on en connaît au moins 40 sur les 85 corps simples connus. Les plus importants sont le carbone, l'hydrogène, l'oxygène, l'azote, de nombreux métaux alcalins (potassium, sodium), alcalino-terreux (calcium) et magnésiens (magnésium, fer, zinc), ainsi que des métalloïdes. Ces différents éléments simples se combinent entre eux pour former des corps chimiques complexes, les substances organiques et les substances minérales, qui entrent dans la composition de la matière vivante.

5 **Les substances organiques** sont composées uniquement d'hydrogène, de carbone, d'azote et d'oxygène. Elles sont divisées en trois groupes : les protides, les lipides et les glucides.

6 Les **protides** les plus simples sont les acides aminés. Ils se composent de carbone, d'hydrogène, d'oxygène et d'azote. La combinaison de plusieurs acides aminés forme les polypeptides ; la combinaison de plusieurs polypeptides forme les protéines, les plus complexes des protéines.
Les protéines sont les constituants chimiques les plus importants de la matière vivante et il n'en existe pas en dehors des êtres vivants.

7 Les **lipides** sont les corps gras et ils se composent de carbone, d'hydrogène et d'oxygène. Ils se trouvent à l'intérieur de la cellule sous deux formes : des gouttelettes bien visibles à l'intérieur du cytoplasme (enclaves lipidiques), et invisibles, combinés aux molécules de protéines. Ils entrent aussi dans la constitution de la membrane cellulaire et de la membrane nucléaire.

8 **Les glucides** sont les sucres : ils se composent de carbone, d'hydrogène et d'oxygène. Ce sont les aliments de la cellule par excellence.

9 Pour qu'elle puisse vivre, la cellule doit emprunter au milieu où elle se trouve les matières indispensables à sa croissance. L'absorption par la cellule de particules volumineuses se fait parfois par **phagocytose** : la cellule émet des prolongements, les pseudopodes, qui entourent la particule et l'incluent finalement dans le cytoplasme.

10 **L'anabolisme** est la synthèse par la cellule de sa propre matière vivante. La dégradation par la cellule des aliments ou de ses constituants usés porte le nom de **catabolisme**.

11 On donne le nom de **tissu** à un ensemble de cellules différenciées en vue de la même fonction et groupées à cet effet selon un certain ordre.

12 On nomme **tissus épithéliaux, ou épithéliums**, des tissus composés de cellules juxtaposées, qui limitent les organes vers l'extérieur ou vers une cavité naturelle de l'organisme. Ils sont divisés en épithéliums de revêtement et épithéliums glandulaires.

13 **Le tissu conjonctif** est un tissu de remplissage intercalé entre les organes et qui comble les vides laissés entre ceux-ci. Il est constitué par des cellules conjonctives ou fibrocytes, de forme étoilée, dénuées de toute mobilité et dites cellules fixes, des cellules mobiles ou histiocytes, d'une substance interstitielle appelée collagène, des fibres entrecroisées dans la substance interstitielle qui sont des fibres collagènes de gros diamètre qui ne fusionnent jamais entre elles et des fibres élastiques beaucoup plus minces qui se réunissent entre elles pour former un réseau.

14 On distingue **trois grands types d'os** :
- **les os longs**, dont une dimension, la longueur, l'emporte de beaucoup sur les deux

autres (largeur et épaisseur) ; ce sont, par exemple : fémur, tibia ;
• **les os plats ou larges**, dont deux dimensions, la longueur et la largeur, prédominent sur la troisième, l'épaisseur (os du crâne, par exemple) ;
• **les os courts**, dont les trois dimensions sont sensiblement égales (vertèbres).

15 **Le périoste** est une membrane fibro-élastique qui entoure la diaphyse et les épiphyses des os longs. Le périoste contient de nombreux vaisseaux sanguins et fournit à l'os une partie de ses vaisseaux nourriciers.

16 **La zone de cartilage** qui, dans un os long, sépare le point d'ossification diaphysaire des points d'ossification épiphysaires est appelée cartilage de conjugaison ou d'accroissement.

17 L'accroissement en longueur des os se fait grâce au **cartilage de conjugaison** : au fur et à mesure que ce cartilage se transforme en tissu osseux sur ses deux faces, au contact des points d'ossification diaphysaire et épiphysaires, il se renouvelle par la multiplication des éléments cellulaires de sa partie moyenne.

18 **Le squelette de l'homme adulte** comprend 200 os (non compris certains os inconstants, comme les os wormiens du crâne, ou variables, comme les os sésamoïdes des membres), qui se répartissent comme suit :
• crâne et face : 22 os ;
• colonne vertébrale (sacrum et coccyx comptés chacun pour 1 os) : 26 os ;
• côtes et sternum : 25 os ;
• os hyoïde : 1 os ;
• membres supérieurs : 64 os ;
• membres inférieurs : 62 os.

19 On appelle **squelette axial** le squelette formé par le crâne, les vertèbres et la cage thoracique.
Le squelette du crâne comprend le crâne proprement dit et la face. Le crâne proprement dit est formé de 8 os dont 4 sont impairs et deux pairs et symétriques :
• le frontal, l'ethmoïde, le sphénoïde, l'occipital ; chacun de ces os est impair et médian ;
• les temporaux, au nombre de deux, pairs et latéraux, les pariétaux, au nombre de deux, pairs et latéraux.

La face est formée par 14 os qui se groupent en deux massifs osseux : la mâchoire supérieure et la mâchoire inférieure.

20 **Les os de la face** sont les suivants :
• les deux maxillaires supérieurs ;
• les deux malaires ;
• les deux os propres du nez ;
• les deux unguis ou os lacrymaux ;
• les deux palatins ;
• les deux cornets inférieurs ;
• le vomer, os impair et médian ;
• le maxillaire inférieur, os impair et symétrique.

21 **La colonne vertébrale** est formée de 33 ou 34 pièces osseuses superposées, les vertèbres :
• 7 vertèbres cervicales ;
• 12 vertèbres dorsales ;
• 5 vertèbres lombaires ;
• 5 vertèbres sacrées, soudées entre elles pour former un os unique, le sacrum ;
• 4 ou 5 vertèbres coccygiennes, soudées entre elles pour former le coccyx.

22 **Chaque vertèbre** est constituée par :
• un corps vertébral (partie antérieure de la vertèbre), dont les faces supérieure et inférieure s'articulent avec les vertèbres voisines auxquelles elles sont reliées par un bourrelet fibreux et élastique, le disque intervertébral ;
• un arc osseux sur la partie postérieure de la vertèbre.

23 **Les vertèbres cervicales** sont les plus grêles : leur corps est petit, le canal rachidien est particulièrement large ; les deux premières ont une forme particulière : la première vertèbre cervicale ou atlas est formée de deux masses latérales articulées avec le crâne, réunies par deux arcs osseux antérieur et postérieur ; la seconde cervicale ou axis possède sur la face supérieure du corps une grosse apophyse verticale, l'apophyse odontoïde, qui s'engage dans le canal rachidien de l'atlas.

24 **Le sternum** est divisé en trois parties : une partie supérieure, le manubrium, une partie moyenne, le corps du sternum, et une extrémité inférieure effilée, l'appendice xiphoïde.

25 L'ensemble formé par la colonne vertébrale, les côtes et le sternum constitue le thorax, qui contient le cœur et les poumons.

26 **Le squelette du membre supérieur** comprend quatre segments : la ceinture scapulaire qui rattache le membre au tronc, le bras, l'avant-bras et la main.
La ceinture scapulaire est constituée de chaque côté par deux os : l'omoplate et la clavicule.

27 **L'humérus**, le seul os du bras, présente :
• une extrémité supérieure qui comporte : une surface articulaire de forme sphérique, la tête humérale, qui répond à la cavité glénoïde de l'omoplate ; deux saillies sur lesquelles s'insèrent des muscles : ce sont la grosse tubérosité ou trochiter, et la petite tubérosité ou trochin, une gouttière, la coulisse bicipitale, où glisse le tendon du biceps, se trouvant entre ces deux tubérosités ; un corps ou diaphyse qui donne insertion aux muscles du bras ;
• une extrémité inférieure qui comporte deux surfaces articulaires : l'une interne en forme de poulie, la trochlée, articulaire avec le cubitus, l'autre externe, sphérique, le condyle, articulaire avec le radius.

28 **Le squelette de l'avant-bras** est formé par deux os : le radius en dehors et le cubitus en dedans, réunis l'un et l'autre par deux articulations, supérieure et inférieure, et par une membrane fibreuse qui les réunit sur toute la hauteur de leurs diaphyses, la membrane interosseuse. Ces deux os sont mobiles l'un par rapport à l'autre, le radius pouvant tourner autour du cubitus.

29 Le radius peut tourner autour du cubitus : ce mouvement est appelé **mouvement de pronosupination** ; l'avant-bras est dit en supination lorsque, sur le sujet au garde-à-vous, la paume de la main regarde en avant ; il est dit en pronation lorsqu'elle regarde en arrière.

30 **Le squelette de la main** est constitué par 27 os que l'on divise en trois parties : le carpe ou squelette du poignet, le métacarpe ou squelette de la paume de la main et les phalanges ou squelette des doigts.

31 Comme le membre supérieur, **le membre inférieur est divisé en quatre parties** : la ceinture pelvienne qui rattache ce membre au tronc, la cuisse, la jambe et le pied.

32 **La ceinture pelvienne** est constituée par le sacrum et par les deux os iliaques latéralement et en avant ; le sacrum s'encastre entre les deux os iliaques, avec lesquels il s'articule par deux surfaces : les surfaces auriculaires.

33 On appelle **articulation** ou jointure l'union entre elles des différentes pièces du squelette, cette union pouvant être plus ou moins serrée selon l'articulation considérée.

34 Selon l'étendue de leur mobilité, **on divise les articulations en trois catégories** : les articulations mobiles ou diarthroses, les articulations semi-mobiles ou amphiarthroses, les articulations immobiles ou synarthroses.

35 **La synoviale** est une membrane mince qui s'insère au pourtour des surfaces cartilagineuses et qui tapisse la face profonde de la capsule articulaire.
Elle forme ainsi avec les surfaces cartilagineuses une cavité close, la cavité articulaire.

36 **La cavité articulaire** contient une petite quantité de liquide clair, visqueux, filant, le liquide synovial ou synovie, qui est sécrétée par la synoviale et qui joue un rôle de lubrifiant et facilite les mouvements de surfaces articulaires l'une par rapport à l'autre.

37 On distingue **deux grandes variétés de muscles** : les muscles striés et les muscles lisses.

38 **Le système nerveux**, comme tous les autres organes, est composé d'une infinité de cellules de formes et de fonctions spéciales ; ces cellules, hautement différenciées, sont appelées cellules nerveuses ou neurones. Comme toutes les autres cellules, la cellule nerveuse est formée par une partie principale, le corps, qui comprend un cytoplasme et un noyau, duquel sont issus des prolongements.

39 **La cellule nerveuse** présente deux sortes de prolongements : les dendrites et l'axone (appelé aussi cylindraxe).

40 **Les dendrites** se présentent sous forme d'arborisations fines et courtes disposées irrégulièrement.
Conducteurs de l'influx nerveux, les dendrites ne peuvent, dans les conditions normales, conduire cet influx que dans un seul sens, de l'extrémité des arborisations de la dendrite vers le corps de la cellule. Cette direction est dite cellulipète.

41 **Le cylindraxe** (ou axone) se présente sous la forme d'une tige allongée, parfois très courte, parfois d'une longueur considérable de plusieurs décimètres ; il n'y a qu'un axone par cellule nerveuse.
L'axone ne peut conduire l'influx nerveux que dans un seul sens, du corps de la cellule vers les arborisations terminales de l'axone. Cette direction est dite cellulifuge.

42 **Les propriétés essentielles du neurone** sont l'excitabilité et la conductibilité.

43 **Le système nerveux** préside au fonctionnement de tous les appareils de l'économie humaine. Il comprend deux parties très différentes : le système nerveux cérébro-spinal ou système de la vie de relation, appelé aussi système volontaire car il agit sous le contrôle de notre volonté, et le système nerveux végétatif, soustrait à l'influence de notre volonté.

44 **Le système nerveux cérébro-spinal** est formé par : des centres nerveux, groupés dans la moelle épinière et le cerveau, et leur ensemble constitue la matière grise ; des voies d'association entre les différents centres, réunis par des fibres nerveuses dites fibres d'association et dont l'ensemble constitue la matière blanche.

45 **Le système nerveux central** est l'ensemble des centres nerveux et des voies d'association.

46 **Le système nerveux central** comporte deux parties : la moelle épinière logée dans le canal rachidien et l'encéphalite, logé dans la boîte crânienne.

47 **Le système nerveux central** est relié aux organes périphériques, sensitifs ou moteurs, par des fibres nerveuses blanches, dont la réunion forme les nerfs périphériques. L'ensemble des nerfs périphériques constitue le système nerveux périphérique.

48 Anatomiquement, **le système sympathique** se présente sous forme d'une série de ganglions étagés tout le long du rachis, unis les uns aux autres par des filets nerveux qui constituent la chaîne sympathique.

49 **Le système sympathique se distribue à l'ensemble du corps** : cœur et vaisseaux, œil, glandes salivaires, tube digestif, bronches, appareil génital, foie, rate, glandes endocrines, glandes sudoripares de la peau, etc.

50 **Le système parasympathique**, moins bien systématisé que le système sympathique, est formé par une série de fibres nerveuses annexées à certains nerfs du système cérébro-spinal dont elles suivent le trajet.

51 Les différentes parties constitutives du système nerveux central ne sont pas en contact direct avec le squelette ; elles en sont séparées par des membranes d'enveloppes auxquelles on donne le nom de **méninges**. Entre les méninges, circule un liquide, le liquide céphalo-rachidien. Les méninges sont au nombre de trois. En allant de dehors en dedans, ce sont la dure-mère, l'arachnoïde et la pie-mère.

52 **L'appareil respiratoire** comprend des voies aériennes et des alvéoles situés au sein du parenchyme pulmonaire.

53 **Les voies aériennes supérieures** comprennent :
- les fosses nasales ;
- la cavité buccale ;
- le pharynx ;
- le larynx ;
- les bronches et les bronchioles.

54 **Les fosses nasales** sont deux cavités séparées par une cloison médiane perpendiculaire au plan de la face ; chaque fosse nasale est constituée de quatre parois (externe, inférieure, interne et supérieure).

55 **Les fosses nasales** assurent le passage de l'air vers la trachée, le réchauffement et l'humidification de l'air inspiré, la détection des odeurs.

56 La vascularisation importante de la muqueuse nasale permet de réchauffer l'air ambiant à 37 °C pendant son passage ; il est humidifié grâce aux sécrétions de la muqueuse dont le volume peut atteindre un litre par jour.

57 **La cavité buccale** est principalement l'organe de la mastication et du goût. Elle est aussi le lieu de la sécrétion salivaire produite par les glandes parotides, sous-maxillaires et sublinguales.

58 **Le pharynx** est le carrefour des voies aériennes et digestives ; il s'étend de la base de l'occipital jusqu'à la vertèbre C6.

59 **Le pharynx comprend trois parties :** le rhinopharynx, qui fait suite aux fosses nasales par l'intermédiaire des choanes, l'oropharynx, en dessous, la partie basse du pharynx. Le pharynx se termine en regard du cartilage cricoïde par la bouche œsophagienne.

60 **Le larynx** est composé de cinq cartilages principaux (épiglottique, thyroïde, cricoïde et deux arythénoïdes) et de neuf cartilages accessoires.

61 **Le cartilage thyroïde** présente sur sa face antérieure une saillie plus marquée chez l'homme : la pomme d'Adam.

62 **La trachée** se présente sous l'aspect d'un tube formé de 16 à 20 anneaux cartilagineux en forme de C. À son extrémité inférieure elle se divise en deux bronches souches, gauche et droite, qui diffèrent par leur direction, leur morphologie et leur ramification.
Elle s'étend de la vertèbre C6 jusqu'à la vertèbre D5.

63 **Le phénomène rythmique de la respiration** est assuré par l'alternance d'une inspiration active et d'une expiration le plus souvent passive. Il se trouve sous la dépendance de deux séries de mécanismes : extrapulmonaire et intrapulmonaire.

64 **Le diaphragme** est le muscle inspiratoire essentiel. Il est attaché sur toute la circonférence du thorax à des structures fixes, vertèbres, sternum et faces internes des 6 dernières côtes.

65 **Le volume pulmonaire courant** (VT) est la quantité d'air mobilisé au repos, qui varie entre 250 et 600 mL selon les sujets.

66 **Le volume de réserve inspiratoire** (VRI) est la quantité d'air mobilisable lors d'une inspiration forcée, après l'inspiration normale.

67 **Le volume de réserve expiratoire (VRE) est la** quantité d'air mobilisable lors d'une expiration forcée, après l'expiration normale.

68 **Le volume résiduel** (VR) est la quantité d'air non mobilisable persistant dans les poumons après une expiration forcée.

69 **La capacité pulmonaire totale** (CPT) est la somme de la capacité vitale et du volume résiduel.

70 **La capacité vitale** (CV) est la somme du volume courant et des volumes de réserve inspiratoires et expiratoire.

71 **La capacité inspiratoire** est la somme du volume pulmonaire courant (VT) et du volume de réserve inspiratoire (VRI).

72 **La capacité résiduelle fonctionnelle** (CRF) est la somme de la capacité vitale du volume résiduel.

73 **La fréquence respiratoire spontanée** est de 12 à 20 cycles par minute.

74 **La finalité de la respiration** est d'assurer, d'une part, le transport de l'oxygène de l'air atmosphérique vers les cellules et, d'autre part, l'élimination du gaz carbonique.

75 Le système cardiovasculaire n'a d'autre finalité que d'assurer, d'une part, le transport de l'oxygène et des substrats métaboliques jusqu'aux cellules et, d'autre part, le drainage et l'élimination des déchets du métabolisme tissulaire.

76 **Le système cardiovasculaire** est constitué des trois composants suivants :
• le cœur, élément moteur, qui assure la fonction de pompe du circuit ;
• le système vasculaire, qui constitue le réseau de distribution et de collecte du sang ;
• le sang, qui est le transporteur des éléments nutritifs, mis en circulation par la pompe cardiaque et distribué par le réseau vasculaire.

77 **Le cœur** est un muscle creux qui fait office de double pompe : la pompe de droite, qui assure la circulation pulmonaire ou petite circulation, et la pompe de gauche, qui assure le reste de la vascularisation du corps, d'où son nom de grande circulation.

78 **Le cœur** est un organe impair de coloration rouge violacé, de consistance très ferme, d'un poids d'environ 250 g chez la femme et 300 g chez l'homme. Il a grossièrement la forme d'une pyramide renversée à axe horizontal dont la pointe est dirigée en avant, en bas et à gauche, la base regardant en arrière et à droite. Il est contenu dans une enveloppe fibro-séreuse, le péricarde.

79 **Le cœur** comporte quatre cavités : deux oreillettes et deux ventricules. Les oreillettes sont séparées par une cloison, la cloison interauriculaire, la cloison interventriculaire séparant les deux ventricules. Chaque oreillette communique avec le ventricule correspondant par un orifice dit auriculo-ventriculaire, déterminant ainsi deux grandes formations, les cavités droites ou le cœur droit, et les cavités gauches ou le cœur gauche.

80 Le sang arrive au cœur droit au niveau de l'oreillette droite par les veines caves inférieure et supérieure, au cœur gauche au niveau de l'oreillette gauche par les veines pulmonaires.

81 Le sang passe des oreillettes dans les ventricules au travers de l'orifice auriculo-ventriculaire droit (orifice tricuspide), et au travers de l'orifice auriculo-ventriculaire gauche (orifice mitral). Les ventricules propulsent alors le sang sous pression dans le réseau artériel pulmonaire, via l'orifice sigmoïde pulmonaire pour le ventricule droit, et dans l'aorte et tout le réseau artériel périphérique au travers de l'orifice aortique pour le ventricule gauche.

82 **Les orifices auriculo-ventriculaires** sont des anneaux fibreux rigides sur lesquels s'insèrent trois valves pour l'orifice droit (valves tricuspides) et deux valves pour l'orifice gauche (valves mitrales), arrimées au niveau des ventricules par des cordages tendineux ou piliers. Pendant la contraction des ventricules et sous l'effet de l'augmentation de pression dans ceux-ci, les valves initialement ouvertes vers les ventricules pour permettre le passage du sang venant des oreillettes sont refoulées vers le haut et obturent ainsi les orifices auriculo-ventriculaires et empêchent donc le sang de régurgiter vers les oreillettes ; au cours de la contraction du muscle cardiaque qui suit, le sang sort du cœur à travers les orifices artériels.

83 **Le péricarde** est l'enveloppe séro-fibreuse du cœur.

84 **Le myocarde** est la tunique musculaire du cœur, de structure striée et dont la contraction permet à l'organe d'assurer sa fonction de pompe.

85 **L'endocarde** est la tunique interne du cœur : c'est une membrane conjonctive qui tapisse la face interne du péricarde.

86 **La vascularisation du cœur** est assurée par deux artères qui prennent naissance à la racine de la crosse aortique juste au-dessus des valves aortiques, dans un petit renflement appelé sinus de Vasalva. Ces artères sont nommées artère coronaire droite et artère coronaire gauche.

87 **L'innervation du cœur** se fait par le système nerveux autonome (sympathique et pneumogastrique).
Ces différentes fibres fusionnent au contact du cœur pour former le plexus cardiaque. Tous les nerfs cardiaques prennent naissance dans le plexus situé au niveau de la crosse de l'aorte, puis se distribuent au myocarde en cheminant le long des artères et des veines coronaires.

88 **Les parois artériolaires** sont composées de trois tuniques cylindriques superposées : la tunique interne ou intima, endothélium parfaitement lisse qui permet un écoulement laminaire sans turbulence du sang, la tunique moyenne ou média, constituée de fibres élastiques et de fibres musculaires lisses circulaires, la tunique externe ou adventice, formée de fibres conjonctives et élastiques, parcourue par de fines ramifications nerveuses.

89 **Le volume sanguin** est fait de plasma et des éléments figurés du sang, à raison de 75 mL/kg, soit environ 5 000 mL répartis pour 65 % dans le retour veineux, 25 % dans les artères et 10 % dans les capillaires.

90 **Les parois veineuses** sont constituées de trois tuniques, une tunique externe ou adventice, constituée de fibres élastiques, une tunique moyenne conjonctive élastique, avec quelques éléments musculaires lisses, une tunique interne ou endoveine, qui forme des replis dans la lumière vasculaire, à distance régulière, pour former des valves à mobilité unidirectionnelle, ce qui a pour effet de s'opposer aux éventuels reflux du sang.

91 **Le sang** est formé de cellules mobiles, les globules ou éléments figurés, qui baignent dans un milieu intermédiaire liquide et également mobile, le plasma.

92 Les éléments figurés du sang sont de trois sortes : les globules rouges, les globules blancs et les globulins ou plaquettes. 1 mm^3 de sang contient normalement 5 millions de globules rouges, 6 000 à 7 000 globules blancs et 200 000 plaquettes.

93 **Les globules rouges** ou hématies, ou érythrocytes, sont des éléments cellulaires aisément déformables, dont le noyau a disparu et qui ont la forme d'un disque biconcave dont le diamètre mesure environ 7 µm et dont l'épaisseur est de 2 µm.

94 **Les globules blancs** ou leucocytes sont des cellules très mobiles d'une taille supérieure à celle des globules rouges, de 7 à 15 µm. Leur mobilité est due aux propriétés particulières de leur cytoplasme qui peut émettre des prolongements, les pseudopodes.

95 **Les érythrocytes**, ou hématies, ont pour seule fonction le transport de l'oxygène des poumons vers les tissus et du gaz carbonique des tissus vers les poumons. Le transport de l'oxygène est rendu possible car les érythrocytes contiennent un pigment particulier, l'hémoglobine qui se combine à l'oxygène pour former de l'oxyhémoglobine ; celle-ci se dissocie pour céder son oxygène aux tissus.

96 **Les plaquettes** ont un rôle fondamental dans l'hémostase (mécanisme d'arrêt des hémorragies) : lorsqu'un vaisseau est blessé, l'adhésion des plaquettes et leur agrégation au niveau où l'endothélium du vaisseau a été lésé déterminent la formation d'un bouchon, ou clou plaquettaire, qui obstrue la blessure et arrête le saignement.

97 **Les polynucléaires**, ou leucocytes à noyau segmenté, qui comprennent les trois variétés (définies en fonction des affinités tinctoriales de leur cytoplasme) suivantes : neutrophiles, éosinophiles et basophiles, ont pour fonction essentielle de lutter contre l'inflammation et l'infection.

98 Vis-à-vis des microbes, **les polynucléaires ont le rôle de tueurs :** dès qu'un germe a pénétré dans l'organisme, on observe les phénomènes de défense suivants : ralentissement du courant sanguin dans les capillaires, adhérence des polynucléaires à l'endothélium des vaisseaux, migration des polynucléaires à travers la paroi vasculaire vers le lieu de l'infection, phagocytose des germes par les polynucléaires, destruction et digestion des germes par les polynucléaires.

99 **L'hématopoïèse** est l'ensemble des processus intervenant dans la formation des globules du sang.

100 **Le lymphocyte** est une variété de globule blanc mononuclé du sang. Les lymphocytes ont un rôle fondamental dans les phénomènes immunitaires : les lymphocytes B (ou bursodépendants ou médullodépendants) sont porteurs d'anticorps et responsables de l'immunité humorale ; les lymphocytes T (ou lymphocytes thymodépendants), qui forment la majorité des lymphocytes circulant dans le sang (70 à 80 %), sont responsables de l'immunité cellulaire.

101 **Le monocyte** est un globule blanc à noyau non segmenté qui représente 4 à 10 % des globules blancs du sang. Les monocytes ont, comme les lymphocytes, un rôle fondamental dans les phénomènes immunitaires, mais leur mode d'action est différent de celui des lymphocytes. Ils détruisent par phagocytose les éléments étrangers à l'organisme et les cellules mortes. Ils peuvent phagocyter des fragments d'assez grande taille d'où leur nom de macrophages. Ils conservent l'information immunitaire et la transmettent aux lymphocytes, mais ils n'interviennent pas directement dans la réponse immunitaire.

102 **L'hémostase** est l'ensemble des mécanismes qui assurent le maintien du sang à l'intérieur des vaisseaux et, en particulier, des phénomènes qui déterminent l'arrêt du saignement lorsqu'un vaisseau a été blessé. La coagulation est l'un des temps de l'hémostase.

103 **Le temps de saignement** est le temps pendant lequel saigne un sujet après une coupure superficielle ; il est normalement compris entre 2 et 5 min.

104 **Le temps de coagulation** est le temps d'apparition du caillot sanguin après prélèvement du sang. Il est de l'ordre de 7 min.

105 **L'appareil digestif** est l'ensemble des organes qui transforment les substances nutritives apportées par l'alimentation afin d'en permettre l'assimilation par les cellules de l'organisme.

106 L'appareil digestif commence à la bouche et se termine à l'anus. Il comprend : la bouche et les dents, la langue, les glandes salivaires, le pharynx (carrefour où se croisent les voies aériennes supérieures et les voies digestives), l'œsophage, l'estomac, l'intestin grêle, le gros intestin, le foie, les voies biliaires, le pancréas, la rate, et le péritoine, enveloppe des viscères digestifs.

107 **Il existe trois paires de glandes salivaires :** les parotides, les sous-maxillaires et les sublinguales.

108 **L'œsophage**, long de 25 cm, large de 2 à 3 cm, est un conduit qui fait communiquer le pharynx en haut et l'estomac en bas.

109 **L'intestin grêle** est un tube de 7 m environ, d'un diamètre moyen de 3 cm. C'est le segment du tube digestif qui relie l'estomac au gros intestin. Il comporte deux parties : une partie fixe, le duodénum et une partie mobile, le jéjuno-iléon.

110 **Le mésentère** est une lame péritonéale où cheminent les vaisseaux de l'intestin et qui relie le jéjuno-iléon à la paroi abdominale postérieure.

111 De son origine à sa terminaison, **le gros intestin** présente les parties suivantes : le cæcum, le côlon ascendant, le côlon transverse, le côlon descendant, le côlon pelvien ou côlon sigmoïde, le rectum.

112 **Le foie** est la plus volumineuse des glandes annexes du tube digestif : son poids est de 1,5 kg. Il est situé dans l'étage le plus élevé de la partie droite de l'abdomen (hypocondre droit) et déborde dans la région épigastrique.

113 **Le foie présente trois faces :** la face supérieure qui répond au diaphragme auquel elle est fixée par des ligaments suspenseurs puissants ; la face inférieure, parcourue par deux sillons antéropostérieurs, le sillon droit et le sillon gauche et par un sillon transversal, le sillon transverse ou hile ; la face postérieure, appliquée contre la paroi abdominale postérieure.

114 **Les trois sillons divisent le foie en quatre lobes :** le lobe droit, le lobe gauche, le lobe carré, le lobe de Spiegel.

115 **Une des fonctions du foie est la sécrétion de la bile par les cellules hépatiques.** La bile est recueillie par **les voies biliaires**, qu'il faut distinguer en deux parties : **les voies biliaires intrahépatiques**, qui recueillent la bile sur le lieu même de sa production, au niveau des cellules hépatiques ; **les voies biliaires extrahépatiques** qui comprennent deux parties : la voie biliaire principale qui naît par réunion des deux canaux hépatiques droit et gauche formant le canal hépatique commun, ce canal s'unissant au canal cystique pour constituer le canal cholédoque, et la voie biliaire accessoire constituée par un réservoir branché en dérivation sur la voie biliaire principale : la vésicule biliaire.

116 **Le pancréas** est une glande annexe du système digestif, de forme allongée de droite à gauche (15 cm de long), de coloration rosée, de consistance ferme, d'un poids voisin de 7 g.

117 **Le pancréas** est profondément situé, appliqué contre la paroi abdominale postérieure, à laquelle il est solidement fixé.

118 **Le pancréas présente de droite à gauche, les trois segments suivants :** la tête, portion la plus volumineuse, entourée par le duodénum ; le corps, appliqué contre l'aorte abdominale ; la queue située en arrière de l'estomac et qui s'effile vers la gauche.

119 **La rate** n'a aucun rôle digestif. C'est un organe lymphoïde qui intervient dans les phénomènes immunitaires et la destruction des globules rouges du sang.

120 **L'appareil urinaire** se compose de deux organes qui élaborent l'urine : les reins. Les canaux excréteurs des reins, ou uretères, déversent l'urine dans un réservoir, la vessie, où elle s'accumule dans l'intervalle des mictions. La vessie évacue son contenu à l'extérieur par l'urètre (ou urètre) ; cette évacuation constitue la miction.

121 Le rein est formé par la juxtaposition d'un très grand nombre d'unités élémentaires, les néphrons ou tubes urinifères. Chaque rein en contient environ un million ; chacun d'eux est un élément qui élabore l'urine.

122 **Chaque néphron comprend** : le corpuscule de Malpighi, le glomérule de Malpighi, la capsule de Bowman, le tube contourné ou tube proximal, l'anse de Henlé, la pièce intermédiaire de Schweiger-Seidel ou tube distal, le tube collecteur de Bellini.

123 On désigne sous le nom de **voies urinaires**, l'ensemble des canaux excréteurs que l'urine traverse depuis les reins jusqu'au milieu extérieur. Elles comprennent : les calices, le bassinet, l'uretère, la vessie, l'urètre.

124 **Le globe oculaire** est un organe de forme sphérique, d'environ 25 mm de diamètre, d'un poids voisin de 7 à 8 g. Il est constitué par une coque extérieure formée par trois membranes concentriques et à l'intérieur de laquelle se trouvent des milieux transparents.

125 **Les membranes du globe oculaire** sont, de la périphérie vers le centre du globe, les membranes fibreuse, vasculaire (ou uvée) et nerveuse (ou rétine).

126 **Les milieux transparents de l'œil** sont le cristallin, l'humeur aqueuse, le corps vitré.

127 **L'appareil génital de l'homme** comprend : des glandes (les testicules) élaborant les gamètes ; une succession de conduits amenant les spermatozoïdes au dehors : l'épididyme, le canal déférent, le canal éjaculateur et l'urètre ; deux réservoirs emmagasinant le liquide séminal avant son utilisation : les vésicules séminales.

128 **L'appareil génital de la femme** comprend les glandes (ovaires) élaborant les gamètes femelles ; deux conduits amenant les ovules jusqu'à l'organe de la nidation : les trompes utérines ; l'organe de la nidation et de la gestation où se développe l'œuf fécondé : l'utérus ; les organes de la copulation : vagin et vulve. On y rattache souvent les organes de la lactation : les glandes mammaires.

129 **L'eau** est l'un des constituants fondamentaux de la matière vivante. Elle représente 65 à 70 % du poids du corps. Elle est répartie en deux compartiments :

- le compartiment intracellulaire, le plus important ; il représente 50 % du poids du corps (32 à 35 L chez un homme de 70 kg). Il correspond à l'eau chimiquement liée aux autres constituants de la cellule. C'est la membrane cellulaire qui limite ce compartiment et c'est à travers celle-ci que se font les échanges avec le milieu extracellulaire ;
- le compartiment extracellulaire (15 % du poids corporel), qui comprend deux parties :
  - le liquide *interstitiel* qui entoure toutes les cellules et qui est l'intermédiaire entre le milieu intracellulaire et le plasma Il comprend, en plus du liquide situé entre les cellules, la partie de ce liquide drainée par les vaisseaux lymphatiques (lymphe), le liquide des séreuses (péricarde, plèvre, péritoine), des articulations (synovie), de l'oreille interne (endo et périlymphe), les milieux internes de l'œil et le liquide céphalo-rachidien ;
  - le plasma (5 % du poids corporel) ou compartiment intravasculaire.

Le milieu intérieur correspond pratiquement au compartiment extracellulaire. C'est sa stabilité qui permet la vie.

130 **L'ADN** ou acide désoxyribonucléique est une molécule qui contient l'information génétique de la cellule et de l'organisme. En se divisant la cellule transmet aux cellules filles son patrimoine génétique. C'est à partir de l'ADN que les cellules fabriquent des protéines grâce à un intermédiaire, l'acide ribonucléique (ARN). Chaque protéine correspond à un gène et a une fonction enzymatique, ou hormonale ou structurale.

131 **L'immunisation active ou vaccination** consiste à provoquer, chez un sujet réceptif à un agent pathogène, une réaction aboutissant à un état d'immunité. L'antigène, modifié afin qu'il ne provoque aucun effet néfaste, est introduit dans l'organisme. L'antigène vaccinal doit posséder un haut pouvoir protecteur et offrir une totale innocuité.
Le vaccin protège l'individu en lui évitant les frais de la maladie. De plus certaines affections comme le tétanos ne sont pas immunisantes, seule la vaccination peut procurer une prophylaxie durable. Quatre types de vaccins sont employés :
- les vaccins inactivés ;
- les anatoxines (toxines bactériennes détoxifiées) ;
- les fractions antigènes ;
- les vaccins vivants atténués.

132 **Les vitamines** sont des substances organiques indispensables au fonctionnement de l'organisme qui ne peut en fabriquer suffisamment pour ses besoins ; leur contenu énergétique est négligeable.
Elles sont classées en vitamines liposolubles et vitamines hydrosolubles. Les vitamines hydrosolubles (B) sont facilement absorbées. Les vitamines liposolubles (A, D, E, K) nécessitent la présence de graisse alimentaire et de bile ou d'une lipase pancréatique pour être assimilées.

133 **Les chiffres de la pression artérielle**, maximale et minimale, correspondent respectivement à la systole et à la diastole. La systole est la phase d'éjection du sang à travers la valve aortique et les valves pulmonaires grâce à la contraction des ventricules. Lors de la diastole les ventricules se remplissent passivement tout d'abord, puis activement sous l'effet de la contraction des oreillettes en fin de diastole.

134 **L'oxygène est transporté**, d'une part, sous forme dissoute dans le plasma en faible quantité et, d'autre part, sous forme combinée à l'hémoglobine, molécule contenue dans le globule rouge.
L'oxygène se combine à un atome de fer de l'hémoglobine pour donner l'oxyhémoglobine.

135 **La stabilité du pH du sang artériel** est assurée par la présence de substances tampons dans le sang (les protéines, l'hémoglobine et l'acide carbonique) et par des mécanismes régulateurs, respiratoires, d'une part, et rénaux, d'autre part. L'hyperventilation abaisse la pression partielle en dioxyde de carbone (PCO_2) et élève le pH.
En cas d'insuffisance respiratoire, le CO_2 est mal éliminé, la PCO_2 s'élève et le pH diminue : il y a acidose respiratoire.
Le rein élimine directement des phosphates et de l'ammoniaque (ions H^+) et peut réabsorber des bicarbonates filtrés dans le glomérule. Si les bicarbonates s'élèvent, sous l'effet d'une trop grande absorption digestive par exemple, le rein limite la réabsorption.

136 **Les sels ou acides biliaires** ont plusieurs effets :
- ils permettent la solubilisation dans la bile de substances non hydrosolubles comme le cholestérol et les vitamines A, D, E, K ;
- ils permettent la digestion et l'absorption de lipides à travers la paroi digestive ;
- ils stimulent la synthèse hépatique et l'excrétion biliaire des lécithines ;
- ils ont un pouvoir cholérétique.

137 **La sécrétion et l'excrétion biliaires** sont sous un double contrôle hormonal et nerveux. La sécrétine, la gastrine et la cholécystokinine stimulent la sécrétion biliaire. Entre les repas : le sphincter d'Oddi est fermé, la bile sécrétée par le foie s'accumule par reflux dans la vésicule biliaire, elle s'y concentre.
Lors des repas : la vésicule se contracte, l'hyperpression provoquée ainsi ouvre le sphincter d'Oddi, et la bile se déverse au niveau du deuxième duodénum.

138 **La digestion mécanique au niveau de l'estomac** commence à l'arrivée des aliments. Ceux-ci provoquent une contraction continuelle de l'estomac proximal qui a un rôle de réservoir. Les aliments sont entraînés vers l'estomac distal qui a un rôle de digestion. Les contractions gastriques font progresser les aliments vers le pylore. Ceux-ci sont broyés, malaxés, mélangés au suc gastrique.
Leur transformation en particules de quelques dixièmes de millimètres permet la traversée du pylore et leur arrivée dans le duodénum sous forme de chyme.

139 **Les glucides** ont une provenance alimentaire et endogène. Après la traversée hépatique, le glucose gagne les cellules, y pénètre.
Le foie est l'organe prépondérant dans la synthèse du glucose qui y est mis en réserve, de même que dans les muscles, sous forme de glycogène.
Deux mécanismes interviennent dans le métabolisme cellulaire du glucose :
• le système hypoglycémiant : l'insuline est l'hormone hypoglycémiante. Le glucose circulant dans le sang pénètre dans les cellules entraînant une hypoglycémie ;
• le système hyperglycémiant : il mobilise le glucose en cas de besoin. Il existe une double régulation hormonale :
– l'adrénaline et le glucagon, hormones d'action immédiate, provoquent une mobilisation massive du glucose à partir du foie ;
– la somathormone, le cortisol, les hormones thyroïdiennes ont une action hyperglycémiante retardée et prolongée.

140 **L'hémostase** est une série d'événements qui conduit à la formation d'un caillot. Elle comporte plusieurs étapes :
• la constriction du petit vaisseau coupé, ce qui en réduit la lumière ;
• la formation d'un clou plaquettaire ;
• la conversion de ce clou en un caillot de fibrine.
La blessure de l'endothélium vasculaire met à nu la couche sous-jacente de collagène sur lequel les plaquettes se collent et sécrètent des granules contenant de la sérotonine et de l'adrénaline, qui provoquent la vasoconstriction, de l'adénosine diphosphorique (ADP), qui entraîne l'agrégation, et divers facteurs de coagulation.

141 **Le système nerveux végétatif** ou autonome innerve les muscles lisses, le muscle cardiaque et les appareils glandulaires. Avec le système endocrine, il participe à la régulation du milieu intérieur de l'organisme. Il contrôle, entre autres, la pression sanguine, l'activité intestinale, la sudation, le débit urinaire, la température corporelle.
L'activité de ce système est sous le contrôle d'une activité réflexe et sous l'influence de centres supérieurs, en particulier de l'hypothalamus et de certaines zones du tronc cérébral. Il est divisé en deux systèmes qui ont des actions antagonistes : le système nerveux sympathique et le système nerveux parasympathique.

142 **Le sommeil paradoxal** permet une intégration, une organisation des données reçues par le sujet et des données innées, propres à l'espèce, incluses dans le stock génétique qui favorise ainsi l'adaptation de l'individu aux éléments de son environnement. Il permet de traiter et d'emmagasiner des données nouvelles en restaurant les capacités d'attention, de mémorisation. Il restitue l'équilibre des émotions et de l'humeur.

143 **La douleur** correspond à des phénomènes complexes qui prennent naissance en périphérie et remontent vers les centres où s'effectue la prise de conscience.
On peut dire que la douleur est un mécanisme d'alerte qui a pour but de protéger des agressions extérieures ou intérieures. Certaines sensations peuvent devenir douloureuses : chaleur trop intense, certaines lumières, certains bruits.
La douleur prend naissance au niveau des récepteurs des tissus périphériques et de certains viscères. Sous l'effet de l'agression mécanique, calorique, chimique, radiante, anoxique, des substances sont libérées par les cellules atteintes. Il s'agit entre autres de la sérotonine, de l'histamine. Ces substances provoquent, au niveau des terminaisons nerveuses, une dépolarisation d'où naît l'influx.
Il est difficile de définir la douleur et elle n'est pas objectivement mesurable car essentiellement subjective. Certains phénomènes sont plus ou moins douloureux et tolérables selon les individus.
Des échelles visuelles analogiques permettent de l'évaluer.

144 **La clairance** est le coefficient d'épuration plasmatique.
Les reins enlèvent diverses substances du plasma sanguin et les concentrent dans l'urine. Les valeurs d'excrétion sont calculées par le volume de plasma totalement épuré d'une substance donnée.
La clairance est le rapport entre le débit urinaire par minute d'un corps et sa concentration dans le plasma. Elle s'ex-

prime en millilitre par minute (mL/min) et est égale à :

$$\frac{U \times V}{P}$$

(U est la concentration urinaire de la substance, P sa concentration plasmatique et V le débit urinaire).

145 **Les hormones** véhiculent de l'information entre les cellules. Chaque cellule baigne en permanence dans un milieu contenant des hormones locales ou générales. Les hormones sont en faible quantité dans le sang. Elles permettent et développent les caractéristiques physiques, sexuelles et mentales, permettent et facilitent l'ajustement des niveaux de performance, maintiennent constants certains paramètres physiologiques, c'est-à-dire contribuent à l'homéostasie. Certaines agissent directement sur l'organe cible : hormones effectrices, comme les hormones sexuelles ; d'autres contrôlent la synthèse et la libération d'hormones effectrices : stimulines, comme la thyréostimuline.

146 **Régulation hormonale de la fonction génitale de la femme**
Se reporter au schéma ci-dessous dans lequel PIF (*prolactin inhibiting factor*) est le facteur d'inhibition de la prolactine, LH, l'hormone lutéo-stimulante, FSH, l'hormone folliculo-stimulante et LHRH, l'hormone de libération de l'hormone lutéinisante (*LH realising hormone*).
Les liaisons en traits interrompus représentent l'action inhibitrice.

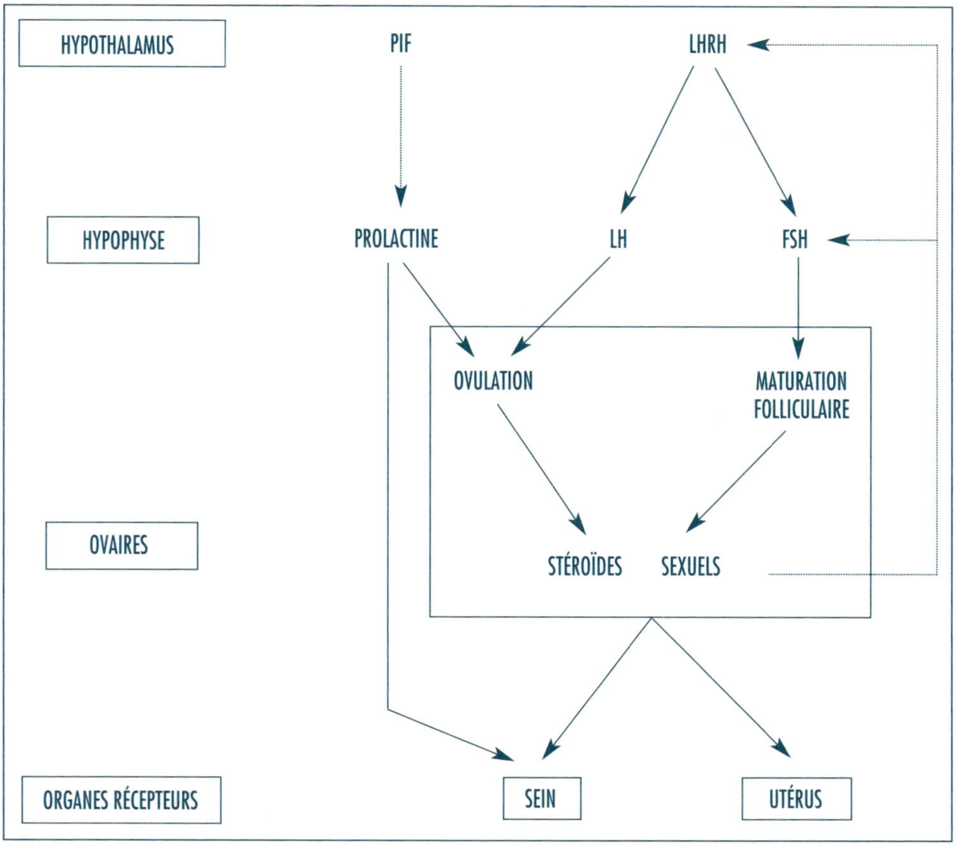

147 Le système vestibulaire

Le système vestibulaire est un organe pair et symétrique qui contribue à l'équilibre. La partie périphérique du système comprend :

- le vestibule sensible aux accélérations linéaires verticales et horizontales dont la pesanteur ;
- les canaux semi-circulaires sensibles aux accélérations angulaires de la tête ;
- le nerf vestibulaire, 8e paire crânienne, qui transmet les informations du conduit auditif interne au tronc cérébral.

La partie centrale du système se situe au niveau du tronc cérébral.

148

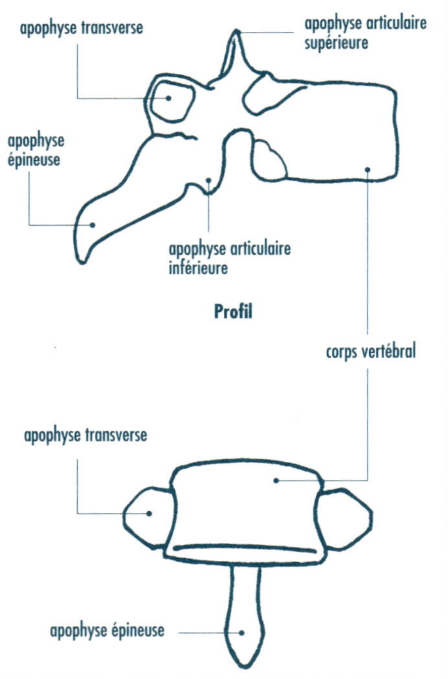

Vertèbre dorsale

149

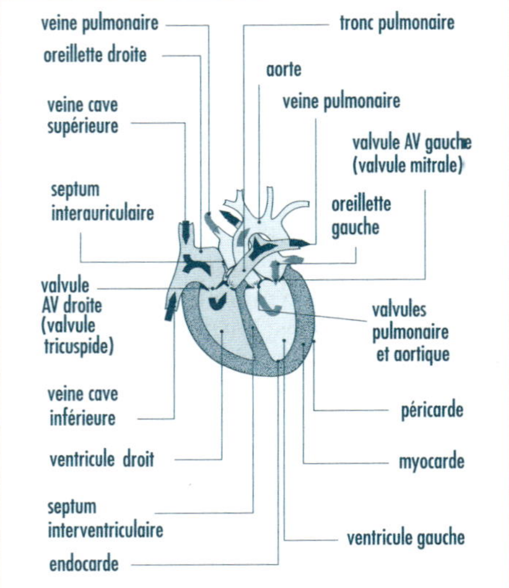

Schéma des différentes cavités du cœur, des vaisseaux avec lesquels elles communiquent et des différentes valvules

150

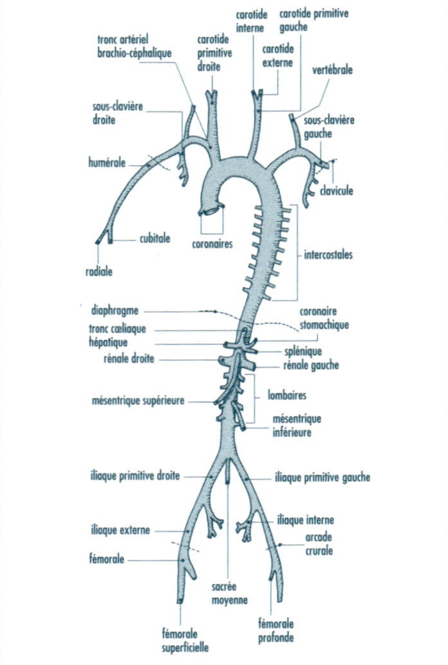

L'aorte et ses principales branches

151

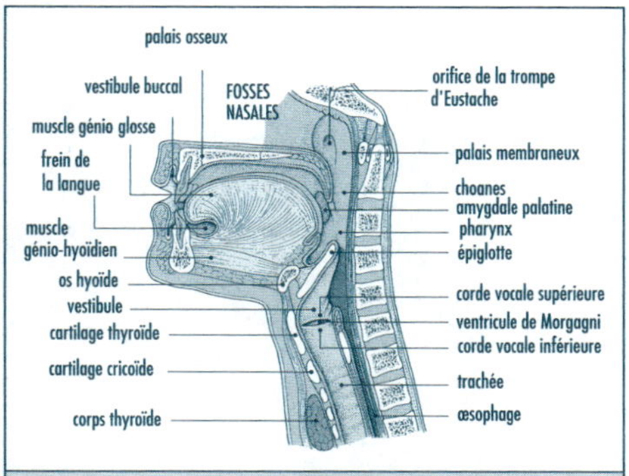

Coupe sagittale et médiane de la cavité buccale et du cou

152

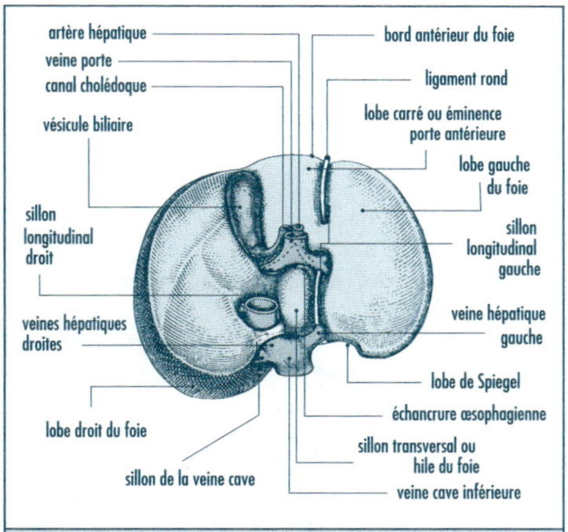

Face inférieure du foie

153

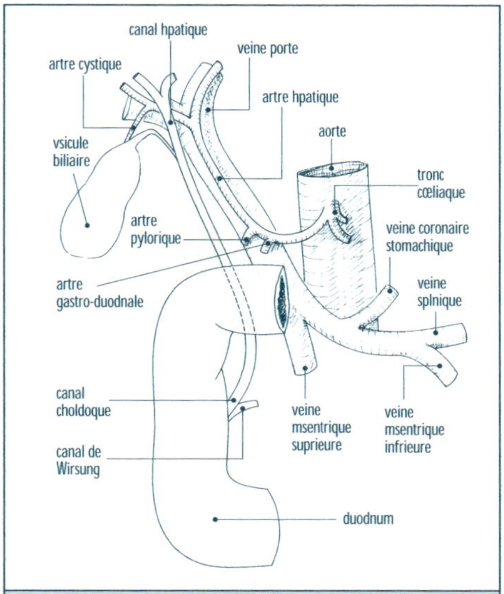

Les éléments du pédicule hépatique

154

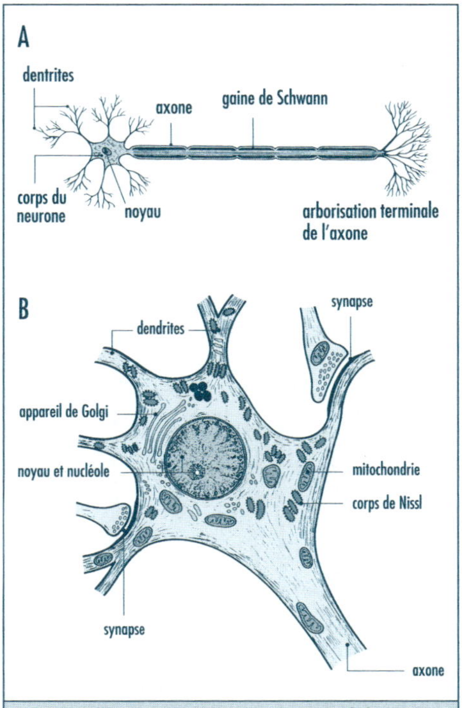

Schéma d'un neurone. Vue générale (A) et corps du neurone (B)

155

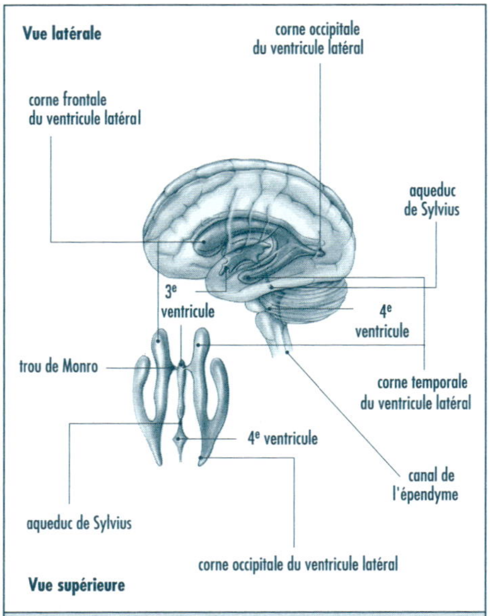

Ventricules du cerveau

156

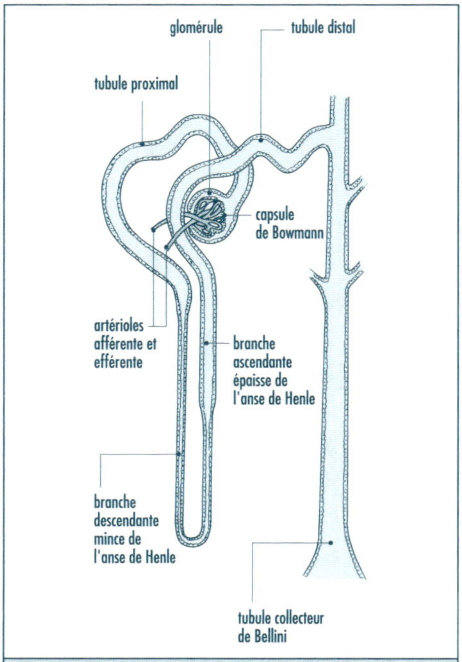

Structure d'un néphron

157

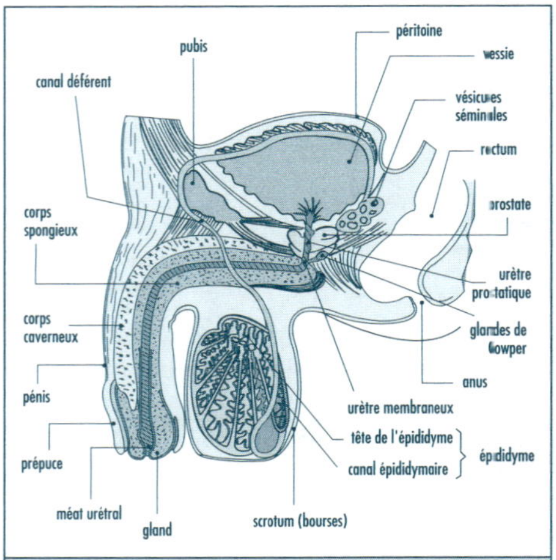

Organes génitaux masculins : coupe sagittale

158

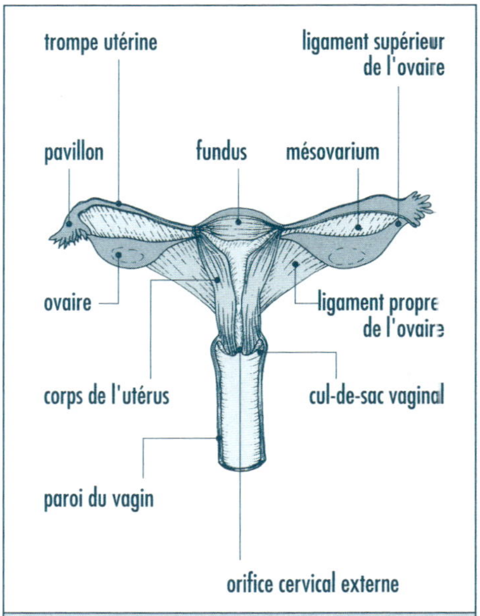

Organisation des organes génitaux internes féminin

159

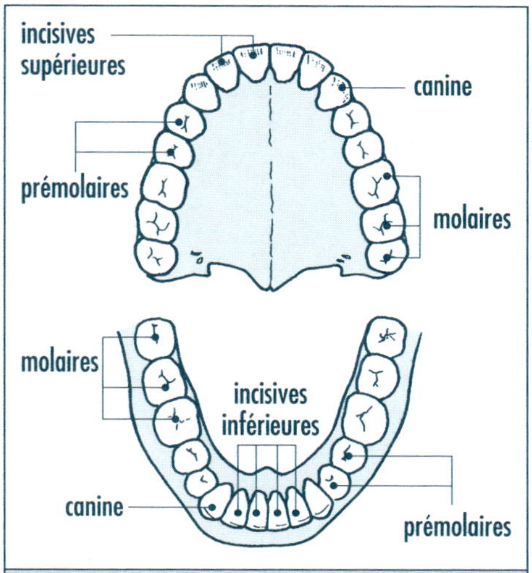

Arcades dentaires des maxillaires supérieur et inférieur, dentition permanente

160

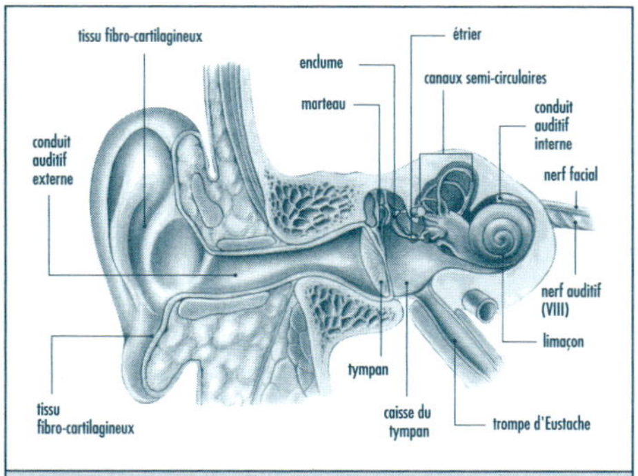

Coupe frontale de l'oreille

161

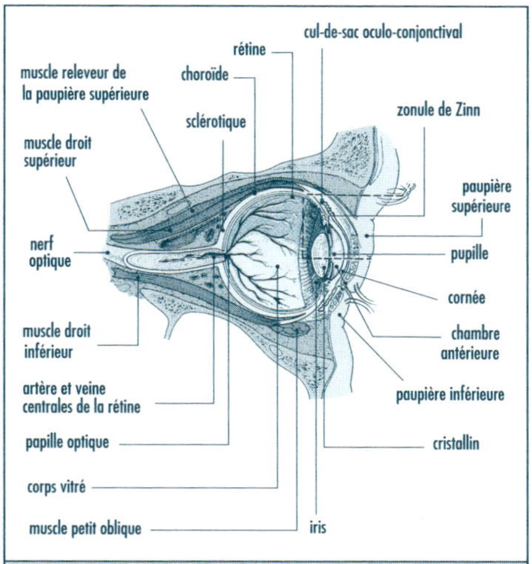

Coupe sagittale du globe oculaire et de ses annexes

Calculs de dose

2

UE 4.4, 2e, 4e et 5e semestres

Questions

1 Donner le poids de chlorure de sodium contenu dans un litre de sérum physiologique dosé à 9 ‰.

2 Donner la concentration du sérum physiologique.

3 Donner la concentration du soluté glucosé isotonique.

4 Donner la correspondance en gouttes d'un volume d'1 mL de liquide perfusé.

5 Définir un débit et donner les caractéristiques d'un débit de perfusion, d'un pousse seringue et d'un gaz.

6 Donner le volume correspondant à une goutte de produit sanguin.

7 Donner les capacités respectives de la cuiller à café, de la cuiller à dessert, de la cuiller à soupe.

8 Donner la signification du symbole γ (gamma), utilisé dans certaines prescriptions de produits, tels que la dopamine.

9 Vous avez à perfuser 1 L de sérum glucosé en 24 h. Calculer le débit de cette perfusion.

10 Calculer la quantité, en grammes, de produit actif dans un flacon de 500 mL de soluté glucosé dosé à 15 %.

11 Calculer le poids de produit actif contenu dans une ampoule de 10 mL de NaCl dosé à 10 %.

12 Calculer la quantité de produit actif contenu dans un flacon de 125 mL d'Hibitane® (antiseptique) dosé à 20 %.

13 Calculer le poids de produit actif contenu dans un tube de 40 g de gel de Cutacnyl® (antiacnéique) à 2,5 %.

14 Il faut préparer une perfusion contenant 4 g de NaCl à partir d'ampoules de chlorure de sodium de 10 mL dosées à 20 %. Calculer le nombre d'ampoules nécessaires.

15 Calculer la quantité de produit actif, en g, contenu dans une ampoule de 20 mL de NaCl dosée à 20 %.

16 Calculer la quantité de produit actif, en g, contenu dans une ampoule de 10 mL de KCl dosée à 10 %.

17 Il est prescrit une perfusion de 500 mL de sérum glucosé à 10 % en 24 h. Calculer le débit de la perfusion.

18 Dans une perfusion intraveineuse il faut ajouter 3 g de NaCl et 1,5 g de KCl. On dispose d'ampoules de NaCl de 10 mL dosées à 20 % et d'ampoules de KCl dosées à 10 %.
a. Calculer le volume de NaCl, en mL, à ajouter dans la perfusion.
b. le volume de KCl, en mL, à ajouter dans la perfusion.

19 Pour réaliser une solution de NaCl à 25 ‰, on dispose d'un récipient de 4 L, d'ampoules de NaCl de 20 mL dosées à 20 % et de flacons d'eau stérile de 1 000 mL.
Calculer la dilution nécessaire pour respecter la prescription.

20 Calculer la même dilution que précédemment avec des ampoules de NaCl dosés à 30 % et des flacons de 500 mL.

21 **a.** Il faut administrer 3 g d'Augmentin® (antibiotique) en injection intraveineuse directe par jour en 3 prises. Donner la quantité en gramme, à administrer à chaque prise.
b. L'Augmentin® se présente sous la forme de comprimés dosés à 500 mg.

Donner le nombre de comprimés administrés à chaque prise.
c. Le traitement est administré pendant 10 jours.
Donner le nombre de boîtes de 12 comprimés nécessaires pour assurer la totalité du traitement.

22 a. Il faut administrer par voie intramusculaire 3 mg de Gentaline® (antibiotique) à raison de 3 mg/kg/24 h, en 2 fois, à un patient qui pèse 80 kg. Calculer la quantité totale, en mg, injectée chaque jour à ce patient.
b. On dispose d'ampoules de 2 mL dosées à 80 mg de Gentaline®. Donner le volume, en mL, à injecter au patient à chaque prise.
c. On dispose d'ampoules de 2 mL dosées à 80 mg de Gentaline® et d'ampoules de 2 mL dosées à 40 mg. À partir de ces données et en tenant compte d'un objectif d'économie, citer le volume choisi à injecter au patient à chaque prise.

23 Il faut administrer à un patient une transfusion intraveineuse de 2 culots globulaires de 200 mL en 3 h. Les tubulures utilisées sont calibrées à 15 gouttes/mL. Calculer le débit de chaque flacon.

24 Il faut administrer de l'héparine par voie intraveineuse à raison de 600 UI/kg/24 h à une patiente de 60 kg en utilisant des flacons d'héparine de 5 mL contenant 25 000 UI. Calculer le volume d'héparine (en mL) à administrer à cette patiente en 24 h.

25 On doit injecter 7,2 mL d'héparine par jour à une patiente, par voie intraveineuse de façon continue, à l'aide d'une seringue électrique, dont la vitesse est réglée à 50 cm^3 en 8 h. Calculer le volume de sérum glucosé à 5 % à ajouter dans la seringue pour assurer la prescription.

26 Un patient doit recevoir 600 UI/kg/24 h d'héparine en intraveineuse continue, par l'intermédiaire d'une seringue électrique. Il pèse 75 kg. On dispose d'un pousse seringue électrique réglé à la vitesse de 6,25 mL/h, de seringues de 50 cm^3, d'héparine en flacons de 5 mL contenant 25 000 UI, et d'ampoules de sérum glucosé à 5 %. Calculer et organiser cette prescription sur 24 h.

27 Un malade hospitalisé en hématologie a la prescription suivante d'hyperhydratation :
• sérum glucosé à 5 % : 3 L par 24 h ; ajouter dans chaque litre 3 g de chlorure de sodium (NaCl) et 2 g de chlorure de potassium (KCl). Vous avez à disposition des ampoules de 20 mL à 20 % de NaCl et des ampoules de 10 ou 20 mL à 10 % de KCl ;
• bicarbonate de sodium à 14 ‰ : 2 L par 24 h. Vous disposez de flacons de 500 mL.
En regard de l'hyperhydratation, calculer la quantité de produit à prélever pour chaque médicament.
Calculer le débit des perfusions en gouttes/minute.

28 Madame C. est hospitalisée en cardiologie. Elle pèse 50 kg et mesure 1,60 m. La prescription est la suivante :
• Héparine® 500 UI/kg/24 h. Vous disposez de flacon d'Héparine® de 5 mL contenant 25 000 UI. Vous administrez l'Héparine® en perfusion continue, sur pousse seringue. Vous renouvelez la seringue d'Héparine® que vous ramenez à 50 mL toutes les 6 h ;
• Dobutrex® 5 µg/kg/min. Vous disposez de flacon de Dobutrex® 250 mg (250 000 µg) à diluer dans 20 mL d'eau pour préparation injectable. Vous complétez avec du sérum glucosé 5 % pour obtenir une seringue de 50 lm. Vous l'administrez en perfusion continue sur pousse seringue à débit constant.
a. Exprimer en mL la quantité d'héparine à injecter toutes les 6 h.
b. Donner le débit à régler sur le pousse seringue d'héparine®.
c. Donner le débit à régler sur le pousse seringue de Dobutrex®.

29 Un patient, diabétique insulino-dépendant, est porteur d'une pompe à insuline réglée à un débit de base de 1 UI par heure de Vélosuline®. Il reçoit également des bolus de 8 UI d'Actrapid® à 8 h, 12 h, 19 h. On dispose de Vélosuline® conditionné en cartouches de 2,5 mL dosées à 100 UI/mL, et de flacons d'Actrapid® de 1 mL dosés à 100 UI/mL.
a. Calculer la dose totale de chaque insuline, en UI, pour le patient en 24 h.
b. Pour réaliser l'injection d'Actrapid®, on ne dispose que de seringues simples de 1 mL. Donner le volume, en mL, à injecter à chaque fois.

30 On doit administrer du Roaccutane® (antiacnéique) à raison de 0,5 mg/kg/24 h en 3 prises à un patient de 18 ans pesant 60 kg. Chaque comprimé est dosé à 10 mg.
a. Calculer la quantité de Roaccutane®, en mg, pour ce patient par 24 h.
b. Calculer la quantité de Roaccutane®, en mg, administré à chaque prise.

31 On doit administrer de l'Alfatil® (antibiotique) à une patiente qui pèse 15 kg, à raison de 12,5 mg/kg/24 h, en 3 prises. L'Alfatil® se présente sous la forme de solution buvable conditionnée en flacons de 60 mL contenant 1,5 g de produit actif.
a. Calculer le volume à administrer à chaque prise.
b. Donner la quantié de cuillères à café sachant que le volume d'une cuillère à café est de 5 mL.

32 Une patiente doit recevoir, par injection intraveineuse, 12 g de Tazocilline® (antibiotique) en 4 fois par 24 h. Ce produit se présente en flacons de 4 g à diluer dans 20 mL de solvant. Calculer le volume de Tazocilline® pour chaque injection.

33 Une patiente doit inhaler, sur prescription médicale, de l'Atrovent® (anticholinergique) à la dose d'une double bouffée dans chaque narine, 4 fois par jour. Elle dispose d'un flacon pressurisé de 10 mL contenant 4 mg d'Atrovent®, soit 200 bouffées.
a. Calculer le dosage, en µg, d'Atrovent® contenu dans une bouffée.
b. Calculer la dose, en µg, d'Atrovent® inhalée à chaque utilisation.
c. Calculer la durée d'utilisation du flacon de la patiente.

Réponses

1 **Le sérum physiologique** a une concentration de 9 ‰ ou 0,9 % en chlorure de sodium, c'est-à-dire qu'il contient 0,9 g de produit pour 100 mL de solvant, soit 9 g de chlorure de sodium pour 1 000 mL ou 1 L de sérum.

2 **La concentration du sérum physiologique** est de 9 ‰ ou de 0,9 %, c'est-à-dire qu'il y a 9 g de NaCl pour 1 000 mL de solvant (ou 0,9 g dans 100 mL).

3 **La concentration du soluté glucosé isotonique** est de 5 %, c'est-à-dire qu'il y a 5 g de glucose dans 100 mL de solvant.

4 **Débit de perfusion** : pour les perfusions, compte tenu du matériel utilisé, 1 mL correspond à XX (20) gouttes.

5 **Un débit** correspond au rapport du volume d'un produit par le temps imparti pour s'écouler. Dans le cas d'une perfusion intraveineuse, ce débit est exprimé en gouttes par minute. Dans le cas du pousse seringue électrique il s'exprime en millilitres par heure et, dans le cas des gaz, en litres par minute.

6 Pour les produits sanguins, il est impératif de se reporter aux indications des fabricants de tubulures. Classiquement on retient : 1 mL = XV gouttes, mais il existe d'autres tubulures calibrées, notamment, à **1 mL = XVIII gouttes**.

7 **Les capacités respectives des cuillers** sont :
- la cuiller à café : 5 mL ;
- la cuiller à dessert : 10 mL ;
- la cuiller à soupe : 15 mL.

8 **Le symbole γ (gamma)** correspond à : 1 µg/kg/min,
avec : 1 µg = 10^{-6} g = 10^{-3} mg.

9 On doit perfuser 1 L soit 1 000 mL de sérum, soit 20 × 1 000 gouttes en 24 h soit 24 × 60 min.
Le débit de cette perfusion est donc : 20 × 1 000/(24 × 60 × 60) = 13,66 gouttes par minute. On ne doit considérer qu'un nombre entier de gouttes par minute. Le nombre entier le plus proche de 13,66 est 14. Comme ce nombre est supérieur au nombre calculé, il est dit « par excès » (dans le cas contraire, il est dit « par défaut »). Le débit de la perfusion est donc égal à **XIV gouttes par minute par excès.**

10 Un flacon de 500 cm³ de soluté glucosé dosé à 15 % contient **500 × 15/100 = 75 g de glucose**.

11 Une ampoule de 10 mL de NaCl dosée à 10 % contient **10 × 10/100 = 1 g de NaCl**.

12 Un flacon de 125 cm³ d'Hibitane® dosé à 20 % contient **125 × 20/100 = 25 g d'Hibitane®.**

13 La concentration à 2,5 % correspond à 2,5 g de Cutacnyl® pour 100 g d'excipient. Un tube de 40 g comprend donc : **40 × 2,5/100 = 1 g de Cutacnyl®.**

14 Une ampoule de NaCl de 10 mL dosée à 20 % contient 10 × 20/100 = 2 g de NaCl. Pour préparer la perfusion, il faut 4 g de NaCl donc : **4/2 = 2 ampoules.**

15 **Quantité de produit actif dans une ampoule de 20 mL de NaCl à 20 %**
Une ampoule de NaCl à 20 % contient 20 g de NaCl pour 100 mL de solvant. Une ampoule de 20 mL de NaCl à 20 % contient donc :

$$\frac{20 \times 20}{100} = 4 \text{ g de NaCl}$$

16 **Quantité de produit actif dans une ampoule de 10 mL de KCl à 10 %**
Une ampoule de 10 mL de KCl dosée à 10 % contient :

$$\frac{10 \times 10}{100} = 1 \text{ g de KCl}$$

17 Le débit de la perfusion est égal à 500 × 20/(24 × 60) ou 20,83 soit 21 gouttes par minute par excès ou **XXI gouttes/min par excès.**

18 **Volume de NaCl et de KCl à ajouter dans la perfusion**
Il est prescrit d'ajouter 3 g de NaCl et 1,5 g de KCl. On dispose d'ampoules de NaCl de 10 mL dosées à 20 % et de KCl de 10 mL dosées à 10 %.
La solution de NaCl contient donc 20 g de NaCl pour 100 mL de solvant, et la solution de KCl contient 10 g de KCl pour 100 mL de solvant.

a. Pour obtenir 3 g de NaCl il faut donc :

$$\frac{100 \times 3}{20} = 15 \text{ mL de solution de NaCl}$$

b. Et pour obtenir 1,5 g de KCl il faut :

$$\frac{100 \times 1{,}5}{10} = 15 \text{ mL de solution de KCl.}$$

19 Réalisation d'une solution de NaCl à 25 ‰

Sachant que l'on dispose d'un récipient de 4 L, d'ampoules de chlorure de sodium de 20 mL dosées à 20 % et de flacons d'eau stérile de 1 000 mL.

Calcul de la quantité de NaCl nécessaire pour réaliser 4 L de NaCl à 25 ‰ : la solution à 25 ‰ à réaliser contiendra 25 g de NaCl pour 1 000 mL de solvant. Le récipient de 4 L (4 000 mL) contiendra donc 25 × 4 = 100 g de NaCl.

Calcul du volume de NaCl à ajouter dans le récipient de 4 L : les ampoules de 20 mL de NaCl sont dosées à 20 % (20 g de NaCl pour 100 mL de solution) et contiennent donc chacune :

$$\frac{20 \times 20}{100} = 4 \text{ g de NaCl}$$

Pour obtenir les 100 g de NaCl nécessaires il faudra donc 100/4 = 25 ampoules, soit un volume de solution de 20 × 25 = 500 mL.

Dans le récipient de 4 L on met donc le contenu de 25 ampoules de 20 mL de chlorure de sodium dosées à 20 %, auquel on ajoute 4 – 0,5 = 3,5 L d'eau stérile (3 flacons et demi). (En pratique, les flacons n'étant pas gradués, on procède comme suit : on verse le contenu d'un premier flacon de 1 L d'eau stérile dans le récipient ; on verse le contenu des 25 ampoules de NaCl, soit 0,5 L, dans le flacon que l'on vient de vider et on complète à l'aide d'un second flacon d'eau stérile ; le reste de ce second flacon, soit 0,5 L d'eau stérile, est jeté et le contenu, eau et NaCl, du premier flacon est versé dans le récipient. Ce récipient contient donc 2 L de solution, soit 0,5 L de NaCl et 1,5 L d'eau stérile.

On verse ensuite le contenu de deux flacons d'eau stérile dans le récipient qui contient donc bien 4 L de solution dont 0,5 L de NaCl.

20 Réalisation de la même dilution en utilisant des flacons de 500 mL de NaCl dosés à 30 %

La concentration de NaCl à 30 % correspond à 30 g de NaCl pour 100 mL de solution. Pour obtenir les 100 g de NaCl nécessaires, il faut donc utiliser :

$$\frac{100 \times 100}{30} = \begin{matrix}\text{333 mL de solution de NaCl} \\ \text{(2/3 d'un flacon de 500 mL)}\end{matrix}$$

auxquels on ajoutera : 4 000 – 333 = 3 667 mL d'eau stérile.

21 a. Quantité d'Augmentin® à administrer à chaque prise

En cas d'administration de 3 g d'Augmentin® par jour en 3 prises : lors de chaque prise, on injecte 3/3 = 1 g d'Augmentin®.

b. Nombre de comprimés d'Augmentin® administrés à chaque prise

L'Augmentin® se présentant en comprimés dosés à 500 mg, chaque prise nécessitera 2 comprimés (2 × 500 mg = 1 g).

c. Nombre de boîtes d'Augmentin® nécessaires au traitement

Le traitement est à administrer pendant 10 jours, une boîte contenant 12 comprimés. Chaque jour, il faut administrer : 2 × 3 = 6 comprimés.
Le nombre de comprimés nécessaires pour la durée du traitement est : 10 × 6 = 60. Chaque boîte contenant 12 comprimés, pour assurer la totalité du traitement il faudra 60/12 soit 5 boîtes.

22 a. Quantité totale de Gentaline® injectée chaque jour

Sachant qu'il faut administrer de la Gentaline® à raison de 3 mg/kg/jour, en 2 fois, à un patient qui pèse 80 kg, la quantité de Gentaline® injectée chaque jour est égale à 3 × 80 soit 240 mg.

b. Volume de Gentaline® à injecter à chaque prise

On dispose d'ampoules de 2 mL dosées à 80 mg de Gentaline®.
À chaque prise, on injecte 240/2, c'est-à-dire 120 mg de Gentaline®. Chaque ampoule de 2 mL étant dosée à 80 mg, à chaque prise on injecte :

$$\frac{2 \times 120}{80} = 3 \text{ mL de Gentaline®}$$

c. Volume de Gentaline® à injecter à chaque prise dans un objectif d'économie
Si on dispose d'ampoules de Gentaline® de 2 mL dosées à 80 mg et d'ampoules de 2 mL dosées à 40 mg, dans un objectif d'économie, on utilisera, à chaque prise, 1 ampoule de 2 mL dosée à 80 mg et 1 ampoule de 2 mL dosée à 40 mg, soit 4 mL pour 120 mg.
(Toutefois, si nous connaissions le prix de chacune des ampoules nous pourrions faire un autre choix.)

23 Il faut administrer 2 culots en 3 h, donc 1 culot de 200 mL en 1 h 30 ou 1,5 × 60 min. Le débit est donc égal à : (200 × 15)/(1,5 × 60) = 33,33 gouttes par minute par défaut (XXXIII gouttes/min).

24 **La quantité d'héparine** à administrer chaque jour est de : 600 × 60 = 36 000 UI ce qui correspond à : (536 000)/(25 000) = 7,2 mL d'héparine en 24 h.

25 **La seringue électrique** est réglée à 50 cm³ (ou 50 mL) par 8 h, soit 150 mL pour 3 seringues par 24 h. Il faut donc ajouter : 150 – 7,2 = 142,8 mL de sérum glucosé par jour, soit 142,8/3 = 47,6 mL de glucosé par seringue.

26 Compte tenu de la prescription et de son poids, le patient doit recevoir 600 × 75 = 45 000 UI d'héparine par 24 h.
Les flacons dont on dispose contiennent 5 mL, soit 25 000 UI d'héparine. Le volume d'héparine à perfuser est donc de 5 × 45 000/25 000 = 9 mL par 24 h. La vitesse de la seringue est réglée à 6,25 mL/h ou 6,25 × 24 = 150 mL par 24 h. On utilise donc 150/50 = 3 seringues par jour et chacune de ces seringues contient donc 9/3 = 3 mL d'héparine + (50 – 3) = 47 mL de sérum glucosé à 5 %. Ainsi, toutes les 24/3 = 8 h, on installe une seringue de 50 mL contenant 3 mL d'héparine et 47 mL de glucosé sur le pousse seringue, réglé à la vitesse de 6,25 mL/h.

27 **L'hyperhydratation**
1 L de glucosé 5 % auquel on ajoute 3 g de NaCl et 2 g de KCl à passer en 8 h.

Pour le NaCl : on utilise 1 ampoule de 20 mL à 20 % qui correspond à 4 g de NaCl.

Soit 4 g = 20 mL

$$1 \text{ g} = \frac{20 \text{ mL}}{4} = 5 \text{ mL}$$

3 g = 5 × 3 = 15 mL

Pour le KCL : on utilise 1 ampoule de 20 mL à 10 % qui correspond à 2 g de KCL.

Donc NaCl + KCL = 15 mL + 20 mL = 35 Ml.
On ajoute 35 mL au litre de glucosé 5 %. ce qui correspond à 1 035 mL à passer en 8 h.
1 mL = 20 gouttes.
8 h = 480 minutes.
1 035 mL × 20 = 20 700 gouttes.
20 700 ÷ 480 = 43,13 gouttes/min soit 43 gouttes/min par défaut.
500 mL de bicarbonate de sodium en 6 h : 500 × 20 = 10 000 ;

$$\frac{10\,000}{360} = 27{,}78 \text{ gouttes soit } 28 \text{ gouttes/min par excès}$$

28 **Madame C**
a. La quantité à injecter toutes les 6 h : 500 UI/kg/24 h
500 UI × 50 = 25 000 UI/24 h
Sur 6 h : 25 000/4 = 6 250 UI

5 mL = 25 000 UI $\quad \frac{5 \times 6\,250}{25\,000} = 1{,}25$ mL

b. On ajoute 48,75 mL de sérum glucosé 5 %.
Le débit est de 8,33 mL/h.
c. Dobutrex ®
250 mg dans la seringue de 50 mL poids de 50 kg
5 µg × 50 = 250 µg/min
En une heure : 250 × 60 = 15 000 µg/h
Dans 50 mL : 250 mg = 250 000 µg

$$\frac{50 \times 15\,000}{250\,000} = 3 \text{ mL/h}$$

Le débit est de 3 mL/h.

29 **Dose totale de chaque insuline injectée en 24 h**
a. Un patient, diabétique insulino-dépendant, reçoit, *via* une pompe, 1 UI de Vélosuline® par heure et un bolus d'Actrapid® de 8 UI à 8 h, 12 h et 19 h.
Pour 24 h la dose reçue est donc de 24 UI de Vélosuline® et 8 × 3, soit 24 UI d'Actrapid®.
b. Volume injecté à chaque fois
Si pour réaliser l'injection d'Actrapid® on ne dispose que de seringues simples de

1 mL, l'Actrapid® étant dosé à 100 UI/mL, il faut injecter à chaque fois :

$$\frac{1 \times 8}{100} = 0{,}08 \text{ mL}$$

30 **Administration de Roaccutane®**

a. Le patient pesant 60 kg et la prescription de Roaccutane® étant de 0,5 mg/kg/jour en 3 prises, il reçoit 0,5 × 60 = 30 mg de Roaccutane® par 24 h.

b. La quantité administrée à chaque prise est 30/3, c'est-à-dire 10 mg soit 1 comprimé.

31 **Administration d'Alfatil®**

a. La patiente pesant 15 kg et la prescription d'Alfatil® étant de 12,5 mg/kg/24 h en 3 prises, la dose d'Alfatil® à administrer est : 12,5 × 15, soit 187,5 mg par 24 h.
La dose d'Alfatil® à administrer à chaque prise est de 187,5/3 soit 62,5 mg.
L'Alfatil® se présentant en flacons de 60 mL contenant 1,5 g (1 500 mg) de produit, le volume administré à chaque prise est :

$$\frac{60 \times 62{,}5}{1\ 500} = 2{,}5 \text{ mL}$$

b. Sachant que le volume d'une cuillerée à café est de 5 mL, le volume d'Alfatil® absorbé à chaque prise est d'une demi-cuillerée à café.

32 **Volume de Tazocilline® injecté**

La prescription étant de 12 g de Tazocilline® en 4 fois par 24 h, la dose injectée à chaque fois est de 12/4 soit 3 g. La Tazocilline® se présentant en flacons de 4 g à diluer dans 20 mL de solvant, le volume injecté à chaque prise est : 20 × 3 = 15 mL.

33 **Inhalation d'Atrovent®**

a. Un flacon d'Atrovent® de 10 mL contenant 4 mg de produit, soit 200 bouffées, la dose d'Atrovent® contenu dans une bouffée est de 4/200 soit 0,02 mg ou 20 µg.

b. La patiente inhale une double bouffée dans chaque narine à chaque fois, donc 2 × 2, soit 4 bouffées simples à chaque fois, ce qui représente 20 × 4 = 80 µg d'Atrovent®.
Le poids d'Atrovent® inhalé au cours de la journée, soit 4 fois une double bouffée dans chaque narine, est égal à 80 × 4 = 320 µg (0,32 mg).

c. Le flacon contenant 4 mg d'Atrovent®, il durera 4/0,32 = 12,5 soit 12 jours et 2 utilisations.

Cardiologie

3

UE 2.7, 4e semestre
UE 2.8, 3e semestre

Questions

1 Définir la circulation systémique.

2 Définir la vasomotricité des vaisseaux.

3 Citer les deux phénomènes actifs qui interviennent dans un premier temps lors d'une plaie vasculaire.

4 Définir la circulation pulmonaire.

5 Citer les différents éléments qui composent le tissu nodal.

6 Citer les trois facteurs dont dépendent les chiffres de la pression artérielle.

7 Citer les parties du corps qui sont drainées par la veine cave supérieure.

8 Citer l'action du parasympathique et du sympathique sur le rythme cardiaque.

9 Citer les mécanismes physiologiques de la révolution cardiaque.

10 Définir l'insuffisance coronaire.

11 Expliquer les signes cliniques de l'angor stable.

12 Énoncer les caractéristiques de l'angor instable.

13 Citer la cause essentielle de l'insuffisance coronaire.

14 Citer les principaux facteurs de risque de l'athérosclérose.

15 Énoncer les éléments cliniques essentiels du diagnostic de l'angor.

16 Expliquer les traitements de l'angor : médical et chirurgical.

17 Définir l'infarctus du myocarde.

18 Caractériser les principaux facteurs qui déterminent la gravité d'un infarctus du myocarde.

19 Énumérer les signes cliniques de la survenue de l'infarctus du myocarde.

20 Citer les causes de l'infarctus du myocarde.

21 Énumérer les examens complémentaires à effectuer en cas de suspicion d'infarctus du myocarde pour en affirmer le diagnostic.

22 Énoncer les caractéristiques d'un ECG à l'apparition d'un infarctus du myocarde.

23 Citer les critères indispensables orientant vers le diagnostic d'infarctus du myocarde.

24 Citer les principales complications de l'infarctus du myocarde.

25 Expliquer les principaux éléments du traitement médical de l'infarctus du myocarde dans les heures qui suivent son apparition.

26 Définir l'hypertension artérielle.

27 Citer les causes de l'hypertension artérielle.

28 Expliquer les mécanismes physiopathologiques de l'œdème aigu du poumon.

29 Citer les signes cliniques de l'œdème aigu du poumon.

30 Énoncer les causes principales de l'œdème aigu du poumon.

31 Définir une polypnée.

32 Définir l'orthopnée.

33 Définir l'insuffisance cardiaque gauche.

34 Citer les signes cliniques de l'insuffisance cardiaque gauche.

35 Citer les causes principales de l'insuffisance cardiaque gauche.

36 Définir l'insuffisance cardiaque gauche aiguë.

37 Citer les signes cliniques de l'état de choc cardiogénique.

38 Citer les causes les plus fréquentes de l'état de choc cardiogénique.

39 Citer le traitement de l'état de choc cardiogénique.

40 Définir les myocardiopathies.

41 Citer les trois types de myocardiopathie.

42 Citer les signes cliniques des myocardiopathies dilatées.

43 Citer les signes cliniques d'une myocardiopathie hypertrophique.

44 Citer les signes cliniques d'une myocardiopathie obstructive.

45 Nommer les causes des myocardiopathies.

46 Définir les péricardites.

47 Expliquer les mécanismes physiopathologiques des péricardites aiguës bénignes.

48 Citer les signes cliniques de la péricardite chronique constrictive.

49 Définir le rétrécissement aortique.

50 Citer les trois signes cliniques du rétrécissement aortique.

51 Énoncer les causes du rétrécissement aortique.

52 Expliquer le traitement du rétrécissement aortique.

53 Définir le rétrécissement mitral.

54 Énoncer les signes cliniques du rétrécissement mitral.

55 Citer les causes du rétrécissement mitral.

56 Citer les trois classes médicamenteuses du rétrécissement mitral.

57 Expliquer le traitement chirurgical du rétrécissement mitral.

58 Définir l'insuffisance mitrale.

59 Citer les signes cliniques de l'insuffisance mitrale.

60 Citer les causes de l'insuffisance mitrale.

61 Décrire le traitement de l'insuffisance mitrale.

62 Définir l'insuffisance aortique.

63 Citer les signes cliniques de l'insuffisance aortique.

64 Citer les causes de l'insuffisance aortique.

65 Expliquer le traitement de l'insuffisance aortique.

66 Définir la maladie d'Osler.

67 Citer les signes cliniques de la maladie d'Osler.

68 Citer la cause essentielle de la maladie d'Osler.

69 Expliquer le traitement de la maladie d'Osler.

70 Définir les tachycardies ventriculaires.

71 Définir la tachycardie ventriculaire.

72 Citer la cause essentielle des tachycardies ventriculaires.

73 Nommer l'examen permettant d'affirmer le diagnostic de tachycardie ventriculaire.

74 Expliquer le traitement des tachycardies ventriculaires.

75 Définir la fibrillation ventriculaire.

76 Citer le signe clinique de la fibrillation ventriculaire.

77 Citer les causes de la fibrillation ventriculaire.

78 Citer et décrire l'examen qui permet d'affirmer le diagnostic de la fibrillation ventriculaire.

79 Préciser le traitement de l'accès de fibrillation ventriculaire.

80 Définir le bloc auriculo-ventriculaire.

81 Citer les signes cliniques du blocage auriculo-ventriculaire.

82 Citer les deux causes du bloc auriculo-ventriculaire.

83 Nommer l'examen permettant d'établir le diagnostic de bloc auriculo-ventriculaire.

84 Citer le traitement du bloc auriculo-ventriculaire.

85 Expliquer le traitement par pacemaker.

86 Définir les extrasystoles.

87 Énumérer les trois types d'extrasystoles.

88 Expliquer la signification pronostique des extrasystoles.

89 Définir les tachycardies auriculaires.

90 Énoncer le traitement curatif et préventif d'une tachycardie auriculaire.

91 Définir la torsade de pointe.

92 Citer le traitement de la torsade de pointe.

93 Définir l'artériopathie oblitérante des membres inférieurs.

94 Citer les signes cliniques de l'artériopathie oblitérante des membres inférieurs.

95 Citer les deux causes essentielles de l'artériopathie oblitérante des membres inférieurs.

96 Énoncer les quatre stades cliniques de l'artériopathie oblitérante des membres inférieurs.

97 Décrire le traitement de l'artériopathie oblitérante des membres inférieurs.

98 Définir les traitements de revascularisation de l'artériopathie oblitérante des membres inférieurs.

99 Définir l'ischémie aiguë des membres inférieurs.

100 Citer les quatre signes cliniques de l'ischémie aiguë des membres inférieurs.

101 Citer les causes de l'ischémie aiguë des membres inférieurs.

102 Citer le traitement de l'ischémie aiguë des membres inférieurs.

103 Définir l'anévrisme artériel.

104 Citer le signe clinique de l'anévrisme artériel.

105 Citer les causes de l'anévrisme artériel.

106 Énoncer les orientations du traitement de l'anévrisme artériel.

107 Expliquer la dissection aortique.

108 Citer le signe clinique de la dissection aortique.

109 Énumérer les deux causes de la dissection aortique.

110 Caractériser le traitement de la dissection aortique.

111 Définir la phlébite des membres inférieurs.

112 Citer l'épidémiologie spécifique.

113 Énoncer les signes cliniques de la phlébite des membres inférieurs.

114 Citer les principaux facteurs de risque de la phlébite des membres inférieurs.

115 Expliquer le traitement de la phlébite des membres inférieurs.

116 Définir l'embolie pulmonaire.

117 Citer les signes cliniques de l'embolie pulmonaire.

118 Citer les causes de l'embolie pulmonaire.

119 Énoncer le traitement de l'embolie pulmonaire.

120 Définir l'insuffisance veineuse.

121 Énoncer les signes cliniques de l'insuffisance veineuse.

122 Expliquer le traitement de l'insuffisance veineuse.

123 Définir la communication interauriculaire.

124 Expliquer les mécanismes physiopathologiques de la communication interauriculaire.

125 Énoncer le traitement de la communication interauriculaire.

126 Définir une communication interventriculaire.

127 Différentier les deux types de communication interventriculaire.

128 Citer le traitement d'une communication interventriculaire.

129 Définir la persistance du canal artériel.

130 Citer le traitement d'une persistance du canal artériel.

131 Définir la tétralogie de Fallot.

132 Expliquer le mécanisme physiopathologique de la tétralogie de Fallot.

133 Énoncer le traitement de la tétralogie de Fallot.

134 Citer les signes de l'arrêt cardiovasculaire.

135 Décrire la conduite à tenir devant un patient en arrêt cardiovasculaire.

136 Expliquer les soins préventifs à prodiguer dans la situation suivante : une étudiante de première année en stage dans votre service se plaint de lourdeurs dans les jambes, le soir après le stage, et vous demande des conseils pour pallier ce problème.

137 Expliquer à une patiente de 60 ans la façon de poser une bande type biflex le matin avant le lever.

138 Décrire le rôle infirmier auprès d'un patient atteint d'une artérite des membres inférieurs au stade III.

139 Décrire le rôle de l'infirmière dans la situation suivante : il est prescrit à un patient 0,5 mg par heure de Lénitral® en 4 seringues électriques par jour. Les ampoules de Lénitral® sont dosées à 15 mg pour 10 mL de produit. Le volume total d'une seringue électrique est de 24 mL.
a. Calculer la quantité de Lénitral® (en mL) à mettre dans chaque seringue.
b. Calculer la quantité de soluté glucosé nécessaire à chaque seringue.
c. Calculer la vitesse de chaque seringue.

140 Décrire le rôle de l'infirmière auprès d'un patient sous surveillance cardiomonitorée.

141 Énoncer les précautions particulières à prendre lors du premier lever d'un patient souffrant de cardiopathie.

142 Décrire le rôle de l'infirmière dans la distribution de ce médicament : Madame A., porteuse d'une valve de Starr, est traitée par 1/2 comprimé de Sintrom® par jour. Elle doit subir une extraction dentaire et se présenter 3 jours avant l'intervention dans le service de stomatologie. Elle s'étonne de ne pas recevoir son 1/2 comprimé de Sintrom® qu'elle « ingurgite depuis 10 ans », dit-elle.

143 Énoncer le but du contrôle d'un stimulateur cardiaque et en déduire le rôle infirmier.

144 Définir le système rénine-angiotensine.

145 Décrire le rôle de l'infirmière dans la situation suivante. Un patient hospitalisé en cardiologie reçoit le traitement suivant pour infarctus du myocarde :
Héparine®, 30 000 UI, à répartir en 3 seringues électriques par 24 heures ; vitesse de la seringue : 3 ; volume de la seringue électrique : 24 mL.
Pour chaque seringue, calculer la quantité d'Héparine® (en UI et en mL) sachant que le flacon dont on dispose contient 5 mL d'Héparine® correspondant à 25 000 UI

de produit, ainsi que le volume de sérum glucosé isotonique nécessaire.

146 Expliquer le rôle de l'infirmier devant les signes suivants : une malade hospitalisée pour réduction d'une fracture du péroné droit se plaint aujourd'hui, à J4, d'une douleur au mollet. La feuille de surveillance révèle une température à 37,8 °C et un pouls à 120 battements par minute.

147 Définir une coronarographie. Citer les éléments de surveillance à mettre en place pendant les 24 premières heures après l'examen.

148 Une patiente hospitalisée pour suspicion d'embolie pulmonaire doit subir une scintigraphie pulmonaire. Énoncer les précautions à prendre pour assurer à cette patiente un transport à la radio dans des conditions optimales de sécurité.

149 Une malade, transportée en unité de soins intensifs cardiologiques pour insuffisance cardiaque droite majeure doit subir les examens suivants :
- radio pulmonaire, face, profil ;
- numération formule sanguine, plaquettes, taux de prothrombine ;
- temps de céphaline activée, vitesse de sédimentation ;
- créatininémie ;
- enzymes cardiaques spécifiques ;
- glycémie, cholestérolémie, triglycérides ;
- ionogramme sanguin ;
- groupe rhésus, recherche d'agglutinines irrégulières.

a. Préciser l'intérêt de ces examens.
b. Citer les enzymes cardiaques spécifiques dosés.
c. Analyser les résultats du diagnostic d'infarctus du myocarde.

150 Expliquer le rôle de l'infirmière auprès d'une patiente de 35 ans qui sort du service de cardiologie après traitement d'une phlébite des membres inférieurs compliquée d'une embolie pulmonaire.
Le recueil des données infirmières signale :
- une taille de 1,65 m pour un poids de 80 kg ;
- un tabagisme depuis l'âge de 20 ans ;
- un syndrome dépressif après un divorce ; traité pour une interruption volontaire de grossesse il y a 2 mois qui a été suivie de la prescription de Stédiril® (pilule anticonceptionnelle).

151 Ce matin, en entrant dans sa chambre, vous découvrez ce malade allongé à plat dans son lit, très fatigué, somnolent et cyanosé. Vous entendez lors des inspirations un grésillement laryngé et vous découvrez une légère mousse saumonée à la commissure des lèvres. La perfusion de soluté glucosé isotonique à 5 % véhiculée par un cathéter prescrite pour 24 h coule à un débit de 40 gouttes par minute. Devant ce tableau clinique qui révèle un œdème aigu du poumon (OAP) citer les actions infirmières.

152 Suite à la découverte, lors d'une visite annuelle de médecine du travail, d'une hypertension artérielle à 17-9, le cardiologue de ville prescrit à un patient âgé de 50 ans, ingénieur, qui mesure 1,85 m pour un poids de 120 kg :
- régime hyposodé à 1 500 kcal ;
- Lasilix®, 1 comprimé le matin ;
- Avlocardyl®, 4 comprimés par 24 heures, en 2 prises ;
- Lopril®, 1 comprimé à 50 mg le matin ;
- un contrôle de la kaliémie tous les mois.

a. Justifier la prescription du régime hyposodé à 1 500 kcal.
b. Expliquer le rôle de l'infirmière face au Lopril®
c. Justifier la prescription d'un contrôle de la kaliémie tous les mois.

153 Un patient de 56 ans, agriculteur, marié, est admis dans le service de cardiologie le 23 novembre pour douleurs thoraciques. Dans ses antécédents on note :
- un diabète non insulino-dépendant depuis 3 ans ;
- une dyslipidémie ;
- un tabagisme ;
- une insuffisance veineuse ;
- traités par :
  - Hémi-Daonil®, 3 comprimés par 24 h ;
  - Lipanthyl®, 1 gélule par 24 h ;
  - Daflon®, 4 comprimés par 24 h.

Le patient est très inquiet pour son état de santé.
C'est la première fois qu'il est hospitalisé. Il promet de ne plus fumer. Il se demande s'il pourra à nouveau marcher seul, faire tous les gestes de la vie courante.
Il s'inquiète de l'avenir de son exploitation agricole malgré les visites journalières de

sa femme qui essaie de le rassurer sur la gestion de la ferme par leur fils aîné.
L'infirmière a émis l'hypothèse de diagnostic infirmier suivant : anxiété majeure.

Relever dans les éléments cliniques cités dans le texte les raisons qui ont amené l'infirmière à cette formulation. En déduire le rôle de l'infirmière.

Réponses

1 On appelle **circulation systémique** le circuit du sang qui permet l'irrigation des cellules et des tissus de l'organisme. Ce circuit part du cœur gauche vers le cœur droit.

2 **La vasomotricité des vaisseaux** correspond à leur capacité à changer activement de diamètre.

3 **Les phénomènes actifs intervenant dans un premier temps lors d'une plaie vasculaire** sont :
- la vasoconstriction des vaisseaux ;
- l'agrégation plaquettaire.

4 **La circulation pulmonaire** est le circuit du sang qui part du coeur droit vers les poumons.

5 **Le tissu nodal** est composé :
- du nœud de Keith et Flack (oreillette droite) ;
- du noyau d'Aschoff-Tawara (cloison interauriculaire) ;
- du faisceau de Hiss (cloison interventriculaire) ;
- du réseau de Purkinje (paroi des ventricules).

6 **Les chiffres de la pression artérielle** dépendent :
- du débit cardiaque qui règle la quantité de sang que les ventricules éjectent à chaque systole dans le système artériel ;
- du calibre vasculaire : la vasoconstriction fait monter la pression artérielle, la vasodilatation fait baisser la pression artérielle ;
- du volume de la masse totale de sang : toute diminution entraîne une chute de la pression artérielle, toute augmentation entraîne une élévation.

7 **La veine cave supérieure** draine les membres supérieurs, la tête, le cou, le thorax et le rachis.

8 **Le parasympathique** est cardio-modérateur. **Le sympathique** est cardio-accélérateur.

9 Trois temps successifs composent la **révolution cardiaque** :
- premier temps : systole auriculaire → contraction des oreillettes ;
- deuxième temps : systole ventriculaire → contraction des ventricules ;
- troisième temps : diastole générale → repos des oreillettes et des ventricules.

10 **L'insuffisance coronaire** est définie par un défaut d'irrigation du myocarde provoqué par une altération de la circulation artérielle coronaire donc un manque d'apport d'oxygène au myocarde. Elle se traduit par des douleurs de poitrine (ou angor). Selon les caractères de l'angor et les signes qui l'accompagnent, on distingue différentes formes d'angor pouvant évoluer vers l'infarctus du myocarde.

11 **L'angor stable** se manifeste par des douleurs angineuses d'effort. Il s'agit d'une douleur de poitrine :
- constrictive en étau ;
- rétrosternale ou en barre horizontale ;
- irradiant souvent aux épaules, au membre supérieur gauche, au cou, à la mâchoire ;
- liée à l'effort : la douleur apparaît à l'effort, augmente si on le poursuit, oblige à l'arrêt de cet effort et disparaît alors en quelques minutes ;
- nitrosensible : la douleur cède en 3 min ou moins après administration sublinguale de dérivés nitrés.

12 Dans **l'angor instable**, il s'agit de situations cliniques diverses correspondantes à une insuffisance coronaire aiguë qui n'évolue pas immédiatement vers la nécrose :
- angor de novo, apparition récente d'une angine de poitrine ;
- aggravation d'un angor ancien, les douleurs surviennent lors d'efforts de moins en moins importants ou même deviennent spontanées et cèdent difficilement aux dérivés nitrés ;
- angor spontané prolongé.

Le risque de l'angor instable est la survenue de l'infarctus du myocarde.

13 **L'insuffisance coronaire** a pour cause essentielle l'athérosclérose coronaire. Elle peut aussi être due à des spasmes des artères du réseau coronaire.

14 **Les principaux facteurs de risques de l'athérosclérose** sont :
- le tabagisme ;
- l'excès de cholestérol ;
- l'obésité ;
- la sédentarité ;
- la consommation d'alcool ;

- le diabète ;
- l'hypertension artérielle ;
- le stress ;
- l'âge ;
- le sexe (les hommes sont plus touchés que les femmes) ;
- les antécédents familiaux.

15 **Le diagnostic de l'angor** repose sur les caractéristiques de la douleur, les antécédents du patient et le résultat des examens complémentaires :
- dans l'angor stable, lorsque la douleur est atypique, l'électrocardiogramme percritique, l'électrocardiogramme d'effort ou la scintigraphie myocardique (thallium d'effort ou thallium avec test au dipyridamole) permettent le diagnostic en montrant des signes d'ischémie myocardique ;
- l'angor instable se distingue de l'infarctus du myocarde par l'absence d'apparition d'onde Q de nécrose à l'ECG et l'absence d'élévation des enzymes cardiaques ;
- dans l'angor invalidant, l'ECG montre souvent une ischémie entre les crises. L'épreuve d'effort est positive pour un niveau d'effort modeste.

16 **Les traitements de l'angor** sont les suivants :
- traitement médical dont les objectifs sont :
  - soulager les douleurs de poitrine ;
  - préserver la pompe ventriculaire gauche en évitant l'infarctus du myocarde ;
  - diminuer les facteurs de risques.

Dans l'angor stable, les dérivés nitrés sublinguaux sont le traitement de la crise. Des médicaments antiangineux sont donnés à titre préventif : bêtabloquants, inhibiteurs calciques, dérivés nitrés retard. Très souvent une coronarographie est programmée en vue d'un éventuel geste de revascularisation.

Dans l'angor invalidant, l'attitude thérapeutique est d'autant plus agressive que la gêne est importante.

Dans l'angor instable, le traitement comporte l'hospitalisation en secteur de soins intensifs.

- traitement chirurgical : la revascularisation par pontage ou par angioplastie est de plus en plus souvent proposée dans l'angor stable. Chaque fois qu'ils sont techniquement réalisables, un pontage aorto-coronarien ou une angioplastie seront proposés dans l'angor instable ou l'angor invalidant.

17 **L'infarctus du myocarde** est la nécrose ischémique d'un territoire myocardique.

18 La taille de l'infarctus, et donc sa gravité, dépendent du siège de l'obstruction coronaire et des possibilités d'une circulation collatérale de suppléance. La nécrose n'est pas totale d'emblée mais peut s'étendre au cours des 6 à 12 heures qui suivent l'occlusion coronaire. Ainsi, en intervenant suffisamment tôt, on peut sauver une partie du myocarde de la mort cellulaire.

19 **L'infarctus du myocarde** peut marquer l'entrée dans la maladie coronaire ou survenir chez un angineux connu. Il débute habituellement par une douleur angineuse brutale :
- de survenue en général spontanée et souvent nocturne ;
- particulièrement intense ;
- étendue à tout le thorax ;
- constrictive en étau ;
- irradiant vers les deux bras, le cou, la mâchoire, l'épigastre ;
- très angoissante, avec sensation de mort imminente.

20 **L'infarctus du myocarde** est dû à l'obstruction brutale et prolongée d'une branche artérielle coronaire qui se produit habituellement, mais non obligatoirement, en regard d'une plaque d'athérosclérose. Elle peut avoir pour mécanisme une thrombose intracoronaire et/ou un spasme coronaire et/ou un hématome intramural (se développant dans la paroi de l'artère).

21 **En cas de suspicion d'infarctus du myocarde, on effectue les examens complémentaires suivants :**
- ECG : il est fondamental pour orienter le diagnostic, préciser le siège de l'infarctus, suivre l'évolution de la maladie et déceler une complication (trouble du rythme) ;
- dosages enzymatiques : il s'agit d'enzymes libérées dans le sang par les cellules myocardiques nécrosées. On dose principalement les tropines qui augmentent très précocément (pic à 10) et signe avec certitude les CPK, notamment leur fraction MB, qui s'élèvent au cours des 24 à 48 pre-

mières heures de l'infarctus, et les SGTO (ASAT) dont l'élévation est plus tardive ;
• radiographie du thorax : elle recherche un œdème pulmonaire ;
• échographie Doppler cardiaque, afin de préciser le retentissement sur la fonction ventriculaire et de permettre le dépistage de complications ;
• coronarographie : elle évalue les lésions coronaires.

22 Au cours d'un infarctus du myocarde l'ECG révèle des modifications du segment ST qui se prolongent au moins plusieurs heures et l'apparition d'ondes Q de nécrose, parfois retardée. Toutefois, les ondes Q n'apparaissent que lorsque la nécrose intéresse toute l'épaisseur de la paroi ventriculaire.

23 **Le diagnostic de l'infarctus du myocarde** repose sur l'association d'au moins trois des quatre critères suivants :
• syndrome clinique évocateur ;
• décalage persistant du segment ST ;
• apparition d'ondes Q ;
• élévation du taux sérique des enzymes cardiaques.

24 **Les complications de l'infarctus du myocarde** sont diverses :
• l'épanchement péricardique réactionnel ;
• les accidents thromboemboliques ;
• le risque de mort subite, maximal dans les premières heures de l'infarctus, reste possible à distance ;
• les troubles du rythme, très fréquents à la phase aiguë ;
• les troubles de la conduction auriculo-ventriculaire ;
• l'insuffisance cardiaque.

25 **Le traitement médical** réalisé dans les 6 à 12 h qui suivent l'apparition de l'infarctus du myocarde a pour but de limiter l'étendue de la nécrose par reperméabilisation de l'artère occluse. Il comporte :
• l'administration de thrombolytiques, dont l'efficacité est établie, surtout en association avec un traitement antiagrégant plaquettaire (petites doses d'aspirine) ;
• une angioplastie coronaire précoce (dans les 6 premières heures suivant le début de la douleur) ;
• un traitement bêtabloquant (contre-indiqué en cas d'hypotension et/ou de bradycardie marquées, d'insuffisance cardiaque ou d'antécédents d'asthme) ; les bêtabloquants diminuent la mortalité par infarctus et sont efficaces en prévention secondaire ;
• les inhibiteurs de l'enzyme de conversion, qui ont aussi fait la preuve de leur efficacité en matière de survie et de protection de la fonction ventriculaire, dès la phase aiguë ;
• l'oxygénothérapie par sonde nasale ;
• les opiacés par voie sous-cutanée ;
• l'héparine et/ou les antiagrégants plaquettaires (aspirine).

26 **L'hypertension artérielle (HTA)** se définit par une pression systolique supérieure ou égale à 16 cm de mercure et une pression diastolique supérieure ou égale à 9 cm de mercure.

27 **Les principales étiologies de l'hypertension artérielle** sont :
• rénales : néphropathie glomérulaire, pyélonéphrite chronique ;
• vasculaires : coarctation de l'aorte, sténose artérielle rénale ;
• endocrinienne : phéochromocytome, hyperaldostéronisme primaire ;
• la toxémie gravidique ;
• on recherche également la prise de réglisse et l'utilisation de pilule anticonceptionnelle.

28 **L'œdème aigu du poumon (OAP)** est l'expression la plus caractéristique de l'insuffisance ventriculaire gauche (IVG) : la défaillance brutale du cœur gauche entraîne une forte élévation des pressions d'amont et la sérosité plasmatique inonde les alvéoles pulmonaires. Par suite, les échanges gazeux se font mal et l'oxygène ne parvient que difficilement dans le sang ; on observe alors une hypoxémie (baisse de la PaO_2) et une dyspnée intense. Le malade hyperventile pour compenser cette hypoxie, d'où une baisse de la $PaCO_2$.

29 **Les signes cliniques de l'œdème aigu du poumon** sont :
• une dyspnée souvent intense avec polypnée et orthopnée ;
• parfois une cyanose marquée, des sueurs, une agitation qui, lorsqu'elles sont présentes sont des signes de gravité ;
• des râles crépitants bilatéraux à l'auscultation pulmonaire.

30 **L'œdème aigu du poumon** est parfois révélateur de la maladie cardiaque. Plus souvent, il vient compliquer l'évolution d'une cardiopathie connue. À l'origine, on retrouve souvent un facteur déclenchant : écart de régime alimentaire, erreur de traitement, trouble du rythme, infection intercurrente, infarctus aigu du myocarde.

31 **Une polypnée** est une augmentation de la fréquence respiratoire.

32 **L'orthopnée** est une dyspnée (augmentation de la fréquence respiratoire) liée au décubitus et qui oblige le malade à s'asseoir ou à se lever.

33 **L'insuffisance cardiaque gauche** est l'incapacité du cœur gauche à assurer un débit suffisant. Elle entraîne une élévation de la pression dans les capillaires pulmonaires.

34 **L'insuffisance cardiaque gauche** se manifeste par :
- des signes de bas débit (fatigue) ;
- des signes de congestion (œdème pulmonaire avec dyspnée, râles crépitants à l'auscultation pulmonaire et opacités interstitielles pulmonaires à la radiographie).

35 **Les principales causes de l'insuffisance cardiaque gauche** sont l'insuffisance coronaire, les valvulopathies du cœur gauche, l'hypertension artérielle, les myocardiopathies.

36 **L'insuffisance cardiaque gauche aiguë** est une urgence médicale ; elle peut se manifester par un œdème pulmonaire aigu et/ou des signes de choc cardiogénique. L'état de choc cardiogénique est un syndrome gravissime qui survient le plus souvent à la phase aiguë de l'infarctus du myocarde, notamment en cas de complication mécanique (rupture du septum ou d'un pilier mitral). C'est une insuffisance cardiaque brutale avec bas débit et élévation des pressions de remplissage ventriculaires.

37 **L'état de choc cardiogénique** se manifeste par :
- un pouls filant, rapide ;
- une pression artérielle basse et pincée ;
- des extrémités froides et marbrées ;
- une diurèse abaissée ;
- dans les formes sévères, la survenue de troubles de la conscience par abaissement du débit cérébral.

38 **Les causes les plus fréquentes de l'état de choc cardiogénique** sont l'infarctus du myocarde, les troubles du rythme, la décompensation d'une insuffisance cardiaque chronique.

39 **Le traitement de l'état de choc cardiogénique** associe, en fonction de chaque cas :
- oxygénothérapie, si besoin par ventilation assistée ;
- tonicardiaques sympathomimétiques intraveineux ;
- vasodilatateurs si les chiffres de la pression artérielle le permettent ;
- voire assistance circulatoire.

40 **Les myocardiopathies** sont les maladies du muscle cardiaque lui-même. En principe, ce terme est réservé aux atteintes primitives du myocarde, mais il est également utilisé pour désigner le retentissement myocardique d'affections générales (lupus, hypothyroïdie, hémochromatose), toxiques (alcoolisme, anthracyclines, etc.) ou autres au cours desquelles l'atteinte cardiaque marque souvent l'évolution terminale.

41 On distingue **trois types de myocardiopathie** :
- les myocardiopathies dilatées, où la cavité ventriculaire gauche est augmentée de volume et la contractilité diminuée ;
- les myocardiopathies hypertrophiques, où le ventricule n'est pas dilaté mais où sa paroi est épaissie ; cette hypertrophie peut former un bourrelet au niveau du septum interventriculaire et gêner l'éjection ventriculaire pour réaliser une myocardiopathie obstructive ;
- les myocardiopathies restrictives, où le ventricule a essentiellement perdu sa capacité à se relâcher, ce qui perturbe son remplissage.

42 **Les signes cliniques de la myocardiopathie dilatée** sont ceux de l'insuffisance cardiaque gauche : le malade se plaint essentiellement de dyspnée d'importance variable et d'orthopnée.

43 **Une myocardiopathie hypertrophique** peut être révélée par des précordialgies atypiques, des accès de palpitations, des malaises, des manifestations d'insuffisance cardiaque, la constatation d'un souffle cardiaque, au cours d'un examen systématique.

44 **La myocardie obstructive** est une forme particulière de myocardiopathie hypertrophique.
Elle peut se manifester par des précordialgies d'effort, une dyspnée d'effort, des syncopes d'effort, des troubles du rythme auriculaire ou ventriculaire.

45 Le plus souvent, aucune **cause des myocardiopathies** détectées n'est retrouvée. Il existe des formes familiales.

46 **Les péricardites** sont des affections inflammatoires du péricarde séreux.

47 **Les signes cliniques des péricardites aiguës bénignes** sont des douleurs de poitrine et une fébricule qui surviennent au décours d'une affection virale : un frottement péricardique est souvent trouvé à l'auscultation cardiaque. Si l'épanchement est volumineux ou surtout s'il s'est constitué rapidement, le cœur peut être comprimé dans le péricarde. Cette compression gêne le remplissage ventriculaire et provoque un tableau gravissime : la tamponnade péricardique qui se manifeste par des signes d'insuffisance cardiaque droite. Elle apporte un risque imminent de mort subite. Il faut en urgence évacuer l'épanchement péricardique par ponction ou mieux par drainage chirurgical.

48 **Les signes cliniques de la péricardite chronique constrictive** sont ceux d'une insuffisance cardiaque droite, d'installation lente et progressive (les feuillets du péricarde forment une coque inextensible qui comprime le cœur, l'empêchant de bien se remplir). C'est une affection rare dont l'étiologie est souvent tuberculeuse.

49 **Le rétrécissement aortique** est l'impossibilité d'une ouverture suffisante de la valve aortique pendant la systole.

50 Lorsqu'il est serré, **le rétrécissement aortique se manifeste par des signes d'effort** :
- dyspnée d'effort ;
- syncope d'effort ;
- angor d'effort (possible même en l'absence de lésion coronaire).

51 Parfois congénital ou secondaire à un rhumatisme articulaire aigu, le rétrécissement aortique est le plus souvent idiopathique, consécutif à une dégénérescence de la valve qui s'épaissit, se calcifie et dont les commissures fonctionnent.

52 **Le traitement du rétrécissement aortique** est chirurgical. Le problème essentiel est d'évaluer le degré de sténose valvulaire, qui conditionne l'attitude thérapeutique. Le pronostic spontané du rétrécissement aortique serré est très mauvais, surtout dans les formes avec syncope(s), où la survie moyenne ne dépasse pas quelques mois. Ainsi, tout rétrécissement aortique serré justifie un remplacement valvulaire par une prothèse, même chez le sujet âgé.

53 **Le rétrécissement mitral** est l'impossibilité d'une ouverture suffisante de la valve mitrale pendant la diastole.

54 **Le rétrécissement mitral peut être révélé par :**
- un examen systématique ;
- des signes d'effort : dyspnée d'effort, toux d'effort, expectoration d'effort, hémoptysie d'effort ;
- un œdème aigu du poumon ;
- l'apparition d'un trouble du rythme auriculaire (fibrillation auriculaire) qui peut être marqué par des palpitations, une dyspnée, une embolie systémique (cérébrale notamment).

55 **Le rétrécissement mitral** est presque toujours dû à un rhumatisme articulaire aigu.

56 **Le traitement médical du rétrécissement mitral** comporte selon les cas :
- un traitement anti-arythmique ;
- un traitement de l'insuffisance cardiaque ;
- un traitement anticoagulant du fait du risque d'embolies artérielles.

57 **Le rétrécissement mitral** serré justifie un traitement instrumental (dilatation par cathétérisme, commissurotomie à cœur fermé, valvuloplastie à cœur ouvert, ou remplacement valvulaire mitral par une prothèse selon les cas) pour prévenir les complications. C'est dire que la question essentielle est de déterminer le degré de la sténose valvulaire mitral.

58 **L'insuffisance mitrale** est la régurgitation de sang du ventricule gauche dans l'oreillette gauche pendant la systole.

59 **L'insuffisance mitrale peut être révélée par :**
- une dyspnée d'effort, voire une dyspnée spontanée ;
- des palpitations, un trouble du rythme auriculaire ;
- une embolie systémique ;
- le plus souvent un examen systématique.

L'auscultation trouve typiquement à la pointe un souffle durant toute la systole, irradiant dans l'aisselle.

60 **L'insuffisance mitrale** est fréquente dans les dilatations du ventricule gauche mais peut être d'origine congénitale, streptococcique ou idiopathique.

61 **Le traitement de l'insuffisance mitrale** est chirurgical lorsque la fuite est importante ; il s'agit d'une valvuloplastie (remodelage chirurgical de la valve qui est laissée en place) ou d'un remplacement valvulaire (la valve du patient est retirée et remplacée par une prothèse). Dans tous les cas il faut insister sur la prévention de la maladie d'Osler.

62 **L'insuffisance aortique** se caractérise par l'incontinence de la valve aortique qui laisse refluer du sang de l'aorte dans le ventricule gauche pendant la diastole.

63 Dans les formes évoluées de l'insuffisance aortique on observe une dyspnée, une fatigue, des malaises atypiques et des palpitations. L'auscultation cardiaque constate un souffle holodiastolique, maximal au bord gauche du sternum, caractéristique.

64 Souvent idiopathique, parfois congénitale, **l'insuffisance aortique** peut être d'origine rhumatismale ou secondaire à une maladie du tissu élastique, une aortite syphilitique, un anévrisme de l'aorte, une dissection aortique ou une endocardite infectieuse.

65 **Le traitement de l'insuffisance aortique** est chirurgical : mise en place d'une prothèse valvulaire. La décision d'opérer est prise lorsque certains critères hémodynamiques recueillis par échographie ou par cathétérisme cardiaque témoignent d'un retentissement net sur le ventricule gauche.

66 L'infection d'une valve déjà lésée est appelée endocardite maligne lente ou **maladie d'Osler**.

67 Dans **la maladie d'Osler**, le tableau réalisé est celui d'une fièvre au long cours avec altération de l'état général et souffle cardiaque.

68 **Le germe responsable de la maladie d'Osler** est souvent un streptocoque viridans. D'autres germes, staphylocoques et levures, peuvent également être mis en cause.

69 **Devant une septicémie chez un malade valvulaire**, les antibiotiques doivent être administrés par voie intraveineuse, à très forte dose et pendant plusieurs semaines. La porte d'entrée, habituellement une infection dentaire, doit être cherchée et traitée. Une intervention chirurgicale est parfois nécessaire en période aiguë devant l'échec des antibiotiques à dose suffisante et/ou devant l'aggravation de l'état hémodynamique.

70 **Les tachycardies ventriculaires** sont des accélérations du rythme cardiaque au cours desquelles la dépolarisation prend directement naissance au sein du myocarde ventriculaire.

71 **Les tachycardies ventriculaires** sont des tachycardies de début et de fin brusques, pouvant se limiter à des salves brèves mais parfois soutenues, et qui nécessitent, lorsqu'elles sont mal tolérées, une réduction par choc électrique externe. Elles peuvent aboutir à une fibrillation ventriculaire.

72 **L'étiologie la plus fréquente des tachycardies ventriculaires** est la cardiopathie ischémique (infarctus, notamment) ; elles sont cependant possibles dans la plupart des maladies cardiaques et sont parfois idiopathiques.

73 L'électrocardiogramme trouve une tachycardie régulière à complexes QRS larges. **L'origine ventriculaire de la tachycardie** est parfois difficile à affirmer, ce qui peut nécessiter des investigations complémentaires (exploration électrophysiologique, notamment). Le bilan sera complété par une enquête étiologique.

74 **Le traitement de l'accès de tachycardie** peut se faire par injection de médicaments antiarythmiques, stimulation cardiaque ou choc électrique. La prévention de la récidive peut faire appel aux différents antiarythmiques, à la destruction du point d'origine de la tachycardie par courant radiofréquence (cathétérisme interventionnel). Parfois, il faut recourir au défibrillateur implantable.

75 **La fibrillation ventriculaire** est une désorganisation complète des courants électriques intraventriculaires. Elle entraîne un arrêt circulatoire.

76 Asymptomatique quand elle est très brève, **la fibrillation ventriculaire** peut se manifester par des syncopes ou aboutir à la mort subite.

77 **La fibrillation ventriculaire** relève des mêmes étiologies que la tachycardie ventriculaire : tachycardies de début et de fin brusques, pouvant se limiter à des salves brèves mais parfois soutenues, et qui nécessitent, lorsqu'elles sont mal tolérées, une réduction par choc électrique externe.

78 Pendant la fibrillation ventriculaire, le patient est en arrêt circulatoire. L'électrocardiogramme met en évidence un aspect de fluctuations anarchiques.

79 **Le traitement de l'accès de fibrillation ventriculaire** est le choc électrique immédiat. La récidive peut être prévenue par les médicaments antiarythmiques. Dans les cas rebelles, on peut avoir recours au défibrillateur implantable.

80 **Le bloc auriculo-ventriculaire** est un blocage de la conduction des oreillettes aux ventricules qui peut être permanent ou paroxystique.

81 **Le bloc auriculo-ventriculaire complet permanent** est révélé par une asthénie, une diminution de la capacité d'effort ou par des malaises. Le bloc auriculo-ventriculaire complet paroxystique se manifeste plus spécialement par des syncopes « à l'emporte-pièce ».

82 **Le bloc auriculo-ventriculaire** est le plus souvent secondaire à une cardiopathie ischémique ou à une dégénérescence idiopathique du tissu de conduction.

83 **Le diagnostic du bloc auriculo-ventriculaire**, évoqué devant un pouls lent permanent, est facilement confirmé par l'électrocardiogramme. Le diagnostic du bloc auriculo-ventriculaire paroxystique est plus difficile si on ne dispose pas d'un tracé percritique. Il réalise typiquement une syncope « à l'emporte pièce ». L'ECG intercritique est rarement tout à fait normal et montre le plus souvent un aspect de bloc de branche qui, dans ce contexte, incite à pousser les investigations (exploration électrophysiologique intracardiaque).

84 **Le traitement du bloc auriculo-ventriculaire** consiste en la mise en place d'un stimulateur cardiaque. Il est indiqué en cas de présomption suffisante de bloc auriculo-ventriculaire paroxystique.

85 **Un pacemaker** ou stimulateur cardiaque est un appareil électronique de plus en plus sophistiqué dont le rôle essentiel est de maintenir un rythme cardiaque suffisant. Certains stimulateurs peuvent en outre arrêter des accès de tachycardie. Un stimulateur est muni soit d'une seule sonde, placée dans l'oreillette ou le ventricule droit (stimulateur simple chambre), soit de deux sondes, l'une dans l'oreillette droite et l'autre dans le ventricule droit (stimulateur double chambre). Le boîtier a la taille d'une petite boîte d'allumettes. On le place habituellement dans la gaine du muscle grand pectoral. Les sondes sont poussées par voie veineuse jusque dans les cavités cardiaques droites où elles sont fixées.

86 **Les extrasystoles** sont des dépolarisations primitives et ectopiques qui s'interposent dans le rythme habituel.

87 **Les extrasystoles** peuvent prendre naissance dans les oreillettes (extrasystoles auriculaires), les ventricules (extrasystoles ventriculaires) ou dans les voies de conduction auriculo-ventriculaires (extrasystoles jonctionnelles).

88 **Les extrasystoles** sont le plus souvent bénignes, notamment quand elles sont idiopathiques, mais elles peuvent avoir une signification pronostique péjorative dans certaines cardiopathies. Ainsi, des extrasystoles auriculaires très abondantes témoignent d'un risque accru de fibrillation auriculaire. Des extrasystoles ventriculaires, fréquentes polymorphes et/ou répétitives, sont les marqueurs d'un risque élevé de troubles du rythme graves, voire de mort subite dans les cardiopathies ischémiques.

89 **Les tachycardies auriculaires** sont des troubles supra-ventriculaires, correspondant à une action non coordonnée des cellules myocardiques auricualires qui entraînent une contraction rapide et irrégulière des oreillettes cardiaques. Elles sont souvent idiopathiques. Elles peuvent aussi survenir au cours de la plupart des cardiopathies et dans de nombreuses affections extracardiaques, l'hyperthyroïdie, par exemple. Elles mettent rarement en jeu la vie du patient mais elles comportent souvent un risque d'embolie. Ces troubles du rythme justifient alors un traitement anticoagulant.

90 **La tachycardie jonctionnelle** est habituellement réduite par les manœuvres vagales : massage sinocarotidien, compression des globes oculaires, manœuvre de Valsava (expiration forcée glotte fermée, que l'on peut apprendre au patient à réaliser lui-même), injection de Striadyne®. Dans les cas rebelles, on peut recourir à la stimulation cardiaque ou aux antiarythmiques. Pour prévenir les récidives de tachycardie jonctionnelle on prescrit un traitement antiarythmique oral.

91 **La torsade de pointe** est une forme particulière de trouble du rythme ventriculaire avec arrêt circulatoire, favorisée par le ralentissement du rythme cardiaque, l'allongement de l'intervalle QT et la survenue d'extrasystoles ventriculaires. Elle se voit surtout dans les hypokaliémies ou sous l'action de certains médicaments antiarythmiques.

92 **Le traitement préventif de la récidive de la torsade de pointe** dans les formes aiguës consiste à accélérer le cœur par perfusion d'Isuprel® ou stimulation cardiaque. Certains arythmiques peuvent être utilisés dans les formes chroniques.

93 Communément dénommée artérite des membres inférieurs, **l'artériopathie chronique oblitérante des membres inférieurs** est due au rétrécissement par athérosclérose des artères iliofémorales et/ou des membres inférieurs.

94 **L'artériopathie oblitérante des membres inférieurs** se traduit par des douleurs d'un membre inférieur liées à l'effort, voire spontanées, avec anomalie des pouls et souvent souffle sur le trajet artériel correspondant, et parfois des troubles trophiques distaux (peau amincie, rouge ou cyanosée, voire ulcération).

95 **Les causes principales de l'artériopathie oblitérante des membres inférieurs** sont l'athérosclérose et le diabète.

96 **Le diagnostic de l'artériopathie oblitérante des membres inférieurs** repose sur les caractéristiques de la douleur qui réalise typiquement la claudication intermittente. Les quatre stades de l'artérite sont les suivants :
- stade I : patient asymptomatique ;
- stade II : claudication intermittente, réduction plus ou moins importante du périmètre de marche ;
- stade III : douleurs de repos ;
- stade IV : nécrose cutanée (ulcère, gangrène).

97 **Le traitement de l'artériopathie oblitérante des membres inférieurs** repose sur :
- l'arrêt du tabac ;
- le traitement d'une hyperlipidémie éventuelle ;
- l'équilibration d'un diabète le cas échéant ;
- la marche, qui développe la circulation collatérale ;
- l'administration de vasodilatateurs artériels et/ou d'antiagrégants plaquettaires.

Lorsque la gêne fonctionnelle est importante et/ou en cas de troubles trophiques, un geste de revascularisation doit être discuté après artériographie des membres inférieurs.

98 Dans le traitement de l'artériopathie oblitérante des membres inférieurs, **le geste de revascularisation** est une angioplastie endoluminale par cathéter à ballonnet, une endartériectomie (excision de la plaque d'athérome) ou un pontage artériel. Dans les formes évoluées avec gangrène, la chirurgie de revascularisation est souvent techniquement impossible ;

une amputation est alors inévitable à plus ou moins brève échéance.

99 **L'ischémie aiguë des membres inférieurs** est due à l'occlusion brutale d'une artère par une thrombose ou une embolie. C'est une urgence médicochirurgicale.

100 **Les signes cliniques de l'ischémie aiguë des membres inférieurs** sont les suivants :
• l'extrémité du membre est froide et livide ou cyanosée ;
• les pouls sont abolis en aval de l'occlusion artérielle ;
• des troubles trophiques peuvent exister ;
• des troubles digestifs sont parfois retrouvés.

101 Dans **l'ischémie aiguë des membres inférieurs**, le mécanisme de l'occlusion peut être l'aggravation brutale d'une sténose artérielle athéromateuse (thrombose in situ) ou l'oblitération soudaine d'une artère par un embole (souvent un thrombus provenant du cœur gauche).

102 **Le traitement de l'ischémie aiguë des membres inférieurs** comprend :
• un traitement médical à base d'héparine et de vasodilatateur ;
• un traitement chirurgical qui repose sur une thrombectomie, un pontage ou une résection anastomose, une angioplastie, etc.

103 **L'anévrisme artériel**, appelé aussi ectasie artérielle, est la dilatation anormale d'un segment d'artère.

104 **L'anévrisme artériel** se manifeste par une masse battante expansive et soufflante retrouvée à l'examen sur le trajet d'une artère.

105 **Un anévrisme artériel** peut être congénital ou acquis. Sa survenue est alors favorisée par d'éventuelles anomalies du tissu élastique, l'artériosclérose ou un traumatisme.

106 Devant un **anévrisme artériel**, la rupture de l'anévrisme est le risque majeur. Elle doit être redoutée chaque fois qu'un anévrisme est douloureux : il y a alors urgence chirurgicale. Pour prévenir la rupture, les anévrismes artériels sont opérés systématiquement lorsqu'ils dépassent une certaine taille. Dans le cas contraire, une surveillance régulière des dimensions de l'anévrisme doit être instituée (échographie et/ou scanner).

107 Sous l'effet d'une poussée hypertensive se produit une déchirure localisée de la partie interne de la paroi aortique ; à partir de cette porte d'entrée, le sang s'infiltre à l'intérieur même de la paroi artérielle et la dédouble sur une étendue variable ; il y a ainsi création d'un faux chenal dans la paroi artérielle, voie parallèle à la vraie lumière artérielle.

108 Le signe caractéristique de la dissection aortique est la douleur thoracique, lombaire ou abdominale.

109 **Les causes de la dissection aortique** sont les anomalies constitutionnelles du tissu, qui fragilisent la paroi artérielle, et l'hypertension artérielle.

110 **Le traitement de la dissection aortique** est urgent et chirurgical.

111 **La phlébite des membres inférieurs** est l'occlusion d'une veine par un caillot sanguin.

112 **Les thromboses veineuses** sont des affections fréquentes, notamment en milieu hospitalier chez les patients alités, d'où l'importance des mesures de prévention.

113 **Les principaux signes cliniques de la phlébite des membres inférieurs** sont les suivants :
• douleur spontanée ;
• fièvre discrète, dissociation pouls-température (le pouls est plus rapide que le voudrait la température), anxiété inexpliquée ;
• signes cliniques locaux : augmentation de la chaleur de la peau, augmentation du périmètre d'un mollet, diminution du ballottement, douleur provoquée à la pression profonde du mollet, douleur à la dorsiflexion du pied (signe de Homans).

114 **Les principaux facteurs de risque de la phlébite des membres inférieurs** sont les blessures aux jambes, la prise de contraceptifs oraux, les suites d'interventions chirurgicales, l'insuffisance cardiaque, l'immobilisation prolongée (en particulier sous plâtre), le post-partum ou post-abortum, l'alimentation, la grossesse. Le diagnostic de la phlébite des membres inférieurs repose sur l'examen clinique, l'existence de facteurs de risque et surtout sur l'échographie veineuse.

115 **Le traitement de la phlébite des membres inférieurs** comprend le repos au lit jusqu'à régression des signes, la contention élastique (bandes, bas ou collants), ainsi qu'un traitement à base d'héparine pour agir sur le caillot existant et prévenir la survenue des complications : récidive, embolie pulmonaire et troubles trophiques postphlébitiques (« grosse jambe » postphlébitique). Le traitement à l'héparine est relayé par les antivitamines K pendant plusieurs mois pour éviter la récidive.

116 Urgence médicale, **l'embolie pulmonaire** est l'occlusion brutale de l'artère pulmonaire ou de l'une de ses branches, le plus souvent par un caillot sanguin migrant à partir d'une phlébite des membres inférieurs. Cette occlusion brutale peut aboutir à la mort subite. Les échanges gazeux ne peuvent plus se faire entre le sang et les alvéoles pulmonaires dans le territoire vasculaire correspondant.

117 **L'embolie pulmonaire est suspectée** devant une douleur thoracique en point de côté, une polypnée, des malaises lipothymiques, parfois des palpitations, une fébricule, une angoisse.

118 **L'embolie pulmonaire est surtout due** à la phlébite des membres inférieurs qu'elle peut révéler et dont elle partage les facteurs favorisants. Certains troubles du rythme cardiaque peuvent également être en cause.

119 **Le traitement de l'embolie pulmonaire** comporte le repos au lit, les premiers jours en réanimation, l'héparinothérapie suivie des antivitamines K, les thrombolytiques dans certaines formes graves, voire l'embolectomie chirurgicale.

120 **L'insuffisance veineuse** est l'incompétence du réseau veineux des membres inférieurs à assurer un retour veineux suffisant du sang vers le cœur, habituellement par défaillance des valvules veineuses.

121 **L'insuffisance veineuse** est très fréquente, surtout chez la femme (elle est favorisée par la grossesse), et se manifeste initialement par une sensation de jambes lourdes, voire douloureuses, surtout en fin de journée, un lacis veineux violacé sous-cutané, parfois des œdèmes des membres inférieurs. Puis apparaissent des varices (dilatations veineuses permanentes) avec des risques de phlébite, de rupture de varices, d'ulcères variqueux (nécrose cutanée favorisée par la stase veineuse).

122 **Dans le traitement de l'insuffisance veineuse**, les mesures hygiéno-diététiques visent à :

- éviter les facteurs favorisants que sont la station debout immobile ou assise prolongée, la surcharge pondérale, les bains trop chauds, l'exposition prolongée des jambes au soleil, les vêtements trop serrés, la pilule contraceptive contenant des œstrogènes, etc. ;
- entretenir une activité physique et sportive : marche, natation, course à pied, vélo, ski de fond, en évitant les sports plus statiques.

123 **La communication interauriculaire** est la persistance d'une communication entre les oreillettes.

124 **La communication interauriculaire** est une cardiopathie avec shunt de gauche à droite auriculaire, c'est-à-dire qu'une partie du sang passe de l'oreillette gauche à l'oreillette droite au lieu d'aller dans le ventricule gauche, non-cyanogène, qui favorise la survenue de troubles du rythme auriculaire.

125 **Le traitement de la communication interauriculaire** consiste à fermer la communication soit chirurgicalement à cœur ouvert au moyen d'un patch, soit par cathétérisme interventionnel.

126 **Une communication interventriculaire** est une solution de continuité du septum interventriculaire C'est une cardiopathie non-cyanogène, à shunt gauche-droite, une partie du sang oxygéné passant directement du ventricule gauche au ventricule droit.

127 On distingue :

- **les communications interventriculaires membraneuses**, situées à la partie haute et membraneuse du septum interventriculaire, habituellement uniques ;
- **les communications interventriculaires musculaires** situées dans la partie basse, musculaire, du septum interventriculaire, souvent multiples.

128 **Les communications interventriculaires à gros débit** avec hypertension artérielle pulmonaire doivent être fermées chirurgicalement (patch) ou par cathétérisme interventionnel.

129 On désigne par **persistance du canal artériel** l'absence de fermeture du canal artériel qui fait communiquer l'aorte et l'artère pulmonaire pendant la vie intra-utérine.

130 **Le canal artériel** peut se fermer spontanément au cours des premières années de la vie. Sa fermeture est favorisée par l'administration d'Indocid®. Passé ce délai, l'intervention est systématique : section-suture chirurgicale ou fermeture par cathétérisme interventionnel.

131 **La tétralogie de Fallot** est l'association d'une communication interventriculaire et d'une sténose sur la voie pulmonaire suffisamment serrée pour inverser le shunt (droite-gauche dans cette pathologie) et entraîner une cyanose.

132 La communication interventriculaire et la sténose suffisamment serrée sur la voie pulmonaire pour inverser le shunt et entraîner une cyanose rencontrées dans **la tétralogie de Fallot** amènent une diminution du débit dans la petite circulation et une insuffisance des apports d'oxygène dans l'organisme. L'enfant est bleu, inactif et, lorsque son développement moteur est suffisant, il s'accroupit sans cesse (signe de l'accroupissement ou squatting) car cette position augmente le débit pulmonaire.

133 **Le traitement chirurgical de la tétralogie de Fallot** est la fermeture de la communication interventriculaire, associée à la réfection de la voie pulmonaire.

134 Le patient atteint d'**un arrêt cardiovasculaire** est en état de mort apparente :
- perte de connaissance brutale et complète ;
- pâleur livide ;
- arrêt respiratoire ou bradypnée extrême (gasp) ;
- parfois crise convulsive inaugurale avec perte d'urine.
- Le diagnostic est confirmé par l'absence de pouls fémoral ou carotidien.

135 Devant un patient atteint d'**un arrêt cardiovasculaire**, il faut :
- alerter toute l'équipe soignante qui alertera les secours (tel SAMU : 15) ;
- constater l'inconscience ;
- libérer les voies aériennes supérieures ;
- constater l'arrêt ventilatoire sur 10 s ;
- réaliser deux insufflations (si l'arrêt ventilatoire est avéré) ;
- constater l'arrêt cardiaque sur 10 s ;
- approcher le chariot d'urgence ;
- si un défibrillateur semi-automatique (DSA ou DA) est rapidement accessible, le mettre en place le plus tôt possible et suivre ses consignes ;
- réaliser le massage cardiaque en suivant le cycle 30 compressions thoraciques suivit de 2 insufflations ;
- tant que la victime est en ACR, poursuivre le massage cardiaque alterné avec la ventilation assistée (VA) ;
- une ventilation assistée au masque, puis par sonde d'intubation trachéale en oxygène pur.

136 Conseils pour **améliorer la circulation veineuse** de l'étudiante :
- éviter la station debout prolongée ; si elle est inévitable, essayer de faire une vingtaine de mouvements d'accroupissement une ou deux fois dans la journée, de se mettre sur la pointe des pieds une dizaine de fois par heure ;
- surélever les pieds de son lit de 5 à 10 cm ;
- massage de bas en haut des membres inférieurs ;
- hydrothérapie (douche froide) le soir après le travail, de bas en haut, en refroidissant l'eau progressivement ;
- proscrire le bain chaud ;
- éviter toute exposition des membres inférieurs à la chaleur (soleil, sauna, épilation à la cire chaude, bottes fourrées, chauffage par le sol, etc.) ;
- porter des chaussures avec un talon de 3 cm (au plus) ;
- pratiquer la natation et la marche pour faciliter le retour veineux ;
- éviter les sports violents sur sol dur (tennis, basket...) ;
- ne pas porter de chaussettes, de mis bas constrictifs ;
- si station debout prolongée, voyage en avion, porter des bas ou mis bas de contention ;
- éviter la constipation par un régime adapté.

137 **Pose d'une bande biplex**

On expliquera à cette patiente de 60 ans qu'il faut :

- appliquer et maintenir l'extrémité de la bande à plat sur la peau ;
- commencer l'enroulement de bas en haut à la racine des orteils en faisant un premier tour ;
- le deuxième tour doit se rapprocher de la cheville ;
- enrouler le troisième tour autour de la cheville au dos du talon, et revenir sur le dessus du pied en faisant un huit ;
- passer à nouveau sous le pied, revenir sur la cheville, laissant le talon libre, faire un premier tour au-dessus de la cheville ;
- remonter ensuite sur le mollet en décalant régulièrement les spires (jamais en cercle).

138 **Artérite des membres inférieurs au stade III : signe clinique et rôle infirmier**

La douleur est le signe qui prédomine au stade III de la maladie artéritique.

Rôle infirmier auprès du patient atteint d'artérite au stade III :

- aider le patient à trouver une position antalgique (membres inférieurs en proclive) ;
- évaluer l'intensité de la douleur avec une échelle visuelle analogique (EVA) ;
- écouter les plaintes du patient ;
- informer le médecin de l'impact de la douleur ressentie ;
- planifier sur 24 h et administrer le traitement antalgique ;
- évaluer l'efficacité du traitement ;
- noter les observations, les résultats des examens sur le dossier de soins.

139 **Traitement au Lénitral®**

a. Quantité à mettre dans chaque seringue : La prescription est de 0,5 mg de Lénitral® par heure soit 0,5 × 24 = 12 mg/24 h. Cette dose journalière est répartie en 4 seringues électriques. Il faut donc mettre dans chaque seringue : 12/4 = 3 mg de Lénitral®. Sachant que les ampoules de Lénitral® sont dosées à 15 mg pour 10 mL, il faut mettre dans chaque seringue :

$$\frac{10 \times 3}{15} \text{ soit 2 mL de Lénitral®.}$$

b. Quantité de soluté glucosé nécessaire à chaque seringue : le volume total de chaque seringue étant de 24 mL, il faut compléter chaque seringue électrique avec : 24 − 2 = 22 mL de soluté glucosé.

c. Vitesse de chaque seringue : il faut injecter un volume total de 24 mL en 24/4 soit 6 h. La vitesse du pousse seringue doit donc être réglée à : 24/6 = 4 mL/h.

140 **Surveillance cardiomonitorée : rôle de l'infirmière**

Information du patient sur la nature et l'intérêt de cette surveillance :

- rassurer le patient car l'appareil est impressionnant (alarmes, bruits, etc.) et souvent mis en place en situation d'urgence ;
- expliquer au patient qu'il peut se mobiliser de son lit ;

Mise en place des électrodes : application des électrodes sur un plan osseux, une peau saine, (raser le thorax du patient si nécessaire) ;

Branchement et réglage :

- réglage de l'amplitude ;
- hauteur du complexe QRS positive pour mieux visualiser les anomalies ;
- réglage de l'alarme en fonction de la pathologie du patient : moyenne maximum à 150, moyenne minimum à 40-50 ;
- suppression des parasites ;
- cadrage de la courbe de l'électrocardiogramme ;

Surveillance : surveiller la bonne position des électrodes, des conducteurs, du boîtier.

141 **Premier lever d'un patient souffrant d'une cardiopathie**

Le premier lever est un acte qui est pratiqué sur prescription médicale et en présence de l'infirmière :

- installer le fauteuil près du lit ;
- mettre une protection ;
- informer le patient de ce premier lever ;
- lui donner confiance, surtout si l'alitement a été prolongé ;
- prendre le pouls et la pression artérielle ;
- en utilisant les règles d'ergonomie, mobiliser le patient :
  - faire asseoir le patient dans son lit ;
  - attendre quelques instants en lui demandant de regarder devant lui (en hauteur = (l'horizon) ;
  - faire pivoter le patient en le soutenant pour lui mettre les jambes hors du lit ;

– surveiller les réactions du patient : faciès, pâleur, sueur, mouche devant les yeux, etc. ;
– si le patient a un malaise, le recoucher, prévenir le médecin, mesurer la pression artérielle.

142 Sintrom® et extraction dentaire

Madame A., porteuse d'une valve de Starr, doit subir une extraction dentaire. L'arrêt de Sintrom®, qu'elle prend habituellement à raison 1/2 comprimé par jour, 3 jours avant l'extraction l'inquiète.

Il faut expliquer à Madame A. que le Sintrom® est un anticoagulant antivitamine K qui évite la formation de caillots que peut provoquer la valve de Starr. Il agit en diminuant le taux de la prothrombine, facteur de la coagulation, dans le sang. De ce fait, une intervention ou une extraction dentaire peut se compliquer d'hémorragie. L'action du Sintrom® se prolongeant sur 3 jours, il est nécessaire d'arrêter la prise de Sintrom® trois jours avant l'extraction dentaire afin qu'elle se fasse sans risque hémorragique.

143 Contrôle d'un stimulateur cardiaque

Ce contrôle a pour objectif de s'assurer du bon fonctionnement du stimulateur (pacemaker) et de détecter les premiers signes d'épuisement de la pile. L'infirmière doit apprendre au patient à s'autocontrôler régulièrement.

Le meilleur contrôle est celui que fait le malade qui a appris à compter son pouls. Si celui-ci est égal ou supérieur à la fréquence du stimulateur, on peut en déduire que la fréquence cardiaque est assurée par le stimulateur ou par le rythme cardiaque spontané. Si le pouls est inférieur à la fréquence du stimulateur, il faut suspecter une panne. Dès que le patient suspecte une anomalie de fréquence, il doit en informer son médecin.

Le contrôle médical cherche à détecter la persistance ou la réapparition des vertiges, malaises ou syncopes et comporte également l'examen local de la poche du boîtier et du trajet de la sonde pour dépister des signes d'intolérance ou d'infection.

144 Définition du système rénine-angiotensine

La rénine, substance sécrétée par le rein quand il y a insuffisance de l'irrigation du rein, réagit avec une substance contenue dans le plasma, l'angiotensinogène synthétisée par le foie. Ce qui donne la réaction suivante : rénine + angiotensinogène → angiotensinogène I.

Or, l'angiotensinogène I combinée à une enzyme plasmatique se transforme en angiotensinogène II qui a deux propriétés fondamentales :

- une propriété hypertensive par vasoconstriction intense ;
- une propriété de contrôle de la sécrétion de l'aldostérone qui intervient dans le métabolisme hydrique et sodique de l'organisme.

Le rein joue donc un rôle essentiel dans le maintien de la pression artérielle.

145 Calcul de la quantité d'Héparine® par seringue et du volume de sérum glucosé

30 000 UI à répartir en 3 seringues, soit 30 000/3 = 10 000 UI par seringue.

Le flacon contient 5 mL d'Héparine® correspondant à 25 000 UI de produit. Le volume d'Héparine® est donc :

$$\frac{5 \times 10\,000}{25\,000} = 2 \text{ mL par seringue.}$$

Le volume total de chaque seringue est de 24 mL. Il faut donc ajouter un volume de soluté glucosé de 24 – 2 = 22 mL par seringue.

146 Actions infirmières préventives devant une douleur au mollet

La douleur au mollet et la dissociation température-pouls doit faire suspecter une phlébite des membres inférieurs.

L'infirmière prévient le médecin.

Pour éviter ce type de complication il faut mettre en place des actions préventives :

- lever précocement (J0 au soir) au fauteuil ;
- pratiquer une mobilisation passive des mollets au lit ;
- surélever les pieds du lit pour faciliter le retour veineux et éviter une stase veineuse.

147 Coronarographie : éléments de surveillance après l'examen

C'est une artériographie sélective qui visualise le réseau coronaire au moyen d'un produit de contraste injecté après cathétérisme gauche afin de déterminer les lésions.

Les éléments de surveillance après la coronarographie sont :
- repos strict au lit pendant 24 h ;
- installation du patient à plat pendant 2 h (un oreiller toléré) ;
- ne pas plier la jambe cathétérisée pendant les 24 premières heures ;
- surveiller la diurèse, les pouls périphérique et central, la pression artérielle, la fréquence respiratoire, la conscience, le point de ponction ;
- faire boire au moins 1,5 L pour éliminer le produit de contraste ;
- s'assurer de l'efficacité de la compression du pansement, de l'absence de saignement au point de cathétérisation ;
- surveiller la couleur, la chaleur, la sensibilité, la motricité (CCSM) du membre qui a subi la cathétérisation.

148 Embolie pulmonaire : transport en radiologie

Pour assurer des conditions optimales de sécurité pendant le transport vers la radiologie d'une patiente chez qui on suspecte une embolie pulmonaire, il ne faut pas lever cette personne mais l'emmener allongée dans son lit, car il y a grand risque de migration du caillot dans l'artère pulmonaire ou l'une de ses branches.

149 Insuffisance cardiaque : intérêt des examens prescrits

a. Examens prescrits à une malade transportée en unité de soins intensifs cardiologiques :
- **radio pulmonaire face et profil :** visualiser l'ombre cardiaque, déceler une cardiomégalie qui signerait une insuffisance cardiaque gauche ;
- **numération formule sanguine :** les patients atteints d'insuffisance cardiaque majeure ont une hyperleucocytose qui signe le processus inflammatoire engendré par la présence de thrombus ;
- **plaquettes :** le temps plaquettaire est le premier temps de constitution du thrombus réversible (ou clou plaquettaire) constitué par l'agrégation des plaquettes ;
- **taux de prothrombine :** il teste le facteur prothrombinique qui est toujours perturbé en cas d'infarctus du myocarde ;
- **temps de céphaline activée :** il teste le facteur thrombinique afin de pouvoir adapter la dose d'héparine nécessaire à la destruction du thrombus (remarque : ces trois derniers examens font partie de l'étude de l'hémostase : bilan de coagulataion) ;
- **créatininémie :** reflet de la fonction rénale ; en cas d'insuffisance cardiaque, le rein diminue le débit urinaire, ce qui engendre une rétention d'eau dans les tissus interstitiels et constitue les oedèmes cardiaques ;
- **vitesse de sédimentation :** témoin du processus inflammatoire engendré par la présence du thrombus au niveau du territoire coronaire ;
- **glycémie :** dépistage d'un diabète ;
- **cholestérolémie :** dépistage d'une hypercholestérolémie ;
- **triglycérides :** d'origine exogène (graisses alimentaires) et endogène (graisses synthétisées par le foie) (remarque : ces trois derniers examens révèlent des facteurs de risque de la maladie coronarienne et seront corrigés pour éviter toute récidive d'infarctus du myocarde) ;

b. enzymes cardiaques spécifiques :
- troponines ;
- créatine phosphokinase (CPK) ;
- fraction MB (isoenzyme contenue dans le myocarde).

c. Ces enzymes cardiaques spécifiques s'élèvent à la 4ᵉ h et reviennent à la valeur normale à la 48ᵉ h après l'infarctus. Leur augmentation confirme donc le diagnostic d'infarctus du myocarde.

150 Rôle de conseil de l'infirmière

La jeune femme présente des risques majeurs de maladie thrombo-embolique :
- obésité, surcharge pondérale de 25 kg (1,65 m et 80 kg) ;
- tabac et pilule : cette association favorise la maladie thrombo-embolique.

Rôle de conseillère de santé

Cette patiente nécessite de travailler en collaboration avec d'autres partenaires de santé. L'infirmière pourra coordonner les différentes interventions :
- informer la malade de l'importance de corriger ces facteurs de risque pour éviter les récidives de la maladie thrombo-embolique ;
- réaliser une démarche éducative pour lui apprendre à mieux gérer l'équilibre alimentaire et dans un premier temps réduire l'apport calorique, proposer une consultation auprès de la diététicienne ;
- informer de la nocivité du tabac et de la nécessité d'un sevrage : travailler en colla-

boration avec le centre antitabac pour trouver le moyen le mieux adapté pour cesser de fumer (patch, acupuncture, etc.) ;
• solliciter une consultation auprès du gynécologue pour le choix d'un autre moyen de contraception que la pilule œstroprogestative ;
• lutter contre la sédentarité : informer de sa nocivité et du facteur de risque qu'elle représente ; étudier avec la patiente les pistes d'amélioration.

151 Œdème aigu du poumon : actions infirmières

Face à un tableau clinique révélant un œdème aigu du poumon, il faut :
• réduire les entrées liquidiennes : perfusions à 7 gouttes par minute le débit de la perfusion (le débit est à 40 gouttes par minute), ne pas donner à boire ;
• installer le patient confortablement assis pour soulager la dyspnée ;
• prendre et noter le pouls, la pression artérielle et la fréquence respiratoire ;
• faire apporter le chariot d'urgence ;
• mettre le malade sous scope ;
• oxygénothérapie ;
• surveiller la diurèse et démarrer une courbe ;
• faire prévenir le médecin ;
• préparer le matériel nécessaire au prélèvement des gaz du sang ;
• demander de l'aide à une collègue.

152 Hypertension artérielle et obésité

Prescription d'un régime : l'obésité du patient (120 kg pour 1,85 m, soit une surcharge pondérale de 45 kg), son hypertension (17-9) et le traitement contre l'hypertension artérielle conduisent le médecin à prescrire un régime hypocalorique à 1 500 kcal pour favoriser une perte de poids et corriger ainsi un facteur de risque majeur des maladies cardiovasculaires. Ce régime alimentaire est de surcroît désodé pour diminuer la volémie et réduire la charge de travail du cœur.

Le Lopril® est un antihypertenseur, inhibiteur de l'enzyme de conversion. C'est un médicament qui bloque la synthèse de l'angiotensine II qui est un puissant vasoconstricteur artériel : l'angiotensine II permet également la synthèse de l'aldostérone qui favorise la rétention hydrosodée. L'infirmière doit informer le patient de prendre son comprimé le matin en veillant à rester allongé (risque d'hypotension) quelques minutes. La mise en place d'une surveillance de la diurèse et de la fonction rénale peut être instaurée.

Contrôle de la kaliémie : la prescription d'une kaliémie tous les mois est justifiée par la prise du Lasilix®, diurétique de l'anse de Henlé qui provoque une fuite potassique. Or, le potassium doit rester à un taux constant dans l'organisme pour favoriser une contraction myocardique efficace. Une kaliémie inférieure à 3,5 et 5,5 mmol/L, ou à 3,5 et 5,5 mEq/L, peut entraîner un arrêt cardiaque d'où l'importance de surveiller ce paramètre. En cas d'hypokaliémie le médecin prescrit du potassium par voie orale.

153 Diagnostic d'anxiété majeure chez un patient atteint de douleurs thoraciques : actions infirmières

Définition de l'anxiété : sentiment indéterminé d'inconfort, d'inquiétude et de tension ressenti face aux événements de la vie. Le facteur favorisant est l'inadaptation à un changement marqué de l'état de santé : son problème cardiaque étant récent et soudain.

Le patient sait ce qui l'inquiète : ne pas pouvoir vaquer à ses occupations professionnelles et personnelles ; la prise en charge de l'exploitation agricole par son fils ne le satisfait pas. Il se questionne sur son devenir.
De plus, les pathologies cardiaques ramènent à la symbolique de cœur, organe essentiel de la vie : organe à grande charge émotionnelle, de l'amour, de la passion, du courage, de l'offrande... Mais aussi planent toujours le risque, la menace de mort subite. Le diagnostic infirmier de peur est potentiellement présent (peur de mourir).

Action infirmières :

• utiliser les questions ouvertes pour faire préciser la nature, l'intensité et la cause de l'anxiété ;
• commencer par rassurer la personne avant de fournir des explications : présence ;

- donner des explications simples et courtes sur les soins prodigués tout en ne dépassant pas les préoccupations immédiates de la personne ;
- répondre aux interrogations sans juger et entendre la peur ;
- évaluer l'intensité de l'anxiété, du désarroi ;
- développer l'écoute active : encourager à formaliser ses craintes et ses peurs ;
- utiliser la reformulation, essayer de le confronter dans ses attitudes et ses expressions, utiliser l'élucidation, se positionner dans une relation authentique, créer un climat empathique, respecter ses silences et ses refus ;
- favoriser le sommeil et le confort (grouper les soins nocturnes, respecter son sommeil, diminuer la lumière, le bruit, encourager des siestes réparatrices...) ;
- proposer des techniques psychocorporelles (relaxation, toucher-massage) ;
- souligner l'aide précieuse de son fils.

Dermatologie

4

UE 2.5, 3e semestre
UE 2.7, 4e semestre

Questions

1 Préciser le rôle de protection de la peau.

2 Expliquer le rôle de la peau dans la thermorégulation.

3 Expliquer le rôle de la peau dans le métabolisme général.

4 Citer les différentes couches de la peau.

5 Décrire succinctement la constitution de l'épiderme.

6 Décrire succinctement la constitution du derme.

7 Citer les différentes formes de lésion élémentaire de la peau.

8 Définir la macule.

9 Définir l'érythème, l'érythrodermie.

10 Définir la papule.

11 Définir le nodule et le tubercule.

12 Définir la vésicule.

13 Définir la bulle.

14 Definir la pustule.

15 Définir une érosion de la peau, une ulcération.

16 Définir la kératose.

17 Définir l'érythrodermie.

18 Définir les lésions suivantes de la peau : verrucosité, végétation, sclérose et atrophie.

19 Définir l'urticaire.

20 Citer les deux éléments caractéristiques de l'urticaire.

21 Définir la gale.

22 Définir l'eczéma.

23 Citer les quatre phases d'évolution de la lésion élémentaire de l'eczéma.

24 Définir le psoriasis.

25 Caractériser les dermatoses bactériennes.

26 Définir l'impétigo.

27 Décrire l'aspect clinique de l'impétigo.

28 Définir l'ecthyma.

29 Définir la lymphangite.

30 Définir l'érysipèle.

31 Citer les staphylococcies cutanées.

32 Caractériser le furoncle.

33 Définir ce qu'est un anthrax.

34 Caractériser le sycosis.

35 Caractériser les mycoses cutanées superficielles.

36 Citer les quatre sites de développement des *Candida*.

37 Citer les deux candidoses buccales les plus fréquentes.

38 Définir la teigne.

39 Définir les pemphigus.

40 Définir la pemphigoide bulleuse.

41 Définir l'érythème polymorphe.

42 Définir le syndrome de Lyell.

43 Décrire les soins infirmiers à apporter aux personnes atteintes de dermatoses bulleuses.

44 Définir l'acné.

45 Définir le lichen plan.

46 Citer les trois principales affections cutanées du nouveau-né et du nourrisson.

47 Définir et citer les caractéristiques générales des verrues.

48 Définir l'herpès.

49 Donner une définition des maladies sexuellement transmissibles.

50 Définir la syphilis.

51 Définir la gonococcie.

52 Citer trois autres MST.

53 Décrire les soins infirmiers à apporter aux personnes atteintes d'IST.

54 Définir l'ulcère.

55 Caractériser l'ulcère variqueux.

56 Caractériser l'ulcère artériel.

57 Définir le syndrome de Raynaud.

58 Définir le lymphodème.

59 Décrire les soins infirmiers à apporter aux personnes atteintes d'un ulcère de jambe.

60 Décrire les soins infirmiers à apporter aux personnes atteintes de lymphodèmes du membre supérieur après curage ganglionnaire.

61 Définir l'érythème noueux.

62 Définir les photodermatoses.

63 Définir le coup de soleil ou érythème actinique.

64 Définir la photosensibilisation.

65 Définir les tumeurs cutanées.

66 Décrire le carcinome cutané.

67 Caractériser les épithéliomas basocellulaires.

68 Caractériser les épithéliomas spinocellulaires.

69 Argumenter la réponse : le premier traitement du cancer de la peau doit guérir du premier coup. Vrai ou faux.

70 Citer les cancers de la peau qui relèvent de la chirurgie.

71 Citer les cancers de la peau qui relèvent de la radiothérapie externe.

72 Citer les principaux facteurs de risques du mélanome malin.

73 Argumenter la réponse : la radiothérapie est le traitement préférentiel des mélanomes malins. Vrai ou faux.

Réponses

1 **La peau** réalise une barrière continue qui protège les tissus profonds. Le *stratum corneum* joue un rôle de barrière à la fois mécanique et à l'égard des pertes en eau transépidermiques. L'acidité de la peau est un facteur important de défense contre les microbes et les champignons. De par son système pigmentaire (mélanocytes synthétisant la mélanine), la peau joue un rôle de protection contre les radiations solaires ultraviolettes.

2 **Le rôle de la peau dans la thermorégulation** est à la fois passif (propriétés physiques) et actif grâce à une série de réflexes mettant en jeu la sudation et les réactions vasomotrices.

3 **La peau participe à l'élimination aqueuse de l'organisme** par deux mécanismes : l'un épisodique (la transpiration), l'autre permanent (la perspiration). L'absorption transcutanée de nombreuses substances est une fonction très importante et se fait par l'épiderme et l'apport pilo-sébacé. La peau a une fonction sébacée : de par les nombreuses glandes sébacées, la peau est le lieu d'excrétion du sébum.

4 **La peau est une association complexe de plusieurs structures tissulaires** : épithéliales, conjonctives, musculaires, vasculaires et nerveuses. Elle comporte deux types histologiques de tissus : l'épiderme et le derme (auxquels on rattache l'hypoderme), qui sont séparés par une surface ondulée appelée jonction dermo-épidermique, ou membrane basale.

5 **L'épiderme**, couche superficielle de la peau, est un épithélium malpighien kératinisant dans lequel on peut individualiser quatre couches, de la profondeur à la surface : la couche basale, le corps muqueux de Malpighi, la couche granuleuse, la couche cornée.

6 **Le derme** est constitué d'un réseau de fibres de collagène enchevêtrées, fibres synthétisées par les fibroblastes. Ces éléments sont noyés dans une substance appelée matrice extracellulaire. Au sein du derme se trouvent les capillaires et les structures nerveuses. Le derme est traversé par les glandes sudoripares, qui vont s'aboucher à la surface de la peau, ainsi que par les follicules pilo-sébacés, constitués d'un poil et d'une glande (glande sébacée).

7 **La lésion élémentaire** peut se présenter sous les différentes formes suivantes : macule ou tache, érythème, papule, tubercule, nodule, vésicule, bulle, pustule, érosion, érythrodermie, kératose, verrucosité, végétation, sclérose, atrophie.

8 **La macule** ou tache est une modification de la coloration de la peau sans altérations épidermiques (squames, vésicules), sans infiltration palpable. Elle est de dimensions très variables, uniques ou multiples, localisées, régionales, diffuses, généralisées.

9 On appelle **érythème,** la couleur rouge que peuvent prendre certaines lésions cutanées, qu'il s'agisse de macules, de papules, de nodules, etc. L'érythème s'efface habituellement à la vitropression. Il témoigne le plus souvent d'une réaction inflammatoire, sans préjuger de sa cause.
L'érythrodermie est une éruption érythémateuse généralisée sans réserve de peau saine.

10 **Une papule** est une élevure cutanée circonscrite de structure ferme, ne renfermant pas de liquide. De petites dimensions, leur diamètre est inférieur à 1 cm, les papules peuvent être isolées ou se grouper en plaques ou nappes papuleuses. On distingue les types suivants : épidermiques (très superficielles à l'examen), folliculaires (d'aspect granuleux), dermiques (plus enchâssées dans la peau), œdémateuses (dues à un œdème localisé transitoire). Elles sont de colorations variées : rouge cuivré, violine, translucide, pigmenté, rosé, jaune orangé. Parfois, les lésions élémentaires s'associent entre elles : lésions vésiculopapuleuses (comme dans l'eczéma) ou pustulopapuleuses (comme dans l'acné).

11 **Le nodule** est une lésion palpable, saillante ou profonde, ronde ou ovulaire, de quelques millimètres à plus de un centimètre de diamètre.
Le tubercule, terme peu usité, est un infiltrat dermique profond, à évolution lente et habituellement destructrice, se traduisant

par des nodules saillants, parfois groupés en nappes infiltrées.

12 **La vésicule** est une élevure claire, circonscrite, de petit diamètre, de siège intra-épidermique, contenant une sérosité transparente ou légèrement jaune. Elles peut être isolée ou se grouper en bouquets ou en bandes et se dessécher rapidement, évoquant alors une étiologie virale.

13 **La bulle** est une lésion liquidienne de la peau ; elle est circonscrite, de grande dimension, fragile, réalisant sur les muqueuses de larges érosions ou ulcérations après rupture du toit.

14 **La pustule** est une élevure circonscrite de la peau contenant un exsudat purulent.

15 **Une érosion** est une perte de substance superficielle à fond plat, bien limitée, qui peut cicatriser sans laisser de traces, au contraire de **l'ulcération**, qui est plus profonde, à bords irréguliers, laissant après cicatrisation une marque définitive. Les ulcérations aux points de pression réalisent les escarres. Une ulcération indolore évoque un mal perforant mais aussi une dermatose associée à une neuropathie, ou encore une origine tumorale (lymphome cutané, cancer de la peau).

16 **La kératose** est un épaississement de la couche cornée, modéré ou important, circonscrit (cor, durillon) ou généralisé (ichtyose) ou régionale (palmo-plantaire).

17 **L'érythrodermie** est une éruption érythémateuse infiltrée de plus de 90 % de la surface corporelle.

18 **Une verrucosité** est une lésion en relief de peau, irrégulière, à surface cornée.
Une végétation est une élevure de la peau, circonscrite ou étalée en nappe saillante et extensive, formée par la réunion d'excroissances papillaires.
La sclérose est une condensation des éléments constitutifs du derme.
Une atrophie est une diminution d'épaisseur des différentes structures de la peau : l'épiderme et le derme.

19 **L'urticaire** est une affection fréquente. L'éruption typique réalise des papules œdémateuses à limites nettes, roses ou rouges de taille variable (1 mm à plusieurs cm), arrondies ou ovalaires, parfois confluentes en nappes.

20 **Deux éléments de l'urticaire sont caractéristiques :** le prurit intense et la mobilité des lésions, qui persistent de quelques minutes à quelques heures avant de disparaître spontanément pour réapparaître en une autre zone topographique. Le début de l'éruption est souvent brutal. Le plus souvent, l'urticaire est isolée, l'état général parfaitement conservé.

21 **La gale** est une dermatose d'étiologie parasitaire due à un arthropode du genre acarien (*Sarcoptes*) qui colonise la peau humaine. La femelle fécondée creuse un sillon dans la couche cornée pour y déposer ses œufs qui vont éclore en 3 ou 4 jours ; les larves deviennent matures en une quinzaine de jours.
La transmission de la gale se fait par contact humain direct, par contamination indirecte (vêtements, draps, etc.).

22 **L'eczéma** est une dermatose très fréquente, érythémato-vésiculeuse, prurigineuse, en nappes ou en placards. La lésion élémentaire est prurigineuse et évolue en quatre phases, l'une ou l'autre pouvant prédominer ou rester isolée.

23 **Les phases d'évolution de la lésion élémentaire de l'eczéma** sont :
- la phase érythémateuse : rouge vif souvent surélevée, d'aspect granité ;
- la phase vésiculeuse : semis de petites vésicules ;
- la phase suintante : la rupture des vésicules, spontanée et favorisée par le grattage laisse suinter une sérosité claire qui coagule en croûtes jaunes ; il ne s'agit pas d'un suintement témoignant d'une infection, mais d'une simple exsudation ;
- la phase croûteuse et desquamative : phase de réparation de l'eczéma où l'épiderme, d'abord lisse, devient finement squameux, puis normal sans cicatrice en l'absence de nouvelle poussée.

24 **Le psoriasis** est une dermatose érythémato-squameuse chronique fréquente qui touche environ 2 % de la population. Un caractère familial est parfois retrouvé à l'interrogatoire et la transmission génétique a été confirmée par l'étude des groupes tissulaires, la peau, les ongles, les mu-

queuses et peut atteindre les articulations. Elle se présente sous la forme de plaques en relief, bien limitées, érythématosquameuses ; les squames peuvent être épaisses blanches et le grattage à la curette mousse permet de détacher des lamelles squameuses blanches : c'est le signe de la bougie.
Après plusieurs grattages apparaît une teinte rosée puis une surface rouge luisante et un piqueté hémorragique : signe de la rosée sanglante.

25 **Les dermatoses bactériennes** sont dominées par les infections à streptocoques et à staphylocoques. Elles sont fréquentes et doivent être traitées précocement pour éviter des complications sévères régionales et générales (septicémies, foyers profonds, gromérulonéphrites).

26 **L'impétigo** est une dermatose bulleuse très contagieuse survenant par petites épidémies (milieu familial, scolaire et collectivités), induite soit par staphylocoque, soit par le streptocoque, bêta hémolytique.

27 **L'aspect clinique de l'impétigo** est typique chez l'enfant : bulle à liquide clair reposant sur une base érythémateuse, de taille variable. Ces bulles sont fragiles et éphémères souvent remplacées par des croûtes couleur miel (mélicérique) qui peuvent confluer. Elles prédominent à la face autour des orifices mais peuvent disséminer en raison du prurit d'accompagnement.

28 **L'ecthyma** est un ulcère d'origine infectieuse. Les lésions sont ulcérées, profondes, recouvertes d'une croûte noirâtre, entourée d'un halo inflammatoire. Elles siègent principalement sur les membres et surviennent dans de mauvaises conditions d'hygiène. Après traitement (antisepsie locale et antibiothérapie générale), l'ecthyma laisse une cicatrice définitive.

29 **La lymphangite** est caractérisée par une bande érythémateuse infiltrée, associée à une adénopathie satellite et à de la fièvre. Le diagnostic de lymphangite impose la recherche de l'infection initiale (érysipèle) et une antibiothérapie générale immédiate, avec suppression de la porte d'entrée.

30 **L'érysipèle,** ou érésipèle, est une cellulite superficielle due au streptocoque bêta hémolytique groupe A ou au staphylocoque. La porte d'entrée est le plus souvent une effraction cutanée (plaie, piqûre, ulcère, etc.), mais elle peut passer inaperçue. L'érysipèle débute brutalement et réalise un placard inflammatoire avec un bourrelet périphérique (lorsqu'il siège au visage) associé à des signes généraux (fièvre à 38-40 °C, frissons, altération de l'état général). La surface de ce placard chaud et rouge est lisse, parfois parsemée de petites vésicules (aspect de peau d'orange). Une adénopathie régionale douloureuse et des traînées de lymphangite peuvent compléter ce tableau.

31 **Les staphylococcies** cutanées sont soit des folliculites superficielles liées à une infection de l'appareil pilosébacé et siègent le plus souvent sur les régions pileuses, soit des folliculites profondes aiguës (furoncle, furonculose chronique, anthrax, sycosis).

32 **Le furoncle** débute autour du poil par une auréole érythémateuse qui s'élargit, s'épaissit en une papule acuminée (c'est-à-dire dont l'extrémité se termine en pointe fine et allongée) très douloureuse, saillante. Un bourbillon jaune apparaît quelques jours plus tard, entouré d'un sillon d'élimination. Après sa chute, l'ulcération cicatrise en laissant une marque définitive. Le furoncle siège surtout dans les zones de frottement : épaules, cuisses, fesses. Une adénopathie satellite avec trainée de lymphangite est possible Les cicatrices surviennent lors des manipulations du ou des furoncles en particulier au visage. Le traitement du furoncle isolé est avant tout local par antisepsie. Les furoncles de la lèvre et du nez peuvent être le point de départ de la staphylococcie maligne de la face avec risque de thrombose du sinus caverneux. Cette staphylococcie de la face est marquée par l'association d'une altération de l'état général et d'une aggravation des signes locaux (transformation des furoncles en un placard induré très douloureux). Le traitement par antibiothérapie générale est une urgence.

33 **Un anthrax** résulte de la coalescence de furoncles qui siègent surtout à la nuque. Il réalise un large placard épais, rouge violacé, qui se ramollit en plusieurs

points qui laissent couler du pus et des débris nécrotiques.

34 **Le sycosis** est une staphylococcie de la barbe et de la moustache, chronique ou subaiguë, qui réalise des placards pustuleux irréguliers et inflammatoires. Il est souvent associé à une dermite séborrhéique. Il peut être également mycosique.

35 **Les mycoses cutanées superficielles** sont des infections de l'épiderme, de l'épithélium des muqueuses malpighiennes (cavité buccale, vagin, gland) et des phanères (cheveux, poils, ongles) induites par des champignons, dont trois types essentiels sont distingués : les levures (*Candida*, *Pityrosporum*), les dermatophytes, les moisissures.

36 **Les *Candida*** se développent avec prédilection en 4 sites : bouche, périnée et organes génitaux externes, plis, ongles. Les localisations multiples sont fréquentes.

37 **Les candidoses buccales** les plus fréquentes sont le muguet et la perlèche. Le pityriasis versicolor est une mycose due à un champignon, *Pityrosporum orbiculaire*, et se présente comme un ensemble de taches jaunes chamois ou brunes, à contours souvent géographiques, squameuses au cours du grattage, non prurigineuses, qui siègent électivement à la partie supérieure du thorax, sur les épaules, et qui deviennent parfois achromiques après une exposition au soleil.

38 **La teigne** ou dermatophytie du cuir chevelu est une maladie de l'enfance, très contagieuse, à déclaration obligatoire, qui réalise une alopécie non cicatricielle en plaques (teigne fondante) couvertes de cheveux cassés au ras de la peau. Les teignes suppurées, qui réalisent le kérion : macaron surélevé, parsemé de pustules, en partie alopécique, sont très rares.

39 **Les pemphigus** sont des maladies bulleuses rares mais très graves, mortelles avant l'utilisation des corticoïdes. Le plus fréquent est le pemphigus vulgaire, maladie auto-immune cutanée due à la production par les lymphocytes B d'un anticorps dirigé contre la substance intercellulaire de l'épiderme. La fixation de cet anticorps pathogène entraîne la dislocation des connexions intercellulaires épidermiques. Les bulles ainsi formées sont donc intra-épidermiques.

40 **La pemphigoide bulleuse** est la plus fréquente des dermatoses bulleuses auto-immune. Elle touche le sujet âgé. Le début est rapide, le plus souvent cutané et parfois précédé par un prurit. Les plaques urticariennes précèdent les bulles claires et de taille variable.

41 **L'érythème polymorphe** constitue un mode de réaction cutanéo-muqueux à des agressions diverses. Il se présente par une éruption brutale, symétrique acrale qui est prédominante sur les paumes, les plantes et le visage il n'y a pas de prurit.

42 **Le syndrome de Lyell** ou nécrolyse épidermique est une affection gravissime. La nécrose donne un aspect d'ébouillanté ; son étiologie est essentiellement médicamenteuse.

43 **Les soins infirmiers à apporter aux personnes atteintes de dermatoses bulleuses :**
- mettre, si besoin, la personne en isolement pour prévenir l'infection ;
- compenser les pertes hydroélectrolytiques ;
- dispenser un bain thérapeutique sur prescription ;
- assurer la surveillance des constantes ;
- favoriser l'acceptation de ce traitement et de ses contraintes liées notamment à la corticothérapie ;
- veiller à la réalisation des soins de bouche fréquents ;
- transcrire tous les éléments significatifs sur le dossier de soins.

44 Fréquente, **l'acné juvénile** est une maladie inflammatoire chronique du follicule pilosébacé touchant le visage et la partie supérieure du thorax surtout en période pubertaire, mais aussi chez l'adulte. Elle touche environ 80 % des adolescents.

45 **Le lichen plan** est une dermatose assez fréquente de l'adulte. Il est caractérisé par sa lésion clinique élémentaire : une papule. L'éruption, parfois gênante par son intensité ou le prurit qui l'accompagne, reste d'étiologie inconnue.

46 **Les trois principales affections cutanées du nouveau-né et du nourrisson** comprennent :
- la dermite du siège, fréquente jusqu'à l'âge de 1 an, provoquée conjointement par l'irritation locale (urinaire, fécale, chimique par les détergents) et par la surinfection qui aggrave ces lésions érythémateuses, vésiculeuses ou ulcérées ;
- la dermite séborrhéique qui débute entre la 2e et la 10e semaine par des placards érythémateux puis érythémato-squameux ;
- l'intertrigo, qui est, par définition, une maladie d'un pli, très fréquent, favorisé par une hygiène insuffisante.

47 **Les verrues** sont des tumeurs cutanées bénignes très fréquentes, d'origine virale (papillomavirus), qui surviennent électivement chez l'enfant et l'adulte jeune et dont la transmission est favorisée par les microtraumatismes et l'humidité (piscines pour les verrues plantaires).

48 **L'herpès** : environ 80 % de la population est un jour infecté par un *Herpès simplex virus* (HSV) ; l'infection est asymptomatique. Il existe deux types de virus : l'un infecte plutôt la partie supérieure du corps et l'autre est responsable des localisations génitales.

49 **Les IST** sont des maladies infectieuses provoquées par des bactéries (gonocoques, tréponème...), des virus (hépatite B, sida, herpès...), des champignons (*Candida albicans*) ou des parasites (*Chlamydiœ, Trichomonas*).
Leur fréquence est en augmentation constante. Selon l'OMS, les patients à haut risque d'IST sont les patients avec plus de deux partenaires dans les douze derniers mois, ou antécédent d'IST ou utilisation de drogues par voie intraveineuse ou prostitution.

50 **La syphilis** est une IST due à *Treponema pallidum* (spirochète) qui se transmet essentiellement par voie vénérienne. Un chancre apparaît trois semaines après le premier contact infectant puis une éruption cutanée.

51 **La gonococcie** est une IST donnant un écoulement purulent et une dysurie chez l'homme tandis que chez la femme elle est souvent asymptomatique.

52 **Les trois autres IST sont :**
- la trichomonase ;
- la chancre mou ;
- la maladie de Nicolas-Favre.

53 **Les soins infirmiers**
- Favoriser l'accueil des personnes en les mettant en confiance pour évaluer leurs connaissances sur la maladie s'enquérir du ou des partenaires afin de les inciter à consulter.
- Participer à l'élaboration du diagnostic et appliquer les prescriptions médicales et participer à la surveillance des patients et leurs thérapeutiques.

54 **L'ulcère** est une perte de substance tissulaire de surface et de profondeur variables, d'évolution habituellement chronique en l'absence de traitement. Les ulcères de la jambe sont très fréquents, responsables de très nombreuses hospitalisations de personnes âgées.

55 **L'ulcère variqueux** non compliqué siège sur la malléole interne, bien limité, au fond rouge ou recouvert d'un enduit jaunâtre peu adhérent. La guérison de ce type d'ulcère, de 1 à 10 cm de diamètre, est en général obtenue en quelques semaines par des bains additionnés d'antiseptiques, des pansements gras et le repos.

56 **L'apparence de l'ulcère artériel** est voisine de l'apparence de l'ulcère veineux, mais certains signes sont évocateurs de l'origine artérielle : l'aspect atone du fond, les bords sphacélés (sphacèle : fragment de tissu nécrosé), l'absence de cicatrisation ou l'extension, la mise à nu des tendons. Bien souvent, la douleur très intense, surtout en décubitus, est le seul signe d'orientation. L'ulcère est souvent « mixte » en raison de la double participation artérielle et veineuse.

57 **Le syndrome de Raynaud** est un phénomène vasomoteur fréquent, surtout chez la femme, survenant après une exposition au froid. Une décoloration des extrémités des doigts qui deviennent blancs, puis prennent une coloration cyanique et se poursuit par la phase de revascularisation marquée par une sensation de douleur et de fourmillements.

58 **Le lymphodème** est fréquent lors des cancers après curage ou irradiation ganglionnaire (en particulier dans le cancer du sein).

59 **Les soins à apporter aux personnes atteintes d'un ulcère de jambe** sont les suivants :
- établir un recueil d'informations complet : identifier les habitudes de vie du patient (sédentarité, activité) ; vérifier si la vaccination antitétanique est à jour ; évaluer la douleur ; évaluer le degré d'autonomie ;
- appliquer le traitement local (thérapeutique) favorisant la détersion et la cicatrisation, prendre en charge la douleur ;
- entreprendre une démarche éducative auprès de la personne soignée, visant à améliorer le retour veineux (pratiquer une marche quotidienne avec port de bandes de contention), surélever les pieds du lit, apprendre au patient à réaliser une contention efficace et à ne pas heurter l'ulcère.

60 **Les soins infirmiers à apporter aux personnes atteintes de lymphodèmes du membre supérieur après curage ganglionnaire** sont les suivants :
- faire très attention aux risques de traumatismes (piqûre, brûlure...) ;
- réaliser une protection des mains, des avant-bras ;
- inscrire la contre indication aux prises de sang et perfusions.

61 **L'érythème noueux** est une hypodermite nodulaire. Les nouures sont enchâssées dans le derme et l'hypoderme, elles sont douloureuses rose violacées et inflammatoires. Il est plus fréquent chez la femme et siège souvent aux jambes.

62 **Les photodermatoses** sont les maladies provoquées par la lumière. Certaines photodermatoses sont aggravées par le soleil : lupus, dermatomyosite, lichen plan actinique. On peut en rapprocher les poussées d'herpès et l'accentuation de chloasma.

63 **Le coup de soleil** ou érythème actinique est la réaction qui apparaît sur les zones découvertes 2 à 12 h après l'exposition.

64 **La photosensibilisation** désigne l'ensemble des phénomènes pathologiques liés à la rencontre dans la peau d'une substance sensibilisante et d'une longueur d'onde efficace. Les photosensibilisations sont soit d'origine exogène (agents photosensibilisations), soit d'origine endogène (anomalies génétiques ou métaboliques).

65 **Les tumeurs cutanées** peuvent être bénignes ou malignes et dans ce dernier cas primitives ou métastasiques. Elles sont développées à partir des différentes cellules de la peau et des annexes.

66 **Les carcinomes cutanés** sont les plus fréquents des cancers de l'adulte et des cancers cutanés. Ils surviennent à tout âge mais sont rares avant 40 ans.
Le rôle de l'exposition aux radiations ultraviolettes (soleil) est prépondérant et attesté par la localisation anatomique des tumeurs (80 à 90 % sur les zones exposées : visage et mains).
Les carcinomes cutanés comprennent les carcinomes baso-cellulaires (90 %) et les carcinomes spinocellulaires (8 à 10 %).

67 **Les épithéliomas basocellulaires** se présentent sous la forme de taches rougeâtres kératosiques, d'érosions superficielles qui ne cicatrisent pas, de très petits nodules rosés, de zones surélevées avec une bordure de petites perles, d'une croûtelle qui ne guérit pas et se renouvelle constamment. Elles ne siègent pas sur les muqueuses. Elles prédominent à la tête (nez, visage, oreille, paupières). Ils n'essaiment pas aux lymphatiques ni aux autres organes.

68 **Les épithéliomas spinocellulaires** siègent sur la peau, les muqueuses, essaiment aux ganglions et peuvent métastaser à distance. Ils peuvent se présenter sous la forme d'un bourgeon ulcéré, d'une masse blanchâtre, d'une végétation dure, d'une induration. Ils peuvent siéger au visage, au cou, aux mains, à la verge ou à la vulve.

69 Vrai, le premier traitement du cancer de la peau doit guérir du premier coup car les récidives sont très difficiles à traiter et leur cure est très mutilante et très souvent décevante.

70 **Le traitement des cancers de la peau** par radiothérapie externe concerne les cancers peu étendus et peu infiltrants en profondeur, les cancers basocellulaires de faible épaisseur et de faible diamètre.

71 **Le traitement chirurgical de cancers de la peau** s'adresse aux cancers très étendus en surface et en profondeur, aux cancers du cuir chevelu, aux cancers basocellulaires creusants proches de l'œil.

72 **Les principaux facteurs de risques du mélanome malin** sont les suivants :
- les sujets à peau blanche, les blonds et les roux ;
- les surexpositions fréquentes et cumulées aux rayons ultraviolets ;
- la dégénérescence des grains de beauté aux zones de frottement et de mélanose des sujets âgés ;
- les facteurs génétiques prédisposants.

73 Faux, la radiothérapie n'est pratiquement jamais indiquée dans le traitement des mélanomes malins car ceux-ci ainsi que leurs métastases sont radio-résistants.

Endocrinologie

5

UE 2.7, 4e semestre

Questions

1 Définir une glande.

2 Définir la glande endocrine.

3 Donner la définition d'une hormone.

4 Expliquer le rôle général des glandes endocrines.

5 Citer les principales glandes endocrines.

6 Décrire et donner le rôle de l'hypophyse.

7 Préciser le principe général de régulation des hormones endocriniennes.

8 Préciser les fonctions de contrôle de l'antéhypophyse.

9 Citer les hormones qui assurent les actions de l'antéhypophyse.

10 Préciser la physiologie de la posthypophyse.

11 Préciser le rôle de l'hormone de croissance.

12 Préciser comment se manifeste une insuffisance du fonctionnement de la posthypophyse.

13 Citer les principales maladies de l'antéhypophyse.

14 Citer les principales maladies de la posthypophyse.

15 Citer les principaux signes cliniques du diabète insipide.

16 Décrire la thyroïde.

17 Citer les principales hormones thyroïdiennes ainsi que leur principale caractéristique.

18 Décrire l'action des hormones thyroïdiennes chez l'enfant.

19 Décrire l'action des hormones thyroïdiennes chez l'homme.

20 Préciser l'épidémiologie des cancers de la thyroïde.

21 Citer l'examen qui permet d'évoquer le diagnostic d'un cancer de la thyroïde.

22 Citer l'examen qui affirme le diagnostic du cancer de la thyroïde.

23 Citer le traitement des cancers différenciés de la thyroïde.

24 Citer le traitement des cancers anaplasiques de la thyroïde.

25 Citer le traitement des cancers médullaires de la thyroïde.

26 Définir l'hyperthyroïdie.

27 Citer les principales pathologies de l'hyperthyroïdie.

28 Expliquer succinctement le processus de l'hyperthyroïdie dans les trois variétés les plus fréquentes d'hyperthyroïdie.

29 Citer les différents symptômes de l'hyperthyroïdie.

30 Nommer les signes biologiques de l'hyperthyroïdie.

31 Définir la maladie de Basedow.

32 Nommer les conditions d'apparition de la maladie de Basedow.

33 Décrire succinctement le tableau clinique de la maladie de Basedow.

34 Décrire les soins infirmiers à apporter aux patients atteints d'une hyperthyroïdie.

35 Définir l'hypothyroïdie.

36 Citer les principales pathologies de l'hypothyroïdie.

37 Expliquer succinctement le mécanisme de la formation d'un myxœdème.

38 Expliquer succinctement le mécanisme de la formation d'une thyroïdite chronique de Hashimoto.

39 Expliquer succinctement le mécanisme de la formation des goitres.

40 Citer les différents goitres.

41 Citer et expliquer succinctement les mécanismes des cancers thyroïdiens.

42 Préciser les circonstances de découverte du nodule thyroïdien.

43 Nommer les risques présentés par l'administration des antithyroïdiens de synthèse.

44 Citer les troubles des métabolismes engendrés par l'insuffisance thyroïdienne.

45 Décrire les glandes surrénales.

46 Citer les hormones sécrétées par la corticosurrénale.

47 Définir les glucocorticoïdes.

48 Définir les androgènes surrénaliens.

49 Définir les minéralocorticoïdes.

50 Citer les principales maladies de la corticosurrénale.

51 Citer les causes de l'insuffisance surrénale ou maladie d'Addison.

52 Décrire succinctement le tableau clinique de l'insuffisance surrénale ou maladie d'Addison.

53 Nommer le traitement de la maladie d'Addison.

54 Décrire l'évolution de la maladie d'Addison.

55 Définir l'insuffisance surrénale aiguë.

56 Décrire succinctement le tableau clinique de l'insuffisance surrénale aigu.

57 Caractériser le traitement de l'insuffisance surrénale aiguë.

58 Définir le syndrome de Cushing.

59 Préciser l'étiologie du syndrome de Cushing.

60 Décrire le tableau clinique du syndrome de Cushing.

61 Définir l'hyperaldostéronisme ou syndrome de Conn.

62 Décrire le tableau clinique de l'hyperaldostéronisme.

63 Définir la médullosurrénale.

64 Citer le processus de régulation de la sécrétion des catécholamines.

65 Citer la maladie de la médullosurrénale.

66 Définir le phéochromocytome.

67 Décrire les soins infirmiers à apporter aux patients atteints d'insuffisance surrénale.

68 Décrire les soins infirmiers à apporter aux patients atteints d'un phéochromocytome.

69 Décrire les testicules.

70 Citer le rôle des testicules.

71 Citer les hormones sécrétées par les testicules.

72 Citer l'hormone androgène sécrétée par les testicules.

73 Préciser le rôle de la testostérone.

74 Préciser le processus de la spermatogenèse.

75 Citer les principales maladies endocriniennes du testicule.

76 Décrire le tableau clinique de l'hypogonadisme masculin à l'âge pubertaire.

77 Décrire le tableau clinique de l'hypogonadisme masculin chez l'adulte.

78 Définir la gynécomastie.

79 Donner les signes cliniques et morphologiques de la gynécomastie.

80 Citer les principales causes des gynécomasties.

81 Définir l'impuissance.

82 Décrire les ovaires.

83 Préciser le caractère physiologique des ovaires.

84 Décrire comment les hormones féminines sont sécrétées.

85 Décrire comment s'effectue la synthèse des œstrogènes.

86 Décrire l'action périphérique des œstrogènes.

87 Citer les effets centraux des œstrogènes.

88 Citer les effets métaboliques des œstrogènes.

89 Décrire le rôle de la progestérone.

90 Décrire l'action périphérique de la progestérone.

91 Définir le cycle menstruel.

92 Décrire les modifications principales qui se produisent pendant le cycle menstruel.

93 Définir le follicule dominant.

94 Décrire succinctement les modifications ovariennes pendant la phase folliculaire du cycle menstruel.

95 Décrire les modifications ovariennes pendant l'ovulation.

96 Citer les modifications ovariennes qui se produisent pendant la phase lutéale du cycle menstruel.

97 Décrire les modifications utérines au cours de la phase folliculaire du cycle menstruel.

98 Décrire les modifications utérines au cours de la phase lutéale du cycle menstruel.

99 Décrire comment s'effectue la régulation du cycle ovarien.

100 Citer les principales perturbations du cycle menstruel.

101 Expliquer les variations la température au cours du cycle menstruel

102 Observer et expliquer la courbe de température au cours d'un cycle menstruel.

103 Citer les principaux facteurs qui peuvent fausser l'interprétation de la courbe thermique du cycle menstruel.

104 Citer les examens gynécologiques qui reflètent l'imprégnation hormonale.

105 Caractériser les frottis vaginaux.

106 Définir l'étude de la glaire cervicale.

107 Différencier aménorrhées primaires et aménorrhées secondaires.

108 Citer les principales causes des aménorrhées.

109 Définir l'hirsutisme.

110 Définir la ménopause.

111 Citer les facteurs hormonaux qui agissent sur la croissance.

112 Définir la puberté.

Réponses

1 **Une glande** est un organe qui fabrique un ou plusieurs produits de sécrétion.

2 **La glande endocrine** ou glande à sécrétion interne, examinée au microscope, possède toutes les caractéristiques d'une glande avec élaboration de produits de sécrétion, mais n'a pas de canal excréteur. En effet, ses produits sont directement déversés dans le sang.

3 **Une hormone** est une substance fabriquée par une glande endocrine, déversée dans le sang et qui agit à distance de son lieu d'origine sur certaines cellules spécifiquement réceptrices.

4 **Les glandes endocrines ont pour rôle** général d'être des régulateurs de divers métabolismes : hydrique, électrolytique, énergétique, de la thermogenèse, de la croissance, de la reproduction. Elles assurent la constance du milieu intérieur et l'adaptation de l'organisme aux modifications du milieu extérieur.

5 **Les principales glandes endocrines** sont l'hypophyse (antérieure et postérieure), la glande thyroïde, les glandes parathyroïdes, les glandes surrénales (corticosurrénale et médullosurrénale), les glandes sexuelles ou gonades (ovaires et testicules), le pancréas endocrine (cellules bêta des îlots de Langerhans).

6 **L'hypophyse** est le « chef d'orchestre » du système endocrinien. Elle exerce un contrôle permanent sur d'autres sécrétions hormonales (surrénales, thyroïde, gonades) et a en outre un rôle sur la croissance. Elle est située dans la selle turcique est formée de deux glandes accolées : l'antéhypophyse et la posthypophyse.

7 **Le principe général de régulation des hormones endocriniennes** est le rétrocontrôle (*feed-back* en anglais) : l'hormone sécrétée va freiner indirectement sa propre sécrétion par l'intermédiaire de l'organe ou facteur sur lequel elle agit ; par exemple, les cellules bêta des îlots de Langerhans du pancréas sont stimulées par l'élévation de la glycémie. Elles sécrètent l'insuline qui fait baisser la glycémie. Chaque fonction endocrine est ainsi régulée en boucle fermée.

8 **L'antéhypophyse** contrôle le fonctionnement de la thyroïde, celui de la fonction glucocorticoïde des corticosurrénales, et celui des gonades (ovaires et testicules) ; elle a également une action directe sur la croissance et la lactation.

9 **Les actions de l'antéhypophyse sont assurées grâce à six hormones :** l'hormone de croissance ; la prolactine (PRL) ; l'hormone thyréotrope, ou thyréostimuline ; (TSH) les hormones gonadotropes ou gonadostimulines (FSH et LH) l'hormone corticotrophine (ACTH).

10 **La posthypophyse** est le lieu de stockage de deux hormones sécrétées par l'hypothalamus : l'hormone antidiurétique ou (ADH) et l'ocytocine, qui gagnent la posthypophyse par la tige pituitaire.

11 **L'hormone de croissance** permet une croissace normale en agissant sur les cartilages, les muscles, la division cellulaire. Elle est secrétée tout au long de la vie, sous forme de petits pics secrétoires. Ceux-ci sont plus fréquents pendant le sommeil et surtout pendant la période pubertaire.

12 **L'insuffisance de fonctionnement de la posthypophyse** est toujours liée à une insuffisance de sécrétion d'ADH, n'étant que le lieu de stockage des hormones sécrétées. Elle se traduit par un syndrome polyuropolydipsique : polyurie importante, supérieure à 2,5 L/24 h et souvent bien davantage, polydipsie parallèle à la polyurie et due à la soif entraînée par la polyurie.

13 **Les principales maladies de l'antéhypophyse** sont l'adénome à prolactine et l'acromégalie.

14 **Les principales maladies de la posthypophyse** sont le diabète insipide et le syndrome de Schwartz-Bartter.

15 **Les principaux signes cliniques du diabète insipide** se résument en une polyurie atteignant plusieurs litres par jour et une polydipsie avec soif impérieuse obligeant le malade à boire la nuit comme le jour.

16 **La glande thyroïde** est située dans la région cervicale antérieure en avant de la trachée. Elle est formée de deux lobes reliés par l'isthme ; richement vascularisée. Le tissu thyroïdien est formé de vésicules ; au centre de celles-ci se trouve une substance appelée colloïde qui contient une protéine servant de stockage aux hormones thyroïdiennes : c'est la thyroglobuline.

17 **La thyroxine (T4) et la tri-iodothyronine (T3)**
Leur principale caractéristique est leur richesse en iode. La synthèse de ces hormones se fait dans les vésicules : la thyroïde capte l'iode circulant dans le plasma, puis cet iode est fixé sur des précurseurs de T4 et de T3 puis ils sont stockés dans la substance colloïde. La synthèse terminée, T4 et T3 passent dans le plasma.
L'action des hormones thyroïdiennes est complexe et s'exerce sur de multiples organes : cœur, système nerveux, muscles en facilitant un grand nombre de réactions enzymatiques. Elles favorisent le catabolisme de certains métabolites (calcium, lipides, protéines). Elles sont indispensables à la croissance et au développement psychomoteur dès le stade de fœtus puis du nouveau-né et de l'enfant.

18 Chez l'enfant, **les hormones thyroïdiennes** jouent un rôle fondamental dans la maturation du système nerveux, l'apparition et le développement des points d'ossification et la croissance.

19 Chez l'homme, **les hormones thyroïdiennes** stimulent la consommation d'oxygène, la production de chaleur (métabolisme basal) et les réactions métaboliques en général. Leur action porte spécialement sur le cœur (accélération de la fréquence et du débit), les muscles (augmentation de la vitesse de décontraction), le système nerveux (action stimulante), le tube digestif (stimulation du transit), et sur la thermogenèse (augmentation de la production de chaleur).

20 **Les cancers de la thyroïde** sont rares en France. Ils apparaissent, sous forme papillaire, entre 30 et 40 ans, mais surtout après 50 ans. Après 60 ans, il s'agit de formes foudroyantes (anaplasiques). Ils sont exceptionnels avant la puberté. Les risques sont plus élevés chez les anciens goitreux et les sujets, enfants notamment, irradiés accidentellement (Tchernobyl, par exemple) ou à des fins thérapeutiques, pour des lésions bénignes pharyngées.

21 **Le diagnostic d'un cancer de la thyroïde** est évoqué sur l'examen scintigraphique de la thyroïde qui met en évidence une répartition hétérogène de l'isotope radioactif, et sur le scanner du cou et du médiastin supérieur (recherche d'adénopathies).

22 **L'étude histologique d'un fragment biopsié** assure le diagnostic du cancer de la thyroïde : cancer différencié de bon pronostic, cancer anaplasique à grandes cellules de très mauvais pronostic, et cancer médullaire qui sécrète la calcitonine et l'ACE.

23 **Le traitement des cancers différenciés** de la thyroïde est un traitement chirurgical consistant en une lobectomie ou, si l'isthme est envahi, en une thyroïdectomie totale et un curage ganglionnaire cervical.

24 **Le traitement des cancers anaplasiques** de la thyroïde est la radiothérapie externe qui améliore le confort en réduisant le volume de la tumeur mais qui ne guérit pas cette maladie.

25 **Les cancers médullaires** de la thyroïde ne fixent pas l'iode et échappent à la TSH. Le traitement est l'exérèse chirurgicale : thyroïdectomie totale, curage ganglionnaire bilatéral, associés à une radiothérapie externe.

26 On regroupe sous le terme d'**hyperthyroïdie**, toutes les affections caractérisées par une hypersécrétion permanente des hormones thyroïdiennes : thyroxine (T4) et tri-iodothyronine (T3).

27 **Les principales pathologies** sont : la maladie de Basedow, l'adénome toxique, la thyrotoxicose factice, la thyrotoxicose induite par l'iode, certaines thyroïdites subaiguës.

28 Au cours de l'hyperthyroïdie, la régulation physiologique normale de la sécrétion thyroïdienne n'existe plus, soit parce que la thyroïde est stimulée en permanence par un facteur d'origine immunologique (comme dans la maladie de Basedow), soit parce que, au sein d'un goitre ancien multinodulaire, des zones deviennent autonomes et échappent à la régulation normale par la TSH (goitre multimodal toxique), soit parce qu'un nodule thyroïdien isolé devient autonome (adénome toxique).

29 **Les différents symptômes de l'hyperthyroïdie** sont les suivants :
- amaigrissement avec appétit typiquement conservé ou même augmenté ;
- tachycardie permanente (palpitations) ;
- soif augmentée ;
- syndrome hypercalorique avec thermophobie, sueurs, mains chaudes et moites ; hyperémotivité, hypernervosité, hyperactivité, anxiété ;
- tremblement fin, rapide, des extrémités ; rapidité des réflexes ostéotendineux et raccourcissement de la durée de la réponse musculaire à la percussion ;
- syndrome musculaire, tendance à l'amyotrophie avec impossibilité de se relever d'un siège bas sans l'aide des mains (signe du tabouret) ;
- accélération du transit intestinal avec diarrhée ; rétraction de la paupière supérieure donnant une impression d'exophtalmie.

30 **Les signes biologiques de l'hyperthyroïdie :** T3 et T4 libre sont augmentées, la TSH est effondrée.

31 **La maladie de Basedow** est la variété la plus fréquente d'hyperthyroïdie, d'origine auto-immune, par production d'immunoglobulines thyréostimulantes (TSI).

32 La maladie de Basedow survient sur un terrain génétiquement prédisposé. Des facteurs d'environnement tels qu'une infection capable de déclencher une stimulation spécifique du système immunitaire va entraîner une réponse auto-immune pathologique, par suite d'un déficit latent d'une variété des lymphocytes T, les lymphocytes T suppresseurs. Des lymphocytes T dirigés contre les antigènes thyroïdiens apparaissent et activent les lymphocytes B qui produisent alors des immunoglobulines stimulant la thyroïde.

33 La maladie de Basedow survient surtout chez la femme, notamment au cours des épisodes de la vie génitale. Elle associe un syndrome thyrotoxique, un goitre en général modéré, homogène, vasculaire avec frémissement à la palpation et souffle à l'auscultation, et une exophtalmie vraie avec rétraction de la paupière supérieure et signe de De Graefe ainsi qu'une protrusion oculaire, œdème des paupières, parfois chemosis (œdème du tissu cellulo-graisseux orbitaire, visible sous la paupière, tandis que le malade ressent une sensation de picotement et de cuisson oculaire et qu'existe un larmoiement). Plus rarement, on observe un myxœdème prétibial.

34 **Les soins infirmiers** sont les suivants : surveiller l'évolution clinique des patients ; les aider sur le plan psychologique : appliquer les traitements prescrits (insister sur l'importance de la prise des médicaments et du respect de la posologie) ; surveiller l'efficacité du traitement et la modification des signes cliniques.

35 **L'hypothyroïdie** est une carence en tri-iodothyronine (T3) et en thyroxine (T4) s'observant dans plusieurs affections.

36 **Les principales pathologies :** le myxœdème de l'adulte, les thyroïdites chroniques, et plus rarement les troubles de l'hormono-synthèse dans l'enfance.
À ces hypothyroïdies spontanées fréquentes se sont ajoutées les hypothyroïdies post-thérapeutiques (après chirurgie ou iode radioactif).

37 **Le myxoedème** s'observe le plus souvent chez la femme après la ménopause. Des modifications morphologiques (prise de poids visible au visage, une langue grosse, les doigts boudinés) des modifications cutanées (aspect de la peau très sèche, pâle, cireuse, absence de transpiration ; les cheveux sont secs, les sourcils clairsemés. D'autres signes complètent le tableau : ralentissement psychomoteur, frilosité, signes cardiovasculaires, signes musculaires.

38 **La thyroïdite chronique de Hashimoto** touche la femme avant la ménopause ; on note la présence d'un goitre diffus, dur, qui s'accompagne de signes d'hypothyroïdie.

39 **Les goitres** sont une augmentation de volume de la thyroïde, de nature bénigne, ne s'accompagnant pas d'hypo ou d'hyperthyroïdie, ni de signes inflammatoires ou infectieux. (Uniquement les goitres endémiques, sporadiques, nodulaires.)

40 Les différents goitres sont :
- les goitres endémiques (le plus souvent dans certaines régions qui ont une carence chronique en iode), goitres sporadiques qui sont diffus, symétriques, bien tolérés ;
- les goitres nodulaires qui sont constitués par un ou plusieurs nodules.

41 **Les cancers thyroïdiens** : il en existe trois types, d'histologie et de pronostic très différents.

42 **Le nodule thyroïdien** est souvent de découverte systématique par le malade, ou son entourage, ou au cours d'un examen médical. Parfois une douleur locale le révèle, orientant alors vers certaines étiologies (hémorragies intrathyroïdiennes, foyer de thyroïdite subaiguë, infection locale, ou douleur de compression d'un cancer). Le siège thyroïdien est affirmé par l'ascension du nodule au cours de la déglutition.

43 **Les risques des antithyroïdiens de synthèse** sont l'hypothyroïdie, des réactions allergiques et surtout l'agranulocytose qui peut survenir à n'importe quel moment du traitement mais surtout les deux premiers mois. Les antithyroïdiens de synthèse peuvent avoir une toxicité hépatique.

44 Quelle que soit son origine, **l'insuffisance thyroïdienne** est à l'origine d'un ralentissement général de tous les métabolismes. L'atteinte concerne en particulier le cœur (baisse du débit cardiaque), le système nerveux (ralentissement intellectuel), le système musculaire (lenteur à la décontraction), le système digestif (constipation), l'hématopoïèse (anémie), les autres glandes endocrines (insuffisance surrénale fonctionnelle des grandes hypothyroïdies), les téguments et les phanères (augmentation de la quantité de la substance conjonctive mucoprotéique hydrophile), le métabolisme lipidique (ralentissement du catabolisme et hypercholestérolémie) ; chez l'enfant, le développement intellectuel et la croissance sont entravés.

45 **Les glandes surrénales** sont situées au-dessus du pôle supérieur de chaque rein. Elles sont formées par l'accolement de deux glandes dont la fonction est différente : corticosurrénale et médullosurrénale.

46 La corticosurrénale sécrète trois groupes d'hormones : les minéralocorticoïdes, les glucocorticoïdes et les androgènes surrénaliens.

47 **Les glucocorticoïdes** sont représentés essentiellement par le cortisol sécrété par les zones fasciculée et réticulée, respectivement zones intermédiaire et profonde de la corticosurrénale. Le cortisol intervient dans la plupart des fonctions métaboliques de l'organisme et lui permet de résister aux agressions. Il est éliminé dans les urines sous forme de dérivés les 17-hydroxystéroïdes. Une partie du cortisol est éliminée intacte dans les urines : c'est le cortisol libre urinaire.

48 **Les androgènes surrénaliens** sont des androgènes de faible activité, qui semblent intervenir dans les deux sexes au moment de la puberté pour déclencher la pilosité ambo-sexuelle (commune aux deux sexes) : aisselles, avant-bras, jambes, triangle pubien.

49 Les **minéralocorticoïdes** sont représentés essentiellement par l'aldostérone sécrétée par la zone glomérulée, couche superficielle de la corticosurrénale. Son action est rénale au niveau du tube distal et de la branche ascendante de l'anse de Henlé ; elle favorise la réabsorption de sodium et l'échange sodium hydrogène et sodium potassium.

50 **Les principales maladies de la corticosurrénale** sont :
- l'insuffisance surrénale ou maladie d'Addison ;
- l'hypercorticisme ou syndrome de Cushing et l'hyperaldostéronisme ou syndrome de Conn.

51 **L'insuffisance surrénale** peut être :
- primitive, par lésion des deux corticosurrénales (maladie d'Addison) ;
- secondaire à une insuffisance hypothalamohypophysaire, soit spontanée (en particulier dans le panhypopituitarisme), soit iatrogène (au cours des corticothérapies prolongées).

52 La maladie d'Addison est une maladie rare survenant le plus souvent chez la femme. Elle peut-être provoquée soit par une tuberculose des corticosurrénales, soit par une fibrose d'origine immunitaire. Elle s'accompagne :
- de déficit chronique en minéralo et glucocorticoïdes ;
- et d'une mélanodermie : pigmentation brunâtre, comparable au hâle solaire, diffuse, atteignant les régions couvertes, mais prédominant au niveau des régions normalement pigmentées ; les ongles peuvent être plus foncés ; les muqueuses présentent des taches ardoisées, notamment à la face interne des joues, des lèvres, des gencives.

53 Le **traitement de l'insuffisance surrénale** est particulièrement efficace et permet le retour à une vie normale, mais doit être poursuivi toute la vie : hydrocortisone à la dose de 20 à 40 mg/j en 2 ou 3 prises associée à fluoro-9-alpha-hydrocortisone (Fludrocortisone®), minéralocorticoïde de synthèse, à la dose de 50 à 100 µg/j. Les doses d'hydrocortisone doivent être majorées (doublées ou triplées) en cas d'infection, traumatisme ou stress quelconque. Faux. Si un malade traité par corticoïdes à doses pharmacologiques doit avoir un régime sans sel, en raison de la rétention excessive de sodium aux doses utilisées, un insuffisant surrénal traité doit avoir un régime normalement salé. En effet, la maladie entraîne une fuite iodée, spontanément mortelle. L'hydrocortisone rétablit la normalité de la balance hydrosodée. L'apport en sel doit donc être normal, et en cas d'accroissement de la déperdition sodée (vomissements, diarrhées, par exemple) il doit même être augmenté.

54 **L'évolution spontanée de l'insuffisance surrénale primitive**, d'un seul trait ou par poussées, vers l'insuffisance surrénale aiguë est mortelle.

55 **L'insuffisance surrénale aiguë** associe un déficit majeur en minéralocorticoïdes qui entraîne une fuite sodée massive qui provoque elle-même une fuite hydrique, et un déficit majeur en glucocorticoïdes qui entrave les réactions de l'organisme à toutes les agressions.

56 **Le tableau clinique de l'insuffisance surrénale aiguë** se constitue en quelques heures :
- troubles digestifs : douleurs épigastriques en barre, irradiant à tout l'abdomen, nausées, vomissements, diarrhées ;
- collapsus cardiovasculaire : pouls rapide et effondrement de la pression artérielle ;
- troubles généraux : effondrement de l'état général avec adynamie extrême, sensation d'épuisement, délire, agitation, parfois coma ;
- troubles hydroélectrolytiques : déshydratation profonde extracellulaire avec pli cutané.

57 Le **traitement de l'insuffisance surrénale aiguë** doit débuter en urgence. Il est basé sur le rétablissement de la volémie et du volume extracellulaire, l'apport de glucose et l'administration d'hydrocortisone.

58 **Le syndrome de Cushing** est un hypercorticisme organique, dû à une hypersécrétion, que l'on ne peut freiner, de cortisol. Il s'oppose à l'hypercorticisme iatrogène, beaucoup plus fréquent, secondaire à une corticothérapie.

59 **Le syndrome de Cushing peut être dû à :**
- une tumeur surrénale, adénome ou carcinome (corticosurrénalome malin) ;
- une hyperplasie des surrénales par sécrétion excessive d'ACTH, due elle-même, le plus souvent, à un micro-adénome hypophysaire corticotrope (c'est la maladie de Cushing) ;
- un hypercorticisme paranéoplasique, c'est-à-dire une hyperplasie surrénale due à une stimulation par une substance à activité ACTH, produite par une tumeur, essentiellement bronchique, thymique ou pancréatique.

60 **Le tableau clinique du syndrome de Cushing** est très évocateur lorsqu'il est complet, caractérisé par des signes cliniques d'hypersécrétion des glucocorticoïdes : obésité faciotronculaire, vergetures pourpres, amyotrophie, ostéoporose, hypertension artérielle, diabète ou intolérance au glucose, aménorrhée, tendance dépressive et, souvent, un hirsutisme par sécrétion excessive des androgènes.

61 **L'hyperaldostéronisme** ou syndrome de Conn est caractérisé par une sécrétion excessive d'aldostérone, due soit à un adénome, soit à une hyperplasie de la zone glomérulée de la corticosurrénale. Il s'oppose à l'hyperaldostéronisme secondaire beaucoup plus fréquent et observé, notamment, dans les insuffisances cardiaques et les cirrhoses.

62 L'hypertension artérielle est le signe majeur de **l'hyperaldostéronisme**. Elle est en général modérée et il peut s'y associer des accès paroxystiques de faiblesse musculaire, une hypotension orthostatique, des crises tétaniques, des paresthésies, des crampes, un syndrome polyuro-polydipsique modéré.

63 **La médullosurrénale**, partie la plus profonde de chaque glande surrénale, peut être considérée comme une expansion du système nerveux sympathique. Elle sécrète des catécholamines : adrénaline et noradrénaline. L'action de ces hormones s'effectue par l'intermédiaire de récepteurs alpha et bêta : l'adrénaline stimule les deux types de récepteurs, la noradrénaline stimule électivement les récepteurs alpha.

64 Les médullosurrénales secrètent les catécholamines : adrénaline et noradrénaline qui sont éliminées dans les urines sous diverses formes. Tous les stress provoquent une décharge d'adrénaline et de noradrénaline par **la médullosurrénale**, contribuant ainsi à l'adaptation de l'organisme à ces situations.

65 **Le phéochromocytome** est la maladie principale de la médullosurrénale.

66 **Le phéochromocytome** est une tumeur, le plus souvent bénigne, développée en général aux dépens de la médullosurrénale. C'est une affection rare qu'il importe de dépister en raison du risque vital qu'elle peut faire courir : mort subite par trouble du rythme au cours d'une poussée sécrétoire, ou collapsus lors d'un stress.

67 **Les soins infirmiers à apporter aux patients atteints d'insuffisance surrénale** sont les suivants :
- réaliser l'ensemble des examens biologiques afin de confirmer la maladie ;
- mettre en place la surveillance et la prise des médicaments ;
- expliquer et évaluer si le protocole est bien compris.

68 **Les soins infirmiers à apporter aux patients atteints d'un phéochromocytome** sont les suivants :
- surveiller les constantes ;
- réaliser les examens sanguins prescrits selon le protocole (catécholamines) ;
- noter toutes les transmissions.

69 Les testicules sont ovoïdes, pèsent chacun 20 g, mesurent 4 à 5 cm. Ils sont localisés dans les bourses.

70 **Les testicules** ont une double fonction :
- glandes à sécrétion endocrine qui synthétisent l'hormone mâle : la testostérone ;
- organes producteurs des spermatozoïdes assurant la fonction de reproduction.

71 **La sécrétion hormonale des testicules** comprend des androgènes, des œstrogènes et l'inhibine.

72 **L'androgène** essentiel sécrété par les testicules est la testostérone synthétisée au niveau des cellules de Leydig à partir du cholestérol.

73 **La testostérone** provoque le développement des caractères sexuels secondaires : développement de la verge, plissement et pigmentation du scrotum, développement de la prostate, apparition de la pilosité sexuelle de caractère masculin, développement du larynx et mue de la voix, hypertrophie musculaire et répartition androïde de la graisse avec augmentation du rapport diamètre bideltoïdien/diamètre trochantérien. Elle développe les testicules et l'épididyme.

74 **La spermatogenèse** a lieu au niveau des tubes séminifères. Les cellules souches ou spermatogonies se transforment en spermatocytes, puis en spermatides, puis en spermatozoïdes. La spermatogenèse est stimulée par la FSH et par la testostérone, elle-même sous la dépendance de la LH.

75 **Les principales maladies endocriniennes du testicule** sont l'hypogonadisme masculin, la gynécomastie, l'impuissance, l'infertilité.

76 À l'âge pubertaire, **l'hypogonadisme masculin** se manifeste par une absence de développement des caractères sexuels secondaires. Le développement statural est variable selon l'étiologie : il peut être normal, il peut y avoir macroskélie (envergure supérieure à la taille, segment inférieur du corps supérieur au segment supérieur), on peut observer un retard de croissance. Les testicules restent infantiles.

77 Chez l'adulte, **l'hypogonadisme masculin** peut se manifester par un certain degré de régression des caractères sexuels secondaires : régression de la pousse de la barbe et de la moustache, la pilosité pubienne devient clairsemée, la peau est plus fine. On observe une baisse de la libido, des troubles de l'érection. On peut noter l'existence d'une gynécomastie. Les testicules sont de petite taille, en général insensibles, de consistance molle ou au contraire anormalement ferme.

78 **La gynécomastie** est le développement du tissu mammaire chez l'homme.

79 La gynécomastie est reconnue à l'inspection, accompagnée d'un élargissement, d'un gonflement et d'une hyperpigmentation de l'aréole, elle est surtout confirmée par la palpation qui la distingue de l'adipomastie (présence en excès de tissu graisseux au niveau mammaire) et du cancer mammaire (nodule dur, irrégulier et excentré par rapport au mamelon).

80 **Les causes des gynécomasties** sont d'ordre physiologique (gynécomasties pubertaires, des sujets âgés), iatrogène (les médicaments qui peuvent être en cause sont les œstrogènes, les androgènes, en tant que source d'œstrogènes, les gonadotrophines, par stimulation de la sécrétion des œstrogènes, les anti-androgènes, la Digitaline®, certains médicaments antituberculeux, ou anticancéreux, les neuroleptiques, certains antidépresseurs, certains antihypertenseurs et certaines drogues comme le haschich et la marijuana). Elles peuvent également être dues à certaines maladies comme une cirrhose alcoolique, une dénutrition, une hyperthyroïdie, une insuffisance rénale chronique et certaines tumeurs productrices d'œstrogènes (tumeurs testiculaires, surrénaliennes).

81 **L'impuissance** est l'impossibilité d'accomplir jusqu'à son terme l'acte sexuel. On distingue les impuissances organiques en relation avec une affection neurologique, vasculaire ou endocrinienne, et les impuissances psychogènes dont le traitement relève avant tout d'une psychothérapie.

82 **L'appareil génital de la femme** est formé de deux ovaires situés au dessus et de part et d'autre de l'utérus. Ils ont une forme ovoïde.

83 **Les ovaires** ont une fonction de sécrétion des hormones féminines, œstrogène et progestérone, et une fonction de reproduction, maturation des ovocytes et leur libération au moment de l'ovulation.

84 **Les œstrogènes**, estrone et surtout œstradiol, le plus actif, et la progestérone sont sécrétés de façon cyclique, à partir du cholestérol au cours du cycle menstruel.

85 **La synthèse des œstrogènes** se fait par l'intermédiaire des androgènes qui constituent ainsi leur précurseur.

86 **Les œstrogènes** ont une action proliférative sur la plupart des muqueuses de l'organisme, tout particulièrement celles du tractus génital : muqueuse vaginale et muqueuse utérine notamment. Ils favorisent l'ouverture de l'exacol et la sécrétion des glandes de l'endocol. Ils provoquent le développement des seins avec multiplication des canaux galactophores. Ils ont un rôle trophique sur tout le tractus génital.

87 Au niveau de l'hypothalamus et de l'hypophyse, il existe **un effet de rétrocontrôle** : un taux élevé d'œstrogènes abaisse le taux des gonadotrophines hypophysaires, l'absence d'œstrogènes l'élève. Cependant, l'action des œstrogènes sur les gonadotrophines se fait à la fois par une action sur la sécrétion de LH-RH et par modification de la sensibilité hypophysaire à celle-ci.

88 **Les œstrogènes** augmentent la trame protéique osseuse et favorisent l'absorption intestinale du calcium. Ils diminuent le cholestérol et les triglycérides.

89 **La progestérone**, sécrétée en deuxième partie du cycle menstruel, est, comme son nom l'indique, une hormone progestative, c'est-à-dire que son rôle est de favoriser l'implantation de l'œuf et le développement d'une grossesse.

90 **L'action périphérique est le rôle essentiel de la progestérone** qui ne peut s'opérer que si le tractus génital a été préparé par les œstrogènes. Sur la muqueuse vaginale elle a une action « anti-œstrogène » (antiproliférative et desquamante) ; sur la muqueuse utérine elle assure la transformation sécrétoire de la muqueuse qui prend l'aspect de « dentelle utérine » (épaississement de la glaire cervicale) ; sur le muscle utérin : inhibition de sa contractilité au niveau du corps, accentuation au niveau de l'isthme.

91 **Le cycle menstruel** est l'ensemble des phénomènes qui se produisent avec une périodicité régulière chez la femme, de la puberté à la ménopause, et qui se terminent chaque fois par l'hémorragie menstruelle, appelée menstruation ou règles.

92 Pendant le cycle menstruel, **les modifications principales** sont ovariennes et utérines : un follicule parvient à maturité, avec expulsion d'un ovule (ovulation) et formation d'un corps jaune, qui s'involue juste avant les règles. Ainsi, l'ovulation permet de distinguer trois parties au cours de chaque cycle menstruel : la phase folliculaire, l'ovulation et la phase lutéale. En outre, la muqueuse utérine se prépare à recevoir l'ovule fécondé puis desquame s'il n'y a pas eu fécondation.

93 À chaque cycle menstruel, **un follicule** arrive à maturation. Le follicule, appelé dominant, a été recruté à la fin de la phase lutéale du cycle précédant parmi quelques follicules dont le développement était suffisant.

94 Dès le début de la phase folliculaire, le follicule sélectionné (dominant) se développe, augmente de taille, domine les autres dont il freine le développement ; cette croissance se fait essentiellement au niveau de la couche folliculaire et forme un ensemble de plusieurs assises cellulaires appelé granulosa. Leurs cellules sécrètent un liquide qui se collecte dans une cavité appelée antrium qui se creuse à l'intérieur de la granulosa. Arrivé à maturité à peu près au milieu du cycle, ce follicule fait saillie à la surface de l'ovaire.

95 **Au cours de l'ovulation,** le follicule dominant se rompt et libère l'ovocyte entouré d'une couche de cellules (corona radiata) dans la trompe utérine.

96 Pendant la phase lutéale du cycle menstruel la granula est colonisée par les vaisseaux, ses cellules se multiplient et se transforment ainsi que les cellules de la thèque interne avec lesquelles elles forment le corps jaune. S'il n'y a pas fécondation, le corps jaune involue au bout de 14 jours et se réduit à une cicatrice, le corps albicans.

97 Modifications utérines au cours de la **phase folliculaire**. En l'absence d'œstrogènes, la muqueuse utérine (endomètre) est un tissu au repos, presque atrophique, qui, sous l'influence de la sécrétion croissante des œstrogènes, prolifère, augmente d'épaisseur. Les tubes glandulaires se multiplient et s'allongent mais restent droits. Les vaisseaux se multiplient.

98 Modifications utérines au cours de la **phase lutéale**. Sous l'influence de la progestérone, la prolifération de l'endomètre s'arrête, les glandes prennent un aspect sécrétoire, le stroma s'œdématie, les artères deviennent spiralées et la muqueuse prend l'aspect de la dentelle utérine, pour se préparer à la nidation de l'œuf.

99 **La régulation du cycle ovarien** se fait sous l'influence de l'hypothalamus et de l'hypophyse. L'hypothalamus sécrète de façon pulsatile la LH-RH, ou gonadolibérine, transportée par le système porte hypophysaire jusqu'à l'hypophyse où elle stimule la sécrétion de FSH, qui stimule le développement des follicules ovariens, et de LH, qui stimule la sécrétion des hormones ovariennes. En début de cycle, le taux de sécrétion d'œstrogènes est faible ; il augmente peu à peu et, dès qu'il dépasse 200 pg/mL, il augmente la sensibilité hypophysaire à la LH-RH, avec décharge des gonadotrophines qui provoque l'ovulation et la formation du corps jaune avec sécrétion de progestérone.

100 **Les principales perturbations du cycle menstruel** sont : l'aménorrhée (absence de règles), la spanioménorrhée (espacement des règles avec des cycles de longue durée), la ménorragie (règles plus abondantes et de durée inhabituelle), la métrorragie (saignement en dehors des règles), le syndrome prémenstruel (exagération des sensations habituellement perçues les jours précédant les règles), les bouffées de chaleur.

101 Au cours du cycle menstruel normal, **la température** se maintient, après la survenue des règles, à un niveau bas, autour de 36,5 °C puis, à un moment donné la température augmente de 0,3 à 0,4 °C, en un seul jour ou en plusieurs jours : ce décalage thermique témoigne que l'ovulation a eu lieu, il est lié à la sécrétion de progestérone. Cette température se maintient à ce niveau (plateau thermique) pendant 12 à 14 jours et s'abaisse la veille ou le jour des règles.

102 **L'étude de la courbe de température** permet de préciser la période de fécondité (comprise dans les 3 jours qui précèdent le décalage thermique et le jour de ce décalage), de soupçonner le début d'une grossesse quand le retard de règles se produit après un décalage thermique survenu à la date habituelle et suivi d'un plateau thermique de plus de 16 jours, de distinguer, lors de saignements génitaux anarchiques, les règles vraies de métrorragies (saignements sur courbe monophasique, sans décalage thermique prolongé), de fixer la date du cycle où l'on doit réaliser certains examens (biopsie d'endomètre au 6e ou 7e jour du plateau thermique, par exemple).

103 **L'interprétation de la courbe thermique** est faussée : en cas de syndromes fébriles, chez les personnes travaillant de nuit, au cours de l'administration d'hormones génitales (œstrogènes, progestérone, œstroprogestatifs).

104 **Les examens gynécologiques qui reflètent l'imprégnation hormonale** sont : les frottis vaginaux, l'étude de la glaire cervicale, la biopsie d'endomètre.

105 Les frottis vaginaux permettent l'étude du degré de prolifération de la muqueuse vaginale qui est fonction du taux des œstrogènes. En effet, les œstrogènes favorisent la prolifération cellulaire et inhibent la desquamation permettant aux cellules superficielles de subir une maturation complète. Le degré de maturation est parallèle à celui d'acidophilie (ou éosinophilie) du cytoplasme et à celui de pycnose du noyau.

106 Les œstrogènes favorisent la sécrétion des cellules de l'endocol. L'abondance, la clarté, la filance et la capacité de cristallisation « en feuilles de fougère » de **la glaire cervicale** sont fonction du taux des œstrogènes.

107 On appelle **aménorrhée primaire** l'absence d'apparition des règles et **aménorrhée secondaire** la disparition des règles alors que la femme avait été spontanément réglée.

108 L'existence des règles nécessite que l'ensemble des organes qui interviennent dans le fonctionnement sexuel soit intact. **Une aménorrhée** peut donc être la conséquence d'une lésion localisée à chacun des organes suivants :
- centres de commande : hypothalamus ou hypophyse ;
- organes de sécrétion des hormones génitales : ovaires ;
- organes récepteurs : utérus, vagin.

109 **L'hirsutisme** se définit par la présence chez la femme d'une pilosité de type masculin : au niveau du visage, du thorax, de l'abdomen, du périnée, à la face interne des cuisses, au niveau des creux inguinaux et des lombes.

110 **La ménopause** se définit par la disparition des règles.

111 **La croissance** dépend de plusieurs facteurs et, en particulier, des facteurs hormonaux suivants : hormone de croissance qui agit par l'intermédiaire de la somatomédine, hormones thyroïdiennes, parathormone, hormones sexuelles.

112 **La puberté** est la période où se produit la maturation sexuelle qui comporte :
- le développement des organes génitaux, la fonction de reproduction et les caractères sexuels secondaires ;
- une poussée de croissance ;
- des modifications psychologiques.

Le déclenchement de la puberté est dû à l'apparition, au niveau de l'hypothalamus, d'une sécrétion pulsatile de LH-RH, qui entraîne à son tour une sécrétion pulsatile de LH et de FSH. Il s'ensuit une croissance des gonades, la sécrétion des hormones sexuelles et la gamétogenèse.

Nutrition

6

UE 2.7, 4e semestre
UE 4.1, 1er semestre

Questions

1 Citer les différentes catégories de nutriments.

2 Préciser le rôle des protides.

3 Préciser le rôle des lipides.

4 Préciser le rôle des glucides.

5 Décrire succinctement une alimentation équilibrée.

6 Citer les différentes pathologies dues à un déséquilibre.

7 Définir le diabète.

8 Définir le diabète de type I.

9 Expliquer et justifier la réponse : un patient diabétique du type I doit effectuer à son domicile les examens suivants. Il n'en comprend pas l'intérêt :
- glycémie capillaire ;
- recherche de glycosurie ;
- recherche d'acétonurie.

10 Citer parmi les situations suivantes celle(s) pouvant provoquer une hypoglycémie chez un patient diabétique du type I :
- un exercice physique après le repas de midi ;
- un exercice physique en milieu de matinée ;
- l'absence de repas à midi ou un repas décalé ;
- un oubli du traitement diabétique ;
- une injection de 10 unités d'insuline retard au lieu d'insuline rapide ;
- une grippe ;
- une promenade de deux heures.

11 Citer au minimum trois situations pouvant induire une hyperglycémie chez un patient diabétique de type I.

12 Définir le diabète de type II.

13 Expliquer à quel moment un patient diabétique de type II doit prendre ses antidiabétiques oraux.

14 Décrire le régime conseillé à un patient diabétique non insulinodépendant.

15 Donner les complications du diabète.

16 Décrire les soins infirmiers dans l'éduction du patient diabétique.

17 Définir l'hypoglycémie.

18 Définir l'obésité.

19 Définir l'obésité ganoïde.

20 Définir l'obésité androïde.

21 Citer les variétés de maigreur.

22 Définir l'hyperlipidémie.

23 Citer le risque principal de l'hyperlipidémie.

24 Définir le « bon cholestérol ».

25 Définir le « mauvais cholestérol ».

26 Préciser la composition des lipoprotéines.

27 Définir les hyperuricémies.

28 Citer la maladie principale de l'hyperuricémie.

29 Définir l'hémochromatose.

Réponses

1 **Les différentes catégories de nutriments sont :** les protides, les lipides, les glucides.

2 **Les protides** interviennent dans la synthèse des tissus mais aussi dans celle de l'hémoglobine, de la plupart des enzymes, des hormones et des anticorps. Ils ont une importance dans la croissance, la constitution et l'entretien de la masse maigre. Il existe des protéines d'origine animale (viande, poisson, volaille, lait et ses dérivés, œufs) et des protéines d'origine végétale (pain, pâtes, riz, légumes secs).

3 **Les lipides** ont un rôle énergétique du fait de leur haute valeur calorique mais ils sont aussi aliment de réserve de stockage. En effet, les lipides absorbés en excès sont convertis et stockés sous forme de graisses de réserve.
Il en existe trois catégories qui sont dits « visibles » :
- les acides gras saturés : le beurre, le lard ;
- les acides gras mono-insaturés : huile d'arachide, d'olive, certaines margarines végétales ;
- les acides gras polyinsaturés : huile de tournesol, de maïs, de noix.

Il existe des lipides dits « invisibles » apportés par d'autres groupes alimentaires : la charcuterie, le jaune d'œuf, les viandes, les fromages gras et les pâtisseries.

4 **Les glucides ou hydrates de carbone** sont des nutriments énergétiques. Il existe les glucides simples directement assimilables, ce sont ceux qui donnent un goût sucré (glucose, fructose, saccharose) et les glucides complexes dont le plus important est l'amidon contenu dans le riz, les féculents, les céréales. Les glucides fournissent 50 % de la ration calorique totale.

5 **Une alimentation équilibrée** varie en fonction des besoins énergétiques (le sexe, l'âge, le poids, et l'activité physique). L'alimentation quotidienne idéale serait composée de protéines : 11 à 15 % de l'apport énergétique total ; de lipides : 30 à 35 % de l'apport énergétique total, de glucides : 50 à 55 % de l'apport énergétique total.

6 **Les différentes pathologies sont :** le diabète, l'hypoglycémie, l'obésité, la maigreur et l'amaigrissement, l'hyperlipidémie, l'hyperuricémie, l'hémochromatose.

7 **Le diabète** est un état d'hyperglycémie chronique relevant de facteurs génétiques et exogènes agissant conjointement (définition OMS) ; c'est une maladie très répandue : 3 % de la population en France. C'est un vrai problème de santé publique en raison de ses complications. Il en existe différentes formes et toutes ont en commun : une hyperglycémie, la survenue possible de complications chroniques, une fragilité accrue aux infections.

8 **Le diabète de type I :** auto-immun ou idiopathique ; plusieurs facteurs sont connus : génétiques, immunitaires, viraux, système HLA. Il se révèle souvent chez un jeune sujet qui présente un syndrome polyuro-polydipsique, un amaigrissement et une asthénie ; ces signes traduisent une hyperglycémie importante.

9 **Examens chez un patient diabétique du type I : intérêt et but**
- La glycémie capillaire permet d'identifier immédiatement le taux de glucose sanguin et donc d'adapter le traitement insulinique du diabétique.
- La recherche de glycosurie permet d'établir si le seuil de réabsorption rénale du glucose a été dépassé. Si elle est positive, elle témoigne d'un problème d'adaptation du traitement ou de réalisation de l'insulinothérapie.
- La recherche d'acétonurie permet de contrôler que l'organisme utilise de façon adaptée le glucose par le biais de l'insuline.

L'association de ces trois contrôles permet de dépister les signes d'acidocétose diabétique, s'il y a une glycémie supérieure au seuil de réabsorption rénale du glucose avec glycosurie et acétonurie positives. Une glycémie, dans les limites prévues par le médecin, avec une glycosurie et une acétonurie nulles témoignent d'une bonne adaptation thérapeutique. C'est pourquoi il est indispensable de réaliser ces trois contrôles.

10 **L'hypoglycémie chez un patient diabétique du type I** peut être provoquée par :
- un exercice physique en milieu de matinée ;
- l'absence de repas à midi ou un repas décalé.

11 L'hyperglycémie chez un patient diabétique de type I peut être induite par certaines situations :
- affections majorant les besoins en insuline (grippe, stress...) ;
- traitements associés : corticoïdes, certains antihypertenseurs ou diurétiques ;
- écarts de régime alimentaire ;
- oubli d'injection d'insuline ;
- fonctionnement défectueux d'une pompe à insuline.

12 Le diabète type II insulino-résistance ou avec anomalie de l'insulino-sécrétion : on ne retrouve pas de facteurs immunologiques, pas de lien avec le système HLA, pas de rôle d'un agent viral. En revanche, il existe une prédisposition génétique (jumeaux). Il est souvent latent, ne donne pas de symptômes et n'est donc pas « ressenti » par les patients ; ceux-ci ont parfois une surcharge pondérale préexistant au diabète. Cette obésité crée une résistance à l'insuline (insulino-résistant) et est à l'origine du trouble de la glycorégulation ; parfois la découverte se fait lors d'un bilan de santé avec glycémie ou devant des infections récidivantes cutanées en particulier, ou devant un prurit vulvaire, ou lors de la recherche de facteur de risques cardiovasculaires.

13 Modalités de prise des antidiabétiques oraux chez un patient diabétique de type II
- **Les sulfamides hypoglycémiants** : prendre le comprimé 1/4 h avant ou en début de repas. Il existe en effet un risque important d'hypoglycémie si le diabétique ne s'alimente pas régulièrement ; l'alimentation, en particulier en glucides, doit être régulière : ne pas sauter de repas !
- **Les biguanides** : ils peuvent provoquer des intolérances digestives. Ces signes sont généralement atténués par la prise du biguanide au milieu d'un repas.

14 Les buts du régime d'un patient diabétique non insulino-dépendant sont :
- une perte de poids très progressive ;
- une alimentation équilibrée.

- *Perte de poids progressive* : le principe de ce régime est de diminuer tous les apports sans rien exclure et en ne se resservant pas. Il consiste à diminuer l'absorption des éléments suivants :

– l'alcool : un verre de vin par repas (60 cal) ;
– les corps gras, en particulier les fromages, la charcuterie, les œufs, les glaces (pas les sorbets) ;
– les sucres : pain, confiture, sucre.

Il consiste également à proscrire :
– les boissons sucrées, leur préférer l'eau (1,5 L par jour) ;
– les cacahuètes, les frites, les chips ;
– la charcuterie ;
– les matières grasses (choisir des produits à 0 ou 20 % de matière grasse), pâte à tartiner, limiter fortement la consommation d'huile, de mayonnaise, d'amandes, d'olives, de viennoiseries, de plats en sauce, de chocolat ;
– la cuisine au beurre : utiliser une huile d'assaisonnement type colza, soja, noix, germe de blé, et une huile de cuisson type arachide, olive, germe de maïs, tournesol, pépin de raisin.

- *Alimentation équilibrée* : le principe est de manger au moins un aliment de chaque famille tout en mangeant peu gras et peu sucré :

– laitages et fromages de 0 à 20 % de matière grasse ;
– viandes, de préférence les viandes maigres (cheval, veau, gibier, volaille sans la peau, lapin, pintade, pigeon, bœuf, rosbif, steak). Préférer le poisson. Des œufs deux fois par semaine ;
– légumes secs, lentilles, flageolets, haricots, pois chiches ;
– féculents, pain, pommes de terre, pâtes, riz, semoule ;
– légumes verts, fruits ;
– matières grasses : limiter à 30 g/j les produits à 45 % de matière grasse.

Il est important que les repas comportent à la fois des protéines, des graisses, des sucres. Mais il est hautement souhaitable d'avoir un dîner plus léger.

15 Les complications du diabète :
- métaboliques aigues liées à l'hyperglycémie (acidocétose diabétique, coma hyperosmolaire et hypoglycémie) ;
- dégénératives (macro-angiopathie installation de lésions d'athérome athérosclérose) (micro-angiopathie atteinte de la paroi des petits vaisseaux. Trois éléments sont menacés l'œil, le rein, le système nerveux) ;
- infectieuses.

16 **Les soins infirmiers dans l'éducation du patient diabétique** sont les suivants :
- participer à l'établissement du diagnostic éducatif ;
- élaborer avec le patient un programme d'éducation en fixant avec lui des objectifs précis ; lui apporter des connaissances théoriques, lui enseigner la pratique du traitement et la surveillance ;
- évaluer régulièrement ses connaissances et son savoir-faire ;
- être à son écoute.

17 **Par hypoglycémie**, on désigne tous les signes cliniques secondaires à une diminution du taux sanguin du glucose à 3,3 mmol/L ou (0,60 g/L). L'accident hypoglycémique doit être reconnu et traité en urgence, car il peut induire des troubles neuropsychiques irréversibles et parfois même être mortel.

18 L'obésité est une surcharge pondérale due à l'excès de tissu adipeux. Le poids idéal est évalué en fonction de la taille et du sexe. On peut le déterminer soit par la formule de Lorentz :
- chez l'homme, le poids théorique est égal à T - 100 - T - 150 : 4 ;
- chez la femme, le poids théorique est égal à T - 100 - T - 150 : 2 ;
- et on considère comme obèse tout sujet qui a dépassé son poids théorique d'au moins 20 % ; soit par l'index de masse corporelle (IMC) ou body mass index (BMI) : P/T2 avec P = poids (kg) et T = taille (m). Le BMI normal est inférieur à 25 chez l'homme et à 23,5 chez la femme. L'obésité est franchie par un BMI supérieur à 30.

19 Dans l'obésité gynoïde, **la surcharge adipeuse** prédomine à la moitié inférieure du corps à l'abdomen, aux hanches, aux membres inférieurs. Elle entraîne un risque respiratoire une arthrose des membres inférieurs et une insuffisance veineuse.

20 **L'obésité androïde** prédomine au cou, aux épaules à la moitié supérieure du corps. Elle entraîne un risque cardiovasculaire, dans les grandes obésités (insuffisance respiratoire, syndrome de Pickwick), un risque métabolique (diabète gras, hyperlipidémie, hyperuricémie).

21 **Les variétés de maigreur sont** : la maigreur constitutionnelle, les lipoatrophies, l'anorexie mentale.

22 **L'hyperlipidémie** est un excès des lipides sanguins, essentiellement du cholestérol, des triglycérides et phospholipides.

23 **Le risque principal de l'hyperlipidémie** est le dépôt des lipides au niveau des parois artérielles (athérome), avec, en conséquence, une augmentation des maladies cardiovasculaires.

24 Le « **bon cholestérol** » est représenté par le cholestérol des HDL, car ce sont les HDL qui épurent les tissus de leur cholestérol.

25 Le « **mauvais cholestérol** » est constitué par le cholestérol des LDL, car les lipides alimentaires sont absorbés par l'intestin et passent essentiellement dans les lymphatiques sous forme de chylomicrons, puis gagnent la circulation générale ; ils cèdent des triglycérides aux tissus et arrivent au foie sous forme d'esters de cholestérol. Les LDL en excès, non captés par les tissus, se déposent dans les parois des vaisseaux et contribuent à former des plaques athéromateuses.

26 **Les lipoprotéines** comprennent : un noyau central formé de tryglycérides et de cholestérol estérifié ; une couche périphérique, formée de phospholipides, de cholestérol libre et de protéines appelées apoprotéines.

27 **Les hyperuricémies** sont définies par une élévation de l'acide urique plasmatique supérieure à 70 mg/L ou 416 mmol/L. Les risques de l'hyper uricémie sont articulaires et rénaux.

28 **La goutte** est un des signes cliniques des hyperuricémies, association d'une surcharge pondérale, d'un trouble de la glycorégulation et d'une hyperlipidémie ainsi qu'un facteur héréditaire souvent retrouvé.

29 **L'hémochromatose** est une maladie héréditaire à transmission autosomique récessive. Elle est due à une hyper absorption du fer contenu dans les aliments qui va se déposer dans de nombreux viscères, foie, cœur, système endocrinien.

Gastro-entérologie et hépatologie

7

UE 2.8, 3e semestre

Questions

1 Nommer les différents symptômes digestifs.

2 Définir la dysphagie.

3 Préciser les caractéristiques du déclenchement de la dysphagie.

4 Préciser la valeur sémiologique de la dysphagie.

5 Définir le pyrosis.

6 Préciser les caractéristiques du déclenchement du pyrosis.

7 Définir la régurgitation.

8 Définir la dyspepsie.

9 Définir la nausée.

10 Définir le vomissement.

11 Expliquer les douleurs abdominales d'origine intestinale.

12 Expliquer le syndrome de König.

13 Définir le ballonnement.

14 Définir la constipation.

15 Préciser la valeur sémiologique de la constipation.

16 Définir la diarrhée.

17 Préciser les principales causes des diarrhées.

18 M.-P., en fin de traitement d'une gastrite, a une prescription d'un sachet de Maalox® (pansement gastrique) à midi. Sachant qu'il déjeune à midi et demi, préciser l'heure à laquelle vous lui donnez son sachet de Maalox®.

19 Définir les hémorragies digestives.

20 Définir le reflux gastro-œsophagien (RGO).

21 Citer les causes principales du reflux gastro-œsophagien.

22 Citer les principaux signes cliniques du RGO.

23 Caractériser la douleur abdominale due à un reflux gastro-œsophagien (RGO).

24 Préciser le traitement médical du reflux gastro-œsophagien.

25 Citer la principale complication du RGO.

26 Définir la hernie hiatale.

27 Définir le méga-œsophage.

28 Définir le diverticule de l'œsophage.

29 Expliquer le cancer de l'œsophage.

30 Préciser la réponse exacte : le cancer de l'œsophage est l'un des plus meurtriers chez l'homme. Vrai ou faux.

31 Préciser la réponse exacte : le cancer de l'œsophage est plus rare en France que dans les autres pays occidentaux. Vrai ou faux.

32 Citer les principaux facteurs de risques d'apparition des cancers œsophagiens.

33 Préciser l'aspect clinique du cancer œsophagien.

34 Citer les examens qui permettent d'affirmer le diagnostic des cancers œsophagiens.

35 Citer les méthodes curatives pour les petites tumeurs œsophagiennes.

36 Nommer les chances de survie des patients atteints d'un cancer de l'œsophage.

37 Expliquer les raisons du caractère risqué de la chirurgie d'exérèse de l'œsophage.

38 Citer les points essentiels des soins infirmiers dispensés à un patient qui doit subir une exérèse de l'œsophage.

39 Donner la ou les propositions exactes. L'ulcère duodénal :
a. est une lésion précancéreuse qui peut dégénérer en un cancer du duodénum ;
b. est parfois responsable de douleurs épigastriques ;
c. l'examen à réaliser en 1re intention est une fibroscopie œso-gastro-duodénale ;
d. le traitement est uniquement médical.

40 Caractériser la maladie ulcéreuse.

41 Citer les causes de la maladie ulcéreuse.

42 Citer les principaux signes cliniques de la maladie ulcéreuse.

43 Décrire la douleur ulcéreuse typique.

44 Citer l'examen qui permet d'affirmer le diagnostic d'ulcère.

45 Préciser le traitement de la poussée ulcéreuse.

46 Caractériser le traitement chirurgical de l'ulcère gastrique.

47 Caractériser le traitement chirurgical de l'ulcère duodénal.

48 Citer les complications de l'ulcère.

49 Nommer les différentes hémorragies digestives et les trois causes principales dans chaque cas.

50 Expliquer l'intérêt de pratiquer une fibroscopie œso-gastro-duodénale lors de la suspicion d'une hémorragie digestive.

51 Décrire les soins infirmiers chez un patient souffrant d'une hémorragie digestive.

52 Caractériser la douleur gastrique ou duodénale.

53 Définir le cancer de l'estomac.

54 Nommer les principaux facteurs de risque d'apparition des cancers de l'estomac.

55 Préciser l'aspect clinique du cancer de l'estomac.

56 Nommer un examen qui permet le diagnostic du cancer de l'estomac.

57 Citer les différentes interventions du traitement chirurgical du cancer de l'estomac.

58 Préciser et argumenter la réponse exacte dans le traitement des cancers de l'estomac : la chimiothérapie ne s'adresse qu'aux cancers avancés. Vrai ou faux ?

59 Nommer les soins locaux à effectuer à un patient, la veille de sa gastrectomie.

60 Citer, parmi les aliments de la liste suivante, ceux qui sont interdits dans un régime de gastrectomie :
- pâtes ;
- banane ;
- gibier ;
- gruyère ;
- charcuterie ;
- thon.

61 Citer les points essentiels des soins techniques infirmiers après une gastrectomie totale.

62 Citer les points essentiels des soins techniques infirmiers après une gastrectomie partielle.

63 Citer les différentes applications d'une sonde gastrique.

64 Citer les avantages de la nutrition entérale à débit continu.

65 Définir l'aspiration gastrique.

66 Définir les gastrites et les duodénites.

67 Citer les causes des gastrites et des duodénites aiguës.

68 Caractériser la douleur colique.

69 Définir la diverticulose colique.

70 Caractériser le diagnostic de la diverticulose colique.

71 Citer les complications du diverticule.

72 Décrire une crise aiguë de sigmoïdite diverticulaire.

73 Citer les examens qui permettent de confirmer le diagnostic de crise aiguë de sigmoïdite diverticulaire.

74 Caractériser le traitement de la crise aiguë de sigmoïdite diverticulaire.

75 Donner le traitement de la diverticulose colique.

76 Définir la maladie de Crohn.

77 Préciser les signes cliniques de la maladie de Crohn.

78 Décrire l'évolution de la maladie de Crohn.

79 Nommer les principales complications de la maladie de Crohn.

80 Préciser le traitement médical de la poussée aiguë de la maladie de Crohn.

81 Définir la rectocolite hémorragique (RCH).

82 Citer les signes cliniques de la rectocolite hémorragique.

83 Définir le volvulus colique.

84 Citer les facteurs favorisant le volvulus.

85 Citer les signes cliniques du volvulus colique.

86 Décrire succinctement les colites infectieuses.

87 Définir les polypes colorectaux.

88 Caractériser les cancers colorectaux.

89 Citer les signes cliniques révélateurs d'un cancer colorectal.

90 Citer les principaux facteurs de risques de cancer du côlon.

91 Citer les signes cliniques qui peuvent favoriser la découverte précoce du cancer du côlon.

92 Nommer les examens pratiqués dans le dépistage du cancer du côlon.

93 Donner les diverses formes que peut revêtir le cancer du côlon.

94 Caractériser le traitement du cancer du côlon.

95 Citer le traitement des cancers du côlon droit et du cæcum.

96 Citer le traitement des cancers du côlon descendant.

97 Citer le traitement des cancers du côlon transverse gauche et de l'angle gauche.

98 Citer le traitement des cancers du sigmoïde.

99 Préciser l'épidémiologie du cancer du rectum.

100 Nommer les principaux facteurs prédisposants du cancer du rectum.

101 Citer les variétés les plus fréquentes du cancer du rectum.

102 Citer les extensions du cancer du rectum.

103 Donner le traitement des petites tumeurs cancéreuses du rectum.

104 Citer les causes et le mécanisme de la péritonite aiguë généralisée.

105 Définir l'appendicite.

106 Citer les signes cliniques de l'appendicite.

107 Définir l'occlusion intestinale.

108 Citer les principales causes de l'occlusion intestinale aiguë.

109 Citer les signes cliniques de l'occlusion intestinale aiguë.

110 Préciser le traitement des occlusions intestinales aiguë.

111 Définir les hémorroïdes.

112 Citer les principaux symptômes des hémorroïdes.

113 Citer les règles hygiéno-diététiques du traitement médical des hémorroïdes.

114 Décrire le traitement des hémorroïdes.

115 Définir la fissure anale.

116 Préciser la nature du traitement médical de la fissure anale.

117 Caractériser les abcès et fistules de l'anus.

118 Citer les signes cliniques de la fistule anale.

119 Caractériser le traitement des fistules anales.

120 Préciser l'épidémiologie du cancer de l'anus.

121 Citer les circonstances de découverte du cancer de l'anus.

122 Donner la ou les réponses exactes. Ces examens complémentaires sont pratiqués dans le bilan d'un cancer colorectal :
a. échographie abdominale ;
b. fibroscopie gastro-duodénale ;
c. radio du thorax ;
d. dosage de l'antigène carcino-embryonnaire (ACE).

123 Expliquer à une étudiante infirmière de seconde année le déroulement du soin de stomie jusqu'à J8 postopératoire.

124 Après consultation médicale, le proctologue prescrit, à un patient souffrant d'hémorroïdes depuis plusieurs mois, une rectoscopie en hôpital de jour. Expliquer en quoi consiste cet examen ainsi que les préparations nécessaires.

125 Donner les termes médicaux correspondants aux définitions suivantes :
• ablation de la rate et du pancréas ;
• aspect graisseux des selles ;
• abouchement de l'iléon à la peau ;
• présence de petites hernies (saillies arrondies) au niveau de la muqueuse colique ou du tube digestif.

126 Expliquer le rôle du foie.

127 Caractériser la douleur due à une affection des voies biliaires (coliques hépatiques).

128 Préciser le mécanisme de formation des ictères à bilirubine libre.

129 Préciser les mécanismes de formation des ictères à bilirubine conjuguée.

130 Définir la cirrhose du foie.

131 Citer les principaux facteurs étiologiques de la cirrhose du foie.

132 Caractériser la cirrhose alcoolique.

133 Citer les différentes cirrhoses.

134 Décrire succinctement les complications les plus importantes.

135 Citer la principale complication de la cirrhose du foie due à l'hypertension portale.

136 Citer les différentes tumeurs du foie et préciser leur épidémiologie.

137 Nommer les facteurs de risque du cancer du foie.

138 Citer les signes cliniques du cancer du foie.

139 Préciser la réponse exacte : le carcinome hépato-cellulaire représente la quasi-totalité des cancers primitifs du foie. Vrai ou faux.

140 Nommer l'origine la plus fréquente des cancers secondaires du foie.

141 Citer les différentes parasitoses hépatiques.

142 Définir le kyste hydatique du foie.

143 Nommer les facteurs de diagnostic du kyste hydatique du foie.

144 Citer les principales complications du kyste hydatique du foie.

145 Préciser la nature du traitement du kyste hydatique.

146 Caractériser la lithiase biliaire.

147 Citer les principaux facteurs étiologiques et prédisposant à la lithiase biliaire.

148 Définir la lithotritie.

149 Définir la cholécystite.

150 Nommer les trois complications qui sont évitées suite à la pose d'un drain de Kehr après une cholédochotomie.

151 Donner la définition des mots suivants : cholédochotomie ; épreintes ; hépatomégalie ; pituite.

152 Définir l'angiocholite.

153 Caractériser la douleur pancréatique (pancréatite).

154 Caractériser les pancréatites aiguës.

155 Citer les principaux signes cliniques des pancréatites aiguës.

156 Citer les deux étiologies les plus fréquentes des pancréatites aiguës.

157 Préciser le traitement médical d'une pancréatite aiguë.

158 Caractériser la pancréatite chronique.

159 Décrire succinctement le mécanisme de la pancréatite chronique.

160 Citer les signes cliniques de la pancréatite chronique.

161 Préciser le traitement médical de la pancréatite chronique.

162 Définir le cancer du pancréas.

163 Définir l'hépatite virale.

164 Préciser la physiopathologie de l'hépatite.

165 Préciser l'épidémiologie de l'hépatite A.

166 Préciser l'épidémiologie de l'hépatite B.

167 Préciser l'épidémiologie de l'hépatite C.

168 Donner la réponse exacte : le virus de l'hépatite D se transmet par les mêmes modes que ceux de la transmission du virus de l'hépatite B. Vrai ou faux.

169 Donner la réponse exacte : l'hépatite E est rare sous nos climats et son mode de transmission est voisin de celui de l'hépatite A. Vrai ou faux.

170 Préciser les signes cliniques de l'hépatite virale.

171 Citer les signes cliniques de l'hépatite virale A.

172 Citer les signes cliniques de l'hépatite.

173 Citer les caractères cliniques de l'hépatite C.

174 Citer les caractéristiques cliniques de l'hépatite D.

175 Citer les caractères cliniques de l'hépatite E.

176 Citer les virus responsables des hépatites.

177 Décrire les soins techniques et relationnels de la prise en charge infirmière d'un patient atteint d'hépatite A (et E).

178 Préciser la première mesure de prévention d'hépatite B.

179 Argumenter la réponse : le Code de la santé publique rend-il la vaccination antihépatite B obligatoire pour les professionnels de santé.

180 Préciser les mesures de prévention contre l'hépatite C qui concernent les sujets à risque.

Réponses

1 **Les différents symptômes digestifs** sont : la dysphagie, l'aérophagie, le pyrosis, la régurgitation, la dyspepsie, les nausées, les vomissements, les douleurs abdominales d'origine intestinale, le syndrome de König, le ballonnement, les troubles du transit, les douleurs anorectales, les hémorragies digestives.

2 **La dysphagie** est une sensation d'arrêt des aliments sur le trajet de l'œsophage. Son siège est thoracique.

3 **La dysphagie** est déclenchée par la déglutition d'aliments ; son début est brutal ou progressif ; elle peut être permanente ou intermittente.

4 **La dysphagie** traduit, dans la très grande majorité des cas, une obstruction organique de l'œsophage ; elle impose toujours la fibroscopie œsogastro-duodénale. Les principales causes de la dysphagie sont : le cancer de l'œsophage (la dysphagie est d'installation insidieuse et d'aggravation progressive) ; la sténose peptique, due au reflux gastro-œsophagien(la dysphagie est intermittente et souvent incomplète) ; les causes iatrogènes (intervention chirurgicale sur l'œsophage, sclérose ou ligature des varices œsophagiennes : dysphagie d'installation rapide) ; ingestion de corps étrangers, viande, noyau : (dysphagie brutale, souvent totale et accompagnée d'hypersialorrhée).

5 **Le pyrosis** est une douleur vive à type de brûlures, de siège épigastrique, à irradiation rétrosternale, qui s'accompagne d'une régurgitation de liquide acide dans la bouche. C'est l'expression clinique la plus complète du reflux gastro-œsophagien.

6 **Le pyrosis** est déclenché par les changements de position, le décubitus ou l'antéflexion (signe du lacet). Le caractère postural est essentiel.

7 **La régurgitation** est une remontée acide ou alimentaire dans le pharynx faisant souvent suite à un pyrosis.

8 **La dyspepsie** est une douleur ou un inconfort de la partie haute de l'abdomen.

9 **La nausée** est la sensation du besoin de vomir accompagnée souvent de malaise, pâleur et sialorrhée.

10 **Le vomissement** est le rejet actif du contenu gastro-intestinal par la bouche.

11 **Les douleurs abdominales d'origine intestinale** peuvent siéger sur tout le trajet colique. Elles sont calmées par l'émission de gaz ou de selles.

12 **Le syndrome de König** regroupe les douleurs liées à une obstruction chronique de l'intestin grêle.

13 **Le ballonnement** est un symptôme très fréquent qui correspond à une sensation de distension abdominale.

14 **La constipation** est une diminution du nombre de selles qui sont dures et de faible quantité. L'émission de selles est rare, parfois une par semaine. Une émission fréquente de quantité minime de selles peut témoigner d'une vraie constipation. La constipation s'accompagne souvent de douleurs abdominales ; elle peut entraîner des lésions anales (fissure). Elle alterne parfois avec des épisodes de diarrhée.

15 Il faut distinguer **la constipation ancienne** liée à un trouble fonctionnel de l'intestin, de **la constipation récente** qui doit faire rechercher chez l'adulte un cancer colique ou rectal. Il ne faut pas oublier que de nombreux médicaments constipent.

16 **La diarrhée** est une augmentation du débit d'un ou de plusieurs des constituants des selles, avec en particulier une élévation constante du débit fécal en eau. Il s'ensuit une évacuation de selles trop fréquentes et trop liquides.

17 On distingue les diarrhées aiguës, dont les principales causes sont les médicaments, les infections bactériennes, virales, mycosiques et parasitaires ; les diarrhées chroniques évoluant depuis plusieurs semaines, dont les principales étiologies sont coliques (troubles fonctionnels intestinaux, le cancer, la diverticulose, les maladies inflammatoires iléocoliques telles que la maladie de Crohn) ; les diarrhées d'origine jéjuno-iléale, rares et le plus souvent liées à un syndrome de malabsorption.

18 **Le sachet de Maalox®** est à prendre une heure et demie après la prise du repas. Sachant que le patient déjeune à 12 h 30, le sachet de Maalox® lui sera donné à 14 h.

19 **Les hémorragies digestives** :
- l'hématémèse est l'extériorisation de sang rouge ou noir, sous forme de vomissements. Elle représente une urgence médicale et justifie l'hospitalisation ;
- l'hématémèse signe l'origine œsophagienne, gastrique ou duodénale d'un saignement digestif ;
- le méléna est l'élimination de sang noir digéré dans les selles. Il a la même signification d'urgence que l'hématémèse et justifie l'hospitalisation. Le méléna peut avoir la même étiologie que l'hématémèse et peut correspondre également à un saignement de siège situé plus bas : intestin grêle ou portion droite du côlon ;
- la rectorragie est une émission de sang rouge par l'anus. Les rectorragies nécessitent une exploration endoscopique pour rechercher une cause anale (hémorroïde ou fissure) ou colorectale (cancer, ulcération, ischémie, etc.).

20 Il existe à l'état normal des épisodes de **reflux de liquide gastrique** vers l'œsophage, mais ils sont très peu nombreux et de faible abondance grâce au barrage que forment le sphincter inférieur de l'œsophage et la disposition anatomique de la jonction œsogastrique. Si le sphincter ne remplit plus sa fonction, les reflux deviennent fréquents, abondants, mettant le liquide gastrique, le plus souvent acide, parfois alcalin, bilieux, en contact avec la muqueuse de l'œsophage pendant un long moment, agression qui entraîne une inflammation puis des ulcérations.

21 **Le reflux gastro-œsophagien** peut être dû à une hernie hiatale (protrusion d'une partie de l'estomac à travers le hiatus œsophagien du diaphragme), ou à une déhiscence du cardia sans hernie hiatale : c'est la malposition cardio-tubérositaire, liée à un relâchement des systèmes de fixation du bas-œsophage et de la grosse tubérosité de l'estomac au diaphragme, et à un élargissement de l'orifice diaphragmatique de l'œsophage.

22 **Les principaux signes cliniques du reflux gastro-œsophagien** sont : les douleurs (brûlures de siège épigastrique, à irradiation ascendante, rétrosternale, souvent intenses) et les manifestations respiratoires (fréquentes, à type d'accès de toux ou de dyspnée nocturne, dues au passage du liquide gastrique dans les bronches).

23 **La douleur abdominale due à un RGO** est une douleur épigastrique à irradiation rétrosternale ascendante, d'intensité modérée, du type de brûlure qui dure de quelques minutes à plus de 5 heures et apparaît le plus souvent après les repas et qui s'accompagne de régurgitations acides. Les facteurs déclenchants sont l'antéflexion (position penchée en avant) et le décubitus.

24 **Le traitement médical du RGO** a pour buts de : réduire les facteurs favorisant le reflux (éviter la position penchée en avant et les vêtements serrés ; éviter certains aliments comme l'alcool, le café, le chocolat, les graisses qui diminuent la pression du sphincter inférieur de l'œsophage ; fractionner les repas et réduire l'excédent pondéral) ; protéger la muqueuse œsophagienne par les alginates (Gaviscon®) qui entravent le reflux en formant un gel visqueux du contenu gastrique acide ; diminuer l'acidité gastrique ; augmenter le tonus du sphincter inférieur de l'œsophage (Primpéran®, Prépulsid®).

25 **L'œsophagite** est la principale complication du reflux gastro-œsophagien : les lésions correspondent à une inflammation de la paroi accompagnée d'érosions. Un véritable ulcère creusant peut se développer, situé le plus souvent à la jonction des muqueuses œsophagienne et gastrique.

26 **La hernie hiatale** est une anomalie anatomique caractérisée par la remontée de tout ou partie de l'estomac dans le thorax à travers l'orifice diaphragmatique que traverse normalement l'œsophage. Les manifestations cliniques de la hernie hiatale sont dominées par celles du reflux gastro-œsophagien.

27 **Le méga-œsophage** est la non-relaxation du sphincter intérieur de l'œsophage à l'arrivée de l'onde de déglutition, responsable d'un blocage de la progression du bol alimentaire.

28 **Un diverticule de l'œsophage** est une poche développée aux dépens de la

paroi œsophagienne ; on distingue : le diverticule pharyngo-œsophagien, dit de Zenker, développé à la jonction du pharynx et de l'œsophage, observé surtout chez l'homme après 60 ans ; le diverticule parabronchique du tiers moyen de l'œsophage ; le diverticule épiphrénique sur les derniers centimètres de l'œsophage thoracique.
Le traitement est chirurgical.

29 **Le cancer de l'œsophage** représente 5 % des cancers digestifs ; il est plus fréquent chez l'homme. Il se révèle par une dysphagie d'aggravation progressive.

30 Vrai, le cancer de l'œsophage est l'un des plus meurtriers chez l'homme.

31 Faux, la France détient le record des cancers œsophagiens des pays occidentaux.

32 Concernant les cancers œsophagiens, **les principaux facteurs de risques** sont l'abus des boissons alcoolisées et du tabac, une carence en vitamines, des antécédents de reflux gastro-œsophagien (RGO), et une prédisposition de certaines populations (Chine du sud, Tunisie, Iran). Les régions françaises les plus touchées sont la Bretagne, la Normandie et le Nord-Picardie.

33 Le diagnostic du cancer œsophagien est trop souvent tardif. Le cancer est découvert à l'occasion d'une dysphagie progressive rebelle, d'un amaigrissement important, de vomissements, de douleurs rétrosternales.

34 **La biopsie** faite au cours d'une fibroscopie œsogastrique affirme la malignité de la tumeur. Le transit œso-gastroduodénal (TOGD) précise le siège et la longueur de la sténose et son pôle inférieur. Le scanner thoracique ou mieux l'IRM précisent l'épaisseur du cancer et l'atteinte ganglionnaire médiastinale. Une fibroscopie trachéobronchique recherche une éventuelle fistule aéro-digestive qui contre-indiquerait le traitement par radiothérapie. Un examen des VADS peut dépister un deuxième cancer (10 % des cas). Une échographie du foie recherche des métastases. Un bilan des protides et un ionogramme ainsi qu'un ECG sont pratiqués.

35 **Les méthodes curatives** pour les petites tumeurs œsophagiennes non obstructives inférieures à 5 cm et sans adénopathies sont la chirurgie et l'irradiation.

36 Dans les cancers œsophagiens, **le pronostic est très sombre**, la survie à 5 ans est de 20 % après exérèse à visée curative et de moins de 3 % pour les cancers non opérés (chimiothérapie + RE). Les récidives sont très fréquentes et précoces. La présence d'un second cancer (VADS, bronchopulmonaire) existe dans près de 10 % des cas et l'apparition de métastases, notamment hépatiques, est fréquente.

37 **L'exérèse de l'œsophage** est une chirurgie à haut risque qui mérite à ce titre des soins particuliers car elle s'adresse à des malades dont l'état général et surtout nutritionnel est souvent très altéré ; les raisons en sont essentiellement l'alcoolo-tabagisme quasi constant chez les malades atteints d'un cancer de l'œsophage et la dysphagie, facteur important de dénutrition. En outre, l'intervention est techniquement lourde : elle nécessite 2 ou 3 voies d'abord dont une thoracotomie ; la dissection, la confection de la plastie et l'anastomose sont délicates.

38 Chez un patient qui doit subir une exérèse de l'œsophage, **les soins infirmiers préopératoires portent : sur la préparation respiratoire** ; celle-ci doit commencer au moins 8 jours avant l'intervention (avec l'éradication des foyers infectieux oropharyngo-bronchiques et surtout dentaires) ; ainsi que sur la correction des troubles nutritionnels et des anomalies métaboliques par une alimentation hypercalorique pendant au moins 8 jours et administrée, en fonction de la dysphagie, soit par voie orale sous forme liquide et mixée, soit par voie entérale à débit continu nutripompe et/ou parentérale par voie veineuse centrale après l'intervention, continuer cette surveillance.
Veiller à hydrater le patient, surveiller son transit, surveiller qu'il ne puisse pas arracher sa sonde ; aider le patient sur le plan psychologique, penser à l'éducation de celui-ci afin qu'il se prenne en charge dès que possible.

39 **L'ulcère duodénal :**
b. est parfois responsable de douleurs épigastriques ;
c. l'examen à réaliser en première intention est une fibroscopie œso-gastro-duodénale.

40 Aujourd'hui, l'ulcère duodénal est quatre fois plus fréquent que l'ulcère gastrique et touche trois fois plus les hommes que les femmes. L'ulcère duodénal n'est jamais néoplasique, l'ulcère gastrique peut l'être ; seule l'endoscopie permet la pratique des biopsies.

41 **La maladie ulcéreuse** est essentiellement infectieuse. La responsabilité d'un germe, *Helicobacter pylori* a été établie dans la pathogénie. Les ulcères non liés à *Helicobacter pylori* sont dus essentiellement à la prise d'anti-inflammatoires non stéroïdiens. Certains facteurs comme le tabac, voire le stress, peuvent intervenir et être pris en compte dans les modalités thérapeutiques.

42 **La symptomatologie ulcéreuse** est étroitement liée au contact entre l'acidité et l'ulcère, ce qui explique l'horaire des douleurs, à distance des repas ou en pleine nuit, et leur sédation par la prise d'aliments ou d'alcalins, bien qu'il n'y ait aucun parallélisme entre l'importance de la sécrétion chlorhydrique et la symptomatologie clinique. Certains ulcères restent indolores.

43 **La douleur ulcéreuse typique :**
- siège au niveau de l'épigastre ;
- n'irradie habituellement pas ;
- est d'intensité variable, à type de crampe ou de torsion, avec parfois une sensation de faim ;
- dure de 30 min à 2 h ;
- est calmée par la prise d'aliments ;
- est périodique : tous les jours pendant la poussée, qui dure 4 à 6 semaines, souvent saisonnière (printemps et automne).

44 **L'endoscopie œso-gastro-duodénale** est l'examen essentiel qui permet d'affirmer le diagnostic d'ulcère et d'en préciser la topographie.

45 **Le traitement de la poussée ulcéreuse** demande l'arrêt de la prise de tabac et, pour éviter la douleur, il est logique de demander au patient de supprimer l'alcool et les épices. Aucune autre restriction alimentaire ne se justifie. Certains médicaments, les anti-inflammatoires non stéroïdiens et les corticoïdes, notamment, sont contre-indiqués. On associe les inhibiteurs de la pompe à protons à double dose (pour diminuer la sécrétion chlorhydrique) et deux des trois antibiotiques suivants : Flagyl®, Clamoxyl®, Zeclar® (pour l'éradication d'*Helicobacter pylori*).

46 En cas d'ulcère gastrique, **la gastrectomie** des deux-tiers reste l'intervention chirurgicale le plus souvent pratiquée : on retire l'ulcère, toute la région antrale (qui sécrète la gastrine) et on réalise une anastomose, soit avec le duodénum (intervention de Péan), soit avec le jéjunum.

47 En cas d'ulcère duodénal, **le traitement** repose sur la vagotomie qui supprime la sécrétion acide. Actuellement, on utilise la vagotomie hypersélective qui consiste à sectionner les terminaisons nerveuses allant au fundus seulement, ou la méthode de Taylor qui consiste à couper le tronc postérieur du nerf vague, et on réalise une section des terminaisons nerveuses antérieures allant au fundus.

48 **Les complications** peuvent révéler la maladie ulcéreuse. L'ulcère étant une perte de substance dans la paroi gastrique, il peut éroder les vaisseaux ou les capillaires de la paroi, entraînant une hémorragie digestive. Il peut transpercer la paroi et mettre la lumière gastroduodénale en contact avec la cavité péritonéale, provocant une péritonite, ou se perforer dans un organe plein comme le pancréas (perforation bouchée) ; dans la zone la plus rétrécie, la région antro-pylorobulbaire, la sclérose qui accompagne l'ulcère peut rétracter la paroi et gêner le passage des aliments (sténose pyloro-bulbaire).

49 **Hémorragies digestives**
L'hématémèse, extériorisation par la bouche de sang rouge vif (ou sombre, digéré par l'acidité gastrique) à l'occasion d'efforts de vomissements, signe l'origine œso-gastro-duodénale du saignement.
Les trois causes principales sont : la rupture de varices oesophagiennes, l'ulcère gastro-duodénal et la gastrite hémorragique.
Le méléna, extériorisation par l'anus de sang noir, digéré. Son aspect est celui du

goudron, son odeur désagréable, les selles poisseuses sont liquides. Le saignement provient soit de la zone oeso-gastro-duodénale, soit du cæcum ou de l'intestin grêle. Les trois causes principales sont identiques à celles de l'hématémèse.
La rectorragie, émission de sang rouge par l'anus, peut provenir de toutes les parties du tube digestif mais plus généralement de l'anus et du côlon. Les trois causes principales sont des atteintes anales (hémorroïdes, fissures), le cancer colique et les colites.

50 **La fibroscopie oeso-gastro-duodénale lors d'une suspicion d'hémorragie digestive** permet :
- de faire un diagnostic : identifier la lésion, localiser l'hémorragie ;
- de poser les indications du traitement médical, endoscopique (par sclérose, ligature...) ou chirurgical ;
- d'établir le pronostic : la localisation de l'hémorragie permet d'envisager les complications ou les récidives éventuelles et une visualisation de l'état des organes.

51 **Dans la prise en charge infirmière d'un patient souffrant d'hémorragie digestive** il est fondamental de :
- reconnaître l'hémorragie ;
- mettre une voie d'abord veineuse ;
- tenir à jour une feuille de surveillance pour apprécier les retentissements hémodynamiques ;
- effectuer les prélèvements nécessaires à l'exécution des examens biologiques indispensables (groupe, numération globulaire, taux de prothrombine) ;
- interroger le patient et/ou la famille sur la prise éventuelle de médicaments favorisant le saignement (aspirine, anti-inflammatoires, corticoïdes, anticoagulants) ;
- laisser le malade à jeun et prévenir les endoscopistes ;
- placer si besoin une sonde gastrique ;
- surveiller attentivement le patient par la prise régulière du pouls et de la pression artérielle ;
- prévenir les chirurgiens et réanimateurs en urgence, si un état de choc apparaît.

52 **La douleur gastrique** ou duodénale se traduit par une douleur épigastrique à irradiation thoracique ascendante, d'intensité variable ; cette douleur à type de crampe dure de 30 min à 2 h (duodénum) ou de 2 à 4 h (estomac) et apparaît 1 à 4 h après les repas, sans signe accompagnateur ; le facteur déclenchant est le jeûne et les facteurs calmants sont les médicaments antiacides et l'alimentation.

53 **Le cancer de l'estomac** se révèle par un amaigrissement, des douleurs épigastriques de type et d'intensité variables, des vomissements, une hémorragie digestive ou une anémie par saignement chronique. L'endoscopie précise le diagnostic ainsi que les lésions et leur étendue.

54 **Les principaux facteurs de risques du cancer de l'estomac** sont l'anémie de Biermer, des polypes, un ulcère ancien de l'estomac, une gastrite atrophique, une résection partielle de l'estomac, l'abus des boissons alcoolisées.

55 **Le cancer de l'estomac** est à l'origine de douleurs épigastriques, d'amaigrissement, de masse épigastrique, de vomissements, d'hématémèses, de melæna, d'adénopathies sus-claviculaires gauches, d'anémie microcytaire hypochrome.

56 **Le diagnostic du cancer** de l'estomac repose sur la biopsie qui permet d'identifier la variété. Neuf fois sur dix, il s'agit d'un adénocarcinome.

57 **Le traitement chirurgical** du cancer de l'estomac comprend les interventions suivantes :
- la gastrectomie totale, dans le cas de cancers du corps de l'estomac et du cardia : exérèse de tout l'estomac, du grand épiploon et des ganglions cœliaques avec anastomose œso-jéjunale ;
- la gastrectomie totale élargie avec ablation de la rate, de la queue du pancréas et d'un segment du côlon transverse ;
- les gastrectomies partielles (aux 2/3, aux 4/5, l'antrectomie) avec curage cœliaque et ablation du grand épiploon, anastomose gastro-jéjunale (Finsterer), anastomose gastroduodénal (Péan).

58 Vrai, dans le traitement des cancers de l'estomac, la chimiothérapie ne s'adresse qu'aux cancers avancés.

59 **Les soins locaux à pratiquer la veille d'une gastrectomie** sont les suivants :
- douche préopératoire ;

• désinfection locale en particulier des plis de flexion, de l'ombilic, des ongles, des aisselles ;
• rasage large de l'abdomen, de la ligne mamelonnaire au pubis inclus, en évitant de blesser la peau.

60 **Aliments interdits dans un régime de gastrectomie** : le gibier, la charcuterie et le thon.

61 **Après une gastrectomie totale, les soins techniques infirmiers** comprennent : une nutrition parentérale durant les premiers jours ; une alimentation orale introduite de façon progressive, hypercalorique et fractionnée en 4 à 6 repas ; un apport de vitamine B12 nécessaire en raison de la disparition du facteur intrinsèque sécrété par l'estomac, et une correction de l'anémie par l'administration d'acide folique et de fer. La sonde naso-jéjunale protège l'anastomose œso-jéjunale de la distension de l'anse jéjunale et des sécrétions salivaires et bilio-pancréatiques ; elle ne doit pas être mise en aspiration ni remise en place si le malade l'arrache.

62 **Après une gastrectomie partielle** (antrectomie, gastrectomie des deux tiers, gastrectomie subtotale), **la réalimentation orale** est introduite de façon progressive et fractionnée ; en cas de drainage sous-hépatique, il convient d'attendre la reprise du transit et la réalimentation orale avant l'ablation du drain ; la sonde gastrique est en aspiration, elle permet d'éviter la distension du moignon gastrique et elle peut être enlevée dès la reprise du transit après des épreuves de clampage.

63 **La sonde gastrique** permet d'avoir un accès à la cavité gastrique afin d'effectuer un lavage d'estomac, de réaliser un tubage en vue d'un examen, d'aspirer les sécrétions gastriques, de réhydrater le patient, d'évaluer et traiter une hémorragie digestive, d'alimenter le patient, d'empêcher des vomissements après une intervention chirurgicale jusqu'à la reprise du transit.

64 **Avantages de la nutrition entérale à débit continu** :
• un débit constant ;
• une grande tolérance digestive ;
• une digestion facilitée ;
• une meilleure absorption de l'alimentation.

65 **L'aspiration gastrique** est l'aspiration du contenu de l'estomac à l'aide d'une sonde gastrique à double courant soit par gravité (la sonde est reliée à une poche de recueil), soit par dépression (la sonde est reliée à un manomètre qui permet une aspiration douce et contrôlée).

66 On regroupe sous les termes de **gastrites** et **duodénites** des formes aigues et un ensemble hétérogène d'inflammation chronique de la paroi gastrique ou duodénale.

67 **Les gastrites et les duodénites aiguës** sont des inflammations passagères de la paroi pour lesquelles les causes sont parfois évidentes et parfois indéterminées. On distingue :
• les gastrites médicamenteuses, ulcéreuses et hémorragiques, les plus fréquentes ;
• les gastrites de stress au cours des affections chirurgicales graves, de l'insuffisance rénale aiguë, de l'insuffisance respiratoire aiguë, de la cirrhose, des brûlures, de l'infection grave ;
• les gastrites infectieuses virales, à herpès ou CMV, plus fréquentes depuis l'apparition du sida ;
• les gastrites par ingestion de caustique entraînant des ulcérations ou une nécrose hémorragique.
Parfois, aucune étiologie n'est retrouvée et on recherche, dans les biopsies, *Campylobacter*.

68 **La douleur colique** due à des troubles fonctionnels est une douleur au niveau des fosses iliaques et du cadre colique, d'intensité variable ; elle dure de quelques minutes à quelques heures et apparaît à des moments variables, parfois immédiatement après les repas, s'accompagnant de ballonnements, de diarrhées ou de constipation ; les facteurs déclenchants sont variables et nombreux, les facteurs calmants sont l'émission de gaz et l'émission de selles, le repos.

69 **Le diverticule colique** est une hernie de la muqueuse intestinale à travers la musculeuse. La diverticulose colique est la coexistence de plusieurs diverticules. Fréquente à partir de 50 ans, elle siège essentiellement au niveau du sigmoïde mais peut intéresser tout le côlon. Son développement serait en rapport avec un régime alimentaire pauvre en fibres.

70 **Le diagnostic de la diverticulose colique** est essentiellement radiologique. Il est souvent fait de façon fortuite. Sur le lavement baryté, le diverticule apparaît comme une image d'addition, arrondie, régulière. À la coloscopie, le diverticule se présente sous la forme d'un orifice régulier, qui s'ouvre sur une petite cavité.

71 **Les complications du diverticule** sont de deux ordres : l'infection, ou diverticulite, qui touche surtout les diverticules du sigmoïde, d'où la notion de sigmoïdite diverticulaire, et l'hémorragie qui complique généralement les diverticules du côlon droit, plus rarement ceux du sigmoïde.

72 **La crise aiguë de sigmoïdite diverticulaire** se traduit par une douleur de la fosse iliaque gauche avec fièvre, hyperleucocytose, et une constipation parfois masquée par une fausse diarrhée. À l'examen, on retrouve une défense ou empâtement de la fosse iliaque gauche.

73 **Le diagnostic de crise aiguë** de sigmoïdite diverticulaire est confirmé par le scanner avec opacification colique qui montre un épaississement de la paroi colique et des diverticules, et par le lavement aux hydrosolubles ou le lavement baryté sans insufflation qui montre un sigmoïde rétréci et tubulé avec des diverticules dont certains sont remaniés.

74 **Le traitement de la crise aiguë de sigmoïdite diverticulaire** doit être entrepris rapidement ; il comprend la mise à jeun, la perfusion de solutés isotoniques, l'antibiothérapie à visée intestinale, la glace sur le ventre, l'aspiration naso-gastrique selon les cas. La durée du traitement dépend de l'évolution des symptômes.

75 **Le traitement de la diverticulose simple** est médical et repose sur un régime riche en fibres alimentaires et sur l'administration d'antispasmodiques. Le traitement de la diverticulose colique compliquée consiste à traiter la cause par la résection du sigmoïde, siège prédominant des diverticules et de leurs complications ; il est préférable de réaliser l'intervention à distance de la complication (intervention à froid) mais, dans un grand nombre de cas, le tableau clinique impose l'intervention d'urgence pour une péritonite localisée qui réagit mal au traitement médical, une péritonite généralisée, une occlusion colique ou de l'intestin grêle.

76 **La maladie de Crohn** est une maladie inflammatoire chronique de tout le tube digestif, qui touche principalement le côlon et l'iléon terminal et qui évolue par poussées. Il s'agit d'une atteinte intestinale segmentaire qui peut s'élargir et provoquer une perforation. L'inflammation de la paroi intestinale évolue vers la fibrose, responsable de sténose segmentaire de l'intestin. D'étiologie inconnue, elle touche surtout le sujet jeune.

77 **Dans sa forme aiguë**, la maladie de Crohn réalise un tableau chirurgical d'appendicite ou de péritonite localisée, le diagnostic étant alors fait au cours de l'intervention. **Dans sa forme chronique**, la maladie de Crohn associe une diarrhée, des douleurs abdominales et un amaigrissement, avec des manifestations extradigestives faites de douleurs articulaires, d'éruption cutanée et d'une inflammation oculaire. Au niveau de l'anus, la maladie de Crohn peut se manifester sous forme de fistule, de fissure ou d'abcès périanal.

78 **L'évolution de la maladie de Crohn** est capricieuse et imprévisible. Elle se fait par poussées d'intensité et de durée variables. Les complications peuvent être inaugurales révélant la maladie, ou survenir en cours d'évolution.

79 **Les principales complications de la maladie de Crohn** sont :

- les formes suraiguës, identiques à celles de la RCH ;
- les occlusions intestinales aiguës ou subaiguës qui peuvent survenir sur une sténose inflammatoire au cours des poussées, ou sur une sténose fibreuse cicatricielle ;
- les complications septiques (abcès intra ou extrapéritonéaux qui peuvent aboutir à des fistules) ;
- les fistules intestinales à la peau ou aux viscères voisins (vessie, intestin, vagin) ; les fistules anales sont responsables d'abcès périanaux et périrectaux difficiles à traiter ;
- les cancérisations, rares.

80 **Le traitement médical de la poussée aiguë de la maladie de Crohn** fait appel au repos et à un régime sans résidu, en cas d'atteinte iléale aux corticoïdes par voie générale (0,5 mg/j pendant 3 à 4 mois), en cas d'atteinte colique à la Salazopyrine® (3 à 4 g/j) ou au 5 ASA (1,5 à 2 g/j).

81 **La recto-colite hémorragique** ou RCH est une affection inflammatoire chronique qui évolue par poussées, qui touche les muqueuses rectales et coliques et qui respecte l'intestin grêle. Il s'agit d'une atteinte continue à partir du rectum, remontant plus ou moins haut sur le côlon, caractérisée par des ulcérations superficielles hémorragiques de la muqueuse. Le côlon atteint devient tubulé et rigide.

82 **La symptomatologie de la RCH** associe une diarrhée faite de glaires, de mucus, de sang et de pus, des douleurs abdominales modérées, des manifestations extradigestives (articulaires, cutanées, oculaires) plus marquées dans les formes sévères (diarrhées sanglantes importantes, météorisme, profonde altération de l'état général), une colectasie (dilatation importante du côlon d'amont), une hyperleucocytose.

83 **Le volvulus colique** est la torsion d'une anse colique autour de son pédicule vasculaire qui entraîne l'interruption du flux sanguin, l'ischémie puis le sphacèle de l'anse.

84 Le dolichocôlon (côlon long), les fécalomes avec distension chronique de l'intestin et certains traitements (neuroleptiques, antiparkinsoniens) constituent les facteurs favorisants des volvulus, sigmoïdiens surtout.

85 **Le volvulus colique** entraîne une occlusion caractérisée par un début brutal, un arrêt complet des matières et des gaz avec un météorisme abdominal douloureux, un état général conservé au début et qui évolue avec l'installation de l'ischémie et du sphacèle vers un tableau de péritonite généralisée.

86 **Les colites infectieuses** peuvent être secondaires à une contamination digestive, le plus souvent par l'eau de boisson ou les aliments, par des germes type salmonelle, *Shigella*, *Campylobacter*, amibiase. L'atteinte colique est suspectée devant un tableau de diarrhée aiguë dès lors qu'il s'y associe de la fièvre et surtout des évacuations glairo-sanglantes. Le diagnostic d'atteinte colique repose sur la rectosigmoïdoscopie et l'examen des selles. L'évolution est favorable sous traitement antibiotique ciblé et traitement symptomatique de la diarrhée.

87 **Les polypes colorectaux** sont des tumeurs bénignes, faisant saillie dans la lumière intestinale. Ils siègent essentiellement dans le recto-sigmoïde. Certaines variétés ont un potentiel malin, d'où l'importance de leur détection précoce et leur exérèse : les poly-adénomes tubuleux, les tumeurs villeuses et les poly-adénomes villeux. D'autres variétés dégénèrent exceptionnellement : les polypes hyperplasiques et le polype juvénile.

88 **Les cancers du côlon et du rectum** sont les cancers les plus fréquents en France (15 % de tous les cancers). Les facteurs de risque sont l'âge (plus fréquents à partir de 50 ans), l'existence de poly-adénomes coliques, l'hérédité (polypose familiale, cancer colique chez un membre de la famille) et les maladies inflammatoires de l'intestin (recto-colite hémorragique ou RCH). L'extension de la tumeur se fait vers la profondeur de la paroi colique, les ganglions du méso et à distance vers le foie.

89 **Les signes révélateurs d'un cancer colorectal** sont, par ordre de fréquence :
- les troubles du transit, d'apparition récente ;
- la rectorragie, en général modérée ;
- les douleurs abdominales ;
- les sensations de faux besoins dans les tumeurs rectales ;
- l'apparition d'une masse abdominale palpable, surtout dans les tumeurs du cæcum.

90 **Les principaux facteurs de risques de cancer du côlon** sont l'âge (surtout après 45 ans, ils augmentent régulièrement dans chaque tranche d'âge et doublent d'une décennie à l'autre), les antécédents familiaux (polypose rectocolique, rectocolite hémorragique, maladie de Crohn), les habitudes alimentaires (les légumes verts auraient un rôle protecteur, l'alimentation exagérément riche en graisses, viandes rouges, et pauvres en fibres serait un cofacteur de risque).

91 **Les découvertes précoces des cancers du côlon** peuvent être dues à des selles modifiées chez un colopathe chronique, des faux besoins, des épisodes de constipation et de diarrhées, des ballonnements ne cédant pas aux anti-aérocolotiques, des douleurs abdominales liées à un syndrome de subocclusion, du sang dans les selles, des rectorragies, parfois un melæna.

92 La découverte du cancer du côlon peut être due au dépistage de masse (hémoccult) et aux coloscopies de principe chez les sujets à risque familial. Le test à hémoccult détecte deux tiers des cancers non symptomatiques. La coloscopie, acceptée 8 fois sur 10 dans le cas d'hémoccult positif, révèle 35 % de tumeurs bénignes et 7 % de cancers. Des études américaines font état d'une baisse de 30 % de la mortalité par cancer du côlon grâce à ce type de dépistage.

93 **Le cancer du côlon revêt diverses formes :** végétantes, bourgeonnantes, sténosantes, régulières, en virole évoluant vers l'occlusion, ou ulcérées et hémorragiques.

94 **Le traitement du cancer du côlon** est chirurgical ; il est lourd, mutilant, pénible au plan physique et psychologique, avec exérèse du segment colique et curage ganglionnaire (60 % des cas). Il varie avec la localisation.

95 Le traitement des cancers du côlon droit et du cæcum est une hémicolectomie droite emportant le côlon ascendant et la portion droite du côlon transverse avec anastomose iléo-colique.

96 Le traitement des cancers du côlon descendant (très infiltrants et occlusifs) est une colectomie emportant la moitié gauche du côlon transverse avec anastomose colo-colique termino-terminale.

97 Le traitement des cancers du côlon transverse gauche et de l'angle gauche est une colectomie segmentaire emportant la moitié gauche avec anastomose colo-colique.

98 **Le traitement des cancers du sigmoïde** est une colectomie du segment sigmoïdien avec anastomose colorectale haute (radiothérapie postopératoire sur les territoires lymphatiques, associée à la chimiothérapie).

99 On rencontre 9 000 nouveaux cas de cancer du rectum en France chaque année, dont 15 % des cancers chez l'homme et 9 % des cancers chez la femme. Le risque augmente après 50 ans. Sa découverte est encore trop tardive.

100 **Les principaux facteurs prédisposants du cancer du rectum** sont la recto-colite hémorragique, la constipation chronique, la polypose familiale.

101 Les variétés les plus fréquentes du cancer du rectum sont ulcérées, glandulaires, bourgeonnantes, épithéliales.

102 **L'extension du cancer du rectum** peut être :

- locale, en profondeur et en surface (toucher rectal et rectoscopie précisent la position de la tumeur) ;
- régionale, soit ganglionnaire, soit vésicale (exploration par scanner ou IRM abdominopelvien, échographie, cystoscopie) ;
- métastatique (découverte par échographie du foie et radiographie pulmonaire).

103 **Le traitement des petites tumeurs cancéreuses** du rectum, de diamètre inférieur à 20 mm, consiste en une radiothérapie de contact par endoscopie rectale.

104 **La péritonite aiguë** généralisée correspond à la rupture d'un organe creux dans la cavité péritonéale. Le péritoine est innervé : toute agression se manifeste donc par une douleur intense, une réaction de la paroi abdominale qui se contracte et une paralysie du transit intestinal réalisant une occlusion ou un iléus.

105 **L'appendicite** est l'inflammation aiguë de l'appendice. Les lésions sont variables ; il peut s'agir d'une inflammation simple, d'une suppuration, ou d'un plastron appendiculaire.

106 **Le diagnostic de l'appendicite** est généralement suspecté chez un sujet jeune devant une douleur de la fosse iliaque droite avec ou sans défense, la langue saburrale, une fièvre modérée (38 °C), la douleur provoquée dans la fosse iliaque droite et au toucher rectal à droite.

107 **L'occlusion intestinale** est un ralentissement ou arrêt du transit intestinal dû à un obstacle sur l'intestin grêle ou sur le côlon et qui se traduit par des vomissements et des douleurs, pour les occlusions dites hautes ou grêliques, et par un météorisme abdominal avec arrêt des matières pour les occlusions dites basses ou coliques.

108 **L'occlusion intestinale aiguë** est une affection fréquente qui peut avoir plusieurs causes : un obstacle organique sur le côlon ou l'intestin grêle par rétrécissement ou strangulation, une cause réactionnelle.

109 **Les signes cliniques de l'occlusion intestinale aiguë** sont : des douleurs abdominales le plus souvent diffuses, très évocatrices lorsqu'elles sont paroxystiques, des vomissements remplacés quelquefois par des nausées. L'arrêt des matières et des gaz est le signe majeur, mais il peut être masqué par un épisode de diarrhée. À l'examen, l'abdomen est météorisé, c'est-à-dire distendu, hypersonore à la percussion. À l'auscultation il n'y a plus de bruits hydro-aériques.

110 Dans tous les cas d'occlusion intestinale, **le traitement** sera différent suivant le mécanisme d'origine qui peut être mécanique ou fonctionnelle. Donc soit mettre le patient en aspiration gastrique ainsi qu'une perfusion et des électrolytes en grande quantité, soit traiter la cause (intervention en urgence visant à lever l'obstacle).

111 **Les hémorroïdes** sont des dilatations du plexus veineux qui entoure le canal anal. Selon leur situation par rapport à la ligne pectinée, on distingue les hémorroïdes internes et les hémorroïdes externes.

112 **Les principaux symptômes des hémorroïdes** sont la douleur anale liée ou non à la défécation, la rectorragie rarement abondante, la perception d'une tuméfaction à l'extérieur de l'anus, le prurit et le suintement.

113 **Les règles hygiéno-diététiques du traitement** des hémorroïdes sont alimentaires (réduction ou suppression des épices, des boissons alcoolisées et des excitants), locales (bains de siège). Il convient également de corriger les troubles du transit en évitant les laxatifs irritants.

114 **Le traitement des hémorroïdes** est soit médical administration locales (suppositoires et pommades antihémorroïdaires) :
- instrumental :
  - la ligature élastique : pose d'un anneau élastique à la racine du paquet hémorroïdaire entraînant sa nécrose et sa chute ;
  - la cryothérapie : congélation du paquet hémorroïdaire par application d'azote liquide ;
  - la photo coagulation au laser ;
- chirurgical :
  - la thrombectomie : évacuation d'un thrombus hémorroïdaire par incision sous anesthésie locale d'un paquet hémorroïdaire thrombosé, opération qui soulage le patient mais ne le dispense pas d'un traitement chirurgical radical.

115 **La fissure anale** est une ulcération allongée en raquette à grosse extrémité externe, située dans un pli radié de l'anus. Il s'agit d'une déchirure de la muqueuse située le plus souvent au pôle postérieur de l'anus, qui apparaît à l'occasion d'une défécation.

116 **Le traitement médical** de la fissure anale comporte : des mesures hygiéno-diététiques (suppression des épices et de l'alcool ; utilisation des bains de siège après les défécations) ; le traitement de la constipation en évitant les laxatifs irritants ; des médicaments (antalgiques par voie générale ou locale, décontracturants, tranquillisants, cicatrisants locaux) ; la sclérose sous-fissuraire par injection, sous la fissure, d'un produit sclérosant.

117 **La maladie fistuleuse de l'anus** résulte d'une infection des cryptes de Morgagni (replis de la paroi anale) qui se propage par les canaux trans-sphinctériens vers la peau, réalisant soit un abcès aigu de la marge anale, soit une fistule anale chronique.

118 **L'abcès** se manifeste comme une tuméfaction chaude, douloureuse et battante de la marge anale ; son installation est rapide. **La fistule** se traduit par un écoulement intermittent de pus par l'anus, ou par un orifice cutané périanal, pouvant passer par des phases transitoires de guérison apparente.

119 **Le traitement des fistules anales** vise à exciser les tissus infectés en respectant l'appareil sphinctérien responsable de la continence anale. Le traitement de l'abcès consiste à faire une mise à plat par l'excision du couvercle cutané, avec ou sans drainage selon l'importance de la cavité d'abcédation. Le traitement de la fistule peut être fait au cours de la mise à plat de l'abcès ou à distance. Il consiste à repérer le trajet fistuleux à l'aide d'un stylet ou par l'injection de bleu de méthylène par l'orifice cutané.

120 **Le cancer de l'anus** est un cancer rare qui atteint le sujet âgé. C'est un cancer épidermoïde. Les facteurs favorisants sont les suivants :
- traumatismes sexuels répétés ;
- fissures anales ;
- condylomes.

121 **Les circonstances de découverte du cancer de l'anus** sont :
- suintement anal ;
- fissure rebelle aux traitements médicaux locaux ;
- douleurs.

122 **Cancer colorectal**

Examens complémentaires pratiqués dans le bilan d'un cancer colorectal :

a. échographie abdominale ;

c. radio du thorax ;

d. dosage de l'antigène carcino-embryonnaire (ACE).

123 **Déroulement du soin de stomie jusqu'à J8 postopératoire**
- Jusqu'à J3 postopératoire : soins stériles.
- Ensuite :

– nettoyage de la peau au savon de Marseille avec de l'eau du robinet tiédie ;

– rinçage soigneux ;

– séchage rigoureux par tamponnements ;

– appliquer la poche en adaptant le calibre, faire une découpe centrale si besoin ;

– vérifier la mise en place de la poche en tirant légèrement vers le bas.

124 **La rectoscopie** est un examen qui permet la vision directe de la muqueuse anale, rectale, ainsi que de la partie basse du sigmoïde.

La préparation en vue de cet examen comprend :
- une préparation colique : un lavement évacuateur la veille au soir de l'examen et un lavement évacuateur le matin de l'examen (Normacol®) ;
- une préparation psychologique car c'est un examen inconfortable (position génu-pectorale).

125 **Termes médicaux correspondant aux définitions**
- Ablation de la rate et du pancréas : splénopancréatectomie.
- Aspect graisseux des selles : stéatorrhée.
- Abouchement de l'iléon à la peau : iléostomie.
- Présence de petites hernies (saillies arrondies) au niveau de la muqueuse colique ou du tube digestif : diverticulose.

126 **Le foie** fabrique des éléments multiples et essentiels pour l'homme :
- des facteurs de coagulation : fibrinogène, facteurs II (prothrombine), V, VII, IX et X ;
- de nombreuses protéines : albumine (exclusivement fabriquée par le foie), protéines de l'inflammation et protéines de transport des hormones sexuelles ;
- le cholestérol, composant essentiel de la membrane cellulaire ;
- la bile, sécrétion exocrine du foie drainée par les canalicules biliaires puis les canaux hépatiques. Elle contient : la bilirubine, son pigment qui résulte de la destruction des hématies, en particulier de l'hémoglobine : les lipides biliaires (phospholipides, cholestérol) et surtout les sels biliaires capables de disperser les lipides dans l'eau ce qui permettra leur absorption intestinale lors du contact avec la lipase pancréatique.

127 **Une affection des voies biliaires** se traduit par une douleur au niveau de l'épigastre ou de l'hypocondre droit à irradiation dans le dos, dans l'omoplate ou l'épaule gauche, cette douleur étant très intense, et une inhibition respiratoire. La douleur, à type de torsion ou de crampe, dure de 4 à 6 heures et apparaît souvent la nuit, accompagnée de nausées, de vomissements. Les facteurs déclenchants sont les repas copieux, les voyages ; il n'y a pas de facteur calmant.

128 **Les ictères à bilirubine libre** proviennent soit d'une destruction anormale de globules rouges (hémolyse), soit d'une insuffisance de conjugaison de la bilirubine au niveau du foie. La bilirubine non conjuguée n'est pas hydrosoluble : elle ne peut donc pas être éliminée dans les urines qui restent claires.

129 **Les ictères à bilirubine conjuguée** correspondent toujours à une maladie du foie ou à un obstacle sur les voies biliaires. L'absence de passage de bilirubine conjuguée dans l'intestin empêche la formation d'urobilinogène et donc de stercobilinogène qui colore les selles. Celles-ci sont décolorées. La bilirubine conjuguée passe dans le sang et s'élimine dans les urines, leur donnant une coloration brune.

130 **La cirrhose** est une atteinte diffuse du parenchyme hépatique, caractérisée par une désorganisation de l'architecture lobulaire, une nécrose cellulaire, une fibrose, des nodules de régénération.

131 Dans plus de 80 % des cas, **l'origine de la cirrhose** est alcoolique ; cependant il existe d'autres causes : virales (hépatites C) ou réaction immunologique ou surcharge métabolique.

132 **La cirrhose alcoolique** peut être suspectée par l'interrogatoire du malade ou son entourage, certains signes comme la maladie de Dupuytren, l'hypertrophie des parotides, sont des éléments en faveur d'une intoxication chronique par l'alcool, ainsi que l'élévation des gamma-GT et l'augmentation du volume globulaire moyen.

133 **Les différentes cirrhoses :** cirrhose alcoolique, cirrhose post-hépatique, cirrhose biliaire, cirrhose d'origine métabolique.

134 **Les complications** les plus importantes : le syndrome œdémato-ascitique (accident le plus fréquent) : l'ascite est reconnue devant l'apparition d'une prise de poids, une augmentation du périmètre abdominal un météorisme ; les hémorragies digestives, 2e grande complication mettant en jeu le pronostic vital sont souvent en lien avec une rupture de varices œsophagiennes, l'hospitalisation est indispensable ; l'encéphalopathie hépatique ; l'ictère ; le carcinome hépatocellulaire.

135 **La rupture de varices œsophagiennes** est une complication fréquente de la cirrhose.

136 **Les tumeurs** du foie : cancer primitif; cancer secondaire ; tumeurs bénignes et kystes simples du foie.

Les cancers primitifs du foie sont très rares en France. Ils sont plus fréquents chez les hommes que chez les femmes après 50 ans. Ils sont la cause principale des décès chez les cirrhotiques. Il existe des causes professionnelles (travail du PVC) de cancer primitif du foie.

137 **Les facteurs de risque de cancer du foie** sont la cirrhose alcoolique ; l'hépatite B et l'hépatite C sont des antécédents fréquemment retrouvés.

138 **Les signes cliniques du cancer du foie** sont une douleur abdominale, une hépatomégalie ou une ascite, avec amaigrissement et, parfois, ictère, symptômes pour lesquels le patient est amené à consulter.

139 Vrai, le carcinome hépato-cellulaire représente la quasi-totalité des cancers primitifs du foie.

140 **Les cancers secondaires du foie** sont les métastases viscérales les plus fréquentes des cancers colo-rectaux, des cancers des bronches, des cancers ovariens, utérins et prostatiques.

141 **Les parasitoses :** le kyste hydatique du foie dû à l'echinococcose hépatique ; la distomatose hépatique ; la schistosomiase hépatique ; l'amibiase hépatique ; l'echinococcose alvéolaire.

142 **Le kyste hydatique du foie** est une tumeur kystique due au développement de la larve du *Tænia echinococus granulisus* du chien, transmise à l'homme par un hôte intermédiaire, le mouton. Il existe des zones endémiques (Afrique du Nord, Espagne), mais les mouvements des populations augmentent la fréquence des kystes hydatiques dans nos régions. À l'atteinte hépatique peuvent s'associer d'autres localisations, pulmonaires et abdominales, notamment.

143 **Le diagnostic du kyste hydatique** du foie repose sur :
- la découverte d'une tumeur hépatique kystique plus ou moins calcifiée (symptômes, échographie, scanner) ;
- un patient exposé par son origine ou sa profession (berger, boucher) ;
- un patient qui a une sérologie d'hydatidose positive.

144 **Les complications du kyste hydatique** du foie sont principalement : la fissuration, responsable de fistule entre le kyste et les voies biliaires, l'infection consécutive à la fissuration et qui réalise parfois un tableau d'abcès du foie, la rupture intra-abdominale, rare, la compression, notamment la compression de la veine porte, responsable d'une hypertension portale.

145 **Le traitement du kyste hydatique** est chirurgical : réduction simple sans drainage (pour petits kystes à parois souples), résection du dôme saillant en laissant la partie incluse dans le foie, kystectomie totale en passant au ras de la paroi, périkystectomie qui emporte du parenchyme hépatique périkystique, hépatectomie réglée.

146 **La lithiase biliaire** est une affection extrêmement fréquente. Elle est souvent latente et touche au moins 10 à 20 % de la population. L'utilisation large de l'échographie a permis de découvrir un nombre considérable de lithiases biliaires asymptomatiques.

147 **Les facteurs étiologiques et prédisposant à la lithiase biliaire** sont multiples :
- les facteurs individuels : la fréquence augmente avec l'âge ; ils sont trois fois plus fréquents chez la femme ; l'hérédité est importante ; la lithiase est rare en Afrique, très fréquente dans certaines tribus indiennes d'Amérique ;
- les facteurs environnants : l'alimentation trop riche en graisses ; certains traitements (vagotomie, résection de l'iléon terminal et alimentation parentérale prolongée, notamment).

148 **La lithotritie** est une technique qui vise à fragmenter les calculs par des ondes de choc ultrasoniques émises par des électrodes immergées dans une solution conductrice. C'est une technique qui ne peut être utilisée que pour les calculs transparents, c'est-à-dire faits de cholestérol pur, et de petite taille, et quand la vésicule est perméable (d'où l'intérêt, à ce stade, de la cholécystographie).

149 **La lithiase biliaire** peut être responsable d'une infection de la vésicule : la cholécystite.

150 **La pose d'un drain de Kehr** après une cholédochotomie permet d'éviter :
- un œdème du cholédoque ;
- une sténose du cholédoque ;
- une fistule due à une fuite de la bile.

151 **Cholédochotomie :** ouverture du cholédoque ou incision.
Epreintes : fortes coliques rectales (douleur ou spasme).
Hépatomégalie : augmentation de la taille du foie.
Pituite : vomissement matinal (fréquent chez l'alcoolique).

152 **L'angiocholite** est une infection secondaire des voies biliaires due à la migration du calcul dans la voie biliaire principale (VBP).

153 **La pancréatite** se manifeste par une douleur au niveau de l'épigastre ou de l'hypocondre gauche à irradiation dorsale (impression d'être transpercé par un poignard), très intense, transfixante, à type de crampe, d'une durée de 6 à 12 h. Les facteurs déclenchants sont les repas copieux et le facteur calmant est l'antéflexion.

154 **Les pancréatites aiguës** se caractérisent par des lésions œdémateuses, hémorragiques et nécrotiques de la glande pancréatique, qui peuvent régresser quand la cause est supprimée ou, dans les formes sévères, continuer à évoluer vers l'autodestruction de la glande.

155 **Les signes d'appel des pancréatites aiguës** sont : la douleur (dans 90 % des cas) à début brutal, qui survient souvent à la fin d'un repas copieux avec prise d'alcool, de siège épigastrique, irradiant dans le dos ; cette douleur est intense, calmée par la position penchée en avant, isolée ou accompagnée de vomissements ; on constate également des vomissements (dans 75 % des cas), parfois abondants, incoercibles. Malgré l'intensité de la douleur, on trouve, tout au plus, un météorisme abdominal ou une défense épigastrique.

156 **Les deux étiologies les plus fréquentes des pancréatites aiguës** sont :
- l'alcoolisme : le contexte est le plus souvent évident ;
- la lithiase de la voie biliaire principale (VBP) : l'échographie permet de retrouver une lithiase vésiculaire, plus rarement un calcul dans la VBP.

157 **Le traitement médical d'une pancréatite aiguë** comprend :
- la mise en aspiration gastrique ;
- des perfusions de sérum glucosé et de soluté macromoléculaire, indispensables pour lutter contre le choc ;
- un apport calorique par voie intraveineuse visant à lutter contre le catabolisme important ;
- des antalgiques.

Une antibiothérapie est discutée car son indication est souvent réservée aux formes graves ; elle est à éviter en l'absence de preuve formelle d'infection.

158 **La pancréatite chronique** est une sclérose progressive du parenchyme pancréatique. Sur cette évolution chronique peuvent se greffer des poussées aiguës de pancréatite oedémateuse ou nécrotiques. La pancréatite chronique peut se calcifier. Son étiologie dominante est l'alcoolisme.

159 **La destruction progressive de la glande pancréatique** est lente. Les crises douloureuses correspondent à des poussées aiguës de la maladie et surviennent au cours des cinq premières années ; la destruction de la glande avec l'apparition du déficit de la sécrétion endocrine (insuline) et exocrine (suc pancréatique) n'apparaît qu'après une dizaine d'années d'évolution.

160 **La douleur** est le signe principal de la pancréatite chronique. Elle est épigastrique et siège dans l'hypocondre droit. Elle irradie dans le dos ou en hémiceinture. D'apparition brutale, elle survient après un repas copieux et la prise de boissons alcoolisées. Intense, elle est calmée par la position penchée en avant et dure plusieurs heures. L'amaigrissement s'observe dans 70 % des cas.

161 **Le traitement médical de la pancréatite chronique** repose, avant tout, sur l'arrêt de l'intoxication alcoolique. Les antalgiques sont utiles au cours des épisodes aigus ; le traitement de l'insuffisance pancréatique ne se pose qu'après plusieurs années d'évolution.

162 **Le cancer du pancréas** représente 20 % des cancers digestifs et 4 % des décès par cancer. L'ictère est le signe le plus fréquent lié à la compression du cholédoque qui aboutit à une dilatation des voies biliaires, extra et intrahépatiques. La douleur est fréquente ainsi que l'amaigrissement qui peut parfois être la première manifestation. Le traitement est chirurgical souvent purement palliatif visant à décomprimer les voies biliaires. La chimiothérapie a un rôle très limité mais augmente toutefois la survie du patient.

163 Le terme **hépatite virale** est réservé aux hépatites provoquées par des virus à hépatotropisme prédominant : virus A, B, C, D (delta), E, et G qui tous peuvent donner une hépatite aiguë ; les virus B, C et D sont responsables de formes chroniques qui peuvent dégénérer en cirrhose et cancer (carcinome hépato-cellulaire).

164 **Une hépatite** correspond à une inflammation du parenchyme hépatique qui survient en réponse à une agression et qui peut aboutir à une nécrose hépatocytaire.

165 **L'hépatite A** est liée au manque d'hygiène, aux mains sales ; la transmission est oro-fécale. L'éventualité d'une transmission par le sang provenant d'un donneur en phase virémique est exceptionnelle et il n'y a pas de transmission sexuelle ni de transmission materno-fœtale.

166 **La transmission de l'hépatite B** s'effectue selon trois modes bien définis : par voie sexuelle, par voie parentérale (toxicomanie intraveineuse, blessures accidentelles dans l'entourage d'un cas, en particulier chez les soignants) et par voie materno-fœtale en fin de grossesse. L'Afrique noire et l'Asie du Sud-Est ont des taux de séroprévalence à anticorps anti-HBs très élevés, de 70 à 95 % et un portage chronique de l'antigène HBs de 8 à 20 %.

167 **La transmission de l'hépatite C** est essentiellement sanguine et les autres modes de transmission ne sont pas totalement élucidés ; la voie sexuelle est mal connue et le risque materno-fœtal semble peu élevé. La séroprévalence dans la population française générale serait de 1,2 % environ dont les trois quart ignorent leur infection ; elle est très élevée chez les toxicomanes par voie veineuse (70 %), les hémophiles et les hémodialysés. Le virus C est devenu le premier responsable des hépatites transfusionnelles depuis que le virus B est parfaitement contrôlé dans le circuit de transfusion sanguine. La mise en place d'un dépistage obligatoire de l'anticorps anti-VHC dans les dons du sang a fait décroître en France l'incidence des hépatites après transfusion de 10 % à moins de 0,5 %.

168 Vrai, le virus de l'hépatite D se transmet par les mêmes modes que ceux de la transmission du virus de l'hépatite B.

169 Vrai, l'hépatite E est rare sous nos climats et son mode de transmission est voisin de celui de l'hépatite A.

170 **La période d'invasion du virus** de l'hépatite virale est brève, souvent sous la forme d'un banal syndrome pseudo-grippal, puis l'hépatite aiguë se développe avec une altération de l'état général, des troubles digestifs et un ictère cutanéo-muqueux.

171 **L'incubation de l'hépatite virale A** est de courte durée, de 2 à 6 semaines. À la phase aiguë, on distingue une phase préictérique de 1 à 3 semaines. L'évolution est rapidement favorable et sans séquelles. Les formes fulminantes sont rares, environ 1 cas sur 10 000.

172 **L'incubation de l'hépatite B** est plus longue que celle de l'hépatite A, de 60 à 120 jours en moyenne et elle passe inaperçue dans 90 % des cas. On distingue un portage chronique asymptomatique ainsi que l'existence d'une hépatite chronique qui peut être soit chronique persistante (40 %) avec une guérison obtenue en 7 à 10 ans, soit chronique active (30 %) qui évolue vers la cirrhose et le risque de cancérisation.

173 **La durée d'incubation de l'hépatite C** est difficile à préciser ; estimée entre 6 et 8 semaines, ses valeurs extrêmes seraient 2 et 26 semaines. Les formes asymptomatiques sont prédominantes (3/4 des cas), sans ictère dans 90 % des cas. La chronicité s'installe très fréquemment (80 % des cas) avec une bonne tolérance, mais la transformation en cirrhose dans 20 % des cas survient au bout d'une quinzaine d'années.

174 Il faut **une co-infection** de l'hépatite B pour que l'hépatite D se développe. Quand une hépatite aiguë D s'est installée, elle évolue vers la chronicité dans 80 % des cas, le plus souvent sous forme active (70 % des cas), passant à la cirrhose dans 40 % des cas, avec une lourde mortalité.

175 **L'incubation de l'hépatite E** est brève (20 à 30 jours) et aboutit à des formes sévères, notamment chez les femmes enceintes. L'évolution est bénigne, sans passage à la chronicité ni complication cancéreuse.

176 **Les virus responsables des hépatites** sont le virus A, le virus B et, plus récemment isolés, le virus C et le virus E. Le virus delta de l'hépatite D est un virus défectif, c'est-à-dire qu'il n'est pas capable de se reproduire seul, sa réplication implique la présence du virus B.

177 Dans **la prise en charge d'un patient atteint d'hépatite A (et E)**, l'infirmière doit :
- empêcher la transmission nosocomiale ou communautaire en assurant l'isolement septique entérique, en renforçant les mesures d'hygiène standards et notamment le lavage des mains et la désinfection des sanitaires après chaque selle ;
- évaluer le degré d'asthénie (aide à la toilette), prendre en charge les douleurs éventuelles et l'anxiété du patient ;
- évaluer le degré de prurit et participer à son apaisement (arceau sur le lit, conseiller le port de linge en coton, éventuels antiprurigineux, etc.) ;
- expliquer au patient les modes de transmission et les raisons des mesures prises.

178 **La vaccination antiétatique B** est la première mesure de prévention, la protection étant efficace.

179 Oui, l'article L.10 du Code de santé publique (loi du 18 janvier 1991) rend **la vaccination antihépatite B** obligatoire pour les professionnels de santé (3 injections et stratégie de contrôle de l'immunité chez les personnes vaccinées après l'âge de 25 ans).

180 **Par mesure préventive contre l'hépatite C**, un test est effectué chez les donneurs de sang depuis 1990 ; il est complété par l'élimination des dons de ceux qui ont des ALAT élevées. Les protocoles de désinfection des endoscopes tiennent compte du risque de transmission du VHC. Chez les toxicomanes IV, la prévention passe par le sevrage, le traitement de substitution ou, à défaut, les seringues à usage unique.

Psychiatrie

8

UE 2.6, 2e et 5e semestres

Questions

1 Citer les deux aspects des troubles de l'humeur.

2 Définir l'état dépressif.

3 Énumérer les symptômes de l'état dépressif.

4 Décrire ces différents symptômes.

5 Définir la dépression de surmenage.

6 Préciser, dans l'expression psychique, les différences entre l'anxieux et le déprimé.

7 Préciser, dans le comportement, les différences entre l'anxieux et le déprimé.

8 Énoncer le traitement médicamenteux des troubles dépressifs.

9 Décrire les soins éducatifs de la prise en charge infirmière des patients atteints de troubles dépressifs.

10 Définir l'accès maniaque.

11 Énoncer les principaux points de la sémiologie clinique de l'accès maniaque.

12 Énoncer les grands principes du traitement de l'accès maniaque.

13 Définir les psychoses maniaco-dépressives.

14 Définir l'anorexie mentale.

15 Expliquer la personnalité de l'anorexique.

16 Nommer les symptômes nécessaires au diagnostic de l'anorexie mentale.

17 Expliquer le contexte familial type de l'anorexique.

18 Citer les facteurs déclenchants de l'anorexie mentale.

19 Citer le traitement de l'anorexie mentale.

20 Donner les modalités spécifiques d'hospitalisation d'un sujet atteint d'anorexie mentale.

21 Énumérer les soins techniques au cours de la prise en charge infirmière d'un patient atteint d'anorexie mentale hospitalisé.

22 Énumérer les différentes clauses qui peuvent être incluses dans un contrat de soins établi avec un patient atteint d'anorexie mentale.

23 Citer les grandes lignes des soins relationnels à établir au cours de la prise en charge infirmière d'un patient atteint d'anorexie mentale.

24 Définir la boulimie.

25 Citer les phases de l'accès boulimique et son traitement.

26 Définir la toxicomanie.

27 Définir la dépendance psychique ou accoutumance à une substance toxique.

28 Définir la tolérance à une substance toxique.

29 Définir la dépendance physique à une substance toxique.

30 Définir l'état de manque.

31 Citer les principales drogues.

32 Énumérer et caractériser les différents opiacés consommés par les toxicomanes.

33 Définir l'opium.

34 Définir la morphine.

35 Définir l'héroïne.

36 Citer les manifestations cliniques de l'intoxication par l'héroïne.

37 Expliquer comment se manifeste l'intoxication aiguë par overdose d'héroïne.

38 Citer les manifestations cliniques de l'intoxication chronique par l'héroïne.

39 Expliquer le syndrome de sevrage chez l'héroïnomane.

40 Citer les anxiolytiques.

41 Définir les amphétamines.

42 Définir la cocaïne.

43 Donner les principaux effets d'une intoxication à la cocaïne.

44 Définir le crack.

45 Donner les caractéristiques du cannabis.

46 Donner les principaux signes cliniques d'une intoxication aiguë à faibles doses par le cannabis.

47 Donner les principaux signes cliniques d'une intoxication aiguë à fortes doses de cannabis.

48 Préciser les signes cliniques d'une intoxication chronique au cannabis.

49 Citer les principaux hallucinogènes.

50 Citer les principaux solvants.

51 Citer les anticholinergiques.

52 Donner les causes probables d'un surdosage de substances toxiques.

53 Donner les manifestations d'un surdosage (ou overdose).

54 Caractériser les personnalités toxicomaniaques des structures dépressives ou personnalités limitées.

55 Caractériser les personnalités toxicomaniaques des structures psychopathiques.

56 Préciser les caractères des causes d'ordre familial de la prise de toxiques.

57 Préciser les caractères des causes d'ordre social de la prise de toxiques.

58 Donner les deux produits de substitution utilisés dans le traitement de la toxicomanie.

59 Décrire l'attitude que le sujet dépendant moyen aux opiacés doit avoir pendant son traitement de substitution.

60 Donner les effets secondaires de la méthadone.

61 Définir l'alcoolisme chronique.

62 Définir le syndrome de sevrage alcoolique.

63 Définir l'encéphalopathie de Gayet-Wernicke.

64 Citer les signes, sur le plan psychique, d'imprégnation alcoolique.

65 Citer les signes, sur le plan physique, d'imprégnation alcoolique.

66 Citer les signes, sur le plan biologique, d'imprégnation alcoolique.

67 Citer les complications somatiques de l'alcoolisme chronique.

68 Citer les complications aiguës de l'ivresse simple.

69 Citer les complications aiguës de l'ivresse pathologique.

70 Décrire le coma éthylique.

71 Expliquer comment se manifeste la dépression respiratoire du coma éthylique.

72 Préciser les caractéristiques d'une crise de delirium tremens.

73 Distinguer le délire alcoolique subaigu (DSA) et le delirium tremens.

74 Définir l'anxiété.

75 Citer les principaux états anxieux.

76 Définir la névrose d'angoisse.

77 Caractériser l'état d'anxiété de la névrose d'angoisse.

78 Caractériser la crise d'angoisse aiguë de la névrose d'angoisse.

79 Définir la personnalité du sujet atteint de névrose d'angoisse.

80 Citer les signes principaux de la névrose d'angoisse.

81 Citer les troubles intellectuels présentés par le patient atteint de névrose d'angoisse.

82 Nommer le traitement d'une crise d'angoisse aiguë.

83 Nommer le traitement de l'anxiété permanente.

84 Citer les principaux signes de l'anxiété.

85 Citer les types de manifestations somatiques de l'anxiété.

86 Citer les principales manifestations somatiques de type cardiovasculaire de l'anxiété.

87 Citer les principales manifestations somatiques de type digestif de l'anxiété.

88 Citer les principales manifestations somatiques de type respiratoire de l'anxiété.

89 Citer les principales manifestations somatiques de type neuromusculaire ou sensoriel de l'anxiété.

90 Définir la névrose hystérique.

91 Préciser la personnalité du sujet atteint de névrose hystérique.

92 Citer les principales manifestations de la névrose hystérique.

93 Définir la névrose phobique.

94 Définir la personnalité du patient atteint de névrose phobique.

95 Citer les principales phobies.

96 Définir la névrose obsessionnelle.

97 Caractériser la personnalité du sujet atteint de névrose obsessionnelle.

98 Définir l'obsession.

99 Définir le syndrome de stress post-traumatique.

100 Définir le délire.

101 Citer les états délirants ou psychoses.

102 Définir la bouffée délirante aiguë.

103 Caractériser la personnalité du sujet atteint de bouffée délirante aiguë.

104 Préciser l'étiologie de la bouffée délirante aiguë.

105 Définir la confusion mentale.

106 Caractériser la confusion mentale.

107 Nommer les différentes formes cliniques de la confusion mentale.

108 Définir la psychose du post-partum.

109 Préciser l'étiologie de la psychose puerpérale.

110 Définir la mélancolie.

111 Nommer les principaux signes de la mélancolie.

112 Définir la schizophrénie.

113 Caractériser la personnalité du schizophrène.

114 Citer les principaux symptômes de la schizophrénie.

115 Définir le délire paranoïaque.

116 Caractériser la personnalité du sujet atteint de délire paranoïaque.

117 Donner le traitement du délire paranoïaque.

118 Définir la psychose hallucinatoire chronique (PHC).

119 Citer les thèmes du délire de la psychose hallucinatoire chronique.

120 Définir la paraphrénie.

121 Définir la psychopathie.

122 Caractériser la personnalité du psychopathe.

123 Nommer les principaux signes de la psychopathie.

124 Expliquer ce que regroupe le terme psychothérapies.

125 Expliquer le but de la psychanalyse.

126 Définir le projet thérapeutique.

127 Expliquer la pertinence de l'observation infirmière dans l'entretien en service de psychiatrie.

128 Décrire les soins infirmiers lors des activités thérapeutiques.

129 Décrire les soins infirmiers dans les activités occupationnelles.

130 Définir le secteur en psychiatrie.

131 Donner le texte législatif qui définit l'hospitalisation sans consentement en psychiatrie.

132 Citer les motifs d'une hospitalisation sans consentement à la demande d'un tiers.

133 Citer les pièces qui doivent figurer dans le dossier lors de l'admission d'un patient en hospitalisation à la demande d'un tiers.

134 Présenter la procédure d'hospitalisation d'office (HO).

135 Citer les examens à effectuer avant la mise en œuvre d'une cure de sismothérapie.

136 Citer les éléments cliniques de surveillance infirmière à la fin d'une séance de sismothérapie.

Réponses

1 **L'humeur** ou thymie peut se montrer sous deux aspects : un fléchissement de l'humeur avec accès dépressif ou tristesse, découragement et abattement ou une exaltation de l'humeur avec un accès maniaque ou le sentiment de bien-être est excessif.

2 **L'état dépressif** constitue le trouble psychiatrique le plus communément soigné en médecine générale de ville. Tout état dépressif se définit par un ensemble de symptômes.

3 **Les symptômes** sont : la tristesse, la perte d'intérêt, l'inhibition motrice, l'inhibition psychique, l'autodépréciation, la péjoration de l'avenir, les idées de mort, des manifestations anxieuses, des troubles somatiques, l'exacerbation des traits de caractère.

4 **La description des symptômes** :
• La tristesse « j'ai le cafard, j'ai le moral à zéro » ; la crise de larmes revêt un caractère pathologique par sa tendance à être le mode de réaction univoque du patient à tout ce qui lui arrive.
• La perte d'intérêt touche l'activité professionnelle ainsi que les actes de la vie courante et les loisirs.
• L'inhibition motrice atteint les gestes, le débit verbal, le patient paraît « figé » sous le poids de son malheur.
• L'inhibition psychique est le ralentissement de l'intellectuel il se sent incapable de résoudre les opérations qu'il effectuait auparavant.
• L'autodépréciation : le patient a une mauvaise opinion de lui-même.
• La péjoration de l'avenir : le patient a une vision pessimiste du futur ; il ne peut plus se projeter.
• Les idées de mort voire de suicide sont très inquiétantes : souhait de mort, s'endormir et ne plus jamais se réveiller, une tentative de suicide est souvent le mode de révélation aux autres de l'état dépressif.
• Des manifestations anxieuses : peur diffuse de l'avenir ou appréhension d'un danger précis. Les plaintes somatiques sont souvent présentes : oppression thoracique, serrement de gorge tremblement.
• Les troubles somatiques sont constants : anorexie avec ou sans perte de poids, troubles du sommeil, de l'endormissement, insomnie de la deuxième partie de la nuit, réveils multiples, dérèglement instinctuel atteint la zone génitale : baisse de la libido, impuissance, frigidité.
• L'exacerbation des traits de caractère : le patient peut devenir d'une irritabilité excessive.

5 **La dépression de surmenage** fait suite, le plus souvent, à une promotion professionnelle, le sujet n'arrivant pas à faire face à ses nouvelles fonctions de responsabilité et perd ses capacités.

6 Les différences dans l'expression psychique, entre **l'anxieux et le déprimé** sont les suivantes (triade cognitive) :
• vision pessimiste de l'avenir : dans la dépression, les pensées négatives englobent tout, aucune issue n'est possible. Dans l'anxiété, ces évaluations sont sélectives, spécifiques (par exemple : aurai-je assez d'argent pour payer mon loyer ? Mon train arrivera-t-il à l'heure ?) et des considérations positives ne sont pas exclues ;
• vision pessimiste de soi : pour l'anxieux, les erreurs sont invalidantes mais pas irrémédiables. Le déprimé se voit coupable de tout, sans rédemption possible. L'anxieux hésite, il doute, il n'est pas sûr de ses conclusions. Le déprimé est sûr que tout ce qu'il fait est mauvais ;
• vision pessimiste des rapports avec les autres : l'anxieux peut anticiper ses conduites de rituels, ses évitements, ses relations avec les autres. On peut observer une certaine précision. Le déprimé a déjà abandonné la partie depuis longtemps. Il vit dans le remords ou le regret.

7 Les différences, dans le comportement, entre l'anxieux et le déprimé sont les suivantes :
• l'évitement : le déprimé subit les événements de la vie. L'existence devient une routine plus ou moins supportable. L'anxieux tente en permanence d'éviter le danger, précis ou imprécis. En ce sens, il est plus sensible que le déprimé ;
• la motivation et l'énergie : le déprimé est ralenti. Il y a perte d'énergie. L'anxieux a une énergie, mis elle est bloquée, inhibée ;
• l'appréhension anxieuse : le déprimé est impuissant, la faute est la logique du parcours. L'anxieux appréhende l'erreur et la conséquence de cette erreur.

8 Dans **le traitement des troubles dépressifs**, les antidépresseurs constituent les éléments essentiels, associés si nécessaire à d'autres psychotropes.

9 Les soins éducatifs de **la prise en charge infirmière des patients atteints de troubles dépressifs** tiennent compte du fait que l'arrêt brutal du traitement représente un risque important de rechute. L'infirmière doit :

- informer le patient et son entourage de l'importance de poursuivre le traitement pendant la durée prescrite, et des risques de rechute en cas d'interruption brutale. Elle doit faire preuve de qualités relationnelles ajustées à cette pathologie. Le patient déprimé a besoin que le soignant comprenne ses préoccupations douloureuses, tienne compte des efforts physiques et mentaux qu'il doit déployer dans sa vie relationnelle ;
- personnaliser la relation qui va s'établir afin d'éviter l'anonymat et la perte d'identité ;
- dès qu'une amélioration se fait sentir, stimuler le patient en lui proposant des activités à un rythme qui le préparent à sa réinsertion.

10 **L'accès maniaque** est un état de surexcitation psychique qui se caractérise par une exaltation de l'humeur et une agitation motrice.

11 Les principaux points de la sémiologie clinique de **l'accès maniaque** sont les suivants :

- présentation : elle est typique, le sujet arborant une tenue fantaisiste, extravagante, voire débraillée, impudique ; le visage est animé, mobile ; il lance des clins d'œil chargés de sous-entendus ;
- contact : le sujet est hypersyntone, familier, jovial, facile, parfois coléreux ou érotique ;
- excitation motrice : le sujet bouge constamment et il présente une agitation désordonnée, inadaptée et stérile ;
- humeur euphorique, exaltée, expansive, mais instable ;
- fuite des idées, excitation psychique ;
- troubles somatiques : le sujet semble infatigable, malgré une insomnie importante ; il présente un amaigrissement malgré un comportement boulimique.

12 L'accès **maniaque** est une urgence thérapeutique qui nécessite une hospitalisation en service de psychiatrie. La sauvegarde de justice est systématique. Le traitement commence en milieu hospitalier.

Traitement médicamenteux :

- les neuroleptiques. Les sédatifs à fortes doses sont très bien supportés par les maniaques et sont administrés les trois premiers jours par voie intramusculaire, puis par voie orale ;
- les sels de lithium. La posologie efficace s'obtient grâce à un dosage régulier du taux de lithium dans le sang, l'augmentation des doses se faisant progressivement en fonction des taux de lithiémie. La lithiémie efficace se situe entre 0,7 et 1 mg/L ;

Traitement psychothérapique :

- dès la sédation de l'agitation maniaque, une thérapie de soutien peut être envisagée mais la psychothérapie analytique et la psychanalyse classique ne sont pas des thérapies pertinentes dans l'accès maniaque.

13 **Les psychoses maniaco-dépressives** sont constituées de la succession chez le même patient d'accès mélancolique et ou d'accès maniaques avec des intervalles libres ou il va tout à fait bien.

14 **L'anorexie mentale** essentielle est une conduite de restriction alimentaire volontaire persistante, une lutte contre la faim qui progressivement disparaît pour faire place à une véritable anorexie.

15 **L'anorexie** apparaît progressivement chez des adolescentes excellentes élèves à l'imagination riche. Sur le plan affectif, on observe une immaturité, un refus de la féminité, un sentiment de culpabilité et de frustration. La patiente est intelligente, lucide, agréable avec son entourage, elle banalise ou nie ses troubles.

16 **Les symptômes de l'anorexie mentale** sont :

- l'anorexie : il convient dans ce cas de parler de restriction alimentaire volontaire. L'anorexie peut être totalement déniée par la patiente ou bien rationalisée (« je n'ai pas faim ; je suis constipée ; j'ai des douleurs au ventre ») ;
- l'amaigrissement : il est important (entre 10 et 15 % du poids), spectaculaire, il peut

aboutir à une véritable cachexie. Il est souvent conjugué à l'absorption de laxatifs ou de diurétiques ;
• aménorrhée : elle survient après quelques mois de restriction alimentaire et demeure constante au cours de l'anorexie. Une hyperactivité dont l'objectif est double : privilégier les activités intellectuelles et brûler le maximum de calories par un exercice sportif intense.

17 **La famille de l'anorexique** se dépeint souvent comme unie et sans problème, mais l'alimentation devient rapidement le centre des préoccupations familiales. La maigreur, le dépérissement auquel assiste la famille suscitent, notamment chez la mère, une culpabilité et des conduites de « forçage », supplications, chantage, menace ou la confection de plats variés pour susciter l'appétit. Il existe autant chez la famille que chez la patiente un refus de reconnaître l'origine psychologique des troubles, ce qui entraîne toujours un retard dans l'instauration de soins adaptés.

18 **Les facteurs déclenchants de l'anorexie mentale** peuvent être une séparation d'avec le milieu familial, une relation amoureuse, un échec ou une réussite à un examen.

19 **L'anorexie mentale** est une urgence médicale et psychiatrique. Son traitement est le suivant :
• hospitalisation, nécessaire si le risque vital est immédiat ou s'il y a échec du traitement ambulatoire ;
• traitement médicamenteux : on administre des antidépresseurs en cas de syndrome dépressif associé ;
• psychothérapie.

20 **L'hospitalisation d'un sujet atteint d'anorexie mentale implique, notamment, les modalités spécifiques suivantes :**
• un contrat thérapeutique ;
• un isolement du sujet de son environnement familial ;
• un contrat concernant le poids à atteindre ;
• une réalimentation progressive ;
• une prise en charge psychologique.

21 **Dans le cas d'une hospitalisation, en médecine ou en psychiatrie, les soins techniques infirmiers à prodiguer à un sujet atteint d'anorexie mentale** sont les suivants :
• prise quotidienne et tracé des courbes de la pression artérielle et de la température ;
• surveillance de l'état général ;
• pesée quotidienne et tracé de la courbe de poids ;
• surveillance « autour » de la nourriture, avant, pendant et après les repas ;
• surveillance de l'apparition de troubles somatiques : déshydratation, troubles circulatoires, troubles digestifs ;
• surveillance de l'apport hydrique (pas plus de 1,5 L/j) ;
• mise en œuvre du contrat de soins.

22 **Le contrat de soins** établi avec un patient atteint d'anorexie mentale est fonction du poids de ce patient à l'arrivée ainsi que du rapport poids taille. Il est rédigé en salle le premier jour de l'hospitalisation avec les parents, l'adolescente, le médecin et l'infirmière. À tout moment, les parents ou l'adolescente peuvent rompre le contrat, ce qui entraîne une sortie contre l'avis médical. On commence par déterminer le poids d'entrée. Avec pour conséquences :
• pas de visite, de téléphone, de courrier ;
• pas de sorties éducatives ;
• pas d'activités intérieures et extérieures.
À l'atteinte d'un poids moyen, on autorise :
• visites, téléphone, courrier ;
• sorties éducatives ;
• activités intérieures et extérieures.
À l'atteinte du poids de sortie, on poursuit pendant deux semaines de stabilisation, avec une pesée une fois par semaine, le même jour, le matin avant le petit-déjeuner. Puis on rédige le contrat qui précise les points à respecter.

23 Il est important d'impliquer le patient dans le cadre thérapeutique établi, de favoriser une relation de confiance, pour éviter que l'infirmière ne soit perçue comme un ennemi ou un complice des parents, d'adopter des attitudes chaleureuses empreintes d'empathie. Il faut veiller au respect du contrat établi :
• en se référant au contrat ;
• en respectant l'isolement sans pour autant délaisser la personne ;
• en encourageant le patient dans ses progrès.

Il faut également :
• discuter du sens latent de l'utilisation des laxatifs, de diurétique, ou des comportement de vomissement ;
• envisager des changements de comportement alimentaire ;
• parler avec le patient de la façon dont il perçoit son corps, l'amener à réfléchir sur ses représentations culturelles de la féminité ;
• arriver à une prise de conscience de la relation nourriture/plaisir en fonction de l'évolution du poids ;
• viser à la renarcissisation (vêtements, coiffure, maquillage) ;
• développer la prise en charge de l'hygiène corporelle.

24 **La boulimie** est une débauche alimentaire épisodique accompagnée de la peur de ne pas pouvoir s'arrêter volontairement de manger. C'est un acte de suralimentation excessive non contrôlé, se répétant régulièrement.

25 **L'accès boulimique** se décompose en plusieurs phases :
• un besoin impérieux de consommer rapidement des aliments surtout à haute énergie, ce besoin étant précédé d'un état d'irritabilité et d'angoisse ;
• la surconsommation alimentaire se fait avec voracité, parfois sans mastication, dans un laps de temps court, de 30 min maximum, et souvent en cachette de l'entourage ;
• la fin de l'accès boulimique se produit lorsque le sujet ressent des douleurs abdominales, des nausées, des céphalées ; ces troubles s'accompagnent d'un sentiment de mépris, de honte, de culpabilité. Cet accès boulimique peut être suivi par une alcoolisation et/ou des vomissements provoqués ou par un endormissement. Selon la théorie psychanalytique, la boulimie s'inscrit dans une dimension d'autosabotage. L'accès boulimique a valeur « d'acte antipensée » qui écarte toute représentation mentale du conflit psychologique présent. Au cours des accès boulimiques le sujet se « remplit » de sensations physiques et maîtrise toute émotion. Il instaure une relation de l'ordre de la dépendance.

Les traitements de la boulimie# sont les suivants :

• hospitalisation ;
• traitement ambulatoire ;
• traitement psychothérapique ;
• la sociothérapie (la participation à un atelier d'expression vise à diminuer l'angoisse du sujet et à valoriser sa créativité).

26 **La toxicomanie** est un état d'intoxication de l'organisme par des substances toxiques entraînant un état de dépendance physique et psychique à l'égard de leurs effets.

27 **La dépendance psychique à une substance toxique** est un état mental caractérisé par une impulsion à prendre cette drogue dans le but d'en retirer un plaisir ou d'annuler une tension.

28 **La tolérance à une substance toxique** est le besoin d'augmenter les doses de cette substance pour en obtenir les mêmes effets.

29 **La dépendance physique à une substance toxique** est un état de l'organisme qui exige l'apport régulier de cette substance ; cette dépendance associe tolérance et syndrome d'abstinence lors de la privation.

30 **L'état de manque** est une souffrance physique et psychologique consécutive à la privation de drogue chez le sujet dépendant.

31 **Les principales drogues** sont :
• les psycholeptiques qui regroupent les opiacés, les anxiolytiques ;
• les psychodysleptiques qui regroupent les dérivés du cannabis, les hallucinogènes, les solvants, les anticholinergiques.

32 **Les opiacés consommés par le toxicomane** sont l'opium et ses dérivés, morphine, héroïne, codéine, qui sont des analgésiques, des narcotiques.

33 **L'opium** est un suc végétal extrait de la capsule du pavot et qui peut être fumé ou injecté ; il est constitué pour 25 % d'alcaloïdes dont deux groupes, pharmacologiquement actifs comprennent, l'un la morphine et la codéine, l'autre, la papavérine.

34 **La morphine** est un alcaloïde extrait de l'opium et utilisé sous forme injectable (intraveineuse) ; elle est efficace dans presque tous les types de douleurs.

35 **L'héroïne** est un dérivé de la morphine par manipulation chimique qui se présente sous forme de poudre blanche ou brune (mélangée avec de la caféine) ; elle est principalement consommée sous forme injectable, par voie intraveineuse, mais peut être inhalée ou fumée.

36 L'héroïne est surtout utilisée par voie intraveineuse. L'effet recherché par l'héroïnomane est une sensation de plaisir intense, d'euphorie appelée « flash ». Le manque suit, 6 à 8 heures plus tard, avec somnolence, apathie, altération de l'attention et de la mémoire, myosis important, puis bradycardie, hypotension, nausées, vomissements. Les soucis, les difficultés, la souffrance sont gommés ; cet effet dure de 3 à 6 heures.

37 L'intoxication aiguë par overdose d'héroïne entraîne torpeur, asphyxie et œdème aigu du poumon.

38 L'intoxication chronique par l'héroïne s'accompagne le plus souvent de troubles dont les plus importants sont les suivants :
- un myosis important très caractéristique ;
- une altération de l'état général (dénutrition, infections, etc.) ;
- des problèmes infectieux liés à une absence totale d'hygiène (abcès au point d'injection, septicémie, hépatites virales B et C, sida, etc.) ;
- des problèmes cérébraux (encéphalopathie) ;
- des complications pulmonaires (OAP, pneumopathies), des complications rénales, digestives, cutanées, des complications obstétricales (syndrome de manque du nouveau-né, souffrance fœtale qui peut être mortelle, prématurité. À noter que les opiacés ne présentent pas de risque tératogène) ;
- une désinsertion sociale rapide (vols, prostitution, etc.) ;
- un état de manque douloureux et difficilement supportable (douleurs abdominales, lombaires et des membres).

39 L'organisme humain sécrète en permanence des endorphines chimiques qui entrent en action pour freiner la douleur. L'héroïne se substitue à l'action des endorphines, mais avec des effets beaucoup plus puissants, puis la remplace : l'endorphine n'est alors plus produite par l'organisme. C'est la raison pour laquelle l'héroïnomane qui ne peut se procurer de drogue ressent un état douloureux important pendant 4 ou 5 jours : c'est l'état de manque ou syndrome de sevrage.

40 **Les anxiolytiques** : les benzodiazépines et les carbamates ; certains d'entre eux sont utilisés en cas de manque ou de défaut d'approvisionnement.

41 **Les amphétamines** (psychoanaleptiques) sont des psychostimulants ; ils sont encore utilisés par certains sportifs.

42 **La cocaïne** est un alcaloïde extrait de la feuille de coca, autrefois utilisé comme anesthésique local. Elle se présente sous forme d'une poudre blanche prisée, absorbée par voie buccale ou administrée par voie sous-cutanée.

43 La prise de cocaïne produit des effets immédiats, en particulier une exaltation rapide, suivie d'un effondrement, une irritabilité, une idée de persécution, une dépression, une anxiété, une angoisse profonde avec besoin de recommencer, une dépendance rapide et des troubles physiques intenses, d'ulcérations ou de perforations de la cloison nasale (respiration bruyante, crachement de sang, accélération du rythme cardiaque, arythmies, convulsions pouvant entraîner la mort).

44 **Le crack** est une substance toxique, mélange de chlorhydrate de cocaïne, de bicarbonate de soude et d'eau. Une fois chauffé, il se refroidit en durcissant et peut alors être fumé dans des pipes. Sa diffusion cérébrale est très rapide et très élevée : c'est une des drogues les plus toxiques et qui provoque le plus de dépendance.

45 **Le cannabis** est souvent considéré comme une drogue mineure, douce. Le cannabis provient du chanvre indien et est utilisé sous deux formes, la résine (le haschisch) et l'herbe (la marijuana ou le kif). Il est surtout consommé fumé, mais peut aussi être ingéré. Son usage est très répandu dans le monde entier. Utilisé quotidiennement, le cannabis entraîne des comportements inadaptés et une dépendance psychique.

46 À faibles doses, le cannabis entraîne une stimulation sensorielle (visuelle, auditive et tactile), des illusions sensorielles, une intensification subjective des perceptions, une exaltation de l'humeur, une sensation de ralentissement du temps, d'accroissement des distances.

47 À fortes doses, le cannabis provoque des phénomènes hallucinogènes dont l'irréalité n'échappe jamais complètement au sujet, une dépersonnalisation, une déréalisation.

48 À long terme, le cannabis entraîne des troubles chroniques, notamment une diminution des capacités, une altération intellectuelle et sociale avec syndrome motivationnel. Il peut également provoquer d'autres complications, comme une psychose aiguë avec surtout un tableau dissociatif.

49 **Les hallucinogènes :** le LSD, la psilocybine, la mescaline.

50 **Les solvants :** les anesthésiques volatils comme l'éther ou des produits à base de toluène ou d'acétone comme les colles qui sont inhalés par les très jeunes toxicomanes.

51 Les anticholinergiques comme les antiparkinsoniens sont utilisés à des fins toxicomaniaques.

52 **Les principales causes d'un surdosage de substances toxiques** (ou overdose) sont : la prise d'une dose quantitativement inhabituelle ou beaucoup moins « coupée », le produit de coupage qui entraîne des chocs anaphylactiques allergiques ; la mauvaise solubilité de certains additifs (talc, amidon, etc.) dans l'organisme, qui entraînent des granulomes encéphaliques, hépatiques ou pulmonaires parfois mortels ; l'association à une autre substance comme l'alcool ou les psychotropes.

53 **L'overdose** se manifeste par les phénomènes suivants : perte de conscience, détresse cardiovasculaire, troubles respiratoires à type de dépression ventilatoire. Une réanimation en urgence s'impose.

54 **Les structures dépressives** représentent actuellement une part importante des toxicomanes. Elles sont caractérisées par une importante immaturité affective qui empêche le sujet de se structurer solidement sur un mode névrotique ou psychotique. Le sujet ne parvient pas à sortir d'une crise d'adolescence ; il est influençable, insatisfait, sans goût particulier.

55 **Les structures psychopathiques** sont les plus représentées et les plus typiques des personnalités toxicomaniaques. Cette personnalité est caractérisée par l'impulsivité, la dysphorie, l'instabilité, les troubles du caractère et du contact, la marginalité, la délinquance. Leur biographie est émaillée de ruptures, de passages à l'acte répétés et de démêlés fréquents avec les structures sociales établies.
La dysphorie est une modification de l'humeur à tonalité dépressive, un état de malaise accompagné du sentiment d'être en mauvaise santé.

56 **La prise de toxiques chez certains sujets a des causes d'ordre familial :** certains de ces sujets ont connu des carences affectives précoces, ont été abandonnés, placés de façon non stable. Certains parents ont eu des attitudes surprotectrices favorisant la dépendance. On retrouve aussi, fréquemment, la dissociation du couple parental, un alcoolisme chez le père, l'abus de psychotropes chez la mère.

57 **La prise de toxiques chez certains sujets a des causes d'ordre social :** le nombre d'exclus de la société actuelle augmente de plus en plus en raison du chômage, des problèmes de logement, de l'échec scolaire. Les jeunes, essentiellement dans les banlieues, ont des difficultés à se projeter dans un avenir de plus en plus incertain. Certains se marginalisent et ont recours à la violence hétéro- ou autoagressive. La société est en crise : crise des valeurs, des structures, quelles qu'elles soient.

58 **Les deux produits de substitution utilisés dans le traitement de la toxicomanie** sont la méthadone et le Subutex®, deux morphiniques à longue durée d'action. Ils n'ont pas d'effet euphorisant et sont caractérisés par l'absence de flash. Longtemps controversés, ces traitements sont prescrits dans tous les centres spécialisés.

59 **Le sujet dépendant moyen aux opiacés** doit être actif dans son traitement de substitution. Il doit être volontaire et accepter les contraintes inhérentes à ce traitement.

60 **Les effets secondaires de la méthadone** sont les suivants : constipation, baisse de la libido, hypersudation, perte de la vigilance, éruption cutanée.

61 **L'alcoolisme chronique** se caractérise par la dépendance à l'alcool ; le sujet n'a plus la volonté de s'abstenir de consommer des boissons alcoolisées. « Les alcooliques sont des buveurs excessifs dont la dépendance à l'égard de l'alcool est telle qu'ils présentent soit un trouble mental décelable, soit des manifestations affectant leur santé physique et mentale, leurs relations avec autrui et leur comportement social et économique » (OMS 1952).

62 **Le syndrome de sevrage alcoolique** est une urgence médicale dont le risque est l'apparition d'un délire alcoolique aigu appelé delirium tremens, survenant chez un éthylique chronique, avec hallucinations, tremblements, etc. Le patient présente certains signes avant-coureurs apparaissant quelque temps après l'arrêt brutal de la consommation d'alcool.

63 **L'encéphalopathie de Gayet-Wernicke** est une maladie causée majoritairement par l'alcoolisme chronique et caractérisée par une carence en vitamine B1. Le début est progressif, le patient souffre d'un état subconfusionnel, de troubles digestifs, de céphalées et de vertiges.

64 **En cas d'imprégnation alcoolique, sur le plan psychique**, on note :
- des troubles du comportement (hyperémotivité, irritabilité) ;
- des troubles du sommeil (insomnie, cauchemars) ;
- des troubles de l'humeur (anxiété, dépression) ;
- des troubles intellectuels (ralentissement, difficulté de concentration, troubles mnésiques) ;
- des troubles de l'affectivité (autoritarisme, jalousie, sentimentalité débordante) ;
- une hétéroagressivité.

65 **En cas d'imprégnation alcoolique, sur le plan physique**, on observe les signes suivants :
- tremblements fins (trémulation des doigts et de la langue) ;
- faciès congestif ;
- varicosités des pommettes et du nez ;
- subictère conjonctival ;
- crampes nocturnes des mollets ;
- sueurs nocturnes ;
- pituites (renvois aigus le matin) ;
- brûlures d'estomac ;
- diarrhée plus ou moins chronique.

66 **En cas d'imprégnation alcoolique, sur le plan biologique,** on constate :
- une macrocytose (augmentation du volume globulaire moyen) ;
- une augmentation des gammas GT.

67 **Les complications somatiques de l'alcoolisme chronique** sont d'ordre :
- neurologiques : polynévrite, encéphalopathie carentielle en vitamine B1, syndrome de Korsakoff, démences, épilepsie, etc. ;
- viscéral : hépatographies, cirrhose, ascite, pancréatite, etc. ;
- cancéreux : l'alcool joue un rôle démontré dans les cancers des voies digestives.

68 Dans **l'ivresse simple**, le taux d'alcoolémie est supérieur à 0,80 g/L. Le sujet présente une altération des fonctions sensorielles, une excitation intellectuelle, une incoordination motrice, des variations de l'humeur importantes avec alternance d'irritabilité, de violence, d'euphorie et de tristesse.

69 Dans **l'ivresse pathologique**, le taux d'alcoolémie est supérieur à 1,5 g/L. Le patient présente un délire sur différents thèmes (jalousie, persécution, mégalomanie, etc.), évoluant parfois vers un délire chronique, une excitation motrice, une irritabilité, une violence, une fureur (raptus furieux) avec gestes dangereux, des hallucinations en général visuelles, quelquefois auditives, engendrant un état d'agitation.

70 **Le coma éthylique** est atteint avec un taux d'alcoolémie de 4 à 5 g/L. Dans les cas d'intoxication massive, l'atteinte des centres nerveux peut provoquer une hypoglycémie et un danger respiratoire, une dépression respiratoire.

71 Dans le coma éthylique, on peut rencontrer **une dépression respiratoire** qui se manifeste par :
- des élévations et des baisses du pouls et de la fréquence respiratoire dues au changement touchant le centre respiratoire du tronc cérébral ;

• une cyanose due à la diminution de la saturation de l'hémoglobine en oxygène ;
• une altération de la fonction des nerfs crâniens qui entravent la respiration.

72 **Le delirium tremens** survient généralement lors d'une interruption brutale et involontaire de la consommation d'alcool ou d'une absorption massive d'alcool.
Le début de la crise est brutal et survient en général à la tombée de la nuit. L'aspect du patient est caractéristique : le visage est pâle, voire vitreux, avec un regard anxieux. Il est en proie à une grande agitation, menaçante, apeurée, désordonnée. Le délire onirique est présent.
Le sujet a des hallucinations plurisensorielles, mais à prédominance visuelle. Elles sont terrifiantes et renforcées à l'arrivée de la nuit. Il voit des animaux dangereux, terrifiants, et se sent menacé. Le delirium tremens se caractérise également par une confusion mentale qui peut entraîner des troubles du comportement, des fausses reconnaissances, une désorientation spatio-temporelle. Les troubles neurologiques se manifestent par des tremblements au niveau des doigts et par des troubles de l'équilibre (dysarthrie). Le patient souffre en outre d'une déshydratation accompagnée d'une oligurie, d'une hypotension artérielle et de tachycardie, et d'une hyperthermie (39 à 40 °C).

73 L'installation du **délire alcoolique subaigu** (DAS) se caractérise par des accès nocturnes qui, peu à peu, deviennent continus. Le délire onirique est commun au DAS et au delirium tremens mais il n'y a pas de manifestations somatiques sévères dans le DSA : ni hyperthermie, ni mouvements anormaux, et le pronostic vital n'est pas en jeu ; mais, le DAS peut évoluer vers le delirium tremens dans certains cas, ou vers la psychose hallucinatoire alcoolique (PHC).

74 **L'anxiété** est souvent définie comme une peur sans objet apparent, de nature existentielle ; c'est la plus répandue des manifestations psychologiques.

75 **Les états anxieux** sont caractérisés par la primauté de l'anxiété à l'exclusion de toute pathologie psychiatrique majeure associée. Il existe donc : le trouble anxieux généralisé, le trouble panique, le trouble phobique (névrose phobique) la névrose hystérique, le trouble obsessionnel compulsif ou névrose obsessionnelle, la névrose hypocondriaque et les affections psychosomatiques.

76 **La névrose d'angoisse** se caractérise par un état anxieux permanent avec une alternance de crises d'angoisse aiguë.

77 **L'état d'anxiété de la névrose d'angoisse** est une anxiété permanente qui s'exprime tant au niveau physique que psychologique. Dans cet état d'anxiété, éventuellement entrecoupé de crises aiguës, le sujet est constamment sous tension, sans motifs justifiés en référence à la vie quotidienne.

78 **La crise d'angoisse aiguë** de la névrose d'angoisse survient de façon brutale et imprévisible et est invalidante.

79 **Le sujet atteint de névrose d'angoisse** est une personne inquiète, timide depuis l'enfance, repliée sur elle-même, qui a besoin de réassurance, qui a du mal à supporter les échecs de la vie, les séparations, la vieillesse, les deuils.

80 **Le sujet atteint de névrose d'angoisse présente les troubles suivants :** troubles intellectuels, troubles psychomoteurs (excitation ou inhibition motrice), troubles psychiques (peur du devenir : crainte de maladies graves, de découverte de la folie), troubles somatiques multiples et variés qui dissimulent l'état d'anxiété.

81 **Les troubles intellectuels du patient atteint de névrose d'angoisse** consistent en une inhibition intellectuelle qui se manifeste par un semi-bégaiement, une confusion de mots, une impossibilité d'articuler, un « trou de mémoire », parfois une excitation stérile.

82 **La crise d'angoisse aiguë** est une urgence, mais l'hospitalisation n'est pas systématique. Le traitement médicamenteux consiste en anxiolytiques par voie parentérale.

83 En cas d'**anxiété permanente**, le patient est toujours traité en ambulatoire et le traitement médicamenteux se compose :
• de tranquillisants (Lexomil®, Equanil®) ;
• d'antidépresseurs (Laroxyl®, Anafranil®) ;
• de neuroleptiques à faible dose, en cas d'échec des tranquillisants. Le traitement

psychothérapique peut être de soutien, de type analytique, cognitif, comportemental ou psychanalytique. Il faut y adjoindre la relaxation et des règles de vie : suppression des excitants (café, tabac, alcool), activités physiques régulières, cures d'hydrothérapie.

84 **Les crises d'anxiété** sont soudaines et inopinées, sans circonstances déclenchantes apparentes. Elles se signalent généralement par :
- une appréhension intense avec sensation d'une menace grave ;
- la perception de diverses modifications somatiques ;
- un sentiment de mort imminente ;
- la peur de perdre la raison.

85 **Les différentes manifestations somatiques de l'anxiété** sont de type :
- cardiovasculaire ;
- digestif ;
- respiratoire ;
- génito-urinaire ;
- neuromusculaire ou sensoriel ;
- neurovégétatif.

86 **Les principales manifestations somatiques de type cardiovasculaire de l'anxiété** sont :
- oppression thoracique : sensation de constriction, mais aussi palpitations ;
- impression que le cœur bat fort où veut s'arrêter, accès de tachycardie ;
- lipothymies ;
- accès de rougeur ou de pâleur ;
- refroidissement des extrémités ou bouffées de chaleur.

87 **Les principales manifestations somatiques de type digestif de l'anxiété** sont :
- spasmes pharyngés (sensation de boule dans la gorge) ;
- spasmes gastro-intestinaux, barre épigastrique, douleurs coliques ;
- aérophagie ;
- nausées ;
- diarrhée motrice, spasmes ano-rectaux ;
- crise de hoquet ;
- faim ou soif paroxystiques.

88 **Les principales manifestations somatiques de type respiratoire de l'anxiété** sont :
- dyspnée, sensation d'étouffement ;
- accès de toux nerveuse ;
- hyperventilation.

89 **Les principales manifestations somatiques de type neuromusculaire ou sensoriel de l'anxiété** sont :
- crampes, secousses musculaires, tremblement des extrémités ;
- algies posturales ;
- céphalées ;
- paresthésies ;
- frissons ;
- prurit ;
- vertiges, bourdonnements d'oreilles, sensation de brouillard et flou visuel.

90 **La névrose hystérique** est une pathologie qui se caractérise par des perturbations du caractère et des manifestations psychiques multiples et variées : troubles alimentaires, troubles sexuels sur fond d'anxiété, fatigue, algies diverses. Elle présente des symptômes somatiques et/ou psychiques qui traduisent des conflits psychologiques inconscients.

91 **Le sujet hystérique** s'inscrit dans un comportement personnel de représentation, de théâtralisme ; très dépendant des autres, s'identifie aux personnes qu'il rencontre ; cherche toujours à manipuler, est toujours soucieux de son image, avec une forte envie de plaire et d'être remarqué.

92 De façon réactionnelle, le sujet hystérique a des crises de nerf, de spasmophilie, ou des crises syncopales. Elles sont aiguës et de courte durée. Le sujet peut cependant présenter des troubles se traduisant par des perturbations motrices (paralysie d'un membre, troubles de la phonation, etc.), des perturbations sensorielles (brouillard visuel, cécité, troubles de l'audition), des perturbations sensitives.

93 **La phobie** est une peur ayant un objet bien précis (objet phobogène), sur lequel a été projeté et fixé le stimulus de l'angoisse. Lorsque le sujet se trouve en présence du facteur déclenchant, il est pris d'une grande crise d'angoisse.

94 Chez la personne phobique, on retrouve une personnalité anxieuse, hypersensible aux frustrations, toujours en attente d'une souffrance. Toujours en alerte, elle porte une attention extérieure à ses manifestations psychologiques. Elle fuit la séduction et ne veut ni séduire ni être séduite.

95 **Les principales phobies** sont les phobies d'espace (agoraphobie, claustrophobie), les phobies sociales, les phobies simples (peur du noir, de l'eau, de l'hôpital, etc.). Les autres phobies décrites sont, entre autres, la nosophobie (crainte d'être atteint d'une maladie), la dysmorphophobie (préoccupation anormale et obsédante concernant l'aspect de son corps, certitude de posséder une difformité).

96 **La névrose obsessionnelle** est la forme la plus grave des névroses. Elle se définit comme un trouble compulsif des sentiments et des pensées. Le sujet est envahi par des idées ou des images répétées qui s'imposent, le parasitent et l'angoissent. Il lutte contre ce trouble par des rituels et des compulsions.

97 **La personnalité obsessionnelle** se caractérise par un grand souci de l'ordre et de la perfection. Le sujet est hyperconsciencieux, avec une tendance à tout vérifier de multiples fois. Il ritualise ce qu'il fait et ressent une grande difficulté à prendre des décisions.

98 **L'obsession** peut se définir comme l'irruption dans la pensée d'un sentiment, d'une idée, d'une tendance, apparaissant au malade comme un phénomène morbide en désaccord avec sa pensée consciente, qui émane pourtant de sa propre activité physique et persiste malgré ses efforts pour s'en débarrasser. Les idées qui assiègent l'esprit du sujet peuvent survenir à n'importe quel moment et de façon incoercible.

99 **Le syndrome de stress post-traumatique** (anciennement appelé névrose traumatique) est un état organisé et durable occasionné par un traumatisme psychique. Ses deux principales composantes : l'intrusion (cauchemars répétant les circonstances du traumatisme) et l'événement de tout ce qui peut rappeler ce traumatisme.

100 **Le délire** est caractérisé par la perception erronée de la réalité : il se définit par ses mécanismes, ses thèmes, son organisation, son mode d'apparition et sa durée ainsi que l'humeur associée.

101 **Les principaux états psychotiques :** la bouffée délirante aiguë, la confusion mentale, les psychoses du post-partum, l'accès maniaque, les accès mélancolique, la schizophrénie, les délires chroniques (paranoiaques-psychose hallucinatoire, chronique paraphrénie).

102 **La bouffée délirante aiguë** est un épisode bref de psychose délirante aiguë ou de psychose hallucinatoire aiguë. Elle survient brutalement, comme un « coup de tonnerre dans un ciel serein », chez un sujet souvent jeune sans troubles mentaux apparents.

103 La bouffée délirante aiguë survient essentiellement chez la personne psychotique, hystérique, déséquilibrée, immature. Dans la bouffée délirante aiguë, on ne trouve pas d'antécédent psychiatrique.

104 La bouffée délirante aiguë surgit au cours :
- des périodes de la vie porteuses de traumatismes psychiques ;
- des périodes de la vie porteuses d'un état de surmenage ;
- de la période de post-partum ;
- d'une maladie organique (atteinte du système nerveux, trouble endocrinien) ;
- de l'absorption de drogues hallucinogènes.

105 **La confusion mentale** se définit comme une atteinte spécifique de la conscience, le plus souvent transitoire. Il y a une altération des capacités d'éveil et de la pensée.

106 **La confusion mentale représente une urgence médicale et psychiatrique** qui se caractérise par :
- une obnubilation de la conscience, allant du simple engourdissement de la pensée à l'état de stupeur proche du coma ;
- une désorientation spatio-temporelle majeure ;
- un délire onirique.

C'est une psychose aiguë mais réversible.

107 **Les différentes formes cliniques de la confusion mentale** sont la forme stuporeuse, caractérisée par l'akinésie, l'obnubilation de la conscience, l'inertie, le mutisme, accompagnés de troubles fonctionnels graves (refus d'aliments, par exemple), la forme hallucinatoire, forme onirique pure, et la forme du sujet âgé.

108 **La psychose** du post-partum, état confusionnel, intervient dans la période qui suit l'accouchement, en règle générale pendant les six premières semaines. Ce sont des bouffées délirantes à type d'état confuso-onirique où la thématique délirante est centrée sur l'enfant, que des idées de persécution voire de négation peuvent mettre en danger.

109 **Les causes de la psychose puerpérale** peuvent être d'origine gynécologique. Il faut rechercher une rétention placentaire et évaluer les conditions psychologiques de l'accouchement. Il faut également procéder à une recherche de troubles psychiques durant la grossesse (troubles névrotiques, psychotiques, état dépressif), et à une recherche d'antécédents psychiatriques personnels et/ou familiaux.

110 **La crise de mélancolie** est un état de dépression intense vécu avec un sentiment de douleur morale, caractérisé par le ralentissement et l'inhibition des fonctions psychiques et psychomotrices.

111 **Les principaux signes de la mélancolie** sont les suivants :
- présentation caractéristique : la mimique du patient se fige, exprime la souffrance et la douleur ; sa tenue est sale, il est prostré, ses paroles sont rares ;
- syndrome mental : le patient fait preuve d'un pessimisme centré sur le malheur et la faute ;
- ralentissement moteur : le patient a du mal à se mouvoir ;
- ralentissement psychique (bradypsychie) ;
- humeur dépressive ;
- idéation suicidaire ; le patient est obsédé par l'idée de la mort qui lui paraît la seule solution.

112 **La schizophrénie**, affection très polymorphe, est caractérisé par un noyau commun, la dissociation, c'est-à-dire par une désorganisation progressive de la personnalité, impliquant une incohérence des conduites sans affaiblissement primaire de l'intelligence au départ, avec toutefois une détérioration progressive.

113 Le schizophrène présente une modification de l'affectivité et de la personnalité souvent en rupture nette avec sa personnalité antérieure. Le sujet est jeune, solitaire, secret, il se réfugie dans une vie imaginaire intense. Il est hypersensible. Il fuit le contact avec autrui et le monde (l'autisme).

114 **Les symptômes.** Trois signes fondamentaux : la dissociation idéo affective, le délire paranoïde et l'autisme :
- la dissociation idéo affective des signes apparaît au niveau de la sphère intellectuelle, la pensée est désordonnée, le langage perd sa fonction de communication ; au niveau de la sphère affective, le désir de fusion et de séparation entretenue avec leur mère, inadéquation entre le contenu du discours et l'attitude verbale ; au niveau de la sphère comportementale : bizarrerie, maniérisme, étrangeté du comportement, tenue vestimentaire inadaptée marquent la rupture du sujet avec l'environnement (discordances des attitudes) ; le signe du miroir ;
- le délire paranoïde est flou, hermétique, incompréhensible ;
- l'autisme est représenté par une perte de contact avec la réalité, un repli sur soi.

115 **La paranoïa** est à la fois une organisation de la personnalité et un type de délire. Le caractère paranoïaque peut exister sans délire, mais le délire paranoïaque se construit toujours sur un caractère paranoïaque. Cette pathologie pose question en psychiatrie car elle appartient autant à la psychologie (caractère) qu'à la pathologie. Les patients atteints de paranoïa délirante présentent un délire très spécifique qui, même sous différentes formes, conserve des caractéristiques identiques : c'est un délire systématisé, logique, interprétatif. Les délires paranoïaques sont de trois types : sensitifs, passionnels, d'interprétation.

116 **La personnalité du paranoïaque** est complexe ; on peut la caractériser sur quatre plans :
- sur le plan du comportement : se sentant constamment menacé, le paranoïaque pense qu'il ne faut jamais faire confiance à qui que ce soit et il entoure son existence entière d'un voile de mystère ;
- sur le plan affectif : le paranoïaque évite d'exprimer ses sentiments sauf très brièvement. Il peut ne jamais pardonner les affronts dont il se croit victime ;
- sur le plan cognitif : le paranoïaque est fermé et secret ; il se croit en permanence exploité ou harcelé ;

• sur le plan socioculturel, il se montre froid et détaché, afin de se préserver du danger que l'intimité représente pour lui.

117 **Les délires paranoïaques** ne peuvent être traités tous de façon identique. Il est important d'identifier les différents délires passionnels, sensitifs et d'interprétation avant d'envisager une prise en charge. L'hospitalisation en milieu spécialisé est impérative, sans le consentement du patient dès qu'il est devenu dangereux. Elle se fait soit à la demande d'un tiers (HDT), soit en hospitalisation d'office (HO). Elle a pour objet de protéger le patient de lui-même et son entourage. La mise sous protection des biens s'impose lorsque le sujet dilapide son patrimoine dans des actions procédurières ou dans des projets grandioses.
• traitement médicamenteux : le traitement par neuroleptique vise à diminuer l'état délirant, l'agressivité et l'angoisse du patient ;
• traitement psychothérapique : il doit accompagner le traitement médicamenteux, les entretiens visant à aider l'expression du délire, à permettre au patient d'exprimer ses conflits affectifs. Ce peut être une psychothérapie de soutien ou une aide thérapeutique ;
• traitement après l'hospitalisation : ce traitement indispensable comprend un suivi au centre médico-psychiatrique (CMP) et un traitement médicamenteux d'entretien pour éviter d'éventuelles rechutes.

118 **La psychose hallucinatoire chronique** est une psychose délirante caractérisée par l'automatisme mental (au début), la richesse de l'activité hallucinatoire, une évolution chronique et souvent l'absence de prédisposition paranoïaque.

119 **Les thèmes du délire de la psychose hallucinatoire chronique** sont essentiellement la persécution, l'influence et la possession :
• la persécution est le thème le plus fréquent : « on me menace, on en veut à ma vie, à mes biens ». Les persécuteurs sont souvent désignés de façon floue (la police, les partis politiques, les espions étrangers, les francs-maçons) ;
• l'influence : le patient ressent les hallucinations comme une atteinte à sa liberté, tous les phénomènes sont imposés : « tu dois faire ceci, tu dois dire cela » ;
• la possession : le patient se sent possédé par une tierce personne.

120 **La paraphrénie** est un délire à mécanisme imaginatif et à thématique riche et fantastique.

121 **La psychopathie** est un ensemble de troubles du comportement qui, dans la classification DSM-III-R, apparaissent sous la rubrique « personnalité antisociale » et qui se manifestent par de l'agressivité, une délinquance, un non-respect des lois.

122 **Les traits de la personnalité du psychopathe** apparaissent dans l'enfance. Dès le début de sa scolarité, le sujet est instable, opposant, contestataire, désobéissant, querelleur. La biographie est un élément essentiel, car elle permet de repérer les troubles précoces résultant dans la plupart des cas d'une carence affective et d'une impossibilité d'identification.

123 Le sujet psychopathe présente de fortes modifications de l'humeur. Il change d'avis ou d'attitude brutalement sans motivation précise. Le contact avec le sujet psychopathe est très superficiel, malgré des apparences contraires. Il est facilement mythomane et manipulateur. On peut observer les signes suivants :
• impulsivité et instabilité affective : le psychopathe présente des troubles caractériels marqués (susceptible, coléreux, irritable, agressif). Il est faible, dépendant, immature ;
• insatisfaction permanente : sujet à l'ennui, le psychopathe recherche les risques (délits, jeux, etc.), l'aventure, l'évasion (alcool, drogue), le changement de milieu ;
• transgression de la loi ;
• passage à l'acte ;
• mythomanie et perversion.

124 **Les psychothérapies :** ce sont l'ensemble des techniques psychologiques, utilisant la parole ou d'autres moyens d'expression corporelle à des fins thérapeutiques. Elles constituent un aspect important et spécifique du traitement des maladies mentales, souvent en communication. Les psychothérapies reposent sur des concepts : relation soignant soigné et organisation de la vie psychique. Il existe des psychothérapies individuelles et des psychothérapies de groupe.

125 **La psychanalyse** est une technique qui doit permettre d'accéder à toutes les étapes du développement psychoaffectif ainsi qu'aux divers conflits inconscients. Le transfert prend ici son sens véritable. Le psychanalyste est le catalyseur qui permet la remémoration des situations conflictuelles vécues avec les parents.

126 **Le projet thérapeutique** consiste à établir un lien avec le patient, à favoriser l'extériorisation de sa souffrance et à lui permettre de s'insérer dans son cadre socio-familial. Le projet devient le support, le garant du devenir du psychotique.

C'est un projet élaboré comportant une suite ordonnée d'opérations destinées à atteindre les buts suivants à plus ou moins long terme : permettre de réfléchir sur la signification du comportement afin de mieux répondre aux besoins du malade, assurer une continuité des soins auprès des malades, coordonner les diverses attitudes dans l'équipe, procurer au patient des soins plus individuels et compréhensifs.

Il aboutit à l'organisation de l'ensemble des décisions concernant les soins dispensés par toute l'équipe. Il permet de planifier et de modifier les différentes étapes des soins au patient. Il s'élabore en collaboration avec toute l'équipe, et avec le patient dans la mesure du possible. Le projet peut être régulièrement modifié en fonction de l'état clinique du patient, de ses besoins, de ses demandes.

Il est régulièrement discuté dans ses aménagements par l'ensemble de l'équipe de soins.

127 **Pertinence de l'observation infirmière dans l'entretien en service psychiatrique**

L'entretien favorise une relation interpersonnelle non médiatisée par des gestes techniques. Le vecteur de cette relation est essentiellement verbal et utilise aussi l'observation.

L'observation infirmière met en valeur l'expression symptomatique non exprimée verbalement.

L'infirmière doit tenir compte dans le comportement et les attitudes du patient :

- de son agitation ;
- des anomalies de la mimique, du maintien postural, des réactions émotionnelles ;
- des troubles du langage ;
- des altérations du fonctionnement (stéréotypies, écoute, hallucinations).

Cette observation peut mettre en évidence l'expression de la souffrance psychique. L'observation infirmière permet de compléter et de contribuer à l'élaboration du descriptif de l'évolution ou l'involution des troubles. Le rôle d'observateur permet d'axer l'attention de la personne soignée dans une relation duelle avec le médecin. Il n'interfère pas dans la dynamique transférentielle et contre-transférentielle de cette relation.

128 **Le soin infirmier s'élabore dans un acte soignant thérapeutique**, c'est-à-dire dans un acte de guérison par des moyens psychologiques.

Les activités thérapeutiques demandent une formation particulière, favorisant la conduite de groupe, ou individuelle, par le biais d'une activité.

Tout le travail qui se met en place est fondé sur un travail de relation. Les symptômes ne sont pas pris pour eux-mêmes, mais pour ce qu'ils représentent, remplacent, traduisent et signifient. Il importe donc de respecter une règle fondamentale qui est la constance et la régularité des thérapeutes.

L'infirmier, animateur et thérapeute dans ces ateliers, se doit de connaître ces principes, ce qui justifie une formation spécifique.

Les activités participent au soin dans la dimension curative du soin et s'inscrivent dans la prise en charge globale du patient psychotique dans son projet thérapeutique. Il peut y avoir un rôle délégué sur prescription médicale, un rôle de collaboration, un rôle propre où l'infirmier mène l'atelier thérapeutique. Il devient animateur de l'activité. Le soin infirmier est de favoriser la communication, de comprendre le sens inclus dans les actes et d'aider le malade à mettre des paroles là où il mettait des actes.

Ces techniques sont des méthodes expressionnelles qui utilisent différentes médiations. C'est donner l'occasion au malade de s'exprimer en réintroduisant la contrainte du réel en lui permettant de mieux contenir ses mouvements pulsionnels et en revalorisant l'image dégradée qu'il a de lui-même.

129 **Dimension du soin infirmier dans les activités occupationnelles :**

• Maintenance, réhabilitation, prévention

Les activités occupationnelles s'inscrivent dans le projet thérapeutique et ont une valeur réadaptative de l'être humain dans la vie sociale, communautaire.

Ces activités participent à la réhabilitation du patient et s'inscrivent dans la dimension du soin de maintenance et/ou de réhabilitation selon le type de stabilisation de la pathologie du patient.

Elles ont pour but, pour certains patients, de favoriser leur réintégration sociale et pour d'autres de laisser déployer leur activité, leur créativité.

Il s'agit de briser la monotonie de la vie hospitalière tout en permettant à l'individu de pouvoir trouver un intérêt.

Elles participent à l'instauration d'un langage avec le soignant et à la mise en place de la relation thérapeutique. Elles sont un outil de médiation à la relation. Elles participent à la socialisation du patient.

130 **Le secteur psychiatrique** est une zone géographique comprenant un nombre d'habitants pré-déterminé. C'est la base du service public de lutte contre les maladies mentales. Il assure le dépistage, la prophylaxie et la post-cure. Le centre médico-psychologique (CMP) est l'élément fondamental du secteur de psychiatrie. Il est défini par la circulaire du 15 mars 1960 relative à l'organisation de la lutte contre les maladies mentales et correspond à un secteur géographique comprenant environ 70 000 habitants. Il assure des consultations gratuites de psychiatrie dont l'objectif est de favoriser l'accès aux soins dans une démarche de proximité et de dédramatiser le recours à l'avis spécialisé d'un psychiatre. Chaque secteur est rataché à un service hospitalier.

131 **L'hospitalisation sans consentement** en psychiatrie est définie par la loi du 27 juin 1990 relative aux droits et à la protection des personnes hospitalisées en raison de troubles mentaux. Elle comprend deux modes d'hospitalisation :

- l'hospitalisation d'office (HO) ;
- l'hospitalisation à la demande d'un tiers (HDT).

132 **Pour hospitaliser un malade sans son consentement**, il faut que trois conditions soient réunies :

- les troubles rendent le consentement de la personne impossible ;
- l'état du patient impose des soins immédiats ;
- les soins doivent être assortis d'une surveillance constante en milieu hospitalier.

133 **Pièces devant figurer dans le dossier d'HDT**

Avant l'hospitalisation d'un patient à la demande d'un tiers, le dossier à constituer doit comprendre :

- la demande d'admission manuscrite rédigée par le tiers ;
- deux certificats médicaux concordants dont l'un au moins émane d'un médecin n'exerçant pas dans l'établissement d'accueil.

134 **Procédure de l'hospitalisation d'office (HO)**

Un médecin rédige un certificat médical circonstancié précisant que les troubles présentés par le patient le rendent dangereux pour son entourage et compromettent l'ordre public et la sûreté des personnes.

Le préfet, au vu du certificat médical, prononce alors par arrêté précis et motivé la mesure d'hospitalisation d'office du patient (des mesures provisoires sont prévues en cas de danger imminent).

Le patient est alors admis dans un service de psychiatrie dès que le directeur de l'établissement d'accueil a vérifié la conformité des pièces du dossier, l'identité du demandeur et celle du patient.

Pour le maintien d'une hospitalisation d'office ou à la demande d'un tiers il est indispensable que soient établis les certificats suivants :

- le certificat des 24 h, nouveau certificat médical rédigé dans les 24 h par un psychiatre de l'établissement d'accueil différent de celui qui a rédigé le second certificat lors de la demande d'hospitalisation (HDT ou HO) ;
- le certificat de quinzaine, nouveau certificat concluant à la nécessité de prolonger ou non l'HDT ou l'HO, rédigé dans un délai de 12 à 15 jours par un psychiatre de l'établissement (celui qui a rédigé le certificat des 24 h dans la plupart des cas) ;

• les certificats mensuels rédigés à la fin de chaque période d'un mois.

135 Examens à effectuer avant la mise en œuvre d'une cure de sismothérapie

Effectuer les examens au moins une semaine avant :
• consultation pré-anesthésique ;
• bilan biologique ;
• électroencéphalogramme ;
• électrocardiogramme ;
• radio du thorax ;
• fond d'oeil.

Une autorisation pour l'anesthésie générale doit être fournie par un parent. Il faut suspendre les traitements par benzodiazepines (augmente le seuil convulsif) et par lithium (augmente le risque de confusion).

136 Surveillance infirmière à la fin d'une séance de sismothérapie

• Surveillance post-anesthésique : respiration, pouls, pression artérielle, état de conscience.

• Surveillance du comportement : agitation possible, troubles confusionnels mnésiques (transitoires), angoisse.

Pédiatrie et pédopsychiatrie

9

UE 2.6, 2e et 5e semestres

Questions

1 Citer les principales règles d'hygiène de vie et d'hygiène alimentaire que doit suivre une maman qui allaite son enfant.

2 Citer les avantages de l'allaitement maternel.

3 Citer les avantages de l'allaitement artificiel.

4 Donner la durée de l'alimentation exclusivement lactée du nouveau-né.

5 ommer les inconvénients de l'utilisation des farines dans la diversification alimentaire précoce.

6 Donner la principale caractéristique des premières farines utilisées dans l'alimentation du nourrisson.

7 Citer l'âge pour la première utilisation des farines avec gluten dans l'alimentation des nourrissons.

8 Citer les premiers légumes donnés au nourrisson.

9 Argumenter ce qui peut-être donné à boire à un petit enfant qui exprime sa soif.

10 Citer les facteurs de croissance liés à chaque individu.

11 Expliquer les hormones qui interviennent dans la croissance.

12 Donner en pourcentage, la perte de poids du bébé après la naissance.

13 Expliquer les causes de la chute physiologique du poids de naissance.

14 Expliquer comment évaluer le gain statural du nouveau-né, de la naissance à l'âge de 12 mois.

15 Expliquer comment évolue le périmètre crânien pendant les 12 premiers mois de la vie.

16 Expliquer la formule qui permet de calculer le périmètre crânien jusqu'au 12e mois.

17 Préciser l'ordre chronologique d'apparition des dents de lait.

18 Donner les principaux types d'accidents domestiques dont sont victimes les jeunes enfants.

19 Citer les premières causes des traumatismes accidentels chez le jeune enfant.

20 Argumenter la conduite à tenir devant un enfant qui vient d'être victime d'une chute.

21 Donner les principales causes des intoxications accidentelles du jeune enfant.

22 Argumenter la réponse : il faut faire boire du lait et, si possible, un pansement gastrique, à un jeune enfant qui vient d'avaler un produit ménager. Vrai ou faux.

23 Expliquer les causes, chez le jeune enfant, des intoxications médicamenteuses.

24 Expliquer les principales causes des brûlures accidentelles de l'enfant.

25 Donner le premier acte à accomplir devant un enfant victime de brûlures par un liquide bouillant.

26 Argumenter la conduite à tenir devant un enfant victime d'asphyxie par inhalation d'un corps étranger.

27 Décrire succinctement la manœuvre de Heimlich pour l'enfant de plus de 3 ans.

28 Définir le surfactant et en préciser le rôle.

29 Expliquer comment le sang oxygéné est fourni au fœtus.

30 Définir le vernis caséosa et le lanugo.

31 Définir le score d'Apgar.

32 Nommer les critères qui servent de base pour le calcul du score d'Apgar.

33 Définir la souffrance fœtale.

34 Nommer les causes de la souffrance fœtale chronique.

35 Nommer les causes de la souffrance fœtale aiguë.

36 Expliquer les conséquences de la souffrance fœtale aiguë.

37 Nommer les deux cas les plus courants parmi les cas non pris en compte par le score d'Apgar.

38 Définir l'apnée secondaire du nouveau-né.

39 Expliquer le risque de la naissance dans un liquide méconial.

40 Expliquer la cause d'une inhalation méconiale.

41 Préciser la localisation et le but de l'aspiration dans les dix premières minutes de vie.

42 Définir l'embryogenèse.

43 Définir l'organogenèse.

44 Expliciter la morphogenèse.

45 Énumérer les couches superposées nées de la répartition des cellules dès la deuxième semaine de la période embryonnaire.

46 Expliquer la distinction entre embryopathie et fœtopathie.

47 Caractériser l'origine des principales embryopathies.

48 Énumérer les principales embryopathies d'origine infectieuse.

49 Citer les principales causes de fœtopathies.

50 Définir une infection fœto-maternelle.

51 Préciser le mode de pénétration des germes au cours d'une infection fœto-maternelle in utero.

52 Expliquer comment le germe se propage après son passage dans le sang fœtal.

53 Expliquer comment les germes pénètrent chez le nouveau-né au cours de l'accouchement.

54 Caractériser succinctement la rubéole et ses risques chez la femme enceinte.

55 Caractériser succinctement la rubéole et ses risques chez le fœtus.

56 Expliquer les conséquences d'une infection de la rubéole chez le nouveau-né.

57 Définir succinctement le cytomégalovirus.

58 Expliquer comment s'effectue la transmission materno-fœtale du cytomégalovirus.

59 Nommer les affinités particulières du cytomégalovirus.

60 Définir la toxoplasmose.

61 Nommer l'agent causal de la toxoplasmose.

62 Argumenter la réponse : la gravité de l'atteinte fœtale par la toxoplasmose dépend de l'âge de la grossesse au moment de l'infection. Vrai ou faux.

63 Nommer le nombre de chromosomes d'une cellule humaine avant la méiose.

64 Définir la méiose.

65 Définir le chromosome autosome.

66 Définir l'allèle.

67 Citer les différents syndromes héréditaires.

68 Préciser les caractéristiques du processus de transmission des maladies héréditaires autosomiques dominantes (AD).

69 Préciser les caractéristiques de la transmission des maladies héréditaires autosomiques récessives (AR).

70 Préciser les caractéristiques de la transmission des maladies héréditaires récessives liées au sexe.

71 Préciser les caractères de la descendance d'un homme atteint d'une affection compatible avec une survie de qualité dans le cas de l'hérédité récessive liée au sexe.

72 Définir la trisomie 21.

73 Proposez la réponse exacte : la mucoviscidose est une maladie autosomique récessive. Vrai ou faux.

74 Proposez la réponse exacte : la mucoviscidose est la plus grave et la plus fréquente des maladies génétiques chez les caucasiens. Vrai ou faux.

75 Définir l'atrésie de l'œsophage.

76 Expliquer à quel niveau se situe généralement l'atrésie de l'œsophage.

77 Expliquer la manifestation d'une atrésie de l'œsophage à la naissance.

78 Nommer la complication la plus redoutée de l'atrésie de l'œsophage.

79 Caractériser l'imperforation anale.

80 Préciser la physiopathologie de la fente labiale.

81 Définir la « gueule de loup ».

82 Citer les principales malformations cardiaques congénitales.

83 Citer les quatre anomalies anatomiques de la tétralogie de Fallot.

84 Citer quelques exemples de maladies héréditaires du métabolisme.

85 Définir la luxation congénitale de hanche (LCH).

86 Définir l'ictère.

87 Définir l'ictère physiologique du nouveau-né.

88 Définir l'ictère pathologique du nouveau-né.

89 Définir la bilirubine.

90 Définir la durée normale de la grossesse.

91 Dès la naissance, tout nouveau-né présente un risque hémorragique. Expliquer pourquoi.

92 Compléter le tableau suivant :

	Fréquence cardiaque	Fréquence respiratoire	Pression artérielle (maximal)
Nouveau-né à terme			
Prématuré			

93 À court terme, expliquer le ou les problèmes qui risquent de se poser : chez un nouveau-né de mère diabétique, chez un nouveau-né de mère héroïnomane.

94 Définir prématurité et grande prématurité.

95 Argumenter la réponse : un nouveau-né pesant 2 400 g à la naissance a en général un avenir meilleur s'il a 34 semaines que s'il en a 41. Vrai ou faux.

96 Citer les causes principales de la prématurité.

97 Citer les principales conséquences de la prématurité.

98 Proposez la reponse exacte : le prématuré est immédiatement mis dans un incubateur dont on règle la température à 36-37 °C. Vrai ou faux.

99 Le nouveau-né prématuré présente un risque infectieux important. Expliquer quelles en sont les raisons.

100 Citer les différents éléments de surveillance clinique mis en œuvre pendant la première semaine d'hospitalisation d'un enfant prématuré né à 35 semaines d'aménorrhée, et ne présentant pas de pathologie associée. Justifier chacune des réponses.

101 Citer cinq actions réalisables par l'infirmière pour éviter la douleur et favoriser le confort d'un nouveau-né prématuré.

102 Citer quatre recommandations préconisées dans la circulaire du 1er août 1983 relative à l'amélioration des conditions de séjour de l'enfant hospitalisé.

103 Définir la bronchiolite aiguë.

104 Nommer les signes cliniques de la bronchiolite.

105 Expliquer le traitement des formes simples de bronchiolite.

106 Citer les cas où l'hospitalisation d'un nourrisson atteint de bronchiolite s'impose.

107 Définir la laryngite et l'épiglottite.

108 Citer le rôle du larynx.

109 Nommer les signes cliniques de la laryngite.

110 Caractériser l'épiglottite aiguë.

111 Caractériser la déshydratation aiguë du nourrisson.

112 Expliquer les conséquences d'une perte hydrique excessive chez le nourrisson.

113 Définir le vomissement.

114 Distinguer les deux types de rejets d'aliments par la bouche rencontrés chez le jeune enfant.

115 Définir le reflux œsophagien.

116 Expliquer les mesures hygiéno-diététiques à mettre en œuvre dans le traitement d'un reflux gastro-œsophagien.

117 Définir la sténose du pylore.

118 Expliquer les signes cliniques de la sténose du pylore.

119 Définir l'invagination intestinale aiguë.

120 Expliquer les signes cliniques de l'invagination.

121 Définir la diarrhée aiguë.

122 Nommer les complications de la diarrhée aiguë.

123 Citer les signes d'accompagnement d'une diarrhée grave.

124 Citer les premières mesures à prendre d'urgence en présence de signes de déshydratation grave du nourrisson atteint de diarrhée aiguë.

125 Caractériser la diarrhée chronique.

126 Citer les signes cliniques de l'intolérance aux protéines du lait de vache.

127 Expliquer à quel moment se manifeste l'intolérance du nourrisson aux protéines du lait de vache.

128 Expliquer sur quel signe repose le diagnostic de l'allergie aux protéines du lait de vache.

129 Proposer la réponse exacte : l'intolérance aux protéines du lait de vache est souvent transitoire et s'accompagne fréquemment d'une allergie aux protéines du soja, du riz et des œufs. Vrai ou faux.

130 Définir l'intolérance au gluten.

131 Proposer la réponse exacte : l'enfant atteint d'une intolérance au gluten ne peut pas consommer de produits issus du blé, de l'orge, du riz, du maïs, du manioc. Vrai ou faux.

132 Proposer la réponse exacte : les troubles dus à une intolérance au gluten surviennent habituellement entre 3 et 6 mois, dès l'introduction des farines de blé dans l'alimentation. Vrai ou faux.

133 Nommer les premiers troubles dus à l'intolérance au gluten.

134 Expliquer les principales caractéristiques de la maladie cœliaque classique.

135 Définir la fièvre.

136 Citer les principales causes de la fièvre chez l'enfant.

137 Citer les principales complications de la fièvre chez l'enfant.

138 Définir les convulsions fébriles.

139 Définir la rougeole.

140 Définir le signe de Koplick.

141 Nommer la période d'incubation de la rougeole.

142 Expliquer les manifestations de la période d'invasion de la rougeole.

143 Expliquer comment la rougeole se manifeste dans sa période d'état.

144 Citer les possibles complications précoces de la rougeole.

145 Définir la rubéole.

146 Nommer la durée d'incubation de la rubéole.

147 Caractériser la période d'état de la rubéole.

148 Nommer les complications de la rubéole.

149 Caractériser la prophylaxie de la rubéole.

150 Nommer les modalités concernant l'éviction scolaire en cas de rubéole.

151 Définir la scarlatine.

152 Préciser les caractères de l'incubation de la scarlatine.

153 Expliquer les manifestations de la scarlatine en période d'invasion.

154 Nommer les signes cliniques de la scarlatine en période d'état.

155 Nommer les complications de la scarlatine.

156 Nommer la durée de l'éviction scolaire d'un enfant atteint de scarlatine.

157 Définir la varicelle.

158 Caractériser l'incubation de la varicelle.

159 Nommer les signes cliniques de la varicelle pendant la phase d'invasion.

160 Nommer les signes cliniques de la varicelle pendant sa phase d'état.

161 Expliquer les complications de la varicelle.

162 Définir la coqueluche.

163 Nommer les signes cliniques de la coqueluche en phase d'invasion.

164 Nommer les signes cliniques de la coqueluche en période d'état.

165 Citer les principales complications de la coqueluche.

166 Définir les oreillons.

167 Caractériser l'incubation des oreillons.

168 Nommer les signes cliniques de la période d'invasion des oreillons.

169 Caractériser la vaccination BCG.

170 Caractériser la vaccination contre la poliomyélite.

171 Composer un menu pour enfant de 10 mois atteint de diarrhée (enfant non hospitalisé).

172 Citer les moyens non médicamenteux permettant de faire diminuer la fièvre d'un enfant de 1 an.

173 Citer cinq signes permettant de dépister une douleur chez un enfant de 6 mois.

174 Définir la douleur.

175 Caractériser la douleur aiguë.

176 Caractériser la douleur chronique.

177 Définir les échelles d'évaluation de la douleur.

178 Proposer la réponse exacte : depuis 1993, l'infirmière est habilitée à mettre en œuvre un traitement d'urgence avant l'intervention du médecin. Vrai ou faux.

179 Expliquer le but de l'analyse de la douleur.

180 Proposer la réponse exacte : après 5 ans, l'auto-évaluation de sa douleur par l'enfant devient possible. Vrai ou faux.

181 Expliquer les différents tests proposés à l'enfant pour l'auto-évaluation de sa douleur.

182 Citer les principales particularités de la prise en charge infirmière de la douleur du nouveau-né.

183 Expliquer pourquoi on doit porter un effort particulier à la réduction du stress chez le nouveau-né.

184 Nommer les soins d'hygiène quotidiens chez les nouveau-nés.

185 Expliquer les principes élémentaires à respecter au cours d'un soin à un nouveau-né.

186 Expliquer en quoi consistent les soins du cordon ombilical.

187 Expliquer en quoi consistent les soins du visage du nouveau-né.

188 Définir l'érythème fessier.

189 Expliquer comment on prévient l'érythème fessier du nouveau-né.

190 Citer la règle qui permet le calcul de la ration des 24 h lorsque le nourrisson est nourri au biberon.

191 Citer les principaux types des troubles à expression somatique et/ou comportementale chez le nourrisson et le très jeune enfant.

192 Caractériser les troubles de la sphère oro-alimentaire chez le nourrisson.

193 Caractériser les coliques du premier trimestre.

194 Caractériser les vomissements psychogènes de l'enfant.

195 Citer les principales caractéristiques du spasme du sanglot.

196 Expliquer en quoi consistent les troubles sphinctériens de l'enfant.

197 Définir l'énurésie de l'enfant.

198 Définir l'encoprésie.

199 Citer les principaux troubles psychomoteurs de l'enfant.

200 Citer les principaux troubles intellectuels apparaissant chez l'enfant.

201 Citer les signes qui, chez le nourrisson et le jeune enfant, expriment une dépression.

202 Analyser les peurs et les phobies normales de l'enfant.

203 Préciser le caractère des peurs et phobies pathologiques de l'enfant.

204 Décrire les manifestations obsessionnelles de l'enfant.

205 Définir les troubles névrotiques chez l'enfant et en donner les critères généraux.

206 Définir l'autisme.

207 Caractériser l'autisme infantile précoce ou autisme de Kanner.

208 Définir les psychoses symbiotiques chez l'enfant.

209 Définir les psychoses de type schizophrénique de l'enfant.

210 Expliquer la vocation d'un centre d'accueil thérapeutique à temps partiel.

211 Expliquer la vocation d'un centre médico-psychologique.

212 Citer les objectifs de l'hôpital de jour.

213 Citer la raison de l'hospitalisation à temps complet.

214 Décrire ce qu'est l'accueil familial thérapeutique.

215 Nommer les modes d'hospitalisation en pédopsychiatrie.

216 Citer les institutions, au sens large, qui participent à la globalité du soin aux enfants.

217 Donner la liste des soins couramment pratiqués en hospitalisation à temps complet ou en hôpital de jour.

218 Nommer les principales qualités requises en pédopsychiatrie.

219 Nommer les prérequis théoriques indispensables en pédopsychiatrie.

220 Citer les éléments principaux de la surveillance somatique.

221 Citer les principaux axes de l'évitement des dangers.

222 Nommer les principaux médiateurs d'activités pratiqués dans un but thérapeutique ou de réinsertion.

223 Citer des soins à visée thérapeutique incluant l'ensemble de l'équipe pluridisciplinaire.

Réponses

1 **Principales règles d'hygiène de vie et d'hygiène alimentaire d'une maman allaitant son enfant :**
- ne pas fumer, ne pas absorber d'alcool, de café ;
- ne pas prendre de médicaments sans prescription médicale ;
- l'alimentation doit être variée et riche en produits laitiers ; pas d'interdit alimentaire ;
- la ration hydrique doit être au moins égale à 2 L/j.

2 **Les avantages de l'allaitement maternel** sont les suivants : le lait de femme est adapté au nouveau-né, il contient des anticorps qui vont le protéger contre certaines maladies infectieuses. La composition du lait maternel est équilibrée en protides, lipides, glucides et sels minéraux, aussi bien en quantité qu'en qualité et, la première sécrétion lactée, le colostrum, favorise l'élimination du méconium. Le lait est toujours à disposition, même la nuit, et à la bonne température ; il ne demande aucune manipulation pour la préparation ; sa digestion est rapide. C'est un lait économique. La tétée, par la présence indispensable de la mère, favorise le contact corporel entre la mère et l'enfant et développe ainsi leur lien affectif.

3 **Les avantages de l'allaitement artificiel** sont les suivants : les laits actuellement proposés ont une composition voisine du lait de femme ; l'allaitement artificiel peut être fait à la demande ; les biberons peuvent être donnés par une autre personne que la maman ainsi libérée pour d'autres activités.

4 **L'alimentation exclusivement lactée** dure jusque vers 5 mois. La diversification alimentaire doit être ni trop précoce (l'enfant n'a pas les enzymes nécessaires à la digestion de certains aliments), ni trop tardive (l'enfant peut avoir des difficultés à s'habituer à de nouveaux aliments).

5 **Les farines** peuvent être à l'origine d'un déséquilibre alimentaire, entraîner un surpoids de l'enfant, voire des troubles intestinaux, surtout si elles sont introduites trop tôt (avant 4 mois).

6 **Les premières farines utilisées** sont des farines sans gluten et diastasées, c'est-à-dire dont l'amidon a été hydrolysé afin de les rendre plus digestes.

7 Ce n'est qu'après 6 mois que l'on utilise des farines avec gluten car cette fraction protéique des céréales est responsable chez certains enfants d'une intolérance au gluten qui entraîne des diarrhées chroniques, un retard de croissance et une malnutrition par malabsorption.

8 **Les premiers légumes** donnés sont les carottes, les blancs de poireau, les haricots verts, les tomates et les salades cuites.

9 Le petit enfant ne sait pas exprimer sa soif et l'adulte doit être vigilant, en particulier lorsqu'il fait chaud ou que l'enfant a de la fièvre ; l'eau est la seule boisson indispensable à l'enfant ; les boissons à base de jus de fruits du commerce contiennent trop de sucre d'absorption rapide, coupent l'appétit de l'enfant, déséquilibrent son alimentation et doivent donc être proscrites.

10 L'alimentation est un facteur fondamental qui influence **la croissance de l'enfant**. Les autres facteurs, liés à l'enfant lui-même, sont les facteurs génétiques et les facteurs endocriniens.

11 **Les hormones qui interviennent dans la croissance** sont les suivantes :
- l'hormone de croissance ou STH (somatotrope hormone) sécrétée par l'antéhypophyse ;
- les hormones thyroïdiennes ou T3 et T4 (triiodothyronine et thyroxine) ;
- les hormones corticosurrénales.

12 Après la naissance, le bébé perd de 5 à 10 % de son poids.

13 **La chute physiologique de poids de naissance** est due à l'élimination du méconium et à la perte de l'imbibition hydrique des dernières semaines de grossesse.

14 La taille à la naissance est d'environ 50 cm ; **le gain statural** est de 3 cm par mois les trois premiers mois, puis de 2 cm par mois les trois mois suivants. De 6 mois à 1 an le gain statural est de 1 à 1,5 cm par mois ; à 12 mois un enfant mesure donc environ 72 à 75 cm.

15 À la naissance, **le périmètre crânien** est d'environ 34 cm. Au cours du premier et du second trimestre, il augmente de 5 cm ; au cours du troisième trimestre il augmente de 2 cm et de 1 cm au cours du quatrième trimestre. Le périmètre crânien d'un enfant de 1 an est donc de 46 cm.

16 Jusqu'à 12 mois, **le périmètre crânien (PC) peut se calculer avec la formule** : PC = taille/2 + 10.

17 **L'ordre chronologique d'apparition des dents de lait** est le suivant :
- vers 6 mois : incisives centrales inférieures ;
- vers 9 mois : incisives centrales supérieures ;
- vers 10 mois : incisives latérales supérieures ;
- vers 12 mois : incisives latérales inférieures ;
- vers 15 mois : premières prémolaires ;
- vers 18 mois : canines ;
- vers 20 mois : deuxièmes prémolaires.

18 **Les principaux types d'accidents domestiques** touchant les jeunes enfants sont les traumatismes, les intoxications, les brûlures, les asphyxies, les noyades.

19 Les chutes (de la table à langer, puis de sa chaise haute, des escaliers, d'une fenêtre, etc.) représentent **l'accident le plus fréquent dont sont victimes les jeunes enfants**. Elles sont responsables de traumatismes crâniens, de fractures, voire de polytraumatismes.

20 **Devant un enfant qui vient d'être victime d'une chute**, il ne faut pas se précipiter pour le relever, il peut y avoir un traumatisme crânien ou du rachis. Il faut noter les réactions immédiates : pleurs, vomissements, perte de conscience, cyanose. Si des facteurs de gravité apparaissent, il faut prévenir le médecin et installer l'enfant en position latérale de sécurité et poursuivre la surveillance pendant les 48 premières heures, notamment de la conscience, même la nuit.

21 **Les principales causes des intoxications accidentelles du jeune enfant** sont : les produits ménagers, les médicaments, l'alcool sous toutes ses formes, les plantes toxiques. Il est donc primordial de garder ces produits hors de portée des enfants (en hauteur, dans un placard fermé à clé).

22 Il ne faut absolument rien donner par voie buccale, ni eau, ni lait, ni pansement gastrique à un jeune enfant qui vient d'ingérer un produit ménager, ni tenter de le faire vomir (s'il s'agit de produits caustiques, ils brûleront une deuxième fois les muqueuses, s'il s'agit de produits moussants, ils peuvent passer par les voies respiratoires).

23 Chez le jeune enfant, **les intoxications médicamenteuses** sont dues soit à une erreur de dosage par les parents, soit à l'utilisation de médicaments destinés aux adultes, soit à l'absorption par l'enfant de médicaments mal ou non rangés.

24 **Les brûlures accidentelles** sont secondaires soit à l'aspersion par des liquides bouillants ou chauds (responsables de la majorité des accidents par brûlures), soit aux flammes (le grand responsable est le barbecue à la période des beaux jours), soit au contact avec des objets brûlants, soit à l'électricité.

25 Devant toute personne qui vient d'être victime de **brûlures par liquide bouillant**, il convient d'asperger immédiatement d'eau froide les zones brûlées, à l'exclusion de tout autre produit tel que beurre, huile, pommade, sucre, farine, vinaigre, etc. et d'envelopper la victime dans un drap propre, sans lui retirer ses vêtements s'ils sont en matière synthétique.

26 Devant un enfant victime d'**asphyxie par inhalation d'un corps étranger** il faut pratiquer immédiatement la manœuvre de Heimlich ou de Mofenson selon l'âge de l'enfant, l'objectif de ces manœuvres étant de réaliser une poussée brusque pour évacuer le corps inhalé.

27 **La manœuvre de Heimlich** pour un enfant de 3 ans environ s'effectue ainsi : se placer derrière l'enfant, qui est assis sur les genoux de l'adulte ou qui reste debout ; l'adulte passe les bras sous les aisselles de l'enfant et positionne un poing au niveau de l'estomac de l'enfant ; de l'autre main, il saisit son poing et exerce plusieurs pressions fortes à la fois vers l'arrière et vers le haut.

28 Chez le nouveau-né à terme, le poumon sécrète une substance de revêtement endoalvéolaire de nature chimique complexe, **le surfactant**, qui a pour rôle de maintenir les alvéoles pulmonaires dilatées au moment de l'expiration : dès les premiers mouvements respiratoires, l'alvéole conserve ainsi de l'air résiduel qui favorise les échanges gazeux avec les capillaires sanguins qui tapissent sa paroi.

29 **Le sang oxygéné** est fourni au fœtus par la veine ombilicale et provient du placenta.

30 À la naissance, la peau du nouveau-né est rouge, cachée plus ou moins par un enduit blanchâtre, **le vernis caséosa**, substance graisseuse qui le protège et dont il ne faut pas essayer de le débarrasser. Ses membres et son dos sont recouverts de poils fins, le lanugo.

31 **Le score d'Apgar** résulte d'une cotation simple et chiffrée dont l'objectif est d'apprécier rapidement les grandes fonctions vitales d'un enfant à la naissance. Il a été proposé en 1952 par l'Américaine Virginie Apgar.

32 **Le score d'Apgar se base sur les cinq critères suivants** : la fréquence cardiaque, la respiration, la coloration des téguments, le tonus musculaire, la réactivité.

33 On parle de **souffrance fœtale** non pas pour évoquer une douleur du fœtus au sens habituel du terme mais dans les circonstances où le développement ou la vie du fœtus sont en jeu. C'est un état caractérisé par le fléchissement des métabolismes tissulaires du fœtus, en raison, principalement, de la réduction d'apport d'oxygène ; cet état comporte tous les degrés, jusqu'à la mort fœtale. Il peut être chronique pendant la grossesse ou aigu et apparaître juste avant ou pendant l'accouchement.

34 **La souffrance fœtale chronique qui survient pendant la grossesse** est, en général, occasionnée par une pathologie maternelle, soit préexistante, soit survenant pendant la grossesse ; elle est souvent responsable d'un retard de croissance intra-utérin (RCIU).

35 **La souffrance fœtale aiguë** survient avant ou pendant l'accouchement, soit qu'il existe une anomalie de la contraction utérine, soit lorsqu'une cause intercurrente empêche le fœtus de supporter même les contractions utérines normales ; il peut s'agir : d'une dystocie de cause maternelle (bassin étroit asymétrique, fibrome, etc.) ou de cause fœtale (siège, présentation de l'épaule, etc.), d'une anomalie placentaire (décollement prématuré, etc.), d'une pathologie maternelle (hypertension artérielle, etc.), fœtale (malformation, infection, etc.), du cordon (procidence, etc.).

36 **En cas de souffrance fœtale aiguë**, l'extraction sous anesthésie doit être effectuée d'urgence, le plus souvent par césarienne. Le risque d'état de mort apparente doit être affronté.

37 **Les deux cas non pris en compte par le score d'Apgar** et que l'on rencontre le plus sont l'apnée secondaire, très fréquente, ainsi que la naissance dans un liquide méconial (2 à 5 % des accouchements).

38 **L'apnée secondaire du nouveau-né** se manifeste ainsi : le nouveau-né crie immédiatement ; normalement, il est rose, a plusieurs mouvements respiratoires, puis s'arrête.

39 **Lors de la naissance dans un liquide méconial**, le nouveau-né risque une inhalation méconiale avec détresse respiratoire évoluant vers un pneumothorax.

40 **La cause d'une inhalation méconiale** est une anoxie *in utero* qui entraîne l'émission de méconium, la survenue intempestive de mouvements respiratoires.

41 **Pendant les dix premières minutes, les localisations et but de l'aspiration sont les suivants :**
- la bouche et le pharynx : éviter l'inhalation ;
- les narines et le pharynx : vérifier la perméabilité des choanes ;
- l'estomac : prévenir l'inhalation du contenu gastrique, vérifier la perméabilité œsophagienne.

42 **L'embryogenèse** est la période de formation et de développement de l'embryon.

43 **L'organogenèse** correspond à la période de formation des organes au sein de l'embryon.

44 **La morphogenèse** définit l'ensemble des causes qui déterminent la forme et la structure de l'embryon.

45 Dès la deuxième semaine, les cellules se répartissent en **trois couches superposées** qui s'enroulent les unes dans les autres :
- la couche externe ou ectoderme donnera naissance à la peau, au cerveau, à l'ensemble du système nerveux ;
- la couche interne ou endoderme sera à l'origine du système digestif et du système respiratoire ;
- la couche intermédiaire ou mésoderme donnera les muscles, les os et le système circulatoire.

46 La distinction entre **embryopathie** (altération d'une ou plusieurs couches des cellules embryonnaires avant le troisième mois) et **fœtopathie** (agression sévère à partir du troisième mois) met en évidence l'atteinte des cellules souches dans le premier cas avec comme conséquence de graves malformations d'organes tandis que dans les fœtopathies l'atteinte porte essentiellement sur la croissance des organes avec parfois des malformations plus localisées.

47 **Les embryopathies** sont principalement d'origine infectieuse ou toxique.

48 **Les principales embryopathies** d'origine infectieuse sont la rubéole intra-utérine qui provoque une triade symptomatique : cécité, surdité et déficience mentale, la maladie des inclusions cytomégaliques due à un cytomégalovirus, plus rare, et la toxoplasmose congénitale, plus fréquente.

49 **Les principales causes de fœtopathies** sont la malnutrition, le tabac et l'alcool.

50 On entend par infection fœto-maternelle une agression de bactéries, virus, mycoses et parasites atteignant l'enfant pendant la grossesse et son premier mois de vie.

51 Habituellement, **les germes** pénètrent par voie hématogène transplacentaire, le germe présent dans le sang maternel passe dans le sang fœtal directement ou après constitution d'un foyer infectieux dans la plaque basale ou choriale du placenta. Les germes peuvent aussi pénétrer par voie amniotique ascendante à partir des voies génitales de la mère. Ce mode est favorisé par une ouverture trop grande du col utérin ou encore lorsque les membranes sont rompues prématurément.

52 Après son passage du sang maternel dans le sang fœtal, **le germe se propage chez le fœtus** par la veine ombilicale (bactériémie ou virémie) puis gagne la grande circulation.

53 **Au cours de l'accouchement, les germes pénètrent chez le nouveau-né** par inhalation des sécrétions contaminées à l'occasion des premières inspirations et pénètrent jusqu'aux bronches et alvéoles. Les germes rencontrés sont ceux habituels de la flore génitale de la mère.

54 Lorsqu'elle survient chez la femme au cours du premier trimestre de grossesse, **la rubéole** responsable d'une maladie éruptive bénigne de l'enfant, peut entraîner un risque tératogène important pour le fœtus car le virus atteint à la fois le placenta et les tissus embryonnaires.

55 Lorsque **la rubéole** survient au cours des dix premières semaines de la grossesse, le virus est isolé à la fois du placenta et de l'embryon. Mais, après la dixième semaine, le virus est beaucoup plus fréquemment isolé du placenta seulement, ce qui explique la gravité de la rubéole dans les deux premiers mois de la gestation. Dès que l'embryon ou le fœtus est atteint, il se développe une infection virale chronique dans les tissus qui va persister jusqu'à la naissance.

56 **Un nouveau-né atteint de rubéole congénitale** est contagieux. La présence du virus dans les organes pendant le développement provoque une inhibition des mitoses et un ralentissement de la croissance, expliquant les manifestations cliniques de la rubéole congénitale.

57 **Le cytomégalovirus** est un virus à ADN qui appartient à la famille des herpes viridæ. La mère est la principale source de virus contaminant, car seuls les enfants ayant une mère séropositive sont contaminés.

58 **La transmission materno-fœtale du cytomégalovirus** se fait par la voie hématogène placentaire, avec ou sans lésion du placenta, ou par voie ascendante transmembranaire.

59 **Le cytomégalovirus** a une affinité particulière pour le cerveau (méningo-encéphalite, microcéphalie), l'œil, le poumon, le foie, le rein.

60 **La toxoplasmose** est une maladie parasitaire. L'infection passe souvent inaperçue mais il existe des formes généralisées et encéphalitiques graves. En raison du risque de transmission au fœtus, la recherche de l'infestation est obligatoire dans l'examen prénuptial depuis 1978.

61 **L'agent causal de la toxoplasmose** est *Toxoplasma gondii*, protozoaire qui se reproduit dans l'intestin du chat qui est l'hôte spécifique.

62 Vrai, **la gravité de l'infection du fœtus par la toxoplasmose** dépend de l'intervalle séparant l'infection placentaire de l'infection fœtale, de l'âge de la grossesse au moment de l'infection et du nombre de parasites infectants.

63 **Avant la méiose, chaque cellule humaine** comprend 46 chromosomes (23 paires).

64 **La méiose** est le processus de division de la cellule qui, d'une cellule diploïde (à 46 chromosomes) aboutit à deux cellules haploïdes à 23 chromosomes.

65 **Un chromosome autosome** est un chromosome qui ne détermine pas le sexe, c'est-à-dire, chez l'homme, les chromosomes 1 à 22.

66 On appelle **allèle** chacun des deux gènes d'une paire de chromosomes.

67 **Les syndromes héréditaires** comprennent les maladies autosomiques dominantes, les maladies autosomiques récessives et les maladies récessives liées au chromosome X.

68 Dans l'hérédité autosomique dominante, le caractère ou la maladie dépendent d'un seul des deux gènes d'une paire de gènes allèles situés sur un autosome (chromosome 1 à 22) qui est dominant par rapport à son allèle. L'affection se transmet de génération en génération et concerne aussi bien les garçons que les filles ; tout individu atteint risque de transmettre le caractère ou la maladie à 50 % de sa descendance.

69 On dit que la mutation est à **transmission récessive** lorsque la mutation d'un seul des deux gènes n'entraîne pas d'anomalie, le gène muté étant dominé par le gène sain. Les parents sont porteurs sains (dits hétérozygotes) et la maladie n'apparaît chez l'enfant que s'il est porteur des deux gènes d'une paire de gènes allèles mutés (dits homozygotes). Le risque de récurrence à chaque nouvelle grossesse est donc, statistiquement, de 1/4 ou 25 %.

70 Dans **l'hérédité récessive liée au sexe**, le gène anormal est situé sur le chromosome X et s'exprime à l'état hétérozygote chez l'homme qui n'a qu'un seul X ; les femmes, porteuses du gène muté sur l'un de leurs deux X, sont conductrices mais indemnes de la maladie. Lors de l'union avec un homme normal, une femme conductrice transmet indifféremment l'X normal ou celui qui est porteur du gène anormal : ainsi il y aura dans la descendance moitié garçons normaux, moitié garçons malades, moitié filles saines et moitié filles conductrices. C'est le cas de l'hémophilie.

71 Dans le cas où l'affection est compatible avec une survie de qualité, l'homme atteint n'aura aucun enfant touché dans sa descendance : tous ses fils, héritant de son Y, seront normaux mais toutes ses filles, héritant de son X porteur du gène anormal, seront obligatoirement conductrices.

72 **La trisomie 21**, appelée également syndrome de Down, est l'aberration chromosomique la plus fréquente, environ 1 cas sur 650 naissances. Cette anomalie résulte de la présence dans le génome d'un chromosome 21 surnuméraire.

73 Vrai, la mucoviscidose est une maladie autosomique récessive.

74 Vrai, la mucoviscidose est la plus grave et la plus fréquente (1 cas pour 3 250 naissances) des maladies génétiques chez les Caucasiens.

75 **Une atrésie** est une occlusion plus ou moins complète d'un orifice ou d'un conduit naturel.

L'atrésie de l'œsophage se caractérise par un défaut de division entre l'œsophage et la trachée : l'œsophage supérieur se termine en cul-de-sac sans continuité avec l'œsophage inférieur, « distal », situé habituellement dans la partie supérieure du thorax.

76 **L'atrésie de l'œsophage** se situe le plus souvent au niveau de la deuxième vertèbre dorsale et dans la plupart des cas, l'œsophage inférieur est connecté avec la trachée donnant lieu à une fistule œsophagotrachéale.

77 À la naissance, **l'atrésie de l'œsophage** entraîne un encombrement buccopharyngé favorisé par une hypersalivation.

78 **La complication la plus redoutée de l'atrésie de l'œsophage** est l'inondation bronchopulmonaire soit par fausse route à partir du cul-de-sac œsophagien supérieur, soit par reflux du contenu acide à travers la fistule œsophagotrachéale.

79 **L'imperforation anale** résulte d'une anomalie de l'organisation du périnée chez l'embryon. Elle peut être isolée ou associée à une fistule recto-urinaire ou rectovaginale, ou en situation anormalement antérieure (fistule rectopérinéale).

80 **Les malformations de la face** relèvent d'une absence ou d'une insuffisance de soudure des différents bourgeons qui forment le massif facial et qui réalisent la fente labionarinaire (bec-de-lièvre).
La fente palatine relève d'une absence ou d'une insuffisance de soudure des différents bourgeons qui forment le massif facial au niveau du palais postérieur. La fente peut être complète ou incomplète, voire réduite à une simple bifidité de la luette ; elle peut être unie ou bilatérale.

81 Il peut y avoir une association d'une fente labiale et d'une fente palatine et, au maximum, la fente labionarinaire complète bilatérale peut s'accompagner d'une fente palatine complète : c'est **la « gueule-de-loup »**, appellation qui fait référence non à l'animal mais à la fleur de montagne.

82 **Les principales malformations cardiaques congénitales** sont les suivantes :
- les cardiopathies non-cyanogènes se révélant par une insuffisance cardiaque ;
- les obstacles gauches : le rétrécissement aortique ; l'hypoplasie du ventricule gauche ; la coarctation aortique ou l'interruption de la crosse aortique ;
- la fistule artérioveineuse ;
- les cardiopathies cyanogènes ;
- la transposition des gros vaisseaux (la plus fréquente des cardiopathies cyanogènes se révélant en période néonatale) ; les obstacles droits sévères (retour veineux pulmonaire anormal) ;
- les malformations cardiaques à révélation plus tardive ;
- la communication intraventriculaire large (les cardiopathies cyanogènes dont la tétralogie de Fallot).

83 **La tétralogie de Fallot comprend les quatre anomalies anatomiques suivantes :**
- une sténose de l'artère pulmonaire ;
- une communication intraventriculaire large (CIV) ;
- une hypertrophie ventriculaire droite ;
- une dextroposition de l'aorte (aorte à cheval sur le septum interventriculaire).

84 Parmi **les maladies héréditaires du métabolisme**, on peut citer :
- la leucinose encore appelée maladie du sirop d'érable (les urines ont une odeur particulière qui rappelle celle du sirop d'érable ou celle du sucre brûlé), la plus fréquente des maladies métaboliques qui se transmet sur le mode autosomique récessif, qui évolue vers la mort en quelques semaines (encéphalopathie très sévère en cas de survie) ;
- la galactosémie (un cas sur 800 à 18 000 naissances) à transmission autosomique récessive, qui se manifeste dès la naissance par des troubles digestifs, un ictère, un gros foie et des troubles hémorragiques. Elle est caractérisée par l'absence de la galactose-I-phosphate-uridyl-transférase qui permet la transformation du galactose en glucose. Le traitement repose sur le régime d'exclusion en galactose (lait et dérivés) ;
- la phénylcétonurie (un cas sur 10 000 à 15 000 naissances), due à l'absence d'activité de la phénylalanine-hydroxylase. C'est une maladie à transmission autosomique récessive. Le traitement consiste en un régime dépourvu de phénilalanine (lait Lofenalac) ;
- les autres maladies métaboliques : intolérances au fructose, les glycogénoses, les mucopolysac-charidoses, les shyngolipido-

ses (maladies de Tay-Sachs, de Neiman-Pick, par exemple).

85 **La luxation congénitale de hanche** (LCH) correspond à une position de la tête fémorale complètement ou partiellement hors du cotyle de façon permanente ou transitoire.

86 **L'ictère** est un symptôme défini comme une coloration jaune de la peau et des muqueuses en rapport avec une augmentation du taux de la bilirubine dans le sang.

87 Dans **l'ictère du nouveau-né**, l'augmentation du taux de bilirubine dans le sang est secondaire aux conditions physiologiques particulières des premiers jours de vie.

88 Dans le cas des **ictères pathologiques du nouveau-né**, la gravité et l'évolution dépendent, d'une part de la cause, et, d'autre part, du risque de survenue d'un ictère nucléaire responsable de complications neurologiques ; l'augmentation du taux de bilirubine dans le sang est secondaire à une pathologie néonatale sous-jacente.

89 **La bilirubine** est un composé non cyclique provenant du catabolisme de l'hémoglobine dans le système réticulo-endothélial. Elle est véhiculée dans le sang vers le foie, liée à l'albumine sous forme insoluble dans l'eau (bilirubine libre ou indirecte). Elle est ensuite conjuguée dans le foie à l'acide glucuronique (bilirubine conjuguée ou directe). Le diglucuronide de bilirubine ainsi formé, soluble dans l'eau, est exclusivement éliminé dans la bile.

90 **La durée normale de la grossesse**, estimée par convention internationale à partir de la date du premier jour des dernières règles précédant la conception, est comprise entre 259 et 393 jours, soit entre 37 semaines et 41 semaines et 6 jours.

91 Les raisons du **risque hémorragique à la naissance** sont les suivantes :
- à la naissance il existe une immaturité transitoire de synthèse hépatique des facteurs de coagulation ;
- le nouveau-né n'a pas de réserve de vitamine K (la vitamine K ne passe pas la barrière placentaire).

92 **Fréquences cardiaque et respiratoire, pression artérielle maximale chez le nouveau-né.**

	Fréquence cardiaque (mouvements/min)	Fréquence respiratoire (mouvements/min)	Pression artérielle (max. en cm de Hg)
Nouveau-né à terme	120 à 140	40	7
Prématuré	130 à 150	45 à 60	5 à 6

93 Éventuel problème à court terme d'un **nouveau-né de mère diabétique et d'un nouveau-né de mère héroïnomane.**
Le nouveau-né de mère diabétique risque de présenter à court terme une hypoglycémie.
Le nouveau-né de mère héroïnomane risque de présenter à court terme un syndrome de sevrage.

94 Avant 37 semaines, les nouveau-nés viables sont prématurés. On parle de grande prématurité avant 34 semaines.

95 Vrai, un nouveau-né pesant 2 400 g à la naissance a en général un avenir meilleur s'il a 34 semaines que s'il en a 41. Les étiologies de la prématurité et des RCIU ne sont pas les mêmes et un prématuré de poids normal pour son âge gestationnel pose en général moins de problèmes qu'un enfant hypotrophique.

96 **La prématurité spontanée** peut être due :
- à des causes utérines (béances cervico-isthmiques, malformations utérines congénitales, déformations utérines acquises) ;
- à des causes ovulaires, à des grossesses multiples, à un placenta praevia ;
- une cause due à l'état général (infection bactérienne à streptocique B, infection urinaire à *Escherichia coli*, infection cervico-vaginale, infection virale).

97 **La prématurité a pour conséquence** des difficultés d'adaptation des différentes fonctions de l'organisme. Les fonctions les plus concernées sont : les fonctions respiratoires (insuffisance de surfactant pulmonaire, source du collapsus alvéolaire entraînant la maladie des membranes hyalines, elle-même source d'apnée, de dysplasie bronchopulmonaire) ; la fonction cardiovasculaire (persistance du canal artériel qui relie l'artère pulmonaire à l'aorte est responsable d'insuffisance cardiaque, d'ischémie digestive et d'entérocolite nécrosante) ; les fonctions immunitaires de défense (fragilité aux différentes infections) ; les fonctions neurologiques (difficulté de maintenir l'équilibre thermique, fragilité des tissus et des vaisseaux cérébraux favorisant l'hémorragie cérébrale) ; les fonctions digestives (inadaptation du tube digestif à l'alimentation aboutissant à une dénutrition favorisant les autres complications) et les fonctions rénales (problème de l'élimination des déchets et du maintien de l'équilibre ionique et acido-basique).

98 Faux, il faut d'abord brancher l'incubateur une heure avant l'arrivée de l'enfant et régler la température sur prescription médicale, selon le poids et l'âge du bébé ; elle peut être comprise entre 31 °C pour les petits prématurés et 36-37 °C pour les prématurissimes.

99 Le nouveau-né prématuré présente un **risque important de risque infectieux** car :

- sa barrière cutanéo-muqueuse est mince et fragile ;
- il manque d'anticorps normalement transmis en fin de grossesse.

100 **Surveillance clinique pendant la première semaine d'un prématuré né à 35 semaines**

Pendant la première semaine d'hospitalisation d'un enfant prématuré né à 35 semaines d'aménorrhée et ne présentant pas de pathologie associée, il convient de surveiller :

- le poids, car la chute de poids ne doit pas être supérieure à 10 % ;
- la température axillaire toutes les 3 heures car il existe un risque d'hypothermie ;
- la fréquence cardiaque car il y a risque de tachycardie ou de bradycardie ;
- la fréquence respiratoire à la recherche d'apnées ou de polypnées ;
- la présence de signes de lutte, car il existe un risque de détresse respiratoire secondaire ;
- le méconium puis les selles pour mettre en évidence d'éventuels troubles du transit ;
- la diurèse pour s'assurer d'une élimination correcte ;
- la coloration à la recherche d'ictère ou de détresse respiratoire (cyanose).

101 Afin d'éviter la douleur et de favoriser **le confort d'un nouveau-né prématuré** l'infirmière veillera à :

- diminuer les agressions sonores et lumineuses ;
- apporter des limites à l'environnement (cocon, petits coussins doux) ;
- disposer un matelas à eau ;
- limiter les pansements adhésifs (préférer les bandes, les bandes filets) ;
- utiliser des tampons anti-adhésifs pour ôter les pansements ;
- ne pas attacher l'enfant ;
- réduire les gestes systématiques inutiles ;
- regrouper les soins.

102 **Recommandations pour l'amélioration des conditions de séjour de l'enfant hospitalisé**

La circulaire du 1er août 1983 recommande :

- d'éviter les hospitalisations non strictement nécessaires ;
- de préparer l'admission ;
- d'accueillir l'enfant et ses parents à l'admission ;
- d'admettre l'enfant avec un parent ;
- de permettre aux parents de participer aux soins ;
- d'adapter les soins et les conditions de traitement à l'âge de l'enfant et de l'y préparer ;
- d'améliorer les conditions de séjour ;
- de développer les visites ;
- d'informer les parents au cours du séjour ;
- de préparer la sortie.

103 **La bronchiolite aiguë** désigne une obstruction aiguë des bronchioles d'origine infectieuse, rencontrée chez le nourrisson en raison de l'étroitesse des bronchioles dans cette tranche d'âge. Il peut s'y associer une atteinte parenchymateuse pulmonaire réalisant alors une broncho-alvéolite.

104 **La bronchiolite** se manifeste par des signes de rhinopharyngite qui précèdent pendant 2 ou 3 jours des symptômes respiratoires associant une toux sèche puis rapidement productive, une polypnée avec une gêne prédominant sur l'expiration et un sifflement respiratoire, le plus souvent audible, des signes de lutte (tirage, entonnoir xiphoïdien, battements des ailes du nez, balancement thoracoabdominal).

105 Dans les formes simples, **le traitement de la bronchiolite** est symptomatique. Il associe :
- une désobstruction rhinopharingée ;
- une désobstruction bronchopulmonaire par kinésithérapie respiratoire avec technique d'accélération du flux respiratoire ;
- une mise en position proclive dorsale ;
- une humidification de l'atmosphère ;
- un fractionnement des repas.

106 **L'hospitalisation d'un nourrisson atteint de bronchiolite** s'impose en présence d'un des signes de gravité suivants :
- une polypnée supérieure à 60/min au repos ;
- des signes de lutte marqués ;
- une cyanose ;
- des troubles de la conscience (agitation anormale, somnolence) ;
- des troubles digestifs (anorexie ou vomissements) compromettant l'hydratation ;
- une saturation sanguine en oxygène inférieure à 95 % ;
- des images de condensation (pneumopathie, atélectasie) à la radiographie pulmonaire.

107 **La laryngite** est secondaire à l'inflammation des muqueuses du larynx.
L'épiglottite est une forme particulière et localisée de cette inflammation à l'épiglotte.

108 **Le larynx** a un double rôle : respiratoire (à l'inspiration, il assure le passage de l'air vers les poumons par l'intermédiaire de la trachée) et phonatoire (le son est produit par la vibration des cordes vocales).

109 **Les deux symptômes majeurs de l'atteinte du larynx** sont la dysphonie, qui se traduit chez l'enfant par une voix rauque, et la dyspnée respiratoire qui est une gêne surtout inspiratoire avec ralentissement du rythme. Le plus souvent, l'enfant est assis, angoissé, avec une respiration bruyante à l'inspiration, parfois accompagnée d'un tirage, c'est-à-dire d'une dépression sus-sternoclaviculaire et intercostale.

110 **L'épiglottite aiguë** est un véritable abcès de l'épiglotte et des replis épiglottiques. Les germes les plus fréquemment en cause sont *Haemophilus*, le pneumocoque et le streptocoque.

111 **La déshydratation aiguë**, perte importante et brutale d'eau et d'électrolytes, menace particulièrement le nourrisson du fait des particularités de son métabolisme hydro-électrolytique et de la fréquence à cet âge de certaines pathologies, en particulier digestives, pouvant entraîner des pertes d'eau et de sels minéraux ; chez le nourrisson, les entrées et sorties d'eau représentent chaque jour un tiers des espaces extracellulaires contre un sixième chez l'enfant plus âgé.

112 Chez le nourrisson, toute **perte hydrique** excessive peut entraîner une déshydratation aiguë dont les conséquences, un **collapsus hémodynamique** qui entraîne une diminution de la perfusion des organes (cerveau, rein), des **troubles métaboliques** (acidose métabolique, anomalies de la natrémie, etc.), peuvent constituer une menace vitale.

113 **Le vomissement** est une expulsion active (avec contraction des muscles abdominaux), violente et abondante, par la bouche, de tout ou partie du contenu de l'estomac. C'est un symptôme très fréquent en pédiatrie. Ses causes sont multiples, le plus souvent bénignes mais peuvent être des urgences médicales voire chirurgicales.

114 L'infirmière doit distinguer :
- les régurgitations qui sont des rejets passifs par la bouche de petites quantités d'aliments au cours ou juste après les repas (lors du rot ou dans le cadre d'un reflux gastro-œsophagien) ;
- le mérycisme, trouble du comportement alimentaire qui se manifeste par des régurgitations volontaires ou automatiques avec rumination.

115 **Le reflux œsophagien** est une manifestation fréquente chez le nourrisson ; il s'agit d'un reflux anormal du contenu gastrique dans l'œsophage, lié à une immaturité du sphincter inférieur de l'œsophage.

116 **Les mesures hygiéno-diététiques à mettre en œuvre dans le traitement d'un reflux gastro-œsophagien** sont les suivantes : aménagement des repas (climat serein – durée du repas maîtrisée, ni trop courte, ni trop longue – respect strict de la reconstitution du lait – éviter le gavage et les repas rapprochés – contrôle du débit de la tétine – éviter les jus de fruits avant 3 mois, l'abus des farines, etc.), lutte contre l'hyperpression abdominale qui favorise le reflux (correction d'une éventuelle constipation, vêtements non serrés à la taille, enfant assis sans être plié en deux), position de couchage optimale (orthostatisme ventral à 30° chez le bébé de moins de 6 mois, notamment), lutte contre le tabagisme passif.

117 **La sténose** est une diminution pathologique permanente du calibre d'un orifice, d'un canal ou d'un organe creux. La sténose du pylore, orifice inférieur de l'estomac à l'entrée du duodénum, est due à une hypertrophie localisée à la région pylorique de la couche musculaire circulaire interne de la paroi gastrique. La cause de cette hypertrophie est inconnue. Les antécédents familiaux sont retrouvés dans 15 % des cas.

118 **Le diagnostic de sténose du pylore** est évoqué devant la présence de vomissements postprandiaux, alimentaires, jamais bilieux et qui surviennent chez un nourrisson affamé. Les vomissements sont caractéristiques par leur soudaineté, faciles, en jet. Aucun antécédent digestif n'est habituellement retrouvé. Les vomissements s'accompagnent d'une perte importante d'acide chlorhydrique (sécrété par l'estomac) et de troubles ioniques qui apparaissent rapidement (alcalose hypochlorémique).

119 **Une invagination intestinale** est la pénétration d'une partie de l'intestin dans la partie qui lui fait suite, à la façon d'un doigt de gant qu'on retourne.

120 Dans sa forme habituelle, l'invagination survient chez le nourrisson (le garçon, le plus souvent) âgé de 3 à 12 mois. Le diagnostic doit être évoqué à la survenue brutale d'une vive douleur abdominale accompagnée de vomissements, cris, pâleur et sueurs. Cette crise dure quelques instants et est suivie d'une période d'accalmie, mais de nouvelles crises surviennent à un rythme plus ou moins accéléré. S'il récupère dans l'intervalle des crises, le nourrisson refuse néanmoins ses biberons. En l'absence de diagnostic, le tableau se complète rapidement par un état de choc, du sang dans les couches et des signes de péritonite due à la nécrose intestinale avec perforation. La séquence intermittente de colique/accalmie refus du biberon est évocatrice.

121 **La diarrhée aiguë** est une modification brutale de l'émission fécale, les selles devenant plus nombreuses, molles ou liquides.

122 **Les complications de la diarrhée aiguë** qu'il faut redouter sont, tout d'abord la déshydratation, puis le passage à la chronicité, une diarrhée rebelle devenant source de carence nutritionnelle et de trouble de la croissance chez l'enfant. Plus l'enfant est jeune, plus les risques sont élevés.

123 **Les signes d'accompagnement qui témoignent d'une diarrhée grave**, surtout chez le nourrisson, sont les suivants :
- signes de déshydratation extracellulaire : pli cutané, enfoncement des globes oculaires, dépression de la fontanelle, fréquence cardiaque accélérée et tension artérielle pincée, temps de recoloration allongée ;
- signes de déshydratation intracellulaire : sécheresse des muqueuses, troubles de la conscience voire convulsions ;
- perte de poids : au-dessus d'une perte de poids de 10 %, la déshydratation est sévère et nécessite des mesures urgentes ;
- vomissements, fièvre, existence d'une infection associée ;
- ballonnement abdominal.

124 Lorsqu'il existe des **signes de déshydratation grave** avec perte de poids supérieur à 10 % et signes de collapsus, l'hospitalisation s'impose et il faut, sans attendre :
- déshabiller l'enfant et le peser ;
- mettre en place une voie veineuse ;
- préparer une perfusion d'albumine humaine (1 g/kg) ou de solution macromoléculaire ou de plasma frais (10 à 20 mL/kg) à passer en 30 min ;
- préparer un monitoring cardiaque ;
- traiter l'hyperthermie associée par antipyrétiques.

125 **La diarrhée chronique** est l'émission de selles molles ou liquides, trop fréquentes ou trop abondantes. Elle résulte d'une accélération globale du transit liée à des mécanismes multiples : maldigestion, malabsorption, phénomènes moteurs, phénomènes inflammatoires, avec hypersécrétion et exsudation, pullulation microbienne.

126 Les manifestations cliniques les plus fréquentes de l'**allergie aux protéines du lait de vache** associent une diarrhée de putréfaction, des vomissements sans caractère spécifique et une stagnation pondérale. Il peut s'agir d'une simple pâleur avec cyanose péribuccale, de coliques du nourrisson, de gastrite allergique avec éosinophilie périphérique ou de dermatite atopique.

127 **L'intolérance aux protéines du lait de vache** (et du lait de soja) se manifeste dès l'introduction de l'aliment concerné : les troubles surviennent au cours du sevrage si l'enfant est initialement nourri au sein, car les laits maternisés sont des laits industriels riches en β-lactoglobulines, qui possèdent donc toute l'allergénicité du lait de vache.

128 **Le diagnostic de l'allergie aux protéines du lait de vache** repose essentiellement sur la disparition des symptômes lors de la suppression du lait de vache et leur réapparition à chaque réintroduction.

129 Vrai, l'intolérance aux protéines du lait de vache est souvent transitoire et s'accompagne fréquemment d'une allergie aux protéines du soja, du riz et des œufs.

130 **L'intolérance au gluten** ou maladie cœliaque est due à une intolérance ou allergie à la gliadine du gluten, contenue dans le blé, l'orge, le seigle, l'avoine.

131 Faux, il n'y a pas d'intolérance au riz, au maïs, au manioc qui, comme le soja et l'amidon ne contiennent pas de gluten.

132 Faux, les troubles dus à une intolérance au gluten surviennent habituellement entre 3 et 6 mois, mais après un certain délai après l'introduction des farines.

133 **Le début des troubles dus à l'intolérance au gluten** se caractérise par une anorexie, des vomissements, une diarrhée et un ballonnement abdominal, associés à une cassure de la courbe pondérale qui doit faire évoquer le diagnostic.

134 **La maladie cœliaque classique se caractérise par :**

- des selles diarrhéiques abondantes, fréquentes, pâles et fétides, liquides ou molles ; leur poids dépasse 2 % du poids corporel ; l'anorexie peut devenir totale et les vomissements sont fréquents ;
- une augmentation du volume de l'abdomen contrastant avec la maigreur et la fonte des masses musculaires ;
- une hypotrophie pondérale frappante ;
- une apathie, une tristesse, une hostilité ou irritabilité aggravée par un retard moteur progressif.

135 **La fièvre** est une réaction de l'organisme face à une agression (infection, inflammation, chaleur, etc.), qui se traduit par une élévation de la température corporelle qui devient supérieure ou égale à 37,8 °C.

136 Chez l'enfant, **la fièvre est le plus souvent consécutive à :**

- une infection, le plus souvent d'origine virale mais aussi bactérienne et, plus rarement, parasitaire :
- un coup de chaleur dû à une exposition solaire, un excès de chauffage, un enfant trop couvert ;
- une réaction à une vaccination, notamment contre la rougeole, la coqueluche ;
- une poussée dentaire.

137 **Les principales complications de la fièvre** chez l'enfant sont la déshydratation et les convulsions fébriles.

138 **Les convulsions fébriles** sont des crises convulsives provoquées par la fièvre en dehors de toute affection métabolique ou neurologique. Elles surviennent chez des enfants âgés de 6 mois à 5 ans à l'occasion d'une poussée fébrile supérieure à 38 °C.

139 **La rougeole** est une maladie éruptive, due à un paramyxovirus ; elle est très contagieuse, en particulier à l'apparition du signe de Koplick, de 3 jours avant l'éruption à 2 jours après l'éruption.

140 Pendant la période d'invasion de la rougeole qui dure 4 jours, on observe **un énanthème de la face interne des joues** : il s'agit d'un aspect de petits grains blanchâtres posés sur une muqueuse très rouge car hypervascularisée. C'est le signe de Koplick qui est pathognomonique (c'est-à-dire qui se rencontre seulement dans une seule maladie et qui suffit à en établir le diagnostic) de la rougeole.

141 **La période d'incubation de la rougeole** est de 4 jours.

142 **La période d'invasion de la rougeole**, d'environ 4 jours, associe une fièvre élevée, un catarrhe oculo-nasal avec toux rauque et un énanthème de la face interne des joues (signe de Koplick).

143 Dans sa période d'état, la rougeole se caractérise par **une éruption maculopapuleuse** qui débute derrière les oreilles et au niveau du cou. Cette éruption s'étend de haut en bas en 2 jours en une seule poussée. Elle se répartit sur l'ensemble du corps en ménageant des intervalles de peau saine. Cet exanthème pâlit dès le 3e jour et s'efface au 5e jour.

144 **Les complications précoces de la rougeole** peuvent être des surinfections (otites, laryngites œdémateuses sous-glottiques, pneumopathies, conjonctivites, kératites), des complications dues au virus (purpura thrombopénique, laryngite striduleuse, convulsions, cérébellite, encéphalite aiguë).

145 **La rubéole** est une maladie éruptive bénigne due à un myxovirus. Elle peut être grave pour l'embryon et le fœtus en cas de contamination de la femme enceinte. Le diagnostic ne peut être que sérologique.

146 **L'incubation de la rubéole** est silencieuse et dure 14 jours ; dès le 8e jour d'incubation le malade est contagieux.

147 **La période d'état de la rubéole** est le plus souvent asymptomatique. Parfois on constate une fièvre modérée (38 °C) avec des céphalées, des courbatures, une asthénie, un exanthème fait de macules roses, non prurigineuses, des adénopathies cervicales essentiellement postérieures, assez caractéristiques, rarement, une splénomégalie, des arthralgies.

148 **Complication de la rubéole :** en dehors de l'embryopathie et de la fœtopathie en cas de contamination de la femme enceinte, on peut voir des encéphalites et des méningites-encéphalites, des purpura thrombopéniques aigus.

149 Toute personne de sexe féminin en âge de procréer doit connaître son immunité ou se faire vacciner dans les plus brefs délais. **La prophylaxie** de la rubéole fait appel à la triple vaccination par le ROR (rougeole-oreillons-rubéole) avec une seconde dose à 6 ans. En cas d'absence de vaccination dans la première enfance, le vaccin antirubéolique (Rudivax®) sera administré.

150 La question de **l'éviction scolaire en cas de rubéole** ne devrait pas se poser : toutes les fillettes doivent avoir été vaccinées (prévention de la rubéole congénitale) ; quant aux enseignantes, elles doivent toutes être immunisées.

151 **La scarlatine** est une maladie infectieuse due à un streptocoque du groupe A, qui sécrète une toxine érythrogène. Elle confère une immunité vis-à-vis du streptocoque en cause.

152 **L'incubation de la scarlatine** est silencieuse et dure de 2 à 5 jours.

153 **La période d'invasion de la scarlatine** dure de 24 à 48 h et associe :
- une angine érythémateuse ou érythématopultacée avec dysphagie ;
- une langue blanche, saburale (les bords et la pointe peuvent être déjà érythémateux) ;
- des adénopathies sous-angulomaxillaires ;
- une fièvre variable, de 38 à 39 °C environ.

154 En période d'état, **la scarlatine se manifeste par :**
- un exanthème qui débute au niveau du tronc, est maximal à la racine des cuisses et aux plis de flexion, généralement peu intense, mais qui ne laisse aucun intervalle de peau saine ;
- un énanthème constant et caractéristique de la maladie : l'angine persiste, mais, surtout, la langue desquame progressivement de la pointe et des bords vers le centre, donnant un aspect de V rouge entourant un triangle blanc. Vers le 10e jour, la langue est entièrement dépapillée, donc rouge et framboisée.

155 **Les complications de la scarlatine** sont exceptionnelles depuis que les angines de l'enfant reçoivent une antibiothérapie (complications infectieuses précoces : otites, sinusites, adénites). Dans le cas contraire, les complications post-

streptococciques suivantes peuvent apparaître :
• une glomérulonéphrite aiguë débutant 15 jours après l'éruption ;
• un syndrome poststreptococcique de type rhumatisme articulaire aigu (RAA) avec atteinte articulaire, voire atteinte cardiaque (d'où l'intérêt de la surveillance à distance des enfants atteints de scarlatine, avec recherche de la protéinurie au 15e jour après le début de la maladie.

156 Classiquement, **l'éviction scolaire après une scarlatine** est de 15 jours pour un enfant recevant une antibiothérapie et présentant un certificat de non-contagion.

157 **La varicelle** est due à un herpès virus VVZ (virus, varicelle, zona) dont la primo-infection réalise la varicelle, maladie éruptive, fréquente et bénigne de l'enfant. Elle est très contagieuse, de fréquence maximale entre 2 et 10 ans.

158 **L'incubation de la varicelle** est silencieuse et dure en moyenne 14 jours.

159 **La phase d'invasion de la varicelle** est le plus souvent peu parlante. Parfois, il existe un fébricule à 38 °C, un malaise général, un rash scarlatiniforme, ces signes précédant l'éruption de 24 h.

160 Pendant la phase d'état, **les signes cliniques de la varicelle** sont les suivants :
• un exanthème : on distingue d'abord des macules, puis, rapidement, des vésicules transparentes posées sur le derme en « gouttes de rosée ». Ces vésicules commencent à se dessécher au bout de 48 h, leur contenu se trouble. Les croûtes se forment en 4 ou 5 jours et tombent entre le 8e et le 10e jour ;
• un énanthème qui peut se voir au niveau de la muqueuse buccale, les vésicules rompues sont remplacées par des érosions qui évoquent des aphtes ;
• une toux, des polyadénopathies, une splénomégalie sont parfois constatées.

161 **Les complications de la varicelle** sont :
• des surinfections (otites, stomatites, conjonctivites, broncho-pneumopathies, surinfections des éléments cutanés à staphylocoques, responsables de lésions cutanées) ;
• des complications dues au virus : purpura thrombopénique, pneumopathies varicelleuses, laryngites, atteintes neurologiques : polyradiculonévrites, méningites, encéphalites et, surtout, cérébellites avec ataxie ;
• des complications dues au terrain (varicelle maligne sur terrain fragilisé : hémopathies, cancers, malades sous corticothérapie, immunodéprimés).
Chez la femme enceinte, l'apparition d'une varicelle au moment de l'accouchement peut entraîner une varicelle grave chez le nouveau-né.

162 **La coqueluche** est une maladie infectieuse, immunisante, très contagieuse, caractérisée par des quintes de toux spasmodiques. Elle est due au bacille de Border Gengou. Sa déclaration est obligatoire.

163 **La phase d'invasion de la coqueluche** est la phase catarrhale ; elle dure 8 jours environ et réalise une rhinopharyngite avec toux. La toux augmente d'intensité et devient émétique. C'est à ce moment que la coqueluche est la plus contagieuse.

164 **La période d'état de la coqueluche** est la période des quintes de toux : toux spasmodique (10 à 20 salves) puis arrêt respiratoire en expiration avec cyanose. Une reprise inspiratoire bruyante évoque le chant du coq. Une expectoration de glaires, voire un vomissement, termine l'épisode. La période de déclin ou de diminution des quintes de toux s'étale sur plusieurs semaines. L'apogée de fréquence de quinte est la 3e semaine, la disparition des quintes se produisant vers la 6e semaine.

165 **Les principales complications de la coqueluche** sont les suivantes : apnées d'autant plus fréquentes et graves que l'enfant est plus jeune ; pneumocoqueluches alvéolaires avec fièvre, dyspnée, tirage ; surinfections pulmonaires et otidiques ; manifestations neurologiques (convulsions, voire encéphalites) ; coqueluche maligne avec tachycardie, troubles respiratoires, troubles digestifs, atteinte neurologique, mortalité élevée ; toux coqueluchoïde au cours des épisodes infectieux respiratoires ultérieurs.

166 **Les oreillons** réalisent une maladie infectieuse, contagieuse et immunisante, due à un myxovirus à tropisme glandulaire et nerveux.

167 **L'incubation des oreillons** est silencieuse et dure en moyenne 21 jours.

168 **La période d'invasion des oreillons** est brève et marquée par des céphalées, de la fièvre et, parfois, des douleurs à la mastication.

169 **La vaccination contre la tuberculose**, qui peut être effectuée pendant le 1er mois, est obligatoire chez les enfants accueillis en collectivité, y compris chez une assistance maternelle. Le contrôle tuberculinique doit être pratiqué 3 à 12 mois plus tard.

170 **La vaccination contre la poliomyélite**, qui peut être effectuée à partir de 2 mois, est obligatoire. L'obligation est satisfaite par trois injections à un mois d'intervalle suivies d'un rappel avant l'âge de 18 mois. Le vaccin injectable est utilisé pour les primovaccinations et les rappels ; le vaccin oral est réservé uniquement aux situations épidémiques.

171 **Pour un enfant de 10 mois atteint de diarrhée et non hospitalisé**, on propose le menu suivant :
• le matin, un biberon de lait de régime ;
• à midi, une purée de carottes et du jambon haché ;
• au goûter, une banane écrasée ;
• le soir, soupe de carottes épaissie (tapioca) et un petit pot de pomme-coing ;
• au cours de la journée, faire boire l'enfant (eau).

172 Les principaux moyens non médicamenteux permettant de **faire baisser la température d'un enfant de 1 an fiévreux** sont les suivants :
• le déshabiller (ne lui laisser que la couche) ;
• lui donner un bain dont la température est inférieure de 1 à 2 °C à sa température ;
• lui donner à boire (boissons fraîches).

173 Les principaux signes permettant de dépister une **douleur chez un enfant de 6 mois** sont :
• la baisse des activités ludiques ;
• la perte de l'appétit ;
• l'absence ou la diminution des réponses au sourire ;
• des troubles du sommeil ;
• une attitude antalgique ;
• des pleurs sans spécificité.

174 **La douleur** est une sensation, elle est subjective. On ne peut donc l'affirmer que selon les dires, les comportements, les attitudes du patient. *A priori* si un enfant dit qu'il a mal, c'est qu'il a mal et sa douleur doit être prise en charge, quelle que soit l'importance de la composante émotionnelle.

175 **La douleur aiguë** est « parlante » ; elle se manifeste par des signes émotionnels tels que des pleurs, des cris, une gesticulation, etc. et des signes directs (évitement, boiterie, désignation de la zone douloureuse).

176 **Quand la douleur dure**, les signes se modifient, parfois rapidement. Chez l'enfant, 48 h suffisent, quand la douleur est intense, pour modifier le tableau, les signes directs et émotionnels s'atténuant au profit du tableau d'atonie psychomotrice.

177 **Les échelles d'évaluation de la douleur** ont pour objet d'évaluer de façon fiable et valide l'existence et l'intensité d'une douleur physique. La validité est le degré de certitude avec lequel l'outil évalue réellement la douleur physique et non d'autres dimensions du vécu de l'enfant, comme son anxiété, son affolement, son découragement.

178 Vrai, depuis 1993, l'infirmière est habilitée à mettre en œuvre un traitement d'urgence contre la douleur, avant l'intervention du médecin et elle suit pour cela des protocoles écrits, datés et signés. Depuis une circulaire du 8 février 1999, la douleur aiguë est entrée dans le cadre de ces traitements d'urgence.

179 Avant de traiter une douleur, il importe d'en confirmer l'existence, d'en préciser le type, la localisation, l'intensité, et quand cela est possible la cause.

180 Vrai, après 5 ans l'enfant peut évaluer sa douleur, mais l'hétéro-évaluation est encore utile.

181 Pour que l'enfant puisse évaluer sa douleur on lui propose les tests suivants : test des visages, peu fiables (l'enfant doit s'identifier à des visages gris, indifférents, tristes, criants, etc.), questionnaires (échelles de vocabulaire « j'ai mal », « j'ai très mal », etc.), dessin du bonhomme (un dessin représentant un bonhomme de face et de dos est donné à l'enfant qui colore les endroits douloureux, de différentes couleurs selon l'intensité de la douleur), EVA (échelle visuelle analogique, à l'aide d'une réglette graduée dont le curseur est placé par l'enfant, après explication, à une position qui doit correspondre à l'intensité de sa douleur).

182 Modèle de dépendance et de fragilité, le nouveau-né, et plus encore le nouveau-né prématuré, est l'objet de toutes sortes d'agressions stressantes et douloureuses, alors que depuis sa vie fœtale, les voies de la douleur sont en place et que le nouveau-né est à même de ressentir la douleur. En outre, la myélinisation des fibres nerveuses n'étant pas achevée, il est vraisemblable que l'inhibition des influx douloureux ne soit pas satisfaisante, entraînant des douleurs plus importantes que chez l'enfant plus âgé.

183 On connaît l'intérêt de la prise en charge du confort du nouveau-né sur sa morbidité à court terme. Un stress imposé avant un geste douloureux majore la réactivité du bébé à cette douleur. Tous les efforts des soignants doivent donc porter sur **la réduction du stress** et l'obtention d'un confort maximum du nouveau-né.

184 **Les soins d'hygiène quotidiens** du nouveau-né comprennent : la pesée, le bain, les soins du cordon ombilical, les soins du visage et, au cours de la journée : toilette génitale et change.

185 **Les principes à respecter au cours d'un soin** sont : la sécurité de l'enfant, l'efficacité du soin, la prise en compte de l'enfant (confort physique, communication, etc.), la participation et l'éducation des parents, la désinfection du matériel avant et après utilisation (baignoire, matelas à langer, etc.).

186 Au cours des **soins du cordon ombilical**, l'infirmière doit : nettoyer avec une compresse stérile imbibée de chlorhexidine aqueuse (Merfène®) (selon les modalités du service) la base du cordon, le cordon et la pince ; mettre de l'éosine à la base du cordon et l'entourer d'une compresse ; selon les modalités du service, laisser à l'air libre ou mettre une compresse sur le cordon puis le filet élastique autour de l'abdomen de l'enfant.

187 Au cours des **soins du visage du nouveau-né**, l'infirmière doit : nettoyer le visage avec un coton imbibé d'eau ou de lait ; nettoyer les yeux avec des compresses imbibées de sérum physiologique, du plus propre au plus sale (utiliser des compresses différentes pour chaque œil ; nettoyer la sortie du conduit et le pavillon de l'oreille avec des petites mèches de coton roulées et sèches (utiliser des cotons différents pour chaque oreille) ; nettoyer chaque narine avec des mèches de coton ou des compresses imbibées de sérum physiologique (utiliser des cotons différents pour chaque narine).

188 **L'érythème fessier** est une rougeur plus ou moins étendue de la peau du siège de l'enfant ; il est lié à la macération et à l'agressivité des selles liquides en cas de diarrhée ou à la conséquence d'une hygiène insuffisante.

189 Pour éviter **l'érythème fessier du nouveau-né**, il faut tout d'abord utiliser pour la toilette un gant à usage unique, une serviette à usage unique, un savon à pH neutre, une pâte à l'eau de type Aloplastine®. Il faut changer l'enfant après chaque selle, le laver doucement avec le savon à pH neutre, le rincer abondamment, le sécher en tamponnant, puis appliquer la pâte à l'eau (les selles ne sont plus en contact avec la peau), remettre une couche.

190 Il faut toujours se souvenir, comme repère, de la règle de calcul de la ration des 24 h : 1/10 du poids du nourrisson + 200 g.

191 Chez le nourrisson et l'enfant très jeune, les problèmes du développement, mais aussi des relations et de la libido, s'expriment de préférence à travers le corps, par des comportements et des troubles à expression somatique, que certains rassemblent dans l'appellation « troubles psychosomatiques ». Les différents types de ces troubles sont les suivants :
- les troubles de la sphère oro-alimentaire ;
- les troubles cardiorespiratoires (spasme du sanglot) ;
- les troubles sphinctériens ;
- les troubles du sommeil ;

• les troubles du comportement.

192 Au cours de la première année en particulier, la relation de l'enfant avec le monde environnant, en premier lieu avec sa mère, se concentre en grande partie autour de la situation de « nourrissage », qui n'est qu'un aspect du maternage, mais qui prend souvent une place cruciale pour la mère elle-même qui y focalise ses qualités maternelles dès la naissance et bien longtemps après la première année. **Les troubles oro-alimentaires** représentent ainsi une expression préférentielle des difficultés à l'intérieur de la relation mère-enfant.

193 **Les coliques du premier trimestre** sont très fréquentes à partir de l'âge de 8 jours et surviennent plus souvent le soir et la nuit ; elles disparaissent spontanément au cours du 3e mois. Après un repas, alors qu'il dort ou est près de la faire, l'enfant se met à crier, à gesticuler d'une façon qui évoque une souffrance digestive ; les selles sont le plus souvent normales, mais il existe souvent un météorisme abdominal modéré. Les coliques disparaissent quand l'enfant est séparé de sa mère (crèche, hospitalisation, etc.) ; il semble que ces coliques soient l'expression d'une tension psychique à l'intérieur de la relation mère-enfant.

194 **Les nausées et les vomissements d'origine psychiques** sont très fréquents dans l'enfance et accompagnent souvent des réactions d'angoisse à une situation particulière (départs matinaux à l'école, par exemple) en rapport avec des moments de séparation. Ils peuvent être provoqués ; ils sont souvent observés chez les enfants anorexiques ; dans tous les cas, la relation mère-enfant est directement impliquée.

195 **Le spasme du sanglot** survient entre 8 mois et 30 mois environ, par crises quotidiennes, toujours en présence d'un adulte. L'enfant, soumis à un violent affect (colère, rage, douleur, etc.), crie, bloque sa respiration, perd conscience, parfois convulse. On distingue la forme bleue où l'enfant montre des signes de cyanose et où l'affect de rage est manifeste, et la forme pâle, beaucoup moins typique, où la syncope apparaît de type vagal (évanouissement) en lien avec une émotion qui prend l'enfant par surprise ; les convulsions y sont fréquentes. Dans les deux formes, la crise dure de quelques secondes à une minute et elle est très impressionnante pour l'entourage. L'inquiétude normale suscitée par ces crises entraîne souvent l'instauration d'une hyperprotection anxieuse maternelle qui peut, en elle-même, entretenir le symptôme, l'enfant pouvant ainsi facilement manipuler l'entourage. Il importe donc de dédramatiser au niveau somatique.

196 **Les troubles sphinctériens** de l'enfant sont essentiellement l'énurésie et l'encoprésie.

197 **L'énurésie** de l'enfant est une miction active, complète et involontaire chez un enfant de plus de 4 ans. Elle atteint 10 % des enfants, deux fois plus souvent les garçons que les filles ; elle est le plus souvent primaire, la propreté mictionnelle n'ayant jamais été acquise, mais elle peut être secondaire, succédant à une période de propreté complète. Elle survient la nuit (énurésie nocturne, la plus fréquente) ou le jour (énurésie diurne) ou les deux ; elle peut être totale (chaque nuit et éventuellement toute la journée), intermittente (au cours de certaines périodes laissant de longs intervalles libres), apparaître comme un symptôme isolé ou s'intégrer à un tableau psychologique plus structuré : hyperactivité ou instabilité psychomotrice, troubles de la personnalité.

198 **L'encoprésie** est une défécation involontaire chez un enfant de plus de 3 ans, en l'absence de lésions organiques et d'incontinence anale ; elle est trois fois plus fréquente chez le garçon que chez la fille, moins fréquente que l'énurésie ; elle est le plus souvent secondaire et presque exclusivement diurne et associée, une fois sur trois, à une énurésie diurne.

199 **Les principaux troubles psychomoteurs** de l'enfant sont la maladresse psychomotrice, l'instabilité psychomotrice (hyperactivité ou hyperkinésie), l'inhibition psychomotrice, les tics.

200 **Les principaux troubles intellectuels** sont le déficit intellectuel, les dysharmonies cognitives, les autres désordres de l'intelligence tels que les inhibitions intellectuelles, les attitudes d'échec, les troubles spécifiques de la mémoire, les ruminations mentales incessantes, toutes perturbations en rapport avec des troubles névrotiques.

201 **Un nourrisson déprimé** se montre particulièrement passif, « trop sage » : il tète peu, crie peu ou pas, puis évite le regard de l'adulte, en particulier le regard de la mère, signe d'une extrême gravité qui peut évoluer vers une structuration autistique ou psychotique. Tout le comportement normal d'appel vers l'autre est altéré et peut aboutir à un repli total, un arrêt de l'alimentation mettant en jeu le pronostic vital.

202 Certaines **peurs et phobies** sont normales et même nécessaires au cours du développement. Les peurs du noir, de la solitude, des étrangers, des situations nouvelles ou insolites, du tonnerre, des chiens (et, sur un versant fantasmatique, des loups) font partie de ces peurs normales. L'attitude de l'entourage détermine souvent leur évolution. Si l'entourage sait reconnaître ces peurs, les écouter, les tolérer, ne pas y participer et rassurer l'enfant, elles disparaissent spontanément.

203 **Les peurs**, normales quand elles sont passagères, deviennent pathologiques quand elles sont trop intenses, envahissantes, durables. Pour éviter les affects de panique, l'enfant met en place un système de défense de type fuite de l'objet ou de la situation phobogène, avec secondairement des inhibitions qui peuvent entraver fortement le développement. Ces phobies peuvent s'organiser en troubles névrotiques, mais, certaines d'entre elles, notamment les phobies scolaires graves avec fuite de l'école, n'appartiennent pas à une organisation névrotique mais sont sous-tendues par des troubles prépsychotiques ou psychotiques.

204 Chez l'enfant, **les manifestations obsessionnelles** sont d'emblée inquiétantes ; elles existent peu dans le développement normal, sauf de façon atténuée et transitoire au cours de la phase anale ou juste après. Elles consistent en pensées obsédantes et en conduites compulsives ou compulsions. Les pensées obsédantes ou obsessions sont des idées qui s'imposent à l'esprit du sujet malgré lui, de façon durable et répétée. Les compulsions ou rituels obligés sont des conduites que le sujet se sent contraint d'avoir dans le but plus ou moins conscient de chasser ou de conjurer les pensées obsédantes. Leur pronostic est mauvais avec risque de décompensation psychotique à l'adolescence.

205 À partir de 3 ans, les troubles intrapsychiques peuvent s'organiser en **troubles dits névrotiques** ; il s'agit de perturbations durables, sans tendance spontanée à la guérison, non explicables par des événements récents. Les relations avec l'environnement s'établissent sous le double signe de la contrainte et de la dépendance mais sans aboutir à une altération complète des capacités d'individuation et d'autonomie, à la différence des pathologies de la personnalité. L'enfant tend à répéter, dans un environnement nouveau, les conduites et les conflits développés initialement dans le milieu familial. La souffrance physique occupe une place centrale. L'évolution inclut une restriction des capacités et des potentialités des sujets, mais sur un mode limité à certains secteurs.

206 **L'autisme** ou plutôt les autismes sont des perturbations très précoces du développement, débutant dans le cours de la première année avec organisation du tableau complet avant l'âge de 3 ans. Divers degrés sont possibles : on décrit un tableau complet dit « autisme de Kanner » ou autisme infantile précoce et d'autres formes où le tableau autistique est incomplet ou s'est modifié.

207 Le tableau de **l'autisme de Kanner** associe un retrait autistique majeur (désintérêt total envers les personnes, regard vide, l'enfant paraît ne rien voir, ne rien entendre, absence d'expression manifeste, etc.), une recherche de l'immuabilité (besoin impérieux de maintenir son environnement matériel habituel qui doit être permanent avec des repères stables), des stéréotypes (gestuels ou verbaux), une absence de langage ou l'existence de troubles spécifiques du langage (peut n'avoir aucun langage, n'émettre aucun son ; peut posséder un langage mais celui-ci a peu ou pas de valeur de communication, tendance à l'écholalie), une dysharmonie du développement cognitif (possibilité d'une mémoire remarquable et automatique, appétence pour les chiffres et les calculs sans accès à l'abstraction).

208 **Les psychoses symbiotiques** de l'enfant sont intermédiaires entre les états autistiques et les autres états psychotiques. Ce sont des états pathologiques apparaissant dans le courant de la deuxième année de vie. Le procédé normal de séparation-individuation est entravé. L'enfant montre une angoisse massive de séparation avec d'intenses réactions de panique, des réactions extrêmes aux échecs mineurs, une vulnérabilité inhabituelle à des frustrations minimes.

209 **Les psychoses de type schizophrénique** de l'enfant sont assez rares ; elles apparaissent après l'âge de 4 ans, s'inscrivent dans un processus évolutif au long cours où prédominent dissociation, discordance, désorganisation majeure de la vie mentale, perte rapide des capacités adaptatives, et parfois manifestations délirantes.

210 **Un centre d'accueil thérapeutique à temps partiel :**
- propose des activités à heures et jours fixes, souvent en complémentarité du temps scolaire ;
- s'adresse à des enfants en difficulté passagère ou plus importante, ce qui peut influer sur leur temps de présence au centre, de deux heures par jour à tous les après-midi, par exemple ;
- doit s'adapter aux besoins de l'enfant et de sa famille, notamment en termes d'horaires.

211 **Un centre médico-psychologique** est un lieu ouvert à tous, accessible, et où une équipe pluridisciplinaire doit être en mesure de proposer un projet après consultation : présentation, suivi, voire orientation.

212 **Les objectifs de l'hôpital de jour** sont d'accueillir des enfants atteints de différents troubles psychiques dans un registre suffisamment important pour justifier l'hospitalisation. Il doit être accessible et permettre à l'enfant d'évoluer sans être coupé de son environnement social, culturel ou sportif. La coopération de la famille et sa capacité à accueillir l'enfant sont des conditions indispensables.

213 **Une hospitalisation a lieu à temps complet** lorsque une coupure avec la famille est nécessaire, que ce soit pour soulager la famille ou pour permettre à l'enfant d'évoluer dans un cadre structurant auprès d'une équipe spécialisée.

214 **L'accueil familial thérapeutique** permet à l'enfant, dans le cadre d'une alternative à l'hospitalisation, d'évoluer dans un milieu favorisant son insertion sociale avec une dimension affective chaleureuse.

215 **Les modes d'hospitalisation en pédopsychiatrie :**
- l'hospitalisation libre, au choix des parents : c'est la plus usitée ;
- dans quelques cas, l'hospitalisation peut être prononcée par un juge pour enfants à titre provisoire ;
- l'ordonnance de placement provisoire est revue régulièrement en fonction de l'état de la famille et de l'enfant (souvent dans le cas de maltraitance).

216 **Les institutions participant à la globalité du soin**, au sens large, sont :
- les PMI ;
- les crèches ;
- la justice ;
- l'aide-sociale à l'enfance ;
- le médecin de ville ;
- l'école, le collège.

217 **Soins couramment pratiqués en hospitalisation à temps complet ou en hôpital de jour**
- Soins de nursing :
  - apprentissage de la toilette ;
  - accompagnement des moments de la vie quotidienne, repas, sommeil.
- Soins éducatifs et relationnels :
  - apprentissage de la vie de groupe ;
  - apprentissage du rapport à l'adulte ;
  - apprentissage du rapport à la loi ;
  - gestion de la frustration.
- Apprentissage autour du langage, des mouvements corporels.
- Soins visant à restaurer ou à développer l'estime de soi :
  - accompagnement scolaire ;
  - accompagnement sportif ;
  - accompagnement culturel (bibliothèque, cinéma, musée, etc.).

218 **Les principales qualités requises pour l'examen, en tant que soignant en pédopsychiatrie** sont :
- l'écoute de la souffrance de l'enfant et de sa famille ;
- la maîtrise de soi et de ses affects ;

- le calme face à l'agressivité ou la violence ;
- le sens et la capacité du travail en équipe.

219 **Prérequis théoriques indispensables à l'exercice en pédopsychiatrie :**
- *Connaissance sémiologique des troubles suivants :*
- – autisme ;
- – psychose infantile ;
- – névroses ;
- – états limites ;
- *Identification des troubles :*
- – des conduites alimentaires ;
- – du sommeil ;
- – du langage ;
- – des apprentissages ;
- – des conduites addictives (psychopathie).

220 Les éléments principaux de **la surveillance somatique** sont :
- la température, surtout en cas de traitement par neuroleptique ;
- les selles, les urines ;
- les téguments ;
- l'hydratation.

221 Les principaux axes pour **éviter les dangers** sont :
- l'évitement des blessures en cas de conduite hétéro ou auto-agressives, dans les conduites à risque ;
- l'accompagnement dans les activités de sport.

222 **Les principaux médiateurs d'activité pratiqués dans un but thérapeutique ou de réinsertion** sont :
- les ateliers d'accueil sensoriel, dessin, musique, lecture ;
- les ateliers contes ;
- les ateliers d'eau, piscine ;
- l'escalade ;
- les séjours thérapeutiques.

223 **Les soins à visée thérapeutique incluant l'ensemble de l'équipe pluridisciplinaire** sont, par exemple :
- les packs enveloppements de l'enfant avec sensation du chaud, du froid, avec toujours les mêmes soignants ;
- l'activité équithérapeutique ou thérapie avec le cheval : différente d'une activité simple, c'est la relation à l'animal qui va permettre à l'enfant d'induire de nouveaux modes de comportement aidé en cela par des soignants formés à cet effet.

Infectiologie et sida

10

UE 2.5, 3e semestre

Questions

1 Relier chaque terme à la définition correspondante :
a. Infection bactérienne ;
b. Bactérie commensale ;
c. Bactérie pathogène ;
d. Bactérie saprophyte ;
e. Bactérie pathogène opportuniste.
1. Bactérie vivant dans les cavités naturelles de l'organisme humain, sur la peau, non pathogène pour l'homme.
2. Envahissement d'un organisme par un microbe.
3. Bactérie se développant dans le milieu extérieur.
4. Bactérie provoquant une infection bactérienne chez la personne immunodéprimée.
5. Bactérie provoquant une infection bactérienne.

2 Expliquer les principes et les buts des examens suivants : sérologie, examen cyto-bactériologique.

3 Définir antigène et anticorps.

4 Définir endémie, épidémie, pandémie.

5 Définir la fièvre.

6 Décrire la fièvre.

7 Citer les causes de la fièvre.

8 Expliquer les méthodes de mesure de la fièvre.

9 Citer le traitement de la fièvre.

10 Citer les signes cliniques qui accompagnent généralement la fièvre.

11 Expliquer les facteurs de risques cliniques de la fièvre.

12 Expliquer les conséquences principales de la fièvre qu'il faut absolument éviter, en particulier chez la personne âgée et chez le nourrisson.

13 Définir les angines.

14 Citer les principaux signes cliniques des angines.

15 Donner les causes des angines.

16 Définir les septicémies.

17 Préciser la physiopathologie de la septicémie.

18 Décrire le tableau clinique des septicémies.

19 Citer les germes responsables des septicémies.

20 Donner les premiers examens à effectuer en présence d'un patient atteint de septicémie.

21 Expliquer le traitement des septicémies.

22 Citer les traitements associés des septicémies.

23 Décrire succinctement les soins techniques de la prise en charge infirmière d'un patient atteint de sepsis.

24 Préciser les mesures prophylactiques que doit prendre une infirmière afin d'éviter la survenue d'une septicémie.

25 Définir une infection cutanée.

26 Citer les signes locaux et généraux liés à l'infection.

27 Nommer l'examen qui permet de tester la sensibilité d'un germe aux antibiotiques. Expliquer ce qu'est un germe sensible, résistant, à un antibiotique donné.

28 Expliquer comment se développe une infection cutanée.

29 Préciser l'épidémiologie des infections cutanées.

30 Citer les principales formes cliniques des infections cutanées.

31 Décrire succinctement la forme commune de l'impétigo.

32 Définir la folliculite superficielle.

33 Définir le furoncle.

34 Décrire les complications des furoncles.

35 Définir succinctement les onyxis et les périonyxis.

36 Citer les causes des infections superficielles.

37 Citer le traitement des folliculites superficielles.

38 Citer le traitement des folliculites profondes.

39 Donner le traitement des furoncles.

40 Donner le traitement de la furonculose.

41 Donner le traitement de l'onyxis.

42 Nommer les vaccinations obligatoires en France. Préciser quelle est la vaccination obligatoire lors de l'entrée en collectivité.

43 Donner le but de la déclaration obligatoire.
Préciser qui fait cette déclaration et auprès de quel organisme.
Donner cinq exemples de maladie à déclaration obligatoire.

44 Une jeune femme enceinte de 8 semaines a été en contact il y a quelques jours avec un enfant qui présente aujourd'hui une rubéole. Son médecin lui prescrit une injection d'immunoglobulines spécifiques.
Justifier cette prescription, en tenant compte de tous les éléments cités dans le texte.

45 Conseiller la maman d'un jeune garçon de 3 ans qui présente ce jour une varicelle avec des vésicules sur tout le corps, afin d'éviter le risque de surinfection.

46 Thomas, âgé de 5 ans, présente depuis douze heures une éruption maculopapuleuse localisée à la racine des cheveux et derrière les oreilles. Il y a 3 jours, il a été vu par un médecin pour une rhinopharyngite avec conjonctivite. Il avait été prescrit une désinfection rhinopharyngée simple et des antipyrétiques (paracétamol) pour une fièvre à 38,5-39 °C.
a. Aujourd'hui, l'examen clinique révèle des taches blanches à la face interne des joues. Il n'y a pas d'angine. Citer à quelle infection on peut penser.
b. Nommer les éléments qui permettent de poser le diagnostic.
c. Citer les conseils à donner aux parents de Thomas concernant la fièvre.
d. Préciser l'intérêt de la vaccination par le ROR. Est-elle obligatoire ? À partir de quel âge peut-on la réaliser ? Différencier sérothérapie et vaccination.

47 Préciser l'étiologie des méningites bactériennes.

48 Préciser la réponse exacte : la méningite à méningocoque est une infection à déclaration obligatoire dans les 48 h. Vrai ou faux.

49 Nommer les priorités pour l'installation dans un service d'un patient atteint de méningite.
a. Justifier la réponse.
b. Nommer les éléments de surveillance infirmière chez un patient entré pour un syndrome méningé.
c. Citer l'examen pratiqué en urgence en cas de suspicion de méningite.
d. Donner les résultats normaux.
e. Préciser comment installer le patient pour cet examen
f. Décrire la surveillance infirmière après l'examen.

50 Préciser la réponse exacte : il existe un vaccin contre les méningocoques. Vrai ou faux.

51 Définir la diphtérie.

52 Citer les mesures prophylactiques à mettre en œuvre en présence d'un patient atteint de diphtérie.

53 Donner les caractéristiques et les modalités de la vaccination par l'anatoxine diphtérique.

54 Préciser les types de vaccinations antidiphtériques à effectuer en fonction du statut vaccinal.

55 Définir la fièvre typhoïde.

56 Expliquer comment se fait la transmission directe de la fièvre typhoïde.

57 Décrire succinctement les signes cliniques de la fièvre typhoïde.

58 Donner le traitement de la fièvre typhoïde.

59 Expliquer le type d'isolement qui est prescrit pour un patient atteint de fièvre typhoïde.

60 Expliquer l'objectif de l'isolement entérique.

61 Donner les caractéristiques de l'isolement entérique.

62 Définir les salmonelles non typhiques.

63 Citer les signes cliniques des salmonelloses digestives.

64 Donner le traitement des gastro-entérites.

65 Préciser l'épidémiologie des infections à staphylocoques.

66 Donner les caractéristiques générales des staphylocoques.

67 Citer les facteurs de risque d'une infection à staphylocoque.

68 Expliquer les soins techniques de la prise en charge infirmière d'un patient atteint d'une infection à staphylocoque.

69 Citer les règles de prévention des infections à staphylocoque.

70 Préciser succinctement l'épidémiologie des infections à streptocoques et entérocoques.

71 Citer les infections locales à streptocoques.

72 Expliquer sous quelle forme s'exprime l'infection cutanée à streptocoque.

73 Expliquer sous quelles formes se manifestent les infections focalisées à streptocoques.

74 Donner les manifestations secondaires des infections streptococciques.

75 Citer les mesures de prévention des infections à staphylocoque, streptocoque et entérocoque.

76 Définir la brucellose.

77 Préciser succinctement l'épidémiologie de la brucellose.

78 Citer les causes de la brucellose.

79 Donner les mesures de prévention de la brucellose.

80 Définir la leptospirose.

81 Décrire la physiopathologie de la leptospirose.

82 Donner le réservoir essentiel des leptospires.

83 Décrire le processus de transmission de la leptospirose des animaux à l'homme.

84 Expliquer sur quelles mesures s'appuie la prévention de la leptospirose pour les professionnels à risque.

85 Définir la listériose.

86 Préciser la réponse exacte : les *Listeria* résistent à la pasteurisation et survivent à la congélation. Vrai ou faux.

87 Expliquer en quoi consistent les soins infirmiers techniques d'un patient atteint de listériose.

88 Citer les aliments à éviter dans la prévention de la listériose.

89 Citer les principales règles d'hygiène à respecter pour prévenir la listériose.

90 Définir le tétanos.

91 Citer le germe responsable du tétanos.

92 Expliquer les soins techniques de la prise en charge infirmière d'un patient atteint de tétanos.

93 Expliquer sur quoi repose la prophylaxie du tétanos en dehors des situations à risques.

94 Définir la légionellose.

95 Préciser l'épidémiologie de la légionellose.

96 Donner la voie de contamination connue par les légionelles.

97 Citer les principales sources de contamination par les légionelles.

98 Définir les aspergilloses.

99 Donner le mode de transmission des *Aspergillus*.

100 Définir les candidoses systémiques.

101 Préciser l'épidémiologie des candidoses systémiques.

102 Définir la cryptococcose.

103 Préciser l'épidémiologie de la cryptococcose.

104 Préciser le processus d'infection par *Cryptococcus neoformans*.

105 Expliquer en quoi consistent les soins techniques et relationnels de la prise en charge infirmière d'un patient atteint de cryptococcose

106 Décrire les principales actions de l'infirmière dans la prévention de la cryptococcose.

107 Définir la toxoplasmose.

108 Préciser le processus d'installation de la toxoplasmose.

109 Citer les caractères épidémiologiques de la toxoplasmose.

110 Donner le responsable de la toxoplasmose.

111 Donner le traitement de la toxoplasmose acquise commune de l'immunocompétent.

112 Expliquer le traitement de la toxoplasmose chez la femme enceinte.

113 Définir l'oxyurose.

114 Expliquer le processus de l'installation de l'oxyurose.

115 Citer les signes cliniques de l'oxyurose.

116 Décrire les mesures à prendre pour éviter la contamination par les oxyures.

117 Définir le tænia.

118 Préciser la physiopathologie du tænia.

119 Expliquer le traitement du tænia.

120 Définir le coryza.

121 Définir la grippe.

122 Préciser l'épidémiologie de la grippe.

123 Expliquer le traitement de la grippe.

124 Définir les infections à VRS.

125 Préciser succinctement l'épidémiologie des infections à VRS.

126 Préciser la nature du traitement des infections à VRS.

127 Décrire la grippe aviaire.

128 Décrire les mesures de protection.

129 Définir la grippe H1N1.

130 Définir les infections à virus *Herpes simplex*.

131 Expliquer comment le virus *Herpes simplex* se diffuse dans l'organisme.

132 Préciser l'épidémiologie des infections à virus *Herpes simplex*.

133 Expliquer le traitement général des infections à virus *Herpes simplex*.

134 Expliquer le traitement de la gingivostomatite herpétique.

135 Expliquer le traitement de l'herpès génital.

136 Définir la mononucléose infectieuse.

137 Expliquer en quoi consiste le traitement de la mononucléose infectieuse.

138 Définir les infections à cytomégalovirus (CMV).

139 Préciser la physiopathologie du cytomégalovirus.

140 Caractériser le cytomégalovirus et son mode de transmission.

141 Définir le zona.

142 Définir la poliomyélite.

143 Définir la rage.

144 Définir la variole.

145 Définir la fièvre jaune.

146 Définir l'infection par le VIH.

147 Préciser la physiopathologie de la primo-infection par le VIH.

148 Citer les cellules cibles du VIH.

149 Donner les signes cliniques de l'infection par le VIH.

150 Citer les signes les plus évocateurs de la phase de primo-infection par le VIH.

151 Caractériser succinctement les trois stades de l'infection par le VIH.

152 Donner les modes de transmission du VIH.

153 Donner les circonstances à risques de transmission du VIH par le sang et les liquides contenant du sang.

154 Expliciter le processus de contamination par le VIH au cours d'un accident professionnel.

155 Décrire les tests de diagnostic de primo-infection à VIH.

156 Décrire le traitement spécifique au VIH en cas de primo-infection.

157 Expliquer la résistance du VIH aux antiviraux.

158 Expliquer les principaux effets secondaires des antiviraux.

159 Donner les moyens d'inactivation du VIH.

160 Expliquer en quoi consiste la prévention des accidents professionnels de contamination par le VIH.

161 Décrire la conduite à tenir en cas d'accident d'exposition au sang (AES) d'un professionnel de santé.

162 Préciser l'épidémiologie de la transmission mère-enfant pendant la grossesse de l'infection à VIH.

163 Citer les trois classes des maladies sexuellement transmissibles.

164 Définir les gonococcies et le germe responsable.

165 Indiquer la physiopathologie de la chlamydiose.

166 Préciser l'épidémiologie des chlamydioses.

167 Définir les infections à mycoplasmes.

168 Préciser le mode de diffusion des mycoplasmes.

169 Citer le germe responsable des infections à mycoplasmes.

170 Définir l'herpès génital.

171 Définir les candidoses génitales.

172 Définir la pneumocystose.

173 Rappeler la physiopathologie de la pneumocystose.

174 Définir les candidoses.

175 Donner les formes cliniques des candidoses.

176 Citer les germes responsables des candidoses.

177 Citer les examens pour diagnostiquer les candidoses.

178 Définir l'infection opportuniste.

179 Citer les manifestations cliniques des infections à mycobactéries atypiques.

180 Donner les germes responsables des mycobactérioses atypiques.

181 Définir la cryptosporidiose.

182 Donner l'agent responsable des cryptosporidioses.

183 Préciser la réponse et argumenter : les déclarations des cas de sida avérés ne doivent mentionner que le numéro INSEE (souvent appelé numéro de Sécurité sociale) du patient. Vrai ou faux.

184 Préciser la réponse exacte et argumenter : le patient atteint du sida bénéficie du secret médical auquel sont tenus les infirmières et les médecins et cette protection est inscrite dans le Code pénal. Vrai ou faux.

185 Préciser la réponse exacte et argumenter : le médecin est dans l'obligation d'informer le patient de sa séropositivité et il est le seul habilité, en se référant au nouveau Code pénal et à son article sur la « non-assistance à personne en danger », à en informer le (ou la) conjoint (e). Vrai ou faux.

186 Préciser la réponse exacte et argumenter : tout patient peut s'opposer à la pratique du test de séropositivité, même lorsque cette demande lui est adressée à la suite d'un accident d'exposition au sang d'un membre de son équipe soignante. Vrai ou faux.

187 Préciser la réponse exacte et argumenter : lors de l'entretien d'embauche, le futur employé n'est pas obligé de répondre aux questions de son futur employeur concernant son éventuelle séropositivité mais ne peut se soustraire à un dépistage qui lui est proposé si un risque existe dans le poste de travail concerné (laboratoire de bactériologie, manipulation de produits chimiques, notamment carcinogènes, exposition aux radiations, traitement de déchets, par exemple). Vrai ou faux.

188 Préciser la réponse exacte et argumenter : pour tous les assurés sociaux la prise en charge du test de dépistage de la séropositivité et la prise en charge des assurés séropositifs est assurée à 100 %. Vrai ou faux.

189 Un patient se présente aux urgences avec une plaie étendue, inflammatoire, au genou droit. Sa température est de 38,4 °C. Le médecin prescrit :
- nettoyage de la plaie avec de la Bétadine® moussante, rinçage au sérum physiologique, désinfection avec de la Bétadine® dermique ;
- immunoglobulines antitétaniques : 1 injection par voie intramusculaire ;
- 3 hémocultures à 1 heure d'intervalle ;
- prélèvement bactériologique de plaie.

Au regard des prescriptions médicales, expliciter l'intérêt de chacune d'elles et développer les actions à mettre en œuvre en les planifiant.

190 Monsieur Z., 71 ans, est hospitalisé le 9 juin pour tachycardie et désorientation temporo-spatiale. À son arrivée, il présente une température à 37 °C et aucun signe d'infection. On lui pose une sonde vésicale. Le 20 juin, Monsieur Z. présente une température à 39,6 °C, des urines malodorantes, purée de pois. Un ECBU et une série de trois hémocultures sont prescrits. L'ECBU met en évidence un bacille Gram négatif multirésistant à l'antibiogramme.

a. Donner l'origine de cette infection urinaire.

b. Citer deux mesures de prévention possibles.

c. Définir hémoculture et antibiogramme.

191 Un patient porteur d'une chambre implantable présente ce jour une température à 40 °C et des frissons.

a. Citer la complication qui est à redouter chez ce patient.

b. Le médecin prescrit une série de trois hémocultures. Justifier cette prescription

c. Nommer les critères pour réaliser un prélèvement fiable. Le traitement mis en place est le suivant :
- 60 mg de Nebcine® (flacon de 75 mg pour 1,5 mL) deux fois par 24 h, à diluer dans 100 mL de sérum physiologique et à passer en 30 min ;
- 1,5 g de Claforan® (flacon de 1 g à diluer dans 100 mL) deux fois par 24 h, par voie intraveineuse directe.

d. Détailler l'ensemble du rôle infirmier pour cette prescription (calculs de dose et de débit inclus).

e. Quinze jours après le début du traitement, le médecin prescrit à nouveau une hémoculture. Préciser le but de cette prescription.

192 Un malade entre ce jour pour suspicion d'accès palustre. Il est fébrile : 40 °C avec frissons et sueurs.

a. Citer l'examen qui permet de diagnostiquer en urgence le paludisme.

b. Nommer les complications à craindre.

c. Citer les signes annonciateurs.

d. Citer les conseils à donner à un voyageur devant se rendre dans une zone d'endémie.

193 Expliquer ce qu'il faut faire lors d'un prélèvement sanguin en cas de blessure avec une aiguille souillée.

194 Citer les mesures universelles pour prévenir les risques avec exposition au sang.

Réponses

1 **Bonnes associations**
a-2 ; b-1 ; c-5 ; d-3 ; e- 4.
a. Infection bactérienne.
2. Envahissement d'un organisme par un microbe.
b. Bactérie commensale.
1. Bactérie vivant dans les cavités naturelles de l'organisme humain, sur la peau, non pathogène pour l'homme.
c. Bactérie pathogène.
2. Bactérie provoquant une infection bactérienne.
d. Bactérie saprophyte.
3. Bactérie se développant dans le milieu extérieur.
e. Bactérie pathogène opportuniste.
4. Bactérie provoquant une infection bactérienne chez la personne immunodéprimée.

2 **La sérologie** consiste à rechercher dans le sang des anticorps spécifiques dirigés contre un antigène donné, dans le but de faire le diagnostic d'une infection ancienne ou en cours.
L'examen cyto-bactériologique consiste à mettre en évidence et à identifier, à partir d'un prélèvement, un germe pathogène, dans le but d'établir le diagnostic d'une infection en cours.

3 **Un antigène** est une substance reconnue comme étrangère par l'organisme, capable de déclencher une réponse immunitaire.
Un anticorps est une glycoprotéine qui est capable de se fixer de façon spécifique avec l'antigène qui a stimulé sa production.

4 **Une épidémie** est l'augmentation brutale de l'incidence pendant une période donnée et dans un territoire limité.
Une endémie est caractérisée par la présence continue d'un agent pathogène dans une population, sans pic de fréquence.
Une pendémie est une épidémie qui affecte plusieurs pays.

5 **La fièvre** est le symptôme le plus fréquent des maladies infectieuses ; on parle de fièvre si la température centrale est supérieure à 37,5 °C le matin et à 37,8 °C le soir.

6 **La fièvre** est une hyperthermie due à l'action de substances pyrogènes qui dérèglent le centre hypothalamique régulateur de la température. Elle est la conséquence de la production de cytokines sous l'effet de la stimulation microbienne Elle s'accompagne d'une vasodilatation avec sueurs et d'une vasoconstriction avec frissons. La fièvre est une réaction de l'organisme dont les conséquences sont une perte d'eau et d'électrolytes.

7 **Les causes de la fièvre** sont très nombreuses : allergiques, infections malignes, médicaments, maladies inflammatoires, ou tout simplement coup de chaleur.

8 **La mesure de la fièvre** doit être prise au repos, allongé depuis plus de 15 min :
- prise rectale : très fiable, encore pratiquée, cependant remplacée dans les établissements de soins par la prise auriculaire pour des raisons d'hygiène ;
- prise cutanée, plus contraignante : il est nécessaire d'ajouter 0,5 °C pour obtenir la température centrale ;
- prise orale ;
- prise auriculaire en milieu hospitalier.

La prise de température est biquotidienne ; différents modèles de courbes sont décrits : fébricule, fièvre intermittente, fièvre en plateau, fièvre hectique, fièvre ondulante.

9 **Le traitement de la fièvre** qui est un symptôme : des méthodes physiques : rafraîchissement, bain... ou/et des médicaments antipyrétiques.

10 **La fièvre s'accompagne généralement** de frissons, de céphalées, de sueurs, de myalgies, d'arthralgies et de signes fonctionnels viscéraux (respiratoires, urinaires digestifs, neurologiques, etc.).

11 **Les facteurs de risques cliniques** qui font la gravité de la fièvre sont la déshydratation, l'altération de la conscience, une tachycardie supérieure à 120/min, une fréquence respiratoire inférieure à 24/min, une pression artérielle systolique basse en dessous de 100 mm de mercure, une oligo-anurie, signes qui imposent l'hospitalisation.

12 **Les conséquences principales de la fièvre** qu'il faut absolument éviter, en particulier chez la personne âgée et chez le nourrisson : convulsions, déshydratation, syndrome d'hyperthermie majeure.

On parle de fièvre prolongée chez l'enfant lorsqu'elle dépasse 8 jours et chez l'adulte au-delà de 20 jours.

13 **Les angines** sont des inflammations douloureuses et fébriles des formations lymphoïdes de l'oropharynx, des complications à streptocoque A étant toujours à redouter.

14 **Le tableau clinique d'une angine** est celui d'une dysphagie avec fièvre et, parfois, céphalées et malaise. Les amygdales, le pharynx et toute cavité buccale peuvent être atteints par une extension de l'angine aux piliers, à la luette et au voile du palais.

15 Presque 70 % des angines sont d'**origine virale** avec en première cause le virus coxsackie A. Viennent ensuite les causes bactériennes (streptocoque A, anaérobies, spirochètes).

16 **Les septicémies** sont des états infectieux graves généralisés, véritables urgences diagnostiques et thérapeutiques qui imposent l'hospitalisation afin d'éviter la principale complication qu'est le choc septique dont le taux de mortalité atteint 30 voire 40 %.

17 **La septicémie** est la conséquence du passage dans la circulation sanguine de décharges massives et répétées de germes à partir d'un point de départ bactérien.

18 Actuellement, on définit **quatre stades cliniques de septicémie** :

- SRIS ou syndrome de réponse inflammatoire systémique, avec présence d'au moins deux signes parmi les suivants :
  - fièvre supérieure à 38 °C ou hypothermie (souvent en présence de bacille Gramm négatif) ;
  - fréquence cardiaque supérieure à 90/min ;
  - fréquence respiratoire supérieure à 20/min ;
- sepsis non sévère, avec présence des signes précédents associés à une infection observable cliniquement ;
- sepsis sévère, avec tableau associant aux signes précédents un dysfonctionnement organique se traduisant par une hypotension, une acidose lactique, une oligurie, une encéphalopathie, une coagulopathie ;
- choc septique : le sepsis sévère persiste, avec une hypotension permanente difficilement maîtrisable.

19 **Les germes le plus souvent responsables de septicémies** sont des bacilles Gramm négatif qui ont des caractères de toxicité propres (entérobactéries), puis viennent les cocci Gramm positif (staphylocoques et streptocoques).

20 **En présence d'un patient atteint de septicémie**, les hémocultures sont effectuées avant tout traitement antibiotique. Elles permettent d'identifier le germe responsable et d'étudier sa sensibilité par antibiogramme. Les prélèvements sont effectués pendant des pics fébriles et il est conseillé de les répéter 3 fois de façon rapprochée avant la mise en route du traitement pour accroître les chances d'isoler un germe. Un prélèvement local bactériologique bien réalisé au niveau de la porte d'entrée peut aider au choix du traitement.

21 **Le traitement des septicémies** repose essentiellement sur l'institution d'une antibiothérapie de première intention basée sur une estimation étiologique en fonction de la porte d'entrée et sans attendre les résultats bactériologiques. Cette antibiothérapie sera ensuite adaptée à la sensibilité du germe dès que celui-ci aura été isolé et testé. En général, on associe deux antibiotiques de familles différentes ; la voie parentérale est choisie d'emblée.

22 **Les traitements associés des septicémies** sont basés sur l'éradication de la porte d'entrée simple, changement de sonde urinaire, ablation d'un cathéter, par exemple, ou chirurgical, drainage d'un abcès, exploration abdomino-pelvienne, notamment, sur le traitement des localisations secondaires et la prise en compte de toute pathologie sous-jacente. Un traitement symptomatique vise d'abord à assurer le remplissage vasculaire.

23 **La prise en charge d'un patient atteint de sepsis sévère ou d'un choc septique** nécessite de disposer d'une voie veineuse de gros calibre et d'oxygène. Quand la possibilité existe, il faut retirer les matériels invasifs (retrait des cathéters infectés, changement de sonde vésicale, etc.). La surveillance est constante avec relevé toutes les 15 min de la fréquence cardiaque, de la pression artérielle, et recherche de signes cliniques d'insuffisance ventriculaire gauche ; surveillance de la diurèse toutes les heures.

24 **La prévention de la survenue d'états infectieux graves** (septicémie, notamment) repose essentiellement à l'hôpital sur la lutte contre les infections nosocomiales : le respect des règles d'hygiène hospitalière, le suivi des protocoles d'asepsie, l'emploi de précautions visant à éviter la transmission de bactéries d'un patient à l'autre sont primordiaux.

25 **Une infection cutanée** est une infection qui atteint les parties superficielles de la structure cutanée ou les glandes accessoires.

26 **Les signes liés à l'infection** sont :
- **signes locaux :** la réaction inflammatoire se manifeste par une rougeur, une douleur, un œdème, une chaleur au niveau de la porte d'entrée ;
- **signes généraux :** fièvre, tachycardie, frissons, sueurs, céphalées, courbatures.

27 **Examen permettant de tester la sensibilité d'un germe aux antibiotiques**
L'antibiogramme permet de tester la sensibilité d'un germe aux antibiotiques.
Un germe sensible est un germe pour lequel un antibiotique donné aura une action bactéricide aux doses usuelles.
Un germe résistant est un germe pour lequel un antibiotique donné n'aura aucune action bactéricide aux doses usuelles.

28 **L'infection cutanée** se développe à la suite d'une effraction soit traumatique (plaie, brûlure), soit inflammatoire (dermatose, ulcération ischémique) stimulant la prolifération des micro-organismes. À partir de là, l'extension sera locorégionale (abcès, cellulite, gangrène), régionale (adénite, thrombophlébite, ostéite) ou systémique (septicémie).

29 **La pyodermite aiguë superficielle** est fréquente chez l'enfant d'âge scolaire, très contagieuse en milieu familial ou dans les collectivités d'enfants. Les furoncles touchent essentiellement les adolescents ou l'adulte jeune.

30 **Les principales formes des infections cutanées** sont, parmi les infections superficielles, l'impétigo et, parmi les infections du follicule pilosébacé, les folliculites superficielles ou profondes, les furoncles et ses complications (anthrax), les intertrigos et les onyxis.

31 **La forme commune de l'impétigo** est la pyodermite aiguë superficielle, dermite vésico-bulleuse de la face (nez, bouche, cuir chevelu) et des extrémités qui devient ulcérée puis suintante et croûteuse.

32 **La folliculite superficielle** est une inflammation du follicule pileux donnant une papule péripilaire douloureuse puis une pustule purulente centrée par un poil et finissant par se dessécher. Les fines croûtes s'évacuent sans cicatrice.

33 **Le furoncle** est une folliculite profonde nécrosant l'ensemble du follicule pilo-sébacé. Un nodule très inflammatoire et douloureux va évoluer en quelques jours vers une nécrose centrale, jaunâtre (bourbillon). La guérison se fait en quelques jours par l'élimination du bourbillon, avec cicatrice atrophique définitive.

34 **Les complications des furoncles** peuvent survenir sous forme :
- d'anthrax, regroupement de plusieurs furoncles, plus fréquemment au niveau du dos, de la nuque ou des fesses ;
- d'une furonculose extensive multiple ;
- d'une bactériémie à staphylocoque ;
- d'une staphylococcie maligne de la face.

35 **Un onyxis** est une atteinte de l'ongle due à une inflammation du derme sous-unguéal, le plus souvent imputable aux dermatophytes. Souvent chroniques et marqués de poussées inflammatoires successives, ils peuvent faire tomber l'ongle.
Le périonyxis staphylococcique (tourniole ou panaris superficiel péri-unguéal ayant tendance à faire le tour de l'ongle) entraîne un gonflement douloureux péri-unguéal.

36 **Les infections superficielles** ont le plus souvent une origine bactérienne, parfois une cause mycosique. Le staphylocoque doré et les streptocoques pyogènes sont au premier plan.

37 **Le traitement des folliculites superficielles** se limite à des soins locaux : à une hygiène générale se joignent des applications quotidiennes d'antiseptiques (hexamidine, polyvidone iodée).

38 **Les folliculites profondes** nécessitent un traitement prolongé : aux soins locaux on associe une antibiothérapie générale. Les abcès sont drainés par voie chirurgicale. La désinfection des gîtes staphylococciques requiert l'application pendant plusieurs mois de pommades antibiotiques.

39 **Le traitement des furoncles simples** nécessite un traitement local : lavage avec un antiseptique ; la pose de pansements imbibés d'alcool à 70° ou avec un antiphlogistique plusieurs fois par jour accélèrent la maturation du furoncle.

40 **Le traitement de la furonculose** comprend le même traitement que celui des furoncles simples appliqué à chaque poussée, une hygiène générale renforcée ainsi qu'une antibiothérapie générale pendant 2 ou 3 semaines (oxacilline).

41 Dans **le traitement des infections unguéales**, on associe des bains antiseptiques biquotidiens à une antibiothérapie générale et prolongée pendant plusieurs mois.

42 **Les vaccinations obligatoires** en France sont :
- le BCG, vaccination obligatoire lors de l'entrée en collectivité ;
- la vaccination antipoliomyélitique ;
- la vaccination antitétanique ;
- la vaccination antidiphtérique.

En plus des vaccinations obligatoires pour tous, la vaccination contre l'hépatite B est obligatoire pour les personnels de santé.

43 **La déclaration obligatoire** a pour but la surveillance des maladies transmissibles au niveau national et international afin de mettre en place des mesures de prévention. C'est le médecin qui diagnostique la maladie qui fait la déclaration à la Direction départementale des affaires sanitaires et sociales (DDASS).
Les maladies à déclaration obligatoire sont : le botulisme, la brucellose, le choléra, la fièvre jaune, les fièvres typhoïdes et paratyphoïdes, la méningite cérébrospinale à méningocoque, le paludisme autochtone, la suspicion de maladie de Creutzfeld-Jakob, etc.

44 **Prescription d'une injection d'immunoglobulines spécifiques chez une femme enceinte**
L'injection d'immunoglobulines spécifiques est justifiée par les éléments suivants :
- le contact avec l'enfant fait courir un risque de contamination chez la jeune femme enceinte si sa sérologie est négative ;
- il s'agit d'une maladie très contagieuse, présentant un risque majeur pour le fœtus ;
- la vaccination n'est pas possible car il s'agit d'un vaccin vivant contre-indiqué en cas de grossesse ;
- par ailleurs, il n'apporte pas d'immunité immédiate ;
- en revanche, les immunoglobulines sont des anticorps luttant immédiatement contre les antigènes, si ceux-ci sont présents.

45 Il faut conseiller à la maman d'un jeune garçon de 3 ans qui a la varicelle :
- de couper les ongles courts ;
- de nettoyer quotidiennement la peau en donnant un bain avec antiseptique ;
- de changer fréquemment le linge de corps et les draps de lit ;
- d'appliquer un antiseptique sur les lésions cutanées ;
- de donner le sirop antihistaminique prescrit.

46 **Éruption maculo-papuleuse chez un enfant de 5 ans**
a. Les signes présentés par Thomas évoquent une rougeole.
b. Éléments de diagnostic
Les éléments permettant de poser le diagnostic sont la rhino-pharyngite, la conjonctivite, l'éruption maculo-papuleuse avec point de départ à la racine des cheveux, la fièvre (39 °C), les taches blanches à la face interne des joues.
c. Conseil à donner aux parents
Il faut conseiller aux parents de Thomas de le déshabiller, de lui donner un bain frais, de respecter la prescription antipyrétique.
d. Intérêt de la vaccination par le ROR : éradiquer la rougeole, les oreillons, la rubéole, protéger la population infantile des complications de ces maladies infantiles. Cette vaccination n'est pas obligatoire. La vaccination contre la rougeole est conseillée à partir de 9 mois pour les enfants en collectivité, à 12 mois pour les autres.

47 **En fonction des germes, on distingue les méningites** frappant les adultes et les enfants de plus de 5 ans et celles touchant les nouveau-nés et les enfants de moins de 5 ans (70 % des cas). La mortalité des méningites à méningocoque et à *Haemophilus* atteint encore de 10 à 15 %.

48 Faux, la méningite à méningocoque est une infection à déclaration obligatoire, le médecin de la DDASS devant être prévenu immédiatement par téléphone.

49 Méningite

a. **Priorités pour l'installation dans un service d'un patient atteint de méningite :** chambre individuelle, stores fermés, si possible loin du bruit, pour éviter la transmission des germes, limiter les effets de la photophobie et le retentissement du bruit sur les céphalées.

b. **Éléments de surveillance infirmière** en cas de syndrome méningé : température, pouls, pression artérielle, conscience, dépistage de toute apparition de taches violines (purpura).

c. **Examen pratiqué en urgence** en cas de suspicion de méningite : la ponction lombaire.

d. **Les résultats normaux** sont les suivants :

- albumine : 0,25 à 0,30 g/L ;
- glucose : 0,45 à 0,55 g/L ;
- chlorures : 6 à 7 g/L ;
- éléments figurés : 0,5 à 1/mm^3 ;
- liquide stérile.

e. **Installation du patient** pour la réalisation d'une ponction lombaire : selon son état, le patient est soit demi-assis au bord du lit, les pieds en appui, les bras enroulés autour d'un ou deux oreillers, dos rond, soit en décubitus latéral, tête courbée sur la poitrine, cuisses et jambes fléchies, ramenées sur le ventre.

f. **Surveillance infirmière** après l'examen :

- après la ponction, le patient est installé en décubitus ventral à plat, un oreiller sous le ventre, pendant une à deux heures, puis en décubitus dorsal ou latéral plat pendant au moins douze heures ;
- on lui fera boire 2 L d'eau dans les douze heures, en absence de contre-indication ;
- on surveillera l'apparition de céphalées, le point de ponction ;
- le repas est possible une à deux heures après l'examen.

50 **Contre les méningocoques** les plus rencontrés en France, il existe un vaccin contre les sérotypes A et C mais pas contre les sérotypes B. Ce vaccin est recommandé aux voyageurs (notamment les enfants) se rendant dans la zone sahélienne et pour un long séjour en zone tropicale. La vaccination par le BCG reste d'actualité dans la prévention des méningites tuberculeuses.

51 **La diphtérie** est une toxi-infection due à *Corynebacterium diphteriae*. C'est une maladie contagieuse qui se caractérise par la production de fausses membranes. Le germe bacille de Klebs-Löffler se loge dans ses membranes et intoxique par la sécrétion de toxines l'ensemble de l'organisme. Grâce au vaccin antidiphtérique obligatoire, la prévention de cette maladie à été possible. Elle a pratiquement disparu des pays occidentaux.

52 **Les mesures prophylactiques** à mettre en œuvre en présence d'un patient atteint de diphtérie comprennent :

- l'isolement de type respiratoire du patient jusqu'à ce que deux prélèvements de gorge reviennent négatifs ; le port d'un masque est impératif ;
- la recherche des sujets contacts non vaccinés pour les protéger (administration de 5 000 UI de sérum en urgence et début de la vaccination le jour même) ;
- le dépistage des porteurs sains et le traitement de ces porteurs (pénicilline ou macrolides).

53 **La vaccination par l'anatoxine diphtérique** est obligatoire chez l'enfant à partir de l'âge de deux mois, en association avec les vaccinations contre le tétanos, la coqueluche, la poliomyélite et éventuellement contre l'*haemophilus B*. Elle se fait en trois injections à un mois d'intervalle avec un rappel un an plus tard puis tous les 5 ans chez l'enfant, jusqu'à 21 ans. Un rappel tous les 10 ans à l'âge adulte est nécessaire pour le maintien de la protection mais il n'est obligatoire que chez le personnel de santé, des jardins d'enfants et des crèches, chez les enseignants et les militaires.

54 **Les conseils en fonction du statut vaccinal** sont les suivants :

- vaccin de moins de 5 ans : immunité correcte ;
- vaccin datant de 5 à 10 ans : faire un rappel (anatoxine diluée au 1/10) ;
- vaccin entre 10 et 20 ans : pratiquer deux injections à un mois d'intervalle ;

• sujet non vacciné ou vacciné depuis plus de 20 ans : revaccination complète.

55 **La fièvre typhoïde** est une septicémie à point de départ digestif qui diffuse par voie lymphatique, elle est au bacille d'Eberth du genre *Salmonella*. L'homme est le seul réservoir de germes qu'il élimine dans ses selles (qu'il soit malade ou porteur sain). La contamination est surtout hydrique (eaux souillées par des selles contaminées), parfois alimentaire (aliments souillés, crudités, coquillages) exceptionnellement directe, interhumaine, par les mains sales, par le linge.

56 **La transmission directe de la fièvre typhoïde** se fait par les selles, le linge souillé, ou par absorption d'aliments contaminés par un porteur de germes.

57 **L'incubation de la fièvre typhoïde** est variable, entre 7 et 15 jours. On observe des céphalées, une asthénie, une insomnie et, inconstamment, une épistaxis. Les troubles digestifs, pas toujours présents, se traduisent en douleurs abdominales, constipation.
Dans la phase d'état de la fièvre typhoïde, la température est en plateau à 39-40 °C et s'accompagne de « tuphos » (état de prostration, d'obnubilation) le jour et d'insomnie la nuit. La diarrhée, qui s'installe dans 2 cas sur 3, prend des aspects et une intensité variables, classiquement en « jus de melon ». La fosse iliaque droite est sensible et gargouillante. Sur la peau blanche, les taches rosées lenticulaires sont très évocatrices mais rares.

58 **Le traitement de la fièvre typhoïde** en première intention dans les pays industrialisés est à base de fluoroquinolones (ofloxacine ou ciprofloxacine pendant 5 à 10 jours). Chez l'enfant, où les fluoroquinolones sont contre-indiquées, on utilise une céphalosporine de troisième génération, le ceftriaxone. Dans les pays émergents, en dehors des épidémies à germes résistants, on utilise des traitements moins onéreux (triamphénicol, amoxicilline ou cotrimoxazole).

59 **Pour les patients atteints de fièvre typhoïde**, il y a lieu de prescrire un isolement entérique.

60 **L'isolement entérique** a pour but d'éviter la contamination par les selles, les mains ou des objets souillés et d'empêcher la transmission de la bactérie après manipulation de matériel ou de linge contaminés par elles.

61 **L'isolement entérique** comprend :
• un isolement géographique : le patient est installé en chambre seule avec sanitaires particuliers ;
• un isolement technique : le matériel spécifique est affecté au patient : thermomètre individuel ou thermomètre électronique à embout à usage unique, bassin individuel à décontaminer après chaque selle, couverts individuels. Les procédures du service sont appliquées, notamment pour l'évacuation du linge, du matériel, des déchets de soins en respectant la réglementation pour les circuits, les contenants, la signalisation. Les soins imposent le port des gants et d'une blouse. La levée de l'isolement n'a lieu que lorsque deux coprocultures réalisées à des jours différents reviennent négatives.

62 **Les salmonelloses non typhiques** (ou digestives) sont responsables de gastro-entérites fébriles. Rarement, elles peuvent entraîner des septicémies et des localisations viscérales, notamment chez les sujets immunodéprimés.

63 **La forme digestive des salmonelloses** s'exprime en tableau de gastro-entérite où l'incubation silencieuse, qui dure de 6 à 72 h, est suivie par la fièvre (38 à 40 °C) avec céphalées, puis par les signes digestifs : nausées, vomissements, douleurs abdominales et diarrhées (plus de cinq selles liquides par jour). L'évolution se résout spontanément en une semaine. La gravité est liée au risque de déshydratation.

64 **Le traitement des gastro-entérites** est avant tout symptomatique, antithermique et assurant l'équilibre hydroélectrolytique (parfois par perfusion chez le nourrisson). L'emploi d'antidiarrhéiques est discuté. Les antibiotiques sont inutiles.

65 **L'infection à staphylocoque courante** en pathologie de ville (vie communautaire) se rencontre de plus en plus en pathologie nosocomiale où l'on note la fréquence des souches résistantes aux antibiotiques (la résistance aux pénicillines M. atteint un taux de 20 à 60 % selon les services). L'être humain, malade ou porteur asymptomatique, est le réservoir principal ; les bactéries se logent au niveau des narines, des aisselles, du périnée ou de l'anus. Les bactériémies à staphylocoque frappent l'homme plus souvent que la femme.

66 **Les staphylocoques** sont des cocci Gramm positif, très résistants dans le milieu extérieur. On sépare les staphylocoques à coagulase positive (*S. aureus* ou staphylocoque doré) des staphylocoques à coagulase négative (*S. epidermidis* et aussi *S. saprophyticus*, *S. hominis*, etc.) appelés staphylocoques blancs.

67 **Les terrains à risque d'infection à staphylocoque** sont des sujets soumis à des traitements immunodépresseurs, hospitalisés en milieu chirurgical ou ayant reçu une prothèse. D'autres facteurs jouent : âge extrême, dénutrition, tares sous-jacentes, antibiothérapie mal conduite, etc. Toute mise en place de matériel étranger (cathéter, prothèse, etc.) est un facteur favorisant.

68 **L'infirmière qui prend en charge un patient atteint d'une infection à staphylocoque doit :** respecter les règles de pose, d'entretien et de surveillance des lignes veineuses et de tout cathéter ; vérifier régulièrement les constantes et prendre les mesures en cas de fièvre élevée ; veiller au respect des prises d'antibiotiques ; vérifier l'efficacité thérapeutique par la courbe thermique ; surveiller la prise en compte de la douleur et assurer le suivi de l'isolement géographique et technique quand il a été décidé.

69 **La prévention des infections à staphylocoques** à l'hôpital commence par la recherche et l'éradication des gîtes de staphylocoques. Dans certains établissements, l'isolement est fait d'emblée pour les malades arrivant de séjours prolongés en institution ou admis en réanimation pour vérification de portage de *Staphylococcus aureus* résistant à la méticilline (SARM). La recherche des staphylocoques se fait systématiquement chez les patients à risques.

70 Le réservoir naturel des streptocoques est l'homme ; le nasopharynx est le site essentiel de portage et explique que la transmission se fait surtout par voie aérienne à l'occasion de contacts rapprochés. Le portage est plus rarement cutané ou entérique, notamment pour les entérocoques. Ces derniers sont en cause dans 2 à 5 % des infections urinaires.

71 **Les infections locales à streptocoques** sont les angines et les infections cutanées.

72 **L'infection cutanée à streptocoques** s'exprime sous forme d'impétigo, d'érysipèle, de cellulite streptococcique. La cellulite nécrosante (streptocoque A) est imprévisible et gravissime.

73 **Les infections focalisées à streptocoques** se manifestent sous les formes suivantes :
- les ostéo-arthrites : de 10 à 20 % sont dues aux streptocoques, sous la forme d'arthrites, de spondylodiscites, de coxites ou de sacri-iliites (en post-partum, elles sont dues aux streptocoques du groupe B) ;
- les infections neuro-méningées : sous forme d'abcès cérébraux ;
- les infections pleuro pulmonaires : pneumopathies, des abcès pulmonaires le plus souvent sur des terrains à risque, éthylo-tabagisme, mauvais état bucco-dentaire, notamment.

74 **Les manifestations secondaires des infections streptococciques** surviennent exclusivement après une infection à streptocoques A. Ce sont des rhumatismes articulaires aigus (RAA), des glomérulonéphrites aiguës (GNA), des érythèmes noueux et la chorée de Sydenham. Les lésions sont de type inflammatoire sans suppuration, le germe n'est pas présent au site de l'inflammation.

75 **La prise en charge des affections chroniques favorisant les infections à staphylocoque, streptocoque et entérocoque** doit être constante et une antibioprophylaxie réglée et courte se justifie en cas d'intervention chirurgicale. La prévention du rhumatisme articulaire aigu (RAA) repose sur une antibiothérapie prophylactique mise en place dès la fin du traitement curatif. La vaccination antipneumococcique est destinée aux sujets à risque (plus de 65 ans, maladies cardiaques ou respiratoires chroniques, cirrhose, asplénisme, par exemple). L'injection se fait par voie intramusculaire ou sous-cutanée.

76 **La brucellose** (ou fièvre de Malte ou mélitococcie) est une maladie infectieuse (zoonose) commune à l'homme et à certains animaux.

77 **La brucellose se caractérise par** une contamination professionnelle qui se fait par contact avec des sécrétions animales infectées ou au cours d'avortement ou de mise à bas, soit par voie cutanée (excoriation des mains) ou digestives (mains contaminées). La contamination se fait également par consommation de produits laitiers (fromage frais) ou de crudités contaminés par du fumier. La contagiosité est très importante mais la transmission interhumaine est rarissime.

78 **La brucellose est due** à des coccibacilles Gramm négatif du genre *Brucella* : *Brucella melitensis* (atteint les caprins et les ovins), *Brucella abortus bovis* (atteint les bovins) et *Brucella abortus suis* (brucellose porcine).

79 La brucellose est une maladie à déclaration obligatoire.
Les précautions individuelles pour les personnes exposées (vétérinaires, laboratoires) lors des manipulations de produits pathogènes à risque (concentration élevée de bactéries) reposent sur l'hygiène, le port de gants et de masques. La vaccination qui concernait les vétérinaires et le personnel des abattoirs ne paraît plus justifiée en raison des mesures vétérinaires appliquées pour réduire la brucellose animale (surveillance des troupeaux et abattage des animaux infectés), et le vaccin n'est plus disponible en France.

80 **La leptospirose** est une zoonose due à des spirochètes transmis accidentellement à l'homme.

81 **Les leptospires** franchissent la barrière cunéomuqueuse par les plaies, les érosions de la peau ou des muqueuses et passent dans le sang (bactériémie). Ils disséminent ensuite dans divers organes, notamment les méninges, puis le foie et les reins vers le septième jour ; l'élimination urinaire des leptospires débute alors vers le douzième jour.

82 Les rongeurs sont **le réservoir essentiel des leptospires** : la majorité des rats sont porteurs de leptospires ; ils n'ont pas de signes cliniques et éliminent par leurs urines les leptospires qui souillent ainsi les eaux, le sol et survivent d'autant plus qu'il fait chaud et humide et que le milieu est alcalin. Le chien et le porc jouent également un rôle de réservoir.

83 **La transmission à l'homme de la leptospirose** est soit directe par morsure ou contact (maladie des égoutiers, des agriculteurs, des mineurs ou des employés d'abattoirs) soit le plus souvent indirecte par l'intermédiaire d'eaux souillées par des urines d'animaux (maladie des baigneurs en eau douce et des pêcheurs).

84 **La prévention de la leptospirose** pour les professionnels à risque s'appuie sur le port de bottes, de gants, de lunettes et de vêtements protecteurs. La dératisation doit être régulièrement effectuée dans les entreprises ou exploitations agricoles exposées. Il existe une vaccination dirigée seulement contre *Leptospira icterohaemoragiae* et destinée aux professionnels exposés et dont l'efficacité est estimée à 98 % après trois injections.

85 **La listériose** est une maladie à symptomatologie polymorphe due à une bactérie : *Listeria* monocytogènes. Ce germe est peu pathogène chez l'homme sain mais des infections sévères surviennent lorsque les mécanismes normaux de défense sont altérés ou pendant un déficit de l'immunité cellulaire.

86 Vrai, les *Listeria* résistent à la pasteurisation et survivent à la congélation.

87 **Au cours de la prise en charge d'un patient atteint de listériose l'infirmière doit :**
• surveiller les constantes physiologiques ;
• dépister les dysfonctionnements neurologiques et les premières manifestations neuroméningées ;
• prendre en compte tout signe d'infection notamment chez la femme enceinte où tout épisode fébrile inexpliqué justifie des hémocultures systématiques et répétées ;
• assurer les prélèvements à visée diagnostique ;
• conduire la prise en charge du patient en fonction de la gravité des tableaux exprimés : du soin de confort aux soins intensifs.

88 **Dans la prévention de la listériose, il convient d'éviter les aliments suivants :**

- fromage à pâte molle ou au lait cru, poissons fumés et graines germées crues ;
- pour la charcuterie à consommer en l'état (pâté, rillettes, produits en gelée, jambons, etc.), choisir les denrées préemballées et consommer rapidement après l'achat.

89 **Les principales règles d'hygiène à respecter dans la prévention de la listériose** sont les suivantes :
- cuire soigneusement les aliments crus d'origine animale (viandes, poissons) ;
- laver soigneusement les légumes crus et les herbes aromatiques ;
- conserver les aliments crus (viande, légumes, etc.) séparément des aliments cuits ou prêts à être consommés ;
- après la manipulation d'aliments non cuits, se laver les mains et nettoyer les ustensiles de cuisine qui ont été en contact avec ces aliments ;
- nettoyer fréquemment et désinfecter ensuite le réfrigérateur avec de l'eau javellisée ;
- à la maison, réchauffer soigneusement les restes alimentaires et les plats cuisinés avant consommation immédiate.

90 **Le tétanos** est une toxi-infection grave dont la mortalité s'élève à 30-40 % dans les pays développés. C'est une maladie qui ne provoque pas d'immunité protectrice. Le tétanos est une maladie à déclaration obligatoire.

91 **Le tétanos** est dû à un bacille tellurique anaérobie Gramm positif, *Clostridium tetani* ou bacille de Nicolaier.

92 **L'infirmière qui prend en charge un patient atteint de tétanos doit** assurer le nettoyage et l'antisepsie des plaies souillées. Le parage de la plaie sera le plus complet possible. En cas de doute, elle adresse le blessé au médecin pour exploration et excision chirurgicale. La prise en charge d'un patient admis en soins intensifs impose de mettre en œuvre toutes les pratiques infirmières de ce service, notamment sur le plan de la surveillance respiratoire et de la prévention des infections nosocomiales. Toute stimulation sensorielle pouvant exacerber les contractures, le patient est isolé dans une chambre la moins bruyante possible, en semiobscurité et d'accès réglementé. Des dispositions de discrétion et de silence sont imposées pendant les soins.

93 En dehors des situations à risque, **la prophylaxie du tétanos repose sur** la vaccination par l'antitoxine tétanique obligatoire chez l'enfant à partir de 2 mois, en association avec les vaccins contre la diphtérie, la coqueluche, la poliomyélite et éventuellement *Haemophilus influenzae B*. Il n'y a pas d'intolérance ni de contre-indication.

94 **La légionellose** est une pneumopathie aiguë dont l'agent causal est une bactérie du genre *Legionella*.

95 **Les légionelloses** ont été particularisées en 1977 à la suite d'une épidémie d'infection pulmonaire observée dans les suites d'un congrès de la Légion américaine à Philadelphie.
Pendant la Coupe du monde de football à Paris en 1998 une vingtaine de personnes ont contracté la légionellose (4 sont décédées). En région parisienne les enquêtes ont montré que près de 70 % des équipements collectifs de distribution d'eau chaude contenaient la *Legionella*. Les légionelloses acquises en milieu hospitalier représentent près de 20 % de l'ensemble des légionelloses.

96 **La voie de contamination connue par les légionelles** est la voie aérienne (inhalation d'eau contaminée par des légionelles).

97 **Les principales sources de contamination par les légionelles** sont les tours de refroidissement, les climatiseurs, les bains à jet, les bains à remous (jacuzzi), les fontaines réfrigérantes, les fontaines décoratives, les douches.

98 **Les aspergilloses** sont des maladies fongiques dues à des champignons qui provoquent des infections profondes localisées ou invasives et qui créent parfois des situations de conflit immunologique.

99 **Les spores d'*Aspergillus*** se transmettent le plus souvent par la voie aérienne. Ces spores sont disséminées par les systèmes de ventilation et de climatisation au cours des travaux de construction ou de réfection des bâtiments ; l'alimentation peut également être une source de contamination (sachets de thé, poivre, fruits exotiques) et la terre des plantes en pot peut contenir des milliers de spores.

100 **Les candidoses systémiques** sont des affections dues à des levures, champignons du genre *Candida*. Le pouvoir pathogène est souvent lié à des facteurs favorisants locaux ou généraux ; ces candidoses sont généralement très graves, opportunistes et nosocomiales.

101 **Dans les candidoses systémiques**, la contamination se fait le plus souvent par voie endogène au cours d'un déséquilibre de la flore locale intestinale ou uro-génitale fréquemment d'origine iatrogène. La contamination exogène est due à la transmission sexuelle et à la transmission nosocomiale (manuportage), mais aussi au passage dans la filière génitale pour le nouveau-né.

102 **La cryptococcose** est due à *Cryptococcus neoformans*, levure capsulée dont l'intérêt médical s'est accru avec l'apparition du sida.

103 **Les cryptocoques** sont des champignons ubiquitaires telluriques particulièrement présents dans les sols recouverts de fientes d'oiseaux. Les défaillances immunitaires font volontiers le terrain de l'infection qui peut survenir également chez le sujet sain. En France, la cryptococcose frappe 8 % des patients atteints du sida.

104 **Dans le cas de la cryptococcose,** l'infection se produit habituellement par inhalation du champignon contenu dans des poussières infectantes. Les spores pénètrent dans les alvéoles pulmonaires. La levure possède un tropisme marqué pour le système nerveux central et moindre pour la peau et les os. La défense contre la cryptococcose repose essentiellement sur l'immunité cellulaire.

105 **L'infirmière qui prend en charge un patient atteint de cryptococcose doit** le préparer aux examens parfois difficiles à effectuer (lavage broncho-alvéolaire, ponction lombaire), aider à la réalisation de ces examens, assurer la bonne qualité de prélèvements pour hémoculture, uroculture et analyse des expectorations quand l'étude des crachats est demandée. Elle doit aussi participer à la prise en charge de la douleur, assurer les soins intensifs en cas d'atteinte du SNC ; elle doit également prendre en charge l'anxiété du patient et de sa famille et rassurer l'entourage sur l'absence de risque de transmission interhumaine.

106 **Dans le cadre de la prévention de la cryptococcose**, l'infirmière doit respecter les règles d'isolement protecteur pour les patients très immunodéprimés et déconseiller aux personnes à risque la possession d'oiseaux de compagnie.

107 **La toxoplasmose** est une parasitose (protozoose) cosmopolite dont la gravité s'exprime chez les femmes enceintes non immunisées et chez les immunodéprimés. Elle est généralement bénigne chez l'immunocompétent.

108 **Le parasite de la toxoplasmose** (stade trophozoïte) se multiplie dans les macrophages (cellules du système monocytaire) et survit sous la forme latente (stade bradyzoïte) dans des kystes disséminés au niveau des muscles et du tissu nerveux, notamment du cerveau. À l'occasion d'une baisse de l'immunité (chute des lymphocytes T4), les parasites redeviennent actifs, se multiplient localement et leur dissémination est possible par voie sanguine. Pendant une grossesse, le passage des trophozoïtes est possible de la femme enceinte non protégée vers le fœtus au travers du placenta.

109 **Le réservoir du parasite de la toxoplasmose** est animal : mammifères et oiseaux. Mais l'animal hôte définitif où le parasite peut accomplir son cycle sexué de reproduction est le chat (et autres félidés). Le chat élimine dans ses selles des oocytes ou œufs. Dans le milieu extérieur les œufs deviennent contaminants en prenant une forme de résistance (stade sporozoïte) et sont ingérés par des animaux comme le mouton, le porc ou le bœuf. Chez ces animaux, une nouvelle transformation aboutit au stade infectant. L'homme se contamine en ingérant de la viande insuffisamment cuite contenant des kystes toxoplasmiques vivants, en mangeant un aliment solide ou liquide souillé par les déjections des chats ou directement par contact avec la litière ou avec l'animal, par transfert du parasite de la mère vers le fœtus pendant la grossesse.

110 **La toxoplasmose est due** à un protozoaire : *Toxoplasma gondii*.

111 **Le traitement de la toxoplasmose** acquise commune de l'immunocompétent n'a pas montré son efficacité, mais il repose classiquement sur la spiramycine (Rovamycine®) pendant 3 semaines.

112 **Chez la femme enceinte, le traitement de la toxoplasmose** fait appel à la spiramycine (Rovamycine®) prescrite à 3 g/j jusqu'au terme de la grossesse, s'il n'y a pas d'atteinte fœtale documentée. Le risque d'infection fœtale est diminué de moitié. En cas d'atteinte fœtale avérée, on prescrit l'association sulfadiazine-pyriméthamine.

113 **L'oxyurose** est une parasitose intestinale bénigne due à un petit ver, facile à traiter mais transmissible aux sujets vivant au contact du patient parasité (éradication mal aisée).

114 L'ingestion d'œufs d'oxyure aboutit à leur éclosion dans la lumière intestinale. Les oxyures adultes vivent et s'accouplent dans la région iléo-cœcale. Les femelles fécondées migrent vers le rectum et viennent se fixer sur la muqueuse anale où elles pondent leurs œufs. Cette fixation se produit le soir et en début de nuit.

115 **Le signe le plus typique de l'oxyurose** est le prurit anal du soir correspondant à la fixation des vers sur la marge anale. C'est localement une cause de grattage et, sur un plan général, l'origine de troubles du sommeil et de l'humeur chez l'enfant (irritabilité, nervosité, cauchemars).

116 **La prévention contre une oxyurose** consiste à obtenir le traitement de toute la famille au contact du sujet infecté. Outre la prise du traitement, des mesures d'hygiène rigoureuse s'imposent pour assurer une prophylaxie efficace : lavage des draps et oreillers de toute la famille, lavage des sous-vêtements et vêtements de nuit, port de pyjamas, ongles coupés ras, lavage des mains. Les personnes qui auraient éventuellement hébergé l'enfant sont invitées à procéder au nettoyage du linge utilisé. Un traitement de confirmation (prise à renouveler 21 jours plus tard) s'impose pour décapiter une auto-infection ou une réinfestation car la parasitose est très récidivante.

117 **Le tæniasis** est une maladie parasitaire (helminthiase) due à un ver segmenté (cestode) appelé tænia.

118 Quand des larves infestantes (cysticerques) présentes dans la viande (bœuf ou porc) sont ingérées par un homme, la coque de la vésicule est rompue par les sucs digestifs et libère un scolex (tête) qui se fixe à la muqueuse digestive et devient un tænia.

119 **Dans le traitement du tænia**, on utilise des comprimés de niclosamide (Tredemine®). Le tænia est rejeté entier ou fragmenté dans les selles. Le médicament n'est pas absorbé au travers de la paroi intestinale et il n'y a pas de contre-indication ; les éventuels effets secondaires sont de type gastralgies, nausées et/ou vomissement, parfois troubles du transit, somnolence, maux de tête et étourdissements.

120 **Le coryza** est une inflammation de la muqueuse nasale ; c'est un rhume banal appelé aussi rhinite, provoqué par de très nombreux virus. Ces infections sont très fréquentes et contagieuses.

121 **La grippe** est une infection contagieuse fréquente due au *Myxovirus influenzae* évoluant par épidémie, qui se multiplie dans les cellules épithéliales de l'appareil, qui peut être grave et parfois mortelle chez les personnes âgées et les patients qui ont des troubles cardio-respiratoires.

122 **La contagiosité de la grippe** est extrême par transmission aérienne directe et interhumaine. Le virus de la grippe est particulier car il est soumis régulièrement à des variations de ses antigènes de surface, d'où l'émergence de virus différents responsables d'épidémies successives et nécessitant une mise à jour des vaccins. En cas d'épidémie, de 30 à 60 % des sujets non immunisés sont atteints. La grippe constitue un problème majeur de santé publique.

123 **La prise en charge de la grippe** commune, en l'absence de traitement spécifique, est symptomatique, à base d'antipyrétiques, d'analgésiques et d'antitussifs. Il n'y a pas de raison de prescrire des antibiotiques. La forme maligne nécessite le placement du patient en service de soins intensifs. D'une manière générale, on utilise rarement les antiviraux. La prophylaxie repose sur la vaccination dont la composition est adaptée chaque année, celle-ci est indiquée largement chez les sujets fragiles susceptibles de faire une forme grave. Elle est réalisée à l'automne par une injection unique sous-cutanée.

124 **Les infections à virus respiratoire syncytial** (VRS) sont des infections aiguës des voies respiratoires fréquemment épidémiques.

125 Répandue dans le monde entier, **l'infection à virus respiratoire syncytial** (VRS) est la principale cause de pneumonie virale chez l'enfant de moins de 5 ans. Le virus est responsable d'épidémies hivernales qui atteignent surtout le nourrisson et le jeune enfant, mais des études récentes montrent qu'il peut causer des maladies graves chez les patients immunodéprimés et les personnes âgées, entraînant morbidité et mortalité élevées dans ces populations.

126 **Le traitement des infections respiratoires à virus syncytial** (VRS) est symptomatique : hospitalisation, kinésithérapie respiratoire, traitements broncho-dilatateurs, antibiotiques.

127 **La grippe aviaire** est une infection grave touchant les oiseaux. Elle est due à un virus grippal *Myxovirus influenzae* de type A. Le virus AH5N1 est le candidat possible à une future pandémie. Il a la possibilité de se transmettre à d'autres mammifères grâce à sa grande variabilité antigénique ; il est responsable d'infection chez l'homme dans près de 270 cas et de 164 décès.

128 **Les mesures de protection** : le patient doit porter un masque antiprojection ; le personnel hospitalier doit travailler équipé d'un masque antifiltration, d'une surtenue, de gants, de lunettes ; le patient doit être isolé dans une chambre individuelle.

129 **La grippe AH1N1** (initialement appelée grippe porcine par l'OMS) est une maladie respiratoire contagieuse provoquée par l'un des quelques virus de la grippe A transmissible d'homme à homme. Ce nouveau virus grippal contient des gènes de plusieurs virus connus d'origine porcine, aviaire et humaine. Le virus se propage par la toux et les éternuements, les symptômes sont similaires à ceux de la grippe saisonnière.
Cette grippe 2009 est considérée comme une pandémie par l'OMS.

130 **Les infections à virus *Herpes simplex*** sont multiformes en fonction des sites de localisation du virus. Leur gravité s'exprime, en néonatal, dans les formes oculaires et cérébrales. Elles sont caractérisées par un phénomène de récurrence.

131 Quel que soit son **point de pénétration**, le virus *Herpes simplex* diffuse le long des troncs nerveux vers les ganglions nerveux sensitifs spinaux qui seront les gîtes de latence virale.

132 L'homme est le seul réservoir du virus de l'herpès. **La transmission** se fait par contact direct à partir des lésions cutanées, cutanéomuqueuses ou de la salive.

133 **Dans le traitement des infections à virus *Herpes simplex*** on a recours à plusieurs antiviraux, selon le type et la localisation de l'infection, pour réduire la durée d'évolution de l'herpès mais sans agir sur la fréquence des récidives.

134 **La gingivostomatite** nécessite une prise en charge symptomatique : réhydratation par voie orale, bains de bouche avec eau bicarbonatée et aspirine, aliments froids semi-liquides et surtout hydratation régulière par voie orale.

135 **Dans le traitement de l'herpès génital** on prescrit de l'aciclovir (Zovirax®) *per os* : 1 comprimé à 200 mg 5 fois par jour pendant 10 jours pour la primo-infection et 5 jours pour la récurrence. Le valaciclovir (Zélitrex®), aussi efficace que l'aciclovir présente l'avantage de 2 prises par jour seulement, pendant la même durée (1 000 mg/j en 2 prises pendant 10 jours pour une primo-infection et 5 jours pour une récurrence). Chez les sujets présentant plus de 6 poussées par an, le traitement préventif proposé est l'aciclovir à raison de 4 comprimés par jour en 2 prises pendant 6 mois).

136 **La mononucléose infectieuse** (MNI) est une maladie bénigne due à la primo-infection par le virus d'Epstein Barr (EBV). Elle débute par une asthénie souvent prononcée avec une fièvre modérée

(38 °C), suivie par l'apparition d'une angine érythémateuse ou érythémato-pultacée. La maladie guérit spontanément en 3 à 4 semaines mais l'asthénie résiduelle peut persister plusieurs semaines.
L'hémogramme est l'examen révélateur sur le plan biologique du syndrome mononucléosique constant au cours de la mononucléose infectieuse (MNI), constitué par une inversion de la formule sanguine avec apparition de grands lymphocytes atypiques hyperbasophiles.

137 **Le traitement de la MNI** est un traitement symptomatique qui préconise le repos au lit et l'arrêt du sport. Il n'y a pas de thérapeutique spécifique.

138 **Le cytomégalovirus humain (CMV)** est un virus répandu qui cause habituellement des infections asymptomatiques chez les hôtes immunocompétents mais des affections sérieuses ou graves chez les immunodéprimés ainsi que chez les nouveau-nés infectés par leur mère.

139 Après l'introduction du virus dans l'organisme le génome du CMV persiste à l'état latent dans différentes cellules, notamment celles des glandes salivaires et dans certains leucocytes. Il peut être réactivé, notamment en cas de baisse de l'immunité. Il a un pouvoir cytopathogène qui provoque l'apparition de cellules caractéristiques de grande taille.

140 **La transmission de l'infection à cytomégalovirus** se fait le plus souvent par la salive, mais le virus est aussi excrété dans les urines, les secrétions vaginales (pouvant contaminer les nouveau-nés), le sperme et la transplantation d'organe.
Le cytomégalovirus (CMV) est un virus à ADN qui appartient à la famille des herpès virus, qui persiste à l'état latent dans certaines cellules après le premier passage dans l'organisme.

141 **Le zona** est une manifestation de récurrence du virus de la varicelle et du zona (VZV) survenant chez des personnes ayant eu la varicelle.

142 **La poliomyélite** est une maladie infectieuse, épidémique et contagieuse due aux poliovirus entraînant la destruction du motoneurone périphérique dans la corne antérieure de la moelle.

143 **La rage** est une encéphalite virale toujours mortelle ; le virus est transmis par la salive infectée, inoculée au cours d'une morsure.

144 **La variole** est due au virus de la vaccine ; la contamination se fait par voie directe aérienne ou indirecte par vêtements et objets souillés ; l'homme malade est le seul réservoir de virus.

145 **La fièvre jaune** est une arbovirose maladie transmise par des arthropodes hématophages (moustiques) ; la dengue est également une autre arbovirose.

146 **Le virus de l'immunodéficience humaine (VIH)** est un rétrovirus qui infecte spécifiquement l'homme. L'infection est chronique et persistante, le stade ultime de la maladie est le sida. Actuellement, aucun traitement ne permet d'éliminer définitivement le virus et le sida a une évolution mortelle.

147 **La première pénétration du VIH dans l'organisme** constitue le stade de la primo-infection. Elle peut être symptomatique ou non. Le virus se fixe spécifiquement sur des récepteurs cellulaires appelés CD4 situés sur la membrane cellulaire des lymphocytes T « CD4 » (ou T4), sur celle des macrophages et sur celle d'autres cellules nerveuses. Après cette fixation, il y a pénétration du virus, avec son génome et sa capside, à l'intérieur de la cellule, puis multiplication virale et mort progressive des cellules hôtes.

148 **Les cellules cibles du VIH** sont celles qui expriment à leur surface la molécule CD4, récepteur de grande affinité pour une protéine d'enveloppe du VIH :
- lymphocyte T sous-population CD4 auxiliaires ou helpers ;
- monocytes et macrophages ;
- cellules dendritiques des ganglions et microgliales du cerveau.

149 **L'infection par le VIH** se déroule en plusieurs stades. La classification de 1993 (Centre des maladies d'Atlanta) comporte trois stades basés sur les données cliniques, et des sous-classes établies en fonction du nombre de CD4. Ces trois stades sont précédés de la phase d'infection aiguë par le virus : c'est la phase de primo-infection.

150 Pendant la phase de primo-infection par le VIH **les signes les plus évocateurs de l'infection** sont des éruptions cutanées diffuses à type d'érythème ou d'urticaire et des manifestations buccales (pharyngites et ulcérations).

151 **Les trois stades de l'infection par le VIH** ont les caractéristiques suivantes :
• stade A : de quelques mois à plusieurs années, de l'apparition des anticorps (séropositivité) aux premiers symptômes d'une immunité altérée ;
• stade B : apparition des manifestations cliniques liées aux troubles de l'immunité cellulaire ; mais elles ne définissent pas encore le sida ;
• stade C : la survenue de certaines pathologies fait entrer d'une manière définitive le patient dans ce stade définissant le sida. Ce sont notamment des candidoses bronchiques, trachéales pulmonaires ou œsophagiennes, un cancer invasif du col, un sarcome de Kaposi, un lymphome de Burkitt, une cryptococcose extrapulmonaire, etc.

152 **La contamination par le VIH** est exclusivement interhumaine. On trouve le VIH principalement dans le sang, le sperme et les sécrétions cervico-vaginales. Il est accessoirement retrouvé dans le lait maternel, les urines, les larmes et la salive mais la transmission n'a été prouvée que par voie sexuelle, sanguine, materno-fœtale et par l'allaitement.

153 **Les circonstances à risques de transmission du VIH par le sang** et les liquides contenant du sang sont les suivantes : transfusion sanguine ; partages des seringues chez les toxicomanes, tatouage, piercing ; accidents professionnels (accidents d'exposition au sang et liquides biologiques contenant du sang.

154 L'exposition accidentelle au sang est importante en milieu de soins, notamment chez les infirmières : de l'ordre de 27 accidents d'exposition au sang (AES) pour 100 infirmières par an. Le risque de contamination par le VIH au cours d'un accident professionnel à partir d'un patient infecté a été évalué à 0,3 % (moyenne).
La transmission découle d'une piqûre ou d'une coupure avec du matériel souillé par du sang de malade infecté, ou d'une projection sur une peau altérée (excoriation, plaies). Une peau intacte est imperméable au virus. Le risque est accru en cas de prélèvement artériel et veineux, à la pose et dépose de perfusions, au cours de manipulations de chambres implantables : les aiguilles utilisées sont creuses, de gros calibre et peuvent contenir du sang.

155 **Le diagnostic de primo-infection à VIH** repose sur les trois tests suivants :
• sérologie positive en ELISA avec confirmation impérative par la technique de Western-Blot ;
• recherche de l'antigène p24 qui est spécifique mais de faible sensibilité ;
• mesure de la charge virale exprimée en nombre de copies de VIH par millilitre.

156 **Le traitement de la primo-infection** tente de diminuer et peut-être de stopper la multiplication virale, de limiter l'envahissement des ganglions par le VIH. Actuellement, la prise en charge repose sur une trithérapie, associant une antiprotéase et deux analogues nucléotidiques, qui permet d'obtenir une diminution voire une négativation de la charge virale.

157 **Les résistances du VIH aux antiviraux** sont dues à la survenue naturelle de mutations chez le virus. Un traitement insuffisamment actif élimine les virus sauf les mutants qui deviennent alors rapidement prédominants. Diminuer le plus possible la charge virale permet de lutter contre ce phénomène : moins de réplications virales entraîne moins de mutations. La résistance à l'AZT (Rétrovir®) peut se développer dès les 6 premiers mois du traitement et se révèle très fréquente à un stade avancé de la maladie. Tous les produits sont confrontés à l'apparition de résistances qui, dans certains cas, sont croisées. Parfois, au contraire, la survenue d'une résistance à un médicament restaure la sensibilité à un autre médicament. Le choix des associations thérapeutiques est donc difficile.

158 **Les effets secondaires des antiviraux** sont nombreux. En ce qui concerne les inhibiteurs de la transcriptase inverse, ils s'expriment sous forme d'anémies (Rétrovir®, Epivir®), de neuropathies périphériques (Videx®, Zérit®), de troubles digestifs variés ; de myopathies, céphalées, asthénie et hyperpigmentation de la peau et des ongles, de pancréatites, d'hépatites.

Concernant les antiprotéases, on observe : lithiases urinaires (Crixivan®), diarrhée (Viracept®), intolérances digestives, neuropathies et lésions cutanées pour le Norcir®.

159 **Le VIH est inactivé par** la chaleur (en 30 min à 56 °C, plus rapidement à 100 °C). Il résiste aux UV et aux rayons X et peut survivre 15 jours en solution aqueuse à température ambiante. Il résiste au froid. Les désinfectants usuels inactivent le virus : sur les surfaces on utilise l'eau de Javel fraîchement diluée, les ammoniums quaternaires (Cétavlon® par exemple) et les aldéhydes tels Cydex®, Déterseptyl® qui sont également utilisées pour les instruments. Sur le corps humain, on utilise l'alcool à 70°, des produits iodés (Bétadine®) et la chlohexidine (Hibiscrub®, Hibitane®).

160 **La prévention** concerne le risque de contamination par le VIH au cours de l'exposition au sang ou aux liquides biologiques et le risque propre aux infections opportunistes, la tuberculose par exemple. La mise en place de procédures de prise en charge des accidents d'exposition au sang (AES) doit être réalisée et des médecins référents VIH doivent être joignables 24 heures sur 24. La prévention repose sur l'observation de pratiques rigoureuses au cours des manipulations de liquides biologiques et sur l'utilisation de matériels de sécurité. Selon le principe des précautions standards en hygiène, tous les patients doivent être considérés comme « à risque ».

161 **La conduite à tenir en cas d'accident d'exposition au sang (AES)** d'un professionnel de santé est la suivante :
- soins immédiats : en cas de piqûre ou de coupure, nettoyer à l'eau et au savon, rincer, désinfecter pendant au moins 5 min avec de l'alcool à 70°, de la Bétadine® ou de l'eau de Javel à 12° diluée au 1/10 ; en cas de projection sur une peau lésée, nettoyer à l'eau et au savon, rincer, désinfecter avec de la Bétadine® ou de l'Hibiscrub® ; en cas de projection sur les yeux, rincer abondamment à l'eau ou avec du sérum physiologique pendant au moins 10 min et consulter l'ophtalmologiste pour appliquer un collyre antiseptique ;
- consultation médicale : cette démarche consiste à consulter un médecin référent de l'hôpital et vérifier en urgence les sérologies VIH, hépatites B et C et transaminases du malade et de la personne piquée, mettre en œuvre un suivi sérologique (sérologie immédiate, à 6 semaines, 3 mois, 6 mois) et mettre à jour la vaccination contre le virus de l'hépatite B si nécessaire.

162 Le mode de contamination le plus fréquent chez la femme est la contamination hétérosexuelle, puis la toxicomanie intraveineuse. **La transmission de la mère à l'enfant** à lieu essentiellement en fin de grossesse et une étude a montré que deux tiers des transmissions avaient lieu le jour de la naissance.

163 Dans **les maladies sexuellement transmissibles (MST)** on distingue :
- les maladies bactériennes (syphilis, gonococcie, chlamydiose, mycoplasmes) ;
- les maladies virales (herpès génital) ;
- les maladies parasitaires et fongiques (candidose génitale, trichomonase).

164 **Les gonococcies** sont également appelées blennorragies, gonorrhées (trivialement « chaude pisse »). Leur gravité vient de certaines de leurs complications dont notamment le risque de stérilité qu'elles peuvent provoquer. Le germe responsable est *Neisseria gonorrhea*, diplocoque Gram négatif, très fragile dans le milieu extérieur.

165 **Les *Chlamydiae*** sont des bactéries incomplètes qui ne peuvent se développer qu'à l'intérieur des cellules qu'elles infectent. Leur diffusion se fait de proche en proche, très souvent de manière insidieuse. Elles peuvent entraîner également des manifestations réactionnelles.

166 **Les chlamydioses** constituent de 50 à 60 % des urétrites non gonococciques ou postgonococciques. C'est la première cause d'urétrite et dans 15 à 25 % des cas, il y a association avec *Neisseiria gonorhoeae*. Les complications secondaires de stérilité en font un problème de santé publique, notamment dans les pays émergents.

167 **Les infections à mycoplasmes** sont des infections génitales sexuellement transmissibles dues à des bactéries incomplètes qui ne peuvent se développer qu'à l'intérieur des cellules qu'elles infectent.

168 **La diffusion des mycoplasmes** se fait de proche en proche, très souvent de manière insidieuse.

169 Parmi les mycoplasmes, seul *Ureaplasma urealyticum* est l'agent pathogène reconnu. Les autres mycoplasmes génitaux, *Mycoplasma hominis* et *Mycoplasma genitalum*, sont plus souvent responsables d'une simple colonisation.

170 **Les infections à *Herpes simplex*** sont multiformes en fonction des sites de localisation du virus. L'infection par *Herpes simplex virus* (HSV) au niveau de la sphère génitale est une véritable maladie sexuellement transmissible (MST), dont la gravité s'exprime par le risque néonatal, dans les récurrences et dans sa contagiosité.

171 **Les infections à *Candida*** ne sont pas, au sens strict, des maladies sexuellement transmissibles (MST), mais, dans leur localisation génitale, elles sont contagieuses par voie vénérienne.

172 **L'infection à *Pneumocystis carinii*** est une infection opportuniste pulmonaire qui peut s'accompagner d'une insuffisance respiratoire aiguë et ne survient qu'en présence d'un déficit immunitaire.

173 **L'agent pathogène *Pneumocystis carinii*** pénètre par les voies respiratoires jusqu'aux alvéoles pulmonaires, se fixe puis infecte les cellules de l'épithélium alvéolaire. En outre, il entraîne des anomalies au niveau du surfactant alvéolaire qui possède un rôle régulateur sur le fonctionnement des alvéoles.

174 **Les candidoses** sont des infections dues à un champignon du genre *Candida*. Les sites atteints peuvent être variés mais la localisation œsophagienne entraîne des répercussions importantes sur la vie quotidienne du sujet infecté.

175 **Les formes cliniques des candidoses** varient en fonction des sites :
- la localisation au niveau de l'oropharynx entraîne une dysphagie avec sensation de « cuisson » et l'examen montre un enduit adhérent blanchâtre de type « muguet » ;
- au niveau de l'œsophage elle provoque une œsophagite qui est soit asymptomatique, soit exprimée par des brûlures rétro sternales ou épigastriques et qui peut aboutir à des complications avec hémorragies, voire perforation. Elle entraîne des répercussions sur l'état général par anorexie, amaigrissement ;
- au niveau intestinal elle se traduit par des selles molles ;
- d'autres localisations peuvent se voir : candidose urinaire, péritonite, atteinte cardiaque, ostéo-articulaire, oculaire et neuroméningée.

176 **Le germe responsable des candidoses** est le plus souvent *Candida albicans*, mais aussi *Candida krusei* et *Candida glabatra* dont la fréquence augmente chez les patients traités par le fluconazole. Des études moléculaires ont mis en évidence qu'un sujet héberge la même souche pendant plusieurs années dans plusieurs sites anatomiques.

177 **La mise en évidence des levures et des filaments mycéliens se fait par** prélèvement de bouche, de selles et par prélèvements vaginaux ; la biopsie oriente le diagnostic. Les méthodes classiques de diagnostic direct sont la culture et l'examen histologique des tissus infectés.
L'hémoculture sur milieu de Sabouraud est un bon moyen pour isoler les *Candida* surtout si on emploie des techniques de laboratoire qui améliorent les performances (lyse-centrifugation, système Batec®).
Dans une candidose hépatosplénique, des examens biologiques hépatiques montrent une augmentation des phosphatases alcalines. L'échographie ou le scanner abdominal révèlent des images d'abcès au niveau du foie et de la rate, mais la confirmation histologique et/ou mycologique est nécessaire.

178 **Une infection opportuniste** est une infection qui ne s'observe que chez les sujets immunodéprimés car due à un germe non virulent chez les sujets immunologiquement sains.

179 **Les symptômes des mycobactérioses atypiques** sont proches de ceux de la tuberculose : fièvre, toux, perte d'appétit, amaigrissement et diarrhées, mais parfois peu spécifiques : fièvre traînante, cachexie, pancytopénie inexpliquée, adénopathies périphériques, hépato-splénomégalie.

180 **Les germes responsables des mycobactérioses atypiques** sont des mycobactéries d'un type particulier, peu ou pas pathogènes chez les sujets à système immunitaire correct mais entraînant chez les immunodéprimés des infections graves, disséminés dans la plupart des cas. Ce sont *Mycobacterium avium intracellulare* (MAIC), *Mycobacterium kansaii* et *Mycobacterium xenopi*.

181 **La cryptosporidiose** est une infection à cryptosporidies, parasites responsables de la diarrhée des voyageurs en participant à la destruction des cellules épithéliales de la muqueuse intestinale, ou entérocytes. Chez le sujet sain, cette infection est inapparente ou elle se manifeste par une diarrhée bénigne. Chez les patients atteints d'un syndrome d'immunodéficience acquise, ces parasites sont responsables de très graves diarrhées.

182 **L'agent responsable des cryptosporidioses** est *Cryptosporidium parvum*, parasite de la muqueuse intestinale appartenant à la famille des coccidies.

183 Faux, les déclarations des cas de sida avérés sont effectuées de manière anonyme.

184 Vrai, les infirmières et les médecins sont tenus au secret médical notamment pour tout ce qui concerne le sida et les patients qui en sont atteints. Cette protection du secret médical est inscrite dans le Code pénal, toute violation de ce secret expose donc à des sanctions pénales, disciplinaires ou civiles.

185 Faux, le médecin est dans l'obligation d'informer le patient de sa séropositivité mais ni lui, ni les membres de l'équipe soignante ne doivent révéler la séropositivité du patient à l'entourage familial ou autre, ni à son conjoint.
L'Académie de médecine avait proposé d'aménager le texte sur le secret médical en se référant à l'article 223-6 du nouveau Code pénal sur la « non-assistance à personne en danger » et cette demande avait été rejetée.

186 Vrai, tout patient doit être averti qu'une prescription de sérologie VIH est demandée ; il peut toujours refuser la pratique du test. Cela pose parfois un problème en cas d'accident d'exposition au sang et aux liquides biologiques contenant du sang lorsque le patient source ne veut ou ne peut donner son accord.

187 Faux, à l'embauche, lors de l'entretien, les thèmes de la séropositivité et du test de dépistage systématique sont proscrits. Toutefois, si un risque existe dans le poste de travail proposé, un dépistage peut être proposé au futur employé.

188 Faux, la prise en charge du test de dépistage et la prise en charge de tous les sujets séropositifs est assurée à 100 %, qu'ils soient ou non assurés sociaux.

189 **Plaie étendue, inflammatoire, au genou droit (la température est de 38,4 °C)**

Intérêt, mise en œuvre et surveillance des prescriptions médicales

Intérêt	Mise en œuvre	Surveillance
Prélèvement de plaie : pour identifier un germe	Faire le prélèvement de plaie avant le nettoyage et la désinfection de la plaie pour ne pas éliminer les germes présents. Prélever sur deux écouvillons. Les faire parvenir au laboratoire dès réalisation, correctement étiquetés, avec une feuille de laboratoire, et indiquer « prélèvement de plaie du genou droit, date, T° du malade. »	
Nettoyage et désinfection de la plaie : pour éliminer les germes présents (plaie inflammatoire), éviter les surinfections	Respecter les trois étapes : nettoyage, rinçage, désinfection. Réaliser un pansement stérile	Noter l'état des lésions (aspect, étendue) pour évaluer l'évolution
Vaccination antitétanique (voie sous-cutanée) : vaccination non à jour ou inconnue, donc rappel destiné à procurer une immunisation durable, active, mais non immédiate	Vérifier la prescription médicale. Contrôler la date de péremption. Respecter le mode d'administration. Noter le numéro du lot dans le dossier	Surveiller l'apparition de manifestations allergiques
Immunoglobulines : anticorps prêts à lutter contre l'antigène en cas de contamination : protection immédiate, mais non durable	Vérifier la prescription médicale. Contrôler la date de péremption. Respecter le mode d'administration. Noter le numéro du lot dans le dossier	Surveiller l'apparition de manifestations allergiques
Hémocultures : éliminer une septicémie ou bactériémie (passage d'un germe dans le sang)	Réaliser les prélèvements de manière aseptique. Étiqueter les flacons. Faire parvenir immédiatement au laboratoire. Indiquer sur les flacons et sur les bons de laboratoire la date, l'heure, le numéro dans la série, la T° (38,4 °C). Renouveler l'opération deux fois à une heure d'intervalle	Surveiller l'apparition de manifestations allergiques

190 Infection urinaire à bacille Gram négatif multirésistant à l'antibiogramme

a. Origine de l'infection urinaire : il s'agit d'une infection nosocomiale. En effet, le patient est apyrétique à l'arrivée à l'hôpital, sans signe d'infection ; après la pose d'une sonde vésicale il présente une infection urinaire fébrile à germe multirésistant.

b. Mesure de préventions possibles : lavage des mains, respect des règles d'asepsie, durée du sondage limitée, système clos, toilette périnéale quotidienne.

c. Définitions :

– hémoculture : ensemencement de sang sur un ou plusieurs milieux de culture appropriés afin d'y mettre en évidence la présence de bactérie ;

– antibiogramme : étude de la sensibilité d'une souche bactérienne aux antibiotiques.

191 Patients porteurs d'une chambre implantable

a. Complication : chez ce patient porteur d'une chambre implantable et présentant une température à 40 °C et des frissons, on peut redouter une septicémie dont le point de départ est une infection au niveau de la chambre implantable.

b. Justification de la prescription d'une série de trois hémocultures : le patient présente une fièvre élevée, des frissons ; les hémocultures permettent de rechercher un germe circulant, confirmant ainsi le diagnostic de septicémie. L'examen est répété (trois hémocultures) pour avoir plus de chances d'obtenir une culture positive.

c. Critères pour réaliser un prélèvement fiable : effectuer le prélèvement au moment des frissons et des pics thermiques, signes de décharge bactérienne, avant la mise en route du traitement antibiotique et en respectant les règles d'asepsie.
Adresser le plus rapidement possible le prélèvement au laboratoire, les bons de laboratoire étant correctement remplis (température, frissons, signes locaux d'infection, heure, numéro d'ordre).

d. Rôle infirmier dans l'application et la surveillance de la perfusion
– *Nebcine®* : on dispose de flacons de Nebcine® de 75 mg pour 1,5 mL. Pour obtenir les 60 mg à diluer dans 100 mL (soit 100 × 20 gouttes) de sérum physiologique et à passer en 30 min, on prélève :

$$\frac{1{,}5 \times 60}{75} = 1{,}2 \text{ mL de Nebcine®.}$$

Le débit de la perfusion est de (on néglige le volume de Nebcine®) :

$$\frac{100 \times 20}{30} = \begin{array}{l}66{,}66 \text{ soit } 67 \text{ gouttes} \\ \text{par minute 30 par exces}\end{array}$$

Cette perfusion est à réaliser 2 fois par 24 h, soit, par exemple, à 8 h et à 20 h.
– *Claforan®* : on dispose de flacons de 1 g de Claforan® à diluer dans 10 mL, et la prescription est de 1,5 g de Claforan® 2 fois par 24 h en injection intraveineuse directe. Pour obtenir les 1,5 g de Claforan® il faut donc utiliser 15 mL de produit, soit 1 flacon et demi (toutes les 12 h).
– Surveillance de la toxicité du traitement (dépistage des effets secondaires, néphrotoxicité, ototoxicité, allergie) ;
– surveillance de l'efficacité du traitement (courbe de température qui doit baisser, disparition des signes locaux d'infection) ;
– surveillance de la perfusion : point de ponction, absence de rougeur, d'œdème, perméabilité, reflux, débit.

e. But de l'hémoculture prescrite 15 jours plus tard : vérifier l'efficacité du traitement antibiotique, c'est-à-dire l'absence de germe circulant.

192 **Malade avec suspicion d'accès palustre**

a. Examen diagnostique en urgence : le diagnostic du paludisme en urgence demande la réalisation d'un frottis-goutte épaisse.

b. Complications : il faut craindre un accès pernicieux : neuropaludisme, dont les signes annonciateurs sont une fièvre irrégulière, des troubles de la conscience, une obnubilation, un coma, une confusion, un délire (des convulsions chez l'enfant).

c. Conseil à un voyageur devant se rendre dans une zone d'endémie :
– se rendre à une consultation voyageurs pour que soit prescrit un traitement prophylactique selon la zone d'endémie et les résistances connues ;
– se protéger la nuit, éviter de se découvrir, appliquer des crèmes répulsives, dormir sous une moustiquaire.

193 En cas de **blessure avec une aiguille souillée, lors d'un prélèvement de sang**, il faut :
- désinfecter la blessure avec un antiseptique puissant ;
- faire une déclaration d'accident du travail ;
- consultation à la médecine du travail ;
- faire pratiquer une sérologie VIH ;
- vérifier le statut sérologique du patient prélevé, concernant le VIH, l'hépatite B, l'hépatite C.

194 **Les mesures universelles pour prévenir les risques avec exposition au sang** sont les suivantes :
- port de gants pour tout risque de contact avec des produits sanguins ou liquides biologiques ;
- port de lunettes de protection et de masque en cas de risque de projection ;
- utilisation du double emballage pour le transport des examens biologiques, en isolant prélèvement et fiche de demande ;
- pas de recapuchonnage des aiguilles souillées ;
- mise à disposition de conteneurs pour l'élimination des objets piquants ou tranchants ;
- décontamination avec de l'eau de Javel de toute surface ou matériel souillé.

Oncologie

11

UE 2.9, 5e semestre
UE 4.7, 5e semestre

Questions

1 Définir les cancers.

2 Donner la réponse exacte : la durée du processus spontané de cancérisation des cellules varie d'un cancer à l'autre suivant la nature histologique du cancer et des défenses immunologiques du patient. Vrai ou faux.

3 Énoncer les facteurs augmentant la fréquence des cancers.

4 Parmi les caractères suivants, noter ceux qui s'appliquent à une tumeur maligne :
a. limites nettes.
b. absence d'envahissement vasculaire.
c. organisation peu différente du tissu d'origine.
d. diffusion par envahissement ganglionnaire.
e. absence d'extension à distance.

5 Énoncer les caractéristiques des différentes transformations de la cellule qui se cancérise.

6 Préciser la ou les réponses exactes. Une cellule tumorale située au centre d'une tumeur est :
a. peu oxygénée ;
b. normalement oxygénée ;
c. très oxygénée.

7 Caractériser l'évolution des cellules cancéreuses.

8 Définir la sensibilité des cellules au cours du cycle de division aux traitements destructeurs.

9 Préciser la réponse exacte : les cellules au repos sont très vulnérables aux radiations ionisantes et aux chimiothérapies. Vrai ou faux.

10 Expliquer l'impact de la vascularisation sur la résistance du tissu tumoral à la radiothérapie et à la chimiothérapie.

11 Définir la métastase.

12 Décrire succinctement le processus de développement des métastases.

13 Citer les localisations les plus fréquentes des métastases.

14 Expliquer le rôle des anticorps spécifiques qui peuvent être produits par l'organisme contre les cellules cancéreuses.

15 Énoncer le rôle des ganglions dans le développement des cellules cancéreuses.

16 Préciser la ou les réponses exactes. Dans un cancer, les cellules les plus radiosensibles sont :
a. les cellules anaplasiques ;
b. les cellules différenciées ;
c. les cellules au repos.

17 Préciser la ou les réponses exactes. Une augmentation des phosphatases acides évoque :
a. un cancer du sein ;
b. des métastases osseuses du cancer du sein ;
c. un cancer du côlon ;
d. un cancer de la prostate ;
e. aucune tumeur.

18 Citer les différents organes pouvant être atteints par des cellules cancéreuses.

19 Énoncer les conséquences nutritionnelles des cancers sur l'organisme.

20 Énoncer les conséquences métaboliques des cancers sur l'organisme.

21 Énoncer les conséquences mécaniques des cancers sur l'organisme.

22 Énoncer les conséquences biologiques des cancers sur l'organisme.

23 Citer les traitements destructeurs de cellules malignes.

24 Expliquer le mode d'action des radiations ionisantes sur les cellules cancéreuses.

25 Préciser la réponse exacte : les radiations ionisantes font la différence entre les cellules normales et les cellules cancéreuses. Vrai ou faux.

26 Citer les trois unités de mesure des radiations ionisantes.

27 Expliquer les différents types d'irradiation.

28 Expliquer à un patient ce qu'est le centrage ou simulation qui précède le démarrage de sa radiothérapie.

29 Citer le ou les symptômes que surveille immédiatement l'infirmière après le traitement par curiethérapie et/ou radiothérapie externe d'un cancer du col utérin.

30 Citer le ou les symptômes d'intolérance que surveille immédiatement l'infirmière pendant les cinq semaines d'un traitement par irradiation externe du pelvis :
a. nausée ;
b. vomissements ;
c. diarrhée ;
d. vaginite ;
e. anite ;
f. rectite ;
g. cystite.

31 Énoncer les effets secondaires à court terme de l'irradiation pour chacun des niveaux suivants : général, cutané, des muqueuses.

32 Expliquer les soins infirmiers préventifs et éducatifs à donner à un patient irradié dans la région des VADS.

33 Énoncer les mesures de radioprotection du personnel.

34 Énoncer les règles essentielles à respecter par le personnel travaillant dans des services de curiethérapie.

35 Expliquer le mode d'action de la chimiothérapie.

36 Énoncer les conditions de réalisation d'une cure de chimiothérapie.

37 Citer, parmi les cancers suivants, les deux pour lesquels la chimiothérapie est la plus efficace :
a. les cancers embryonnaires ;
b. les cancers à petites cellules (CPC) ;
c. les adénocarcinomes ;
d. les épithéliomas.

38 Préciser la ou les réponses exactes. Les cellules les plus sensibles à la chimiothérapie sont :
a. les cellules au repos ;
b. les cellules en division.

39 Préciser la ou les réponses exactes. Les doses de chimiothérapie sont calculées en fonction :
a. de l'âge ;
b. du poids ;
c. de la surface corporelle.

40 Parmi les examens suivants, cocher ceux indispensables avant chaque cure de chimiothérapie comprenant des sels de platine, du méthotrexate :
a. une radiographie pulmonaire ;
b. un électrocardiogramme (ECG) ;
c. une prise de la pression artérielle (PA) ;
d. une vérification de l'ionogramme ;
e. un examen de la cavité buccale ;
f. un hémogramme, avec numération des plaquettes ;
g. un dosage de l'urée sanguine, de la créatininémie ;
h. un contrôle de la clairance ;
i. un examen cytobactériologique des urines (ECBU) ;
j. une recherche de sang dans les urines ;
k. un audiogramme.

41 Expliquer le mode d'action de l'hormonothérapie.

42 Citer les différents types d'hormonothérapie.

43 Préciser la ou les complications des œstrogènes chez le prostatique :
a. des complications cardiaques ;
b. des modifications du caractère ;
c. des gynécomasties.

44 Citer le risque majeur encouru par un patient traité par hormonothérapie progestative :
a. thrombophlébite ;
b. rétention hydrosodée ;
c. œdème des membres inférieurs ;
d. diarrhée ;
e. nausées ;
f. ictère par cholestase.

45 Expliquer le mode d'action de l'immunothérapie.

46 Citer le mode d'action de l'immunothérapie active.

47 Citer les principales étapes des soins infirmiers locaux prodigués à un patient après une stomie urinaire ou digestive.

48 Citer le but et le principe des diffuseurs de médicaments anticancéreux et antalgiques.

49 Préciser le but et le principe de la ponction cytologique ou cytoponction.

50 Préciser le but et le principe de l'échographie doppler.

51 Préciser le but et le principe de la scintigraphie.

52 Citer les principales indications de la scintigraphie en cancérologie.

53 Décrire succinctement le déroulement d'un examen par scintigraphie.

54 Préciser la réponse exacte et argumenter : le patient qui doit subir une scintigraphie doit être à jeun depuis la veille. Vrai ou faux.

55 Préciser la réponse exacte et argumenter : une grande partie des éléments radio-actifs est éliminée après la scintigraphie par voie urinaire. Vrai ou faux.

56 Énoncer la précaution particulière que le patient qui a subi une scintigraphie doit observer au cours des mictions qui suivent cet examen.

57 Préciser la réponse exacte et argumenter : une scintigraphie doit être effectuée avant tout autre examen radiologique nécessitant une injection de produit de contraste. Vrai ou faux.

58 Préciser la réponse exacte et argumenter : les alkylants inhibent la duplication et la synthèse de l'ADN. Vrai ou faux

59 Parmi les alkylants, on trouve la cyclophosphamide (Endoxan®). Citer ses principales indications.

60 Préciser la réponse exacte et argumenter : les antimétabolites prennent la place de l'ADN et bloquent sa synthèse. Vrai ou faux.

61 Énoncer les premières précautions à prendre par l'infirmière avant toute administration d'anticancéreux.

62 Citer le mode d'action des antibiotiques utilisés dans le traitement de certains cancers.

63 Citer l'action des alcaloïdes végétaux.

64 Énoncer les deux directions dans lesquelles la surveillance du protocole de chimiothérapie doit s'exercer.

65 Citer la manifestation la plus fréquente de l'intolérance digestive liée à la chimiothérapie.

66 Citer les réactions muqueuses les plus fréquentes des chimiothérapies.

67 Expliquer les soins infirmiers pour prévenir une extravasation lors de l'administration de cytotoxiques.

68 Énoncer les principales actions et vérifications à effectuer avant une injection de cytostatique.

69 Énumérer les soins infirmiers pour prévenir les effets secondaires des médicaments cytotoxiques.

70 Énoncer les actions à mettre en place lors d'un contact accidentel d'un soignant avec un cytotoxique lors d'une manipulation.

71 Préciser la ou les propositions exactes. La toxicité potentielle pour le manipulateur de cytotoxiques est due à :
a. un contact avec le flacon de cytotoxique ;
b. un contact direct avec le produit ;
c. une inhalation d'aérosol de produit.

72 Préciser la ou les propositions exactes. Pour injecter des cytotoxiques dans une chambre implantable, il faut utiliser :

a. une charlotte ;
b. une blouse à manches courtes ;
c. un masque pour l'infirmière ;
d. un masque pour le patient ;
e. une blouse à manches longues ;
f. une paire de lunettes de protection ;
g. un set à pansement ;
h. une paire de gants stériles.

73 Nommer la ou les personnes à informer des précautions à prendre lors de la manipulation d'excreta et de vomissures de malades sous chimiothérapie :
a. les médecins ;
b. les malades ;
c. les familles ;
d. les voisins ;
e. les étudiants en soins infirmiers ;
f. le personnel de ménage.

74 Définir l'extravasation et citer la conséquence essentielle d'une extravasation lors de l'administration de cytotoxiques.

75 Citer les principaux intérêts des cathéters veineux centraux et des chambres implantables.

76 Expliquer les indications du cathéter veineux central.

77 Préciser les caractéristiques de la toxicité auditive de certains médicaments anticancéreux.

78 Les principaux effets secondaires indésirables communs à tous les traitements antimitotiques sont :
a. au niveau hématologique ;
b. au niveau digestif ;
c. au niveau de la reproduction.

79 Lors de la réalisation de sa première cure de chimiothérapie, M. Daniel pose les questions suivantes à l'infirmière :
• « Pourquoi ai-je trois produits de chimiothérapie ? J'ai un voisin qui a fait de la chimio, il n'avait que deux produits... c'est que je dois être très malade. » ;
• « Comment les produits de traitement que vous m'injectez vont pouvoir n'attaquer que les cellules cancéreuses ? » ;
• « Pourquoi le traitement se fait par cure sur une journée et qu'il est prévu de ne plus rien me faire pendant 4 semaines ? » ;
• « Est-ce que je risque de perdre mes cheveux comme mon voisin ? Quand ? Que dois-je faire par rapport à ça ? »

80 Parmi les cancers suivants, cocher celui dont l'incidence a diminué chez la femme, en France, dans les vingt dernières années :
a. estomac ;
b. sein ;
c. bronches ;
d. col utérin.

81 Énumérer deux antalgiques périphériques non opioïdes utilisés contre la douleur de niveau 1, de niveau 2.

82 Nommer la ou les causes du lymphoedème :
a. un curage axillaire complet ;
b. une radiothérapie axillaire au-delà de 50 Gy ;
c. l'association curage-radiothérapie ;
d. la chimiothérapie ;
e. l'association radiothérapie axillaire-chimiothérapie ;
f. l'association chimiothérapie-curage axillaire.

83 Énoncer les informations utiles à un patient pour prévenir le risque de lymphoedème.

84 Décrire les soins infirmiers en regard d'une chambre implantable.

85 Citer les risques de complications liés à la présence de la chambre implantable.
Pour chacune d'entre elles, énoncer les actions préventives.

86 Différencier un myélogramme d'une ponction de biopsie osseuse : définitions et buts.

87 Apparier les termes suivants avec leur définition :

a. Atrophie	f. Changement de type de cellule, par perte de spécialisation
b. Hyperplasie	g. Augmentation de taille de la cellule, ce qui augmente le volume de l'organe
c. Métaplasie	h. Augmentation du nombre des cellules
d. Dysplasie	i. Diminution de volume d'un organe
e. Hypertrophie	j. Changement de la taille et de la forme des cellules

88 Préciser la réponse exacte et la justifier : la chimiothérapie est toujours et exclusivement administrée à visée curative. Vrai ou faux.

89 Énoncer les soins infirmiers en regard des nausées et vomissements induits par la chimiothérapie.

90 Préciser la réponse exacte et la justifier : il est possible d'ouvrir une gélule de produit anticancéreux pour l'administer diluée dans un peu d'eau. Vrai ou faux.

91 Différencier la radiothérapie transcutanée de la radiothérapie interstitielle.

92 Citer l'unité internationale utilisée en radiothérapie.

93 Citer le geste à éviter particulièrement lors de la réalistion d'un pansement chez un patient présentant une épidermite exsudative suite à un traitement radiothérapique.

94 Différencier la greffe de moelle osseuse autologue et greffe allogénique.

95 Citer cinq critères d'exclusion à la pose de la CIP thoracique.

96 Calcul de dose.
Monsieur Yvon doit recevoir le protocole de chimiothérapie suivant :
• kytril (antiémétique) : 1 ampoule dans 50 mL de soluté glucosé à 5 % en 10 min à 8 h ;
– présentation : solution injectable, ampoule de 3 mL/3 mg ;
• solumédrol (anti-inflammatoire) : 100 mg en injection intraveineuse lente à 8 h ;
– présentation : poudre pour usage parentéral, flacons à 20, 40 et 120 mg ;
– dilution possible avec une solution injectable isotonique de chlorure de sodium ;
• adriblastine (cytostatique) : 90 mg dans 100 mL de soluté glucosé à 5 % en 1 h, à débuter 15 min après l'injection de Kytril ;
– présentation : solution injectable pour perfusion à 10 mg/5 mL et à 50 mg/25 mL ;
• eldisine (cytostatique) : 4 mg dans 100 mL de soluté glucosé à 5 % en 3 h ;
– présentation : lyophilisat pour usage parentéral à 4 mg à reconstituer avec 4 mL d'EPPI avant dilution ;
• soluté glucosé à 5 % : 2 L par 24 h à débuter à 8 h ;
– présentation : poche souple de 1 L ;
• bicarbonate de sodium 1,4 % : 1 L/24 h à débuter à 8 h ;
– présentation : flacon de verre de 500 mL.
a. Expliquer, pour chaque produit, le raisonnement pour calculer le débit de la perfusion.
b. Expliquer la préparation du solumédrol.
c. Présenter une programmation de ce traitement.

97 Analyser le résultat de la numération formule sanguine suivante.
Définir les risques encourus par Monsieur Xavier hospitalisé en service d'hématologie.
Énoncer les actions sur rôle propre en lien avec ces risques et les signes d'aggravation à surveiller.

Numération globulaire – plaquettes :			
Globules blancs			0,6 × 109/L
Globules rouges			3,66 × 1012/L
Hémoglobine			11,1 g/dL
Hématocrite			0,31 L/L
Plaquettes 15 × 109/L			
Formule leucocytaire	**/ 50**	×	**109/L**
Polynucléaires neutrophiles	8,0	soit	0,10
Polynucléaires éosinophiles	0,0	soit	0,0
Polynucléaires basophiles	0,0	soit	0,0
Lymphocytes	30,0	soit	0,36
Monocytes	12,0	soit	0,1
Érythroblastes	1 %		

98 Énoncer trois particularités en lien avec la constitution et la division des cellules cancéreuses.
Situer à chaque fois la conséquence possible en lien avec la spécificité de la maladie cancéreuse.

99 Infirmière dans le service d'oncologie, Madame Jeanne, hospitalisée pour sa dernière cure de chimiothérapie palliative vous informe dans une communication informelle qu'elle souhaite aller consulter un naturopathe ou un phytothérapeute ou un homéopathe... Bref, elle ne sait pas trop en quoi consistent ces prises en charge. Elle vous demande un éclaircissement et votre avis.
À partir de définitions, argumenter la réponse.

Réponses

1 **Le terme de cancers** regroupe les multiples lésions et maladies malignes, cancers solides variés et, par extension, les leucémies, aiguës ou chroniques, les lymphomes hodgkiniens ou non hodgkiniens. Ces maladies sont la résultante d'une prolifération cellulaire excessive, incontrôlée, qui persiste même après disparition des facteurs prédisposants ou déclenchants.

2 Vrai : la durée du processus spontané de cancérisation des cellules varie d'un cancer à l'autre suivant la nature histologique du cancer et des défenses immunologiques du patient.

3 **La fréquence des cancers** augmente notamment :
• avec l'âge ;
• avec certains risques familiaux (polyposes, anomalies génétiques) ;
• avec l'exposition du sujet aux risques cancérologiques, professionnels (substances chimiques : cancers de la vessie ; radiation : leucémies) ; habitudes de vie (alcool, tabac) ; cancers de la peau (soleil).

4 Parmi les caractères cités, celui qui s'applique à **une tumeur maligne** est :
• d. diffusion par envahissement ganglionnaire.

5 **La cellule cancérisée présente des modifications :**
• du noyau, plus volumineux que le noyau normal ;
• du cytoplasme, avec une hyperactivité des enzymes et apparition de protéines nouvelles ;
• de la membrane cellulaire, avec apparition d'antigènes tumoraux ;
• de la biochimie cellulaire et extracellulaire.

6 **Une cellule tumorale** située au centre d'une tumeur est :
a. peu oxygénée

7 Chez l'homme sain, il y a équilibre (homéostasie) dans le remplacement des cellules.
En revanche, la division des **cellules cancéreuses** est anarchique et échappe au contrôle régulateur : il y a excès de production des cellules malignes par rapport aux pertes cellulaires naturelles. La cellule cancérisée se divise et se multiplie suivant un rythme ou temps de doublement (TDD) caractéristique, variable selon sa nature. Les cellules nées d'une même cellule mère constituent un clone et chaque cellule transmet à ses descendantes l'anomalie cancéreuse (autonomie, anarchie, pouvoir de migration).

8 Au cours du cycle de division cellulaire, certaines phases sont particulièrement sensibles à l'action destructrice des radiations ionisantes et des agents cytostatiques anticancéreux (chimiothérapie).

9 Faux : les cellules au repos ne sont pas vulnérables aux radiations ionisantes, hormis aux neutrons, ni à la majorité des chimiothérapies.

10 Lorsque la vascularisation du tissu tumoral est moins bonne, l'oxygénation tissulaire diminue (hypoxie) et **la résistance à la radiothérapie et à la chimiothérapie s'installe**. C'est le cas des tumeurs trop volumineuses, infectées ou nécrosées.

11 **La métastase** est un foyer secondaire d'une affection disséminée par voie lymphatique ou sanguine à partir du foyer primitif.

12 **La diffusion métastatique** à partir du foyer cancéreux initial est due à la pénétration des cellules transformées dans le courant sanguin, dans le courant lymphatique ou dans le liquide céphalo-rachidien. Lorsque ces cellules ont été « acceptées » par un organe, elles s'y fixent, s'y développent et prolifèrent sur place, elles étouffent les cellules saines et peuvent à leur tour envoyer à distance des cellules cancéreuses. Cette migration peut se produire à n'importe quel moment du développement de la tumeur primitive.

13 **Les métastases les plus fréquentes** sont pulmonaires, hépatiques, osseuses, cérébrales, surrénaliennes, cutanées.

14 **L'organisme peut produire, à partir de certains lymphocytes, des anticorps à l'apparition de cellules cancéreuses :**
• les lymphocytes B, d'origine médullaire, précurseurs de plasmocytes, sont les principaux agents producteurs ;

• des cellules tueuses (NK ou natural killer) inhibent le développement local des cellules cancéreuses ;
• les macrophages ont pour mission de neutraliser, digérer et évacuer les cellules inhibées par les lymphocytes T, d'origine thymique.

15 Dans **les ganglions**, les cellules cancéreuses peuvent être piégées et détruites par les histiocytes, ou au contraire se développer dans le ganglion et l'hypertrophier (adénopathie), modifier sa structure jusqu'à rompre la capsule, ou éviter le piège du ganglion en le contournant et atteindre les ganglions voisins ou les relais ganglionnaires suivants.

16 Dans un cancer, **les cellules les plus radio-sensibles** sont :
a. les cellules anaplasiques.

17 Une augmentation des **phosphatases acides** évoque :
d. un cancer de la prostate.

18 **Différents organes peuvent être atteints par les cellules cancéreuses :**
• épithéliums cutanés et muqueuses : peau, muqueuses buccale, labiale, digestive, respiratoire, vaginale, utérine, vésicale, anale ;
• tissu glandulaire : adénocarcinome thyroïde, sein, prostate, ovaires, foie, surrénale, testicule ;
• os et muscle : sarcomes ;
• encéphale : gliomes malins ;
• tissu hématopoïétique : leucémies, lymphomes, Hodgkin ;
• tissu embryonnaire : testicule, ovaire, thymus.

19 **Les conséquences nutritionnelles des cancers** sont les suivantes :
• destruction des graisses, malabsorption (cancers digestifs), amaigrissement ;
• perturbation du bilan azoté.

20 **Les conséquences métaboliques des cancers** sont les suivantes :
• atteinte des fonctions hépatiques, rénales, surrénaliennes ;
• syndrome paranéoplasique qui regroupe les signes cliniques et biologiques liés à la présence d'un cancer, mais sans lien direct évident entre ces signes et ce cancer.

21 **Les conséquences mécaniques des cancers sur les organes sains voisins** (compressions liées à l'augmentation du volume tumoral) peuvent être :
• digestives (dysphagie, occlusion) ;
• respiratoires (toux, dyspnée, compression de la veine cave) ;
• urinaires (compression urétérale) ;
• cérébrales (hypertension intracrânienne, troubles moteurs, etc.) ;
• douleurs rebelles et croissantes en intensité.

22 **Les conséquences biologiques des cancers** sont les suivantes :
• hémato-immunologiques (défenses amoindries avec leucopénies) ;
• infectieuses (surinfections fréquentes).

23 La radiothérapie (utilisation des radiations ionisantes à des fins thérapeutiques) et la thérapie médicamenteuse (chimiothérapie, hormonothérapie et immunothérapie) ont une action biologique sur les cellules cancéreuses qu'elles cherchent à détruire.

24 Les cellules en division sont vulnérables aux **ionisations produites par les rayonnements**, les protons X et les électrons (b), neutrons, protons. Elles sont bloquées dans leur développement. La tumeur évolue alors moins rapidement, par arrêt du recrutement de nouvelles cellules, et peut disparaître à des doses nécessaires et suffisantes, ces doses variant avec la nature et le volume du cancer irradié.

25 Faux, les radiations ionisantes ne font que très peu de différence entre les cellules normales et les cellules cancéreuses, c'est pourquoi il faut protéger les tissus et organes sains voisins contre ces radiations.

26 **Les unités de mesure des radiations ionisantes** utilisées en radiothérapie sont :
• le Gray (Gy), unité de dose de rayonnement absorbé par les tissus : 1 Gy = 100 rad (rad : radiation absorbed dose) ;
• le Becquerel (Bq) mesure l'activité des sources radioactives. Il correspond à une désintégration par seconde ;
• le Sievert (Sv) correspond à l'équivalent de dose pour mesurer l'exposition professionnelle.

27 Les différents types d'irradiation sont les suivants :
- l'irradiation continue (curiethérapie, brachythérapie, radiothérapie métabolique) qui agit 24 heures sur 24 et qui a une très grande efficacité sur les tumeurs ;
- la radiothérapie interne métabolique, effectuée par ingestion d'iode radioactif pour la thyroïde, de tout autre isotope qui se fixe sur des cibles tumorales spécifiques ;
- l'irradiation discontinue (radiothérapie externe ou RE), irradiation à distance de la peau qui concerne 90 % des patients traités par radiothérapie ; les séances, quotidiennes ou biquotidiennes, ont généralement une durée de quelques minutes.

28 **Les explications à donner à un patient concernant la simulation ou centrage en radiothérapie.**
C'est l'étape initiale où interviennent le manipulateur radio et le radiothérapeute. Le patient est mis en place au scanner simulateur dans une position adéquate pour traiter la tumeur, et confortable (non douloureuse) pour être reproductible chaque jour de façon identique. Pour cela, on utilise aussi des accessoires qui immobilisent le patient : masque, cale-pieds, cale-genoux...
Ensuite, un scanner de simulation est réalisé en position de traitement qui permet au médecin de repérer la tumeur et de fixer un isocentre au niveau de la zone à traiter. Cet isocentre est repéré à la peau par des lasers mobiles représentant les axes des coordonnées de ce point : plusieurs points de tatouage ainsi que des photos sont alors réalisés pour permettre de resituer cet isocentre lors du traitement.

29 Après **curiethérapie et/ou radiothérapie externe d'un cancer du col utérin**, dans la surveillance immédiate, l'infirmière recherche tout symptôme de :
- cystite ;
- rectite ;
- iléite.

30 Pendant les cinq semaines d'**irradiation externe du pelvis**, les symptômes d'intolérance qui doivent être recherchés sont :
c. diarrhée ;
e. anite ;
f. rectite ;
g. cystite.

31 **Exemple d'effets secondaires à court terme de l'irradiation**

Au niveau général :
- le mal des rayons (nausées, vomissements, hypotension artérielle) ;
- leucopénie, anémie, thrombopénie.

Au niveau cutané : érythème très fréquent (au niveau de tous les plis naturels).

Au niveau des muqueuses : œsophagite, pharyngo-stomatite, gastrite, colite, rectite, cystite, vaginite.

32 **Les soins à prodiguer à un patient irradié dans la région des VADS**
L'infirmière éduquera et préviendra les complications et les risques suivants :
- ne pas effacer les marques du centrage ;
- réaliser des bains de bouche plusieurs fois par jour ;
- utiliser une brosse à dents souple ;
- appliquer les gouttières de gel fluoré ;
- salive artificielle ; mâcher du chewing-gum ;
- rasage électrique ;
- pour la toilette, employer du savon sur gras, non parfumé, en respectant les repères du radiothérapeute pour éviter d'effacer les marques ;
- proscrire l'application de parfum, déodorant, produits cosmétiques sur les territoires irradiés ;
- hydratation de la peau avec une crème hydratante comme la cold cream (Avène) (3 semaines avant le début du traitement et tous les jours 2 à 3 fois par jour pendant le traitement. 4 heures avant la séance, la peau est lavée et propre) ;
- ne pas s'exposer au soleil ;
- ne pas porter de vêtements en fibres synthétiques et trop serrés ;
- supprimer les épices, les aliments durs (pain, graines salées, chips...) ;
- commencer le repas en prenant une cuillerée de crème fraîche ou de beurre, en imprégner toute la bouche avant de déglutir (pour faciliter le passage des aliments dans la filière oro-oesophagienne) ;
- fractionner les repas au cours de la journée, prendre de petites bouchées, consommer des plats en sauce ;
- adapter la texture des repas en tenant compte des possibilités de mastication et de déglutition ;
- consulter au moindre problème.

33 **Les mesures de radioprotection du personnel** comportent :
- le port d'un dosifilm sur la blouse (et aux poignets pour la curiethérapie) ;
- une visite médicale régulière par la médecine du travail et une NFS de contrôle ;
- l'utilisation des projecteurs de source lorsque cela est possible ; dans les autres cas : utilisation d'écrans plombeux, de longues pinces manipulées bras tendus, exécution des soins avec précision et rapidité auprès de patients hospitalisés en chambre protégée ;
- la connaissance du risque ;
- l'autoprotection.

34 **Le personnel travaillant dans des services de curiethérapie** doit respecter et faire respecter trois règles essentielles :
- écran : mettre un écran (tablier, paravent, etc.) entre les sources radioactives et le soignant ;
- temps : travailler le plus rapidement possible pour ne pas s'exposer inutilement ;
- distance : mettre le plus de distance possible entre la source et soi.

Le personnel ne doit pas boire, pas fumer ni manger dans les zones contrôlées.

35 **La chimiothérapie** est une technique de destruction cellulaire. Elle utilise des médicaments toxiques pour les cellules cancéreuses en division, mais ces médicaments dits cytostatiques font très peu de différence entre les cellules cancéreuses et les cellules saines et détruisent donc les unes et les autres. L'efficacité est surtout évidente dans les hémopathies malignes.

36 **Les conditions de réalisation d'une cure de chimiothérapie :**
- vérifier la prescription nominative, la date, le nom des produits, le dosage, la posologie, la surface corporelle, la durée des traitements, les antidotes, l'identité du médecin et la signature ;
- poser les produits dans l'ordre de la prescription ;
- respecter le temps de passage des produits cytotoxiques ;
- rincer abondamment entre chaque produit ;
- réaliser la transmission et la traçabilité du soin ;
- prévoir un sac destiné à l'incinération pour le matériel (poche, tubulure, compresse, flacon) ;
- calcul de dose.

37 Parmi les cancers cités, les deux pour lesquels **la chimiothérapie** est la plus efficace sont :
a. les cancers embryonnaires ;
b. les cancers à petites cellules (CPC).

38 **Les cellules les plus sensibles à la chimiothérapie** sont :
b. les cellules en division.

39 **Les doses de chimiothérapie** sont calculées en fonction :
c. de la surface corporelle.

40 Avant chaque cure de chimiothérapie comprenant des sels de platine, du méthotrexate, il est indispensable de **pratiquer les examens** suivants :
b. un électrocardiogramme (ECG) ;
c. une prise de la pression artérielle (PA) ;
d. une vérification de l'ionogramme ;
e. un examen de la cavité buccale ;
f. un hémogramme, avec numération des plaquettes ;
g. un dosage de l'urée sanguine, de la créatinémie ;
h. un contrôle de la clairance ;
i. un examen cytobactériologique des urines (ECBU) ;
j. une recherche de sang dans les urines ;
k. un audiogramme.

41 **L'hormonothérapie** modifie le terrain endocrinien pour ralentir ou stopper l'évolution des métastases hormonodépendantes. Elle prépare, encadre et complète la chirurgie.

42 **On distingue les types d'hormonothérapie suivants :**
- hormonothérapie additive : administration de dérivés hormonaux de synthèse à des doses bien précises (œstrogènes, progestatifs, androgènes, corticoïdes) qui agissent directement sur les cellules cancéreuses ;
- hormonothérapie suppressive ;
- hormonothérapie compétitive inhibitrice (administration d'anti-œstrogènes, d'anti-androgènes).

43 **Les œstrogènes peuvent provoquer chez le prostatique :**
a. des complications cardiaques ;
b. des modifications du caractère ;
c. des gynécomasties.

44 Si une hormonothérapie par progestatifs est instituée, **l'accident** qui peut

survenir avec la plus grande probabilité est :
a. la thrombophlébite.

45 **L'immunothérapie** détruit les îlots cancéreux résiduels, après un traitement à visée radicale, chirurgical ou par irradiation. Elle vise à renforcer le système immunitaire du patient, à lui faire reconnaître les cellules cancéreuses comme étant des cellules étrangères (antigènes) et à mettre en œuvre une série de réactions qui aboutissent à la production d'anticorps. L'immunothérapie agit soit par action directe de produits fabriqués par l'organisme lui-même qui, par leur toxicité sur les cellules tumorales, empêcheront leur développement, soit en stimulant les moyens naturels de défense qui élimineront les cellules cancéreuses.

46 **L'immunothérapie active** stimule et oriente le système immunitaire du patient. Pour cela, on injecte au patient des cellules tuées provenant de sa tumeur et on obtient une réponse immunitaire spécifique du malade contre sa tumeur.

47 Aussi bien **pour les stomies digestives que pour les stomies urinaires, les soins infirmiers locaux comportent :**
• l'ablation du système collecteur et de son support si celui-ci n'adhère pas parfaitement à la peau ;
• le lavage en douceur, sans frotter, de la stomie et de son pourtour avec de l'eau qui doit être stérile pendant la période postopératoire ;
• le rinçage à l'eau et le séchage soigneux par tamponnement autour de la stomie.

48 **Les diffuseurs** sont utilisés pour délivrer une perfusion médicamenteuse de façon continue, grâce à un système de ballonnet à usage unique. Le diffuseur, de faible poids, fonctionne de façon autonome, sans batterie, pendant un ou plusieurs jours.

49 **La ponction cytologique** consiste à prélever des cellules dans un tissu, une tuméfaction, un kyste ou une tumeur, et à les étaler sur des lames pour permettre leur étude au microscope. Elle permet aussi d'évacuer un kyste liquidien.

50 **L'échographie Doppler** permet des explorations non invasives de la plupart des organes. Il utilise une sonde émettrice et réceptrice d'ultrasons et l'effet Doppler ; l'effet Doppler est la modification de la fréquence d'une onde réfléchie par un obstacle en mouvement par rapport à la source. L'échographie doppler permet d'étudier l'organe, de détecter la présence d'une masse anormale et de guider le prélèvement d'un échantillon (biopsie).

51 **La scintigraphie** est un examen à but diagnostique nécessitant l'utilisation d'un élément radioactif spécifique de l'organe étudié. Le tissu ayant fixé le produit radioactif émet un rayonnement gamma qui est capté par un récepteur-compteur à scintillations qui le transcrit sur un support, papier ou film, sous la forme d'une suite de points qui dessinent l'organe. Les anomalies de l'organe se traduisent par des zones d'hyperfixation (forte concentration de points) ou des zones muettes, dites zones blanches. Cet examen est pratiqué en service de médecine nucléaire.

52 **Les principales indications de la scintigraphie en cancérologie** sont la recherche de métastases osseuses (corps entier), de cancer de la thyroïde, de tumeur du cerveau et des surrénales, et l'étude de la perfusion pulmonaire.

53 **Le déroulement d'un examen par scintigraphie** est le suivant : le produit radioactif est ingéré ou injecté. Après un temps d'attente, fonction du temps de fixation de ce produit dans les organes cibles, le patient est installé en position assise ou couchée. Il doit retirer tous les objets métalliques susceptibles de créer des images parasites. Il doit rester immobile. Le technicien réalise alors les enregistrements. Cet examen est indolore et sans danger.

54 Faux, le patient n'est pas à jeun, il prend son traitement habituel et peut boire et manger après l'administration du produit radioactif, avant les enregistrements.

55 Vrai, une grande partie de l'élément radio-actif ingérée avant une scintigraphie est éliminée par voie urinaire, d'où l'indication au patient de boire beaucoup.

56 **Après une scintigraphie** le patient doit uriner dans la partie antérieure de la cuvette spéciale des toilettes du service : les urines sont stockées dans des cuves de décroissance radioactive avant de rejoindre les circuits ordinaires d'évacuation des eaux usées.

57 Vrai, une scintigraphie doit être effectuée avant tout autre examen radiologique nécessitant une injection de produit de contraste. Dans le cas contraire, la scintigraphie doit être annulée et reportée de plusieurs semaines, voire 3 mois, ce qui retarde d'autant la mise en route du traitement.

58 Vrai, les alkylants inhibent la duplication et la synthèse de l'ADN.

59 Les principales indications de **la cyclophosphamide** sont les tumeurs cancéreuses du sein, de l'ovaire, les sarcomes, les cancers bronchopulmonaires.

60 Vrai, les antimétabolites prennent la place de l'ADN et bloquent sa synthèse.

61 **Avant toute administration d'anticancéreux, il faut :**
- mettre un masque avant une injection longue ou difficile afin d'éviter tout risque d'inhalation du produit ;
- procéder à un lavage antiseptique des mains ;
- mettre des gants ;
- procéder au rinçage de la veine (injecter 5 à 20 mL de soluté de perfusion, puis les aspirer afin de vérifier le bon positionnement de l'aiguille).

62 **Les antibiotiques** bloquent la synthèse des acides aminés ADN et ARN et inhibent la division de la cellule.

63 **Les alcaloïdes végétaux** (poisons du fuseau) bloquent la mitose.

64 La surveillance du **protocole de chimiothérapie** doit s'exercer dans les deux directions suivantes :
- le dépistage des manifestations d'intolérance et de toxicité aiguë ;
- l'évaluation de l'efficacité du protocole utilisé.

65 **Les nausées et les vomissements** constituent la manifestation la plus fréquente de l'intolérance digestive liée à la chimiothérapie.

66 **Les réactions muqueuses des chimiothérapies** sont des mucites ou des stomatites. Elles se situent dans la bouche, au niveau des zones irritées, par exemple par une dent ébréchée, cariée ou une prothèse mal adaptée.

67 **Les soins infirmiers pour prévenir une extravasation lors de l'administration de cytotoxiques sont :**
- s'assurer de la perméabilité des veines : vérifier l'accès veineux par le reflux et par l'injection 30 à 50 mL de soluté isotonique. L'écoulement doit être franc ;
- injecter lentement environ 5 mL/min dans l'ordre prescit ;
- vérifier à intervalles réguliers le reflux veineux en aspirant ;
- réaliser un rinçage, entre chaque produit, ave 30 mL de soluté isotonique ;
- interroger le patient s'il ressent : des douleurs, des picotements, des brûlures... ;
- observer si œdème, allergie, rougeur ;
- il ne doit pas y avoir le moindre doute.

68 **Les principales actions et vérifications à effectuer avant une injection de cytostatique** sont :
- vérifier les posologies, calculer la concentration et le débit du produit, faire vérifier les calculs par une autre infirmière ou par un médecin. Aucune erreur n'est acceptable ;
- récupérer la radiographie pulmonaire, l'électrocardiogramme (en cas de médicament cardiotoxique), les résultats de la numération formule sanguine et des plaquettes pratiqués la veille et ceux de l'urée et de la créatinine si le traitement est néphrotoxique ;
- vérifier la température et l'état cutanéo-muqueux du malade ;
- vérifier que le médecin a signé le « OK chimio ».

69 **On protège le malade des effets secondaires des médicaments cytotoxiques** en effectuant les actions suivantes :

Avant injection :
- hydratation ;
- vérification de la voie d'abord ;
- injection selon prescription médicale en respectant les horaires d'injection des antiémétiques, des antipyrétiques ;
- application du casque réfrigérant (à la demande du malade et en l'absence de contre-indication) ;
- protéger de la lumière le produit qui doit l'être.

Pendant l'injection :

• recherche des effets secondaires propres aux cytotoxiques utilisés et application des mesures correctrices prescrites ou signalisation de toute anomalie au médecin ;
• recherche de tout signe faisant craindre une extravasation.

70 **Le soignant, mis en contact accidentellement avec un cytotoxique lors d'une manipulation**, doit :
• rincer abondamment et immédiatement à l'eau froide la région qui a été en contact avec le cytotoxique ;
• en cas de projection ophtalmique, rincer abondamment l'oeil maintenu grand ouvert, à l'eau courante, ou au sérum physiologique, mettre du Dacryosérum® et consulter en ophtalmologie ;
• en cas d'injection, retirer le maximum de produit et traiter comme une extravasation ;
• signaler l'incident à la surveillante pour consigner l'incident selon la procédure et assurer la prise en charge en accident du travail si des complications surviennent ;
• consulter le médecin du travail.

71 **La toxicité potentielle des cytotoxiques pour le manipulateur** est due à :
b. un contact direct avec le produit ;
c. une inhalation d'aérosol de produit.

72 Quelle que soit **la manipulation de cytotoxiques**, il faut utiliser :
a. une charlotte ;
c. un masque pour l'infirmière ;
d. un masque pour le patient ;
e. une blouse à manches longues ;
g. un set à pansement ;
h. une paire de gants stériles.

73 Les personnes à informer des précautions à prendre lors de **la manipulation d'excreta et de vomissures de malades sous chimiothérapie** sont :
a. les médecins ;
b. les malades ;
c. les familles ;
e. les étudiants en soins infirmiers ;
f. le personnel de ménage.

74 **Une extravasation** est un épanchement de médicament injecté et/ou de sang hors de la veine et qui diffuse dans les tissus périvasculaires.
Conséquences : la nécrose tissulaire.

75 **Les principaux intérêts des cathéters veineux centraux et des chambres implantables** sont :
• l'économie du capital veineux ;
• le confort du malade :
• une plus grande sécurité pour l'injection d'antimitotique ;
• une grande facilité d'utilisation pour le soignant ;
• l'assurance d'avoir un débit suffisant ;
• un abord pour les prélèvements sanguins ;
• possibilité d'alimentation parentérale.

76 **Le cathéter veineux central** est plutôt utilisé en hématologie, chez les personnes atteintes d'hémopathies malignes qui nécessitent d'emblée une réanimation, plusieurs voies d'abord du fait de la multiplicité des médicaments utilisés et sur de très longue période. Pour les personnes atteintes d'hémopathies, de part le déficit immunitaire et les perturbations de l'hémostase, la pose d'un cathéter est plus indiqué : acte moins traumatisant et l'ablation est plus aisée et rapide en cas de problèmes infectieux.

77 **L'administration de cisplatine** peut entraîner une atteinte cochléaire. Cette toxicité est cumulative et elle progresse parallèlement avec la toxicité rénale spécifique de ce même produit.

78 **Les principaux effets secondaires indésirables** communs à tous les traitements antimitotiques se situent :
a. au niveau hématologique : thrombopénie, leucopénie ;
b. au niveau digestif : nausées, vomissements, mucites ;
c. au niveau de la reproduction : risques tératogènes.

79 **Les éléments de réponse possible de l'infirmière**
• L'association de trois produits permet d'agir à différents moments ou phases de la division cellulaire et d'optimiser la réponse possible au traitement. Le choix du traitement dépend de différents éléments (classification de la tumeur, le mode d'évolution connu, l'âge et l'état de santé de la personne...). Mais la notion de gravité de la maladie n'est pas en lien avec le nombre de produits administrés.
• Les produits de chimiothérapie ont une action privilégiée sur toutes les cellules en

activité (synthèse et division cellulaire) et les cellules au repos sont en général épargnées. Mais le traitement ne va pas agir seulement sur les cellules cancéreuses, il va avoir une action également sur les cellules saines en division (globules de la lignée sanguine surtout). C'est pourquoi il y a une toxicité importante de ces produits.

• Classiquement, l'utilisation des produits de chimiothérapie se fait par cures discontinues, cela permet de donner en flash une dose importante de médicaments afin d'atteindre le maximum de cellules avec un maximum d'efficacité. Les périodes sans traitement ou intercures permettent de limiter la toxicité sur les cellules saines et donc de régénérer les tissus sains et les cellules de la moelle.

• La chute des cheveux est une conséquence de la toxicité cutanée de certains traitements.

• Cette toxicité peut apparaître dès la première cure, en général une vingtaine de jours après l'administration du traitement. La calvitie peut-être plus ou moins complète selon les individus. Cette toxicité est réversible à l'arrêt des cures de chimiothérapie, les cheveux et les poils commencent à repousser environ 3 à 6 semaines après la chimiothérapie (compter 6 à 8 mois pour une repousse complète). Afin de limiter la perturbation de l'image corporelle et aider à passer ce cap difficile de la chute des cheveux, l'infirmière peut conseiller de prévoir un rendez-vous chez le coiffeur avant la chute pour faire une coupe courte, faire une demande de prothèse capillaire (base remboursée par la sécurité sociale, à faire dès la première cure) ou préconiser le port d'une casquette. Le casque réfrigéré est un moyen pour limiter le risque de chute, il ne s'applique que sur prescription médicale. Il n'est pas toujours bien toléré.

80 Parmi les cancers cités, celui dont l'incidence a diminué chez la femme, en France, dans les vingt dernières années est :
d. col utérin.

81 **Lutte contre la douleur de niveau 1 et de niveau 2**

Les médicaments contenant de l'acide acétylsalicylique (Aspégic®, Aspirine®, Catalgine®) sont des antalgiques périphériques utilisés contre la douleur de niveau 1.

L'indométacine (Indocid®), l'ibuprofène (Brufen®), la noramidopyrine (Optalidon®, Salgydal®, Viscéralgine forte®), le naproxène (Apranax®) sont des antalgiques périphériques non opioïdes utilisés contre la douleur de niveau 2.

82 Le gros bras (**lymphoedème**) est dû :
a. à un curage axillaire complet ;
b. à une radiothérapie axillaire au-delà de 50 Gy ;
c. à l'association curage-radiothérapie ;
e. à l'association radiothérapie axillaire-chimiothérapie ;
f. à l'association chimiothérapie-curage axillaire.

83 **Les informations utiles à un patient pour prévenir le risque de lymphoedème**

Interventions :

• expliquer à la patiente le mécanisme qui conduit au lymphoedème afin qu'elle comprenne et prévienne les complications ;
• ne pas prendre la tension artérielle à ce bras opéré ;
• ne pas pratiquer des prises de sang à ce bras, d'injections et de perfusions ;
• ne pas pratiquer de traitement par acupuncture, mésothérapie ;
• s'assurer de la mise à jour de la vaccination antitétanique ;
• surélever le bras aussi souvent que possible au repos en abduction et sur un coussin ;
• éviter les piqûres, les griffures (jardinage, couture, bricolage, chat...), les brûlures (cuisine, repassage car toute cicatrisation sera compliquée : risque de surinfection, risque de lymphoedème ;
• se protéger des piqûres d'insectes par des révulsivants et éviter les réactions de grattage, de démangeaisons par des crèmes apaisantes ;
• ne pas porter de charge avec ce bras ;
• éviter de trop utiliser ce bras par des gestes répétitifs (tricot, ménage, cuisine) ;
• proscrire les positions déclives durables (marche à pied les mains pendantes) ;
• porter des vêtements amples ;
• ne pas porter de bagues et de bracelets à ce bras ;
• éviter les expositions solaires car risque d'œdème ;
• préconiser les soins de manucurie.

84 Les soins infirmiers face à une chambre implantable

Soins préventifs et curatifs :

• manipulations de la chambre implantable avec une aseptie rigoureuse ;
• vérification de l'état local observation, palpation ;
• pour la pose de l'aiguille de Huber dans la CIP : port du masque pour la patiente et l'infirmière, charlotte et surblouse ainsi que lors de injections, port de gant et champ stérile ;
• vérifier la perméabilité ;
• l'hygiène de la chambre doit être rigoureuse ;
• surveiller l'apparition de fièvre, de sensation de mal être ;
• informer la personne des mesures d'hygiène à respecter : toilette minutieuse au niveau des plis, lavage fréquent des mains, soins de bouche plusieurs fois par jour ;
• conseiller :
– d'éviter de recevoir des visites qui présentent des infections rhino-pharyngées ;
– d'éviter de manger des fruits qui ne s'épluchent pas ;
– d'éviter de se blesser ;
– d'éviter de s'exposer à la poussière ;
– de bien boire pour éviter les infections urinaires.

85 Les risques de complications liés à la présence de la chambre implantable

Embolie gazeuse	Éviter toute pénétration d'air dans la chambre implantable
Thrombose de l'axe veineux et occlusion du système	• Rincer au sérum physiologique après chaque utilisation • Rincer au sérum hépariné (notion de dosage selon protocole) lors de toute perfusion • Maintenir une pression positive lors du retrait de l'aiguille
Détérioration de la chambre	Employer exclusivement des aiguilles pour cathéter à chambre (aiguille de Huber)
Embolie du cathéter (si système non serti)	• Éviter la manipulation brutale, choc au niveau CIP ou port de charge lourde • Vérifier le reflux sanguin à chaque perfusion
Rupture ou fissure du cathéter	Ne pas réaliser de surpression lors des injections

86 Différenciation d'un myélogramme d'une ponction biopsie osseuse : définition, but

Myélogramme	Ponction biopsie osseuse
• Aspiration des cellules médullaires • S'effectue en général au niveau du sternum (parfois au niveau de la crête iliaque) • Avec anesthésie locale superficielle chez l'adulte • Permet l'identification et le comptage des cellules de la moelle : formule cytologique de la moelle	• Prélèvement d'un fragment d'os carotte osseuse, contenant le tissu hématopoïétique en l'état dans son micro-environnement • S'effectue au niveau des tubérosités iliaques postérieures • Examen douloureux qui nécessite une anesthésie locale soigneuse ou anesthésie générale • Permet d'analyser les structures de l'os et son environnement. • Absence de bain pendant 5 à 8 jours

87 Réponse : a-i ; b-h ; c-f ; d-j ; e-g.

88 Faux.

Elle peut être prescrite à visée :
• adjuvante avec le but d'améliorer la survie du patient ou en complément de la chirurgie et ou de la radiothérapie ;
• néoadjuvante pour réduire la tumeur avant la chirurgie ;
• palliative pour améliorer le confort du patient et prolonger la durée de sa vie.

89 Les soins infirmiers face aux nausées et vomissements induits par la chimiothérapie

- Approche psychologique important :
- organiser l'injection dans un endroit calme et détendu ;
- évaluer le degré d'anxiété ;
- rechercher avec le patient les facteurs déclenchants l'anxiété et les facteurs diminuant l'anxiété : musique, lecture, relaxation, visualisation, écoute ;
- permettre l'expression en créant un climat de compréhension empathique ;
- donner les indications pratiques et dédramatiser les réactions ;
- enseigner et faire pratiquer lors de nausées.
- Technique de relaxation.
- Technique de visualisation positive.
- Acupression.
- Respiration profonde par la bouche en cas de nausées.
- Éviter les facteurs déclenchants : odeur d'aliments, repas collectifs, tabac, parfum.
- Servir les repas froids.
- Éviter les aliments gras et épicés, les boissons gazeuses, les jus de fruits acides, le café au lait.
- Offrir des aliments faciles à digérer (potages, biscottes, fruits cuits).
- Offrir des repas fréquents et en petite quantité.
- Bien mastiquer et manger calmement.
- Boire entre les repas pour éviter une trop forte distension gastrique.
- Repos après le repas recommandé.
- Respecter les habitudes alimentaires et les modifications de goût.

90 Faux, il est interdit d'ouvrir la gélule car il y a risque de nécrose digestive. Il faut signaler au médecin que le patient est dans l'impossibilité d'ingérer le produit et revoir une autre forme de prescription.

91 Pour **la radiothérapie transcutanée**, la source de rayonnement ionisant est à distance du patient (1 m), alors que pour la radiothérapie interstitielle, la source ionisante est au contact de la tumeur.

92 **L'unité internationale utilisée en radiothérapie** est le Gray = 1 joule/kg.

93 **Pansement d'une épidermite exsudative** suite à un traitement radiothérapique : ne jamais utiliser de sparadrap pour maintenir le pansement.

94 **La greffe autologue :** consiste à injecter à la personne sa propre moelle osseuse. Cette dernière est prélevée une fois la personne en rémission complète après chimiothérapie. La moelle est traitée afin d'éliminer le maximum de cellules malades restantes, puis elle est injectée à la personne.
La greffe allogénique : consiste à injecter la moelle osseuse d'une autre personne, dont les cellules se sont avérées compatibles aux siennes. La compatibilité cellulaire est déterminée par la recherche des groupages HLA.
Actuellement, on utilise les cellules souches, dont le prélèvement est plus aisé.

95 **Les cinq critères d'exclusion à la pose de la CIP thoracique :**
- zone préalablement irradiée ;
- tumeur médiastinale ;
- zone infectée ;
- métastase cutanée ;
- pose antérieure de sous clavière.

96 **Calcul de dose**
- *Kytril :* de 8 h à 8 h 10.

$$\frac{53 \text{ mL} \times 20}{10} = 106 \text{ gouttes par minute}$$

- *Solumédrol :* de 8 h à 8 h 10.

Possibilité de prendre 10 mL de sérum physiologique et diluer dans un flacon de 20 mg et deux flacons de 40 mg.
- *Adriablastine :* 8 h 25 à 9 h 25.

1 flacon de 50 mg → 25 mL
4 flacons de 10 mg → 20 mL
25 mL + 20 mL = 45 mL dans 100 mL de sérum glucosé soit 145 mL
soit à poser sur pompe à perfusion à 145 mL par heure

$$\text{soit } \frac{145 \times 20}{60} = 48 \text{ gouttes par minute.}$$

- *Eldisine :* 9 h 25 à 12 h 25.

$$\frac{104 \times 20}{60 \times 3} = \begin{array}{l}\text{11 gouttes par minute ou}\\ \text{pompe 34 mL par heure.}\end{array}$$

- *Sérum glucosé 5 % :* 8 h à 20 h et 20 h à 8h

$$\frac{1\,000 \times 20}{12 \times 60} = 27 \text{ gouttes par minute.}$$

12 × 60
- *Bicarbonate :* 8 h à 20 h et 20 h à 8 h

$$\frac{30 \times 20}{12 \times 6} = 13 \text{ gouttes par minute.}$$

97 **Analyse de la numération formule sanguine de Monsieur Xavier**

Analyse	Risque(s)	Actions
Anémie (mineure)	• Tachycardie • Polypnée • Essoufflement à l'effort • Fatigue • Céphalée • Vertige	• Surveillance du pouls, TA, FR (matin et soir) • Surveillance clinique de la personne : respiration, coloration des extrémités, conscience, fatigabilité • Surveillance de signes de saignement pouvant expliquer ou majorer le déficit
Thrombopénie sévère	Risque hémorragique important car < 20 × 109/L	• Surveiller l'aspect cutané : purpura, hématome spontané • Prévenir tout risque de saignement : attention si anticoagulant associé, plaie ou gestes invasifs • Surveiller les signes d'appel d'une hémorragie interne (douleur, chute de la TA, pouls filant, perte de conscience,...)
Agranulocytose	Risque de complications infectieuses ou virales	• Surveillance de la température toutes les 2 à 4 heures selon l'état • Mesures d'isolement protecteur • Surveillance des signes de choc septique : frissons, chute de la TA...
Présence d'érythroblaste dans le sang, anormale		

98 **Les trois particularités en lien avec la constitution et la division des cellules cancéreuses** et la conséquence possible en lien avec la spécificité de la maladie cancéreuse sont :

• la division cellulaire est anarchique : excès de production cellulaire maligne par rapport aux pertes cellulaires naturelles → risque d'excroissance ;

• les cellules ont un pouvoir de migration important → risque de métastase à distance ;

• les cellules ont une capacité à détruire les tissus environnants → risque d'envahissement local ;

• les cellules présentent des atteintes chromosomiques → perturbation de la physiologie de la cellule.

99 **Explications de l'infirmière à Madame Jeanne**

La naturopathie est dérivée des pratiques populaires ancestrales, elle est pratiquée par des personnes non-médecins. Pratique considérée comme désuète voir dangereuse car non étayée de bases scientifiques.

L'homéopathie est une médecine utilisant des médicaments composés de souches minérales (le soufre, le phosphore etc.), d'origine animale (le venin d'abeilles, l'encre de seiche...) et d'origine végétale (plantes toxiques) dont on connaît les effets sur l'organisme humain. Le remède homéopathique est obtenu par dilutions successives et dynamisation. L'expérimentation sur l'homme sain fournit la pathogénésie homéopathique.

La phytothérapie repose d'une part sur l'utilisation de l'ensemble de la plante que l'on nomme le totum par opposition à l'usage d'un seul principe actif isolé et d'autre part le respect de grandes règles d'utilisation qui en font une médecine réactionnelle cherchant à rééquilibrer le terrain du malade et non une médecine symptomatique.

En tant qu'infirmière, vous pouvez lui exposer ces différentes approches. Et vous devez les positionner comme une aide complémentaire dans la prise en charge de ses problèmes de santé, en complément des traitements classiques allopathiques indispensables. Il faut être vigilant vis-à-vis de l'automédication, il est hors de question de jouer « l'apprenti sorcier ». Seul un médecin spécialiste est avisé à prescrire. Il est impératif d'exposer la question de madame Jeanne à l'équipe pluridisciplinaire lors de la réunion clinique.

Hématologie

12

UE 2.9, 5e semestre

Questions

1 Énumérer les différentes cellules du sang.

2 Préciser la ou les réponses exactes. Les globules blancs sont :
a. impliqués dans la défense de l'organisme ;
b. impliqués dans la réponse immunitaire de rejet ou d'acceptation de greffe d'organe ;
c. de grosses cellules nucléées de plus de 10 μ.

3 Préciser la ou les réponses exactes. Les hématies sont :
a. chargées du transport de l'oxygène vers les tissus ;
b. chargées du transport du glucose vers les tissus ;
c. chargées du transport du gaz carbonique vers les poumons ;
d. de petites cellules nucléées de 7 μ.

4 Préciser la ou les réponses exactes. Les thrombocytes sont :
a. chargés de colmater la brèche vasculaire ;
b. les plus petits éléments figurés du sang.

5 Donner la composition du plasma.

6 Citer les principales fonctions du sang.

7 Définir l'hématopoïèse.

8 Définir un antigène.

9 Définir les anticorps.

10 Préciser la réponse exacte et l'argumenter : la liaison sur la surface d'une cellule d'un antigène et de son anticorps spécifique assure la survie de cette cellule. Vrai ou faux.

11 Citer les deux grands mécanismes de défense spécifiques du système immunitaire à l'encontre d'un élément étranger.

12 Définir l'immunité humorale.

13 Définir l'immunité cellulaire.

14 Expliquer succinctement le processus de la coagulation.

15 Définir les groupes sanguins.

16 Citer les principaux caractères originaux du système ABO.

17 Citer les principales caractéristiques des antigènes du système ABO.

18 Citer les principales caractéristiques des anticorps du système ABO.

19 Citer les antigènes du système Rhésus et justifier la réponse.

20 Préciser la réponse exacte et argumenter : la transfusion sanguine est un acte médical qui engage la responsabilité du médecin qui la prescrit, de celui qui l'effectue et des personnes agissant sous leur direction. Vrai ou faux.

21 Préciser la réponse exacte et argumenter : l'article R.4311-9 du décret n° 2004-802 du 29 juillet 2004 précise que « … l'infirmière est habilitée à accomplir sur prescription médicale écrite qualitative et quantitative, datée et signée, les actes ou soins infirmiers suivants : injections et perfusions de produits d'origine humaine, nécessitant préalablement à leur réalisation un contrôle de compatibilité obligatoire, effectué par l'infirmière… ». Vrai ou faux.

22 Citer les dépistages recommandés par la circulaire DGS du 1er octobre 1996 concernant le suivi du receveur.

23 Définir la traçabilité des produits sanguins et énoncer le but.

24 Énoncer l'obligation stipulée dans le décret sur l'hémovigilance du 24 janvier 1994.

25 Citer les renseignements qui doivent figurer sur la carte de groupe sanguin.

26 Énoncer le but de la recherche d'agglutinines irrégulières.

27 Citer les indications d'une recherche d'agglutinines irrégulières.

28 Énoncer les règles essentielles du contrôle prétransfusionnel ultime (CPU).

29 Énoncer le principe du CPU.

30 Citer les produits sanguins qui ont fait l'objet de traitements particuliers.

31 Expliquer les indications des concentrés de globules rouges (CGR).

32 Donner les caractéristiques du plasma frais congelé (PFC).

33 Énumérer les complications immédiates de la transfusion.

34 Expliquer la cause principale des accidents hémolytiques.

35 Citer les manifestations possibles d'un accident hémolytique au cours d'une transfusion et la conduite à tenir lorsqu'il survient.

36 Citer les complications retardées et tardives de la transfusion.

37 Énoncer les maladies transmissibles lors d'une transfusion.

38 Décrire le matériel nécessaire à l'infirmière avant d'effectuer un CPU (contrôle de Beth-Vincent).

39 Définir l'anémie.

40 Citer les deux types d'anémie.

41 Préciser la ou les réponses exactes. Les signes de l'anémie sont :
a. l'essoufflement ;
b. les dyspnées ;
c. la cyanose ;
d. les céphalées ;
e. les vertiges.

42 Définir l'anémie centrale.

43 Donner la ou les propositions exactes. Dans une anémie d'origine « centrale » on retrouve :
a. un taux de réticulocytes bas ;
b. un bon fonctionnement de la moelle osseuse ;
c. un ictère ;
d. une hémorragie aiguë comme cause éventuelle ;
e. l'intérêt du myélogramme.

44 Caractériser les anémies périphériques.

45 Donner quelques exemples de pathologies à l'origine d'anémie.

46 Définir la leucémie aiguë.

47 Un patient arrive en urgence avec un diagnostic probable de leucémie aiguë. Il est très fébrile et saigne. Citer les prélèvements à effectuer en urgence, sur prescription médicale, compte tenu de la présentation clinique du malade.

48 Préciser la ou les réponses exactes. La surveillance du patient atteint d'une leucémie aiguë, au cours du traitement par chimiothérapie, porte sur :
a. la survenue de nausées et de vomissements ;
b. la survenue de paresthésie ;
c. la survenue de mucites ;
d. l'apparition de fièvre ;
e. l'apparition de signes hémorragiques ;
f. la diminution des douleurs consécutives à la pathologie du patient.

49 Caractériser les deux grandes variétés de leucémies aiguës.

50 Donner la caractéristique d'un syndrome myéloprolifératif.

51 Définir la leucémie myéloïde chronique (LMC).

52 Justifier les examens biologiques qui permettent d'établir le diagnostic médical de leucémie myéloïde chronique (LMC).

53 Donner les caractéristiques de la leucémie myéloïde chronique :
a. une maladie longtemps chronique et volontiers asymptomatique ;
b. l'évolution inexorable vers une leucémie aiguë ;

c. la présence d'un chromosome particulier nommé Los Angeles ;
d. une certaine efficacité du traitement par Interféron ;
e. la discussion d'envisager une allogreffe de moelle si elle est réalisable.

54 Préciser la ou les réponses exactes. Le bilan diagnostique d'une leucémie myéloïde chronique comprend :
a. une numération formule sanguine ;
b. un myélogramme ;
c. une biopsie médullaire ;
d. un adénogramme ;
e. un caryotype.

55 Définir la maladie de Vaquez.

56 Préciser la ou les réponses exactes. La maladie de Vaquez :
a. affecte préférentiellement les sujets jeunes ;
b. demeure très longtemps chronique ;
c. les patients sont très pâles ;
d. le risque de phlébite est élevé ;
e. elle constitue une des rares indications de la saignée.

57 Expliquer la réponse de l'organisme à une hémorragie aiguë.

58 Énoncer la prise en soin d'une hémorragie aiguë.

59 Définir la thrombopénie.

60 Énoncer, dans le cas d'une hémorragie, les actes conservatoires à mettre en œuvre immédiatement, en urgence.

61 Préciser la ou les réponses exactes. Les signes de l'hémorragie interne sont :
a. une baisse de la pression artérielle ;
b. un pouls filant ;
c. une agitation du patient ;
d. une somnolence du patient ;
e. le visage pâle ;
f. les extrémités chaudes.

62 Citer en cas de thrombopénie, les gestes que l'infirmière doit proscrire.

63 Préciser la ou les réponses exactes. Les signes d'hyperviscosité sont :
a. les céphalées ;
b. les bourdonnements d'oreilles ;
c. les douleurs angineuses ;
d. les chutes de pression artérielle.

64 Citer le mécanisme de la thrombopénie de cause dite centrale.

65 Énoncer le traitement de la leucopénie.

66 Classer les éléments suivants comme défenseurs ou agresseurs de l'organisme :
a. lymphocyte « killer » ;
b. macrophage ;
c. acidité gastrique ;
d. candida ;
e. lymphocyte B ;
f. myélome ;
g. pneumocyotis ;
h. anticorps ;
i. gammaglobuline.

67 Préciser la ou les réponses exactes. Les examens utiles à l'exploration d'un déficit immunitaire sont :
a. numération formule sanguine ;
b. dosage d'anticorps ;
c. intradermo-réaction (IDR).

68 Définir les déficits immunitaires.

69 Citer les principales causes des déficits immunitaires.

70 Citer les signes cliniques du déficit immunitaire.

71 Énoncer les soins infirmiers à mettre en œuvre auprès d'un patient présentant un déficit immunitaire.

72 Préciser la ou les réponses exactes. Les lymphomes malins sont :
a. un lymphome de faible malignité a une évolution généralement lente ;
b. un lymphome de forte malignité a une évolution généralement rapide ;
c. les lymphomes se découvrent volontiers devant la présence persistante de ganglions ;
d. le diagnostic est généralement porté grâce à une biopsie ganglionnaire ;
e. certains virus peuvent être à l'origine de lymphomes.

73 Préciser la ou les réponses exactes. Les lymphomes malins :
a. ce sont des affections hématologiques qui se développent surtout au niveau des ganglions ;
b. une sérologie VIH doit être systématiquement demandée ;

c. un bilan d'extension de la maladie est systématique ;
d. la plupart des lymphomes se traitent en première intention par des cures de chimiothérapie, soit par voie orale en ambulatoire, soit par voie veineuse, réalisées en hôpital de jour ;
e. la cinétique d'évolution des différents lymphomes est très variable d'un type histologique à l'autre.

74 Définir le lymphome malin non hodgkinien.

75 Donner les caractéristiques du LNH de faible malignité. Donner les caractéristiques du LNH de malignité intermédiaire et de grande malignité.

76 Citer le traitement des LNH.

77 Définir la maladie de Hodgkin.

78 Donner les caractéristiques de la maladie de Hodgkin.

79 Définir la classification des LNH de Ann Arbor.

80 Définir le myélome.

81 Le myélome.
Préciser la ou les réponses exactes :
a. il affecte surtout des patients jeunes ;
b. le diagnostic doit être envisagé devant un pic étroit sur une électrophorèse des protéines ;
c. l'atteinte osseuse est rare ;
d. une élévation de la β-2-microglobuline est un bon élément pronostique.

82 Énoncer les conseils à prodiguer à un patient atteint d'un myélome invalidant.

83 Donner l'évolution du myélome.

84 Définir les deux types de greffes de moelle osseuse.

85 Décrire succinctement la réalisation d'une allogreffe de moelle osseuse.

86 Expliquer les intérêts d'une allogreffe de moelle osseuse.

87 Énoncer les complications de l'allogreffe de moelle osseuse.

88 Citer le principal avantage de l'autogreffe de moelle osseuse sur l'allogreffe.

89 Définir l'hémophilie.

90 L'hémophilie.
Préciser la ou les réponses exactes :
a. elle affecte exclusivement les garçons ;
b. le taux de plaquettes sanguines est normal ;
c. les premiers signes sont le plus souvent remarqués dès la naissance ;
d. l'examen de dépistage repose sur la recherche d'un allongement du TCK ;
e. des antécédents familiaux sont constants.

91 L'hémophilie.
Donner la ou les propositions exactes :
a. les premiers signes sont le plus souvent remarqués dès la naissance ;
b. des antécédents familiaux sont constants ;
c. l'évolution de la maladie est souvent caractérisée par des problèmes orthopédiques ;
d. les patients peuvent s'immuniser contre les produits de substitution (facteur VIII) employés.

92 Énoncer les éléments le diagnostic médical de l'hémophilie.

93 Citer les principales complications de l'hémophilie.

94 Décrire le traitement de l'hémophilie.

95 Énoncer les conseils à donner à un patient hémophile à la sortie de l'hôpital.

96 Citer le but et le principe d'une chambre implantable.

97 Énoncer les principales étapes de la pose d'une chambre implantable.

98 Citer les complications immédiates à la pose d'une chambre implantable.

99 Citer les complications tardives de la pose d'une chambre implantable.

100 Énoncer les éléments d'une prescription d'antimitotiques.

101 Citer le but et le principe des diffuseurs de médicaments.

102 Décrire succinctement un diffuseur de médicaments.

103 Les antiémétiques.

Réaliser les bonnes associations :
1. fortes nausées survenant sous Primpéran® et Zophren® ;
2. très émétisant ;
3. efficace mais coûteux ;
4. peu émétisant ;
5. antécédent de fortes nausées ;
a. Oncovin® ;
b. Nausée pré-chimiothérapie ;
c. Anthracycline®.
d. Zophren®/Kitryl®.
e. Largactil®.

104 Citer les avantages et les inconvénients de la Fungizone® sous forme buvable.

105 La ciclosporine.
Préciser la ou les réponses exactes :
a. on ne diminue pas les posologies de ciclosporine si le patient développe une insuffisance rénale alors que les dosages sanguins sont bons ;
b. la ciclosporine est surtout utilisée afin de prévenir le rejet de la greffe ;
c. la ciclosporine agit en bloquant l'activité d'une variété de lymphocyte ;
d. la ciclosporine est utilisée afin de prévenir la réaction du greffon contre l'hôte ;
e. un prélèvement pour un dosage de ciclosporine peut s'effectuer par le cathéter en cas d'administration intraveineuse continue ;
f. la ciclosporine peut entraîner des poussées hypertensives et des tremblements.

106 Énoncer les soins infirmiers à mettre en place chez un patient qui vient de subir une ponction de moelle osseuse pour myélogramme.

107 Définir la biopsie ostéo-médullaire.

108 Différentier une biopsie ostéo-médullaire d'un myélogramme

109 Définir l'adénogramme.

110 La réalisation d'un adénogramme.
Préciser la ou les réponses exactes :
a. sa réalisation nécessite une anesthésie générale préalable ;
b. il s'agit d'un examen peu agressif ;
c. le port de gants stériles est recommandé ;
d. la ponction proprement dite peut prendre une demi-heure ;
e. la présence majoritaire de cellules blastiques est pathologique.

111 Citer le but et le principe de la biopsie ganglionnaire.

112 Préciser le but et le principe de la ponction lombaire avec injection.

113 Les virus et leurs traitements en hématologie.
Préciser la ou les réponses exactes et justifier les choix :
a. les virus responsables de la varicelle, du zona et de l'herpès sont sensibles à l'action du Zovirax® chez les patients immunodéprimés ;
b. une mucite herpétique chez un patient en aplasie peut se traiter simplement par du Zovirax® en pommade ;
c. le cytomégalovirus (CMV) est un virus dangereux chez l'allogreffé de moelle, le diagnostic précoce de l'infection repose sur la mise en évidence de leucocytes sanguins infectés ;
d. le Foscavir® (médicament anti-CMV) peut s'administrer en compagnie de n'importe quel médicament ;
e. les manifestations cliniques des virus type CMV, virus varicelle-zona et virus de l'herpès, chez l'immunodéprimé sont liées à des infections exogènes.

114 Préciser la ou les réponses exactes.
Les effets indésirables de la morphine :
a. diarrhée ;
b. somnolence ;
c. anémie ;
d. rétention urinaire.

115 Réalisation d'une biopsie ganglionnaire.
Préciser la ou les réponses exactes et justifier les choix :
a. sa réalisation nécessite une anesthésie préalable générale ou locale ;
b. elle consiste en l'aspiration d'un peu de suc ganglionnaire par une aiguille fine ;
c. cet examen est plus approprié qu'une cytoponction pour le diagnostic de maladie de Hodgkin ;
d. le principal destinataire d'une biopsie ganglionnaire est le laboratoire d'hématologie.

116 Cocher le signe clinique absent dans le choc hémorragique :
a. pâleur ;
b. soif ;
c. peau sèche ;
d. tachycardie ;
e. essoufflement.

117 Énoncer les soins infirmiers préventifs à un(e) patient(e) sévèrement thrombopénique.

118 Les ponctions lombaires avec injection de chimiothérapie.
Préciser la ou les réponses exactes :
a. elles nécessitent un taux de plaquettes supérieur à 50.10^9/L (au besoin par transfusion préalable) ;
b. elles s'effectuent entre deux vertèbres dorsales ;
c. le calibre des aiguilles doit être le plus fin possible afin d'éviter les céphalées post-ponction ;
d. le patient doit demeurer allongé 10 min après l'injection ;
e. n'importe quelle chimiothérapie peut être injectée dans les méninges.

119 À son arrivée en hématologie pour prise en charge thérapeutique d'une leucémie aiguë, un patient présente un syndrome hémorragique avec purpura et épistaxis, de la fièvre. La numération effectuée quelques heures plus tôt montre :
- leucocytes : 18 000/mm^3 (cellules blastiques 98 %) ;
- hémoglobine : 6,2 g/dL ;
- plaquettes : 13 000/mm^3.

Expliquer les examens complémentaires urgents à réaliser.

120 La greffe de moelle.
Préciser les réponses exactes :
a. une allogreffe de moelle peut s'effectuer chez un patient à partir de n'importe quel membre de sa fratrie ;
b. la destruction de la moelle du receveur a lieu après la greffe ;
c. le but de la ciclosporine est de bloquer le rejet de la greffe ;
d. la GVH consiste en un rejet de la moelle greffée ;
e. la greffe de moelle représente une « mini intervention » chirurgicale ;
f. l'autogreffe de moelle peut se compliquer de GVH ;
g. les trois principaux organes cibles de la GVH aiguë sont la peau, le foie, le tube digestif.

121 Devant une hémorragie brutale et importante, préciser les examens urgents à réaliser :
a. groupe sanguin ABO Rh ;
b. RAI ;
c. bilan de coagulation ;
d. phosphorémie ;
e. dosage du fer sérique ;
f. mesure de la pression artérielle ;
g. surveillance de la diurèse.

122 Réaliser les bonnes associations au sujet des anémies :
1. règles abondantes ;
2. grossesses rapprochées et répétées ;
3. origine méditerranéenne ;
4. dialyse ;
5. hémoglobine 13 g/dL ;
a. anémie par hémoglobinopathie héréditaire. ;
b. absence d'anémie ;
c. anémie par carence de fer ;
d. anémie de l'insuffisance rénale chronique ;
e. anémie par carence en folates.

123 Commenter chacune des propositions suivantes :
a. Une hémolyse consiste en une diminution de la production de globules rouges par la moelle osseuse.
b. Une carence en fer conduit à une anémie par une diminution de la durée de vie des globules rouges.
c. Une anémie par carence martiale doit bénéficier d'un traitement oral par du fer durant au moins 4 mois, même si entre temps l'anémie s'est corrigée.
d. La présence de réticulocytes sanguins à un taux élevé témoigne d'une cause centrale (médullaire) d'une anémie.
e. La transfusion sanguine constitue le traitement de base de l'anémie.

124 La polyglobulie.
Préciser la ou les réponses exactes :
a. le tabagisme et l'altitude peuvent être cause de polyglobulie ;
b. la maladie demeure très longtemps chronique ;
c. les patients ont le teint très pâle ;
d. le risque de phlébite est élevé ;
e. elle constitue une des rares indications de la saignée ;
f. les globules rouges issus des saignées peuvent être utilisés pour transfuser d'autres patients.

125 La décontamination digestive.
Préciser la ou les réponses exactes et justifier les réponses :
a. il faut consommer de l'eau distillée ;
b. les mesures destinées à la décontamination digestive permettent de réduire le

risque d'infection générale durant une aplasie ;
c. la prise orale des antibiotiques doit être bien répartie sur toute la journée ;
d. la consommation de salade est autorisée ;
e. une décontamination digestive systématique est utile pour une aplasie inférieure à une semaine.

126 Énoncer les objectifs de soins infirmiers relationnels à apporter au patient lors de la première chimiothérapie.

127 Décrire les soins infirmiers à apporter à une personne douloureuse chronique.

128 Énoncer les soins infirmiers à apporter à une personne sous traitement radiothérapie.

129 Énoncer les soins infirmiers à apporter à une personne atteinte d'aplasie médullaire.

130 Énoncer les soins infirmiers lors d'une prescription de transfusion sanguine.

131 Énoncer les soins infirmiers auprès d'une personne souffrant d'anémie.

132 Décrire les soins infirmiers à mettre en œuvre devant un patient ayant une épistaxis.

133 Définir les soins de support.

134 Expliquer les valeurs qui soustendent les soins de support.

135 Énoncer les soins infirmiers préventifs et éducatifs auprès d'une personne sous traitement morphinique.

Réponses

1 **Les différentes cellules du sang** sont les hématies (globules rouges), les leucocytes (globules blancs) comprenant les polynucléaires (neutrophiles, éosinophiles, basophiles) et les mononucléaires (lymphocytes et monocytes), les plaquettes (thrombocytes).

2 **Les globules blancs** sont :
a. impliqués dans la défense de l'organisme ;
b. impliqués dans la réponse immunitaire de rejet/acceptation de greffe d'organe ;
c. de grosses cellules nucléées de plus de 10 μ.

3 **Les hématies** sont :
a. chargées du transport de l'oxygène vers les tissus ;
c. chargées du transport du gaz carbonique vers les poumons.

4 **Les thrombocytes** sont :
a. chargés de colmater la brèche vasculaire ;
b. les plus petits éléments figurés du sang.

5 **Le plasma** est un liquide jaune clair, contenant des sels minéraux (sodium, potassium, calcium, magnésium, chlorures, etc.) et des substances organiques (protéines, glucose, lipides, déchets azotés).

6 **Les principales fonctions du sang** sont :
- l'oxygénation des cellules par les globules rouges ;
- la nutrition et l'épuration par le plasma ;
- l'immunisation par les globules blancs et certaines substances plasmatiques ;
- l'hémostase par les plaquettes et les facteurs plasmatiques.

7 **L'hématopoïèse** est le processus physiologique permettant la création et le renouvellement des cellules sanguines ou hématocytes. La moelle rouge des os contient le tissu hématopoïétique dont la fonction est la production des cellules sanguines. Chez l'adulte, les os iliaques, le sternum, le crâne et les vertèbres en sont riches. Ce tissu contient des cellules souches qui sont à l'origine des différents systèmes cellulaires sanguins. Après plusieurs divisions cellulaires et maturation en cellules différenciées, la moelle peut produire pour le sang ses différents constituants.

8 **Les antigènes** sont des structures spécifiques (glycoprotéines ou glucolipides) situées sur la membrane des cellules sanguines et capables de provoquer la formation d'anticorps, protéines contenues dans le plasma.

9 **Les anticorps** sont des globulines plasmatiques (immunoglobulines) qui ont la propriété de réagir de façon spécifique avec un antigène et qui sont produites par les lymphocytes B.

10 Faux, la liaison sur la surface d'une cellule d'un antigène et de son anticorps spécifique entraîne la destruction de cette cellule.

11 **Les deux grands mécanismes de défense spécifiques du système immunitaire** à l'encontre d'un élément étranger sont l'immunité humorale et l'immunité cellulaire.

12 **L'immunité humorale** réalise la production d'anticorps par une variété de lymphocytes (les lymphocytes B) en réponse à l'intrusion dans l'organisme d'un antigène particulier, isolé (toxine, antigène vaccinal, etc.) ou porté par une structure vivante (virus, bactérie, etc.). Les anticorps produits spécifiquement à l'encontre de cet antigène se combinent à ce dernier et contribuent ainsi à son élimination.

13 **L'immunité cellulaire** aboutit à la production et à l'activation de cellules immunocompétentes produisant une toxicité directe à l'encontre des germes étrangers. Les cellules plus concernées par ce mécanisme sont les lymphocytes T et les lymphocytes killer.

14 **Les plaquettes** jouent un rôle fondamental dans le processus de la coagulation. En cas de brèche vasculaire, les plaquettes forment, en adhérant à la plaie et s'agrégeant en elles, un caillot avec la contribution du fibrinogène et des autres facteurs de coagulation. Les facteurs VIII et IX sont des glycoprotéines enzymatiques dont l'activité concourt à celle de ce caillot. En cas de baisse importante du taux de plaquettes ou de l'un de ces facteurs, les risques hémorragiques spontanés ou post-traumatiques sont accrus.

15 **Un groupe sanguin** est représenté par un ensemble d'individus qui ont sur leurs hématies un caractère commun qui les différencie des autres. Un système de groupe peut se définir par les antigènes présents sur les hématies et par les anticorps spécifiques. Une vingtaine de systèmes de groupes sanguins a été identifiée mais seuls quelques-uns ont une importance transfusionnelle. Il existe en effet de très nombreux antigènes à la surface des globules rouges mais ils n'ont pas tous la même capacité à entraîner une réponse immunitaire ; certains, comme les antigènes des systèmes ABO et Rhésus, doivent toujours être pris en considération.

16 **Le système ABO a des caractères originaux** par rapport aux autres groupes sanguins :
- les antigènes A et B sont ubiquistes : on retrouve ces antigènes sur de nombreuses cellules de l'organisme humain (cellules de l'endothélium vasculaire, peau, tube digestif, pancréas) de même que chez certains végétaux et de nombreuses bactéries ;
- les anticorps sont réguliers, c'est-à-dire toujours présents dans le sérum des sujets « normaux » quand les antigènes correspondants sont absents de leurs hématies ;
- les anticorps sont naturels : ils apparaissent en dehors de toute simulation par transfusion ou par grossesse.

17 **Dans le système ABO, deux antigènes A et B définissent les quatre groupes suivants :**
- groupe A : sujets porteurs de l'antigène A sur leurs hématies ;
- groupe B : sujets porteurs de l'antigène B sur leurs hématies ;
- groupe AB : sujets porteurs de l'antigène A et de l'antigène B sur leurs hématies ;
- groupe O : sujets n'ayant ni antigène A ni antigène B sur leurs hématies.

18 **Dans le système ABO, les anticorps sont dirigés contre les antigènes A et B que ne possède pas le sujet :**
- groupe A : présence d'anticorps anti-B ;
- groupe B : présence d'anticorps anti-A ;
- groupe O : présence d'anticorps anti-A et d'anticorps anti-B ;
- groupe AB : pas d'anticorps anti-A ni d'anticorps anti-B.

19 **Dans le système Rhésus, il existe cinq antigènes :** D, C, c, E et e. Par définition, les sujets possédant l'antigène D sont dits Rhésus positif (85 % de la population) et ceux ne possédant pas cet antigène sont dits Rhésus négatif. Les antigènes du système Rhésus sont codés par des gènes situés les uns à côté des autres sur le chromosome n° 1.

20 Vrai, ce sont les termes mêmes de la circulaire ministérielle du 17 mai 1985 (DGS 3B552). Cette circulaire rappelle également l'obligation de la vérification ultime au lit du malade.

21 Faux, le texte cité a été amputé d'une condition indispensable après le mot « suivants », à savoir : « ... à condition qu'un médecin puisse intervenir à tout moment... ».

22 Un dépistage pré- et post-transfusionnel est conseillé pour les patients transfusés (circulaire DGS du 1er octobre 1996). Sont recommandés avant et trois mois après une série de transfusions :
- le dépistage des anticorps anti-VIH ;
- le dépistage des anticorps anti-VHC (hépatite C) ;
- le dosage des ALAT.

En cas de transfusions régulières et répétées, la fréquence proposée des sérologies virales est de deux fois par an. Ces sérologies virales ne peuvent être effectuées que si le receveur y a consenti et il doit être informé des résultats.

23 La circulaire ministérielle du 15 juin 1992 a obligé les établissements de soins et les centres de transfusion sanguine à mettre en œuvre une organisation (**traçabilité**) depuis l'acte de prélèvement du donneur jusqu'à la transfusion du receveur pour la réalisation des enquêtes épidémiologiques aux maladies transmissibles par voie sanguine. En effet, en cas de survenue d'une maladie infectieuse (VIH, hépatite C ou B) chez un ancien transfusé, la responsabilité de la transfusion peut être difficile à établir à cause du délai parfois très long qui sépare la transfusion et le diagnostic. L'application de ces mesures impose donc :
- pour l'infirmière, l'inscription sur le dossier du malade (dossier de soins infirmiers, dossiers cliniques) des paramètres d'identification de tous les produits sanguins administrés ;
- pour l'établissement de soins, des procédures permettant de confirmer la

réalisation effective des transfusions dans un « fichier » des receveurs.

24 **Le décret sur l'hémovigilance du 24 janvier 1994** stipule : « tout médecin, pharmacien, sage femme, infirmière ou infirmier qui a connaissance de l'administration d'un produit sanguin labile à un de ses patients et qui constate un effet inattendu ou indésirable dû à ce produit doit le signaler sans délai au correspondant d'hémovigilance de l'établissement dans lequel a été administré le produit... Une fiche d'incident transfusionnel est versée au dossier médical du patient... ».

25 **La carte de groupe sanguin** n'est considérée comme valable que si elle comporte tous les renseignements suivants (circulaire ministérielle du 17 mai 1985) :
- nom (complété s'il y a lieu du nom marital) ;
- prénoms ;
- date et lieu de naissance ;
- domicile (ou service d'hospitalisation) ;
- détermination du groupe sanguin (première et deuxième détermination) ;
- phénotype (s'il a été réalisé) ;
- résultat de la recherche d'agglutinines irrégulières (RAI) ;
- nom du laboratoire qui a pratiqué l'identification du groupe.

26 **La recherche d'agglutinines irrégulières** est mise en œuvre pour dépister et identifier chez un sujet des anticorps anti-érythrocytaires qui pourraient détruire les hématies que l'on se propose de transfuser.

27 On doit **demander une RAI** avant toute première transfusion et refaire la RAI :
- en l'absence de transfusion si le test a été réalisé depuis plus de 3 jours (72 h) ;
- dès qu'un délai de 3 jours s'est écoulé depuis la dernière transfusion et qu'une transfusion est envisagée ;
- en cas d'inefficacité transfusionnelle ou d'incident transfusionnel (en réalisant aussi un test de Combs direct).

28 **Le CPU** consiste à confronter :
- à proximité immédiate du malade (chevet ou bloc opératoire) ;
- au moment de la transfusion (et non à l'avance) ;
- sur un même support de réaction ;
- le groupe ABO du patient avec celui du produit érythrocytaire à transfuser. Ce contrôle doit être effectué dans sa totalité par une seule et même personne (IDE).

29 **Le CPU** repose sur une réaction d'agglutination des globules rouges après addition de sérum test (méthode de Beth-Vincent). La formation d'agglutinats vis-à-vis d'un ou plusieurs sérums tests spécifiques indique la présence des marqueurs antigéniques A et/ou B. L'absence d'agglutinats dans la série des trois tests détermine le groupe O.

30 **Les produits sanguins qui ont fait l'objet de traitements particuliers** sont les suivants :
- les produits déleucocytés ;
- les produits « CMV négatif » ;
- les produits déplasmatisés ;
- les produits irradiés ;
- les produits cryoconservés ;
- les produits phénotypés.

31 **Les concentrés de globules rouges (CGR)** sont obtenus par déplasmatisation d'une unité de sang total. Ils sont prescrits dans les anémies importantes par hémorragies d'origine médicale, chirurgicale ou obstétricale, dans l'anémie d'origine médicale mal tolérée. En pratique, une transfusion est souvent nécessaire si l'hémoglobine est inférieure à 6-8 g/dL, mais c'est la tolérance clinique qui doit guider la prescription médicale.

32 **Le plasma frais congelé** est un produit obtenu après centrifugation à partir d'une unité de sang total et congelé dans les 6 h. Le volume moyen est de 200 mL ; il se conserve à une température de – 30 °C ; sa durée de vie maximum est de 1 an. Le PFC ne contient pas de cellules :
- pas de globules rouges, donc pas de risques d'allo-immunisation anti-érythrocytaire ;
- pas de leucocytes ; l'irradiation des PFC n'est pas nécessaire.

Deux types de produits sont disponibles :
- plasma sécurisé, produit unitaire (un seul donneur), mis en quarantaine plus de 3 mois et seulement libérable après un nouveau bilan sérologique chez le donneur ;
- plasma viro-inactivé, produit de pool (100 donneurs) ayant subi une procédure

d'inactivation virale par traitement solvant détergent.

33 **Les complications immédiates de la transfusion** sont les suivantes :
- accident hémolytique ;
- réaction frisson-fièvre ;
- réaction allergique ;
- choc anaphylactique (de survenue exceptionnelle) ;
- surcharge circulatoire ;
- choc septique (accident exceptionnel mais gravissime).

34 **La cause principale des accidents hémolytiques** est la transfusion de sang total, de concentrés de globules rouges ou de produits contenant plus de 10 mL d'érythrocytes ABO incompatibles, due à une mauvaise interprétation ou une mauvaise réalisation du contrôle ultime prétransfusionnel. Une autre cause est la présence chez le patient d'anticorps irréguliers dirigés contre les antigènes du donneur.

35 **Un accident hémolytique** peut se manifester par des frissons, de la fièvre, des douleurs lombaires, une tachycardie, une dyspnée, une hypotension, une hémoglobinurie, un collapsus, des saignements diffus, une insuffisance rénale aiguë, le décès. Il faut donc, dès l'apparition du moindre trouble, arrêter la transfusion, garder la voie d'abord et appliquer un traitement de choc. Il faut envoyer au centre de transfusion un échantillon de sang (10 mL sans anticoagulant et 5 mL sur citrate), d'urine ainsi que des produits transfusés et surveiller les constantes et la diurèse. Ne pas transfuser de produits contenant des érythrocytes avant que le EFS ait trouvé la cause de l'hémolyse et testé de nouveaux produits.

36 **Les complications retardées et tardives de la transfusion** sont les suivantes :
- hémolyse retardée ;
- hémosidérose secondaire ;
- maladie du greffon contre l'hôte post-transfusionnelle (GVH).

37 Il existe toujours un risque résiduel, au moins pour les produits labiles (globules rouges, plaquettes, granulocytes, plasma frais congelé) de **transmission de certaines maladies lors d'une transfusion**, notamment des maladies suivantes :
- maladies virales ;
- virus de l'hépatite B, risque qui devrait rapidement diminuer en raison de l'extension de la vaccination, tant chez les donneurs que chez les receveurs ;
- virus de l'hépatite C, actuellement le problème le plus préoccupant ;
- virus des leucémies T = HTLV1, virus endémique dans les Caraïbes, risque extrêmement faible en France ;
- cytomégalovirus (CMV) ;
- paludisme ;
- virus de l'immunodéficience (VIH), on évalue le risque résiduel à moins de 1 pour 1 000 000 ;
- agents transmissibles non conventionnels (ATNC) ou prions.

38 **Avant d'effectuer un CPU** au lit du patient l'infirmière doit avoir :
- la carte de groupe sanguin et les résultats de la recherche d'agglutinines irrégulières de moins de 72 h ;
- un culot à transfuser et des tubulures pilotes ;
- une plaque d'opaline ou un support en carton réimprimé ;
- des sérums tests anti-A, anti-B, anti-A + B, non périmés et conservés à 4 °C ;
- des tubes de verre et des compresses.

39 **L'anémie** est une baisse du taux d'hémoglobine dans le sang (et non pas une baisse du nombre de globules rouges).

40 Selon leur mécanisme, on distingue **deux types d'anémie**, les anémies centrales et les anémies périphériques.

41 **Les signes de l'anémie** sont :
a. l'essoufflement ;
b. les dyspnées ;
d. les céphalées ;
e. les vertiges.

42 **Les anémies centrales** sont liées à une insuffisance de production d'hémoglobine (via les globules rouges) dans la moelle osseuse, source de fabrication. Elles sont dites arégénératives car elles produisent un nombre insuffisant de réticulocytes (forme jeune des globules rouges).

43 Dans **une anémie d'origine « centrale »**, on retrouve :
a. un taux de réticulocytes bas ;
e. l'intérêt du myélogramme.

44 **Les anémies périphériques** sont liées à une destruction, une séquestration ou une perte des globules rouges (et donc de l'hémoglobine) en périphérie, c'est-à-dire dans la circulation sanguine.

45 **À l'origine d'une anémie on trouve les pathologies suivantes :**
- carence martiale, liée le plus souvent soit à un défaut d'apport de fer (malabsorption intestinale), soit à des pertes en fer par saignements répétés ;
- maladie de Biermer, maladie rare héréditaire affectant surtout des patients d'origine méditerranéenne ;
- drépanocytose, maladie héréditaire du métabolisme de l'hémoglobine qui affecte principalement les sujets noirs et se transmet de façon autosomique récessive.

46 **Les leucémies aiguës (LA)** constituent une variété d'hémopathie maligne caractérisée par la prolifération monoclonale (c'est-à-dire issue d'une même cellule originelle) des cellules jeunes dont la différentiation en cellules plus matures est bloquée. Cette prolifération a lieu au niveau de la moelle osseuse et peut être à l'origine d'une insuffisance médullaire.

47 **Les deux types de prélèvements à effectuer en urgence** chez le patient très fébrile et qui saigne en arrivant aux urgences avec un diagnostic médical probable de leucémie aiguë sont :
- trois hémocultures pour la fièvre ;
- groupe sanguin, RAI, bilan de coagulation, NFS pour le syndrome hémorragique (plus le reste du bilan, bien entendu).

48 **La surveillance du patient au cours de traitements par chimiothérapie portera sur :**
a. la survenue de nausées et de vomissements ;
c. la survenue de mucites ;
d. l'apparition de fièvre ;
e. l'apparition de signes hémorragiques ;
f. la diminution des douleurs relatives à la pathologie du patient.

49 Les grandes variétés de leucémies aiguës sont la leucémie aiguë lymphoblastique (LAL) caractérisée par une prolifération de lymphoblastes (cellules jeunes issues de la lignée lymphocytaire, et la leucémie aiguë myéloblastique (LAM) caractérisée par une prolifération de myéloblastes (cellules jeunes de la lignée granuleuse).

50 **Un syndrome myéloprolifératif** est caractérisé par une hyperactivité de la moelle liée à une anomalie des cellules souches et aboutissant à une production exagérée de cellules sanguines.

51 **La leucémie myéloïde chronique** est une variété de syndrome myéloproliféRatif prédominant sur la lignée granuleuse, liée à une anomalie acquise d'une cellule souche et associée à une anomalie monoclonale chromosomique (chromosome Philadelphie).

52 **Le diagnostic médical de la LMC** est établi à partir des examens biologiques suivants :
- hémogramme qui se caractérise par une hyperleucocytose parfois très importante, une élévation des polynucléaires neutrophiles avec myélémie, un taux d'hémoglobine normal (ou anémie, ou polyglobulie), un taux de plaquettes normal (ou augmenté) ;
- myélogramme qui montre une moelle très riche avec une grande activité de prolifération de la lignée blanche granuleuse et le maintien des proportions des différents stades de la maturation des cellules de la lignée granuleuse, conservant leur répartition pyramidale ;
- caryotype, l'étude des chromosomes effectuée sur les cellules circulantes et/ou médullaires met en évidence le chromosome Philadelphie (translocation réciproque entre les bras longs des chromosomes 9 et 22) ;
- biologie moléculaire : l'étude au niveau moléculaire de l'ADN et de l'ARN permet de retrouver la translocation à un niveau plus fin.

53 **La leucémie myéloïde chronique** est longtemps chronique, volontiers asymptomatique (a) ; elle évolue inexorablement vers une leucémie aiguë (b).
Le traitement par interféron est relativement efficace (d). Il faut envisager une allogreffe de moelle (e).

54 **Le bilan diagnostique d'une** LMC comprend :
a. une numération formule sanguine ;
e. un caryotype à la recherche du chromosome Philadelphie.

55 **La maladie de Vaquez** ou polyglobulie (PG) primitive appartient au groupe des syndromes myéloprolifératifs et consiste en une prolifération exagérée de globules rouges liée à une activité médullaire érythroblastique trop intense. Cette affection est à distinguer des polyglobulies secondaires où la moelle est saine mais hyper productive en raison d'une stimulation extérieure.

56 **Maladie de Vaquez**
b. la maladie demeure très longtemps chronique ;
d. le risque de phlébite est élevé ;
e. elle constitue une des rares indications de la saignée.

57 **Une hémorragie aiguë** crée une hypovolémie vasculaire aiguë et l'organisme réagit par :
• une vasoconstriction immédiate pour maintenir la vascularisation cérébrale ; cardiaque et rénale ;
• un afflux de liquide extra vasculaire vers la circulation sanguine dans les heures suivantes ;
• une régénération plus lente des globules rouges perdus, la baisse d'oxygénation des tissus stimulant la production d'hématies par la moelle.

58 Si l'hémorragie présente une grande urgence il faut mettre en place :
• une hospitalisation immédiate ;
• un traitement symptomatique : compression manuelle en cas de brèche vasculaire sur un gros tronc artériel, remplissage vasculaire en cas d'état de choc, oxygène par voie nasale, surveillance rigoureuse des paramètres ;
• un traitement étiologique : hémostase locale ou générale.

59 **La thrombopénie** est la diminution du nombre des plaquettes circulantes au-dessous de 150 000/mm^3 de sang, pouvant entraîner un syndrome hémorragique.

60 **En cas d'hémorragie, il faut d'urgence :**
• protéger si nécessaire ;
• allonger le blessé ;
• donner l'alerte ;
• assurer :
– la compression ;
– la pose d'oxygène ;
– la pose d'une voie d'abord ;
– la prise des constantes ;
– le positionnement du patient sur le côté, s'il est inconscient (PLS) ;
• rassurer.

61 Les signes de l'hémorragie interne sont la baisse de la pression artérielle (a), le pouls filant (b), l'agitation du patient (c), la somnolence du patient (d), la pâleur du visage (e).

62 **En cas de thrombopénie, les gestes infirmiers à proscrire sont :**
• pratiquer des injections par voie intraveineuse avec une aiguille de gros calibre ;
• pratiquer des injections par voie intramusculaire ;
• donner de l'aspirine au patient ;
• participer à des examens traumatiques sans transfusions préalables de plaquettes au patient.

63 Les signes d'**hyperviscosité** sont :
a. les céphalées ;
b. les bourdonnements d'oreille ;
c. les douleurs angineuses.

64 **Les plaquettes** étant fabriquées dans la moelle osseuse, organe central, à partir de cellules dites mégacaryocotes, un défaut de production de ces dernières cellules entraîne une thrombopénie dans le sang circulant en périphérie.

65 **Le traitement de la leucopénie** est étiologique (arrêt d'un médicament jugé responsable, sevrage alcoolique ; etc.), corticothérapie éventuelle dans un contexte immunologique (purpura thrombopénique idiopathique). Il est procédé à une transfusion de concentrés plaquettaires :
• en cas de syndrome hémorragique grave ;
• en cas de thrombopénie inférieure à 20 000, dans certaines pathologies comme la leucémie aiguë.
Les transfusions de concentrés plaquettaires sont inutiles car inefficaces dans le purpura thrombopénique idiomatique.

66 **Défenseurs :** a (lymphocyte killer), b (macrophage), c (acidité gastrique), e (lymphocyte B), h (anticorps), i (gammaglobuline).
Agresseurs : d (candida), f (myélome), g (pneumocyste).

67 **Les examens utiles à l'exploration d'un déficit immunitaire** sont :
a. la numération formule sanguine (NFS) ;

b. le dosage d'anticorps ;
c. l'intradermo-réaction (IDR).

68 **Les déficits immunitaires (DI)** provoquent une défaillance dans une ou plusieurs parties de notre système de défense contre des structures étrangères à notre organisme, à savoir les microbes, les toxines, mais aussi les cellules cancéreuses ou encore les greffes d'organes.

69 **Les déficits immunitaires** peuvent être :
• primitifs (rares) et le plus souvent congénitaux et héréditaires ;
• le plus souvent acquis, en raison d'une maladie particulière ou d'un traitement. La maladie de Hodgkin (où il existe un déficit de l'immunité cellulaire) ou le myélome (maladie maligne de la lignée lymphocytaire où il existe une baisse du taux des anticorps) peuvent conduire à des déficits immunitaires acquis.

70 **Les signes cliniques du déficit immunitaire** sont des infections à répétition liées à des germes responsables d'infections banales y compris chez les personnes non immunodéprimées, ces infections pouvant revêtir un aspect plus grand et être difficiles à traiter, ou à des germes habituellement non responsables d'infections chez des personnes non immunodéprimées, on parle alors d'infections opportunistes.

71 Dans la **prise en charge infirmière d'un patient immunodéprimé**, les soins techniques à mettre en œuvre sont les suivants :
• mesures d'isolement ;
– apposer sur la porte de la chambre une pancarte « Précaution d'asepsie » ;
– disposer à l'entrée de la chambre le matériel à usage unique (bavettes, charlottes, sur chaussures, etc.), une poubelle et un flacon d'alcool ou de diacrine ;
– signaler que toute personne entrant dans la chambre doit se laver les mains et les passer à l'alcool, porter une surblouse, une bavette, des gants à usage unique, etc. ;
• prise des constantes : température, pouls et pression artérielle (le tensiomètre, le stéthoscope et le thermomètre sont individuels et restent dans la chambre du patient) ;
• administration d'immunoglobulines, à la dose de 0,2 à 1 g/kg, disponibles sous forme de produit lyophilisé à reconstituer immédiatement avant son utilisation et à perfuser à raison d'un flacon de 100 mL en 1 h et les flacons les uns après les autres ;
• poly-antibiothérapie (le patient est mis sous poly-antibiothérapie dans le cas particulier de l'aplasie fébrile) ;
• prélèvements sanguins, bactériologiques, mycologiques ;
• administration d'antifongiques, d'antiviraux (patient à déficit immunitaire profond) ;
• organisation des soins (diminuer les entrées dans la chambre du patient).

72 **Lymphomes malins**
a. Évolution lente des lymphomes à faible malignité.
b. Évolution rapide des lymphomes à forte malignité.
c. Découverte des lymphomes en raison de la présence persistante de ganglions.
d. Diagnostic médical par biopsie ganglionnaire.
e. Certains virus peuvent être à l'origine de lymphomes.
Toutes les propositions sont donc exactes.

73 **Lymphomes malins**
a. Vrai, mais pas exclusivement, la quasi-totalité des organes peut être atteinte.
b. Vrai, le lymphome constitue une des complications fréquentes de l'infection par le VIH et peut en être la manifestation inaugurale.
c. Vrai, au minimum scanner thoraco-abdomino- pelvien et biopsie ostéo-médullaire, ponction lombaire dans certains cas, car le pronostic et le traitement en dépendent.
d. Vrai, ce n'est qu'en cas de rechute que des protocoles plus agressifs nécessitant des hospitalisations plus prolongées sont employés.
e. Vrai, les lymphomes de bas grade de malignité évoluent généralement de façon indolente sur plusieurs années, alors que les lymphomes de plus haut grade de malignité (définition histologique) évoluent sur quelques semaines ou mois, sans traitement.

74 **Le lymphome malin non hodgkinien (LNH)** est une prolifération maligne de cellules de la lignée lymphocytaire débutant dans les organes lymphoïdes (ganglions, rate, etc.) et pouvant envahir la moelle osseuse et d'autres viscères. On distingue les lymphomes malins non hodgkiniens de faible malignité, de malignité intermédiaire et de grande malignité.

75 **Les lymphomes non Hodgkinien de faible malignité** se présentent le plus souvent sous forme disséminée d'emblée (plusieurs territoires ganglionnaires, moelle osseuse, etc.). Il s'agit pour l'essentiel de précurseur de la lignée des lymphoïdes B. L'évolution sans traitement est lente (plusieurs années), le plus souvent sans manifestation générale. La durée de survie est relativement longue avec des moyennes supérieures à 5 ou 10 ans.

76 **Les lymphomes non Hodgkinien de malignité intermédiaire et de grande malignité** sont d'évolution plus rapide avec de possibles manifestations générales (amaigrissement, fièvre, signes compressifs rapides, etc.) ; la fréquence des atteintes neurologiques est élevée pour certains d'entre eux (lymphomes lymphoblastiques). Ils sont, dans l'ensemble, chimiosensibles. Les rechutes sont précoces et l'évolution rapide vers l'issue fatale.
Le traitement des lymphomes non Hodgkinien repose essentiellement sur la chimiothérapie et, à un moindre degré, sur la radiothérapie.

77 **La maladie de Hodgkin** est le plus fréquent des lymphomes. Il affecte principalement l'adulte jeune, mais peut se rencontrer à tout âge (pronostic : plus de 80 % de guérison pour les formes peu étendues).

78 **La maladie de Hodgkin** se distingue des autres lymphomes par :
• une atteinte ganglionnaire initialement isolée qui s'étend de proche en proche ;
• la présence d'une population de cellules malignes particulières dites cellules de Sternberg au sein des ganglions pathologiques ;
• une atteinte de la moelle osseuse, plus rare ;
• un pronostic davantage attaché à l'extension de la maladie qu'à son aspect histologique.

79 La classification des lymphomes non Hodgkinien de Ann Arbor est la suivante :
• stade I : une aire ganglionnaire atteinte ;
• stade II : deux aires ganglionnaires atteintes d'un même côté du diaphragme ;
• stade III : aires ganglionnaires atteintes de part et d'autre du diaphragme ;
• stade IV : atteinte viscérale (foie, moelle osseuse, etc.).
Les méthodes diagnostiques et le bilan sont sensiblement les mêmes que ceux des lymphomes non Hodgkinien.

80 **Myélome**
b. Le diagnostic médical doit être envisagé devant un pic étroit sur une électrophorèse des protéines.

81 On conseillera à un **patient atteint d'un myélome** d'éviter de se cogner, de ranger ses affaires personnelles toujours au même endroit et d'éviter de se lever la nuit, lorsque l'état de vigilance est réduit. On lui conseillera également de signaler la survenue de céphalées et de troubles de la conscience. Il doit éviter de soulever de lourdes charges.

82 **Le myélome** est une prolifération maligne principalement médullaire de plasmocytes qui sécrètent une immunoglobuline (Ig) monoclonale. Les plasmocytes tumoraux stimulent l'activité d'ostéolyse des ostéoclastes entraînant une destruction osseuse et une élévation du taux de calcium dans le sang.

83 **L'évolution du myélome** est fatale, les succès thérapeutiques obtenus sont transitoires, les rechutes très fréquentes sinon systématiques. La survie moyenne tous stades confondus est de l'ordre de trois ans. La mort peut survenir par complications infectieuses, insuffisance rénale, cachexie, etc. Le pronostic de cette affection a été amélioré par des thérapeutiques agressives, comme l'autogreffe de moelle.

84 Il existe deux types de greffes de moelle osseuse : les allogreffes de moelle où l'on greffe à un patient une moelle provenant d'un tiers (apparenté ou non) et l'autogreffe qui consiste à prélever la moelle du patient pour la lui transfuser dans un second temps.

85 Pour réaliser **une allogreffe de moelle osseuse**, le choix du donneur s'effectue sur des bases immunologiques. Il faut sélectionner un donneur identique dans les systèmes tissulaires HLA. La présence des mêmes antigènes du système

HLA entre personnes d'une même fratrie a une probabilité de 25 %, elle est infime entre deux personnes non apparentées. En période de prégreffe il faut détruire la moelle du patient afin d'éradiquer la maladie maligne siégeant dans la moelle (et ailleurs) et de paralyser les systèmes de défense de l'organisme pour empêcher un rejet de la greffe. À cet effet, le patient reçoit un « conditionnement » qui comprend une chimiothérapie intensive qui peut être associée à une radiothérapie (irradiation corporelle totale) ou à du sérum antilymphocytaire. On effectue ensuite la greffe proprement dite. Elle consiste à réinjecter la moelle du donneur par voie veineuse, comme une transfusion classique. Les cellules ainsi transfusées retrouvent, via la circulation sanguine, leurs sites de fixation au sein du tissu hématopoïétique du receveur puis peuvent alors proliférer.

86 **L'allogreffe de moelle osseuse en hématologie maligne** permet :

- la réalisation d'un traitement antileucémique très puissant grâce à une chimiothérapie très lourde (avec, éventuellement une irradiation) ;
- l'effet « *graftversus leukemia* » ou GVL : la moelle greffée possèderait un effet antileucémique, comme si le nouveau système immunitaire acquis par l'injection et la prise de cellules immunocompétentes (lymphocytes du donneur, etc.) étaient capables de lutter contre des cellules malignes devenues alors étrangères.

87 **Les complications de l'allogreffe de moelle osseuse** résident dans le fait que les cellules greffées peuvent reconnaître leur nouvel habitacle comme étranger et l'agresser. Elles suscitent alors une réaction du greffon contre l'hôte dite « *graft versus host* » (GVH). Le receveur est théoriquement rendu incapable de se défendre en raison du « conditionnement » reçu, alors que les cellules greffées sont pleinement immunocompétentes.

88 **Une des différences essentielles entre l'autogreffe et l'allogreffe de moelle osseuse** est qu'avec l'autogreffe il ne peut y avoir de réaction du greffon contre l'hôte (GVH), compte tenu de l'évidente stricte identité entre greffon et receveur.

89 **L'hémophilie** est une maladie héréditaire de la coagulation. Sa transmission est de nature récessive et liée au sexe, c'est-à-dire que seuls les garçons seront malades, les filles transmettant la maladie. On distingue deux types d'hémophilie :

- l'hémophilie A où il existe un déficit en facteur VIII ;
- l'hémophilie B où il existe un déficit en facteur IX.

90 **Hémophilie**

a. Affecte exclusivement les garçons.

b. Taux de plaquettes normal.

d. Le dépistage repose sur la recherche d'un allongement du TCK, taux de céphaline Kaolin.

91 **Hémophilie**

c. Vrai, ces problèmes viennent souvent au premier plan en raison d'hémarthroses répétées qui détruisent les articulations.

d. Vrai, 10 à 20 % des patients traités peuvent développer des anticorps antifacteurs VIII rendant difficile ou impossible leur utilisation.

Il faut le plus souvent attendre les premiers traumatismes, soit l'âge de la marche, pour noter les premiers signes de l'hémophilie ; dans un tiers des cas il s'agit d'une mutation nouvelle affectant la descendance.

92 **Le diagnostic médical de l'hémophilie** repose sur :

- les antécédents familiaux affectant des sujets de sexe masculin du côté maternel ;
- la notion d'épisodes hémorragiques récidivants retardés par rapport à la cause et pour des traumatismes minimes ;
- un bilan biologique d'hémostase avec taux de plaquettes et temps de saignement (TS) normaux (le TS étudie la rapidité de formation du clou plaquettaire, où les facteurs VIII et IX n'interviennent pas), normalité du taux de prothrombine (TP), du fibrinogène, augmentation du temps de céphaline kaolin (TCK), baisse ou absence du facteur VIII (hémophilie A) ou B (hémophilie B), correction du TCK du plasma malade par addition d'un plasma témoin normal contenant du facteur antihémophilique afin d'écarter un éventuel anticoagulant circulant anti-VIII acquis au cours d'une maladie auto-immune.

93 **Les complications de l'hémophilie** sont multiples :
- complications infectieuses, par apport de virus *via* les transfusions en facteur VIII ou IX ;
- complications orthopédiques, la répétition d'hémarthrose pouvant conduire à une destruction articulaire à l'origine d'un handicap moteur ;
- complications de l'anticoagulant circulant, concernant environ 30 % des hémophiles A (plus rare chez les hémophiles B) qui développent un anticorps capable de neutraliser le facteur injecté rendant difficile la correction de la coagulation.

94 **Le traitement de l'hémophilie** comprend :
- des mesures préventives et éducatives :
  - prise en charge par un centre spécialisé et inscription à une association d'hémophiles ;
  - port de la carte d'hémophile et tenue d'un livret de santé d'hémophile (type, gravité, complications survenues, traitements suivis, etc.) ;
  - interdiction aux injections intramusculaires, aux ponctions, au rasage manuel à lames, aux médicaments pouvant accentuer les risques hémorragiques (aspirine, par exemple) ;
  - initiation à l'autoperfusion ;
  - dans certains cas, attitude prophylactique avec injection systématique au long cours de produits antihémophiliques ;
  - dépistage anténatal et des femmes « conductrices » dans des centres spécialisés : les familles peuvent avoir recours au conseil génétique pour un dépistage anténatal ;
  - éduquer le patient au niveau de l'hygiène de vie : limiter les activités pouvant entraîner des traumatismes physiques, les sports de combat (judo, karaté, boxe, lutte), les sports à haut risque de chute (cheval, parachutisme, saut à l'élatique, rugby, football... sont à à proscrire, préconiser les sports d'endurance (natation, marche, jogging, aviron, golf).

95 **On conseillera à un patient hémophile de :**
- jardiner avec des gants ;
- éviter le bricolage ;
- brosser les dents et les gencives avec une brosse très souple ;
- porter sur soi la carte et le livret d'hémophile ;
- proscrire les antalgiques à base d'aspirine, recommander le paracétamol ;
- se vacciner mais la voie intramusculaire est contre-indiquée ;
- faire du sport d'endurance et non du sport violent ;
- proscrire le rasage mécanique ;
- prendre contact avec des associations de patients hémophiles ;
- prévenir le dentiste de la maladie.

96 **Une chambre implantable** est un dispositif composé d'un boîtier appelé chambre, pourvu d'une membrane (ou seprum) en silicone reliée à un cathéter veineux central allant jusque dans l'oreillette droite du cœur. Ce dispositif permet de transformer les injections intraveineuses en simples injections sous-cutanées.

97 **L'implantation d'une chambre** se pratique au bloc opératoire sous anesthésie générale ou locale, par un médecin anesthésiste le plus souvent.

<u>*Les grandes étapes*</u> sont les suivantes :
- pose d'un cathéter veineux central préalablement purgé au sérum physiologique dans la veine jugulaire ou sous-clavière du patient ;
- réalisation d'une poche sous-cutanée pour implanter la chambre qui sera fixée au plan musculaire par quatre sutures non résorbables ;
- tunnélisation du cathéter jusqu'à l'entrée de la poche ;
- raccordement de la chambre au cathéter par un système de verrou ;
- fermeture de l'incision cutanée ;
- contrôle radiologique.

<u>*La préparation du patient*</u> est double :
- psychologique (intérêt de la pose d'une chambre implantable, avantages de celle-ci) ;
- physique (douche bétadinée et rasage).

98 **Les complications immédiates à la pose d'une chambre implantable** sont :
- rupture intravasculaire du cathéter ;
- embolie gazeuse ;
- risque d'hémothorax par ponction de l'artère sous-clavière ou carotide ;
- pneumothorax par blessure du dôme de la plèvre ;
- hématomes/hémorragies locales.

99 **Les complications tardives de la pose d'une chambre implantable** sont :
- des complications infectieuses ;
- des thromboses sur cathéter ;
- une obstruction par verrou héparinique mal réalisée ou par incompatibilité de produits ;
- une rupture des fils d'amarrage ;
- une extravasation par fissure du cathéter.

100 **La prescription d'antimitotiques** comprend :
- nom et prénom du patient ;
- nom du prescripteur ;
- date de prescription ;
- nom des traitements jour par jour ;
- durée des traitements jour par jour ;
- dose et voie d'administration des produits.

101 **Les diffuseurs de médicaments** (anticancéreux et antalgiques) sont utilisés pour délivrer une perfusion médicamenteuse de façon continue, grâce à un système de ballonnet à usage unique. Un code de couleurs sur les diffuseurs indique la vitesse constante à laquelle passera le traitement. Les diffuseurs sont légers et fonctionnent de façon autonome sans batterie ni moteur sur un ou plusieurs jours. Le système peut être adapté à un prolongateur relié à une aiguille pour injection sous-cutanée, à un cathéter intraveineux ou à une aiguille de Huber pour injection dans une chambre implantable. Les diffuseurs de médicaments permettent d'obtenir des concentrations plasmatiques efficaces, continues, la diminution des effets indésirables de certains médicaments et l'autonomie des patients.

102 **Un diffuseur de médicaments** est constitué d'un ballon de latex de capacité maximale de 60 mL qui est protégé à l'intérieur d'un tube de plastique transparent gradué et prolongé par une tubulure de 60 cm munie d'un clamp. La partie terminale de la tubulure renferme un filtre et un régulateur de débit qui est un petit cylindre percé au rayon laser.

103 **Bonnes associations**

1. e ; 2. c ; 3. d ; 4. a ; 5. b Fortes nausées survenant sous Primpéran® et Zophren®. e. Largactil®.
2. Très émétisant. c. Anthracycline®.
3. Efficace mais coûteux. d. Zophren®/Kitryl®.
4. Peu émétisant. a. Oncovin®.
5. Antécédent de fortes nausées. b. Nausée préchimiothérapie.

104 **Fungizone® sous forme buvable**

Avantages :
- spectre d'action large contre les champignons ;
- décontamination de l'ensemble du tube digestif y compris bouche et oesophage (alors que les gélules ne sont efficaces qu'à partir de l'estomac) ;
- absence de toxicité, en dehors d'une intolérance digestive, car il n'y a pas d'absorption intestinale.

Inconvénients :
- mauvais goût ;
- absence d'absorption intestinale, par conséquent inefficace contre les infections viscérales (pulmonaires, hépatiques, etc.).

105 **La ciclosporine**

c. La ciclosporine agit en bloquant l'activité d'une variété de lymphocyte.
d. La ciclosporine est utilisée afin de prévenir la réaction du greffon contre l'hôte.
f. La ciclosporine peut entraîner des poussées hypertensives et des tremblements.

106 Dans les heures qui suivent la **ponction de moelle** osseuse pour effectuer un myélogramme, **l'infirmière surveille l'aspect du pansement** afin de détecter tout saignement ; elle le renouvelle si besoin, en y ajoutant, selon les habitudes du service, de la thrombase ou du Coalgan®. Les constantes du patient sont relevées et les résultats de l'examen récupérés et transmis au médecin.

107 **La biopsie ostéo-médullaire** prélève un fragment osseux en l'état, contrairement à la ponction sternale où seul un liquide est prélevé par aspiration, permettant une simple analyse des cellules contenues dans la moelle. Le prélèvement osseux de la biopsie renseigne sur l'ensemble du tissu hématopoïétique et de son environnement osseux.

108 Il existe des **différences essentielles entre une biopsie ostéo-médullaire et une ponction de moelle en vue d'un myélogramme**.
- La ponction de moelle assure une aspiration du « liquide » dans lequel « baignent » des cellules médullaires. Le myélogramme

étudiera des cellules isolées éparpillées sur un frottis. Il s'agit d'un examen utile pour compter le nombre de cellules blastiques dans les leucémies aiguës, noter la présence de mégacaryocytes (précurseurs médullaires des plaquettes) devant une thrombopénie, apprécier l'envahissement médullaire par des plasmocytes dans le myélome.

• La biopsie ostéo-médullaire prélève un fragment osseux contenant le tissu hématopoïétique en l'état, permettant ainsi d'analyser sa structure, son environnement. Cet examen est utile pour le diagnostic d'extension des lymphomes à la moelle, de certains cancers, la recherche d'une fibrose.

• La ponction de moelle s'effectue au niveau du sternum, elle ne nécessite généralement pas d'anesthésie locale

• La biopsie ostéo-médullaire s'effectue au niveau des tubérosités iliaques postérieures, c'est un examen plus douloureux nécessitant une anesthésie locale soigneuse.

109 **L'adénogramme** est un examen permettant d'analyser cytologiquement les cellules contenues dans un ganglion. On réalise une simple ponction- aspiration à l'aide d'une aiguille à injection intramusculaire au niveau d'un ganglion accessible (sus-clavière, inguinal), puis le suc recueilli est étalé sur une lame. On peut ainsi dépister des cellules pathologiques, trouver des agents infectieux devant un ganglion d'allure suspecte et orienter le diagnostic.

110 **Réalisation d'un adénogramme**

b. Il s'agit d'un examen peu agressif.

c. Le port de gants stériles est recommandé.

e. La présence majoritaire de cellules blastiques est pathologique.

111 **La biopsie ganglionnaire** est un geste plus agressif qu'un simple adénogramme. Ce geste peut nécessiter une anesthésie générale et s'effectue au bloc opératoire par un chirurgien, permettant l'ablation d'un ou plusieurs ganglions afin d'effectuer un examen anatomopathologique.

112 **Les méninges** constituent une enveloppe protégeant l'ensemble du système nerveux central, c'est-à-dire le cerveau et la moelle épinière. Entre les méninges et le système nerveux central circule un liquide appelé liquide céphalo-rachidien (LCR).

Les méninges constituent une barrière peu ou pas franchissable pour de nombreux médicaments, notamment certains antibiotiques, comme les aminosides, ou chimiothérapies cytotoxiques. Un grand nombre d'hémopathies malignes ont un tropisme neurologique important (lymphome lymphoblastique, leucémie aiguë hyperleucocytaire, etc.). Ainsi, des cellules malignes localisées à l'intérieur des méninges peuvent-elles échapper à l'action cytotoxique des chimiothérapies dispensées par voie générale (orale ou intraveineuse). Les chimiothérapies délivrées par voie veineuse ne franchissant pas la barrière méningée en quantité suffisante doivent être administrées directement dans le système nerveux central, en franchissant la barrière méningée par le biais de ponctions lombaires avec injection intrathécale directe des produits à administrer.

113 **Les virus et leurs traitements en hématologie :**

a. Les virus responsables de la varicelle, du zona et de l'herpès sont sensibles à l'action du Zovirax® chez les patients immunodéprimés.

c. Le cytomégalovirus (CMV) est un virus dangereux chez l'allogreffé de moelle, le diagnostic précoce de l'infection repose sur la mise en évidence de leucocytes sanguins infectés.

114 **Les effets indésirables de la morphine :**

b. somnolence ;

d. rétention urinaire.

115 **Réalisation d'une biopsie ganglionnaire :**

a. sa réalisation nécessite une anesthésie préalable générale ou locale en cas d'adénopathies profondes ;

b. elle consiste en l'aspiration d'un peu de suc ganglionnaire par une aiguille fine ;

c. cet examen est plus approprié qu'une cytoponction pour le diagnostic de maladie de Hodgkin ;

116 **Choc hémorragique.**

Le patient ne présente pas la peau sèche (c). Il est en sueur.

117 Soins préventifs à un(e) patient(e) sévèrement thrombopénique :
- ne prendre aucune automédication ;
- ne pas prendre de médicament aggravant le risque hémorragique (aspirine, anti-inflammatoire, antivitamines K, etc.) ;
- éviter le rasage mécanique, pédicure et manucure avec des objets coupants ;
- bloquer les règles par un traitement hormonal approprié afin d'éviter les hémorragies ;
- ne pas faire pratiquer de soins dentaires sans précautions préalables ;
- avertir l'infirmière et/ou le médecin en cas de syndrome hémorragique (purpura, épistaxis, méléna, etc.) ;
- surveiller régulièrement la numération plaquettaire et le taux d'hémoglobine pour dépister un saignement occulte ;
- toujours avoir à proximité l'ordonnance des produits de type Thrombase® pour stopper un saignement local (épistaxis).

118 Ponctions lombaires avec injection de chimiothérapie

a. Elles nécessitent un taux de plaquettes supérieur à 50.10^9/L (au besoin par transfusion préalable).

c. Le calibre des aiguilles doit être le plus fin possible afin d'éviter les céphalées post-ponction en minimisant les fuites de liquide céphalo-rachidien à l'origine de douleurs post-ponction lombaire.

Les ponctions s'effectuent entre deux vertèbres lombaires ; le patient doit rester allongé au moins 2 heures pour une bonne diffusion des produits injectés et réduire les risques de céphalées post-ponction ; seuls le Méthotrexate®, l'Aracytine® et les corticoïdes sont utilisés.

119 Syndrome hémorragique avec purpura, épistaxis et fièvre : examens complémentaires urgents

Les examens complémentaires à réaliser sont :
- un bilan infectieux en raison de la fièvre (le patient est profondément neutropénique), hémocultures, ECBU, radiographie thoracique ;
- un bilan « complet » de coagulation à la recherche d'une coagulation intravasculaire disséminée (CIVD) toujours possible dans ce contexte : TP, TCA, fibrinogène, complexes solubles, dosage des facteurs de la coagulation (ces examens seront des plus utiles pour la pose d'un cathéter central) ;
- un groupe sanguin, RAI : le patient va être prochainement transfusé ;
- un bilan métabolique : ionogramme sanguin, créatinine, lactates déshydrogénases (LDH), calcémie, phosphorémie à la recherche d'un syndrome de lyse tumorale responsable d'une insuffisance rénale, d'une hyperkaliémie, etc. ;
- une glycémie, de principe.

120 Greffe de moelle

g. Les trois principaux organes cibles de la GVH aiguë sont la peau, le foie, le tube digestif.

Chaque membre de la fratrie a seulement une chance sur quatre d'être compatible pour le don de moelle :
- le traitement destructeur de la moelle du receveur a lieu avant, sinon il détruirait également le greffon ;
- la ciclosporine a pour but le blocage de la GVH, agression de l'hôte par le greffon ;
- la greffe proprement dite s'effectue comme une transfusion sanguine, c'est le prélèvement de moelle chez le donneur qui s'effectue au bloc opératoire sous anesthésie générale ;
- les cellules réinjectées dans le cadre d'une autogreffe de moelle appartiennent au patient lui-même, elles reconnaissent comme identiques, sur un plan immunologique, les structures biologiques dans lesquelles elles se retrouvent et ne les agresseront pas.

121 Devant **une hémorragie brutale et importante**, les examens urgents sont :

a. groupe sanguin ABO Rh et b – RAI pour le bilan transfusionnel ;

f. mesure de la pression artérielle ;

g. surveillance de la diurèse : la chute de la pression artérielle et/ou de la diurèse constitue un critère de choc hypovolémique dans le contexte nécessitant des mesures de réanimation très urgentes.

(La phosphorémie et le dosage du fer sérique sont tout à fait inutiles).

122 Bonnes associations

1. c ; 2. c et e ; 3. a ; 4. d ; 5. b

1. Règles abondantes. c. Anémie par carence de fer.

2. Grossesses rapprochées et répétées. e. Anémie par carence en folates (et en fer).

3. Origine méditerranéenne. a. Anémie par hémoglobinopathie héréditaire de type thalassémie.
4. Dialyse. d. Anémie de l'insuffisance rénale chronique.
5. Hémoglobine 13 g/dL. b. Absence d'anémie.

123 Avis sur chacune des propositions

a. Faux, l'hémolyse consiste en un raccourcissement de la durée de vie des globules rouges.
b. Faux, l'anémie par carence martiale (carence en fer) résulte d'un défaut de production des globules rouges en hémoglobine (cette dernière a besoin d'incorporer du fer pour sa synthèse).
c. Vrai, car il faut recharger les réserves en fer de l'organisme.
d. Faux, les réticulocytes sont de tous jeunes globules rouges, leur présence en abondance témoigne d'une bonne vitalité de la moelle osseuse.
e. Faux, le traitement essentiel est celui de l'étiologie de l'anémie, la transfusion n'est réservée qu'aux anémies profondes et/ou mal supportées sur le plan clinique.

124 Polyglobulie

a. Vrai, l'organisme réagit au manque d'oxygène en augmentant son taux de globules rouges.
b. Vrai, parfois plus de 20 ans.
c. Faux : les patients peuvent être érythrosiques (rouges).
d. Vrai, car la viscosité du sang est accrue.
e. Vrai, la polyglobulie est l'une des rares indications de la saignée.
f. Faux, en aucun cas.

125 Décontamination digestive

b. Vrai.
c. Vrai, idéalement toutes les six heures. (Il ne faut pas consommer d'eau distillée ; la consommation de salade est interdite ; la décontamination digestive pour une période aussi courte est inutile, en raison du faible risque infectieux et surtout du temps de latence exigé pour son efficacité qui sera supérieur à la durée de la leucopénie.)

126 Dès l'annonce d'un diagnostic de cancer, pathologie souvent mortelle, et dont les traitements sont toxiques, voire mutilants, l'objectif de l'infirmière est de :
• accompagner et de répondre aux attentes des patients favorisant ainsi :
– la relation humaine de confiance ;
– l'adhésion du patient au traitement afin de lui permettre d'être acteur de ses soins ;
• organiser un temps de consultation infirmière (se référer au chapitre hématologie) ;
• évaluer l'impact de l'histoire de la personne et de sa culture dans la perception de la maladie et des traitements ;
• utiliser les techniques de la communication fonctionnelle verbale : l'écoute, la reformulation ;
• s'engager dans une relation d'aide dans l'empathie, l'écoute active, l'authenticité, l'immédiateté, la congruence, le respect chaleureux ;
• aider le patient sur le plan psychologique : repérer les mécanismes de défense adaptatives autoriser l'expression des émotions ;
• aider le patient à reformuler et formaliser ce qu'il comprend de sa maladie et de son traitement ; l'aider à formuler les questions qui peuvent l'apaiser ou le rassurer ;
• s'enquérir de l'entourage et/ou d'un soutien moral ;
• expliquer le déroulement des divers examens nécessaires : le manque d'informations est très anxiogène ;
• recueillir des informations : inventaire des ressources de la personne ;
• découvrir et approfondir les besoins biologiques, psychologiques, sociaux et spirituels du patient ;
• contribuer à la planification des soins en fonction de son rôle propre et de la prescription médicale.
Le but est d'informer et de renforcer les explications du médecin sur le traitement de chimiothérapie.

127 Face à un patient douloureux, l'infirmière va avoir comme objectif la disparition ou diminution de la douleur exprimée par le patient : évaluation de sa douleur et mise en œuvre des moyens pour la traiter.
• Évaluer la douleur :
– remplir la fiche d'évaluation avec le patient. Lui apprendre à la remplir seul (site, intensité, durée) ;
– aider le patient à identifier ce qui augmente la douleur.
• Fatigue :
– apprendre à planifier ses activités dans la journée, en tenant compte de ses limites ;
– expliquer que la fatigue « prend de l'énergie ».

• Peur :
– Se mettre à l'écoute du patient pour lui permettre d'exprimer ses peurs : de la douleur, du devenir, de la perte d'autonomie, des opiacés... ;
– mouvements ou positions antalgiques : apprendre au patient à les lister afin de les éviter.
• Manque de sommeil :
– signaler au médecin les troubles du sommeil ;
– éviter les soins nocturnes.
• Identifier les facteurs qui diminuent la douleur selon le choix du patient.
– moyens de détente : massage, lecture, musique, relaxation, bains chauds, vessie de glace ;
– immobilisation de la partie douloureuse ;
– application et évaluation du traitement ;
– expliquer les raisons de la nécessité de prises régulières d'antalgiques ;
– évaluer l'efficacité du traitement 30 minutes et 6 heures après la prise ;
– demander au patient de signaler la réapparition des douleurs ;
– évaluer auprès du patient la connaissance des effets indésirables du traitement.
• Si nécessaire, donner des informations sur les techniques de traitement spécifique : pompe d'analgésique autocontrôlée (PCA), électrostimulation transcutanée.
• Aider la famille à répondre au mieux au patient
• Faciliter la communication avec l'entourage.
• Encourager le rôle de la famille.

128 Face au patient traité par radiothérapie, l'infirmière doit :
• lui expliquer ce type de traitement (nombre de séances, durée, matériel utilisé) ;
• surveiller l'apparition d'effets indésirables :
– signes cutanés : la peau irradiée reste sensible, érythème léger, dermite :
  - hydrater la peau irradiée avec une crème grasse avant (plusieurs heures avant le rendez-vous), arrêter l'applicatuion et reprendre après la radiothérapie ;
  - proscrire les savons et les cosmétiques allergisants et utiliser des savons au pH neutre, sans savon (syndet) ;
  - proscrire les vêtements synthétiques majorant la sudation et la macération ;
  - sécher, tamponner la peau, ne pas la frotter dans les zones irradiées pour éviter les frottements et le risque de surinfections cutanées ; éviter les chaînes et bijoux en contact avec la peau ;
  - éviter les pressions importantes : ceinture, soutien-gorge trop serré ;
  - interdire les lotions alcoolisées, les déodorants sur la zone traitée ;
  - interdire les expositions au soleil de la région irradiée (les baignades sont autorisées mais utiliser un écran solaire couvrant de bonne qualité) ;
– signes digestifs : nausées, vomissements, perte d'appétit ;
– signes infectieux : fièvre ;
– fatigue générale ;
• évaluer l'action des traitements symptomatiques.

129 Les soins infirmiers à apporter aux personnes atteintes d'aplasie sont les suivants :

Accueillir la personne :

• lui procurer un environnement sécurisant et confortable adapté aux répercussions physiques ;
• la mettre en confiance afin de réaliser les examens permettant de confirmer le diagnostic.

Prévenir tout risque d'infection chez ces personnes fragilisées :

• surveiller l'hygiène corporelle afin d'éviter toute porte d'entrée cutanée ;
• contrôler la cavité buccale et l'hygiène de celle-ci, éduquer si nécessaire ;
• vérifier l'état du cathéter central et/ou des voies veineuses périphériques ;
• faciliter le transit intestinal pour éviter l'infection.

Réaliser les prescriptions médicales :

• souvent, transfusion de globules rouges ;
• souvent, transfusion de plaquettes ;
• injections ;
• antibiotiques ;
• transcrire les constantes, les transfusions, les résultats de chaque soin sur le dossier de soins ;
• déclarer tout accident transfusionnel à l'hémovigilance.

130 Les soins infirmiers au regard d'une pose de transfusion sanguine sont les suivants :
• informer le patient (nécessité de recueillir le consentement éclairé du patient) ;

• s'assurer qu'un médecin peut intervenir à tout moment ;
• vérifier le contrôle attestant la compatibilité ;
• avoir à portée de main la carte de groupage comportant les deux déterminations et la fiche de distribution nominative (exemplaire assurant la traçabilité et conservé dans le dossier transfusionnel) ;
• mettre en place une voie d'abord veineux périphérique fiable, réservée à cet effet (aucun soluté ne doit passer simultanément, excepté du sérum physiologique) ;
• installer confortablement le patient ;
• informer le patient sur les éventuels effets secondaires immédiats ou retardés. certains incidents peuvent être considérés comme banals par le patient et s'aggraver secondairement. L'infirmier lui précise clairement qu'il doit signaler immédiatement : douleur lombaire, dyspnée, angoisse, vertiges, frissons, chaleur, urticaire, nausées, vomissements ultérieurement diarrhées, couleur anormale des urines ;
• contrôler avant et après la transfusion :
- pouls ;
- pression artérielle ;
- température ;
- conscience ;
- éventuellement diurèse et aspect des urines ;
- saturation.
• démarrer la transfusion à débit lent : 30 gouttes/min ;
• surveiller attentivement pendant les 15 premières minutes au lit du patient (c'est la période où les accidents graves peuvent survenir) ;
• puis surveillance du patient toutes les 15 à 30 minutes durant la transfusion avec traçabilité sur feuille de surveillance ;
• suivant la tolérance, transfuser pendant :
- 1 h 30 à 2 h les concentrés globulaires soit environ 5 mL/min ;
- 20 min les plaquettes soit environ 10 mL/min ;
- pour le plasma environ 10 mL/min ;
• expliquer au patient qu'il doit signaler immédiatement toute modification de son état ;
• reconnaître les signes d'accident :
- malaise ;
- douleurs lombaires ;
- états de choc ;
• reconnaître les signes d'incident :
- fièvre ;
- frissons ;
- urticaire ;
• en cas d'accident ou d'incident :
- arrêter immédiatement la transfusion ;
- garder la voie d'abord veineuse perméable avec un sérum physiologique ;
- surveiller tension artérielle, pouls, température, conscience et saturation
- appeler le médecin ;
- prélever un tube hépariné et deux tubes secs ;
- rester auprès du patient, faire apporter le chariot d'urgence et assurer une réanimation si nécessaire sur prescription médicale ;
- conserver la poche au frigo avec la tubulure dans un contenant adapté ainsi que les cartes de contrôle ;
- remplir le rapport de réaction transfusionnelle ;
- renvoyer la poche incriminée avec carte de groupe et carte de contrôle ultime à l'établissement français du sang en fournissant des informations très précises ;
- déclarer au correspondant d'hémovigilance de l'établissement de santé dans les 8 h ;
• conserver les cartes de contrôle dans une enveloppe dans le dossier du patient pendant environ trois semaines (les éliminer comme des déchets).

131 **Les soins infirmiers auprès d'un patient souffrant d'anémie** sont les suivants :
• observer chez le patient les signes de l'anémie : pâleur, fatigue, tachycardie, hypotension, dyspnée d'effort, de repos, angor indiquant une souffrance cardiaque, céphalées, vertiges, bourdonnements d'oreilles et les communiquer au médecin ;
• prendre les constantes : pouls, tension artérielle et fréquence respiratoire ;
• évaluer les besoins en oxygène en observant l'état des muqueuses, des conjonctives, la blancheur du visage et aider le patient en tenant compte de son degré de fatigue ;
• expliquer au patient les raisons de sa fatigue, d'une baisse d'activité, d'une somnolence, de son essoufflement, et des autres signes d'hypoxie ;
• expliquer le rôle de l'hémoglobine dans l'oxygénation des tissus et les conséquences de sa baisse sur le fonctionnement de l'organisme ;
• donner quelques conseils au patient concernant les précautions à prendre lors des changements de position : ne pas se

lever brutalement pour éviter une chute tensionnelle, s'asseoir au bord du lit avant toute verticalisation, regarder loin devant soi et non le sol ;
- déceler, dans une numération formule sanguine, l'existence d'une anémie, son type, son caractère régénératif ou non, et le transmettre au médecin ;
- informer le patient de la nature et du but des examens complémentaires à pratiquer et des traitements à mettre en œuvre ;
- vérifier l'existence d'une carte de groupe sanguin avec deux déterminations ;
- réaliser sur prescription médicale la transfusion de globules rouges ;
- transcrire les constantes, les transfusions, les résultats de chaque soin sur le dossier de soins ;
- déclarer tout accident transfusionnel à l'hémovigilance, informer le patient.

132 **Les soins infirmiers devant une épistaxis** sont les suivants :
- asseoir le patient (ne pas l'allonger car cela augmente la pression veineuse et par conséquence l'hémorragie ;
- éviter la bascule de la tête en arrière car le sang s'écoulerait dans l'arrière gorge ;
- donner un haricot pour qu'il crache et non qu'il déglutisse ;
- comprimer la narine qui saigne avec l'index ou une compresse pliée en quatre ;
- insérer une petite mèche dans la narine et la laisser en place ;
- retirer la mèche environ 6 heures après en l'humidifiant avec du sérum physiologique.

133 **Les soins de support** se définissent comme l'ensemble des soins et soutiens nécessaires aux personnes malades, parallèlement aux traitements spécifiques, lorsqu'il y en a, tout au long des maladies graves. Ils intègrent la notion de soins continus et de globalité des soins. Le Plan Cancer insiste tout particulièrement sur :
- la nécessité d'une coordination des différents acteurs : médecins algologues, infirmiers, assistants sociaux, psychologues, kinésithérapeutes, nutritionnistes... dans le cadre notamment d'unités mobiles pouvant intervenir au sein d'un réseau (renforcer l'interface ville-hôpital) ;
- la facilité d'accès aux consultations d'oncopsychologie ;
- la nécessité de formation pour les soignants et les médecins.

134 **Les soins de supports** s'organisent autour de la personne malade. Cela implique que chaque acteur intègre des notions fortes :
- le patient est un individu malade ;
- en tant qu'individu, il n'appartient qu'à lui-même ;
- en tant que malade, il nécessite l'attention et les soins de tous les professionnels dans sa dimension physique, psychologique et sociale ;
- il confie sa propre personne, car son histoire du jour, cette étape difficile, le fragilise dans tous ses aspects.

Les soins de supports complètent les soins spécifiques et concernent tout particulièrement la douleur, la fatigue, la nutrition, les troubles digestifs, urinaires, respiratoires, sexuels, sociaux, psychologiques, la fin de vie.

135 **Soins de prévention et d'éducation à apporter à une personne sous traitement morphinique**
- Objectif : avoir trois selles par semaine au minimum.
- Évaluation des besoins par un entretien, vérifier ce que le patient connaît.
- Éducation du patient.

– Lui dire que la constipation est quasi constante avec la prise de morphinique.

– Bien insister sur la nécessité de la prise de laxatifs oraux osmotiques ou stimulants (sur prescription médicale), tous les jours de manière systématique et pas seulement à la demande :
  - rechercher les facteurs favorisants : alitement, antécédents de constipation chronique ;
  - proposer un régime riche en fibres : céréales, fruits secs, légumes verts... ;
  - insister sur une hydratation d'au minimum un litre et demi ;
  - se préoccuper d'un environnement facilitant la défécation : intimité, installation, horaires, habitudes ;
  - proposer des activités physiques : verticalisation, mise au fauteuil, exercices respiratoires coordonnés ;
  - réaliser un toucher massage du côlon ou des exercices abdominaux pour stimuler le transit.

Orl, stomatologie et ophtalmologie

13

UE 2.7, 4e semestre

Questions

1 Décrire les trois composantes de l'oreille.

2 Définir les acouphènes.

3 Définir l'otalgie.

4 Décrire les examens cliniques effectués de façon systématique devant une symptomatologie de l'oreille.

5 Citer les pathologies de l'oreille moyenne.

6 Décrire la technique du lavage d'oreille en précisant les précautions à prendre pour réaliser ce soin en toute sécurité pour le patient.

7 Définir la rhinorrhée.

8 Définir une rhinite.

9 Décrire les signes cliniques des sinusites aiguës, leur traitement médical et instrumental.

10 Définir la polypose naso-sinusienne (PNS) et citer les éléments du traitement médical et chirurgical.

11 Énumérer les causes des épistaxis.

12 Décrire la conduite à tenir en présence d'un malade atteint d'épistaxis.

13 Citer les différentes techniques des méchages et les autres méthodes de compression utilisées dans le traitement des épistaxis.

14 Nommer les trois étages du pharynx.

15 Citer deux rôles du pharynx.

16 Définir la dysphagie.

17 Citer les éléments de surveillance d'un enfant après une amygdalectomie.

18 Nommer les signes cliniques des angines aiguës érythémateuses ou érythémo-pultacées.

19 Nommer les complications des angines.

20 Citer les cinq cartilages du squelette laryngé.

21 Citer les nerfs assurant l'innervation du larynx.

22 Citer les fonctions essentielles du larynx.

23 Citer les types de laryngites aiguës de l'adulte et de l'enfant.

24 Énumérer les différents types de tumeurs du larynx et leur traitement.

25 Préciser l'épidémiologie des cancers du larynx.

26 Citer les premiers signes de l'existence d'un cancer du larynx.

27 Expliquer en quoi consiste le traitement chirurgical du cancer du larynx.

28 Expliquer ce qu'est une trachéotomie.

29 Décrire les soins infirmiers après une trachéotomie.

30 Décrire la salive.

31 Citer les trois paires de glandes salivaires principales.

32 Énumérer les principales anomalies de la réfraction et de l'accommodation visuelle.

33 Énumérer les principaux types de conjonctivites.

34 Définir les kératites et préciser leur étiologie.

35 Nommer les principales pathologies du cristallin.

36 Définir le glaucome.

37 Citer les affections inflammatoires des paupières.

38 Caractériser l'uvéite antérieure ou iridocyclite.

39 Décrire la dégénérescence maculaire liée à l'âge.

40 Expliquer comment appliquer un collyre.

41 Expliquer la méthode pour une instillation multiple de collyres.

42 Décrire le premier geste à faire en cas de projection d'un produit dangereux ou de sang dans l'œil.

43 Définir un orgelet.

44 Expliquer les précautions que doit prendre un patient après une intervention ophtalmique.

Réponses

1 **L'oreille,** organe neurosensoriel, comprend : l'oreille externe (pavillon, et conduit auditif externe) ; l'oreille moyenne (caisse du tympan, antre mastoïdien et cellules mastoïdiennes) ; l'oreille interne ; la cochlée et le vestibule.

2 **Les acouphènes** sont des sons plus ou moins élaborés, le plus souvent subjectifs, plus rarement objectifs, par exemple d'origine vasculaire. Les acouphènes subjectifs à type de bourdonnements ou de sifflements, de tonalité grave ou aiguë, uni ou bilatéraux, isolés ou associés à une hypoacousie, sont plus ou moins tolérés par le patient. Ils sont dus le plus souvent à une atteinte de l'oreille interne.

3 **L'otalgie** est une douleur de type et d'intensité variables ressentie par le patient au niveau de l'oreille qui peut révéler aussi bien une lésion bénigne de l'amygdale qu'un cancer de l'oropharynx. Elle est avant tout d'origine infectieuse et la plus algique est l'otite externe.

4 **Les examens cliniques** effectués de façon systématique devant une symptomatologie de l'oreille sont les suivants :
- l'otoscopie : premier examen à entreprendre, elle se fait avec un bon matériel (lampe frontale, système grossissant, spéculum adapté au diamètre du conduit, système d'aspiration avec canules de tailles diverses). L'otoscopie permet de prélever puis d'aspirer une otorrhée, d'apprécier l'état du CAE, du tympan et de la caisse ;
- l'acoumétrie : réalisée par un praticien expérimenté, elle permet de préciser la réalité ou non d'une surdité ainsi que son type, en utilisant la voix chuchotée qui doit être audible à 5 mètres chez un sujet normo-entendant, et des diapasons vibrant à 250 et 4 000 Hz que l'on place vibrants sur le vertex, sur la mastoïde puis devant le méat acoustique.

5 **Les pathologies de l'oreille moyenne** sont :
- les otites moyennes aiguës (toute infection virale ou bactérienne de l'oreille moyenne apparue de façon aiguë, c'est-à-dire depuis moins d'un mois), généralement secondaires à une infection des fosses nasales ou du nasopharynx, dont les risques de complications imposent un traitement systématique par antibiothérapie probabiliste mais orientée par la connaissance des germes habituellement impliqués ;
- la catarrhe tubo-tympanique (atteinte non suppurée de l'oreille moyenne, provoquée par l'obstruction de la trompe auditive) qui se manifeste par une hypoacousie, avec impression d'oreille bouchée et autophonie, associée parfois à des bourdonnements ;
- les otites séreuses, manifestation la plus accomplie de la catarrhe tubo-tympanique ;
- les otites moyennes chroniques (toutes les affections moyennes génératrices d'otorrhée purulente, donc à tympan perforé, évoluant depuis plus de 3 mois) dans lesquelles on distingue les otites moyennes chroniques simples (otorrhée mucopurulente, abondante et désespérément rebelle) et les otites moyennes chroniques dangereuses, caractérisées par une destruction des parois osseuses de l'oreille moyenne et donc par un risque de complications graves (paralysie faciale, labyrinthite, méningite, abcès du cerveau, etc.).

6 **Principe et but du lavage d'oreille** :
- éliminer un bouchon de cérumen ou un corps étranger du conduit auditif externe par injection d'eau tiède sous pression ;
- un lavage d'oreille ne doit jamais être fait à la demande d'un malade sans confirmation du diagnostic par otoscopie, la baisse auditive, signe d'appel habituel, pouvant être due à une autre cause que celle liée à un banal bouchon de cérumen.

Matériels :
- poire en caoutchouc, seringue de grande capacité (60 mL) ;
- gouttière métallique, récipient ou haricot pour recueillir le liquide ;
- protection pour le patient ;
- eau bouillie à 37 °C pour éviter de déclencher un vertige.

Déroulement du soin :
- le patient est assis confortablement, les épaules protégées ;
- lui demander de maintenir le haricot sous l'oreille ;
- redresser le conduit en tirant le pavillon en haut et en arrière ;
- diriger le jet vers la paroi postérieure du conduit pour contourner l'obstacle ;

• après extraction en un seul bloc ou par fragments, assécher le conduit ;
• faire faire une vérification otoscopique par le médecin.

Incidents :

• en cas de difficulté, douleurs ou échec, ne jamais insister. L'otologiste sous contrôle de la vue peut essayer de mobiliser le bouchon ou prescrire des instillations de glycérine boratée ou de céruménolytique (Cérulyse®) pour le ramollir avant une autre tentative ;
• les vertiges et les nausées sont généralement évités si l'eau injectée est bien à 37 °C et si la pression exercée n'est pas trop forte ;
• en cas de perforation tympanique connue, il est préférable d'éviter un lavage, même avec un liquide stérile, et de procéder à l'extraction par aspiration sous microscope ;
• le bouchon épidermique résiste souvent au lavage et nécessite parfois une extraction à la pince sous contrôle microscopique ;
• nombre de corps étrangers peuvent être évacués par lavage. En cas d'échec il faut les extraire à la pince ou au micro-crochet, au besoin, surtout chez l'enfant, sous anesthésie générale pour éviter une blessure due à un mouvement intempestif du patient.

7 **La rhinorrhée** est un écoulement nasal, de quelque nature qu'il soit, antérieure et/ou postérieure, aiguë ou chronique, uni ou bilatérale.

8 On regroupe sous le nom de **rhinite** les atteintes de la muqueuse nasale, qu'elles soient d'origine infectieuse, inflammatoire, allergique, etc., facteurs d'ailleurs souvent intriqués.

9 **Les signes cliniques des sinusites aiguës** sont :
• la douleur spontanée, rythmée par les épisodes de rétention et de mouchage, fluctuante dans le nycthémère, accentuée par le proclive, de siège variable, diffuse dans la pansinusite, jugale dans la sinusite maxillaire, sourcilière dans la frontale et postérieure dans le sphénoïde ;
• la rhinorrhée purulente ;
• l'obstruction nasale ;
• la fièvre, de 38 °C environ.

Le traitement est médical et il associe les antalgiques, les vasoconstricteurs locaux durant 5 à 6 jours, une antibiothérapie, le plus souvent probabiliste, les mucolytiques et les aérosols soniques avec une association cortico-antibiotique, 3 fois par jour durant 8 jours.
Le traitement instrumental est réservé aux sinusites dont le traitement médical ne permet pas le drainage spontané, aux sinusites nosocomiales en réanimation et aux sinusites résistant au traitement médical. Ce traitement regroupe la ponction drainage du sinus maxillaire, la trépanoponction du sinus frontal, la sphénoïdotomie et la technique de Proetz.

10 **La polypose naso-sinusienne** se définit par le développement dans les fosses nasales de polypes de volume progressivement croissant, à partir des cellules ethmoïdales. Le traitement, qui a pour but de faire régresser les polypes, ou au moins d'empêcher leur accroissement, repose sur la corticothérapie locale au long cours, le résultat n'étant significatif qu'après 3 à 6 mois. En cas de récidive ou de complications (surinfections sinusiennes itératives ou chroniques), le traitement chirurgical s'impose. Il associe un évidement ethmoïdal bilatéral, une méatotomie moyenne bilatérale et une sphénoïdotomie bilatérale (nasalisation des sinus).

11 **Les causes des épistaxis** sont diverses. On distingue :
• l'origine traumatique : fracture, plaie muqueuse ;
• la cause locale : polype saignant, fibrome nasopharyngien, tumeur maligne ;
• la cause générale : syndrome hématologique, insuffisance hépatique, maladie de Rendu-Osler, hypertension, traitement anticoagulant ;
• l'épistaxis essentielle : fragilité de la tache vasculaire chez le sujet jeune déclenchée par un microtraumatisme ou le passage du froid au chaud.

12 **Conduite à tenir en présence d'un malade atteint d'épistaxis :**
• avant tout, rassurer le patient et son entourage car toute hémorragie est anxiogène ;
• placer le patient en position assise, tête penchée en avant. En cas de tendance syncopale, le coucher de préférence en position ventrale ;

• apprécier l'importance du saignement et le noter sur le dossier de soins ;
• évaluer le retentissement de l'hémorragie : pouls, pression artérielle. En présence de signes de gravité prévoir l'hospitalisation, la mise en place d'une voie veineuse périphérique, un bilan de la coagulation, un groupage ;
• tenter de stopper l'hémorragie dans l'attente du spécialiste en faisant évacuer les caillots par mouchage et compression digitale des ailes du nez sur la cloison avec ou sans mise en place d'un coton imbibé d'eau oxygénée, ou de thrombase ;
• préparer le matériel d'exploration et de méchage, éclairage, endoscope, aspiration, matériel de coagulation, spéculum, pince de Lubet, mèches, lidocaïne, sonde de Nélaton si un méchage postérieur doit être envisagé.

13 La plupart des **traitements de l'épistaxis** visent à stopper le saignement par compression. Après mouchage pour évacuer les caillots qui encombrent les fosses nasales, on peut utiliser les méthodes suivantes :
• compression digitale : la pression de l'aile du nez sur la cloison avec ou sans mise en place d'un coton imbibé (eau oxygénée, antipyrine, thrombase, etc.) peut suffire pour stopper une hémorragie provenant de la tache vasculaire ;
• tamponnement intérieur : après pulvérisation de lidocaïne, introduction d'une mèche grasse de 3 cm de largeur ;
• tamponnement postérieur : introduire dans la fosse nasale une sonde de Nélaton que l'on récupère par la bouche.
• Les autres méthodes de compression sont les suivantes :
• sondes à double ballonnet, l'un, allongé, dans la fosse nasale, l'autre, dans le cavum ;
• tampons de Mérocel®, qui s'expandent au contact des liquides ;
• éponge résorbable (Surgicel®) en cas de muqueuse fragile ou au cours de maladies hématologiques.

14 **Les trois étages du pharynx** sont le nasopharynx (cavum) qui communique avec les fosses nasales en avant et avec l'oropharynx en bas, l'oropharynx qui s'étend du bord libre du voile en haut à l'os hyoïde en bas et l'hypopharynx, entonnoir étendu des plis pharyngo-épiglotiques au bord inférieur du cartilage cricoïde.

15 En dehors d'un rôle passif dans la respiration (le voile ne se relève que dans la respiration buccale), **le pharynx** joue un rôle important dans la déglutition. Outre ce rôle principal, le pharynx intervient dans la phonation comme cavité de résonance, ainsi que dans l'audition par l'intermédiaire des trompes d'Eustache. Les formations lymphoïdes (amygdales pharyngées, palatines, linguales, amas tubaires) jouent un rôle dans les mécanismes immunologiques de défense.

16 **La dysphagie** se définit comme une difficulté à la déglutition de la salive ou des aliments souvent associée à une douleur.

17 **Surveillance d'un enfant après une amygdalectomie**

Surveillance immédiate :
• l'enfant doit être couché sur le ventre ou sur le côté ;
• administrer des sédatifs en évitant l'aspirine qui favorise le saignement ;
• l'antibiothérapie n'est pas systématique mais peut être prescrite par le chirurgien en cas d'antécédents de rhumatisme articulaire aigu (RAA).

Surveillance de l'état général :
• surveillance très attentive pour dépister une éventuelle hémorragie (sang rejeté au cours d'un vomissement, pouls, pression artérielle, coloration du visage, agitation) ;
• en cas d'hémorragie, appeler d'urgence le chirurgien et pratiquer une compression de la loge amygdalienne avec un tampon monté sur pince.
L'administration d'hémostatiques ne doit pas retarder ce geste ni une réintervention éventuelle.

L'alimentation :
• l'alimentation est uniquement liquide et glacée pendant 24 h (se méfier, chez l'enfant, d'un excès d'absorption de glaces) ;
• conseiller pour les 4 à 5 jours suivants une alimentation molle et tiède et un retour progressif à la normale.

18 Les signes cliniques des **angines aiguës érythémateuses ou érythémo-pultacées** sont dominés par une odynophagie, qui peut conduire à une aphagie. Les signes généraux sont d'intensité variable : fièvre entre 38 et 39 °C. L'examen met en évidence une rougeur diffuse de la muqueuse, en particulier au niveau des piliers, des cryptes dilatées, emplies d'une sécrétion jaunâtre ou recouvertes de débris pultacés. Il existe des adénopathies cervicales, plutôt isolées au niveau du ganglion sous-digastrique lorsqu'il s'agit d'une atteinte bactérienne, plutôt diffuses lorsqu'il s'agit d'une atteinte virale.

19 **Les complications des angines** sont :
- le phlegmon péri-amygdalien, complication de l'amygdalite chronique, qui correspond à une suppuration entre la capsule amygdalienne et la paroi pharyngée latérale ;
- l'adénophlegmon, surtout chez le nourrisson, il constitue une évolution vers l'abcédation d'une adénopathie cervicale satellite de l'angine ;
- l'abcès intra-amygdalien et suppurations périphériques, rares, traités avant tout par antibiothérapie à large spectre par voie parentérale.

20 **Le squelette laryngé est formé par cinq cartilages :**
- le cartilage thyroïde, comportant deux ailes, il fait saillie (pomme d'Adam) sous la peau ;
- les cartilages cricoïdes, en forme de bague à chaton postérieur, surplombant la trachée cervicale ;
- les cartilages aryténoïdes, pyramides verticales dont la base, triangulaire, s'articule avec le chaton cricoïdien ;
- l'épiglotte, en forme de raquette, qui s'amarre par le ligament thyro-épiglottique à mi-hauteur de l'angle rentrant du cartilage thyroïde ;
- l'os hyoïde, en forme de fer à cheval, au-dessus et en avant du bord supérieur du cartilage thyroïde.

21 **L'innervation motrice du larynx** est assurée par le nerf récurrent, et l'innervation sensitive par le nerf laryngé supérieur.

22 **Les trois fonctions essentielles du larynx** sont la fonction de déglutition, grâce à son ascension, la fonction respiratoire et la fonction phonatoire.

23 **Les laryngites aiguës de l'adulte** sont :
- la laryngite catarrhale, fréquente et bénigne, d'origine microbienne ou virale ;
- la laryngite grippale.

Les laryngites aiguës de l'enfant sont :
- la laryngite aiguë sous-glottique, la plus fréquente, d'origine virale ;
- l'épiglottite, rare, urgence absolue car elle met en jeu le pronostic vital ;
- la laryngite striduleuse ou spasmodique ;
- l'œdème laryngé allergique ;
- la diphtérie ou croup, actuellement disparue (en France) ;
- le stridor laryngé congénital essentiel, collapsus respiratoire du vestibule laryngé, dû à une laryngomalacie, avec trachéomalacie associée.

24 **Les tumeurs du larynx** sont :
- les tumeurs bénignes du larynx, représentées par les polypes et les nodules. Leur traitement est chirurgical, exérèse sous anesthésie générale, par microchirurgie instrumentale ou laser, sous microscope et laryngoscopie directe en suspension ;
- les tumeurs malignes dont le signe d'appel habituel est la dysphonie. Le traitement repose actuellement sur la radiothérapie, réservée aux formes bourgeonnantes peu différenciées (cancers limités des cordes vocales), la chimiothérapie, encore controversée et la chirurgie depuis la cordectomie (ablation d'une corde vocale) jusqu'à la laryngectomie totale.

25 **Les cancers du larynx** représentent en France 25 % des cancers des VADS. Ils sont observés surtout chez les hommes, à partir de 45 ans. Le tabagisme est le principal facteur prédisposant. Les cancers les plus fréquents sont situés au-dessus de la glotte. Ce sont des ulcérations, des végétations précisées par l'endoscopie, les tomographies du larynx, l'IRM et le Doppler.

26 **Les premières manifestations des cancers du larynx** sont une modification de la voix et un enrouement résistant aux traitements classiques.

27 Dans le traitement des **cancers du larynx**, le geste chirurgical, souvent mutilant, varie avec l'étendue et avec l'atteinte ou non des ganglions.

On distingue :
• la laryngectomie partielle qui conserve la phonation et la déglutition sus-glottique ou sousglottique et respectant les cordes vocales ;
• la laryngectomie glottique (cordectomie) qui retire la partie mobile porteuse du cancer ;
• la laryngectomie totale, avec trachéostomie définitive ;
• le curage ganglionnaire monobloc.
Le patient doit être averti de la perte de la voix.

28 **La trachéotomie** est l'ouverture temporaire de la trachée à la base du cou sous le larynx, dont le but est de court-circuiter un larynx pathologique, de protéger les voies aériennes inférieures vis avis des fausses routes, de prendre le relais d'une ventilation artificielle pulmonaire.

29 **Les soins infirmiers :**
• toujours rassurer le malade avant les soins (prévoir une ardoise ou du papier pour communiquer) ;
• changer régulièrement le pansement isolant la canule de la peau et la bavette s'opposant à la projection des sécrétions ;
• faire des soins quotidiens pour éviter l'irritation et l'infection de la peau :
– nettoyage et séchage de la peau ;
– application de pommade antiseptique ;
– mettre en place une antibiothérapie par voie générale selon les prescriptions du chirurgien ;
• humidifier l'atmosphère et réaliser l'aérosolthérapie associant antibiotique, corticoïdes, mucolytiques ;
• aspiration des sécrétions en utilisant deux sondes séparées pour la bouche et la trachée.
Chaque sonde est placée dans un flacon de solution antiseptique, rincée dans un second flacon de sérum juste avant l'utilisation, nettoyée dans un troisième avant d'être replacée dans le premier ;
• nettoyage quotidien de la chemise interne de la canule ;
• le premier changement complet de canule doit être effectué par le chirurgien. Les changements ultérieurs sont effectués par l'infirmière lorsque le trajet peau-trachée est bien établi ;
• le plus rapidement possible, le patient doit être éduqué pour pratiquer lui-même ces soins à la demande. Le décret récent du 28 mai 1999 prévoit l'apprentissage des aspirations endotrachéales à un personnel non qualifié en particulier à un membre de la famille.

30 **La salive** est sécrétée par la glande parotide, la sous mandibulaire et la sublinguale ; sa quantité est d'environ 1 L et ses rôles sont multiples (défense, digestif, lubrification élimination).

31 **Les glandes salivaires** principales, au nombre de six, sont divisées en trois paires qui sont :
• la glande parotide (la plus grosse) ;
• la glande sous-maxillaire ;
• la glande sublinguale (la moins volumineuse).

32 **Les anomalies de la réfraction et de l'accommodation visuelle** sont :
• l'hypermétropie ;
• la myopie ;
• l'astigmatisme ;
• la presbytie.

33 **Les conjonctivites** sont la traduction clinique d'une inflammation de la conjonctive, muqueuse qui tapisse la face externe du globe oculaire et la face postérieure des paupières. On distingue :
• les conjonctivites allergiques ;
• les conjonctivites bactériennes ;
• les conjonctivites irritatives.

34 **Les kératites** sont des lésions inflammatoires ou dégénératives siégeant dans les couches superficielles de la cornée (ulcération épithéliale) ou dans le parenchyme cornéen (kératite stromale ou interstitielle). On distingue :
• les kératites traumatiques, fréquentes, les plus classiques survenant après exposition aux rayons ultraviolets (coup d'arc, ophtalmie des neiges) ;
• les kératites aiguës superficielles d'origine herpétique, correspondant le plus souvent à une réactivation du virus herpès simplex de type I, déclenchées par le stress, l'exposition aux UV, les menstruations, la fièvre, les traumatismes physiques ou psychologiques ;
• la kératite sèche due à un tarissement lacrymal.

35 **Les principales pathologies du cristallin** sont les cataractes, perte de transparence du cristallin qui entraîne une baisse progressive de la vision. On

parle de cataracte quand l'acuité visuelle est diminuée d'un tiers. Elle atteint essentiellement les sujets de plus de 65 ans :
- la cataracte congénitale : l'opacification est présente à la naissance ou peu après ;
- la cataracte sénile : l'opacification du cristallin est fréquente chez la personne âgée, mais elle peut être secondaire et il faut en chercher la cause (uvéite, glaucome, etc.) ;
- les cataractes d'origine endocrinienne qui se manifestent en cas de diabète, de corticothérapie, locale ou générale, au long cours, de myotonie de Steinert (myotonie atrophique), d'hypoparathyroïdie ;
- les cataractes de causes diverses : les cataractes traumatiques, les cataractes par agent physique (rayon X, etc.), des cataractes qui sont des complications d'affections oculaires (glaucome, myopie, iridocyclite, etc.).

36 **Le glaucome** est une maladie de l'œil caractérisée par une élévation de la pression intraoculaire avec atteinte du nerf optique et altération du champ visuel pouvant aboutir à la cécité (la pression intraoculaire normale est de 15 mm de mercure pour un œil sain, au moins égale à 22 mm de mercure pour un œil glaumateux).

37 **Les infections inflammatoires des paupières** sont :
- les blépharites, inflammation du bord libre des paupières ;
- les orgelets, furoncle de la glande pilo-sébacée annexée à un cil ;
- le chalazion, tumeur développée au niveau d'une glande de Meibomius, suite à l'obstruction de son orifice.

38 **L'uvéite antérieure ou iridocyclite** est une inflammation oculaire primitive touchant l'iris et le corps ciliaire. Les signes cliniques sont un œil rouge, douloureux, une baisse de l'acuité visuelle, une photophobie.

39 **La dégénérescence maculaire liée à l'âge (DMLA)** est la première cause de baisse d'acuité visuelle et de cécité chez les patients de + de 50 ans dans les pays industrialisés C'est une pathologie grave car elle touche le centre de la rétine, la macula, pouvant menacer la vision centrale.

40 **Pour appliquer un collyre, il faut :**
- vérifier la prescription ;
- vérifier les dates de péremption du collyre, date indiquée par le fabricant, date de l'ouverture du flacon (car le collyre est périmé 15 jours après l'ouverture dans la majorité des cas) ;
- se laver les mains ;
- prendre une compresse non stérile (stérile en postopératoire) ;
- baisser la paupière inférieure ;
- instiller le collyre dans la gouttière ainsi formée, vers le coin externe de l'oeil.
- ranger le matériel ;
- se laver les mains.

41 **L'ordre à suivre en cas d'instillation multiple de collyres est :**
1. sérum physiologique pour nettoyer l'oeil ;
2. collyres anti-inflammatoires ;
3. collyres antihypertenseurs ;
4. collyres antibiotiques ;
5. collyres dilatateurs ou Pilocarpine® ;
6. pommades ophtalmiques.

42 Le premier geste à effectuer en cas de **projection d'un produit dangereux ou de sang dans l'œil** est de rincer abondamment l'oeil au chlorure de sodium isotonique pendant 5 à 10 min.
Dans l'urgence, et suivant le lieu, ce lavage peut se faire à l'eau du robinet. On peut aussi fixer à l'aide d'un sparadrap, une perfusion de 250 mL de sérum physiologique, au-dessus de l'œil. Le patient est alors allongé ou demi-assis et tient un haricot contre son visage pour récupérer le liquide de lavage.

43 **Un orgelet** est un furoncle de la glande sébacée annexée à la base d'un cil. L'origine est staphylococcique.
Il se manifeste par une petite tuméfaction jaunâtre centrée sur un cil, parfois marquée par un oedème local. L'évolution se fait spontanément vers la guérison qui peut être hâtée par des bains d'œil à l'eau stérile tiédie et l'application locale de pommade ophtalmique antibiotique. Dans les cas récidivants, une vaccination antistaphylococcique peut être nécessaire.

44 **Les précautions à prendre après une intervention ophtalmique** sont :
- ne pas se pencher en avant, il est préférable de s'agenouiller ;
- ne pas porter d'objets lourds ;
- faire attention à ne pas mettre de shampooing ou de savon dans l'oeil ;

- éviter d'être constipé pour ne pas avoir à faire d'efforts à la défécation ;
- protéger l'œil en cas de vent (poussière, branches, feuilles) par des lunettes ou un pansement oculaire ;
- porter une coque la nuit pendant les premiers temps pour éviter de se mettre un doigt dans l'œil pendant le sommeil.

Neurologie et neurochirurgie

14

UE 2.7, 4e semestre
UE 2.8, 3e semestre

Questions

1 Définir le syndrome pyramidal.

2 Expliquer comment on recherche le réflexe cutané plantaire.

3 Définir le réflexe de Babinski.

4 Préciser la bonne réponse et argumenter : la nature des troubles neuropsychologiques rencontrés en présence de lésions cérébrales dépend de la localisation lésionnelle. Vrai ou faux.

5 Expliquer pour quelles activités l'hémisphère cérébral gauche est plus particulièrement spécialisé.

6 Expliquer pour quelles activités l'hémisphère cérébral droit est plus particulièrement spécialisé.

7 Citer deux troubles neuropsychologiques causés par une lésion de l'hémisphère cérébral gauche.

8 Citer au moins deux troubles neuropsychologiques causés par une lésion de l'hémisphère cérébral droit.

9 Définir l'aphasie.

10 Expliquer la caractéristique de l'aphasie de Broca.

11 Expliquer la caractéristique de l'aphasie de Wernicke.

12 Définir l'apraxie.

13 Définir l'agnosie.

14 Définir l'anosognosie.

15 Définir l'hémiasomatognosie.

16 Définir la négligence.

17 Définir la mémoire.

18 Définir l'amnésie.

19 Caractériser les troubles amnésiques pouvant accompagner un syndrome frontal.

20 Définir la démence.

21 Nommer la cause la plus fréquente de démence.

22 Définir la confusion mentale.

23 Décrire la conduite à tenir devant une personne présentant une confusion mentale.

24 Définir l'épilepsie.

25 Définir la crise d'épilepsie généralisée.

26 Citer les principaux signes cliniques de la crise d'épilepsie généralisée.

27 Définir la crise partielle d'épilepsie et en donner les signes cliniques.

28 Nommer les conséquences de l'épilepsie.

29 Préciser la ou les réponses exactes. Un traitement anticomitial :
a. entraîne des troubles de la vigilance ;
b. peut s'interrompre brutalement ;
c. impose un arrêt de travail prolongé ;
d. est incompatible avec la prise d'alcool ;
e. ne peut être suivi qu'en milieu hospitalier.

30 Donnez la ou les propositions exactes. Citer une complication fréquente d'un traitement prolongé par le Gardénal® :
a. l'hypercalcémie ;
b. l'insuffisance rénale ;

c. les douleurs articulaires du membre supérieur ;
d. la leucopénie ;
e. l'insuffisance hépatique.

31 Définir les céphalées.

32 Nommer les causes principales des céphalées.

33 Citer trois facteurs déclenchants de la migraine

34 Expliquer le traitement.

35 Définir la syncope.

36 Définir la syncope vagale.

37 Expliquer ce qu'est l'hypotension orthostatique.

38 Définir le coma.

39 Reconstituer le tableau permettant de préciser l'état de conscience (le type de coma) du sujet en fonction de ses réactions à différents stimuli.

40 Une autre échelle d'évaluation de l'état de conscience peut être utilisée : l'échelle de Glasgow. Reconstituer le tableau qui permet d'évaluer les comas par le score de Glasgow obtenu par l'addition des chiffres des trois items, titres des trois colonnes de ce tableau.

41 Définir l'hémiplégie.

42 Citer les signes cliniques de l'hémiplégie.

43 Citer les principales causes de l'hémiplégie.

44 Expliquer les mesures prophylactiques à mettre en place en cas de méningite et citer les mesures complémentaires à prendre lorsqu'il s'agit d'une méningite à méningocoque.

45 Préciser la ou les réponses exactes. Dans la méningite à méningocoque le liquide céphalo-rachidien (LCR) est :
a. eau de roche ;
b. xanthochromique ;
c. trouble ;
d. hémorragique ;
e. clair dans le troisième tube.

46 Citer les complications à redouter chez un patient atteint d'hémiplégie.

47 Argumenter la réponse dans la situation d'un patient atteint d'hémiplégie qui demande, pour son confort, que la perfusion prescrite soit posée au bras déficitaire.

48 Citer les erreurs à ne pas commettre devant un patient aphasique.

49 Expliquer ce qu'on appelle une algoneurodystrophie et ce que peut faire une infirmière pour la prévenir.

50 Donner le nombre d'os qui forme le crâne.

51 Énumérer les os crâniens.

52 Nommer la cavité du corps du sphénoïde qui loge la glande hypophyse.

53 Citer les os soudés qui forment chaque temporal.

54 Nommer la cavité du crâne qui abrite le cerveau.

55 Nommer les parties principales de chacun des deux hémisphères cérébraux.

56 Citer les cavités situées à l'intérieur du cerveau.

57 Nommer le canal qui réunit la partie postérieure du troisième ventricule à la partie supérieure du quatrième ventricule cérébral.

58 Expliquer où se loge le cervelet.

59 Nommer ce qui sépare le cervelet de la loge cérébelleuse.

60 Nommer ce qu'on appelle les méninges.

61 Citer les noms des méninges.

62 Préciser la bonne réponse et l'argumenter : le cerveau consomme 10 fois plus d'oxygène que les autres organes. Vrai ou faux.

63 Définir le RPM.

64 Qu'est-ce qu'un myosis.

65 Définir la mydriase.

66 Définir la mydriase unilatérale aréactive.

67 Citer le type d'exploration cérébrale non invasif apparu dans les années soixante dix.

68 Préciser la bonne réponse et l'argumenter : le scanner cérébral est toujours réalisé après injection d'un produit de contraste iodé. Vrai ou faux.

69 Nommer les cas dans lesquels on utilise le scanner cérébral.

70 Citer le procédé d'exploration cérébrale utilisé pour l'analyse des zones d'étude difficilement accessibles par le scanner.

71 Citer les applications principales de l'imagerie par résonance magnétique dans l'exploration cérébrale médullaire.

72 Préciser la bonne réponse : un patient porteur d'un pacemaker ne peut être examiné par IRM. Vrai ou faux.

73 Préciser la bonne réponse : une charge pondérale supérieure à 100 kg interdit la réalisation d'une IRM. Vrai ou faux.

74 Citer la principale contre-indication absolue à la pratique d'une IRM.

75 Citer d'autres contre-indications à la pratique d'une IRM liées aux caractéristiques de l'appareil ou découlant de celles-ci.

76 Nommer l'examen qui permet de mesurer la vitesse du flux sanguin.

77 Décrire le principe de l'écho Doppler.

78 Définir l'effet Doppler.

79 Nommer ce que peut montrer l'examen Doppler des vaisseaux du cou dans les bilans des AVC.

80 Citer ce qui est étudié avec un Doppler intracrânien.

81 Préciser la bonne réponse et l'argumenter : l'artériographie est également une technique basée sur les ultrasons. Vrai ou faux.

82 Préciser la bonne réponse et l'argumenter : l'artériographie s'effectue sans injection de produit de contraste. Vrai ou faux.

83 Citer les risques éventuels d'une artériographie.

84 Citer les différents points de ponction artérielle qui permettent l'injection de produit de contraste pour la réalisation d'une artériographie.

85 Décrire en quoi consiste la surveillance infirmière au retour d'une artériographie lorsque la ponction a été réalisée au niveau d'un membre.

86 Décrire en quoi consiste la surveillance infirmière au retour d'une artériographie lorsque la ponction a été réalisée au niveau de la carotide.

87 Décrire en quoi consiste la surveillance infirmière au retour d'une artériographie quel que soit le point de ponction.

88 Définir l'électroencéphalogramme.

89 Citer les circonstances dans lesquelles on prescrit un électroencéphalogramme.

90 Citer les contre-indications de l'électroencéphalogramme.

91 Décrire en quoi consistent les soins infirmiers avant et après un électroencéphalogramme.

92 Expliquer si l'on doit maintenir le patient dans un état particulier pendant le déroulement d'un électroencéphalogramme.

93 Expliquer comment améliorer l'exploration des crises d'épilepsie complexe.

94 Définir l'électromyogramme.

95 Citer les indications de l'électromyogramme.

96 Dans le diagnostic des polynévrites, expliquer ce que signifie la diminution des vitesses de conduction nerveuse observée sur l'électromyogramme.

97 Préciser la bonne réponse et l'argumenter : des lésions cérébrales irréversibles apparaissent dès la cinquième minute d'anoxie. Vrai ou faux.

98 Préciser et expliquer la bonne réponse : toute pathologie crânienne peut atteindre les centres respiratoires situés au niveau du tronc cérébral. Vrai ou faux.

99 Préciser la bonne réponse et l'argumenter : toute atteinte respiratoire modifie le débit sanguin cérébral. Vrai ou faux.

100 Préciser la bonne réponse et l'argumenter : une hypercapnie réduit le débit sanguin cérébral. Vrai ou faux.

101 Définir l'œdème cérébral.

102 Citer la cause de l'œdème cérébral.

103 Nommer les pathologies qui relèvent d'une chirurgie crânienne.

104 Citer le risque majeur lié à la chirurgie d'une tumeur cérébrale. Énoncer et justifier les moyens mis en place pour l'éviter.

105 Citer les tumeurs cérébrales bénignes les plus fréquentes.

106 Citer les tumeurs cérébrales malignes les plus fréquentes.

107 Définir le méningiome.

108 Définir le neurinome.

109 Définir la tumeur gliale.

110 Nommer les signes cliniques de la présence d'une masse intracérébrale anormale.

111 Citer les signes cliniques de focalisation d'une tumeur cérébrale.

112 Définir les métastases cérébrales.

113 Citer le signe d'appel principal du neurinome.

114 Définir un anévrisme cérébral.

115 Nommer les principales localisations des anévrismes cérébraux.

116 Citer la symptomatologie de l'anévrisme cérébral.

117 Nommer les risques d'une hémorragie méningée par rupture d'anévrisme.

118 Définir un angiome.

119 Donner la symptomatologie d'un angiome.

120 Nommer le principal risque évolutif de l'angiome.

121 Nommer les éléments sur lesquels est fondée la surveillance clinique neurologique.

122 Décrire les principaux soins postopératoires neurochirurgicaux.

123 Expliquer comment le monitorage de la pression intracrânienne est assuré.

124 Expliquer le but du monitorage du patient en postopératoire d'une chirurgie crânienne.

125 Citer les principales mesures du traitement préventif des complications d'une chirurgie crânienne.

126 Expliquer le traitement du risque d'aggravation de l'œdème cérébral.

127 Expliquer le traitement du risque d'infection après une chirurgie crânienne.

128 Donner le nombre de branches de division de la carotide primitive.

129 Citer les différentes branches de la carotide interne.

130 Définir le polygone de Willis.

131 Citer, dans le polygone de Willis, l'artère qui réunit les artères cérébrales antérieures droite et gauche.

132 Expliquer, dans le polygone de Willis, le rôle de l'artère communicante postérieure.

133 Définir le système vertébrobasilaire.

134 Citer les régions irriguées par l'artère cérébrale moyenne.

135 Citer les régions vascularisées par l'artère cérébrale antérieure.

136 Donner les régions vascularisées par l'artère cérébrale postérieure.

137 Définir l'accident vasculaire cérébral.

138 Donner les éléments diagnostiques de l'AVC.

139 Préciser la bonne réponse : les accidents vasculaires cérébraux sont la troisième cause de mortalité dans les pays industrialisés. Vrai ou faux.

140 Préciser la ou les réponses exactes. Parmi les facteurs de risque des accidents vasculaires cérébraux ischémiques on trouve :
a. l'infarctus du myocarde ;
b. l'hypercholestérolémie ;
c. le traitement œstroprogestatif ;
d. le diabète ;
e. l'hypertension artérielle.

141 Préciser la ou les réponses exactes. Devant un déficit moteur, on retiendra en faveur d'un accident vasculaire cérébral :
a. l'installation brutale du déficit ;
b. un signe de Babinski ;
c. une arythmie complète ;
d. un syndrome pseudogrippal ;
e. une aphasie constante.

142 Citer les éléments essentiels de surveillance neurologique et préciser le but de cette surveillance.

143 Citer dans quel mécanisme d'accident vasculaire cérébral on demande un bilan cardiaque. Justifier la réponse.

144 Citer les principaux facteurs de risque de l'AVC.

145 Citer les causes des accidents ischémiques cérébraux.

146 Citer le premier mécanisme de l'accident ischémique.

147 Citer l'autre mécanisme de l'accident ischémique.

148 Préciser les signes cliniques de l'AVC.

149 Citer les signes cliniques d'un AVC dû à l'occlusion de l'artère cérébrale moyenne.

150 Citer les signes cliniques d'un AVC dû à l'occlusion de l'artère cérébrale antérieure.

151 Citer les signes cliniques d'un AVC dû à l'occlusion de l'artère cérébrale postérieure.

152 Citer les signes cliniques d'un accident vertébrobasilaire avec lésion du tronc cérébral et du cervelet.

153 Citer les principales causes des accidents ischémiques.

154 Définir l'accident vasculaire transitoire.

155 Citer le traitement d'un accident vasculaire transitoire.

156 Définir l'hémorragie cérébrale.

157 Citer les causes principales des hémorragies cérébrales.

158 Dans la prise en charge infirmière d'un patient présentant un AVC en phase aiguë, la surveillance neurologique porte essentiellement sur l'apparition des signes d'aggravation à vérifier toutes les 30 min environ. Nommer les principales complications à dépister.

159 Expliquer sur quels paramètres la surveillance neurologique infirmière s'exerce après un AVC.

160 Décrire les soins infirmiers à apporter à une personne atteinte d'un accident vasculaire cérébral.

161 Préciser la ou les réponses exactes. La maladie de Parkinson se définit comme un syndrome de déficience en :
a. sérotonine ;
b. noradrénaline ;
c. amantadine ;
d. dopamine ;
e. acétylcholine.

162 Préciser la ou les réponses exactes. La principale lésion anatomique de la maladie de Parkinson intéresse :
a. la capsule interne ;
b. le locus niger ;
c. le thalamus ;
d. le corps calleux ;
e. le putamen.

163 Préciser la ou les réponses exactes. Le tremblement parkinsonien :
a. disparaît lors du mouvement volontaire ;
b. intéresse les membres supérieurs distaux ;
c. est lent et régulier ;
d. est un tremblement de repos ;
e. est ample et imprévisible.

164 Définir succinctement la maladie de Parkinson.

165 Citer le traitement médicamenteux qui a modifié radicalement l'importance des troubles neurologiques de la maladie de Parkinson.

166 Préciser la ou les réponses exactes. Parmi les effets secondaires d'un traitement à la L-dopa, on retrouve :

a. l'hypotension orthostatique ;
b. la constipation ;
c. l'hypoglycémie ;
d. les nausées ;
e. l'insuffisance hépatique.

167 Citer les effets secondaires de la dopathérapie et les moyens de les prévenir.

168 Compléter le schéma muet suivant qui illustre la disposition des méninges.

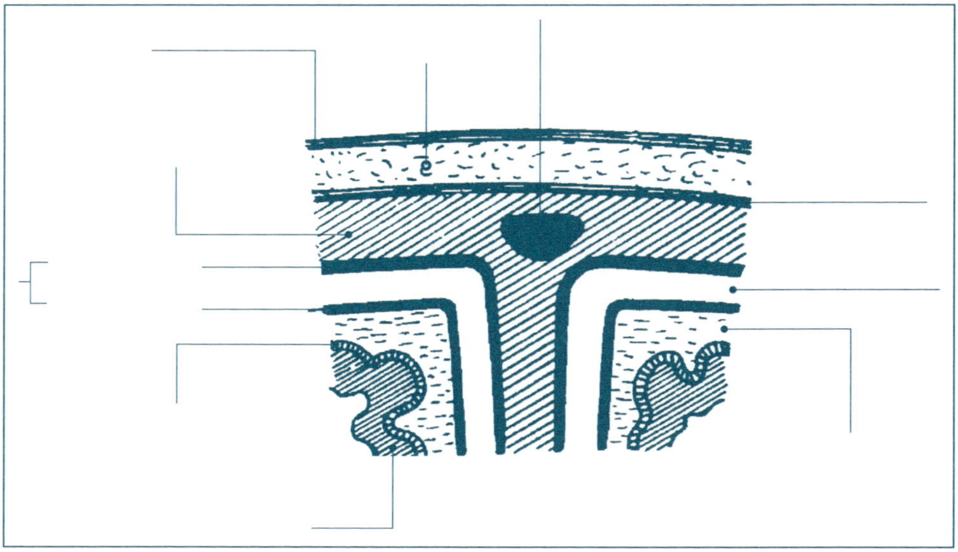

169 Définir le syndrome méningé et en donner les principaux signes cliniques.

170 Citer la cause principale du syndrome méningé.

171 Citer l'examen sur lequel se base le diagnostic médical du syndrome méningé.

172 Expliquer ce que met en évidence une analyse du liquide céphalo-rachidien dans le cas d'un syndrome méningé.

173 Donner le traitement de la méningite bactérienne.

174 Donner le traitement de la méningite virale bénigne.

175 Donner le traitement de l'hémorragie méningée.

176 Décrire les soins infirmiers d'un patient atteint de méningite.

177 Décire le rôle de la moelle épinière.

178 Citer les troubles observés en cas de lésion dans la zone cervicale de la moelle épinière.

179 Citer les troubles observables en cas de lésion dans la zone dorsale ou la zone lombo-sacrée de la moelle épinière.

180 Citer les signes cliniques d'une paraplégie complète due à une lésion de la zone dorsale de la moelle épinière.

181 Donner les deux complications essentielles à redouter chez un paraplégique :

a. les troubles de la déglutition ;
b. l'infection urinaire ;
c. les troubles respiratoires ;
d. les troubles de l'élimination intestinale ;
e. l'escarre.

182 Citer les buts des soins infirmiers auprès d'un patient paraplégique.

183 Citer les causes des lésions médullaires.

184 Citer les traitements des lésions médullaires.

185 Définir la sclérose latérale amyotrophique (SLA).

186 Citer les quatre handicaps majeurs qui frappent le malade atteint de sclérose latérale amyotrophique

187 Définir la maladie de Guillain-Barré.

188 Citer le ou les éléments en faveur d'une polyradiculonévrite aiguë ou syndrome de Guillain-Barré :
a. prédominance proximale du déficit moteur ;
b. installation ascendante et progressive d'un déficit moteur ;
c. installation brutale d'un déficit moteur et sensitif ;
d. paralysie spastique ;
e. trouble sévère de la vigilance.

189 Préciser la ou les réponses exactes. Les trois signes évocateurs d'une aggravation lors d'un syndrome de Guillain-Barré sont :
a. hyperpnée ;
b. pauses respiratoires ;
c. fausses routes ;
d. bradycardie ;
e. troubles de l'hématose.

190 Donner les éléments de surveillance infirmière auprès d'un patient atteint du syndrome de Guillain-Barré en phase d'évolution.

191 Préciser la physiopathologie de la maladie de Guillain-Barré.

192 Citer les causes principales des vessies neurologiques.

193 Définir la sclérose en plaques (SEP).

194 Définir les lésions neuropathologiques de la SEP.

195 Préciser la bonne réponse et l'argumenter : la sclérose en plaques est une maladie de l'adulte jeune. Vrai ou faux.

196 Préciser la bonne réponse et l'argumenter : les femmes sont plus souvent atteintes de la SEP que les hommes. Vrai ou faux.

197 Citer les principaux signes neurologiques de la SEP.

198 Citer le signe très évocateur du diagnostic de la SEP.

199 Citer les signes qui permettent d'évaluer la gravité d'une SEP.

200 Citer les examens essentiels pouvant apporter des éléments en faveur du diagnostic de SEP ou éliminer d'autres diagnostics dans les cas atypiques de SEP.

201 Décrire en quoi consistent les traitements des poussées de la SEP.

202 Citer les traitements de fond de la SEP.

203 Nommer les trois types de lésions traumatiques crâniennes.

204 Citer les causes des lésions osseuses crâniennes.

205 Décrire les formes sous lesquelles se présentent les lésions endocrâniennes extracérébrales.

206 Citer les trois grands types de lésions cérébrales.

207 Citer la principale aggravation d'un traumatisme crânien.

208 Expliquer la notion d'intervalle libre.

209 Préciser la bonne réponse et l'argumenter : le patient présentant un traumatisme crânien doit être installé bien à plat. Vrai ou faux.

210 Décrire les soins infirmiers à apporter dans la surveillance d'un patient présentant un traumatisme crânien.

211 Indiquer le seuil de gravité maximal dans la lecture du score de Glasgow.

212 Expliquer ce qu'indique un score de Glasgow inférieur à 7.

213 Indiquer à quoi correspond la recherche des signes oculaires dans la surveillance d'un traumatisé crânien.

214 Nommer les cavités de l'encéphale.

215 Énumérer et situer les ventricules de l'encéphale.

216 Définir le liquide céphalo-rachidien.

217 Nommer les organes qui secrètent le LCR.

218 Donner les principales caractéristiques du liquide céphalo-rachidien.

219 Définir et citer les effets de l'hydrocéphalie.

220 Citer les causes de l'hydrocéphalie.

221 Citer les signes cliniques de l'hydrocéphalie à pression normale.

222 Expliquer la nature du traitement de l'hydrocéphalie, en quoi il consiste et quel est son objectif.

223 Nommer la principale complication du traitement de l'hydrocéphalie par dérivation du LCR.

224 Nommer le second risque du traitement de l'hydrocéphalie.

225 Citer les principaux points de l'éducation de la famille ou de l'entourage proche d'un patient ayant subi une dérivation du LCR.

226 Expliquer le mécanisme physiopathologique de la hernie discale.

227 Préciser les signes cliniques de la hernie discale lombaire.

228 Décrire les soins infirmiers à apporter à un patient présentant une hernie discale.

229 Monsieur C., âgé de 32 ans, a été hospitalisé pour cure chirurgicale d'une hernie discale de type L5-S1, droite, sans déficit. Monsieur C. est marié, père de deux enfants (16 mois et 6 ans), habite une maison individuelle avec jardin. Il doit sortir ce jour.
Énumerer les conseils à donner à Monsieur C. à sa sortie, sachant qu'il aime bricoler et jardiner.

230 Madame S., 43 ans, a été hospitalisée pour la cure chirurgicale d'un adénome hypophysaire. Sa sortie est envisagée ce jour avec un traitement substitutif surrénalien soit 25 mg d'hydrocortisone par 24 h. Argumenter l'action éducative auprès de Madame S.

231 Pierre, 5 ans, est hospitalisé pour la mise en place d'une dérivation ventriculaire externe. Citer les complications de ce type de dérivation et les soins qui doivent être assurés à Pierre.

232 Renversé par une voiture, B., 16 ans, présente au moment de l'accident une perte de connaissance suite à un traumatisme crânien. À son arrivée dans le service d'urgence, il est noté une légère obnubilation sans signe neurologique. La radio crânienne montre une fracture dans la région temporale droite.
a. Nommer la complication qui peut survenir chez B. dans les heures qui suivent.
b. Nommer sur les éléments sur lesquels doit porter la surveillance à effectuer auprès de B. afin de dépister ces éventuelles complications.
c. Citer les éléments appréciés par le score de Glasgow.

233 Le diagnostic infirmier « risque élevé de syndrome d'immobilité » est souvent un diagnostic prévalant identifié par les infirmières auprès de patients dans un coma traumatique.
Parmi les complications citées par l'association nord-américaine des diagnostics infirmiers (ANADI), énumérer, parmi les propositions suivantes, celles qui sont adaptées à un patient dans le coma :
1. escarres de décubitus ;
2. constipation ;
3. stase des sécrétions pulmonaires ;
4. thrombose veineuse ;
5. infection des voies urinaires ;
6. rétention urinaire ;
7. perte de force et d'endurance ;
8. hypotension orthostatique ;
9. diminution de l'amplitude des mouvements articulaires ;
10. désorientation ;
11. perturbation de l'image corporelle ;
12. sentiment d'impuissance.

234 Citer les buts des soins infirmiers auprès des patients atteints de maladies musculaires.

Réponses

1 **Le syndrome pyramidal** est l'association d'un trouble de la commande motrice, d'un trouble du tonus avec hypertonie spastique, d'une modification des réflexes ostéo-tendineux qui sont anormalement vifs et d'un signe de Babinski.

2 **Le réflexe cutané plantaire** est recherché en grattant la plante du pied, du bord externe vers la base du gros orteil : dès l'acquisition de la marche, la réponse est une flexion du gros orteil.

3 En cas de lésion de la voie pyramidale, le réflexe cutané plantaire est inversé avec une réponse en extension du gros orteil : c'est le **signe de Babinski**.

4 Vrai, car il existe, pour les activités neuropsychologiques une spécialisation hémisphérique latéralisée.

5 **L'hémisphère gauche** est plus particulièrement spécialisé pour les activités du langage et du geste.

6 **L'hémisphère droit** est plus particulièrement spécialisé pour la prise en charge de l'espace corporel et extracorporel, et de l'attention.

7 **Une lésion de l'hémisphère cérébral gauche** est la cause d'aphasie et d'apraxie.

8 **Une lésion de l'hémisphère cérébral droit** est responsable d'une négligence, d'une hémiasomatognosie ou d'une anosognosie.

9 **L'aphasie** est un trouble du langage acquis, et plus précisément une perte partielle ou totale du langage écrit et oral.

10 L'**aphasie de Broca** est caractérisée par une réduction du langage oral, des troubles articulatoires, alors que la compréhension, sans être normale, est relativement préservée pour les ordres simples. Elle est secondaire à une lésion frontale.

11 **L'aphasie de Wernicke** est caractérisée par un langage spontané abondant, fluent, mais incompréhensible (jargon) et des troubles massifs de la compréhension. Elle est secondaire à une lésion plus postérieure, pariéto-temporo-occipitale.

12 **L'apraxie** se définit comme un trouble de la réalisation des gestes ou de l'utilisation d'objets en l'absence de paralysie ou de trouble sensitif.

13 **L'agnosie**
Il existe différentes perceptions qui sont visuelles, auditives et tactiles. L'agnosie est un trouble de la perception non lié à une atteinte sensorielle élémentaire. Cela signifie que la vue, l'audition et les possibilités de toucher sont indemnes, mais qu'un patient agnosique n'identifie pas ce qu'il voit, entend et touche. On parle d'agnosie visuelle, auditive et tactile.
L'hémisphère atteint est l'hémisphère gauche chez le droitier, sauf pour la reconnaissance des visages, des mélodies, qui dépendent de l'hémisphère droit. En effet, celui-ci serait l'hémisphère de l'affectif, par opposition à l'hémisphère gauche, qui serait celui du rationnel.

14 **L'anosognosie** est la méconnaissance du déficit : ainsi les patients hémiplégiques gauches ne se rendent pas compte de l'hémiplégie et prétendent pouvoir se lever et marcher.

15 **L'hémiasomatognosie** est un trouble très déroutant dans lequel le sujet ne reconnaît pas son hémicorps gauche comme lui appartenant et peut ainsi se plaindre qu'on a placé un bras ne lui appartenant pas dans son lit.

16 **La négligence** se définit comme l'impossibilité de réagir à des stimuli présents dans l'espace négligé et elle est responsable d'oublis. La négligence visuospatiale est le plus souvent gauche, secondaire à une lésion hémisphérique droite.

17 **La mémoire** est la possibilité d'acquérir des informations, de les stocker et de les utiliser à bon escient. Ce triple travail demande l'intégrité de l'ensemble des fonctions supérieures, et toute atteinte globale de celles-ci entrave la mémoire.

18 **L'amnésie** est la perte totale ou partielle de la mémoire. Les troubles mnésiques sont des troubles de la mémoire.

19 **Les troubles de la mémoire observés dans les lésions cérébrales bilatérales touchant les régions frontales** sont le plus souvent caractérisés par une incapacité à fixer des événements récents survenus après le début de la maladie neurologique : c'est une amnésie antérograde, l'amnésie des faits anciens survenus avant la maladie (amnésie rétrograde) étant rare.

20 **La démence** est une baisse des capacités intellectuelles. On parle de « détérioration intellectuelle » quand l'autonomie du sujet est conservée. Dans le cas inverse, il s'agit d'une démence. Il n'y a pas de « centre de l'intelligence », et la démence est due à une atteinte diffuse du cortex.

21 La cause la plus fréquente de démence est **la maladie d'Alzheimer**. La fréquence augmente avec l'âge. Il s'agit d'une atteinte dégénérative du cortex cérébral avec des dépôts de substance amyloïde. L'atteinte est progressive, sur plusieurs années, débutant souvent par des troubles de la mémoire.
Le traitement est complexe, l'objectif est de retarder l'apparition des conséquences de cette maladie évolutive.

22 **La confusion mentale** est une perturbation aiguë et le plus souvent transitoire des capacités d'éveil et d'attention, secondaire à une atteinte habituellement diffuse et réversible de l'encéphale. La capacité de recevoir, traiter, conserver et rappeler l'information est perturbée. La confusion est réversible lorsqu'une cause est mise en évidence et traitée.
C'est une urgence médicale, le pronostic vital étant en jeu du fait :
- des conséquences : le sujet ne peut plus assurer sa survie ;
- de la cause : c'est le signe d'une souffrance cérébrale aiguë.

23 **Conduite à tenir**
Il faut isoler le malade, le calmer, supprimer tous les médicaments non indispensables, assurer un apport hydrique et vitaminé suffisant, traiter la cause, et en particulier arrêter tout médicament susceptible d'avoir provoqué le syndrome confusionnel, surveiller régulièrement l'état cardio-respiratoire et la conscience. Toute mesure pouvant favoriser l'orientation dans le temps (calendrier, horloge) et dans l'espace, la présence d'objets familiers, sont utiles, surtout à l'approche de la nuit. La sédation qui devient nécessaire en cas d'agitation et de troubles du sommeil doit être réalisée en tenant compte du fait qu'un grand nombre de sédatifs aggravent les troubles cognitifs des sujets confus.

24 **L'épilepsie** est définie comme une décharge excessive, synchrone et massive des activités neuronales de tout ou partie du cortex cérébral. C'est un « embrasement du cerveau ».

25 **La crise d'épilepsie généralisée** est définie par la décharge hypersynchrone de l'ensemble des neurones du cortex.

26 **Les signes cliniques de la crise d'épilepsie généralisée** sont :
- la phase tonique avec des contractions intenses, généralisées, de tous les muscles entraînant une apnée et une morsure de la langue ;
- la phase clonique caractérisée par l'alternance contraction/décontraction des muscles ;
- la phase de résolution, stertoreuse, marquée par un coma profond avec reprise progressive de la respiration ;
- une chute brutale n'ayant pu être prévenue, cause d'hématome ;
- une perte de connaissance de plusieurs minutes ;
- une perte d'urines évocatrice ;
- une morsure de la langue ;
- un réveil progressif.

27 **La crise partielle d'épilepsie** est définie par la décharge des neurones d'une partie limitée du cortex. La présentation clinique est fonction de la zone corticale touchée (crise motrice, crise sensitive, crise auditive, crise visuelle, crise comportementale).

28 **Les conséquences**

Conséquence vitale : une crise épileptique n'est pas grave par elle-même. Elle peut l'être par sa cause initiale (tumeur cérébrale...), les circonstances de survenue (baignade, conduite automobile...) ou la survenue d'un état de mal épileptique. Celui-ci est défini par des crises rapprochées sans retour à la conscience ou une crise anormalement prolongée. Il s'agit d'une urgence vitale imposant le transfert du patient en milieu spécialisé, souvent de réanimation.

Conséquences psychologiques : il y a un retentissement sur l'entourage par le caractère impressionnant des crises et par la connotation négative que garde l'épilepsie dans l'esprit de la population. Le patient lui-même a tendance à se sentir diminué, différent. Il est très important de dédramatiser la situation devant une crise épileptique et de garder une attitude professionnelle. Une crise épileptique isolée n'est pas une urgence vitale absolue et ne nécessite pas une « agitation déplacée » qui ne fait qu'ajouter de l'angoisse au patient et à son entourage.

Conséquences sociales : la maladie épileptique, si elle n'est pas maîtrisée par les traitements, est une contre-indication à la conduite automobile, ajoutant un handicap social (diminution d'autonomie, retentissement professionnel). Elle peut également entraîner des difficultés professionnelles, familiales (perte de l'identité au sein de la famille) ou autour des loisirs (nécessité d'adapter le mode de vie, contre-indication de certains sports).

La maladie et ses conséquences possibles sont très importantes à expliquer au patient et de nombreux « épileptiques » mènent une vie normale s'ils adaptent leur mode de vie et s'ils prennent leur traitement selon la prescription.

29 **Un traitement anticomitial :**
a. entraîne des troubles de la vigilance ;
d. est incompatible avec la prise d'alcool.

30 Complication fréquente d'un traitement prolongé par le Gardénal®
c. Les douleurs articulaires du membre supérieur.

31 Le terme **céphalées** désigne les douleurs de l'extrémité céphalique, ou plus simplement les « maux de tête ».
La boîte crânienne et l'encéphale sont des structures insensibles. Les structures sensibles (point de départ possible de la douleur) sont : les méninges, les vaisseaux, la peau, les muscles, les contenus des cavités buccales, orbitaires, nasale et sinusiennes, les muqueuses et les nerfs sensitifs de la face.

32 **La cause des céphalées** est importante à connaître. Les céphalées psychogènes sont les plus fréquentes, la migraine vient en deuxième place, les autres causes révèlent parfois une affection nécessitant un traitement urgent.
L'ancienneté, le mode d'apparition, la durée, la périodicité des douleurs sont les éléments qui permettent le plus souvent de faire le diagnostic :
- le syndrome méningé (méningite, hémorragie méningée) ;
- les tumeurs cérébrales et l'hypertension intracrânienne ;
- les migraines et algies vasculaires ;
- les névralgies du trijumeau ;
- les céphalées après ponction lombaire ;
- les céphalées post-traumatiques ;
- la maladie de Horton ;
- les causes régionales (glaucome, sinusite, cause stomatologique) ;
- les céphalées psychogènes et céphalées de tension.

33 Les facteurs déclenchants de **la migraine** sont :
- des facteurs psychologiques : stress, surmenage, etc. ;
- des facteurs hormonaux : période prémenstruelle, etc. ;
- un facteur alimentaire : chocolat, vin, etc.

34 **Le traitement de la crise** repose sur des antalgiques généraux ou des antimigraineux spécifiques tels que les triptans. Le principe général est de traiter la crise le plus tôt possible, dès que les premiers signes apparaissent. En cas d'état de mal migraineux (crise particulièrement douloureuse et résistante aux traitements, un antidépresseur tricyclique par voie veineuse peut être utilisé).
Le traitement de fond de la maladie migraineuse n'est pas systématique, il dépend de la fréquence et de la sévérité des crises ainsi que du retentissement de la maladie migraineuse sur la vie quotidienne.

35 **La syncope** est une perte de connaissance complète avec abolition de la vie de relation et du tonus postural ; sa durée est très brève, fixée arbitrairement à moins de trois minutes. Dans le cas le plus typique, le sujet s'effondre à terre, reste inerte quelques secondes ou dizaine de secondes et revient à lui d'un seul coup spontanément.

36 **La syncope vagale** est une affection habituellement bénigne, très fréquente,

qui survient dans un contexte évocateur ; atmosphère chaude, confinée, sujet fatigué, à jeun, anxieux, ou ayant un stress aigu.
La syncope vagale est le plus souvent précédée de lipothymies, marquées par un malaise diffus, avec sensation de faiblesse des membres inférieurs, sueurs, pâleur, vertiges, vision trouble (les « 36 chandelles »), nausées voire vomissements. Les lipothymies durent 10 à 20 secondes et, notamment si le patient est immédiatement allongé, tout peut s'arrêter là : les troubles disparaissent, la syncope est évitée. Dans les cas contraires, le patient chute, le plus souvent en douceur. À terre, il est très pâle, inanimé, sans connaissance, ne répondant plus aux stimuli : le pouls radial est très faible, voire imperceptible ; la pression artérielle est imprenable. Si la syncope se prolonge au-delà de 20 à 30 secondes, on peut voir quelques secousses cloniques et éventuellement une perte d'urine, faisant alors croire à tort à une crise d'épilepsie. Contrairement à la crise comitiale, il n'y a pas de phase postcritique, c'est-à-dire que le retour à une conscience parfaitement normale est immédiat. Le malaise peut reprendre si le patient se lève ou se redresse trop rapidement.
On en rapproche le malaise postprandial du sujet âgé, cause fréquente de syncope. Lorsqu'on assiste à une lipothymie ou à une syncope vagale, le traitement consiste à allonger le patient, et éventuellement à lui surélever les membres inférieurs. En milieu médical, peut être réalisée une injection intraveineuse de 0,5 mg d'atropine. Si celle-ci n'est pas rapidement suffisante, on fait un remplissage vasculaire.

37 Très fréquente, **l'hypotension orthostatique** est le plus souvent iatrogène. Elle se manifeste comme la syncope vagale, mais survient lors du passage de la position allongée à la position debout. Sa mise en évidence repose sur la prise de la pression artérielle (PA) en position couchée puis debout. L'hypotension orthostatique est définie par la baisse de la pression artérielle systolique d'au moins 20 mmHg et/ou de la diastolique d'au moins 10 mmHg, accompagnée ou non de symptômes, survenant lors du passage de la position allongée à la position debout.
Cette baisse de la PA peut survenir immédiatement au lever, cinq minutes après celui-ci, ou lors d'une station debout prolongée.

38 Il y a coma lorsque le patient ne réagit plus aux stimuli oraux. Selon la profondeur du coma, évaluée par le score de Glasgow, il peut réagir à des stimuli douloureux : pincement cutané ou du tendon d'Achille.

39 Le tableau des **différents stades de coma** est le suivant :

Stade I – Coma vigile	Stade II – Coma moyen	Stade III – Coma profond	Stade IV – Coma dépassé
Réponse aux ordres simples	Réaction adaptée aux stimuli douloureux	Réaction inadaptée aux stimuli douloureux	Aucune réponse aux stimuli douloureux
Réactions aux stimuli nociceptifs	Aucun trouble neurovégétatif	Troubles neurovégétatifs associés : cardiovasculaires	Réflexes abolis
Obnubilation		Signes de décérébration	Gros troubles neurovégétatifs
Parfois agitation			Mort cérébrale

40 Le tableau qui permet d'établir le **score de Glasgow** est le suivant :

Ouverture des yeux	Réponse verbale	Meilleure réponse motrice
		6 – Obéit Obéit à l'ordre oral
	5 – Orientée Le malade a conscience de lui et de son environnement	5 – Orientée À au moins deux endroits, le mouvement de flexion tend à faire disparaître la cause de douleur là où elle se trouve : réponse orientée
4 – Spontanée Ouverture spontanée des yeux avec respect des cycles éveil/sommeil	4 – Spontanée Conversation possible mais signes de confusion et de désorientation	4 – Évitement Pas de réponse orientée mais flexion rapide du coude avec évitement
3 – Au bruit À la parole	3 – Inappropriée Mots incompréhensibles (gémissements, grognements)	3 – Décortication Membre supérieur : réponse en flexion lente Membre inférieur : extension
2 – À la douleur Provoquée par un stimulus nociceptif au niveau des membres ou du tronc	2 – Incompréhensible Mots incompréhensibles (gémissements, grognements)	2 – Décérébration Membre supérieur : rotation inter et hyperextension Membre inférieur : extension et flexion plantaire
1 – Jamais	1 – Rien	1 - Rien

41 **L'hémiplégie** est un trouble de la commande motrice touchant un hémicorps (face, membre supérieur et membre inférieur), secondaire à une lésion de la voie pyramidale dans le système nerveux central, dans le cerveau ou dans le tronc cérébral, controlatéral à la lésion cérébrale.

42 **Les signes cliniques de l'hémiplégie** sont :
• des réflexes plus vifs que du côté opposé normal, hypertonie spastique, un signe de Babinski, un déficit de la commande motrice prédominant ;
• des troubles sensitifs, des troubles du champ visuel (hémaniopsie latérale homonyme) ;
• des troubles neuropsychologiques (aphasie, apraxie, acalculie dans les lésions de l'hémisphère gauche, négligence visuospatiale, anosognosie, asomatognosie, apraxie de l'habillage dans les lésions hémisphériques droite).

43 **Les causes de l'hémiplégie** sont : les accidents vasculaires cérébraux, les tumeurs cérébrales, les traumatismes crâniens, les infections et les abcès.

44 **Méningite** : mesures prophylactiques et complémentaires en cas de méningite à méningocoque

Mesures prophylactiques à mettre en place :

• isolement ;
• matériel de soins dans la chambre ;
• objets personnels proscrits ;
• matériel souillé dans des sacs spéciaux portant la mention « contagieux » ;
• décontamination rigoureuse du matériel ;
• port de masque, blouse, gants, obligatoire pour le personnel médical et paramédical ;
• visites interdites ou limitées aux proches avec les mêmes mesures que pour le personnel.

Méningites à méningocoque : c'est une maladie à déclaration obligatoire à la DDASS :

• recherche des porteurs sains dans l'entourage du malade ;
• traitement par antibiothérapie de toutes les personnes ayant été en contact avec le malade.

45 Dans **la méningite à méningocoque** le liquide céphalo-rachidien (LCR) est :
c. trouble.

46 **Les complications de l'hémiplégie** sont :
- respiratoires (encombrement) ;
- d'élimination urinaire et intestinale ;
- thromboemboliques ;
- trophiques ;
- de décubitus ;
- neuroalgotrophiques.

47 Lorsqu'un patient atteint d'**hémiplégie demande de poser la perfusion prescrite au bras déficitaire**, pour son confort, il faut lui expliquer que les risques d'algodystrophie sont majorés et donc qu'il est préférable de perfuser l'autre bras.

48 **Les erreurs à ne pas commettre devant un patient aphasique** sont :
- de le considérer comme dément ;
- d'utiliser un vocabulaire infantilisant ;
- de favoriser une stéréotypie ;
- de ne pas communiquer.

49 On appelle **algoneurodystrophie ou syndrome épaule-main** un rhumatisme inflammatoire réactionnel, réflexe à l'hémiplégie. C'est une complication qui doit être prévenue par un soutien du coude du membre déficitaire, une surélévation de la main par un coussin. L'infirmière ne doit pas tirer sur le membre pour relever le patient.

50 **Le crâne** est formé de huit (8) os.

51 **Les os crâniens** sont les suivants : le frontal, l'ethmoïde, le sphénoïde, l'occipital, les deux pariétaux et les deux temporaux.

52 **La selle turcique** est la cavité du sphénoïde qui loge la glande hypophyse.

53 **Chaque temporal** comprend 3 os soudés : l'écaille, le rocher et le tympan.

54 **Le cerveau est logé dans la partie antérieure du crâne** que l'on nomme la loge cérébrale.

55 Chaque **hémisphère cérébral** est divisé en lobes : frontal, pariétal, occipital, temporal, de l'insula, du corps calleux.

56 **Les cavités situées à l'intérieur du cerveau** sont : les ventricules latéraux, le troisième ventricule et le quatrième ventricule.

57 **Le troisième ventricule cérébral** communique avec le quatrième ventricule cérébral par l'aqueduc de Sylvius.

58 **Le cervelet** est situé sous le cerveau dans la loge cérébelleuse.

59 **Le cervelet est séparé de la loge cérébelleuse** par une cloison formée par une expansion de la dure-mère, la tente du cervelet.

60 Le cerveau et la moelle sont enveloppés dans leurs cavités osseuses par trois tuniques qu'on appelle les **méninges**.

61 On distingue les **trois méninges** : la dure-mère, la pie-mère, l'arachnoïde.

62 Vrai.

63 **Le réflexe pupillaire photomoteur (RPM)** normal est une réaction en myosis quand on éclaire brutalement la pupille.

64 **Un myosis** est un rétrécissement serré de la pupille qui reste ou non immobile.

65 **La mydriase** est une dilatation de la pupille qui peut correspondre à un réflexe normal ou à une maladie et, dans certains cas, le réflexe à la contraction à la lumière peut ou non être conservé.

66 **La mydriase unilatérale aréactive** est une mydriase spontanée sans réaction en myosis à l'éclairement de la pupille et est l'anomalie pupillaire la plus significative. Elle traduit une paralysie du troisième nerf crânien.

67 Dans les **années soixante-dix** est apparu le scanner, ou tomodensitométrie (TDM), cérébral ou médullaire.

68 Faux, le scanner cérébral peut être réalisé sans préparation.

69 **Le scanner cérébral** est utilisé dans l'exploration des pathologies parenchymateuses (accident vasculaire cérébral, tumeurs cérébrales) et dans l'établissement du bilan des traumatismes crâniens.

70 **Les zones d'étude difficilement accessibles par le scanner** sont explorées par l'imagerie par résonance magnétique (IRM) ou résonance magnétique nucléaire.

71 **L'imagerie par résonance magnétique** permet une excellente analyse anatomique du système nerveux central. Elle permet le diagnostic et la localisation des tumeurs cérébrales et des accidents vasculaires cérébraux. Au niveau médullaire l'IRM a remplacé la myélographie ou la saccoradiculographie. Elle permet d'obtenir des images de compressions radiculaires ou médullaires par hernie discale, de tumeur ou de traumatisme de très bonne qualité.

72 Vrai.

73 Vrai.

74 La présence de métaux ferreux dans le corps est une **contre-indication absolue à la pratique d'une IRM** en raison du risque d'échauffement du métal.

75 L'appareil utilisé pour la pratique de l'IRM est de dimensions réduites, il est étroit et fermé. Il en résulte que la claustrophobie contre-indique cet examen, le patient pouvant toutefois être aidé par une prémédication antianxiolytique. En outre, ces dimensions réduites de l'appareil rendent l'examen impossible chez les sujets obèses, d'une charge pondérale supérieure à 100 kg.

76 **L'écho Doppler** permet de mesurer la **vitesse du flux sanguin**.

77 **L'écho Doppler** utilise une technique basée sur les ultrasons et plus particulièrement la réflexion de ceux-ci sur des structures mobiles, fournit des renseignements hémodynamiques sur la vitesse de déplacement de ces structures. La réflexion des ultrasons sur des structures fixes fournit des renseignements morphologiques.

78 **L'effet Doppler** est la modification de la fréquence d'un faisceau d'ultrasons au moment de sa réflexion sur un organe ou sur une structure mobile de l'organisme. La différence entre la fréquence du faisceau incident et la fréquence du faisceau réfléchi par cette structure est directement proportionnelle à la vitesse de cette structure.

79 **L'examen Doppler** permet d'étudier les vaisseaux du cou, plus particulièrement l'origine de la carotide interne, mais aussi les artères vertébrales dans les bilans des AVC. Il peut montrer une sténose artérielle ou une occlusion artérielle.

80 **Le Doppler intracrânien** permet d'étudier la perfusion cérébrale ou la sténose des vaisseaux intracrâniens (artères cérébrales antérieure et moyenne).

81 Faux, l'artériographie est une technique radiologique conventionnelle utilisant les rayons X.

82 Faux, l'artériographie s'effectue après injection d'un produit de contraste (PDC) iodé.

83 **L'artériographie comporte les risques suivants :** l'allergie à l'iode qui doit être prévenue par une recherche et un traitement préalable, un spasme artériel au point de ponction, l'embolisation d'une plaque athéromateuse détachée au cours du cathétérisme.

84 **Le point de ponction artérielle qui permet l'injection d'un produit de contraste** est, soit fémoral avec cathétérisme rétrograde de l'aorte, puis cathétérisme sélectif des différentes artères, soit carotidien et/ou au pli du coude, ce qui permet l'injection directe du produit de contraste.

85 Au retour de l'examen, si la **ponction a été réalisée au niveau d'un membre**, il est important de surveiller le point de ponction (coude, pli inguinal) pour déceler un éventuel hématome ; d'éviter de plier le membre pour limiter les phénomènes de compression ; de surveiller la couleur et la température du membre ainsi que les pouls distaux (fémoraux, huméraux, radicaux, pédieux ou tibiaux postérieurs en fonction du point de ponction) pour dépister une éventuelle thrombose, ceci toutes les heures pendant 4 h, puis toutes les 3 h.

86 Au retour de l'examen, si la **ponction a été réalisée au niveau de la carotide**, le risque essentiel reste l'hématome local qui pourrait entraîner des gênes respiratoires et/ou de la déglutition, c'est pourquoi les pouls carotidiens sont surveillés toutes les demi-heures et qu'il est demandé au patient de limiter les mouvements de la tête.

87 Au retour de l'examen, **quel que soit le point de ponction**, la surveillance porte sur les signes vitaux (pulsations, pression artérielle, diurèse) de façon à dépister tout déficit nouveau. Il est important de veiller à l'hydratation du patient (1,5 L d'eau, environ) de façon à favoriser l'élimination du produit de contraste.

88 **L'électroencéphalogramme** est l'enregistrement de l'activité électrique cérébrale au moyen d'électrodes placées sur le cuir chevelu (durée de l'ordre de 20 min).

89 **L'utilisation de l'électroencéphalogramme** est préconisée dans les cas d'épilepsie et dans les cas d'encéphalopathies.

90 L'électroencéphalogramme est un examen sans risque et **sans contre-indication**.

91 **Avant un électroencéphalogramme**, l'infirmière informe le patient du caractère indolore de l'examen, dont la durée ne dépasse pas 30 min, qui nécessite l'application sur le cuir chevelu d'électrodes enduites de pâte conductrice ou d'électrodes munies d'aiguilles très fines. L'examen se faisant sur cheveux propres, un shampooing est nécessaire avant ces opérations. Après l'examen, un second shampooing est nécessaire, notamment pour retirer la pâte conductrice qui recouvrait les électrodes.

92 Selon les cas, **le patient** peut être maintenu éveillé, endormi, sous stimulation lumineuse ou sonore, intermittente ou sous hyperventilation, par exemple.

93 Pour **améliorer l'exploration des crises d'épilepsie complexe**, il est possible d'enregistrer l'électroencéphalogramme pendant une durée plus longue, 24 h par exemple, sous contrôle vidéo.

94 **Un électromyogramme** est un enregistrement de l'activité musculaire électrique.

95 **L'électromyogramme** permet l'analyse de fonctionnement des nerfs périphériques et du fonctionnement musculaire.

96 Dans le diagnostic des polynévrites, la diminution des vitesses de conduction nerveuse est en faveur d'une atteinte de la gaine de myéline.

97 Faux, des lésions cérébrales irréversibles apparaissent dès la troisième minute d'anoxie.

98 Vrai, toute pathologie crânienne peut atteindre, directement ou indirectement, les centres respiratoires situés au niveau du tronc cérébral qui vont être, soit irrités, entraînant une hyper ventilation, soit déprimés, voire détruits, avec une hypoventilation, voire même une apnée.

99 Vrai.

100 Faux, l'hypercapnie élève le débit sanguin respiratoire et provoque une vasodilatation des vaisseaux cérébraux.

101 **Un œdème cérébral** est une réaction cellulaire qui correspond à l'envahissement des cellules par l'eau, entraînant une augmentation de volume et une perte d'activité de la cellule.

102 **L'œdème cérébral** peut être la conséquence d'un phénomène d'agression, soit local (tumeur intracrânienne, lésion des capillaires), soit général (hypoxie, hypercapnie).

103 **Les pathologies relevant d'une chirurgie crânienne** sont de trois sortes : les tumeurs cérébrales primitives ou secondaires, les épanchements hématiques (hématome extradural, hématome sous-dural, hématome intracérébral) et les malformations vasculaires (anévrisme, angiome).

104 **Soins infirmiers préventifs des complications liées à la chirurgie d'une tumeur cérébrale**
Le risque majeur est l'œdème cérébral comme chaque fois qu'il y a une agression au niveau cérébral.
Les moyens mis en œuvre sont :
- l'installation du patient tête surélevée afin d'assurer un meilleur drainage du sang veineux intracérébral ;
- la ventilation contrôlée par l'intermédiaire d'une sonde d'intubation afin d'assurer une oxygénation cérébrale correcte ;
- la surveillance des paramètres du respirateur et de la saturation en O_2 ;

- les aspirations bronchiques fréquentes pour assurer la liberté des voies aériennes ;
- l'équilibre hémodynamique : surveillance de la pression artérielle qui doit être stable car une hypertension ou une hypotension artérielle aboutissent à une augmentation de l'hypertension intracrânienne ;
- la surveillance neurologique :
- le score de Glasgow ;
- les réflexes photomoteurs ;
- la surveillance neurovégétative.

Ces éléments permettent de dépister une hypertension intracrânienne.

105 **Les tumeurs cérébrales bénignes** les plus fréquentes sont les méningiomes, les neurinomes et les tumeurs bénignes de l'hypophyse.

106 **Les tumeurs cérébrales malignes** les plus fréquentes sont les tumeurs gliales et les métastases cérébrales.

107 **Un méningiome** est une tumeur bénigne développée à partir des méninges et qui évolue le plus souvent de façon extrêmement lente.

108 **Un neurinome** est une tumeur bénigne développée aux dépens de la gaine de Schwann.

109 **Une tumeur gliale** est une tumeur maligne (astrocytome, oligodendrogliome), qui se développe aux dépens des cellules gliales étoilées (astrocytes et oligodendrogliocytes).

110 **Les signes cliniques de la présence d'une masse intracérébrale anormale** sont l'hypertension intracrânienne, les céphalées, les vomissements, les crises comitiales, parfois une asymétrie pupillaire.

111 **Les signes cliniques de focalisation d'une tumeur cérébrale** sont les troubles moteurs (tumeur frontale), les troubles psychiques, indifférence et hallucinations (tumeur frontale, pariétale), les troubles de l'équilibre (tumeur du cervelet), les troubles du langage (tumeur frontale ou temporale), les troubles des réflexes.

112 **Les métastases cérébrales** sont des localisations cérébrales des cancers périphériques, le plus souvent les cancers du sein chez la femme et les cancers bronchiques chez l'homme.

113 **Le principal signe d'appel du neurinome** est une hypoacousie unilatérale.

114 **Un anévrisme cérébral** est une « hernie » de la paroi vasculaire artérielle. Cette excroissance correspond à une zone de grande fragilité.

115 **Les localisations les plus fréquentes des anévrismes cérébraux** répondent aux gros axes artériels intracérébraux, de préférence au niveau des zones de bifurcation.

116 **La symptomatologie de l'anévrisme cérébral** est inaugurée par la rupture qui provoque le plus souvent une hémorragie méningée pure, parfois une hémorragie cérébroméningée. Une rupture d'anévrisme cérébral est de gravité variable, de la mort subite au simple syndrome méningé.

117 À l'issue d'**une hémorragie méningée par rupture d'anévrisme**, les deux risques suivants prédominent : la récidive hémorragique et le spasme vasculaire (ischémie réactionnelle).

118 **Un angiome** est une malformation artérioveineuse, c'est un peloton vasculaire constitué de petits vaisseaux anormaux et fragiles.

119 **La symptomatologie d'un angiome** est très variable en fonction de sa taille et de sa localisation. Il peut s'agir d'un syndrome pseudo-tumoral traduit par une comitialité ou d'un accident aigu (hémorragie cérébroméningée).

120 **Le principal risque évolutif de l'angiome** est l'hémorragie ou la récidive hémorragique, le spasme réactionnel n'étant jamais constaté.

121 **La surveillance clinique neurologique** est effectuée sur le score de Glasgow, les réflexes photo-moteurs et la surveillance neurovégétative.

122 **Les soins postopératoires** ont pour objectif principal d'éviter l'hypercapnie, source de vasodilatation importante, d'assurer un apport en oxygène optimal pour maintenir la pression de perfusion cérébrale, une analgésie et une sédation tout en contrôlant l'état neurologique.

123 **La pression intracrânienne** est surveillée à l'aide d'un capteur intraparenchymateux qui est un capteur à fibres optiques inséré au niveau du parenchyme cérébral, qui permet l'enregistrement de la pression intracrânienne.

124 **En postopératoire d'une chirurgie crânienne, le patient est « monitoré »** afin de surveiller constamment sa pression artérielle qui doit être stable, ses pulsations, son électrocardiogramme, sa respiration et sa saturation en oxygène.

125 **Le traitement préventif des complications d'une chirurgie crânienne** concerne le risque d'aggravation de l'œdème cérébral, de crises d'épilepsie et le risque infectieux.

126 **L'œdème cérébral** peut être traité par les corticoïdes, Synacthène® immédiat, Mannitol® à 20 % si l'œdème cérébral induit une hyperosmolarité plasmatique.

127 **L'infection est prévenue** par des mesures prophylactiques : effectuer tout geste (aspirations trachéales, prélèvements, injections) avec une asepsie rigoureuse, toujours maintenir les pansements propres et fermés, protéger les rampes et les robinets, changer les rampes, les robinets, les tubulures quotidiennement, surveiller les points de ponction et dépister toute inflammation à leur niveau, effectuer les soins ORL. L'infection est dépistée grâce à une surveillance constante de la température, à une surveillance biologique (NFS) et bactériologique (prélèvement au niveau de la sphère ORL, des bronches, des urines et du sang).

128 **La carotide primitive** se divise en deux branches : la carotide externe qui vascularise la face et la carotide interne qui pénètre dans la base du crâne.

129 **Les branches de la carotide interne** sont : l'artère ophtalmique, l'artère cérébrale antérieure, l'artère cérébrale moyenne ou artère sylvienne, l'artère choroïde antérieure et l'artère communicante postérieure.

130 **Le polygone de Willis** est un réseau anastomotique qui relie les systèmes carotidiens droit et gauche et le système vertébrobasilaire.

131 Dans le polygone de Willis, les **artères cérébrales droite et gauche** sont réunies par l'artère communicante antérieure.

132 **L'artère communicante postérieure** relie la terminaison de l'artère carotide interne à l'artère cérébrale postérieure homolatérale.

133 **Le système vertébrobasilaire** est constitué de deux artères vertébrales qui se réunissent pour former le tronc basilaire, qui se divise en collatérales vascularisant le tronc cérébral et se terminant en deux artères cérébrales postérieures.

134 **L'artère cérébrale moyenne** a deux territoires distincts : le territoire superficiel qui comprend la région corticale motrice de la face et du membre supérieur en avant de la scissure de Rolando et la région sensitive en arrière, le cortex assurant des fonctions neuropsychologiques, et le territoire profond qui est celui de la capsule interne, région motrice, où sont regroupées toutes les fibres pyramidales.

135 **L'artère cérébrale antérieure** vascularise la région corticale motrice et sensitive du membre inférieur et la partie antérieure du lobe frontal.

136 **L'artère cérébrale postérieure** vascularise le lobe occipital et le thalamus.

137 **L'accident vasculaire cérébral** est un trouble neurologique secondaire à une souffrance du parenchyme cérébral d'origine artérielle ischémique ou hémorragique, plus rarement d'origine veineuse.

138 **Le diagnostic clinique d'accident vasculaire cérébral** (AVC) est évoqué devant un déficit neurologique focal, c'est-à-dire qui correspond à une lésion anatomique précise, à un territoire artériel défini, d'installation rapide, de quelques secondes à quelques heures, ce mode d'installation brutale s'opposant à l'installation plus progressive en quelques semaines ou plusieurs mois d'une tumeur cérébrale. Il faut également évoquer le diagnostic différentiel d'un autre accident neurologique brutal et en particulier une crise d'épilepsie.

139 Vrai.

140 Parmi les facteurs de risque des **accidents vasculaires cérébraux ischémiques** on trouve :
a. l'infarctus du myocarde ;
b. l'hypercholestérolémie ;
c. le traitement œstroprogestatif ;
d. le diabète ;
e. l'hypertension artérielle.

141 Devant **un déficit moteur**, on retiendra en faveur d'un accident vasculaire cérébral :
a. l'installation brutale du déficit ;
b. un signe de Babinski ;
c. une arythmie complète.

142 Les éléments essentiels de **surveillance neurologique** sont :
- le degré de conscience ;
- les réflexes photomoteurs ;
- la mobilité et la force musculaire ;
- les constantes.

Le but de cette surveillance est le dépistage précoce d'une aggravation de l'état neurologique.

143 Le mécanisme d'**accident vasculaire cérébral** dans lequel on demande un bilan cardiaque est l'accident vasculaire ischémique car de nombreuses pathologies cardiaques sont source d'embolie cérébrale.

144 **Les principaux facteurs de risque de l'AVC** sont l'âge, l'hypertension artérielle et une pathologie cardiaque.

145 **Les accidents ischémiques cérébraux** sont la conséquence de l'arrêt de la circulation sanguine artérielle, entraînant une souffrance du parenchyme cérébral. L'ischémie cérébrale est rapidement irréversible.

146 **Le premier mécanisme** est une thrombose artérielle : l'occlusion se fait en un point où l'artère est sténosée. La plaque d'athérome réduit la lumière artérielle. La constitution d'un thrombus entraîne l'occlusion complète de l'artère et l'interruption de la vascularisation du territoire concerné.

147 **L'autre mécanisme de l'accident ischémique** est embolique : un thrombus se détache dans la circulation sanguine et se bloque dans une artère qu'il occlut. L'origine la plus fréquente de ce thrombus est cardiaque.

148 **La présentation clinique de l'AVC** est évocatrice d'un accident ischémique lorsque le déficit neurologique correspondant à un territoire artériel et d'installation brutale, quelques secondes à quelques minutes, et sans signes d'accompagnement : pas de céphalées ni de troubles de conscience. Les signes cliniques sont fonction du territoire artériel touché, le territoire le plus fréquemment atteint étant celui de l'artère sylvaine ou artère cérébrale moyenne (ACM).

149 **L'accident vasculaire cérébral dû à l'occlusion de l'artère cérébrale moyenne** entraîne, du côté opposé à l'atteinte artérielle, une hémiplégie, des troubles sensitifs et une hémianopsie latérale homonyme (déficit unilatéral du champ visuel touchant les deux yeux). Du côté de l'hémisphère atteint on observe des troubles neuropsychologiques (une aphasie en cas de lésion cérébrale gauche, une négligence de l'espace gauche en cas de lésion cérébrale droite).

150 **L'accident vasculaire cérébral dû à l'occlusion de l'artère cérébrale antérieure** entraîne : une hémiplégie à prédominance crurale du côté opposé à l'atteinte artérielle, le déficit prédominant sur le membre inférieur alors que le membre supérieur et la face sont respectés ; des troubles neuropsychologiques : syndrome frontal avec troubles du comportement, prostration ou agitation, « grapping reflex », incontinence urinaire.

151 **L'accident vasculaire cérébral dû à l'occlusion de l'artère cérébrale postérieure** entraîne des troubles visuels (hémianopsie latérale homonyme controlatérale), des troubles neuropsychologiques en fonction du côté de l'hémisphère atteint (aphasie et troubles de la lecture ou alexie en cas de lésion de l'hémisphère gauche, négligence de l'espace gauche en cas de lésion de l'hémisphère droit).

152 **L'accident vertébrobasilaire avec lésion du tronc cérébral et du cervelet** est caractérisé par un syndrome dit alterne : une hémiplégie du côté opposé à l'atteinte artérielle, des troubles sensitifs du côté opposé à l'atteinte artérielle, des atteintes des nerfs crâniens du côté de l'atteinte artérielle et un syndrome cérébelleux.

153 **Les causes principales de l'accident ischémique** sont la sténose artérielle d'origine athéromateuse et de nombreuses pathologies cardiaques.

154 **L'accident vasculaire transitoire** est un déficit durant moins de 24 h. L'aspect bénin, rassurant, tout rentrant dans l'ordre spontanément, doit être annulé par la connaissance du risque majeur de récidive d'un AVC, cette fois non régressif dans les heures ou les jours qui suivent.

155 Dans les **accidents vasculaires transitoires**, le traitement anticoagulant (traitement héparinique à la seringue électrique) est une urgence.

156 **L'hémorragie cérébrale** est une hémorragie d'installation souvent moins brutale que pour l'accident ischémique. Elle s'effectue progressivement, de quelques minutes à quelques heures et les signes d'accompagnement, tels des céphalées et des troubles de la conscience sont plus fréquents que dans les accidents vasculaires cérébraux ischémiques.

157 **Les causes principales des hémorragies cérébrales** sont l'hypertension artérielle par lésions progressives des petites artères perforantes, dont la paroi se fragilise et peut se rompre à l'occasion d'une poussée de tension provoquant ainsi la formation d'hématomes intracérébraux, et des malformations artério-veineuses, anévrismes notamment, dont la rupture provoque des hémorragies extracérébrales ou méningées qui sont révélées par un syndrome méningé.

158 **Les complications de l'AVC à dépister** sont :
• l'aggravation du déficit, soit par extension de l'occlusion artérielle et de l'ischémie parenchymateuse, soit par l'augmentation de l'hématome ;
• l'hypertension intracrânienne par augmentation du volume lésionnel, le risque étant alors l'engagement cérébral et donc la compression du tronc cérébral responsable de troubles de conscience, d'hémiplégie et de troubles pupillaires.

159 **La surveillance infirmière** s'exerce à cinq niveaux : la conscience, la force et la mobilité des membres, les réflexes pupillaires, la déglutition, les signes vitaux.

160 **Les soins infirmiers à apporter à une personne atteinte d'un accident vasculaire cérébral**

Dès l'accueil du patient, l'infirmier se consacre en priorité aux mesures d'urgence et à l'évaluation des fonctions vitales. Le résultat des évaluations est consigné dans le dossier de soins.

Mesures d'urgence

• La chambre est préparée avant l'arrivée du patient. Le matériel d'urgence nécessaire est rassemblé.
• Les premiers gestes d'urgence sont :
– apprécier le niveau de vigilance ;
– apprécier l'état de coloration cutanée et rechercher une cyanose ;
– détecter l'existence de clonies ou de crises comitiales ;
– noter :
  - le rythme et la fréquence cardiaques ;
  - le rythme et la fréquence respiratoires ;
  - la pression artérielle ;
  - la saturation en oxygène ;
  - la température corporelle.

En cas de troubles de la vigilance :

• assurer la liberté des voies aériennes en enlevant les appareils dentaires éventuels et tout corps étranger, et en aspirant les mucosités et sécrétions (grade C) ;
• surveiller en continu la saturation en oxygène ;
• assurer si nécessaire (en cas de désaturation) l'oxygénation à l'aide d'un masque ou d'une sonde nasale ;
• installer le patient, buste incliné à 30° ;
• en cas de vomissements, placer le patient en position latérale de sécurité.

En attendant l'examen médical, le patient vigilant est laissé strictement à jeun et au repos strict en décubitus.

Sévérité de l'AVC

L'état de conscience à l'aide de l'échelle de Glasgow. L'infirmier surveille l'état du patient toutes les heures ou toutes les deux heures.

État respiratoire

Surveillance des signes d'encombrement pulmonaire, d'apparition d'une éventuelle cyanose et de tout signe de dyspnée. Vérification de la capacité du patient à tousser et à évacuer les sécrétions.

Le masseur-kinésithérapeute complète l'évaluation et met en place un traitement pour prévenir et traiter l'encombrement.

Surveillance des paramètres vitaux

Le rythme cardiaque, la température, la diurèse et la glycémie capillaire sont surveillés.

Comorbidités

Dès l'admission du patient, l'infirmier note :

- les antécédents vasculaires, en particulier cardiaques et cérébraux ;
- l'existence d'une pathologie pulmonaire préexistante à l'AVC ;
- les antécédents de dépression ;
- les autres pathologies associées ;
- la dénutrition ou l'obésité ;
- l'existence de troubles digestifs ;
- l'état de dépendance pré-AVC à l'aide de l'échelle de Rankin modifiée.

Contexte humain et matériel : dès l'entrée du patient dans le service, l'infirmier se renseigne sur sa situation familiale, professionnelle et sociale. Il prévient l'assistant de service social afin d'entamer une projection sur le devenir du patient.

Prévention et traitement des complications immédiates

Positionnement et installation du patient

Au lit, le patient est installé en décubitus dorsal, un oreiller placé sous la tête pour la surélever à 30°. Le membre supérieur est posé sur un coussin, le bras en rotation neutre, en abduction à 60°, 30° d'antépulsion, coude fléchi à 40°. La main en semi-pronation est posée sur une mousse, les doigts écartés en extension, le pouce en abduction. Le membre inférieur est placé en rotation neutre, la hanche et le genou sont en rectitude, la cheville à angle droit.

Le fauteuil de repos est équipé d'une tablette permettant de positionner l'épaule en antépulsion, le coude fléchi et la main à plat. Une attention particulière de l'articulation gléno-humérale de l'hémiplégique est essentielle.

Troubles de la déglutition

Si l'état de vigilance le permet, le patient doit bénéficier d'une évaluation de la déglutition au cours des premières 24 heures, avant la première alimentation. Tout trouble de déglutition a un bilan par l'orthophoniste ou le masseur-kinésithérapeute.

Thromboses veineuses périphériques et embolies pulmonaires

La prévention des complications circulatoires repose sur le lever précoce dès qu'il est possible et, sur prescription médicale, sur le traitement anticoagulant ou le port de bas de contention. Le kinésithérapeute débute précocement la mobilisation des membres inférieurs associée au massage circulatoire.

Dénutrition

Tout patient doit bénéficier d'une évaluation de son état nutritionnel à l'aide de l'index de masse corporelle.

Complications cutanées

La surveillance de l'état cutané s'accompagne de l'utilisation de matériels adaptés. La prévention des ulcérations cutanées exige des changements de position. La mobilisation de l'ensemble des articulations est préconisée.

Complications orthopédiques

Une attention particulière est portée sur l'épaule hémiplégique. La prévention passe par l'éducation et la coordination de l'équipe et des intervenants extérieurs pour une manutention et un positionnement adaptés.

Douleurs

L'équipe détecte tout changement de comportement et aide le patient à exprimer ses plaintes. Chez le patient incapable de communiquer, la douleur est analysée avec l'échelle Doloplus-2® ou ECPA.

Troubles psycho-affectifs

Tout manque d'intérêt, apathie, pleurs, irritabilité, perte d'appétit ou comportement régressif, euphorie, insomnie ou tendance à l'hyperactivité sont à signaler au médecin.

L'écoute du patient et de son entourage est fondamentale. Une attitude valorisante mettant le patient en situation d'acteur est préconisée.

Fonctions motrices

Tout patient ayant des troubles de motricité et/ou de sensibilité doit bénéficier d'une prise en charge kinésithérapique. L'évaluation initiale de la motricité est réalisée à l'aide de l'index moteur de Demeurisse.
Une mobilisation passive ou active est débutée rapidement. Le patient hémiplégique doit être encouragé au plus tôt à s'automobiliser vers des objectifs fonctionnels. Des exercices actifs sont institués rapidement.

Déglutition

Tout patient présentant des troubles de la déglutition doit bénéficier très rapidement d'une rééducation.

Fonctions sphinctériennes

L'infirmier surveille la fréquence des mictions, la quantité et un éventuel résidu postmictionnel. Il met en route un programme de réapprentissage de la propreté.

Fonctions supérieures

L'équipe doit être attentive à d'éventuels troubles cognitifs, l'anosognosie et l'héminégligence en particulier. Un examen neuropsychologique complet est pratiqué dès que l'état neurologique le permet.

161 **La maladie de Parkinson** se définit comme un syndrome de déficience en :
d. dopamine.

162 La principale lésion anatomique de **la maladie de Parkinson** intéresse :
b. le locus niger.

163 **Le tremblement parkinsonien :**
a. disparaît lors du mouvement volontaire ;
b. intéresse les membres supérieurs distaux ;
c. est lent et régulier ;
d. est un tremblement de repos.

164 **La maladie de Parkinson** est une maladie dégénérative, caractérisée cliniquement par un syndrome extrapyramidal : tremblements, akinésie et hypertonie. La lésion anatomique est une dépigmentation du locus niger située dans la partie haute du tronc cérébral.

165 **Le traitement par la dopa**, précurseur de la dopamine, permet de compenser le déficit en dopamine provoquant la maladie de Parkinson. Ce n'est pas un traitement curatif mais un traitement substitutif.

166 **Traitement à la L-dopa**

Parmi les effets secondaires d'un traitement à la L-dopa, on retrouve :
a. l'hypotension orthostatique ;
b. la constipation ;
d. les nausées.

167 **Les effets secondaires du traitement à la L-dopa** sont les suivants :
• des troubles digestifs de type nausées et vomissements qui peuvent être soulagés par les anti-émétiques et par la prise du médicament au milieu du repas ;
• une anorexie entraînant une dénutrition qui peut être combattue par un régime alimentaire adéquat (le poids du malade est mesuré régulièrement) ;
• des troubles cardiovasculaires consistant essentiellement en une hypotension orthostatique pouvant aller jusqu'à la syncope.
L'infirmière doit relever la pression artérielle 2 ou 3 fois par jour, demander au patient d'éviter de se lever brusquement, de se lever en plusieurs étapes (position assise pendant 2 min. au bord du lit puis position debout avec appui avant de marcher ;
• des troubles du rythme qui nécessitent une surveillance régulière de la fréquence cardiaque et du tracé de l'électrocardiogramme ;
• des mouvements involontaires, complication fréquente qui intéresse surtout la face. La prévention passe par une bonne répartition du traitement dans les 24 heures ;
• des troubles psychiques qui sont de deux ordres : la dépression avec pleurs et anxiété et l'excitation avec agitation. Une relation de soutien psychologique est nécessaire par les soignants, la famille et, le plus souvent, un expert de la relation d'aide.

168 Schéma des méninges

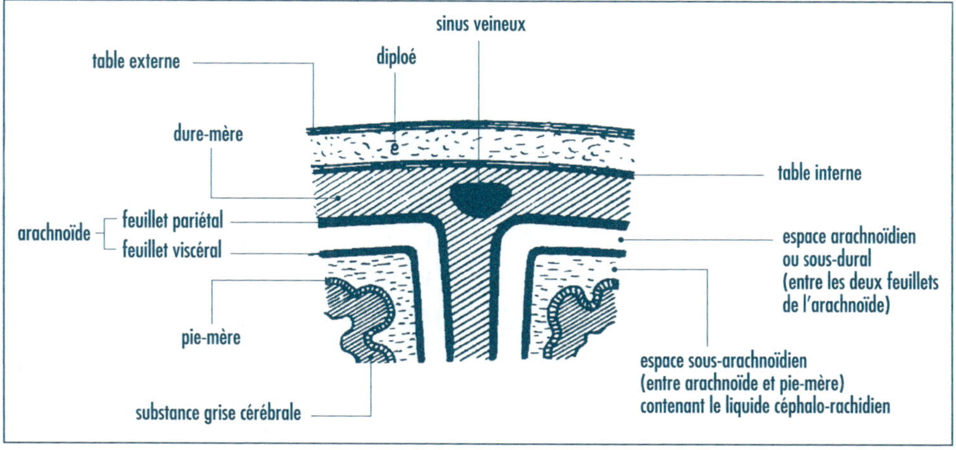

169 **Le syndrome méningé** est caractérisé par l'association de céphalées, de vomissements et d'une raideur méningée. Les céphalées sont intenses, inhabituelles, accompagnées d'un syndrome algique plus général avec une intolérance au bruit (phonophobie) et à la lumière (photophobie). La raideur de nuque est retrouvée à l'examen clinique : c'est un signe de grande valeur en cas de céphalées et de vomissements.

170 **La cause principale du syndrome méningé** est une hémorragie méningée, présence de sang dans l'espace méningé souvent due à une rupture d'une malformation vasculaire, anévrisme artériel ou malformation artério-veineuse. Cette hémorragie est une urgence neurochirurgicale.

171 **Le diagnostic du syndrome méningé** est une urgence et justifie une ponction lombaire car un traitement spécifique s'impose sans retard.

172 **Au cours d'un syndrome méningé l'analyse du LCR met en évidence :**
- un LCR hémorragique orientant vers une hémorragie méningée ;
- un LCR purulent « eau de riz » avec une hypoglycorachie et la présence de cellules polynucléaires et de germes retrouvés à l'examen direct ou en culture ;
- un LCR clair avec une glycorachie normale et des cellules lymphocytaires évoquant une cause virale.

173 **La méningite bactérienne** nécessite un traitement antibiotique en urgence, avant même l'identification du germe. En cas de méningite à méningocoque, des mesures prophylactiques doivent être mises en place.

174 **La méningite virale bénigne** justifie un traitement symptomatique associant le repos au calme, dans la pénombre, et un traitement par antalgiques et myorelaxants.

175 **L'hémorragie méningée** est une urgence neurochirurgicale en cas de mise en évidence d'une malformation vasculaire qui a saigné. La surveillance neurologique est comparable à la surveillance d'un AVC.

176 **Les soins infirmiers d'un patient atteint de méningite** portent sur :
- l'évolution des signes cliniques : céphalées, vomissements, photophobie, douleurs diffuses ;
- les signes neurologiques : troubles de la vigilance, raideur de la nuque, signes de localisation, convulsions ;
- les signes vitaux, en particulier la température qui doit chuter rapidement suite au traitement. En cas d'aggravation sur le plan infectieux, on peut observer un état de choc, un purpura fulminans aboutissant à une CIVD (coagulation intravasculaire disséminée) ;
- l'efficacité des traitements et leurs effets secondaires.

En ce qui concerne les soins la surveillance infirmière concerne également :
• l'alimentation : si le syndrome méningé est sévère on peut observer des vomissements importants en jet. L'alimentation est alors parentérale ;
• dès l'arrêt des vomissements, on reprend l'alimentation orale adaptée à l'état du malade et, en présence d'une asthénie et d'une perte d'appétit fréquentes, il est nécessaire de stimuler et d'encourager le patient pour qu'il s'alimente ;
• l'élimination : elle est à surveiller, la constipation accompagnant souvent le syndrome méningé. Dès la normalisation des signes méningés et la reprise de l'alimentation orale, le rythme de l'élimination intestinale doit revenir à la normale.

177 **La moelle épinière** fait partie du système nerveux central. Elle est une voie de passage des voies motrices et sensitives ; la voie motrice principale (voie pyramidale) issue du cortex est descendante, les voies sensitives sont ascendantes.

178 En cas de **lésion dans la zone cervicale de la moelle épinière,** on peut observer une paralysie :
• des deux membres inférieurs ;
• du tronc ;
• de tout ou partie des membres supérieurs.
Le déficit prend alors le nom de tétraplégie ou quadriplégie.

179 En cas de **lésion dans la zone dorsale ou dans la zone lombo-sacrée de la moelle épinière** on peut observer une paralysie :
• des deux membres inférieurs ;
• des muscles du tronc en cas d'atteinte dorsale.
Le déficit prend alors le nom de paraplégie.

180 **Les signes cliniques d'une paraplégie complète de niveau dorsal** sont les suivants :
• un déficit musculaire complet des deux membres inférieurs et du tronc avec notamment :
– un syndrome pyramidal,
– des réflexes ostéo-tendineux vifs,
– une spasticité souvent gênante ;
• une anesthésie complète cutanée, avec insensibilité au toucher, au froid, au chaud et à la douleur, avec un risque que les lésions cutanées passent inaperçues (brûlures, escarres, ongles incarnés) ;
• des troubles vésico-sphinctériens caractérisés par une hyperactivité vésicale et du sphincter ;
• une hypertonie musculaire et une spasticité, non immédiates lors d'une paraplégie d'installation brutale.

181 **Les deux complications essentielles à redouter chez un paraplégique** sont :
b. l'infection urinaire ;
e. l'escarre.

182 **Les soins infirmiers auprès d'un patient paraplégique** ont pour but :
• de prévenir les complications de décubitus, en particulier les escarres ;
• de prévenir les complications thromboemboliques ;
• de prévenir les complications sphinctériennes ;
• de prévenir les complications pulmonaires ;
• de faciliter la rééducation et la réadaptation motrice ;
• de faciliter l'acceptation du handicap par le malade et d'obtenir sa collaboration ;
• d'éduquer le patient avant la sortie.

183 **Les lésions médullaires** peuvent être d'origine :
• traumatiques, secondaires à une fracture ou à une luxation rachidienne provoquée par les accidents de la voie publique, le classique coup du lapin, les accidents de sport de plongée ;
• tumorales, d'origine médullaire ou extra-médullaire comprimant la moelle (méningiome, neurinome, tumeurs osseuses vertébrales) ;
• vasculaires, par accident vasculaire médullaire ou malformation vasculaire médullaire ;
• inflammatoires, la paraplégie ou la tétraplégie incomplète font partie du tableau de la sclérose en plaques ;
• dégénératives.

184 **Les traitements des lésions médullaires** sont limités à un traitement chirurgical en urgence en cas de compression médullaire et, actuellement, à un traitement corticothérapique à fortes doses au temps initial du traumatisme.

185 **La sclérose latérale amyotrophique** se caractérise par une dégénérescence (ou mort cellulaire) systématisée des cellules nerveuses qui commandent les muscles volontaires ou motoneurones. La SLA touche à la fois les motoneurones dits périphériques qui sont en relation directe avec les muscles et les motoneurones dits centraux, situés dans le cortex moteur. Cette double atteinte est caractéristique de l'affection.

186 **Les handicaps majeurs frappant le malade atteint de sclérose latérale amyotrophique** sont :
- les handicaps moteurs ;
- les handicaps de la parole ;
- les handicaps alimentaires ;
- les handicaps respiratoires.

187 **La maladie de Guillain-Barré** est une polyradiculonévrite aiguë, d'évolution cyclique, qui s'accompagne, dans le liquide céphalo-rachidien, d'une hyperprotéinorachie sans augmentation des cellules.

188 **Élément en faveur d'une polyradiculonévrite aiguë ou syndrome de Guillain-Barré.**
b. Installation ascendante et progressive d'un déficit moteur.

189 **Signes évocateurs d'une aggravation lors d'un syndrome de Guillain-Barré.**
b. Pauses respiratoires.
c. Fausses routes.
d. Bradycardie.

190 **Les éléments de surveillance infirmière auprès d'un patient atteint du syndrome de Guillain-Barré en phase d'évolution** sont :
- la respiration ;
- la déglutition ;
- la fréquence cardiaque ;
- la pression artérielle ;
- la diurèse ;
- la force motrice.

191 **La maladie de Guillain-Barré** est une atteinte de plusieurs (poly) racines (radiculo) et nerfs périphériques (nevr), d'origine inflammatoire (ite), bilatérale et le plus souvent symétrique. Le déficit intéresse les nerfs moteurs (paralysies) et sensitifs (fourmillements, troubles de la sensibilité profonde et superficielle). Ce déficit est dû à des lésions de démyélinisation aiguë des fibres nerveuses. Le mécanisme physiopathologique supposé est l'atteinte de la gaine de myéline par un mécanisme immunologique.

192 **Les lésions du système nerveux** entraînent fréquemment des troubles vésico-sphinctériens et anorectaux. Ces lésions sont causées par :
- des traumatismes crâniens, rachidiens ou pelviens ;
- des maladies neurologiques telles que les accidents vasculaires cérébraux, la sclérose en plaques, la maladie de Parkinson ;
- des complications neurologiques de certaines maladies telles que le diabète.

193 **La sclérose en plaques** ne touche que la gaine qui entoure les axones, c'est-à-dire les prolongements du neurone. C'est une maladie inflammatoire démyélinisante dans laquelle existent des possibilités d'amélioration spontanée qui peuvent être liées soit à la disparition de l'élément inflammatoire, soit à la réparation de la gaine de myéline par les cellules qui la synthétisent, les oligodendrocytes.

194 **Les lésions neuropathologiques fondamentales de la SEP** sont les plaques de démyélinisation. Ces plaques sont des lésions focales, habituellement multiples, du système nerveux central (SNC). Leur taille varie de quelques millimètres à quelques centimètres et leur localisation est périveineuse. L'atteinte élective de la myéline et de l'oligodendrocyte, cellule myélinisante du système nerveux central, avec respect des axones, réalise la classique dissociation myélino-axonale. Ces lésions siègent dans la substance blanche du SNC.

195 Vrai, dans la grande majorité des cas, les premiers troubles apparaissent entre 20 et 30 ans.

196 Vrai, les femmes sont plus souvent atteintes de la SEP que les hommes, environ deux femmes pour un homme.

197 **Les signes neurologiques de la SEP** sont extrêmement variés car ils dépendent uniquement de la localisation des lésions dans le SNC. Il peut s'agir de troubles moteurs (monoparésie, paraparésie), de troubles sensitifs dont certains sont très évocateurs du diagnostic (sensation d'avoir une toile d'araignée sur le visage, sentir des ruissellements d'eau sur les membres). Souvent la maladie débute par une atteinte du nerf optique : c'est la névrite optique rétro bulbaire qui se traduit par une diminution de l'acuité visuelle. Si la lésion touche le cervelet, il apparaît un trouble de la coordination. Les troubles sphinctériens à type d'impériosités urinaires avec fuites sont fréquents.

198 **Ce qui est très évocateur du diagnostic de la SEP** est la multiplicité des atteintes neurologiques et leur évolution dans le temps : en général, la SEP évolue pendant les premières années sous forme de poussées régressives (formes dites rémittentes) durant de 2 à 4 semaines et régressant sans laisser de séquelles. Après quelques années, la maladie évolue et les poussées ne régressent plus qu'imparfaitement avec constitution d'un handicap progressivement croissant.

199 **La SEP** est imprévisible dans sa gravité qui varie des formes bénignes, qui ne donnent au cours de toute une vie que trois ou quatre poussées entièrement résolutives et les formes dramatiques, qui conduisent en quelques années à un état grabataire.

200 La ponction lombaire et l'imagerie par résonance magnétique sont les **deux examens complémentaires qui peuvent apporter des éléments en faveur du diagnostic de SEP** dans les cas moins typiques de cette maladie.

201 **Les traitements des poussées de SEP** reposent tous sur l'utilisation des corticoïdes, par voie orale (Solupred® ou Cortancyl®), par voie intramusculaire (Synacthène® ou Solumédrol®) ou par voie intraveineuse (Solumédrol®).

202 **Les traitements de fond de la SEP** destinés à améliorer certains symptômes sont :

- le traitement antispastique indiqué lorsqu'il existe une raideur des membres inférieurs ;
- les médicaments à visée urologique ;
- les antidépresseurs, afin d'améliorer l'état thymique des patients souvent jeunes et confrontés à une maladie chronique et invalidante ;
- la rééducation.

203 **Les lésions traumatiques crâniennes** sont :

- les lésions osseuses ;
- les lésions endocrâniennes extra cérébrales ;
- les lésions cérébrales.

204 **Les lésions osseuses crâniennes** peuvent être occasionnées par :

- des fractures de la voûte crânienne (risque de plaie artérioméningées entraînant un hématome extra dural ou HED ;
- des fractures de la base du crâne qui peuvent être à l'origine d'une méningite bactérienne.

205 **Les lésions endocrâniennes extracérébrales** se présentent sous deux formes :

- collection hématique siégeant dans l'espace extra dural, qui se constitue le plus souvent en quelques heures par rupture d'un vaisseau méningé. Elle présente l'urgence neurochirurgicale type ;
- collection hématique dans l'espace intradural ; l'hématome sous-dural aigu est d'évolution moins rapide.

206 **Les trois types de lésions cérébrales** sont les suivants :

- les contusions, conséquence d'un choc entre le cortex et la paroi interne de la boîte crânienne. Ce sont des lésions en foyer, hémorragiques en totalité ou seulement en partie. Les contusions peuvent être associées à un hématome sous-dural aigu ;
- les hématomes intracérébraux qui sont dus à des phénomènes de cisaillement provoqués par une décélération brutale ;
- la turgescence cérébrale qui est une réaction diffuse du traumatisme souvent observée chez l'enfant.

207 Toutes **les lésions intracrâniennes** peuvent être responsables d'une hypertension intracrânienne. En effet, en raison du caractère inextensible du crâne, une pression intracrânienne normale ne peut être maintenue que si la somme des volumes des différents constituants reste constante. Lorsqu'elle devient trop importante, cette hypertension intracrânienne est responsable d'un engagement temporal, par exemple à l'occasion d'un hématome extra-dural, d'un engagement central suite d'une hypertension intracrânienne diffuse au niveau hémisphérique.

208 **L'intervalle libre** est le temps évalué entre la reprise de la conscience

après la perte de connaissance initiale et les premiers signes d'altération de la conscience. Après un intervalle libre d'environ 1 heure, on note :
- une altération de la conscience ;
- l'apparition d'un déficit moteur du côté opposé à la fracture ;
- une dilatation pupillaire du côté de la fracture.

209 Faux, le patient doit être installé avec la tête surélevée à 30° afin d'assurer un meilleur drainage du sang veineux intracérébral.

210 **Soins infirmiers à apporter dans la surveillance d'un patient présentant un traumatisme crânien**

- Participer au dépistage des différents symptômes en questionnant la personne ainsi que les accompagnants.
- Maintenir les voies aériennes libres :
  - placer le patient en position latérale de sécurité, puis tête surélevée à 30° lorsque les voies aériennes sont protégées ;
  - introduire une canule si la langue est paralysée ;
  - préparer la mise en place d'une canule endotrachéale si besoin est ;
  - préparer l'oxygénothérapie ;
  - garder les voies respiratoires libres en effectuant des aspirations (limitées en durée et précédées d'une oxygénation) ;
  - assurer une respiration à pression positive, en utilisant le matériel de ventilation prescrit par le médecin anesthésiste.
- Évaluer constamment le niveau de réponses car les changements peuvent survenir rapidement.
- Évaluer l'orientation du patient, sa réponse aux stimuli auditifs et douloureux, sa réponse aux ordres, la présence ou l'absence de paralysie.
- Surveiller les constantes.
- Réaliser les prescriptions médicales concernant :
  - l'hydratation ;
  - l'alimentation ;
  - les thérapeutiques ;
  - le bilan biologique (ionogramme sanguin) ;
  - poser une sonde à demeure pour mesurer la diurèse.
- Réaliser tous les soins relevant du rôle propre infirmier afin d'assurer le confort et d'éviter les complications ; particulièrement ici, surveillance des plaies opératoires.
- Permettre à ce patient de supporter l'hospitalisation en lui parlant, en le réconfortant. Lui montrer les progrès réalisés et développer son potentiel afin qu'il retrouve son autonomie.
- À distance du traumatisme crânien, dans les services de soins ou de rééducation : participer à la rééducation en rythmant la journée du patient pour « recalibrer » l'orientation dans le temps et dans l'espace.

211 **Le seuil de gravité maximal** correspond à un score de Glasgow égal à 3.

212 **Un score de Glasgow inférieur à 7** correspond à un patient dit comateux.

213 Chez **le traumatisé crânien** la recherche des signes oculaires correspond à l'exploration des structures axiales, donc à la recherche d'un engagement :
- taille des pupilles ;
- réactivité à la lumière : réflexe photo moteur.

214 **Les cavités de l'encéphale** sont appelées les ventricules.

215 Dans **l'encéphale** on distingue :
- les ventricules latéraux qui siègent au niveau de chaque hémisphère. Ils communiquent par deux orifices appelés les trous de Monro avec le troisième ventricule siégeant sur la ligne médiane au niveau du diencéphale, au-dessus de la région hypophysaire ;
- le troisième ventricule relié par un mince conduit appelé aqueduc de Sylvius au quatrième ventricule creusé au niveau du tronc cérébral en avant du cervelet et communiquant avec les espaces méningés par trois orifices, le trou de Magendie qui est médian, les deux trous de Luschka de part et d'autre du trou de Magendie.

216 **Le liquide céphalo-rachidien** est un liquide clair qui baigne les organes du système nerveux central.

217 Il est sécrété par les plexus choroïdes mais aussi par le revêtement épendymaire des cavités ventriculaires, et par les espaces sous-arachnoïdiens intracrâniens et spinaux.

218 **Les caractéristiques du LCR** sont les suivantes :
• liquide clair, couleur eau de roche ;
• densité : 1,008 ;
• composition : 0,60 g de glucose par litre ; 7 g de chlorure par litre ;
• rares cellules ;
• pression comprise entre 5 et 15 cm d'eau.

219 **L'hydrocéphalie** est une dilatation des cavités ventriculaires intracérébrales consécutive à un excès de liquide céphalo-rachidien. Elle entraîne une hypertension intracrânienne dont l'évolution dépend de la cause de l'hydrocéphalie, mais également du terrain sur lequel elle survient.

220 Trois mécanismes peuvent provoquer et entretenir **l'évolution d'une hydrocéphalie :**
• une hypersécrétion liquidienne (très rare) ;
• une insuffisance de résorption : le liquide céphalo-rachidien peut ne plus être résorbé au niveau de la périphérie s'il existe un feutrage des espaces sous-arachnoïdiens ;
• l'existence d'un obstacle dans les cavités ventriculaires qui empêche la circulation du LCR, ce qui entraîne une stase en amont et une dilatation des ventricules. Ce mécanisme constitue une hydrocéphalie bloquée ou non communicante qui peut être due à une malformation congénitale (imperforation des trous de Luschka et de Magendie, sténose de l'aqueduc de Sylvius) ou à une tumeur siégeant dans le système ventriculaire ou voisine du système ventriculaire qu'elle écrase.

221 **L'hydrocéphalie à pression normale** se manifeste par :
• une démence progressive s'aggravant lentement ;
• des troubles de la marche, de l'équilibre ainsi que des troubles sphinctériens.

222 **Le traitement de l'hydrocéphalie** est neurochirurgical. Il consiste en la pose d'une valve de dérivation. Il a pour objectif de permettre une bonne circulation du LCR des ventricules vers la périphérie, et de mettre en place, le plus souvent, une dérivation extra-crânienne pour la pose d'une valve permettant un flux du LCR unidirectionnel sous une pression constante.

223 **La complication la plus souvent rencontrée dans le traitement de l'hydrocéphalie par dérivation du LCR** est l'infection dont la cause réside dans l'introduction de matériel dans l'organisme, ce matériel pouvant être à l'origine de complications infectieuses telles que des septicémies, des méningites.

224 **Le second risque, après l'infection, dans le traitement de l'hydrocéphalie** est le dysfonctionnement de la valve introduite. Ce dysfonctionnement peut être induit par plusieurs facteurs et entraîner des conséquences graves telle que l'obstruction de la valve qui nécessite une ré-intervention rapide, ainsi que la déconnexion de la valve qui peut se faire au niveau des différents raccords de la valve et entraîner un dysfonctionnement.

225 Comme la majorité des patients ayant subi une dérivation du LCR reviennent chez eux, il est important d'informer l'entourage sur la **conduite à tenir en cas d'apparition de signes d'aggravation**, notamment de signes neurologiques tels que des céphalées, des vomissements, des troubles visuels, une somnolence, des troubles du comportement, la fontanelle bombée chez l'enfant, des convulsions et une fuite en périphérie du cathéter. L'infirmière doit informer la famille qu'il faut éviter tout traumatisme sur le trajet de dérivation et prévenir le médecin ou le service hospitalier afin de traiter efficacement tout problème infectieux.

226 **Le disque vertébral** perd sa souplesse et son élasticité, le nucléus devient plus dur et l'anneau fibreux se fissure surtout vers l'arrière où il est plus fragile. C'est à travers ces fissures que la substance gélatineuse du noyau chassée par les pressions résultant du poids du corps et de certains efforts, s'infiltre en s'insinuant jusqu'au niveau des lames périphériques de cet anneau et jusque sous le ligament vertébral commun postérieur.

227 **La hernie discale**, qui siège habituellement au niveau des espaces intervertébraux L4-L5 ou L5-S1 se traduit cliniquement par des lombalgies associées à des douleurs radiculaires, impulsives à la toux et à la défécation, accompagnée de paresthésies. La topographie de la douleur varie selon le niveau de la hernie :

• la lombosciatalgie par hernie discale L4-L5 : la douleur part de la région lombaire, irradie dans le membre inférieur correspondant, en passant sur la fesse, sur la face postérieure de la cuisse, puis sur la face externe de la jambe au niveau de la tête du péroné pour irradier jusqu'au niveau de la malléole externe et de là, vers la face dorsale du pied et du gros orteil. Les paresthésies siègent habituellement au niveau du gros orteil, de la face dorsale du pied, parfois de la face externe de la jambe ;
• la lombosciatalgie par hernie discale L5-S1 : la douleur irradie de la région lombaire vers le membre inférieur correspondant, en prenant un trajet identique à celui de la douleur par hernie discale L4-L5 jusqu'au niveau du creux poplité, continue sur la face postérieure de la jambe jusqu'au talon, parfois sur la face plantaire du pied. Les paresthésies siègent sur le bord externe du pied et les deux derniers orteils.

228 Soins infirmiers à apporter à un patient présentant une hernie discale :

• Le patient est installé en décubitus dorsal ;
• la surveillance postopératoire est identique à celle de toute chirurgie (conscience, pression artérielle, pulsations, température, drain et pansement) ;
• la mobilisation débute le lendemain de l'intervention, parfois le jour même et obéit à certaines règles : toujours se mobiliser en bloc, pour se lever le patient se met sur le côté, les jambes hors du lit et relève tête et buste ensemble ;
• le retour au domicile se fait après l'ablation des fils vers le huitième ou dixième jour. Le repos doit être poursuivi pendant 1 mois et augmenté si nécessaire. La reprise progressive d'une activité se fait au cours du deuxième mois.

L'infirmière éduque le patient en vue de sa sortie car l'apprentissage d'une bonne hygiène lombaire est nécessaire afin de prévenir les récidives. Le patient devra :
• éviter :
– le port de charges lourdes, les stations prolongées, surtout celles imposant une flexion du tronc (évier, ménage, établi, jardinage, etc.) ;
– les longs trajets en voiture ;
– les sports violents, de saut, de contact ou asymétriques ;
• pratiquer :
– une gymnastique quotidienne développant les abdominaux ;
– des sports tels que la natation sur le dos, la marche, le footing ;
• s'accroupir pour ramasser ou soulever un objet ;
• s'asseoir le buste droit sur des sièges durs ;
• dormir sur un matelas ferme.

229 Conseils à suivre après une cure chirurgicale d'une hernie discale de type L5-S1.

On donnera au patient les conseils suivants :
• cesser pour un temps les travaux de bricolage et de jardinage ;
• éviter de porter de lourdes charges, les longs trajets en voiture ;
• porter le moins possible les enfants en bas âge ;
• se reposer sur une literie ferme ;
• pratiquer une gymnastique quotidienne développant les abdominaux, des sports tels que la natation sur le dos, la marche, le footing.

230 Cure chirurgicale d'un adénome hypophysaire chez Madame S.

L'action éducative auprès d'une malade ayant subi une cure chirurgicale d'un adénome hypophysaire sera :
• d'expliquer l'intérêt d'un traitement substitutif pour pallier les différents déficits hormonaux ;
• de souligner l'importance de ne pas arrêter le traitement et de respecter les doses et les horaires (à prendre avant seize heures) ;
• de signaler la prise de ce traitement lors de toute hospitalisation ;
• d'effectuer les contrôles biologiques en respectant les dates : bilan hormonal au bout de 3 mois (dosage TSH, stimulation au TRF), bilan général, glycémie, glycosurie, ionogramme sanguin et urinaire, bilan phosphocalcique ;
• de surveiller la pression artérielle, les pulsations, le poids régulièrement ;
• de suivre une bonne hygiène de vie, bain, soins dentaires, alimentation riche en protides, activité physique ;
• d'éviter toute infection, tout traumatisme.

231 Dérivation ventriculaire externe chez Pierre

Complications :

- infectieuses ;
- dysfonctionnement de la valve ;
- neurologiques.

Soins à assurer :

- installation de Pierre en décubitus dorsal, sacs de sable de chaque côté de la tête, coussins sous les genoux et les chevilles ; changement de position selon le protocole du service ; lors des manipulations, penser à clamper le cathéter :
- installation avec rigueur des deux extrémités du cathéter ; elles doivent être maintenues au même niveau quelle que soit la position du patient ;
- veiller à maintenir une asepsie rigoureuse ;
- dépistage des complications infectieuses : prise de la température toutes les quatre heures, mise en culture du liquide céphalo-rachidien tous les jours, change de poche effectué de manière stérile ;
- dépistage des complications neurologiques :
- noter l'état de conscience, l'état des pupilles, le périmètre crânien, la pression artérielle ;
- surveillance de la dérivation : toutes les heures, noter la quantité de liquide céphalo-rachidien.

232 Traumatisme crânien de B. 16 ans

a. La complication qui peut survenir dans les heures qui suivent le traumatisme crânien est un hématome extradural.

b. Pour dépister cette complication il faut surveiller la conscience (apparition de troubles de la conscience) et la motricité (apparition d'un déficit moteur du côté opposé à la fracture).

Il faut surtout surveiller l'apparition d'une mitriase du côté de la fracture.

c. Le score de Glasgow comprend trois paramètres :

- l'ouverture des yeux (E) ;
- la réponse verbale (V) ;
- la réponse motrice (M).

Une cotation est attribuée à la meilleure des réponses. Le domaine de ces cotations définit un score E + V + M qui varie de 3 à 15. Le coma est défini par un score égal ou inférieur à 7.

233 Coma traumatique

Parmi les complications dues à l'immobilité citées par l'ANADI, celles qui sont adaptées à un patient dans le coma sont :

1. escarres de décubitus ;
2. constipation ;
3. stase des sécrétions pulmonaires ;
4. thrombose veineuse ;
5. infection des voies urinaires ;
7. perte de force et d'endurance ;
9. diminution de l'amplitude des mouvements articulaires.

234 Les buts des soins infirmiers auprès des patients atteints de maladies musculaires sont :

- de lutter contre l'ankylose, les rétractions tendineuses, les positions vicieuses ;
- de prévenir les escarres, la constipation, l'encombrement ;
- d'assurer les soins d'hygiène en cas de déficit majeur ;
- d'assurer une alimentation équilibrée et adaptée aux possibilités du patient ;
- d'offrir soutien et écoute.

Gynécologie et obstétrique

15

UE 2.9, 5e semestre

Questions

1 Définir la fonction de l'utérus.

2 Citer les différentes parties de l'utérus.

3 Définir le fibrome utérin.

4 Définir les métrorragies.

5 Situer l'origine des métrorragies

6 Définir le prolapsus génital.

7 Nommer les principales tumeurs bénignes de l'ovaire.

8 Préciser l'épidémiologie du cancer du col de l'utérus.

9 Expliquer en quoi consiste la prévention du cancer du col de l'utérus.

10 Citer les facteurs prédisposants du cancer du col de l'utérus.

11 Citer les examens qui permettent le diagnostic du cancer du col de l'utérus.

12 Préciser la réponse exacte : le cancer du corps de l'utérus est plus fréquent après la ménopause. Vrai ou faux.

13 Préciser l'épidémiologie du cancer du corps de l'utérus.

14 Citer les facteurs favorisants du cancer du corps de l'utérus.

15 Nommer les principales circonstances de la découverte du cancer du corps de l'utérus.

16 Préciser la classification des cancers de l'endomètre.

17 Préciser l'épidémiologie du cancer de l'ovaire.

18 Caractériser la découverte du cancer de l'ovaire.

19 Citer les examens qui permettent le diagnostique du cancer de l'ovaire.

20 Citer trois signes locaux d'infection génitale basse. En quoi les infections répétitives non ou mal traitées mettent-elles en jeu le pronostic obstétrical.

21 Citer les principales infections vulvaires.

22 Énoncer en quoi consiste un frottis cervico-vaginal.

23 Citer le germe responsable de l'herpès génital.

24 Définir la bartholinite.

25 Citer les signes cliniques de l'herpès génital.

26 Citer les signes cliniques de la bartholinite.

27 Expliquer la fréquence des infections vaginales.

28 Citer les signes cliniques d'une infection vaginale.

29 Citer les germes responsables des principales infections vaginales.

30 Donner le traitement des mycoses vaginales.

31 Donner le traitement des infections vaginales à *Trichomonas* ou *Gardnerella*.

32 Citer les complications des infections vaginales.

33 Définir l'endométrite.

34 Citer les germes responsables des endométrites.

35 Citer les signes cliniques de l'endométrite.

36 Décrire les salpingites.

37 Définir l'endométriose.

38 Définir les prélèvements vaginaux.

39 Donner le but des frottis cervico-vaginaux.

40 Définir la colposcopie.

41 Définir l'hystéroscopie.

42 Décrire succinctement le principe de la mammographie.

43 Préciser la réponse exacte : en France, la mammographie est pratiquée tous les ans de façon systématique chez les femmes de plus de 50 ans. Vrai ou faux.

44 Préciser la réponse exacte : la mammographie est conseillée tous les trois ans à partir de 30 ans pour les femmes à risques génétiques. Vrai ou faux.

45 Préciser la réponse exacte : chez les femmes de plus de 35 ans qui ont eu une résection d'un sein, il faut faire chaque année une mammographie de l'autre sein. Vrai ou faux.

46 Définir la galactographie.

47 Définir la stérilité.

48 Distinguer la stérilité primaire des stérilités secondaires.

49 Définir l'infertilité.

50 Définir la fécondation *in vitro*.

51 Expliquer le principe d'une fécondation *in vitro* (FIV)

52 Définir la coelioscopie.

53 Définir l'hystéroscopie opératoire.

54 Citer les pathologies du sein, en dehors des cancers du sein.

55 Citer les signes qui permettent le diagnostic précoce du cancer du sein.

56 Citer les deux temps de l'auto examen des seins pratiqué dans la détection précoce d'une tumeur maligne.

57 Décrire la méthode de l'inspection des seins à la recherche d'une anomalie.

58 Décrire comment s'effectue l'autopalpation des seins.

59 Citer les différents types d'exérèse chirurgicale dans le cancer du sein.

60 Citer les deux modes opératoires de l'amputation totale du sein.

61 Caractériser l'irradiation externe dans le traitement du cancer du sein.

62 Nommer les éventuelles séquelles fonctionnelles de la radiothérapie externe sur l'aisselle dans le traitement du cancer du sein.

63 Nommer le type d'hormonothérapie prescrite dans le traitement du cancer du sein.

64 Citer les critères qui permettent le choix du traitement d'un cancer du sein.

65 Expliquer en quoi consiste le traitement du cancer du sein en présence d'une grossesse.

66 Définir le fibro-adénome du sein.

67 Définir le kyste isolé du sein.

68 Définir la mastose fibrokystique.

69 Préciser la gravité de la mastose fibrokystique.

70 Définir la contraception.

71 Donner les critères obligatoires des méthodes de contraception.

72 Distinguer la stérilisation de la castration.

73 Citer les méthodes de contraception dites « naturelles ».

74 Définir la méthode de contraception Ogino et Knauss.

75 Citer les indications de pose d'un stérilet. Citer les inconvénients que peut présenter ce dispositif intra-utérin.

76 Définir les contraceptifs oraux.

77 Donner le mode d'action des contraceptifs œstro-progestatifs.

78 Nommer les principaux effets secondaires indésirables des œstro-progestatifs.

79 Citer les contre-indications absolues des contraceptifs œstro-progestatifs.

80 Préciser la réponse exacte : la contraception d'urgence ou « pilule du lendemain » a une action abortive. Vrai ou faux.

81 Expliquer à quoi correspond la spermatogenèse

82 Définir l'obstétrique.

83 Énoncer sur quel signe diagnostiquer une absence d'ovulation à la lecture d'une courbe thermique.

84 Énoncer à quel terme de grossesse doit avoir lieu la première consultation médicale prénatale, destinée à établir le diagnostic de grossesse et à effectuer la déclaration légale auprès des caisses de sécurité sociale et d'allocations familiales. En cas de dépassement de ce terme, qu'advient-il du droit de la future mère aux prestations en nature (et en espèces sous condition).

85 Donner la prise de poids moyenne au cours de la grossesse.

86 Citer les conseils à donner à une femme enceinte se plaignant de nausées et de vomissements en début de grossesse.

87 Définir l'accouchement sous X ou accouchement sous le secret.

88 Expliquer la signification de l'abréviation SA dans la mesure du déroulement de la grossesse.

89 Définir la période embryonnaire.

90 Dater les premiers battements cardiaques et les premiers mouvements de l'embryon.

91 Définir le liquide amniotique.

92 Définir le placenta (constitution et développement).

93 Préciser la localisation du placenta.

94 Citer les principales caractéristiques du cordon ombilical.

95 Préciser la réponse exacte : le cordon ombilical s'entortille fréquemment autour du fœtus pendant la grossesse, ce qui peut provoquer la mort *in utero* du fœtus par étranglement. Vrai ou faux.

96 Préciser la réponse exacte : le liquide amniotique est indispensable à la survie *in utero* du fœtus. Vrai ou faux.

97 Citer les examens sérologiques obligatoires en début de grossesse.

98 Préciser la réponse exacte : la détermination du groupe sanguin à deux reprises et la recherche d'agglutinines irrégulières (RAI) sont obligatoires en début de grossesse. Vrai ou faux.

99 Citer les examens sérologiques obligatoires en cours de grossesse.

100 Préciser la réponse exacte : le dosage des marqueurs sériques de la trisomie 21 peut être proposé au 5e mois de la grossesse. Vrai ou faux.

101 Citer les diagnostics qui peuvent être confirmés par une échographie en début de grossesse.

102 Définir l'amniocentèse.

103 Citer les indications de l'amniocentèse.

104 Citer les risques de l'amniocentèse.

105 Donner la conduite à tenir devant une métrorragie du premier trimestre

106 Définir ménorragies et métrorragies.

107 Définir la fausse couche.

108 Définir la môle hydatiforme.

109 Définir la menace d'avortement.

110 Citer les facteurs favorisant l'avortement.

111 Définir la menace d'accouchement prématuré.

112 Définir la rupture prématurée des membranes.

113 Donner les risques du diabète sur le fœtus.

114 Donner les complications possibles de la grossesse liées au diabète de la mère.

115 Citer les premières mesures à prendre en vue d'une grossesse d'une femme diabétique.

116 Préciser la réponse exacte : la rubéole est une maladie rare. Elle peut être responsable de graves malformations foetales. Vrai ou faux.

117 Définir la toxoplasmose.

118 Évaluer les risques foetaux en cas d'infection maternelle par le toxoplasme.

119 Expliquer comment l'infection fœtale par le toxoplasme se manifeste.

120 Citer les risques fœtaux en cas d'infection par le virus herpès.

121 Expliquer l'origine d'un saignement d'origine génitale en cours de grossesse.

122 Expliquer comment on définit la mort fœtale *in utero*.

123 Citer les deux circonstances dans lesquelles, en France, l'interruption médicale de grossesse (IMG) est autorisée quel que soit le terme.

124 Définir la rupture utérine.

125 Définir l'épisiotomie.

126 Donner les indications de l'épisiotomie.

127 Définir la césarienne.

128 Donner les principales indications de la césarienne.

129 Expliquer quel est, sur le plan légal, le délai maximal, en semaines d'aménorrhée et en semaines de grossesse, à respecter pour une interruption volontaire de grossesse.

Réponses

1 **L'utérus** est un organe unique et médian dont la fonction est de contenir le fœtus au cours de la grossesse. Il participe à la statique pelvienne par ses accolements physiologiques aux organes de voisinage, la vessie, le rectum, le péritoine.

2 **L'utérus** comprend deux parties : le col et le corps.

3 **Le fibrome** est une tumeur musculaire, réalisée par la croissance anormale de fibres musculaires qui s'organisent de façon concentrique, en boule. La croissance anormale des fibres constituant le fibrome est stimulée par les œstrogènes, et freinée par les progestatifs ; le fibrome a donc tendance à grossir et à se manifester en période d'hyperœstrogénie, à savoir principalement en périménopause, vers 40 à 45 ans, et pendant les grossesses.

4 On appelle **métrorragies** tous les saignements d'origine endo-utérine qui surviennent en dehors de la période des règles.

5 Les métrorragies constituent une pathologie très fréquente qui peut être d'origine fonctionnelle (dérèglement hormonal) ou organique (polype, cancer).

6 **Le prolapsus génital** se définit comme la saillie, au repos ou à l'effort de poussée, de tout ou partie du vagin à la vulve. Cette saillie des parois vaginales, à l'orifice vulvaire ou à l'extérieur de la vulve, est due à la « descente » des organes de voisinage (vessie, rectum, cul-de-sac de Douglas). Le traitement des prolapsus génitaux est difficile car ils sont dus à une défaillance des tissus de soutien périnéaux, qui rendent les montages chirurgicaux fragiles dans certains cas.

7 **Les principales tumeurs bénignes de l'ovaire** sont les tumeurs corticales, les tumeurs germinales et, plus rarement les tumeurs endocriniennes ou des fibromes ovariens.

8 **Le cancer du col de l'utérus** représente 10 % des cancers de la femme à partir de 30 ans. Rare avant 30 ans, ce cancer est facile à détecter au stade précoce (colposcopie, frottis) et curable.

9 La prévention du cancer du col de l'utérus consiste en :
- premiers frottis dès les premières relations sexuelles ;
- premier contrôle un an plus tard puis tous les deux ans.

10 Les facteurs prédisposants du cancer du col de l'utérus sont les infections du col, les maladies sexuellement transmissibles (MST), la multiparité, les traumatismes du col, les dysplasies.

11 Le diagnostic du cancer du col de l'utérus repose sur l'examen du col au spéculum, les touchers vaginal et rectal. La biopsie de la tumeur et l'histologie confirment le diagnostic de cancer malpighien (exocol) ou glandulaire (endocol).

12 Vrai, le cancer du corps de l'utérus est plus fréquent après la ménopause.

13 La fréquence du cancer du corps de l'utérus représente 8 % des cancers féminins ; il est rare avant 45 ans.

14 Les facteurs favorisants du cancer du corps de l'utérus sont :
- endométrie chronique, cures prolongées de tamoxifène prescrit dans le traitement de certains cancers du sein ;
- le cancer du corps de l'utérus, souvent associé à l'obésité, au diabète, à l'hypertension artérielle.

15 Les principales circonstances de la découverte du cancer du corps de l'utérus peuvent être des métrorragies post-ménopausiques abondantes, des ménorragies, une compression vésicale ou des pesanteurs pelviennes.

16 **La classification des cancers de l'endomètre** repose sur l'étendue de la tumeur :
- tumeur limitée au corps de l'utérus : T1 (stade I dans la classification FIGO) ;
- tumeur étendue au col de l'utérus : T2 (stade II FIGO) ;
- tumeur dépassant l'utérus : T3 (stade III FIGO) ;
- tumeur étendue à la vessie ou au rectum, ou dépassant les limites du petit bassin : T4 (stade IV dans la classification FIGO).

17 **Le cancer de l'ovaire** est rare, longtemps asymptomatique et représente 7 %

des cancers de la femme. Il survient à tous les âges mais surtout après 40 ans.

18 La découverte du cancer de l'ovaire est souvent tardive, dans les deux tiers des cas. La tumeur est évidente devant des signes de pesanteur pelvienne, d'ascite, de troubles des règles. Parfois, une métastase dite « premier symptôme » révèle le cancer.

19 La preuve diagnostique du cancer de l'ovaire repose sur les examens suivants :
- toucher vaginal, toucher rectal, échographie pelvi-abdominale, examen au scanner, coelioscopie et biopsie (adénocarcinome le plus souvent, tumeur germinale avant 20 ans) ;
- marqueurs biologiques : CA 125 (diagnostic et suivi post-thérapeutique), βHCG, alpha-foetoprotéine, LDH ;
- dosages de l'oestradiol et de la progestérone.

20 **Les signes locaux d'infection génitale basse** sont :
- un prurit vulvo-vaginal ;
- une irritation des muqueuses (rougeur, brûlure spontanée ou provoquée par le contact ou les mictions) ;
- un œdème local ;
- une douleur provoquée ou augmentée lors des rapports sexuels, sensation de pesanteur ;
- un écoulement anormal, épais, caillebоté, blanchâtre, jaunâtre, grisâtre, malodorant ;
- une dysurie et des brûlures mictionnelles (signes inconstamment associés).

En cas d'absence ou d'insuffisance de traitement, les infections génitales basses risquent de se compliquer d'atteinte tubaire par infection ascendante, ce qui constitue la cause principale des stérilités tubaires et un facteur favorisant de grossesse extra-utérine.

21 **Les infections vulvaires** sont relativement rares. On distingue : l'herpès génital, maladie sexuellement transmissible, les chancres, devenus rarissimes, transmis par voie sexuelle, la bartholinite qui peut être favorisée par le diabète.

22 **Le frottis cervico-vaginal** est réalisé à l'aide d'une spatule en bois. C'est un examen de dépistage précoce des états pré-cancéreux et des lésions concernées du col utérin. Le recueil de cellules desquamées est réalisé sur toute la surface de l'exocol et au niveau de la zone de jonction entre l'épithélium pavimenteux de l'exocol et l'épithélium glandulaire de l'endocol. Les prélèvements sont étalés sur des lames de verre pour être examinés au microscope après coloration, à la recherche de cellules anormales.
Il ne doit pas être effectué en période menstruelle, le meilleur moment est la période périovulaire ou la deuxième phase du cycle.
Si la consultante a une infection vaginale, elle doit être traitée avant le prélèvement.

23 **L'herpès génital** est le plus souvent dû au virus HSV (*Herpes simplex virus* type 2), qui appartient à la famille du virus de la varicelle.

24 **La bartholinite** est l'inflammation ou l'infection d'une glande de Bartholin, située à la base des grandes lèvres et qui sécrète normalement un mucus destiné à la lubrification vaginale. Les abcès rencontrés dans les bartholinites contiennent le plus souvent des staphylocoques et des streptocoques.

25 L'herpès génital se manifeste par une primo-infection, souvent spectaculaire, associant un œdème vulvo-vaginal, des adénopathies inguinales et des douleurs périnéales intenses. Les poussées secondaires se manifestent par des éruptions de vésicules douloureuses en bouquet, presque toujours au même endroit. Après la rupture des vésicules, il reste une érosion pendant quelques jours.

26 La bartholinite se traduit par une tuméfaction douloureuse de la partie postérieure d'une grande lèvre. Avec l'évolution, la douleur devient pulsatile, gênant la marche et la position assise. Il s'y associe souvent une fièvre.

27 Normalement, le vagin contient un certain nombre de bactéries, en particulier les bacilles de Doderlein. Il s'agit donc d'un milieu naturellement septique. Un certain nombre de circonstances peuvent déséquilibrer cette flore vaginale et favoriser la multiplication d'un germe qui produit alors une infection vaginale.

28 **Les signes cliniques d'une infection vaginale** sont essentiellement des pertes anormales (leucorrhées abondantes, souvent colorées, parfois malodorantes), accompagnées souvent d'un prurit vulvaire.

29 Les germes responsables des principales infections vaginales sont essentiellement des champignons dont le plus fréquent est le *Candida albicans*. On trouve également des parasites comme le *Trichomonas*, et des anaérobies (*Gardnerella*). L'association de germes anaérobies et de mycoplasmes définit la vaginose bactérienne. Certaines entérobactéries (*Escherichia coli*) peuvent aussi donner des infections vaginales.

30 **Le traitement des mycoses vaginales** repose essentiellement sur des ovules fongicides, en général pendant 3 jours et un lait fongicide associé, appliqué sur la vulve pendant quelques jours. Pour éviter toute recontamination de la femme il est indispensable de traiter le partenaire par le lait fongicide pendant 2 ou 3 jours.

31 **Le traitement des infections vaginales** à *Trichomas* ou *Gardnerella* consiste essentiellement en une administration de comprimés de parasiticide (prise unique, en général). Il faut impérativement appliquer le même traitement au partenaire.

32 **Les infections vaginales** sont bénignes et ne s'étendent pas à l'utérus, qui est protégé par la glaire, sauf en cas de gestes endo-utérins (curetage, pose de stérilet, notamment). Elles peuvent toutefois poser des problèmes pendant la grossesse en favorisant la survenue d'une rupture des membranes et d'un accouchement prématuré. La principale complication est la récidive.

33 **L'endométrite** est une infection de la cavité interne utérine.

34 Les germes responsables des endométrites sont principalement des germes intracellulaires (*Chlamydiae* et/ou mycoplasmes) qui sont des germes sexuellement transmissibles. De façon exceptionnelle, il peut s'agir de bactéries vaginales.

35 **Les signes cliniques de l'endométrite** sont : la fièvre, souvent entre 38 et 39 °C, des douleurs pelviennes, majorées par la mobilisation de l'utérus au toucher vaginal, des leucorrhées malodorantes et anormales. C'est surtout le contexte (geste endo-utérin ou accouchement récent) qui fait évoquer le diagnostic.

36 **La salpingite** est une inflammation aiguë ou chronique d'une ou des deux trompes de Fallope. La grande majorité des salpingites sont liées au *Chlamydiae* et/ou aux mycoplasmes, qui sont des germes sexuellement transmissibles.

37 **L'endométriose** est l'implantation de cellules endométriales ailleurs que dans la cavité utérine, qui peuvent se trouver à l'intérieur du muscle utérin (adénomyose), dans un ovaire (endométriome), sur le péritoine et sur tous les organes abdominaux (foie, vessie, intestin, etc.).

38 **Les prélèvements vaginaux simples (PV)** recherchent essentiellement les champignons (mycoses), les parasites (trichomonas) et les bactéries pathogènes. Le prélèvement vaginal simple est indiqué en cas de prurit vulvaire ou de pertes anormales, ou avant la pose d'un stérilet ou tout autre geste endo-utérin pour ne pas risquer de contaminer la cavité utérine à partir de germes vaginaux pathogènes.

39 **Les frottis vaginaux** consistent à prélever des cellules desquamées au niveau de la muqueuse et du col utérin afin de rechercher des cellules anormales par examen au microscope après coloration de Papanicolaou. C'est l'examen de base de la surveillance gynécologique.

40 **La colposcopie** est l'examen du col utérin, fortement éclairé, à l'aide d'une loupe binoculaire, ou colposcope, à grossissement compris entre 30 et 40. La colposcopie peut être complétée par un test de Schiller, étude de la coloration du col après application d'une solution de lugol (iodoiodurée). Cet examen est fondé sur la propriété qu'a le glycogène, contenu dans l'épithélium malpighien du col normal et soumis à une imprégnation hormonale suffisante, d'être coloré en brun-acajou par l'iode.

41 **L'hystéroscopie** est un examen de visualisation directe de l'endocol, de la cavité utérine, des orifices tubaires et d'une petite partie de la portion interstitielle des trompes, au moyen d'un dispositif optique relié à une source lumineuse froide. Elle permet la localisation de lésions et la réalisation de biopsies dirigées.

42 **La mammographie** est un examen radiologique des seins, par rayon X à faible dose, au moyen d'un appareil générateur spécifique à basse tension (30 kV) et à foyer fin, appelé sénographe. C'est l'examen paraclinique de base dans le dépistage des cancers du sein.

43 Vrai, en France, la mammographie est pratiquée tous les ans de façon systématique chez les femmes de plus de 50 ans.

44 Faux, la mammographie est conseillée tous les ans à partir de 25 ans chez les femmes à risques génétiques.

45 Faux, chez les femmes qui ont eu une résection du sein, il faut faire chaque année une mammographie de l'autre sein, quel que soit leur âge.

46 **La galactographie** est un examen radiologique du sein après injection par le mamelon d'un produit de contraste pour visualiser les conduits galactophores (qui servent à amener le lait au mamelon).

47 **La stérilité** est l'absence de grossesse après deux ans de rapports sexuels réguliers sans contraception.

48 **La stérilité primaire** concerne la femme qui n'a jamais été enceinte.
Les stérilités secondaires surviennent après une grossesse, que celle-ci ait abouti ou non à la naissance d'un enfant vivant.

49 **L'infertilité** correspond à l'absence d'enfants vivants, c'est-à-dire aux femmes qui font des fausses-couches.

50 **La fécondation *in vitro*** désigne une technique proposée initialement pour court-circuiter les trompes chez les femmes ayant une anomalie tubaire bilatérale, mais qui est maintenant proposée dans de nombreuses indications, tant féminines que masculines. Elle consiste à bloquer le cycle menstruel naturel par une injection d'analogue de la LH-RH (Décapepryl®, par exemple) puis à injecter quotidiennement de la FSH à forte dose pour obtenir la croissance de plusieurs follicules ovariens dont le développement est surveillé par des dosages hormonaux et des échographies. Lorsqu'ils sont matures, l'ovulation est déclenchée par une injection d'hCG. Trente six heures après, on procède au recueil du sperme et, par ponction sous échographie, des ovocytes, par voie vaginale. Les ovocytes, immédiatement mis en contact avec le sperme sont mis en incubation dans des milieux spéciaux dans lesquels a lieu la fécondation. Les embryons qui se sont formés sont replacés dans l'utérus de la femme.

51 **La fécondation *in vitro*** consiste en :
- la mise en présence, au laboratoire, dans une éprouvette spéciale à 37 °C, d'ovocytes obtenus par ponction folliculaire après stimulation des ovaires, et de spermatozoïdes provenant d'un éjaculat frais, en vue d'obtenir une fécondation ;
- 48 h plus tard, transfert d'un ou de plusieurs embryons dans l'utérus maternel, par voie naturelle.

52 **La cœlioscopie** est une intervention chirurgicale qui consiste à insuffler dans la cavité abdominale du gaz carbonique, puis à introduire par l'ombilic un système optique éclairé par une lumière froide, système sur lequel est fixée une caméra qui permet de retransmettre l'image à un écran de télévision.

53 **L'hystéroscopie opératoire** est une hystéroscopie, c'est-à-dire l'introduction dans la cavité utérine, par le col de l'utérus, d'un système optique, éclairé par une lumière froide et relié à une caméra, qui comprend un système d'irrigation/aspiration et une anse électrique, la rendant opérante.

54 En dehors des cancers du sein, **les différentes pathologies du sein** sont les suivantes :
- fibro-adénome du sein ;
- kyste isolé du sein ;
- mastoise fibrokystique ;
- abcès du sein.

55 **Le diagnostic précoce du cancer du sein** repose sur :
- la clinique, par l'auto-examen, après les règles, des deux seins ;
- une asymétrie des seins, une différence du niveau horizontal des mamelons, une modification du galbe du sein, de la peau (zone rétractée ou soulevée) ;
- une ombilication du mamelon (mamelon « rentré ») ;
- un écoulement mamelonnaire, une adénopathie axillaire ;

• une localisation à distance (osseuse, hépatique, pulmonaire), première manifestation de la maladie cancéreuse.

56 **L'auto-examen des seins** est pratiqué dans la semaine qui suit l'arrêt des dernières règles. Il comporte les deux temps suivants :
• l'inspection, à la recherche d'une anomalie des seins ;
• l'autopalpation des seins à la recherche d'une anomalie, un sein normal ayant une consistance homogène et élastique.

57 L'inspection des seins à la recherche d'une anomalie se déroule de la façon suivante : debout, inspecter chacun des seins sous un bon éclairage, face à un miroir, galbe, contours, symétrie, dans diverses positions (debout ou assise) : de face, de profil, de trois quarts, les bras le long du corps, en levant les bras et en se penchant en avant. Repérer une ride qui creuse le sein lors des changements de position, l'apparition d'une déviation, d'une invagination, d'une rétraction, de lésions cutanées du mamelon, un écoulement. Repérer la ligne bimamelonnaire qui doit être horizontale.

58 L'autopalpation des seins doit se faire au niveau des deux seins et des creux axillaires, en position debout ou assise et en décubitus dorsal et décubitus obliques :
• la main bien ouverte posée à plat sur le sein comprime et fait rouler la glande sur les côtés (main droite pour palper le sein gauche et inversement) ;
• rechercher une masse, une boule, un nodule, une dureté ligneuse, une irrégularité ;
• palper les creux axillaires et les zones sus-claviculaires avec les doigts repliés en forme de crochet à la recherche de ganglions (les ganglions néoplasiques sont durs, indolores et roulent sous les doigts) ;
• rechercher un écoulement du mamelon en pressant le téton entre le pouce et l'index.

59 **Dans le cancer du sein, l'exérèse chirurgicale** est plus ou moins étendue suivant le volume de la tumeur et l'atteinte ganglionnaire, notamment axillaire. On distingue :
• la tumorectomie, proposée lorsque la tumeur est de faible diamètre (20 mm de diamètre au plus), accompagnée d'une exploration chirurgicale de l'aisselle ;
• la segmentectomie et la quadrantectomie proposées pour les tumeurs dont le diamètre est compris entre 20 et 30 mm avec curage axillaire complet ;
• l'amputation totale du sein.

60 **L'amputation totale du sein** est réalisée selon deux modes opératoires :
• l'opération de Halsted qui s'adresse aux cancers volumineux, très mutilante, aux conséquences fonctionnelles pénibles : gros bras, bascule en avant de la ceinture scapulaire, douleurs thoraciques chroniques liées au défaut de la statique thoracique ;
• l'opération de Patey, aujourd'hui préférée, même pour les cancers des quadrants internes, car moins mutilante. La mastectomie est complétée par un curage axillaire mais les muscles pectoraux sont conservés et les complications anatomo-fonctionnelles plus réduites.

61 Dans le traitement du cancer du sein, **l'irradiation externe** est systématique, sur l'aisselle et sur la chaîne mammaire interne si la tumeur est centrale ou interne, après tumorectomie et lorsque les ganglions sont positifs (N+), dans le but de détruire d'éventuels foyers invisibles à la mammographie ainsi qu'au regard du chirurgien pendant l'intervention. L'irradiation est faite par radiothérapie ou par accélérateur linéaire de particules. Les doses totales varient de 50 à 55 Gy, et la durée du traitement est classiquement de 7 semaines.

62 Dans le traitement du cancer du sein par radiothérapie externe sur l'aisselle, les séquelles peuvent être une réduction de l'amplitude des mouvements de l'épaule, et/ou un lymphoedème surtout lorsqu'il y a eu mastectomie et curage axillaire important (plus de 15 ganglions).

63 Dans le traitement du cancer du sein, **l'hormonothérapie** peut être :
• suppressive : castration chirurgicale, radiothérapique ou chimique LH-RH, ovariectomie bilatérale ;
• antagoniste : antiœstrogène aussi efficace que la castration chirurgicale. Le tamoxifène est le produit le plus employé ; les analogues de la LHRH sont actifs sur les métastases.

64 Le choix du traitement d'un cancer du sein s'appuie sur les caractères cliniques (TNM), sur la variété histologique, l'âge du patient, l'existence d'une grossesse, le terrain psychologique des patientes.

65 Dans les deux premiers trimestres de la grossesse, **le traitement du cancer du sein** comprend tout d'abord une éventuelle interruption volontaire de la grossesse avec autorisation de la patiente, puis l'exérèse de la tumeur, radiothérapie et chimiothérapie. Dans le dernier trimestre de la grossesse, on provoque l'accouchement sur fœtus viable puis on procède au traitement habituel du cancer.

66 **Le fibro-adénome du sein** est une tumeur bénigne extrêmement fréquente, surtout chez la femme jeune, apparaissant sous la forme d'une boule roulant sous la peau et dont la principale caractéristique est que sa taille varie en fonction du cycle menstruel.

67 **Le kyste isolé du sein** se manifeste par l'apparition d'une tumeur arrondie, ferme, souvent sensible. La cytoponction vérifie l'absence de cellules cancéreuses et peut suffire à faire disparaître le kyste.

68 **Une mastose fibrokystique** est une anomalie de la structure du sein dont le tissu glandulaire est remanié, formé de travées fibreuses indurées et de zones kystiques. C'est une anomalie fréquente, souvent familiale qui rend les seins irréguliers à la palpation.

69 La gravité de la mastose fibrokystique est qu'elle prédispose au cancer du sein et qu'en plus elle rend l'examen clinique et radiologique difficile à interpréter. Les seins sont souvent sensibles à la palpation, et les zones indurées se modifient souvent en fonction de la période du cycle menstruel.

70 **La contraception** est l'ensemble des procédés mis en œuvre pour éviter une conception au cours des rapports sexuels.

71 Toute méthode de contraception doit être transitoire et réversible et permettre ainsi un retour à la fécondité normale quand une grossesse est désirée, ce qui exclut par définition le recours à la stérilisation volontaire qui peut se définir comme une suppression délibérée de la fécondité, à caractère en principe définitif, sans atteinte des autres fonctions sexuelles ou endocrines.

72 **La stérilisation** est la suppression délibérée de la fécondité, à caractère en principe définitif, sans atteinte des autres fonctions sexuelles ou endocrines alors que la **castration** se réfère à l'ablation des gonades.

73 **Les méthodes naturelles de contraceptions** sont les suivantes :
- le coït interrompu ;
- la continence périodique ;
- la méthode Ogino et Knaus ;
- la méthode des températures ;
- la méthode mixte.

74 **La méthode Ogino et Knauss** consiste à l'estimation approximative de la date d'ovulation et de la période fécondable, par calcul statistique après observation de plusieurs cycles menstruels (sur un an) : le premier jour fécondable se situe 17 ou 18 jours avant les règles du cycle le plus court ; le dernier jour fécondable se situe entre 11 et 13 jours avant les règles du cycle le plus long.

75 **La pose d'un stérilet** est un mode de contraception indiqué pour les femmes présentant une contre-indication à la contraception hormonale. Il est parfois préféré à la contraception orale par les femmes qui craignent d'oublier la prise régulière de la pilule ou qui ne souhaitent plus de grossesse ; il est souvent choisi pour des femmes atteintes d'une pathologie psychiatrique les rendant incapables de prendre en charge leur contraception. Les inconvénients de ce type de contraception résident dans le fait qu'il ne met pas totalement à l'abri d'une grossesse, que le dispositif intrautérin peut favoriser le développement d'une grossesse extra-utérine, une infection des trompes pouvant entraîner une stérilité.

76 **Les contraceptifs oraux**, hormones de synthèse, sont administrés par voie orale sous forme de pilules délivrées exclusivement sur prescription médicale après entretien (recherche des contreindications) et examen gynécologique.

77 **Le mode d'action des œstro-progestatifs** est triple : blocage de l'ovulation par inhibition de la sécrétion des gonatrophines (les stéroïdes exogènes exercent un rétro-contrôle négatif sur l'axe hypothalamo-hypophysaire), une modification de la glaire cervicale qui, prématurément coagulée, gêne la pénétration des spermatozoïdes, une atrophie de la muqueuse utérine, rendue impropre à la nidation par l'apport de progestérone dès le début du cycle.

78 **Les effets secondaires indésirables des œstroprogestatifs** sont les suivants : gain pondéral de 1 à 3 kg, nausées, céphalées, migraines, vertiges, mastodynies, métrorragies à type spottings (petits saignements), jambes lourdes et aggravation de varices préexistantes, risque plus élevé de vaginites mycosiques, diminution de la tolérance au glucose et augmentation de l'insulinémie, anovulation secondaire qui peut persister plusieurs mois après le traitement.

79 La contraception par les œstro-progestatifs est fortement déconseillée en cas de tabagisme, obésité, diabète, antécédents familiaux de phlébite, de HTA ou de diabète, fibromyomes, varices importantes.

80 Faux, **la « pilule du lendemain »**, définie comme une contraception *a posteriori* aux cas d'urgence n'a pas d'action abortive, mais antinidatoire.

81 **La spermatogenèse** correspond à la maturation des cellules de la lignée germinale de l'homme.
Le spermatozoïde en est l'aboutissement. Débutant à la puberté, la spermatogenèse peut se poursuivre jusqu'à 70 ans environ.

82 **L'obstétrique** est la spécialité médicale centrée sur la grossesse et l'accouchement.

83 **Courbe thermique et absence d'ovulation**
À la lecture d'une courbe thermique correspondant à un cycle menstruel normal, l'ovulation est suivie d'un décalage thermique lié à l'augmentation du taux plasmatique de progestérone.
L'élévation de la température se maintient ensuite en plateau durant la phase lutéale.
En cas d'anovulation, la courbe thermique reste plate ou oscillante (absence de décalage thermique).

84 **La première consultation prénatale** doit avoir lieu avant 14 semaines d'aménorrhée.
En cas de dépassement de ce terme, le droit aux prestations en nature et en espèces reste acquis dès la déclaration, mais des pénalités interviennent pour le retard.

85 **La prise de poids moyenne** au cours de la grossesse est de :
- 1 kg/mois jusqu'à 6 mois ;
- 1,5 à 2 kg/mois durant le 3e trimestre ;
- soit, au total, entre 10 et 12 kg.

86 **En cas de nausées et de vomissements** en début de grossesse, les conseils à donner sont les suivants :
- assurer un plus grand confort en évitant ces malaises par des moyens simples :
- identifier les facteurs déclenchants pour y remédier (par exemple certaines odeurs, goût d'aliments, positions, etc.) ;
- s'ils surviennent surtout le matin au réveil, éviter le lever à jeun ; prendre le petit déjeuner au lit ou manger simplement un biscuit, une biscotte, avant de se lever progressivement ;
- fractionner sa ration alimentaire quotidienne en plusieurs petits repas légers ;
- éviter les aliments gras et peu digestes ;
- préserver le devenir de la grossesse en reconnaissant le caractère pathologique des vomissements :
  - incoercibles ;
  - se prolongeant au-delà de 4 mois de grossesse ;
  - accompagnés de signes péjoratifs, tels que céphalées, douleurs épigastriques en barre, troubles visuels.

Consulter sans attendre, et ne jamais prendre d'antiémétiques sans prescription médicale.

87 **L'accouchement sous X** est un accouchement anonyme. Toute femme peut demander que son identité soit secrète lors de son admission et de son accouchement.
Prévu par une réglementation à caractère sanitaire et social de 1941, l'accouchement sous X a été consacré dans le code civil par la loi du 8 janvier 1993. Le secret a été renforcé et une fin de non-recevoir est opposée à une recherche de maternité consécutive à un accouchement sous X.
Il est important de préciser dans les maternités que l'anonymat n'est pas une condition obligée de l'abandon. L'accouchement

sous X laisse la possibilité à toute personne de connaître ses origines, ce qui est de plus en plus perçu comme un droit.

88 Par habitude, on mesure le déroulement en SA ou semaine d'aménorrhée, car la date des dernières règles était, avant l'apparition du test de grossesse et de l'échographie, le seul repère pour dater le début de la grossesse. Comme l'ovulation a lieu, en moyenne, 14 jours après le premier jour des règles, on observe un décalage de deux semaines entre le nombre de SA et le nombre de semaines de grossesse.

89 **La période embryonnaire** dure environ jusqu'à la fin du 2e mois de grossesse (soit 10,5 SA) et est caractérisée par la multiplication active des cellules et surtout leur différentiation.

90 **Les premiers battements cardiaques de l'embryon** ont lieu vers 5 SA ; les premiers mouvements de l'embryon ont lieu vers 8 SA.

91 L'embryon et le fœtus baignent dans **le liquide amniotique**, limité par la membrane amniotique, accolée à l'utérus maternel à partir de 13 SA. Le liquide amniotique est produit par le placenta, le cordon et le fœtus lui-même (transsudation à travers la peau jusqu'au 5e mois, et urines foetales). Il est avalé par le fœtus tout au long de la grossesse et est indispensable au développement pulmonaire fœtal.

92 **Le placenta** est constitué de cellules maternelles et foetales. Il se constitue dès les premières semaines de grossesse à partir des cellules trophoblastiques et de l'endomètre maternel.

93 Le placenta occupe d'abord tout le pourtour de l'œuf : il s'appelle alors trophoblaste ; le placenta se localise ensuite dans une région de l'utérus, généralement le fond, sous forme de galette d'environ 20 cm de diamètre et 4 cm d'épaisseur à terme.

94 **Le cordon ombilical** relie le fœtus au placenta ; il contient deux artères et une veine, enroulées en spirale, et contenues dans une gelée. Il mesure 80 cm à terme. Il s'entortille fréquemment autour du fœtus pendant la grossesse. Il peut se nouer et provoquer une mort fœtale in utero par arrêt des apports nutritionnels fœtaux.

95 Faux, le cordon ombilical s'entortille très fréquemment autour du fœtus pendant la grossesse, mais ceci est sans gravité car le fœtus ne peut s'étrangler puisqu'il ne respire pas.

96 Faux, le liquide amniotique est indispensable au bon développement du fœtus, mais pas à sa survie *in utero*. Ainsi, un fœtus atteint d'agénésie rénale bilatérale, et qui n'aura plus de liquide amniotique, essentiellement produit par les urines fœtales, à partir de 4 mois, pourra arriver au terme de la grossesse (mais mourra à la naissance d'insuffisance respiratoire).

97 **Les sérologies de la toxoplasmose, de la rubéole et de la syphilis** (TPHA et VDRL) sont obligatoires en début de grossesse, sauf si elles sont connues antérieurement positives pour la toxoplasmose et la rubéole. Une sérologie HIV doit être obligatoirement proposée et conseillée en début de grossesse.

98 Vrai, la détermination du groupe sanguin à deux reprises et la recherche d'agglutinines irrégulières (RAI) sont obligatoires en début de grossesse.

99 La recherche de l'antigène HbS (hépatite B) est obligatoire au cours de la grossesse, théoriquement au 6e mois, mais souvent réalisée en début de grossesse.

100 Faux, le dosage des marqueurs sériques de la trisomie 21 (triple test ou test HT21) doit être systématiquement expliqué et proposé au 4e mois de la grossesse (entre 14 et 19 SA).

101 **En début de grossesse, l'échographie permet de confirmer le diagnostic :**
- d'une grossesse extrautérine (détection d'une masse latéro-utérine à côté d'un utérus vide, d'un épanchement sanglant derrière l'utérus) ;
- d'un œuf clair (le sac ovulaire ne contient pas de structure embryonnaire, à partir de 8 SA) ;
- d'une grossesse môlaire (image de l'utérus rempli d'échos « en flocons de neige », sans écho embryonnaire) ;

- d'une menace de fausse-couche spontanée (aspect plissé et affaissé du sac ovulaire) ;
- d'une anomalie chromosomique (devant une augmentation de la clarté nucale entre la 12e et la 13e SA).

102 **L'amniocentèse** est une ponction de liquide amniotique à l'aiguille fine, sous contrôle échographique. Elle est réalisable à partir de 16 SA et jusqu'à la fin de la grossesse.

103 **Les indications de l'amniocentèse** sont les suivantes :
- étude du caryotype fœtal (confirmation des malformations dépistées à l'échographie ; en cas d'augmentation des marqueurs sanguins de la trisomie 21 ; en présence d'un retard de croissance inexpliqué ; etc.) ;
- recherche d'une maladie génétique dont la mutation est connue telle la mucoviscidose ;
- recherche d'un virus (CMV, rubéole, notamment) ou d'un parasite (toxoplasmose) ;
- dosage des enzymes digestives en cas de suspicion de malformation intestinale.

104 **Les risques que présente l'amniocentèse** sont les suivants : formation d'un hématome au point de ponction, surtout si l'aiguille a dû traverser le placenta, qui peut aboutir à une rupture des membranes, dramatique à ce terme ; infection du liquide amniotique qui peut aboutir à une fausse-couche. Globalement, le risque de fausse-couche après amniocentèse est estimé autour de 0,5 à 1 %.

105 Tout saignement au 1er trimestre de la grossesse doit conduire à une **consultation en urgence**, car la grossesse extrautérine (GEU) est la première cause de mortalité par hémorragie chez la femme jeune. En cas de saignement d'origine génitale au premier trimestre de la grossesse, il peut s'agir soit d'une GEU, soit d'une fausse couche ou d'une grossesse môlaire, soit d'une grossesse intra-utérine normalement évolutive avec un saignement d'origine cervicale, l'évacuation d'un deuxième jumeau ou plus fréquemment un décollement partiel du trophoblaste.

106 **Ménorragies** : allongement pathologique de la durée des règles.

Métrorragies : saignement d'origine utérine survenant en dehors des règles.

107 **La fausse couche** est l'interruption spontanée de la grossesse avant 10 semaines de développement de l'embryon (12 SA). Il peut s'agir soit d'un œuf clair (cavité embryonnaire avec vésicule vitelline, sans embryon visible), soit d'un embryon qui s'est développé, parfois avec une activité cardiaque enregistrable, puis qui s'est arrêté.

108 **La môle** (ou la môle hydatiforme) est un œuf humain pathologique caractérisé macroscopiquement par la transformation vésiculaire des villosités choriales.

109 **La menace d'avortement** est l'association de contractions utérines et de modifications du col utérin avant la période de viabilité fœtale (environ 25 SA).

110 **Les facteurs favorisants de l'avortement** sont : la béance du col utérin, anomalie de la structure du col qui fait qu'il s'ouvre prématurément au cours de la grossesse, en général vers la fin du 5e mois (22-23 SA), et les infections (les infections vaginales peuvent favoriser les avortements spontanés, ainsi que certaines infections du liquide amniotique, comme la listériose).

111 **La menace d'accouchement prématuré** est la survenue de contractions utérines, associées à des modifications du col utérin entre 25 et 37 SA. Le seuil de prématurité a été fixé à 37 SA (8 mois de grossesse), mais la morbidité néonatale est surtout importante avant 35 SA.

112 **La rupture prématurée des membranes** est une forme particulièrement grave de menace d'accouchement prématuré où la poche des eaux s'ouvre avant 37 SA. Le risque est celui d'un accouchement prématuré et d'une infection du fœtus à partir des germes vaginaux.

113 Le glucose passe librement le placenta. Lorsque la mère est en hyperglycémie, le fœtus l'est aussi. Il fabrique donc de l'insuline (car son pancréas fonctionne normalement), qui, elle, ne traverse pas le placenta, et dont l'effet est de transformer le glucose en graisse et, donc, d'augmenter le poids fœtal, surtout au niveau des masses grasses (abdomen, épaule).

L'hyperglycémie a également une toxicité directe sur le développement fœtal, et diminue les défenses maternelles contre l'infection.

114 **Les complications possibles de la grossesse liées au diabète** sont : des fausses couches plus fréquentes, des morts fœtales *in utero*, des malformations (cœur, colonne vertébrale, reins, notamment), une macrosomie fœtale avec risque d'accident à l'accouchement (dystocie des épaules, notamment, liée à un trop grand diamètre au niveau des omoplates avec nécessité de tractions fortes sur le cou fœtal et de paralysie d'un membre supérieur par lésion du plexus brachial), une hydramnios, des infections vaginales ou urinaires chez la mère, une plus grande fréquence de HTA, etc.

115 **La grossesse d'une femme diabétique** doit être programmée, d'où la nécessité d'une contraception efficace, pour que l'équilibre soit optimal dès les premiers jours de grossesse. Que le diabète soit ou non insulino-dépendant, il faut passer à un minimum de 3 injections par jour, en général une insuline ordinaire le matin et le midi et un mélange ordinaire/semi-lente le soir. L'insuline est arrêtée au moment de la délivrance.

116 Vrai, la rubéole est devenue une maladie rare depuis la vaccination, qui couvre théoriquement tous les enfants, avec un rappel chez les adolescentes. Elle est responsable de graves malformations fœtales. Il n'existe pas de traitement.

117 **La toxoplasmose** est une maladie due à un parasite qui vit dans la terre et qui se reproduit chez le chat, l'homme n'étant qu'un hôte accidentel. Elle est très fréquente et il n'existe pas de vaccin. Seules 75 % des femmes enceintes, environ, sont immunisées contre la toxoplasmose.

118 En cas d'infection maternelle, le passage du toxoplasme à travers le placenta est possible. Si ce passage au cours du premier trimestre de la grossesse est rare (10 %), les malformations qui en résultent sont très fréquentes. Au troisième trimestre, ce passage est très fréquent (90 %) car le placenta est beaucoup moins épais, mais les risques pour le fœtus sont beaucoup plus faibles car la période de morphogenèse est terminée.

119 **L'infection fœtale par le toxoplasme** se manifeste surtout par des lésions cérébrales (calcifications et hémorragies intracrâniennes, responsables de séquelles sensorielles, motrices et intellectuelles), oculaires (cécité par atteinte du nerf optique, choriorétinite) ou viscérale (atteinte du foie, de la rate, etc.). La toxoplasmose est la première cause de cécité congénitale dans le monde. Il n'y a aucune atteinte fœtale décrite avec l'herpès virus. Le seul risque est la contamination de l'enfant au cours du passage dans la filière génitale par des lésions vaginales ou sur le col de l'utérus, avec un risque méningoencéphalite parfois dramatique.

120 Il n'y a aucune atteinte fœtale décrite avec l'herpès virus. Le seul risque est la contamination de l'enfant au cours du passage dans la filière génitale par des lésions vaginales ou sur le col de l'utérus, avec un risque méningoencéphalite.

121 **Un saignement d'origine génitale en cours de grossesse** peut être d'origine cervicale, très fréquent après un toucher vaginal ou un rapport sexuel car le col est très fragile en fin de grossesse. Il peut aussi accompagner le début du travail normal (perte du bouchon muqueux qui obturait le col pendant la grossesse, saignement d'un col qui se dilate rapidement).

122 **La mort fœtale *in utero*** se définit comme la disparition de l'activité cardiaque fœtale entre 12 SA et l'accouchement. Le diagnostic est fait devant l'absence de bruits du cœur fœtaux à l'auscultation ou au cardiotocographe, et est confirmé par l'échographie, qui visualise le cœur fœtal immobile.

123 En France, quel que soit le terme, **l'IMG** est autorisée si « ... la poursuite de la grossesse met en jeu la santé de la mère, avant la date de viabilité du fœtus » et si « ... l'enfant à naître a une forte présomption d'être atteint d'une affection non curable lors du diagnostic et incompatible avec une vie normale ».

124 **La rupture utérine** est une rupture de la paroi utérine qui survient en cours de travail, pendant la phase de dilatation où elle entraîne une souffrance fœtale par

décollement placentaire, ou pendant la phase d'expulsion où elle est plus difficile à diagnostiquer.
La rupture utérine apparaît presque toujours sur un utérus fragilisé par une césarienne antérieure (utérus cicatriciel), une myomectomie ou une perforation ancienne, parfois passée inaperçue, au cours d'un curetage pour une IVG ou une fausse couche. Elle peut aussi survenir sur un utérus sain et est alors souvent favorisée par un travail long, l'utilisation de fortes doses d'ocytociques ou une macrosomie fœtale.

125 **Une épisiotomie** est une section aux ciseaux des tissus périnéaux superficiels lors de l'accouchement pour éviter une déchirure du périnée, et notamment du sphincter de l'anus.

126 L'épisiotomie est réalisée lorsque la tête fœtale reste bloquée à la vulve, lorsque la descente de tête entraîne une mise en tension trop importante du périnée qui fait risquer une déchirure, lorsque la présentation est un siège, lorsque l'on doit utiliser des forceps ou des spatules.

127 **La césarienne** est une opération qui permet d'extraire l'enfant en quelques minutes en ouvrant l'abdomen puis l'utérus maternels.

128 Les indications de la césarienne sont essentiellement la souffrance fœtale aiguë quelle qu'en soit la cause, les pathologies maternelles nécessitant une extraction fœtale en urgence (éclampsie, hématome rétro-placentaire, stéatose gravidique, par exemple), la stagnation de la dilatation du col lors du travail malgré les bonnes contractions utérines, l'utérus multicicatriciel (au moins deux césariennes antérieures), le placenta praevia recouvrant, les présentations dystociques.

129 Le délai légal à ne pas dépasser pour pratiquer **une IVG** est de 10 semaines d'aménorrhée soit 12 semaines de grossesse.

Urologie et néphrologie

16

UE 2.8, 3e semestre

Questions

1 Expliquer la fonction du rein.

2 Citer les deux principales fonctions de la vessie.

3 Citer et expliquer les examens mesurant la fonction rénale.

4 Définir la colique néphrétique.

5 Citer les signes cliniques de la colique néphrétique.

6 Nommer les causes de la colique néphrétique.

7 Citer les facteurs de gravité d'une colique néphrétique.

8 Citer les examens complémentaires à réaliser en urgence en cas de suspicion de colique néphrétique.

9 Définir la cystite.

10 Définir la pollakiurie.

11 Définir la dysurie.

12 Définir les termes suivants : hématurie, oligurie, protéinurie.

13 Définir l'incontinence urinaire.

14 Préciser l'épidémiologie de l'incontinence urinaire chez la femme.

15 Décrire succinctement le mécanisme de la continence urinaire.

16 Citer les trois catégories d'incontinence urinaire.

17 Définir la rétention vésicale.

18 Définir l'hématurie macroscopique.

19 Argumenter la réponse. Madame L. arrive en urgence dans le service pour hématurie macroscopique. L'interne prescrit un bilan biologique et radiographique dont une urographie intraveineuse (UIV). La patiente vous informe qu'étant allergique à l'iode, elle ne pourra pas subir cet examen. Préciser les réponses apportées à la patiente ainsi que les informations transmises au médecin, et les réponses de celui-ci.

20 Citer les causes de l'hématurie macroscopique.

21 Expliquer ce qu'est une hématurie terminale et quelle en est l'origine.

22 Expliquer ce qu'est une hématurie totale et quelle en est l'origine.

23 Nommer les examens complémentaires à réaliser, sur prescription médicale, en cas d'hématurie.

24 Expliquer la formation des œdèmes.

25 Donner les chiffres de la diurèse et ses principales modifications quantitatives.

26 Citer les contre-indications du sondage urinaire.

27 Citer les indications du cathétérisme suspubien.

28 Citer les contre-indications du cathétérisme suspubien.

29 Expliquer la différence entre une rétention aiguë d'urine et une anurie.

30 Citer les complications de la levée d'une rétention urinaire.

31 Décrire les soins infirmiers à apporter à un patient en vue d'un examen cytobactériologique des urines (ECBU).

32 Décrire les soins infirmiers à apporter à un patient en vue d'un examen des urines par bandelette réactive.

33 Définir l'insuffisance rénale.

34 Définir l'insuffisance rénale aiguë.

35 Définir l'insuffisance rénale chronique.

36 Définir les syndromes glomérulaires.

37 Définir le syndrome d'infection urinaire.

38 Citer les principales affections néphrologiques.

39 Définir les néphropathies glomérulaires.

40 Définir la pyélonéphrite et citer les signes cliniques.

41 Expliquer l'évolution d'une pyélonéphrite en l'absence de traitement adapté.

42 Citer le traitement d'une pyélonéphrite.

43 Citer et décrire les traitements de suppléance de l'insuffisance reénale.

44 Caractériser la douleur scrotale.

45 Donner la définition anatomique du scrotum.

46 Définir la torsion de testicule.

47 Citer les signes cliniques de la torsion de testicule.

48 Préciser l'épidémiologie du cancer du testicule.

49 Nommer les circonstances de la découverte du cancer du testicule.

50 Préciser sur quels examens s'appuie le diagnostic du cancer du testicule.

51 Citer les principales localisations des métastases du cancer du testicule.

52 Citer l'examen qui permet de préciser l'extension du cancer du testicule.

53 Citer les différents traitements du cancer du testicule.

54 Définir l'épididymite aiguë.

55 Définir et donner les signes cliniques de la prostatite aiguë.

56 Définir le priapisme.

57 Citer les différentes voies d'abord en urologie.

58 Définir l'adénome de la prostate.

59 Citer les examens qui permettent de confirmer le diagnostic.

60 Citer les techniques chirurgicales utilisées dans le traitement de l'hypertrophie bénigne de la prostate (HBP).

61 Définir le cancer de la prostate.

62 Citer les principaux signes révélateurs du cancer de la prostate.

63 Citer les examens qui permettent la preuve diagnostique du cancer de la prostate.

64 Citer les effets secondaires indésirables du traitement par hormonothérapie du cancer de la prostate.

65 Citer les techniques possibles d'exérèse totale de la prostate.

66 Décrire la première étape de la prise en charge d'un patient ayant une tumeur de la vessie.

67 Préciser l'épidémiologie du cancer de la vessie.

68 Citer les circonstances habituelles de la découverte du cancer de la vessie.

69 Citer les principaux facteurs pouvant favoriser la naissance du cancer de la vessie.

70 Nommer les méthodes généralement utilisées dans le traitement du cancer de la vessie.

71 Citer les différents actes chirurgicaux mis en œuvre dans le traitement du cancer de la vessie et/ou des voies urinaires.

72 Préciser l'épidémiologie du cancer du rein.

73 Préciser la réponse exacte et l'argumenter : le cancer du rein est un cancer à croissance locale rapide. Vrai ou faux.

74 Citer les principaux signes d'alerte du cancer du rein.

75 Citer les caractéristiques principales du diagnostic du cancer du rein.

76 Préciser la réponse exacte et l'argumenter : les cancers du rein de l'adulte sont chimiorésistants. Vrai ou faux.

77 Définir une cystectomie radicale.

78 Définir les dérivations urinaires.

79 Expliquer en quoi consiste une urétérostomie cutanée directe.

80 Nommer la voie par laquelle s'effectue une urétérostomie cutanée directe.

81 Expliquer en quoi consiste une urétérostomie cutanée transintestinale.

82 Citer les complications immédiates d'une urétérostomie cutanée transintestinale.

83 Citer les complications tardives d'une urétérostomie cutanée transintestinale.

84 Expliquer ce qu'est une NLTC.

85 Définir l'urétéroscopie.

86 Définir la dérivation interne par endoprothèse urétérale pour drainage temporaire ou définitif (montée de sonde urétérale).

87 Nommer les complications d'une montée de sonde urétérale.

88 Définir l'infection gonococcique.

89 Caractériser la sténose de l'urètre.

90 Définir l'hydrocèle.

91 Définir la varicocèle.

92 Définir le phimosis.

93 Décrire traitement du phimosis.

94 Définir le paraphimosis.

95 Définir la lithotritie extracorporelle (LEC).

96 Préciser la nature des mesures hygiènodiététiques prescrites au titre de prévention des récidives dans le cas de lithiase calcique.

97 Définir le sondage urinaire chez l'homme.

98 Citer les indications préventives du sondage urinaire chez l'homme.

99 Citer les indications curatives du sondage urinaire chez l'homme.

100 Citer les contre-indications du sondage urinaire chez l'homme.

101 Citer le cadre juridique du sondage infirmier.

102 Décrire les soins infirmiers à apporter à un patient porteur de sonde vésicale ou urétérale.

103 Définir le cathétérisme suspubien.

104 Citer les indications du cathétérisme suspubien.

105 Définir le décaillotage.

106 Expliquer le but de l'enseignement de l'autosondage au patient.

107 Définir le PSA.

108 Nommer les trois indications du dosage du PSA.

109 Définir la biopsie de prostate.

110 Expliquer ce qu'est une biopsie de la prostate.

111 Nommer les indications de la biopsie de prostate.

112 Expliquer le but de l'exploration urodynamique.

113 Définir l'endoscopie urinaire.

114 Citer les buts de l'endoscopie urinaire.

115 Citer les contre-indications de la ponction-biopsie rénale.

116 Expliquer sur quels points portera la surveillance après une ponction-biopsie rénale.

117 En service de chirurgie urologique, vous vous occupez de M. M. qui vient de bénéficier d'une transplantation rénale. Le donneur est vivant et il s'agit de sa sœur aînée. Vous accueillez le patient au retour de la salle de soins postinterventionnels.
Expliquer l'intérêt des prescriptions suivantes :
- diurèse horaire ;
- surveillance des paramètres vitaux toutes les deux heures ;
- évaluation de la douleur ;
- numération formule sanguine, ionogramme urinaire et sanguin, examen cytobactériologique des urines, radiographie pulmonaire demain matin.

118 Expliquer ce qu'est une sonde double J.

119 Expliquer les conseils à donner à un patient qui quitte l'hôpital avec une sonde vésicale qu'il gardera 8 jours à domicile.

120 Monsieur A. se présente aux urgences du centre hospitalier de sa région parce qu'il « saigne dans les urines ». L'urologue de garde, après l'avoir examiné, devant une hématurie macroscopique évidente, pose une sonde vésicale Charrière 20, à double courant, dans le but d'effectuer un lavage vésical continu.
Donner l'intérêt de ce lavage. Expliquer comment procéder au calcul de la diurèse du patient.

121 Mademoiselle S. arrive aux urgences avec des douleurs très importantes de coliques néphrétiques.
L'urologue qui l'examine prescrit immédiatement :
- un traitement intraveineux :
  - Pro-Dafalgan®, 2 g × 3 ;
  - Profénid®, 100 mg × 3 ;
  - Spasfon®, 1 ampoule × 3 ;
- des examens complémentaires :
- abdomen sans préparation ;
- urographie intraveineuse.

a. Nommer l'objectif du traitement mis en place.
b. Citer les précautions à prendre auprès de la patiente, avant de réaliser une urographie intraveineuse (UIV).

122 Énoncer les soins infirmiers à réaliser face au caillotage avec obstruction d'une sonde vésicale posée après résection endoscopique d'un adénome prostatique.

123 Nommer les contre-indications absolues à une transplantation rénale.

124 Expliquer en quoi consiste la préparation physique d'un receveur d'une transplantation rénale.

Réponses

1 La fonction du rein

Les reins sont les organes de la régulation de l'équilibre hydro-électrolytique et de l'élimination des déchets du métabolisme protéique. Ils assurent également une fonction endocrine.

Formation de l'urine

L'urine est produite par filtration du plasma au niveau des glomérules. Le débit de filtration glomérulaire est de 120 mL/min pour 1,73 m^2 de surface corporelle (environ 180 L/24 h).

Grandes fonctions

- Élimination des déchets du métabolisme protéique : c'est la principale fonction du rein. L'insuffisance rénale est définie comme l'altération de cette fonction.
- Régulation de l'équilibre hydrosodé.
- Électrolytes :

– l'excrétion du sodium (3 à 5 g/24 h ou 120 à 280 mmol) et du chlore (5 à 6 g/24 h ou 120 à 250 mmol) équilibre les apports alimentaires. L'excrétion du sodium est principalement régulée par l'aldostérone ;

– le potassium filtré est réabsorbé en totalité par le tube proximal, le potassium urinaire (3 à 4 g/24 h ou 35 à 100 mmol) est excrété au niveau du tube distal.

- Régulation de l'équilibre acido-basique :

– le rein est chargé d'éliminer les ions H^+ apportés par l'alimentation (70 à 80 mmol/j) et également produits par le catabolisme cellulaire ;

– le pH sanguin est extrêmement stable, autour de 7,40 ; pour réguler le bilan des ions H^+, le pH urinaire peut varier de 4,4 à 8.

- Régulation du métabolisme phosphocalcique : le rein participe au maintien du bilan phosphocalcique.
- Régulation tensionnelle : le rein joue un grand rôle dans la régulation de la pression artérielle.
- Fonction endocrinienne :

– le rein sécrète une première hormone, la rénine, dont la sécrétion est fonction du bilan hydrosodé de l'organisme. Il sécrète une deuxième hormone, l'érythropoïétine, indispensable pour une production normale des globules rouges par la moelle osseuse ;

– il participe à l'élaboration de la forme active de la vitamine D.

2 La vessie a deux fonctions principales :

- réservoir d'urine ;
- évacuation de l'urine

3 La fonction rénale est définie par le débit de filtration glomérulaire (DFG).

Taux de créatinine plasmatique

Ce taux ne dépend que de la masse musculaire et de son élimination urinaire. Comme ces deux paramètres peuvent être considérés comme constants pour un individu donné en bonne santé, le dosage isolé de la créatinine est un index fiable de la fonction rénale chez l'homme. Malheureusement, la relation qui lie taux de créatinine et fonction rénale mesurée par le débit de filtration glomérulaire, n'est pas linéaire, ce qui fait que le chiffre de créatinine est un marqueur peu sensible d'insuffisance rénale. Ainsi, une créatinine plasmatique à 110 µmol/L (valeur considérée comme normale) peut correspondre, suivant l'individu, à une fonction rénale normale ou au contraire déjà altérée de manière importante. Il est donc nécessaire pour mesurer précisément la filtration glomérulaire, de faire appel au concept de clairance.

Le concept de clairance repose sur le fait que, pour une substance ayant une concentration plasmatique P stable (comme la créatinine), la quantité filtrée par le rein est égale à la quantité éliminée dans l'urine.

Le recueil des urines se fait sur 24 heures, ce qui permet de calculer le débit urinaire par minute. La clairance de la créatinine mesurée donne une bonne approximation de la DFG à condition que le recueil urinaire soit bien fait.
Les valeurs de la clairance sont standardisées pour une surface corporelle de 1,75 m^2 : elles sont égales à 100 ± 20 mL/min pour 1,75 m^2.

L'étude du ionogramme sanguin (Na, K, Cl et taux de bicarbonates, CO_3H^-) est indispensable pour l'étude de tout désordre hydroélectrolytique avec ou sans insuffisance rénale :

• natrémie (Na^+ : 140 ± 2 mmol/L) : son taux renseigne sur l'état d'hydratation intracellulaire ;
• kaliémie (K^+ : 4 ± 0,5 mmol/L) : le prélèvement doit être réalisé sans garrot et le dosage effectué rapidement après le prélèvement, l'hémolyse pouvant fausser les résultats ;
• chlorémie (Cl^- : 100 ± 2 mmol/L) ;
• bicarbonates (CO_3H^- : 27 ± 2 mmol/L). Le taux de bicarbonates renseigne sur l'équilibre acide-base.

Les protides totaux renseignent sur l'état d'hydratation extracellulaire. Un taux de protides totaux inférieur à 60 g/L associé à une fuite urinaire importante (protéinurie supérieure à 3 g/24 h) signe un syndrome néphrotique.

L'insuffisance rénale s'accompagne d'une anémie normocytaire normochrome. Elle peut aussi parfois s'accompagner de troubles de la coagulation.

Le métabolisme phosphocalcique concerne le calcium et le phosphore :

• calcium : 2,5 ± 0,20 mmol/L ;
• phosphore : 1,20 ± 0,15 mmol/L.
• **L'examen des urines :**
– Le taux des électrolytes dans les urines est variable chez le sujet sain. Il varie en fonction des apports. Les dosages les plus courants sont le sodium (Na) et le potassium (K). Leur rapport est toujours supérieur à 1 :
  - la natriurie permet de connaître assez précisément la quantité de sel ingérée chaque jour : la formule « natriurie de 24 h divisée par 17 » donne le nombre de grammes de sel ingéré dans la journée ;
  - le pH urinaire oscille entre 4,5 et 8. Un pH bas favorise les lithiases uriques ;
  - la calciurie-phosphaturie : le taux normal de calcium dans les urines est de 4 à 6 mmol/24 h chez la femme et de 5 à 8 mmol/24 h chez l'homme. La quantité de calcium et de phosphore dépend beaucoup des apports alimentaires, mais de nombreux autres facteurs dont la parathormone et la vitamine D, jouent un rôle dans leur élimination. La phosphaturie normale est comprise entre 15 et 30 mmol/24 h.

• **La protéinurie** est le résultat du passage de certaines protéines plasmatiques à travers le glomérule et d'une réabsorption tubulaire d'une partie de ces protéines. Schématiquement, seules les protéines ayant un poids moléculaire inférieur à celui de l'albumine passent le filtre glomérulaire, et la plupart d'entre elles sont ensuite réabsorbées par le tubule. Chez le sujet sain, le résultat dans les urines est une protéinurie physiologique dont le taux doit rester inférieur à 300 mg/24 h. Une protéinurie plus importante traduit soit une atteinte glomérulaire soit une atteinte tubulaire.
La détection d'une protéinurie repose sur l'examen par la bandelette urinaire (Labstix®) réalisée sur les urines fraîches. La mise en évidence d'une protéinurie par ce test nécessite une confirmation par un dosage sur les urines de 24 h.
• **L'hématurie** peut être macroscopique ou microscopique.
Une hématurie microscopique se traduit par la présence dans les urines d'un nombre de globules rouges supérieur à 10/mm^3. Les chiffres normaux sont habituellement inférieurs à 5/mm^3. Cette mesure est dépendante du débit urinaire.
L'hématurie microscopique est le plus souvent détectée par les bandelettes réactives. La mise en évidence d'une hématurie, quelle que soit son importance, entraîne une série de démarches pour en trouver la cause. Elle peut provenir de n'importe quel point de l'appareil urinaire, et peut être d'origine néphrologique ou urologique. Elle peut être secondaire à des troubles de l'hémostase spontanés ou iatrogènes. Même dans ce dernier cas, ces troubles peuvent parfois révéler une lésion préexistante. Parmi les causes urologiques, on peut citer les lithiases, les tumeurs bénignes ou malignes, la tuberculose, la polykystose rénale, les traumatismes, les infections. Toutes les néphropathies peuvent elles aussi s'accompagner d'une hématurie micro- ou macroscopique. Il convient de rechercher d'autres signes de maladie rénale : HTA, protéinurie, créatinine, et de réaliser des examens morphologiques, échographie, UIV...
Une hématurie macroscopique se définit par la présence de sang dans l'urine. Les urines sont foncées couleur « porto » ou « bouillon de bœuf ».
• Comme l'hématurie, **la leucocyturie** peut être détectée par la bandelette réactive. La positivité doit être contrôlée par

l'examen cytologique des urines. Les chiffres normaux sont habituellement inférieurs à 10 éléments par millimètre-cube. La mise en évidence d'une leucocyturie doit faire rechercher, en premier lieu, une infection urinaire mais il faut aussi penser à une infection à germe atypique, tel que mycoplasme ou *Chlamydia* ou à une néphrite interstitielle chronique.

- **La bactériologie.** Les urines sont normalement stériles. Pour éviter qu'elles soient contaminées lors de leur passage par l'uretère, le protocole de prélèvement doit être parfaitement respecté. En aucun cas, ce prélèvement ne doit être réalisé par sondage. Les urines prélevées doivent être analysées le plus rapidement possible ou stockées à 4 °C. La lecture bactérienne est faite au bout de 48 heures.

Dans les conditions habituelles d'infection urinaire, on ne retrouve qu'un seul germe. L'interprétation doit être quantitative :

- < 103/mL : souillures ;
- 103 à 105/mL : doute sur l'infection ;
- 105/mL : infection probable.

4 **La colique néphrétique** est la traduction clinique douloureuse de la mise en tension aiguë de la voie excrétrice supérieure, le plus fréquemment en raison d'un calcul.

5 La colique néphrétique est un syndrome douloureux paroxystique très intense, de topographie lombo-iliaque, avec irradiation descendante vers la région inguino-génitale. Cette douleur entraîne un état d'agitation incessant sans qu'aucune position antalgique ne soit trouvée par le patient. Pendant la crise, l'oligurie (urines peu abondantes et concentrées) est de règle. Cette douleur s'accompagne souvent de signes digestifs à type de nausées, vomissements, douleurs abdominales et même météorisme abdominal. Ces symptômes qui traduisent une occlusion réflexe du grêle liée à la distension de la voie excrétrice peuvent orienter à tort vers une occlusion intestinale.

6 La cause la plus fréquente de la colique néphrétique est l'obstruction intrinsèque de la voie excrétrice supérieure (bassinet, uretère) par un calcul. La deuxième cause est constituée par les sténoses de la voie excrétrice supérieure, notamment les sténoses de la jonction pyélo-urétérale le plus souvent congénitales, ainsi que par les sténoses de l'uretère acquises ou congénitales.

7 **Les facteurs de gravité d'une colique néphrétique** sont les suivants :

- la fièvre, traduisant une infection rénale aiguë ;
- l'anurie, en cas d'obstruction bilatérale ou sur rein unique ;
- la colique néphrétique hyperalgique.

Ces facteurs doivent conduire à la réalisation impérative en urgence d'un drainage de la voie excrétrice supérieure par l'urologue.

8 En cas de suspicion de colique néphrétique, **les examens complémentaires** réalisés en urgence sont le plus souvent un abdomen sans préparation et une échographie rénale et pelvienne. L'urographie intraveineuse, en raison de l'obstruction urinaire, n'est en général réalisée que secondairement, dans le but de connaître la cause et le siège de l'obstacle.

9 **Les cystites** se manifestent par des brûlures urinaires accompagnant une pesanteur pelvienne, des mictions fréquentes parfois hématuriques. Elles traduisent l'infection urinaire basse. Elles peuvent aussi faire partie du tableau de pyélonéphrite aiguë.

10 **La pollakiurie** se définit par une augmentation de la fréquence des mictions : normalement 5 ou 6 mictions diurnes et aucune nocturne. Ces mictions peuvent être normales ou réduites en volume. Les principales causes sont : l'irritation de la muqueuse vésicale (tumeur, calcul, infection), la diminution de la capacité vésicale (tuberculose, bilharziose, radiothérapie), la compression extrinsèque (tumeur ovarienne, fibrome), la polyurie (diurèse supérieure à 2 L/24 h), la rétention vésicale par obstacle urétro-prostatique et certaines vessies neurologiques.

11 **La dysurie** correspond à une gêne à l'évacuation vésicale par un obstacle organique (situé au niveau du col de la vessie ou de l'urètre) ou fonctionnel (acontractilité vésicale ou hypertonie sphinctérienne dans certaines vessies neurologiques). Elle est facilement identifiable dès l'interrogatoire : le patient doit attendre un peu avant de pouvoir uriner, le jet est faible malgré la poussée abdominale nécessaire, la miction s'effectue souvent en deux temps. Lorsque l'interrogatoire reste imprécis, il faut alors regarder le patient uriner. L'examen débitmétrique permet d'objectiver la dysurie (débit maximum < 15 mL/s). Les principales causes sont les sténoses urétrales, les hypertrophies prostatiques, les maladies du col vésical.

12 **L'hématurie** est la présence de sang dans les urines (il peut s'agir d'une hématurie macroscopique, visible à l'oeil nu ou d'une hématurie microscopique décelable à la bandelette urinaire).
L'oligurie est la diminution du volume des urines émises par 24 h (inférieur à 400 mL).
La protéinurie est la présence de protéines dans les urines. Cette présence est pathologique et le signe d'une néphropathie.

13 **L'incontinence urinaire** est la perte non contrôlée et subite des urines.

14 En France, on estime à plus de deux millions le nombre de femmes victimes d'une incontinence d'urine, problème de santé trop souvent considéré comme un sujet tabou, vécu comme une fatalité due aux maternités et au vieillissement.

15 **La continence** est le résultat d'un équilibre de pression entre l'urètre et la vessie. En dehors des mictions, la pression de l'urètre est supérieure à la pression vésicale. L'incontinence intervient lorsque les forces de retenue deviennent inférieures à la pression vésicale.

16 On distingue **les trois catégories d'incontinence urinaire** suivantes :
- l'incontinence urinaire d'effort pure ;
- l'incontinence urinaire par urgence mictionnelle ou instabilité vésicale ;
- l'incontinence urinaire mixte (30 % des incontinences).

17 **La rétention vésicale** est la persistance d'une certaine quantité d'urines dans la vessie après la miction. Dans les conditions normales, la vessie se vide complètement au cours d'une miction. Deux facteurs s'opposent à cette évacuation totale : un obstacle organique cervico-urétéral, une déficience du muscle vésical (vessie neurologique, vessie hypo- ou acontractile). La rétention est dite complète quand aucune urine ne peut être émise (rétention aiguë). La rétention incomplète (rétention chronique) s'effectue dans un premier temps sans distension (résidu inférieur à 300 mL). C'est la phase de lutte vésicale où la vessie se « muscle », s'épaissit pour pouvoir augmenter la pression d'évacuation. Dans un second temps, survient la distension (résidu supérieur à 300 mL), c'est la phase de décompensation de la musculature vésicale.

18 **L'hématurie macroscopique** est l'émission simultanée d'urine et de sang, ce qui la différencie de l'urétrorragie, au cours de laquelle le sang coule dans l'intervalle des mictions, et à l'hématurie microscopique dans laquelle, le plus souvent, les urines sont claires et où la présence d'hématies n'est révélée qu'à l'examen cytobactériologique des urines.

19 **Hématurie macroscopique**
- Réponse à la patiente Mme L. :
- l'allergie à l'iode n'est pas une contre-indication à l'UIV ;
- il est possible de prendre un traitement de « préparation » pendant 48 h, qui permettra que l'examen se déroule sans problème.
- Informations transmises au médecin :
- patiente allergique à l'iode ;
- nécessite une UIV ;
- besoin d'une prescription d'antihistaminiques ou un protocole anti-allergique (Atarax® et Tagamet® par exemple).

20 L'hématurie macroscopique est causée par une hypertrophie bénigne de la prostate qui peut saigner notamment au niveau de volumineuses varices. Elle peut également être provoquée par un cancer prostatique.

21 **L'hématurie terminale** correspond à l'émission d'urine rouge en fin de miction et elle est d'origine vésicale. La cause principale de telles hématuries est constituée par les tumeurs vésicales. Les cystites peuvent avoir une traduction hématurique. L'existence de calculs dans la vessie ou encore d'une bilharziose (dépôt d'œufs de bilharzies dans la paroi vésicale) peut être responsable d'hématurie terminale.

22 **L'hématurie totale** correspond à l'émission d'urine rouge pendant toute la miction. Elle est le plus souvent d'origine rénale, les causes étant les tumeurs du rein, les tumeurs de la voie excrétrice, mais aussi la lithiase rénale, qui peut faire saigner la voie excrétrice.

23 **Le bilan à réaliser**, sur prescription médicale, en cas d'hématurie est orienté selon son caractère initial terminal ou total :

- dans tous les cas, un examen clinique, un examen cytobactériologique des urines, une échographie abdominopelvienne sont réalisés. Une urographie intraveineuse est réalisée, éventuellement un scanner abdominopelvien, notamment si l'on suspecte une tumeur du haut appareil ;
- en cas d'hématurie terminale, la réalisation d'une cystoscopie à la recherche d'une tumeur vésicale s'impose.

24 **Les œdèmes périphériques** peuvent être le seul signe d'une atteinte rénale : ils sont blancs, mous, indolores, ils gardent le « godet » ; ils sont déclives et le plus souvent symétriques. Ainsi, ils peuvent être limités à la face et aux paupières le matin et être très importants aux membres inférieurs le soir. Ils s'accompagnent d'une protéinurie importante et surviennent le plus souvent dans le cadre d'un syndrome néphrotique. Ils justifieront la plupart du temps, chez l'adulte, une ponction-biopsie rénale.

25 **La diurèse des 24 heures** varie habituellement de 1 000 à 1 500 mL et dépend avant tout des apports hydriques.

La polyurie correspond à une diurèse supérieure à 3 L. En dehors des cas où elle est secondaire à un excès de boisson, elle témoigne d'un état pathologique : diabète sucré, diabète insipide (carence en hormone antidiurétique), insuffisance rénale chronique, traitement diurétique.

L'oligurie correspond à la diminution de la diurèse à moins de 500 mL par 24 h. On parle d'oligo-anurie lorsque la diurèse est inférieure à 200 mL par 24 h.

Lorsqu'il n'y a plus de formation d'urine, il s'agit d'une anurie. Il faut bien différencier ces troubles de formation de l'urine des épisodes de rétention d'urine plus ou moins complets. Ces anomalies peuvent traduire des insuffisances rénales aiguës de mécanismes variés (insuffisance rénale fonctionnelle, obstructive ou liée à une maladie rénale). Elles justifient en urgence un bilan métabolique permettant à la fois de mettre des mesures d'urgence en place, en cas de perturbations sévères, et de commencer la recherche étiologique.

26 **Les contre-indications d'un sondage urinaire** sont :

- l'existence d'une prostatite aiguë ;
- l'existence d'une sténose urétrale infranchissable ;
- l'existence d'une fracture de l'urètre.

27 **Les indications d'un cathétérisme suspubien** sont :

- l'impossibilité de sondage par les voies naturelles ;
- la rupture urétrale ;
- une sténose infranchissable de l'urètre ;
- une prostatite.

28 **Les contre-indications du cathétérisme suspubien** sont :

- l'existence d'une tumeur vésicale, notamment de la face antérieure de la vessie ;
- l'existence de troubles importants de la coagulation ;
- la présence d'une cicatrice sous-ombilicale (risque de lésion d'une anse intestinale).

29 **Rétention aiguë d'urine :** le patient ressent une envie intense d'uriner mais ne parvient pas à émettre la moindre goutte d'urine (problème d'évacuation).

Anurie : le patient a une diurèse nulle (problème de production).

30 **La levée d'une rétention urinaire** peut se compliquer, dans les heures qui suivent, par :

- une hémorragie *a vacuo* (saignement de la muqueuse vésicale) qui est prévenue par une évacuation progressive du globe vésical ;
- un syndrome de levée d'obstacle : il s'agit d'une hyperdiurèse d'origine néphrogénique secondaire à l'obstacle ; il convient alors de rééquilibrer par voie intraveineuse les pertes hydro-électrolytiques avec surveillance des ionogrammes sanguin et urinaire.

31 **Soins infirmiers.**

L'ECBU est réalisé à partir du recueil des urines fraîches du matin en vue d'une étude :

- cytologique (globules rouges, globules blancs, cylindres, cristaux, cellules épithéliales) ;
- bactériologique (bacilles Gram négatif et Gram positif).

L'ECBU permet :
• d'affirmer un diagnostic d'infection des voies urinaires ou de pyélonéphrite (lors de pollakiurie, douleurs mictionnelles, urines troubles, fièvre sans causes évidentes, douleurs lombaires avec fièvre, adénome prostatique, lithiase urinaire...) ;
• d'assurer un contrôle systématique chez les personnes à risque (porteur de sonde urinaire, paraplégique, tétraplégique, diabétique avec prurit urinaire, femme enceinte...) ;
• de guider ou ajuster le traitement grâce à l'antibiogramme et de contrôler son efficacité ;
• d'évaluer la qualité des soins en matière de prévention des infections nosocomiales (indicateur objectif).

Préparation de la personne soignée

• Informer qu'il est préférable de faire le prélèvement urinaire lors de la première miction du matin (les urines sont plus concentrées), ou au minimum trois heures après la précédente miction.
• Respecter une hygiène et une asepsie rigoureuse.
• Selon le niveau d'autonomie de la personne et selon l'appareillage, l'examen sera réalisé avec une assistance plus ou moins importante de l'IDE, dans le respect de l'intimité, l'idéal étant de conjuguer autonomie et respect.
• Matériel nécessaire pour :
– la toilette hygiénique ; prévoir une protection intravaginale en cas de règles ;
– la toilette aseptique ;
– pot de recueil stérile ;
• Matériel à adapter selon la technique.

Technique de prélèvement pour une personne continente

• En ambulatoire : toilette hygiénique seulement.
• Éduquer la personne ou réaliser les gestes à sa place.
• Petite toilette hygiénique :
– pour un homme : décalotter, bien nettoyer le sillon balano-préputial et le méat ;
– pour une femme : nettoyer les grandes lèvres, les petites lèvres, le méat (du clitoris vers l'anus) ; placer une protection intravaginale en cas de pertes vaginales.
• Se laver les mains.
• Réaliser une toilette antiseptique à l'aide de compresses imbibées de dakin ou de polyvidone iodée gynécologique, puis rincer avec des compresses imbibées d'eau stérile.
• Amorcer la miction dans un haricot pour l'homme, au-dessus d'un bassin ou d'un haricot pour la femme (cela permet le rinçage de l'urètre).
• Recueillir les urines du « deuxième jet » ou « à la volée » directement dans le pot, sans toucher les bords, ou dans un haricot stérile selon la situation.
• Fermer aseptiquement le récipient.
• Pas de premier jet en cas d'urétrite ou de prostatite.

32 Soins infirmiers à apporter à un patient en vue d'un examen des urines par bandelette réactive

L'examen des urines par bandelette réactive est un moyen commode de dépister les principales anomalies biochimiques et cytologiques de la composition des urines ; il s'agit de tests très sensibles : les faux négatifs sont rares, les faux positifs sont plus fréquents ; c'est pourquoi tous les résultats positifs doivent être confirmés par le dosage adéquat réalisé en laboratoire. C'est un excellent examen de dépistage dont la négativité permet d'éviter des examens inutiles. Ainsi, un examen négatif par les bandelettes pour les leucocytes, les nitrites et la protéinurie exclut la possibilité d'une infection urinaire avec une prédictibilité de plus de 95 %. Les bandelettes actuellement utilisées permettent de détecter et d'avoir une approximation quantitative des protéines, du sang, des nitrites, des leucocytes, du glucose, des corps cétoniques, du pH et de l'osmolarité.

Les bandelettes sont à usage unique :

• elles ne nécessitent aucun matériel particulier ; un lecteur automatique est cependant disponible ;
• elles doivent être conservées dans leur flacon de conditionnement, qui doit être hermétiquement clos, à une température inférieure à 30 °C, mais jamais au réfrigérateur ; la date de péremption doit être vérifiée car leur validité est courte ;
• il faut éviter tout contact des bandelettes avec un liquide quelconque ou avec les surfaces de travail.

La procédure :

• les urines doivent être testées rapidement après leur émission, après homogénéisation simple ;

• la bandelette, qui ne doit entrer en contact avec rien, est plongée dans l'urine de manière à ce que toutes les zones réactives soient imprégnées ;
• la bandelette doit être tenue horizontalement ;
• la lecture se fait en comparant les différentes plages réactives avec l'échelle colorimétrique disposée sur le flacon ou à l'aide d'un lecteur ;
• le temps de lecture doit être rigoureusement observé.

33 **L'insuffisance rénale** est définie par la diminution du débit de filtration glomérulaire. Cette baisse se traduit en clinique par l'élévation du taux de créatinine, et cela indépendamment du volume de la diurèse qui peut être parfaitement conservé.

Le diagnostic d'insuffisance rénale est donc facile ; il est plus difficile de savoir si cette insuffisance rénale est aiguë ou chronique. Ce diagnostic est d'importance car la démarche clinique est très différente dans un cas et dans l'autre. Dans le cas d'une insuffisance rénale aiguë, il faut faire rapidement le diagnostic étiologique pour traiter la cause car, a priori, cette insuffisance est réversible ; dans le cas d'une insuffisance rénale chronique il s'agit plus, même si la recherche d'une étiologie reste nécessaire, d'un problème de prise en charge au long cours dans le but de ralentir l'évolution de l'insuffisance rénale et d'en éviter ou de traiter les complications liées à cet état.

On doit rechercher plusieurs types d'arguments. Ceux-ci peuvent être retrouvés dans l'histoire du patient. Elle peut permettre d'affirmer le caractère aigu de l'insuffisance rénale, si on dispose d'un examen normal récent ou au contraire chronique, si ce taux était antérieurement anormal. Elle peut faire soupçonner le diagnostic si on retrouve une histoire d'hématurie ou de protéinurie ou d'hypertension artérielle, ou de troubles urologiques (pyélonéphrite à répétition) anciens ou la notion d'une maladie familiale ou personnelle pouvant entraîner la destruction des reins (diabète, polykystose, anomalies urologiques). Si, au contraire, on ne retrouve chez un patient que des événements récents (fièvre, prise de médicament, atteinte de l'état général brutale), ces événements sont en faveur du caractère aigu.

34 **L'insuffisance rénale aiguë** est une urgence. L'élévation de la créatinine (et aussi de l'urée) peut s'accompagner ou non d'une diminution de la diurèse. Des désordres hydro-électrolytiques, plus ou mois sévères, sont en général présents : hyperkaliémie, acidose métabolique, surcharge hydrosodée ou au contraire déshydratation. Les manifestations cliniques sont très variables : elles peuvent être absentes ou au contraire très sévères, en particulier quand elles sont liées aux troubles métaboliques. Elles peuvent être digestives (nausées, vomissements, anorexie), hémorragiques, cardiovasculaires (troubles du rythme, œdème aigu du poumon, hypertension artérielle), cérébrales. Elles sont parfois liées à la cause (fièvre, hémoptysie...).

L'insuffisance rénale aiguë peut être fonctionnelle ou secondaire à une obstruction au niveau des voies urinaires, ou liée à une pathologie rénale. Ce n'est qu'après avoir éliminé les deux premiers mécanismes que l'on pourra penser que l'insuffisance rénale est secondaire à une maladie du rein.

35 **L'insuffisance rénale chronique** se définit comme la défaillance progressive et irréversible des grandes fonctions du rein, liée à une destruction d'une partie du parenchyme rénal. Même si toutes les fonctions du rein sont altérées en parallèle, on apprécie cette destruction uniquement sur la capacité d'éliminer les déchets. Ainsi, on parle généralement d'insuffisance rénale chronique lorsque la filtration glomérulaire, mesurée par la clairance calculée de la créatine, est en permanence inférieure à 60 mL/min, ce qui correspond déjà à la destruction de plus de la moitié des néphrons.

Les signes cliniques sont fréquemment absents. Ce peut être une hypertension artérielle ou des œdèmes des membres inférieurs ou de la face, parfois aussi du poumon, mais aussi une crise de goutte ou des troubles osseux non étiquetés ; plus tardivement dans l'évolution, des signes généraux tels que l'asthénie, des troubles digestifs : anorexie, nausées, vomissements, peuvent apparaître. Il est très important de dépister précocement l'insuffisance rénale chronique car les complications qui lui sont associées, en particulier le risque cardiovasculaire, peuvent survenir très tôt, bien avant le stade de la dialyse.

La sémiologie de l'insuffisance rénale est la résultante des défauts des grandes fonctions du rein : élimination des déchets azotés, maintien de l'équilibre hydro-électrolytique, régulation de la pression artérielle, rôle endocrine. Les anomalies cliniques ou biologiques induites sont généralement proportionnelles au degré d'insuffisance rénale. L'insuffisance rénale est dite modérée entre 60 et 30 mL/min de clairance calculée. Elle est sévère à moins de 30 mL/min. Elle est dite préterminale à moins de 15 mL/min. À ce stade, il faut envisager une méthode de suppléance (dialyse ou greffe) à débuter lorsque la clairance atteint 10 mL/min.

36 **Les principaux signes des néphropathies glomérulaires** sont : la protéinurie, l'hématurie, l'hypertension artérielle et l'insuffisance rénale.

La protéinurie est le plus souvent abondante (environ 3 g/24 h), faite majoritairement d'albumine. Elle peut même être sélective lorsque l'albumine représente plus de 80 % des protéines urinaires.

37 **Les infections de l'appareil urinaire** sont d'une grande fréquence. Elles prédominent chez la femme, où elles sont en général primitives, c'est-à-dire qu'elles ne sont pas, la plupart du temps, associées à une anomalie de l'appareil urinaire. Chez l'homme et chez l'enfant, elles sont plus rares mais plus fréquemment secondaires à une uropathie nécessitant, dès la première infection, une imagerie de l'appareil urinaire.

Le diagnostic d'infection urinaire est fait sur l'interprétation correcte des résultats d'ECBU, en particulier la leucocyturie et l'examen bactériologique. Cet examen est complété par un antibiogramme permettant d'adapter le traitement au germe en cause. La plupart des germes responsables des infections urinaires sont des entérobactéries, surtout les *Escherichia coli*. Il peut s'agir plus rarement de *Proteus mirabilis* ou d'entérocoques. En cas d'infection iatrogène (sondage gastro-urologique ou chez un malade porteur de sonde), tous les germes peuvent être en cause. Ils sont alors souvent très résistants aux antibiotiques habituels.

On distingue classiquement les infections urinaires hautes des infections urinaires basses. Néanmoins, il est préférable d'opposer les cystites, où il s'agit d'infection du contenu (l'urine) associée à une inflammation de la paroi vésicale réactionnelle, des infections où il existe une atteinte tissulaire, qu'elle soit rénale pyélonéphrite) ou prostatique.

Les signes de cystite sont bien connus. Il convient de distinguer la cystite unique, ou survenant à intervalles très espacés, des cystites récidivant plus de trois ou quatre fois par an.

38 **Les principales affections néphrologiques.**
Selon la localisation de l'atteinte principale, on distingue les néphropathies glomérulaires, tubulaires, interstitielles et vasculaires. Toutes ces atteintes peuvent s'accompagner d'insuffisance rénale et/ou d'autres signes néphrologiques (protéinurie, hématurie, HTA).

39 Les néphropathies glomérulaires peuvent être aiguës ou chroniques. Elles peuvent être primitives (c'est-à-dire ne touchant que le rein) ou, au contraire, entrer dans le cadre d'une maladie générale (lupus érythémateux disséminé, vascularite, amylose). Ces néphropathies, qu'elles soient primitives ou non, ont souvent une cause immunologique.

40 **La pyélonéphrite aiguë** est une inflammation aiguë, d'origine bactérienne, de l'épithélium urinaire pyélocaliciel et du parenchyme rénal adjacent. On distingue les pyélonéphrites primitives sans anomalie de l'appareil urinaire et les pyélonéphrites secondaires à un obstacle des voies excrétrices ou à un geste urologique (sondage, intervention chirurgicale, endoscopie, etc.). La pyélonéphrite aiguë associe classiquement :

- une douleur lombo-abdominale ;
- un syndrome infectieux et inflammatoire ;
- un ECBU positif.

À l'interrogatoire, on retrouve parfois un antécédent récent de cystite (brûlures mictionnelles et pollakiurie). Le syndrome infectieux est souvent marqué par une fièvre élevée (supérieure à 38,5 °C, voire des frissons). L'examen des urines à l'aide de bandelettes peut révéler la présence de leucocytes et de nitrites dans les urines.

41 En l'absence de traitement adapté, la pyélonéphrite peut se compliquer :
- d'une septicémie à germes Gram négatif avec risque de choc septique gravissime ;
- de la survenue d'un abcès du rein ou d'un phlegmon périnéphrétique.

42 Le traitement d'une pyélonéphrite repose sur les antibiotiques et fait appel le plus souvent à une association d'antibiotiques comportant une céphalosporine de troisième génération ou une fluoroquinolone associée à un aminozide. Le principe du traitement d'une pyélonéphrite aiguë secondaire est identique, mais on note souvent la présence de germes nosocomiaux responsables de l'infection et qui nécessite une antibiothérapie à plus large spectre. En cas de pyélonéphrite obstructive (secondaire à un obstacle des cavités pyélocalicielles), il est impératif de drainer les urines en urgence au moyen d'une néphrostomie percutanée ou d'une sonde urétérale tout en associant une antibiothérapie parentérale adaptée aux germes.

43 **Les traitements de suppléance de l'insuffisance rénale.**
Lorsque l'insuffisance rénale arrive à son stade terminal, c'est-à-dire au moment où le rein n'est plus capable d'assurer l'élimination des déchets d'une manière compatible avec la survie prolongée, il convient d'envisager une méthode de suppléance. Cela correspond à une clairance de la créatinine calculée inférieure ou égale à 10 mL/min. D'autres raisons peuvent parfois conduire à avoir recours plus précocement aux méthodes de suppléance : mauvaise tolérance digestive, hypertension incontrôlable, surcharge hydrosodée, atteinte de l'état général.
Le passage aux méthodes de suppléance par la dialyse ou la transplantation est toujours un traumatisme important à la fois physique et psychologique et souvent social. La transplantation est la méthode de suppléance à privilégier. Cependant, elle n'est pas accessible à tout malade, en particulier aux patients âgés et habituellement, même si cela n'est pas obligatoire, les patients sont d'abord dirigés vers la dialyse. Il existe deux grands modes de dialyse : la dialyse péritonéale et l'hémodialyse. Environ 32 000 patients sont actuellement dialysés en France, et, si l'on envisage le compte des insuffisants rénal en prédialyse, il y aurait 10 fois plus de malades en insuffisance rénale non dialysés que dialysés.
Il est évident que l'hémodialyse reste la technique de référence : elle peut être déclinée en différentes modalités permettant au patient de s'approprier la technique : hémodialyse à domicile, en centre d'autodialyse ou en centre dit « lourd », c'est-à-dire à l'hôpital ou en clinique.
La dialyse péritonéale favorise la prise en charge à domicile.
Le principe de la dialyse repose sur l'échange entre le sang du malade et une solution de dialyse (le dialysat) de composition proche de celle du plasma normal, au travers d'une membrane semi-perméable. Cet échange permet de soustraire les déchets du catabolisme azoté, l'ajustement de la concentration en électrolytes du plasma à celle du dialysat, et d'extraire une quantité d'eau plus ou moins importante par ultrafiltration.

Hémodialyse

Lors d'une hémodialyse, c'est le dialyseur ou rein artificiel qui permet cet échange entre le sang du patient et le dialysat. Il se compose d'une membrane semi-perméable séparant deux compartiments dans lesquels circulent le sang du malade et le dialysat.
Le sang parvient au dialyseur par un circuit extracorporel connecté au patient à chaque dialyse. Le bain de dialyse est fabriqué par un générateur à partir d'eau ultra-pure et de solutions ioniques.
Cette technique nécessite un abord au sang double (artériel et veineux) facilement accessible, et permettant un débit sanguin important (200 mL/min au minimum). C'est l'anastomose d'une artère et d'une veine permettant à celle-ci de se dilater et donc d'être facilement accessible à la ponction. Elle doit être réalisée entre l'artère radiale et la veine céphalique à la partie inférieure de l'avant-bras. La fistule est placée de préférence au membre non dominant.

Dialise péritonéale

Dans la dialyse péritonéale, c'est le péritoine qui sert de membrane d'échange. Ces échanges se font entre le sang des petits vaisseaux abdominaux et le dialysat. Celui-ci est introduit dans la cavité péritonéale à travers un cathéter souple qui aura été posé environ 15 jours avant par un chirurgien Le dialysat est proche de celui utilisé en hémodialyse. Il se présente sous forme de poches de volumes différents et d'osmolarité variable.

En dialyse péritonéale continue ambulatoire (DPCA), ces poches sont passées par simple gravité. Dans la journée, on passe en général quatre poches de 2 à 3 L qui restent chacune en stase entre 4 à 6 heures, leur passage étant prolongé la nuit.

La dialyse péritonéale automatisée (DPA) se fait à l'aide d'un cycleur qui permet la réalisation de 6 à 10 cycles automatiquement au cours de la nuit, laissant le patient libre de ses mouvements pendant la journée.

Ces techniques sont réalisées à domicile, une aide est possible soit par un membre de la famille soit par une infirmière libérale.

La dialyse péritonéale est une technique simple à mettre en place et facile à réaliser par le patient. Elle est douce et préserve la diurèse et une fonction rénale résiduelle, mais elle est peu performante et l'efficacité du péritoine diminue parfois avec le temps.

La surveillance de la dialyse péritonéale nécessite de réaliser des bilans d'entrée et de sortie du liquide de dialysat et une surveillance clinique du poids et de la pression artérielle. Comme dans l'hémodialyse, il faut s'assurer de l'efficacité de la dialyse sur l'état clinique, en particulier nutritionnel du patient, et sur des bilans biologiques évaluant la qualité de la dialyse. Les contraintes alimentaires et hydriques, même si elles existent, sont moindres qu'en hémodialyse.

La dialyse péritonéale s'adresse en particulier aux patients jeunes en attente de transplantation et aux patients âgés pour les maintenir à domicile.

Transplantation rénale

De tous les traitements de l'insuffisance rénale, la transplantation est celui qui doit être privilégié car il apporte au patient les meilleures chances de survie à long terme et une meilleure qualité de vie. Elle doit être envisagée chez tous les insuffisants rénaux, dialysés, ou pour lesquels la dialyse est imminente, et chez qui les risques encourus n'excèdent pas les bénéfices escomptés. Il est certain que l'âge est un facteur important en raison des risques, mais la limite tend à reculer (65 ans voire plus). Le greffon rénal peut provenir d'un donneur en état de mort cérébrale ou d'un donneur vivant. Depuis mai 2005, date des décrets d'application de la loi de Bioéthique de 2004, les personnes pouvant donner un rein ne sont plus seulement les parents génétiquement apparentés, mais aussi les conjoints, et toute personne faisant la preuve d'une vie commune d'au moins deux ans avec le receveur potentiel. La durée moyenne de survie d'un greffon est actuellement de 13 à 14 ans environ, un peu plus longue si la greffe a été réalisée à partir d'un don de donneur vivant. Les principales causes de perte du greffon sont liées à des rejets, qu'ils soient aigus ou chroniques. La forme la plus grave de ces rejets – le rejet hyper-aigu – qui peut détruire le rein en quelques heures, est due à la présence d'anticorps du receveur préformés et dirigés contre le donneur. Ces anticorps peuvent être dirigés contre les antigènes d'histocompatibilité ou les antigènes de groupes sanguins. Il est prévenu par la réalisation, avant l'intervention, d'un test permettant de détecter de tels anticorps par la mise en contact du sérum du receveur et des cellules du donneur : le cross-match, et par la réalisation de la greffe en isogroupe A, B, O.

Les autres types de rejet sont prévenus par l'appariement dans le système d'histocompatibilité (système HLA) et un traitement immunosuppresseur préventif.

Ces traitements ne sont pas sélectifs et ils abaissent toutes les défenses immunitaires de l'organisme, exposant à de multiples complications, en particulier infectieuses, bactériennes, virales, parasitologiques, et l'apparition de tumeurs.

Les suites immédiates de la transplantation, grâce aux progrès de la technique et à la rigueur de la procédure chirurgicale, sont maintenant beaucoup mieux contrôlées, et les décès en post-transplantation sont rares. L'amélioration de la qualité de vie du patient transplanté est en général spectaculaire. Le patient est libéré des contraintes de la dialyse. Il retrouve une vie sociale normale, il peut s'alimenter plus librement. Néanmoins, il doit bénéficier d'un suivi régulier pour prévenir et traiter les complications liées à la transplantation elle-même ou au traitement immunosuppresseur.

Le principal problème actuel limitant la transplantation est la disponibilité des reins. L'Établissement français des greffes a mis en place, à l'intérieur des hôpitaux, une coordination infirmière et médicale permettant de dépister et de prendre en charge les sujets en état de mort cérébrale. Néanmoins, il existe encore de nombreux refus de prélèvement du fait que les familles allèguent souvent une volonté négative du défunt. Il est important qu'une meilleure information du public permette de faire prendre conscience de la nécessaire solidarité du don d'organe.
Les trois méthodes disponibles pour traiter les patients au stade terminal de l'insuffisance rénale : l'hémodialyse, la dialyse péritonéale et la transplantation sont complémentaires et, tout au long de sa maladie, un patient pourra éventuellement être traité à un moment donné par n'importe laquelle d'entre elles. Le problème est d'offrir au patient la méthode la plus adaptée à son état clinique.

44 **La douleur scrotale** est une urgence urologique. Elle doit toujours faire craindre une torsion de testicule qui impose une intervention chirurgicale urgente. L'épididymite, ou infection de l'épididyme, est une affection bien plus fréquente qu'il est parfois difficile de distinguer de la torsion. En cas de doute persistant, une orchidotomie exploratrice est réalisée systématiquement, le risque d'une intervention blanche ne découvrant qu'une épididymite étant largement compensé par le risque de perte d'un testicule en cas de torsion non diagnostiquée.

45 **Le scrotum** contient le testicule proprement dit, surmonté de l'épididyme, l'ensemble étant contenu dans une enveloppe, la tunique vaginale, et le cordon spermatique, formé des vaisseaux sanguins, l'artère et la veine spermatique et le déférent, conduisant les spermatozoïdes du testicule vers la prostate et les vésicules séminales.

46 **La torsion de testicule** est la rotation du testicule sur lui-même dans son enveloppe autour de l'axe des vaisseaux spermatiques, entraînant l'occlusion de l'artère et donc l'arrêt du flux artériel vers le testicule, responsable d'ischémie pouvant conduire à la nécrose testiculaire.

47 La torsion de testicule est une affection du sujet jeune, entre 10 et 30 ans. Le début est classiquement brutal, parfois nocturne, pendant le sommeil. La douleur est intense et insupportable.
À l'examen, le testicule est remonté vers l'anneau inguinal, et la douleur rend très difficile la palpation de ce testicule. La peau du scrotum n'est pas inflammatoire et le patient n'est pas fébrile. L'intervention chirurgicale est urgente et doit être réalisée moins de 6 heures après le début des signes cliniques pour éviter la perte du testicule.

48 **Le cancer du testicule** est peu fréquent ; il apparaît surtout entre 25 et 40 ans.

49 La découverte du cancer du testicule peut se faire :
- habituellement : augmentation en volume du testicule, douleur testiculaire, douleur abdominale, douleur inguinale, tiraillements persistants dans les bourses ;
- fortuitement lors d'un bilan : urographie intraveineuse (UIV), scanner abdominal et thoracique ; devant des adénopathies (lombo-aortiques, médiastinales), une gynécomastie ; un syndrome douloureux rétro-crural, des métastases pulmonaires (« lâcher de ballons »).

50 La preuve diagnostique du cancer du testicule est biopsique, chirurgicale. Elle est guidée par l'examen clinique des deux testicules et par l'échographie des bourses.

51 Les principales localisations des métastases du cancer du testicule sont les métastases cérébrales, osseuses, hépatiques, pulmonaires et les adénopathies médiastinales.

52 L'imagerie permet de préciser l'extension du cancer du testicule, l'extension loco-régionale par l'échographie (tumeur), le scanner ou mieux l'IRM abdomino-pelvien, la lymphographie et l'UIV (adénopathies), l'extension à distance par la radiographie (métastases pulmonaires), le scanner (adénopathies médiastinales, métastases cérébrales), l'échographie (métastases hépatiques), la scintigraphie au technétium (métastases osseuses).

53 **Les traitements du cancer du testicule** sont les suivants :
- traitement chirurgical (orchidectomie, premier geste thérapeutique, avec ligature très haute du cordon et étude histologique minutieuse de tout le testicule et du cordon) ;
- radiothérapie externe transcutanée, très efficace sur les adénopathies de séminomes pures, les plus radio-sensibles des tumeurs testiculaires ;
- polychimiothérapie mise en place pour les autres formes histologiques.

54 **L'épididymite aiguë** est une infection aiguë bactérienne de l'épididyme qui surplombe le testicule. L'infection peut se propager au testicule, on parle d'orchi-épididymite : la bactérie responsable est le plus souvent la *Chlamydia*.

55 **La prostatite aiguë** est une infection aiguë du parenchyme prostatique. Elle touche l'homme à tout âge mais exceptionnellement avant la puberté.
Les germes responsables de la prostatite aiguë sont les *Escherichia coli* dans 80 % des cas.

56 **Le priapisme** est une érection anormalement prolongée, douloureuse, irréductible, qui survient en dehors de toute stimulation sexuelle. Le pronostic reste sombre avec 50 % d'impuissance définitive au-delà de la sixième heure.

57 **Il existe trois techniques chirurgicales principales en urologie** :
- l'endoscopie, réalisée par les voies naturelles ou par voie percutanée ;
- la chirurgie ouverte qui suppose une incision cutanée et un abord direct de l'organe ;
- la coelioscopie qui permet, après création d'un pneumopéritoine au CO2, une intervention chirurgicale sur un organe par des orifices de trocarts cutanés abdominaux.

58 **L'adénome de la prostate** est l'affection prostatique la plus fréquente chez l'homme après 50 ans.
La pollakiurie surtout nocturne et la dysurie sont les symptômes les plus fréquents.
L'hématurie est plus rare. Elle peut être soit initiale (signant l'origine cervico-prostatique), soit totale et abondante (lors d'une rétention complète par caillots).

59 Les examens complémentaires précisent le diagnostic d'adénome prostatique et apprécient son retentissement sur l'appareil urinaire.
- L'échographie rénale et vésico-prostatique est actuellement le seul examen demandé en première intention ; elle apprécie la taille de la prostate, son échostructure et son retentissement sur le haut appareil.
- L'urographie intraveineuse et l'urétrocystographie ne sont plus demandées de façon systématique.
- Les examens de laboratoire recherchent :
  - une insuffisance rénale (urée et créatininémie) ;
  - une infection urinaire (ECBU).

60 Il existe **trois techniques chirurgicales** dont le choix dépend du type du volume de l'HBP à traiter : la résection transurétrale, l'adénomectomie, l'incision cervicoprostatique.

61 **Le cancer de la prostate** est un épithélioma glandulaire ou adénocarcinome (développé à partir des cellules glandulaires prostatiques). Cancer le plus fréquent chez l'homme de plus de 60 ans (40 000 cas par an en France), il représente la deuxième cause de mortalité par cancer avec 10 000 décès par an.
Le cancer de la prostate, même s'il est très fréquent et en augmentation du fait du vieillissement de la population, survient essentiellement chez les sujets âgés et, à cet égard, pose des problèmes thérapeutiques différents d'autres cancers, comme celui du sein chez la femme par exemple.

62 Le cancer de la prostate se révèle par :
- des difficultés à uriner (dysurie), ou une rétention d'urines ; sa découverte peut être fortuite par toucher rectal pratiqué pour pollakiurie ou dysurie, ou lors d'un traitement chirurgical pour adénome ;
- des hématuries.

63 La preuve diagnostique du cancer de la prostate est faite par la biopsie transrectale ou transpérinéale guidée par Doppler et l'anatomopathologie.

64 Après le traitement du cancer de la prostate par hormonothérapie, il faut rechercher **les signes de féminisation**,

signalés au patient avant le traitement, tels que :
- gynécomastie douloureuse, qui peut être prévenue par une irradiation des glandes mammaires ;
- prise pondérale ;
- modification du caractère (irritabilité, apathie) ;
- modification de la voix, de la peau, des phanères.

65 **Deux techniques d'exérèse totale** de la prostate sont possibles : par voie haute, rétropubienne, ou par voie basse, périnéale.

66 **La résection endoscopique** avec l'analyse histologique du tissu prélevé est toujours la première étape de la prise en charge d'un patient ayant une tumeur de la vessie.

67 **Le cancer de la vessie** tient la quatrième place dans les cancers de l'homme (9 %) à partir de 35 ans et la neuvième place dans les cancers de la femme, surtout après 60 ans (3 %).

68 Le cancer de la vessie peut être découvert dans les cas d'hématuries (3/4 des cas) totales ou terminales, habituellement non douloureuses, de dysurie (20 % des cas) et de cystite (plus rarement).

69 **Les principaux facteurs favorisant le cancer de la vessie** sont les suivants :
- lésions familiales précancéreuses, papillomes, diverticules, notamment ;
- tabagisme ;
- risques professionnels tels que l'exposition aux colorants (aniline), aux engrais, au DDT, à la gomme (ce cancer atteint notamment les pétroliers, les plombiers), au caoutchouc ;
- affections telles que la bilharziose, irradiations du pelvis à titre thérapeutique.

70 **Les méthodes utilisées dans le traitement du cancer de la vessie** sont le laser, la chirurgie, la radiothérapie externe, la curiethérapie, la chimiothérapie et l'immunothérapie :
- stades précoces, tumeur superficielle : traitement conservateur ;
- stades évolués, tumeurs invasives (le plus fréquemment) : traitement mutilant (cystectomies, dérivations urétérales).

71 **Les différents actes chirurgicaux mis en œuvre dans le traitement du cancer de la vessie et/ou des voies urinaires** sont les suivants :
- électrocoagulation et laser endoscopique sur les lésions plates ;
- vidéo-cystostomie ;
- cystectomie partielle sur une tumeur unique ;
- cystectomie totale avec lymphadénectomie ;
- dérivations urinaires.

72 On observe environ 4 500 nouveaux cas de cancer du rein par an, à partir de 35 ans, le plus souvent après 55 ans. Les cancers du rein sont trois à quatre fois plus fréquents chez l'homme que chez la femme. On ne connaît pas de cause directe. Le tabac est un facteur prédisposant reconnu.

73 Faux, **le cancer du rein** a une croissance locale lente.

74 **Les principaux signes d'alerte associés au cancer du rein** sont les suivants :
- des hématuries, associées ou non à des lombalgies, dans trois cas sur quatre ;
- une varicocèle, lorsque la tumeur, gauche, envahit la veine spermatique gauche.

Il n'est pas rare que le premier symptôme d'alerte soit une métastase, osseuse (lacunaire, lytique) ou viscérale (foie, poumon, cerveau). Il est accompagné habituellement d'une perte de poids.

75 **Le diagnostic du cancer du rein** est le plus souvent tardif, la tumeur se manifestant insidieusement ou brutalement par des signes de compression. Dans 75 % des cas, il s'agit d'un adénocarcinome, unilatéral, encore appelé hypernéphrome ou cancer à cellules claires. Il est en général intracapsulaire.

76 Vrai, les cancers du rein de l'adulte sont chimiorésistants.

77 **La cystectomie radicale** est actuellement le traitement de référence des tumeurs infiltrantes de la vessie. Pour des raisons carcinologiques, il s'agit :
- chez l'homme, d'une cystoprostatectomie totale, réalisant l'exérèse, en bloc, de la vessie, de la prostate et des vésicules séminales ;
- chez la femme, d'une pelvectomie antérieure, réalisant l'exérèse, en bloc, de la

vessie, de l'utérus, des 2/3 de la paroi antérieure du vagin et de l'utérus.
Chez l'homme comme chez la femme, ce geste est toujours associé à un curage ganglionnaire.

78 **Les dérivations urinaires** sont des interventions chirurgicales destinées à modifier le trajet des urines, pour court-circuiter ou pour éviter un obstacle quelconque. Les dérivations urinaires peuvent être indiquées après cystectomie. Elles regroupent l'urétérostomie cutanée directe, l'urétérostomie cutanée transintestinale et le remplacement vésical.

79 **L'urétérostomie cutanée** directe consiste à amener l'uretère à la paroi abdominale. L'uretère est alors suturé directement à la peau. L'urétérostomie cutanée directe est la plus simple des dérivations urinaires.

80 **Une urétérostomie cutanée directe** s'effectue par voie transpéritonéale lorsqu'elle est associée à une cystectomie, ou par voie iliaque sous-péritonéale élective lorsqu'elle est isolée.

81 **L'urétérostomie cutanée transintestinale** consiste à dériver les urines à travers un segment isolé d'intestin grêle directement abouché à la peau. Popularisée par Bricker, cette dérivation est la plus fréquente des dérivations urinaires.

82 **Les complications immédiates d'une urétérostomie cutanée transintestinale** sont :
- les complications intestinales non spécifiques telles que fuites anastomotiques et incarcération d'anse ;
- les complications urinaires, essentiellement des fuites anastomotiques, dont le risque (2 à 4 %) est réduit par l'utilisation de sondes urétérales tutrices.

83 **Les complications tardives d'une urétérostomie cutanée transintestinale** sont les suivantes :
- les complications intestinales dans 5 à 10 % des cas : il s'agit d'épisodes d'occlusions sur adhérences ou brides, pouvant régresser sous aspiration digestive ou nécessiter une laparotomie ;
- les complications urinaires : sténoses d'implantation urétéro-intestinale, détérioration du haut appareil urinaire à long terme.

84 Une NLTC est **une néphrolithotomie transcutanée**, technique chirurgicale qui consiste à réaliser, par ponction rénale directe, l'ablation du calcul à l'aide d'un néphroscope.

85 **L'urétéroscopie** est une intervention chirurgicale qui consiste à aller retirer un calcul de l'uretère avec un endoscope, en passant par les voies naturelles.

86 **La dérivation par montée de sonde urétérale** est indiquée en cas d'obstruction du haut appareil urinaire (sonde en double J uniquement si les urines sont stériles).

87 **Les complications d'une montée de sonde urétérale** peuvent être : échec de mise en place, complications infectieuses, obstructions de la sonde.

88 **L'infection gonococcique**, due à *Neisseria gonorrhae*, est une infection de l'urètre très douloureuse, caractérisée par l'émission de pus franc et abondant par l'urètre et par des douleurs mictionnelles atroces.

89 **La sténose ou rétrécissement de l'urètre** est une affection très fréquente en urologie. Elle entraîne une dysurie par diminution du calibre de l'urètre. Elle peut être responsable de rétention aiguë d'urine et d'infections prostatiques à répétition. On distingue la sténose du méat, orificielle, et la sténose de l'urètre bulbo-membraneux, périnéale.

90 **L'hydrocèle** est un épanchement liquidien dans la vaginale qui entoure le testicule.

91 **La varicocèle** est la dilatation des veines du cordon spermatique, affection équivalente aux varices des membres inférieurs. Elle n'existe que du côté gauche, par hyper pression dans la veine spermatique gauche qui rejoint la veine rénale gauche, alors qu'à droite, la veine spermatique rejoint directement la veine cave.

92 **Un phimosis** est une étroitesse du prépuce qui ne permet pas à celui-ci de coulisser en arrière du gland. On distingue le phimosis congénital de l'enfant et le phimosis du sujet âgé, où l'infection chronique entraîne la perte d'élasticité du prépuce.

93 **Le phimosis est le plus souvent traité par posthectomie**, ou circoncision : ablation du prépuce, la peau de la verge étant suturée à la muqueuse du gland par des points de fil résorbables tout autour du sillon balanopréputial.

94 **Le paraphimosis est dû à un prépuce étroit** qui, après avoir coulissé en arrière du gland, vient se bloquer dans le sillon balanopréputial.

95 **La lithotritie extracorporelle** est une méthode qui consiste en la désintégration de calculs rénaux ou urétéraux par une onde acoustique et qui permet l'élimination des fragments lithiasiques spontanément, sans avoir recours à la chirurgie à ciel ouvert.

96 Selon la constitution du calcul, des mesures d'hygiène alimentaire sont proposées. Dans le cas de lithiase calcique (70 % des lithiases), le patient est incité à boire au moins 2 L d'eau peu minéralisée (Volvic®) par jour répartis sur les 24 h. Le régime alimentaire est normocalcique sans excéder 1 000 mg/j.

97 **Chez l'homme, le sondage urinaire** est la mise en place d'une sonde dans l'urètre dans le but de drainer l'urine contenue dans la vessie.

98 Chez l'homme, les indications préventives du sondage urinaire sont les suivantes :
- lésions cutanées ;
- incontinence chronique ;
- coma ;
- interventions chirurgicales ;
- vessie neurologique avant rééducation.

99 Chez l'homme, les indications curatives du sondage urinaire sont les suivantes :
- rétention aiguë d'urine (RAU) ;
- hématurie avec caillots ;
- instillation médicamenteuse.

100 Chez l'homme, les contre-indications du sondage urinaire sont les suivantes :
- prostatite ;
- malformation uro-génitale ;
- orchi-épididymite ;
- urétrite ;
- urétrorragie.

101 **Le cadre juridique du sondage infirmier** est déterminé par le décret du 11 février 2002 relatif aux actes professionnels et à l'exercice de la profession d'infirmière :
- article 5 : dans le cadre de son rôle propre, l'infirmière assure la surveillance de l'élimination urinaire et le changement de la sonde vésicale ;
- article 6 : sur prescription médicale, l'infirmière pose une sonde vésicale en vue de prélèvement d'urine, de lavage, d'instillation, d'irrigation ou de drainage de la vessie, sous réserve des dispositions de l'article 9 ;
- article 9 : l'infirmière diplômée d'État participe à la mise en œuvre par le médecin du premier sondage vésical chez l'homme en cas de rétention.

102 **Soins à apporter aux personnes porteuses de sondes vésicales ou urétérales :**
- Renseigner le dossier de soins.
- Établir la courbe biquotidienne de la température, du pouls, de la tension artérielle, et quotidienne du poids.
- Observer et noter l'aspect du malade.
- Contrôler les urines :
  - quantité par 24 h (en cas d'irrigation vésicale, tenir compte du volume d'irrigation) ;
  - aspect (sang, pus) ;
  - odeur ;
  - éventuellement tamiser les urines à travers une compresse en cas de suspicion de lithiase.
- Mesurer le pH urinaire.
- Surveiller et effectuer régulièrement :
  - la perméabilité des sondes et des drains ;
  - la présence d'un globe vésical ;
  - les soins pré- et postopératoires.

103 **Le cathétérisme sus-pubien** est une dérivation urinaire temporaire ou définitive au moyen d'un cathéter introduit dans la vessie par voie suspubienne.

104 Les indications du cathétérisme suspubien sont la rétention aiguë d'urine par obstacle cervicoprostatique et la rétention vésicale chronique.

105 **Le décaillotage** est une manœuvre visant, chez le patient porteur d'une sonde vésicale à double courant, à évacuer les caillots ou les copeaux de tissus présents dans la vessie et bouchant la lumière de la sonde.

106 **Le cathétérisme vésical** intermittent permet d'évacuer régulièrement le contenu de la vessie sans maintenir en place de corps étranger (sonde, cathéter suspubien, poche de stomie). Le but de l'enseignement de l'autosondage au patient est de lui permettre d'assurer seul son élimination et de supprimer l'intervention d'une tierce personne.

107 **Le PSA (prostatic specific antigen)** est un marqueur biologique que l'on dose dans le sang. C'est un marqueur qui est spécifique de la prostate et non du cancer de la prostate. Le taux normal est inférieur à 5 nanogrammes par millilitre.

108 **Le dosage du PSA** est effectué dans les maladies prostatiques, dans le dépistage individuel du cancer de la prostate et dans le cadre du suivi des patients traités pour un cancer de la prostate.

109 **La biopsie de prostate** est un prélèvement transrectal de tissu prostatique périphérique pour examen anatomopathologique. Cet examen sert à poser le diagnostic médical de cancer de la prostate.

110 La biopsie de prostate est réalisée par le médecin assisté de l'infirmière ; il se fait sous contrôle échographique ou au doigt (biopsie digitoguidée). C'est un prélèvement peu douloureux mais désagréable qui s'effectue le plus souvent en ambulatoire.

111 **Les indications de la biopsie de la prostate** sont les suivantes :
• toucher rectal suspect (nodule ou épaississement de la glande) ;
• PSA élevé supérieur à 4 ng/mL ;
• image suspecte à l'échographie (image hypoéchogène) ;
• suivi du patient.

112 **L'exploration urodynamique** permet d'établir un bilan urodynamique et d'avoir une appréciation objective et quantifiable du comportement vésical et urétral lors du cycle continence-miction.

113 **L'endoscopie urinaire** est un examen qui consiste à introduire un endoscope dans la vessie par les voies naturelles.

114 **Les buts de l'endoscopie urinaire** sont les suivants :
• visée diagnostique : bilan d'une hématurie, d'une sténose urétrale, bilan avant une transplantation rénale, recherche d'une tumeur vésicale ;
• visée thérapeutique : toutes les interventions chirurgicales réalisées par voies naturelles (résection transurétrale de prostate ou de vessie, urétrotomie interne, incision cervicoprostatique, ablation de sonde double J) ;
• visée de surveillance : bilan d'une tumeur de vessie.

115 **Les contre-indications de la ponction-biopsie rénale** sont :
• les troubles de la coagulation ;
• un traitement par anticoagulants ;
• l'hypertension artérielle non corrigée ;
• un rein unique.

116 **La surveillance après une ponction-biopsie rénale** portera sur les points suivants :
• repos strict pendant 24 h en décubitus dorsal ;
• aide pour boire, manger et éliminer ;
• paramètres vitaux : pouls et pression artérielle à la recherche d'une hémorragie ;
• diurèse, bilan entrées/sorties ;
• survenue d'une hématurie ;
• survenue d'un hématome ;
• prévenir le médecin en cas d'hématurie, de douleur, de chute de pression artérielle, etc.

117 **Intérêt des prescriptions médicales après transplantation rénale**

PRESCRIPTIONS	INTÉRÊTS
Diurèse horaire	Mesure de la fonctionnalité de l'organe greffé
Surveillance des paramètres vitaux toutes les deux heures	Le pouls et la pression artérielle permettent de vérifier l'état hémodynamique (absence d'hémorragie), la prise de température permet de surveiller l'éventuelle survenue d'une infection (hypo- ou hyperthermie)
Évaluation de la douleur	Soulager le patient en cas de besoin (douleur liée aux décollements tissulaires nécessaires à l'implantation du greffon dans la fosse iliaque)
NFS. Ionogramme urinaire et sanguin	Évaluer la fonction rénale et l'équilibre acido-basique
ECBU et radiographie pulmonaire demain matin	Bilan infectieux systématique à la recherche d'un foyer infraclinique

118 **La sonde double J** est une sonde urétérale comportant une boucle à chacune de ses extrémités. La boucle supérieure s'enroule dans le rein et la boucle inférieure dans la vessie. Cette sonde réalise une dérivation interne. Elle peut rester en place plusieurs semaines et permet au patient de se déplacer normalement.

119 Conseils à un patient qui doit garder pendant 8 jours à son domicile **une sonde vésicale** :
- veiller à la perméabilité de la sonde : absence de coude ;
- mettre la poche de recueil en déclive par rapport au niveau de la vessie (possibilité de se procurer une poche de jambe qui se fixe au mollet avec des jambières élastiques) ;
- éviter de désadapter la sonde de son sac collecteur ;
- boire beaucoup, au minium 2 L/j ;
- vider la poche très régulièrement dans les toilette à partir du bouchon obturateur situé à sa partie inférieure ;
- maintenir une hygiène rigoureuse et effectuer des soins biquotidiens de l'orifice du méat urétral avec de l'eau et du savon de Marseille ;
- surveiller sa température et contacter un médecin en cas d'hyperthermie ;
- surveiller la couleur et l'odeur de ses urines et consulter en cas d'urines troubles (infection urinaire) ;
- alerter le médecin en cas de fuites autour de la sonde : sonde bouchée.

120 **Intérêt du lavage vésical continu chez Monsieur A. :**
- laver la vessie dans le but d'arrêter le saignement ;
- éliminer les caillots qui pourraient obstruer l'urètre.

Calcul de la diurèse :
- vider la poche collectrice d'urine ;
- passer un flacon de 3 L de sérum physiologique sur l'une des deux voies de la sonde vésicale ;
- régler le débit du lavage ;
- lorsque la poche est vide, calculer la quantité de liquide de lavage recueilli ;
- calculer la diurèse : sorties dans la poche collectrice – 3 000 mL de lavage = diurèse réelle du patient.

121 **Coliques néphrétiques.** Objectif du traitement pour Melle S. :
- a) Pro-Dafalgan® : antalgique (limiter les douleurs) ;
- Profénid® : anti-inflammatoire (limiter l'œdème réactionnel et faciliter l'élimination du calcul) ;
- Spasfon® : antispasmodique (limiter les spasmes engendrés par la présence du calcul dans les voies urinaires).

b) **Urographie intraveineuse**, précautions à prendre :
- éliminer l'allergie à l'iode ;
- éliminer l'insuffisance rénale.

122 **Soins infirmiers :**
- arrêt du lavage continu car il existe un risque de rupture de la vessie ;
- vérification des constantes vitales : baisse de la pression artérielle, pouls filant en cas d'hémorragie, complication principale de ce type d'intervention ;
- information au médecin : le décaillotage est un acte à effectuer sur prescription médicale ;
- décaillotage à pratiquer rapidement et aseptiquement : aspiration des caillots en effectuant des chasses avec une seringue de 50 mL à embout conique ;
- reprise du lavage continu quand le décaillotage est terminé ;
- dépistage d'une éventuelle reprise d'un caillotage.

123 **Contre-indications absolues à une transplantation rénale**

L'âge n'est pas une contre-indication. Les enfants peuvent en bénéficier dès l'âge de 6 mois, dès qu'ils ont atteint un poids de 5 kg.

Les contre-indications absolues sont :
- l'insuffisance rénale potentiellement réversible ;
- les maladies de système évolutives ;
- les cancers récents ou évolutifs ;
- une sérologie VIH positive.

124 La préparation physique d'un receveur d'**une transplantation rénale** comprend :
- une première douche : toilette complète à la Bétadine® moussante avec un gant à usage unique suivie d'un séchage avec une serviette à usage unique. Une attention particulière doit être portée aux orifices, à la toilette intime, aux plis de flexion, aux pieds, aux cheveux, aux ongles qui doivent être courts ;

• le rasage (pas à sec), un talcage du cou aux genoux ;
• une deuxième douche semblable à la première ;
• une troisième douche identique, une heure avant le départ au bloc opératoire. Les dents doivent être brossées ou la bouche nettoyée à l'Hextril® ;
• un badigeonnage complet du corps sauf de la tête, à la Bétadine® dermique ;
• l'habillage comprenant casaque stérile, surchaussures.

Traumatologie, orthopédie et rhumatologie

17

UE 2.4, 1er semestre
UE 2.5, 3e semestre
UE 2.7, 4e semestre

Questions

1 Nommer les principaux accidents responsables de dommages sur l'appareil locomoteur.

2 Citer les différentes parties du squelette axial et la constitution de chacune d'elles.

3 Citer les os du crâne.

4 Citer les os de la face.

5 Décrire le squelette appendiculaire.

6 Nommer les ceintures reliant les membres au squelette axial.

7 Citer la composition de la ceinture scapulaire.

8 Préciser la composition de la ceinture pelvienne.

9 Nommer les os du membre supérieur.

10 Énumérer les os du membre inférieur.

11 Donner la composition du tissu osseux.

12 Décrire l'architecture du tissu osseux.

13 Décrire ce qu'est un muscle squelettique.

14 Préciser le rôle des articulations et rappeler les différents types d'articulations.

15 Donner les définitions d'une entorse et d'une luxation.

16 Décrire une douleur articulaire de type mécanique et une douleur articulaire de type inflammatoire.

17 Nommer les composants des diarthroses.

18 Définir arthrographie, arthroscopie et arthrocentèse. Donner la caractéristique technique commune à ces trois investigations.

19 Citer et nommer l'origine de l'innervation des membres inférieurs et les nerfs qui y participent.

20 Définir la fracture osseuse.

21 Nommer les principales caractéristiques d'une fracture.

22 Citer les principaux signes cliniques accompagnant toujours les fractures osseuses.

23 Citer les mécanismes de l'ouverture cutanée en cas de fracture osseuse, ainsi que les différents types d'ouverture.

24 Citer les objectifs principaux des traitements des plaies dues à des fractures osseuses ouvertes.

25 Nommer les actions à entreprendre en présence d'une fracture ouverte pour déceler et traiter d'éventuelles lésions vasculaires.

26 Citer les caractéristiques des lésions nerveuses résultant de fractures osseuses.

27 Définir la pseudarthrose.

28 Nommer les principales causes des pseudarthroses.

29 Définir le cal vicieux.

30 Définir l'ostéite post-traumatique.

31 Expliquer pourquoi les fractures de l'enfant sont fréquentes et consolident rapidement, et pourquoi lorsque la fracture est épiphysaire ou métaphysaire, elle est potentiellement grave.

32 Julie, 10 ans, rentre chez elle avec un plâtre brachio-antébrachial pour une fracture de la diaphyse radiale.
a. Citer les conseils à donner à sa maman pour dépister les signes d'une compression musculaire.
b. Nommer la complication qui est à craindre en l'absence de dépistage.
c. Définir cette complication.

33 Citer les objectifs de tout traitement de fracture osseuse.

34 Expliquer les principes du traitement des fractures osseuses.

35 Préciser en quoi consiste la réduction d'une fracture osseuse.

36 Expliquer dans quelles conditions le traitement d'une fracture osseuse est chirurgical.

37 Expliquer et préciser la réponse : la réduction d'une fracture osseuse s'effectue à la vue, par abord direct de la fracture, ou de manière orthopédique sans ouverture du foyer. Vrai ou faux.

38 Expliquer et préciser la réponse : en cas de fracture osseuse, la contention s'effectue soit par fixation interne, soit par fixation externe. Vrai ou faux.

39 Caractériser la contention par fixation interne dans le traitement chirurgical d'une fracture osseuse.

40 Citer les avantages et les inconvénients de l'ostéosynthèse.

41 Décrire les soins infirmiers à apporter aux patients porteurs d'une ostéosynthèse.

42 Rappeler les mouvements essentiels de l'avant-bras et la condition essentielle de leur maintien.

43 Caractériser la fracture de l'extrémité du radius.

44 Citer les différentes variétés de fractures du bassin.

45 Donner les signes cliniques des fractures du bassin.

46 Nommer les complications immédiates de la fracture du bassin.

47 Citer le traitement d'une fracture du bassin.

48 Donner les complications secondaires des fractures du bassin.

49 Citer les variétés de fractures du col du fémur.

50 Nommer les signes cliniques de la fracture du col du fémur.

51 Nommer les caractéristiques du traitement de la fracture du col du fémur.

52 Nommer les complications secondaires des fractures du col du fémur.

53 Citer les différentes fractures comprises dans les traumatismes du genou.

54 Nommer les signes cliniques des traumatismes du genou avec fracture.

55 Nommer les signes cliniques de la fracture des os de la jambe.

56 Nommer les complications immédiates de la fracture des os de la jambe.

57 Citer les signes cliniques de la fracture bi-malléolaire ou fracture de Dupuytren.

58 Situer et donner l'étiologie de la fracture de Pouteau-Colles.

59 Expliquer et préciser la réponse : les traumatismes thoraciques peuvent faire courir un risque vital immédiat au patient. Vrai ou faux.

60 Citer les signes cliniques des fractures des côtes.

61 Décrire succinctement les soins infirmiers dans la prise en charge d'un patient présentant une fracture des membres, des ceintures ou des côtes.

62 Décrire comment dépister un état de choc chez un patient présentant une fracture des membres, des ceintures ou des côtes.

63 Décrire succinctement les soins infirmiers dans le maintien et ou le rétablissement des fonctions vitales d'un patient présentant une fracture des membres, des ceintures ou des côtes.

64 Citer les indications des plâtres.

65 Décrire les soins infirmiers à apporter aux patients porteurs d'un dispositif d'immobilisation en platre ou en résine

66 Nommer les différents types d'intervention chirurgicale sur l'appareil locomoteur.

67 Décrire les soins infirmiers dans les étapes de la préparation du champ opératoire avant une intervention chirurgicale sur l'appareil locomoteur.

68 Caractériser la douleur post-opératoire en orthopédie et ses remèdes.

69 Définir la PCA (patient controlled analgesia).

70 Expliquer comment on évalue la douleur.

71 Citer les complications des suites opératoires au niveau de la plaie après une intervention chirurgicale sur l'appareil locomoteur.

72 Expliquer s'il existe un risque thromboembolique en chirurgie orthopédique. Citer les facteurs responsables. Nommer un traitement préventif.

73 Citer les complications de décubitus rencontrées après une intervention chirurgicale sur l'appareil locomoteur.

74 Décrire les soins infirmiers à apporter aux patients ayant subi une intervention chirurgicale sur l'appareil locomoteur.

75 Citer les indications principales d'une prothèse de la hanche.

76 Définir la coxarthrose.

77 Décrire les soins infirmiers à apporter aux patients opérés d'une prothèse de hanche par voie postèrieure.

78 Citer les causes les plus fréquentes des traumatismes rachidiens.

79 Citer les principales atteintes ostéoarticulaires dans les traumatismes du rachis.

80 Caractériser les atteintes neurologiques rencontrées dans les traumatismes du rachis.

81 Décrire, en traumatologie-orthopédie, la traction et la suspension.

82 Préciser les deux indications de la traction en traumatologie-orthopédie.

83 Décrire les soins infirmiers à apporter aux patients porteurs d'une traction-suspension.

84 Citer les organes susceptibles d'être touchés au cours d'un traumatisme lié au sport.

85 Définir la luxation de l'épaule.

86 Qualifier le mécanisme de la luxation de l'épaule.

87 Citer les signes cliniques de la luxation de l'épaule.

88 Préciser le traitement de la luxation de l'épaule.

89 Définir l'entorse de la cheville.

90 Définir les lésions méniscales du genou.

91 Définir les lésions musculaires, élongation ou déchirure.

92 Citer les signes cliniques des lésions musculaires.

93 Définir les lésions tendineuses dites épicondylite et épitrochléite.

94 Définir l'ostéomyélite.

95 Définir l'ostéite.

96 Définir l'arthrite infectieuse.

97 Définir la spondylodiscite.

98 Préciser l'étiologie de la luxation congénitale de la hanche.

99 Citer les traitements de la luxation de la hanche.

100 Définir l'ostéoporose.

101 Citer les facteurs de risque de l'ostéoporose.

102 Préciser le traitement de l'ostéoporose constituée.

103 Expliquer comment prévenir l'ostéoporose.

104 Définir l'ostéomalacie.

105 Préciser l'étiologie de l'ostéomalacie.

106 Définir la maladie de Paget.

107 Définir l'arthrose.

108 Préciser la localisation de l'arthrose.

109 Citer les signes cliniques communs de l'arthrose.

110 Expliquer comment évolue l'arthrose.

111 Préciser le traitement symptomatique de l'arthrose.

112 Préciser la ou les réponses exactes :
a. les AINS peuvent être délivrés sans ordonnance ;
b. l'association AINS + aspirine est une association déconseillée ;
c. les AINS agissent en inhibant la synthèse des prostaglandines ;
d. les AINS peuvent être utilisés chez un patient ulcéreux ;
e. les AINS peuvent donner des réactions allergiques cutanées.

113 Nommer les principaux effets secondaires des AINS.

114 Nommer les contre-indications des AIN.

115 Définir la polyarthrite rhumatoïde (PR).

116 Citer et caractériser les trois aspects différents des lombalgies.

117 Citer quatre facteurs favorisant les lombalgies aiguës ou chroniques.

118 Décrire les soins infirmiers à apporter aux patients atteints de pathologies articulaires.

119 Donner le nom d'une quantité excessive d'acide urique dans le sang.

120 Nommer ce que l'on trouve en excès dans le liquide synovial, lors d'une crise de goutte.

121 Définir la goutte et ses manifestations.

122 Définir la tomodensitométrie.

123 Définir la scintigraphie.

124 Définir l'IRM.

125 Définir la ponction articulaire.

126 Préciser l'épidémiologie du cancer primitif des os.

127 Citer les signes cliniques des cancers primitifs des os.

128 Citer les examens qui permettent d'établir un bilan d'extension d'un cancer primitif des os.

129 Citer les examens qui permettent d'établir un bilan biologique en présence d'un cancer primitif des os.

130 Préciser la réponse exacte : en présence d'un cancer des os, le traitement est encore la chirurgie radicale qui consiste en l'amputation du membre atteint. Vrai ou faux.

131 Préciser l'épidémiologie du cancer secondaire des os.

Réponses

1 **Les accidents responsables de dommages sur l'appareil locomoteur** sont multiples et variés et occasionnent des fractures et/ou des lésions des parties molles telles que la peau, les muscles, les tendons, les ligaments, les artères, les veines et les nerfs. Il peut s'agir :
- d'accidents domestiques et de loisirs ;
- d'accidents du travail ;
- d'accidents de la circulation.

2 **Le squelette axial** forme l'axe du corps et comprend la tête, le rachis et la cage thoracique.
- La tête se divise en deux parties :
  - le crâne ;
  - la face.
- Le rachis est composé d'un empilement de vertèbres :
  - 7 vertèbres cervicales ;
  - 12 vertèbres dorsales ;
  - 5 vertèbres lombaires ;
  - 3 ou 5 vertèbres coccygiennes.
- La cage thoracique constituée par :
  - le sternum, en avant ;
  - 12 paires de côtes, latéralement ;
  - les corps des 12 vertèbres dorsales, en arrière.

3 **Le crâne** est formé des 8 os suivants :
- le frontal ;
- les 2 pariétaux ;
- les 2 temporaux ;
- l'ethmoïde ;
- le sphénoïde ;
- l'occipital articulaire avec la première vertèbre cervicale (atlas).

4 **Les os de la face** sont au nombre de 14. Ce sont :
- les 2 maxillaires supérieurs ;
- les 2 malaires ;
- les 2 os propres du nez ;
- les 2 cornets inférieurs ;
- les 2 palatins ;
- les 2 unguis ;
- le vomer ;
- le maxillaire inférieur ou mandibule, seul os mobile de la face.

5 **Le squelette appendiculaire** comprend les os des membres supérieurs et inférieurs ainsi que les ceintures qui les rattachent au squelette axial.

6 **Les ceintures** qui rattachent les membres au squelette axial sont :
- la ceinture scapulaire :
- la ceinture pelvienne ou bassin.

7 **La ceinture scapulaire** qui unit le membre supérieur au thorax comprend de chaque côté : la clavicule, en avant, et l'omoplate (scapula), en arrière.

8 **La ceinture pelvienne ou bassin** est formée des deux os iliaques (coxal) reliés entre eux en avant par la symphyse pubienne et en arrière par le sacrum.

9 **Le membre supérieur** comprend :
- l'humérus articulaire avec la cavité glénoïde de l'omoplate, qui forme le squelette du bras ;
- le cubitus (ulna) et le radius articulaires avec l'humérus, et les os du carpe, mais surtout articulaires entre eux, permettant ainsi les mouvements de prono-supination. Ces deux os forment le squelette de l'avant-bras ;
- le carpe formé de huit os classés en deux rangées. La première rangée comprend le scaphoïde carpien, le pyramidal et le pisiforme. La deuxième rangée comprend le trapèze, le trapézoïde, le grand os et l'os crochu ;
- le métacarpe, composé de 5 os, qui forme le squelette de la main ;
- les phalanges qui forment le squelette des doigts.

10 **Le membre inférieur** comprend :
- le fémur, qui forme l'os de la cuisse. La tête du fémur est articulaire avec la cavité cotyloïde de l'os iliaque ;
- la rotule (patella), articulaire avec la trochlée fémorale ;
- le péroné (fibula) et le tibia qui forment le squelette de la jambe. Seul le tibia est articulaire avec les condyles fémoraux. Tibia et péroné sont articulaires entre eux ainsi qu'avec les os du tarse ;
- le tarse comprenant deux massifs : le tarse postérieur composé de l'astragale (talus) et du calcanéum, et le tarse antérieur composé du scaphoïde (os naviculaire), du cuboïde et des trois cunéiformes (cunéiforme médial, intermédiaire, latéral) ;
- le métatarse composé de 5 os qui forme le squelette de l'avant-pied ;
- les phalanges qui forment le squelette des orteils.

11 **Le tissu osseux** est composé :
- d'une substance organique (osséine) qui forme la matrice protéique de l'os et qui est constitué de collagène ;
- d'une substance minérale (calcium, phosphore, magnésium, cristaux d'hydroxyapatite ;
- de cellules osseuses composées des ostéoblastes (élaboration de l'os), des ostéoclastes (résorption de l'os) et des ostéocytes.

12 **On distingue :**
- le tissu osseux compact (tissu ostéïde) qui est un tissu très dense dont la substance osseuse et les cellules sont disposées en lamelles concentriques autour d'un canal central (canal de Havers) contenant un vaisseau sanguin. Les canaux communiquent entre eux par les canaux de Volkmann qui débouchent sous le périoste et dans la cavité médullaire. L'ensemble est appelé système de Havers ou ostéon ;
- le tissu spongieux qui est un tissu moins dense et ne possédant pas d'ostéon. Les lamelles osseuses et les cellules forment des travées qui s'entrecroisent de façon irrégulière, délimitant des aréoles qui contiennent la moelle rouge (hématopoïétique) ;
- la direction des travées est en rapport avec les forces de pression auxquelles l'os est soumis,
- le tissu périostique qui est une membrane conjonctive fibro-élastique, richement vascularisée et innervée. Sa couche interne renferme des ostéoblastes qui participent à la croissance et au renouvellement de l'os. Il forme le périoste.

Selon leur forme, on classe les os en trois catégories :

- les os courts dont les trois dimensions sont sensiblement les mêmes (astragale). Ils sont composés d'une grande quantité de tissu spongieux entouré d'une fine gaine de tissu compact ;
- les os plats, dont la longueur et la largeur sont plus importantes que l'épaisseur (crâne). Ils sont constitués d'une fine couche d'os spongieux (diploé) et sont entourés d'os compact appelé tables externe et interne ;
- les os longs dont la longueur est supérieure à leur largeur et à leur épaisseur (fémur, humérus). Ils sont formés d'une diaphyse cylindrique composée d'os compact et recouverte par le périoste. La diaphyse est creusée sur toute sa longueur par une cavité centrale (canal médullaire) et qui contient la moelle jaune, et de deux extrémités appelées épiphyses proximale (la plus proche du tronc) et distale (la plus éloignée). Elles sont composées de tissu spongieux recouvert d'une mince couche de tissu compact. Le périoste recouvre l'os compact au niveau des surfaces articulaires qui sont recouvertes de cartilage. Les os longs comprennent également deux métaphyses correspondant à la jonction entre l'épiphyse et la diaphyse.

13 **Un muscle squelettique** est un muscle strié qui, grâce à ses propriétés de contraction et de relâchement, constitue l'organe actif du mouvement.
Il est soumis à la volonté et est sous la dépendance du système nerveux central, dont la cellule nerveuse (motoneurone) au niveau de la plaque motrice.

14 **Les articulations** permettent l'union entre elles des différentes pièces du squelette. On distingue les articulations fixes (synarthroses), les articulations semi-mobiles (amphiarthroses) et les articulations mobiles (diarthroses), les plus nombreuses.

15 **Une entorse** est une lésion traumatique du système capsulo-ligamentaire d'une articulation.
Une luxation est un déplacement anormal des surfaces articulaires l'une par rapport à l'autre.

16 **Une douleur articulaire de type mécanique :**
- survient à l'effort, est aggravée par l'usage ou la mise en charge (utilisation de l'articulation) ;
- est plus intense en fin de journée (fatigue) ;
- est calmée par le repos ;
- ne nécessite que peu ou pas de dérouillage matinal.

Une douleur articulaire de type inflammatoire :
- est une douleur à prédominance nocturne, insomniante ;
- est non calmée par le repos ;
- nécessite un dérouillage matinal plus ou moins long.

17 **Une diarthrose** se compose de tout ou partie des éléments suivants :

- deux surfaces articulaires situées au niveau des épiphyses ;
- du cartilage hyalin protégeant les surfaces articulaires contre l'usure ;
- une membrane synoviale tapissant la cavité articulaire et sécrétant un liquide transparent, la synovie ;
- des fibrocartilages adhérant à la capsule articulaire (ménisque) et aux surfaces articulaires (bourrelets articulaires) ;
- des moyens d'union composés de la capsule articulaire, des tendons périarticulaires et des ligaments qui peuvent être capsulaires, extracapsulaires ou intracapsulaires.

Une diarthrose permet des mouvements variés et de très grande amplitude tels les mouvements de flexion, d'extension, de rotation interne et externe, d'abduction, d'adduction.

18 **Arthrographie** : examen radiologique permettant de visualiser la cavité articulaire après injection d'un produit de contraste dans cette cavité.

Arthroscopie : endoscopie articulaire permettant de visualiser l'intérieur de la cavité articulaire et d'effectuer des actes thérapeutiques.

Arthrocentèse : ponction du liquide synovial à l'aide d'une aiguille intra-articulaire permettant d'effectuer une étude bactériologique, chimique...

Caractéristique commune : ces trois investigations sont des examens invasifs, conduisant à une effraction de la cavité articulaire et nécessitent donc une asepsie parfaite.

19 **L'innervation des membres inférieurs** provient du plexus lombaire (lombal) et du plexus sacré (sacral). Les principaux nerfs concernés sont le nerf crural (fémoral), le nerf obturateur, le nerf sciatique (ischiatique), le nerf sciatique poplité interne (tibial) et le nerf sciatique poplité externe (nerf fibulaire commun).

20 **Une fracture osseuse** se définit comme une rupture de la continuité de l'os. Elle peut être traumatique, pathologique ou spontanée, ou de fatigue.

21 **Les caractéristiques d'une fracture** dépendent de deux composantes anatomiques :

- le trait de fracture ;
- la radiographie met en évidence son siège, son caractère complet ou incomplet, le nombre de traits et leur direction :
- le siège : il peut être diaphysaire (fracture de la diaphyse fémorale), épiphysaire (fracture intertrochantérienne) ou articulaire (fracture du plateau tibial) ;
- le caractère complet ou incomplet : rupture totale (l'os est fracturé de part en part) ou incomplète (fracture en bois vert chez l'enfant) de la continuité de l'os, rupture de la corticale de l'os respectant le périoste (fracture sou-périostée) ;
- le nombre de traits : un seul trait séparant deux fragments, un trait bifurqué détachant un troisième fragment (en aile de papillon), deux traits séparant l'os en trois segments (fracture bifocale), plusieurs traits séparant l'os en de nombreux segments (fracture comminutive) ;
- la direction du trait qui dépend du mécanisme de la fracture : transverse (fractures par choc direct ou par flexion de l'os), oblique (fractures par flexion de l'os) ou spiroïde (fractures par torsion de l'os telles que celles rencontrées dans les accidents de ski).

22 **Les signes cliniques accompagnant toujours les fractures osseuses** sont les suivants :

- la douleur : absente ou très vive, exacerbée par la palpation. Elle est accentuée par des manipulations intempestives et une mauvaise immobilisation provisoire du membre fracturé ;
- l'impotence fonctionnelle : elle peut être absolue ou partielle et se traduit par l'impossibilité de mouvement volontaire du membre fracturé ;
- la déformation : elle est plus ou moins visible et signe souvent le déplacement des fragments. Elle peut montrer un raccourcissement, une déviation ou une rotation du membre ;
- des signes locaux de réaction vasomotrice : ils sont marqués par l'œdème de tous les tissus avoisinants. Le gonflement qu'il provoque est responsable d'un grand nombre d'accidents de compression.

23 Lorsqu'il y a communication entre l'extérieur et le foyer osseux, **la fracture est dite ouverte**. Elle résulte de deux mécanismes :

• l'ouverture de dedans en dehors, un des fragments osseux perce la peau de l'intérieur vers l'extérieur. L'ouverture est souvent punctiforme et la plaie ainsi créée est en principe non souillée ;
• l'ouverture de dehors en dedans, le plus souvent au point d'impact du choc, créant ainsi des lésions des parties molles et provoquant une plaie souillée.
Selon le type d'ouverture, on distingue, selon la classification de Cauchoix et Duparc :
• le type I qui comprend des lésions cutanées linéaires faciles à suturer, des lésions punctiformes de dedans en dehors et des lésions à distance du foyer de fracture ;
• le type II qui comprend des plaies contuses avec ecchymoses et lambeau dévitalisé ou des plaies avec décollements sus-aponévrotiques. Elles présentent un risque élevé de nécrose cutanée ;
• le type III qui comprend des plaies avec perte de substance cutanée et, parfois, perte de substance osseuse.

24 **L'évolution de toute plaie** est dominée par la destruction cellulaire et la souillure septique.
Le traitement tient compte de ces deux aspects :
• lutter contre l'infection par une décontamination et une antibiothérapie ;
• rétablir la continuité tégumentaire par suture ou greffe cutanée.
Toute fracture ouverte doit être traitée dans les six heures qui suivent le traumatisme.

25 **Les plaies pouvant entraîner une hémorragie** sont extrêmement graves. Extériorisée par une plaie cutanée, l'hémorragie est évidente, mais si elle est interne, il faut la dépister rapidement en mesurant la pression artérielle et le pouls. Les contusions sont d'un diagnostic plus tardif, mais les thromboses qu'elles entraînent peuvent amener des lésions irrévocables.

Au membre supérieur, il faut surveiller :
• l'artère et la veine sous-clavière dont le passage derrière la clavicule correspond au trait de fracture ;
• l'artère axillaire dans les fractures du col de l'humérus ;
• l'artère humérale qui passe au pli du coude.

Au membre inférieur, il faut surveiller l'artère fémorale et l'artère poplitée qui peuvent être lésées.

26 Dans les fractures osseuses, on peut rencontrer des **lésions nerveuses** associées dues à un écrasement du nerf par l'os fracturé, à une élongation ou à une rupture partielle ou franche. De telles lésions peuvent entraîner des troubles sensitifs (paresthésies) et des troubles moteurs (paralysies) dans les territoires concernés. Le testing musculaire est utilisé pour évaluer les lésions.

27 **La pseudarthrose** est la persistance d'une mobilité anormale du foyer de fracture au-delà du délai habituel de consolidation, réalisant une fausse « articulation ». C'est un arrêt du processus de réparation avec persistance du cal conjonctif non ossifié.

28 La principale cause des pseudarthroses est un défaut d'immobilisation :
• plâtre devenu trop lâche, entraînant la mobilité du foyer de fracture ;
• défaut ou mauvaise immobilisation des articulations sus- et sous-jacentes à la fracture, permettant les mouvements de rotation, par exemple une immobilisation trop courte.

29 **Le cal vicieux** est un cal osseux fixant les fragments dans une position défavorable à la fonction. Il est consécutif à une réduction imparfaite ne repositionnant pas les fragments osseux dans leur axe anatomique ou à une mauvaise immobilisation entraînant un déplacement secondaire des fragments, les fixant ainsi dans une position vicieuse.

30 **L'ostéite post-traumatique** est une infection directe de l'os dans les effractions accidentelles (fracture ouverte) ou chirurgicales (pose d'un implant intraosseux). C'est la complication majeure des fractures ouvertes. Elle est due à l'apport d'un germe pathogène (staphylocoque doré dans la majorité des cas) au niveau du foyer osseux. En orthopédie, l'infection est un problème majeur auquel l'infirmière est confrontée chaque jour.

31 **Chez l'enfant, les fractures épiphysaires ou métaphysaires** sont potentiellement graves car elles peuvent toucher le cartilage de conjugaison qui représente la zone de croissance de l'os. Mal réduites, ces fractures peuvent se compliquer d'une épiphysiodèse, c'est-à-dire la fermeture (ossification) prématurée du cartilage de croissance, entraînant un déséquilibre du membre (raccourcissement ou désaxation).

32 **Le plâtre brachio-antébrachial** est un plâtre qui débute au tiers supérieur du bras et se termine au pli palmaire. Il immobilise le coude à 90°.

Conseils pour dépiser les signes d'une compression vasculaire : il faut expliquer à la maman de Julie les manifestations des signes de compression et la conduite à tenir :
- cyanose et oedème des doigts ;
- pâleur et refroidissement des doigts ;
- douleur pulsatile ;
- douleur à la mobilisation des doigts ;
- fourmillements.

L'apparition d'un seul de ces signes doit inciter à retourner en consultation pour fendre le plâtre.

Complication à craindre en l'absence de dépistage : en l'absence de dépistage des signes d'une compression vasculaire, la complication à craindre est un syndrome de Volkmann, c'est-à-dire une nécrose ischémique avec rétraction et paralysie des muscles fléchisseurs des doigts.

33 **Le traitement de toute fracture osseuse**, qui peut être orthopédique ou chirurgical, a pour objectifs :
- rendre à l'os son alignement normal et sa longueur habituelle ;
- conserver ensuite cet alignement et cette longueur ;
- restituer à l'élément traumatisé son fonctionnement normal.

34 **Le traitement des fractures osseuses** repose sur deux grands principes incontournables : la réduction et la contention.

35 **La réduction d'une fracture osseuse** consiste à repositionner les fragments osseux dans leurs rapports normaux, c'est-à-dire dans l'alignement physiologique de l'os. Pour être efficace, elle doit être précoce. Elle peut être extemporanée ou progressive.

36 Le traitement d'une fracture osseuse est chirurgical lorsque la réduction est impossible ou que la fracture est d'emblée instable, ne pouvant se contenter d'une immobilisation sous plâtre.

37 Vrai, la réduction d'une fracture osseuse s'effectue à la vue, par abord direct de la fracture, ou de manière orthopédique sans ouverture du foyer.

38 Vrai, en cas de fracture osseuse, la contention s'effectue soit par fixation interne, soit par fixation externe.

39 Dans **la contention réalisée par fixation interne**, c'est **l'ostéosynthèse** qui comprime et fixe anatomiquement les fragments osseux à l'aide d'un matériel métallique. On utilise des voies d'abord et des moyens d'ostéosynthèse très divers :
- ostéosynthèse à foyer ouvert, c'est-à-dire au regard des traits de fracture : clou-plaque, vis, plaque vissée, fils d'acier pour réaliser des cerclages, broches pour les embrochages ;
- ostéosynthèse à foyer fermé : le matériel est introduit à distance du foyer de fracture (clou simple ou verrouillé, clou de Ender, clou gamma) pour réaliser des enclouages centro-médullaires.

40 **L'avantage de l'ostéosynthèse** est de permettre une reconstruction anatomique satisfaisante et une fixation très solide, ce qui autorise à se passer le plus souvent du plâtre (rééducation précoce).
Ses inconvénients majeurs sont le dépériostage qui entraîne plus ou moins la dévascularisation des fragments osseux, mais surtout l'ouverture du foyer de fracture qui augmente le risque infectieux. Le matériel d'ostéosynthèse peut rester définitivement en place ou être retiré. Il existe des vis résorbables constituées d'acide polylactique ou polyglycolique qui se résorbent lentement, en 18 à 24 mois.

41 **Soins infirmiers chez un patient porteur d'une ostéosynthèse.**
- Rechercher les complications :
  - risque d'hémorragie au niveau de la plaie opératoire (surveiller l'état de la plaie opératoire, la couleur du faciès du patient) ;
  - risque de compression (vérifier la coloration des orteils, la chaleur du membre, rechercher une douleur vive du membre opéré) ;

– risque de « débricolage » du matériel d'ostéosynthèse (évaluer et rechercher une douleur) ;
– risque d'infection due à l'incision et à la mise en place de matériel chirurgical dans l'os fracturé (surveiller la température, rechercher un écoulement au niveau de la plaie opératoire) ;
– risque de phlébite (gonflement anormal du membre, accélération du pouls, fébricule, douleur).
• Appliquer le traitement :
– appliquer et surveiller l'efficacité du traitement anticoagulant, du traitement antalgique ;
– planifier les investigations prescrites par le médecin (ex. : radiographie) ;
– réaliser les pansements de la plaie opératoire régulièrement (voir si protocole spécifique).
• Inviter le patient à se lever le plus rapidement possible (en fonction des prescriptions chirurgicales d'autorisation ou non d'appui, de béquillage, de rééducation par le kinésithérapeute).
• Demander à la personne soignée de mobiliser le plus possible ses extrémités afin d'éviter la stase veineuse et la fonte musculaire.
• Transmettre sur le dossier de soins tous les éléments qui facilitent la prise en charge pluridisciplinaire la plus adaptée au patient porteur d'une ostéosynthèse.

42 **Les mouvements essentiels de l'avant-bras** sont ceux de la pronation et de la supination. La pronation permet au radius de tourner vers le cubitus. Pour préserver ces mouvements, il est indispensable que les deux os conservent leur forme et leur longueur initiales et qu'aucun obstacle n'existe entre eux.

43 La fracture de l'extrémité du radius est la **fracture de Pouteau-Colles**. Elle est sus-articulaire, très fréquente (50 % des fractures) et touche surtout le sujet âgé dont les os sont fragilisés par l'ostéoporose.

44 On distingue **deux variétés de fractures du bassin** :
• les fractures de la ceinture pelvienne, interrompant de façon plus ou moins importante la continuité de l'anneau pelvien ;
• les fractures du cotyle (cavité cotyloïde) qui sont des fractures articulaires.

45 **Les signes cliniques des fractures du bassin** sont les suivants :
• l'état de choc est très fréquent ;
• l'impotence fonctionnelle est absolue ;
• la douleur est spontanée ou provoquée par pression directe ou à distance sur les ailes iliaques ;
• le membre inférieur est parfois raccourci et le pied est en rotation externe.

46 **Les complications immédiates d'une fracture du bassin** sont :
• l'hématome rétro péritonéal (par lésion vasculaire) est responsable de l'hypovolémie et de l'état de choc ;
• les lésions des voies urinaires peuvent donner une hématurie ou un globe vésical ;
• des lésions osseuses associées (rachis, crâne, etc.).

47 **Le traitement d'une fracture du bassin** est le suivant :
• traitement médical : traiter l'état de choc et rechercher les lésions associées ;
• traitement orthopédique :
– par traction suspension trans-osseuse ou par traction collée pour abaisser un hémi-bassin ;
– par pression suspension sur les ailes iliaques à l'aide d'un hamac pelvien, principalement dans les fractures avec dislocation (symphyse pubienne, sacro-iliaque) ;
– par repos au lit simple ou dans une coquille plâtrée, dans les fractures partielles ou les fractures jugées stables ;
• traitement chirurgical, toujours difficile :
– par ostéosynthèse interne ;
– par ostéosynthèse externe avec fixateur, dans certaines fractures-disjonction de la symphyse pubienne.

48 **Les complications secondaires des fractures du bassin** sont principalement dues à l'immobilisation. Ce sont :
• des troubles thromboemboliques (phlébites) ;
• des troubles trophiques cutanés (escarres).

49 Il existe **deux variétés de fractures du col du fémur** : la fracture cervicale vraie qui survient le plus souvent chez la personne âgée, en relation avec l'ostéoporose, et la fracture prétrochantérienne qui touche le sujet plus jeune.

50 **Les signes cliniques de la fracture du col du fémur** sont les suivants :

• l'impotence fonctionnelle est absolue, le patient ne peut plus se relever ;
• la déformation est caractéristique : la jambe est raccourcie et en rotation externe, le pied reposant sur le plan du lit par son bord externe.

51 **Le traitement de la fracture du col du fémur** est toujours chirurgical car seule une ostéosynthèse peut fixer les fragments osseux afin de rétablir l'angle d'inclinaison du col sur la diaphyse de façon correcte. Ce traitement est essentiellement fonction de l'âge du patient. En effet, les trois quarts des fractures du col du fémur surviennent chez des personnes de plus de 70 ans qui ne peuvent supporter un alitement et une immobilisation de plus de 3 mois sans développer de graves complications, principalement de décubitus :
• chez l'adulte jeune, il faut absolument conserver la tête fémorale. Selon la nature et le siège du trait de fracture, on utilise le clou-plaque, la plaque vissée ou les vis. L'appui n'est autorisé qu'après 4 mois ;
• chez la personne âgée, la fixation est réalisée par une vis plaque (DHS) ou par arthroplastie, c'est-à-dire par le remplacement de la tête et du col du fémur par des matériaux de synthèse. On utilise le plus souvent une prothèse cervico-céphalique.

52 **Les complications secondaires des fractures du col du fémur** sont les infections et les complications de décubitus (cutanées, pulmonaires, thromboemboliques, urinaires et digestives).

53 **Les traumatismes du genou** comprennent :
• les fractures de l'extrémité inférieure du fémur (extra ou intracondylienne) ;
• les fractures de la rotule ;
• les fractures des plateaux tibiaux.

54 **Les signes cliniques dans les traumatismes du genou** avec fracture sont :
• une impotence fonctionnelle ;
• une douleur interdisant toute extension du genou, un gonflement avec hémarthrose.

55 **Dans la fracture des os de la jambe** on observe :
• une impotence fonctionnelle absolue ;
• une déformation avec rotation externe du pied et un raccourcissement de la jambe ;
• un gonflement de la jambe ;
• des ecchymoses de la face postéro-externe.

56 **Les complications immédiates des fractures des os de la jambe** sont les suivantes :
• une ouverture cutanée d'emblée, ou secondaire par les fragments acérés ;
• une lésion vasculaire par compression ou rupture de l'artère tibiale (rechercher les pouls distaux).

57 **Les signes cliniques de la fracture bi-malléolaire ou fracture de Dupuytren** sont :
• une impotence fonctionnelle absolue ;
• une déformation du pied déjeté en dehors et coup de hache au-dessus de la malléole ;
• une douleur sur le trajet des ligaments latéraux ;
• un œdème de la cheville.

58 **La fracture de Pouteau-Colles** se situe à l'extrémité inférieure du radius. L'étiologie la plus fréquente chez la femme âgée est l'ostéoporose post-ménopausique.

59 Vrai, un **traumatisme thoracique** peut faire courir un risque vital au patient (hémothorax, pneumothorax, lésion de l'aorte ou du cœur) et entraîner des répercussions sévères sur les fonctions cardiaques et respiratoires.

60 **Les signes cliniques des fractures des côtes** sont : une douleur souvent violente qui coupe la respiration, localisée au point d'impact. Elle est exacerbée par la toux, les mouvements, la respiration profonde et la palpation.

61 **La prise en charge infirmière dans un service d'urgence d'un patient présentant une fracture des membres, des ceintures ou des côtes**, effectuée en étroite collaboration avec l'équipe médicale, doit permettre :
• de dépister un état de choc traumatique ;
• de participer au maintien ou au rétablissement des fonctions vitales ;
• de dépister les complications immédiates ;
• d'assurer la surveillance clinique ;
• d'aider à identifier la nature du traumatisme et de diriger le blessé vers les services compétents ;

- d'accueillir comme il convient le patient et sa famille.

62 **L'état de choc traumatique** est rare dans les fractures du membre supérieur, mais fréquent (hypovolémie) chez les traumatisés du bassin, de la cuisse ou de la jambe (dans une fracture de fémur, la perte de sang peut être comprise entre 300 et 2 000 mL). L'état de choc se manifeste par des signes :

- de vasoconstriction superficielle (pâleur, cyanose des extrémités et des lèvres, état syncopal) ;
- d'insuffisance respiratoire (veines périphériques collabées, nausées, vomissements, sécheresse de la bouche, etc.) ;
- d'atteinte des centres végétatifs (respiration rapide et superficielle, pouls petit, rapide, filant, pression artérielle très abaissée signant une diminution du volume du sang circulant) ;
- de sidération nerveuse (abattement, prostration, apathie).

63 Pour **maintenir ou rétablir les fonctions vitales d'un patient présentant une fracture des membres, des ceintures ou des côtes**, il faut si le blessé n'est pas en état de choc :

- dépister une perte liquidienne (pouls, pression artérielle, pouls distaux, couleur des téguments) ;
- lutter contre la douleur qui aggrave toujours le choc (immobilisation, retirer les vêtements en les découpant, antalgiques) ;
- lutter contre le refroidissement (couverture de survie) ;
- lutter contre l'anoxie des centres cérébraux (position déclive sauf cas de pathologie respiratoire ou traumatisme crânien) ;
- lutter contre l'anxiété du patient (explications et informations claires et précises) ;

Si le blessé est en état de choc :

- poser une voie veineuse dans une veine périphérique si possible (prélèvement pour bilan sanguin, perfusions de remplissage, d'antalgiques, etc.) ;
- oxygéner le patient ;
- poser une sonde urinaire munie d'un système collecteur (pour évaluer la diurèse horaire) ;
- installer le patient sous monitorage (électrocardioscope, brassard à pression automatique et oxymètre de pouls).

64 **Les plâtres** utilisés comme :

- plâtres de contention et d'immobilisation (immobilisation d'une fracture pendant le temps de consolidation après un traitement orthopédique en postopératoire après une ostéosynthèse, mise au repos des ligaments ou des articulations après entorse ou luxation) ;
- plâtre de maintien temporaire (fixation en bonne position d'une articulation douloureuse et déformée), rencontrée, par exemple, dans les polyarthrites, les scolioses ou chez les patients hémophiles, mise au repos d'une articulation dans les processus infectieux, ostéomyélite, par exemple – protection d'un pansement ou d'une greffe).

65 **Soins infirmiers à apporter à un patient porteur d'un dispositif d'immobilisation en platre ou en résine**

- Appliquer le traitement prescrit par le médecin et assurer une surveillance spécifique (anticoagulants, antalgiques).
- Prévenir et rechercher les complications :
  - risque de compression (rechercher une modification de la coloration et de la chaleur des extrémités : violacée, refroidie, la présence de fourmillement ou engourdissement des extrémités, une perte de sensibilité des extrémités, un gonflement anormal) ;
  - risque de déplacement secondaire sous plâtre :
    - vérifier que la diminution de l'œdème ne rend pas le plâtre trop large, ce qui ne permettrait plus d'immobiliser correctement la fracture ;
    - planifier les investigations prescrites par le médecin (ex. : radiographie) ;
  - risque d'escarre (vérifier l'absence de douleur, d'odeur, d'écoulement) ;
  - risque de complications thromboemboliques :
    - phlébite sous plâtre : appliquer, surveiller l'efficacité du traitement anticoagulant et rechercher les signes de phlébite : douleur, chaleur, gonflement anormal du membre, accélération du pouls, fébricule ;
    - embolie pulmonaire : recherche de point douloureux thoracique, de dyspnée.
- Participer à l'éducation du patient et de sa famille.
- S'informer sur les habitudes de vie du patient (environnement).

• Accompagner l'information et remettre au patient le document « conseils pour les immobilisations des membres », consignant les règles simples qui permettent d'éviter les complications inhérentes à ce type de traitement : par exemple, respecter les consignes données concernant l'appui, surélever le membre concerné le plus souvent possible, faire tous les jours une « gymnastique » des muscles sous le plâtre ou la résine, mobiliser les articulations voisines laissées libres par le plâtre ou la résine, consulter le médecin traitant ou le chirurgien en cas de douleur, gonflement, odeur nauséabonde, fièvre, frissons,...) ne pas pratiquer d'activités violentes, ne pas conduire ou nager, ne pas introduire d'objets agressifs sous l'immobilisation (aiguilles à tricoter par exemple).
• Transmettre sur le dossier de soins tous les éléments qui facilitent la prise en charge pluridisciplinaire la plus adaptée à la personne porteuse d'une immobilisation.

66 **Les différents types d'intervention chirurgicale sur l'appareil locomoteur** sont les suivants :
• la fixation d'un foyer de fracture par ostéosynthèse (mise bout à bout des fragments osseux et leur maintien par du matériel le plus souvent métallique) ;
• l'arthrodèse qui consiste à bloquer définitivement une articulation. C'est la fusion osseuse d'une articulation après l'ablation du cartilage articulaire. Elle nécessite une ostéosynthèse pour maintenir les surfaces osseuses ;
• l'arthroplastie destinée à refaire les surfaces articulaires, souvent à l'aide d'une prothèse ;
• l'ostéotomie, section d'un os pour corriger une déformation acquise ou congénitale. C'est une fracture contrôlée qui sera ensuite fixée par un matériel de synthèse ;
• les réparations des parties molles qui font appel aux greffes de peau mince ou aux greffes de lambeau libre ou pédiculé ;
• les réparations osseuses ;
• les réparations des lésions nerveuses périphériques ;
• les réparations des tendons.

67 **Le revêtement cutané** est recouvert de microorganismes très divers qui diffèrent d'une zone à l'autre. L'acte chirurgical est une agression physique qui, en franchissant par effraction la barrière cutanée, ouvre la porte à ces microorganismes à risque pathogène.
La préparation locale des patients ayant une fracture ouverte est effectuée au bloc opératoire afin d'éviter des douleurs inutiles. Cette préparation comprend :
• l'hygiène générale du patient ;
• la toilette, effectuée la veille et le matin de l'intervention en utilisant, le plus souvent, la Bétadine®. Elle doit être particulièrement soignée au niveau des zones réservoirs telles que les cheveux, les aisselles, les oreilles, l'ombilic et la région génito-anale ;
• le lavage des dents qui peut être complété par un bain de bouche (Hextril®) ;
• l'hygiène des mains et des pieds, avec brossage des ongles coupés au carré ;
• l'hygiène du lit (réfection complète de la literie, casaque ou pyjama propre pour le patient) ;
• dépilation, effectuée la veille ou le matin même de l'intervention à l'aide d'une tondeuse chirurgicale électrique ou de crème dépilatoire type Imac® (rasoir mécanique à proscrire) ;
• préparation locale du tissu cutané effectuée le matin de l'intervention (lavage avec Bétadine® moussante, rinçage au sérum physiologique, séchage avec des compresses stériles, badigeonnage à la Bétadine® dermique ; en cas d'allergie aux produits iodés, la Bétadine® est remplacée par l'Hibiscrub® et la Bétadine® dermique par de l'Hibitane®). Le site opératoire est recouvert d'un champ stérile.
Le patient est revêtu d'une casaque, de surchaussures et d'une coiffe de bloc opératoire. Les produits utilisés doivent tenir compte de la compatibilité des antiseptiques entre eux : par exemple, ne jamais associer les dérivés mercuriels (Mercryl®) et les polyvidones iodés (Bétadine®) et le même antiseptique doit être utilisé en préopératoire et en peropératoire.

68 **La douleur postopératoire** est la conséquence de l'acte chirurgicale : c'est une réponse physiologique de l'organisme ; elle est constante mais à des degrés divers selon les individus. En orthopédie, la douleur est localisée et aiguë, elle entraîne un inconfort et une très grande anxiété chez le patient. Une bonne connaissance des antalgiques permet maintenant de soulager efficacement les douleurs.

L'analgésie postopératoire est donc indispensable ; elle est prescrite dès la fin de l'intervention par l'anesthésiste. Les produits utilisés et les modes d'administration sont discutés en fonction de chaque patient mais ils doivent être administrés de façon systématique et non à la demande.

69 **La PCA** est une technique analgésique de la douleur qui permet au patient de contrôler lui-même son analgésie : lorsqu'il ressent une douleur, il actionne un bouton-poussoir et il reçoit une dose d'antalgie appelée bolus. Le pousse seringue est contrôlé par un système informatique qui règle au départ la dose injectée à chaque bolus, le délai minimum entre deux injections ainsi que la perfusion de base. Cette programmation est verrouillée donc non modifiable par le patient.

70 **L'efficacité d'un traitement antalgique** doit pouvoir être évaluée. Or la douleur est un phénomène subjectif et propre à chaque individu. Il faut donc se donner les moyens de la rendre objective. Différentes méthodes existent et permettent une auto-évaluation par le patient :
- échelle verbale simple (EVS) où le patient évalue sa douleur sur quatre niveaux : absente (0), faible (1), modérée (2) ou intense (3) ;
- échelle numérique simple (ENS) selon laquelle le patient donne une note quantifiant sa douleur entre 0 et 100 ;
- échelle visuelle analogique (EVA) : le patient dispose d'une réglette dont l'une des faces est munie d'un curseur qu'il déplace d'une extrémité (absence de douleur) à l'autre (douleur intense). L'autre face graduée de 1 à 10 permet à l'infirmière de quantifier l'intensité de la douleur.

71 À la suite d'une opération chirurgicale sur l'appareil locomoteur, les **principales complications des suites opératoires** liées au niveau de la plaie sont les suivantes :
- hémorragie, qui provient d'une mauvaise hémostase, d'un trouble de la coagulation ou d'un lâchage des sutures, et qui peut être extériorisée et apparaître au niveau du drainage aspiratif ou sur les berges de la plaie, non extériorisée et qui provoque un hématome (tension et douleur de la peau autour de la cicatrice) ;
- nécrose du lambeau greffé qui survient avant le quinzième jour postopératoire ;
- infection des plaies opératoires toujours possible même dans les meilleures conditions d'asepsie et dont les signes cliniques peuvent être difficiles à apprécier. Un fébricule postopératoire est normal dans les 3 premiers jours, la douleur peut être confondue avec celle de l'acte opératoire. Les signes inflammatoires au niveau de la plaie sont plus significatifs : inflammation de la cicatrice, rougeur locale, suppuration par les fils de paroi ou par l'orifice d'entrée ou de sortie des broches.

72 Oui, **le risque thromboembolique** est toujours présent en chirurgie orthopédique. Les facteurs responsables peuvent être :
- la chirurgie du membre inférieur ;
- l'anesthésie locorégionale avec garrot pneumatique ;
- l'immobilisation sans appui ;
- l'effet garrot interne réalisé par l'œdème et l'hématome périfracturaire ;
- l'effet garrot externe réalisé par le plâtre.

Ce risque peut être augmenté chez les patients obèses ou présentant des troubles veineux périphériques ou chez les femmes sous contraceptifs oraux. Un traitement anticoagulant à dose préventive, par voie sous cutanée, sous forme d'héparine de bas poids moléculaire (Fragmine®, Lovenox®, Fraxiparine®, etc.) est administré (le plus souvent en préopératoire et administré en même temps que la prémédication) au patient chez lequel l'appui n'est pas autorisé. La surveillance est assurée par un bilan biologique (NFS, plaquettes) une ou deux fois par semaine jusqu'à l'arrêt du traitement.

73 **Les complications de décubitus** peuvent survenir chez tout patient à mobilité réduite. Outre les troubles thromboemboliques, ces complications sont les suivantes :
- les infections urinaires dues à la stase des urines dans la vessie chez un patient allongé, mais aussi à la sonde urinaire qui doit donc être retirée le plus rapidement possible ;
- les infections broncho-pulmonaires, en rapport avec un encombrement bronchique chez un patient qui n'ose pas tousser de peur d'avoir mal ;
- les escarres ;

• la constipation, due à un péristaltisme intestinal plus paresseux car peu sollicité par le patient immobilisé.

74 Soins infirmiers à apporter aux patients venant de subir une intervention chirurgicale sur l'appareil locomoteur

• Installer le patient en fonction de l'intervention, dans une position de confort, voire antalgique sans être incompatible avec l'acte opératoire.
• Installer le matériel de perfusion et appliquer les prescriptions d'antalgique et d'antibiotique selon le protocole prévu.
• Relever et noter la pression artérielle, la fréquence et l'amplitude respiratoires toutes les demi-heures pendant les quatre premières heures, vérifier la couleur des téguments et l'absence de sueur.
• Installer les systèmes de drainage aspiratif en déclive.
• Vérifier le pansement qui ne doit être ni décollé, ni compressif, ni taché de sang.

L'installation du patient concerne :

• l'installation en fonction de l'intervention : attelle de suspension, plâtre bivalve, coussin et attelle d'abduction, pieds de lit surélevés, oreiller sous le bras ;
• couvrir le patient pour pallier l'hypothermie postopératoire mais installer un arceau pour éviter le poids des couvertures sur la plaie et sur les pieds (équinisme) ;
• mettre à portée immédiate du patient les appareils et commandes dont il peut avoir besoin (sonnette d'appel, bouton de commande de PCA, etc.).

Il convient de veiller particulièrement :

• aux soins de nursing, indispensables chez ce patient passagèrement diminué à qui il faut apprendre à devenir autonome dans la limite de ses possibilités et favoriser la toilette au lavabo en restant près de lui les premiers temps pour éviter les chutes. Un massage des points d'appui et une friction du dos complètent la toilette ;
• la mobilité du patient est assurée avec l'aide du kinésithérapeute. Sur prescription médicale, le premier lever est effectué le lendemain de l'intervention ou après l'ablation des drains aspiratifs en respectant les consignes médicales. Dans un premier temps, le patient est assis sur le bord du lit pendant quelques instants avant d'être mis debout puis assis dans un fauteuil. Les difficultés rencontrées sont dues à la non-possibilité d'appui ; l'apprentissage du béquillage est ensuite indispensable pour redonner une certaine autonomie au patient. Le déambulateur à quatre pieds réglables en hauteur est recommandé pour les personnes âgées du fait de sa stabilité. Les cannes anglaises doivent être réglées à la bonne hauteur, le bras restant plié et le coude fermé à 30°. Il faut s'assurer que l'extrémité inférieure de ces cannes est munie d'un embout antidérapant en bon état. Il faut aussi enseigner au patient les différents types de marche possibles, comment monter et descendre les escaliers, etc.

La rééducation commencée précocement permet de lutter contre les troubles trophiques et de restaurer un potentiel musculaire et articulaire.

Elle doit être indolore et progressive.

75 Les indications d'une prothèse de hanche sont les suivantes :

• la coxarthrose ;
• la nécrose aseptique de la tête fémorale ;
• la fracture du col du fémur chez la personne âgée.

76 La coxarthrose ou arthrose de l'articulation coxo-fémorale réalise la dégénérescence de l'articulation ; l'usure du cartilage a un caractère irrémédiable et définitif qui peut entraîner une destruction progressive de l'os sous-jacent. Le patient présente une douleur depuis plusieurs années. C'est une douleur mécanique, calmée par le repos et entraînant à la marche une boiterie.

77 Soins infirmiers à apporter aux patients opérés d'une prothèse de hanche par voie postérieure.

Appliquer le traitement prescrit, rechercher, prévenir les complications, et informer le patient.

– Appliquer et surveiller l'efficacité des traitements anticoagulant et antalgique ;
– planifier les investigations prescrites par le médecin (ex. : radiographie de contrôle).
– réaliser les pansements de la plaie opératoire de façon régulière (selon le protocole du service) ;

• Rechercher les complications :
– risque d'hémorragie au niveau de la plaie opératoire (surveiller l'état de la plaie opératoire, la couleur du faciès du patient) ;
– risque d'infection relié à l'incision et l'implantation d'un corps étranger se

manifestant par : une hyperthermie, un écoulement au niveau des cicatrices ;

– risque d'altération de la mobilité physique relié à l'incision, à la douleur et à l'implantation d'un corps étranger se manifestant par :

- l'amplitude limitée des mouvements ;
- une diminution de la force et du contrôle musculaires avec :
- un risque de luxation de la prothèse (évaluer et rechercher une douleur, un raccourcissement et une position vicieuse du membre opéré) ;
- un risque thromboembolique ;
- un risque d'escarre.

Objectifs :

1) évaluer la compréhension du patient vis-à-vis des gestes qu'il peut effectuer ;

– risque de douleur aiguë reliée à l'intervention chirurgicale du fait de l'œdème et de l'hématome postopératoires se manifestant par :

- une plainte du patient (échelle EVA de 1 à 10) ;
- un masque de douleur ;
- des signes non verbaux de douleur ;

2) évaluer, inviter le patient à verbaliser ses sentiments face à la douleur, soulager la douleur du patient (traitement médicamenteux, installation adéquate du patient) ;

– risque de manque de connaissances relié à la mise en place d'une prothèse de hanche se manifestant par une mobilisation inadéquate du patient porteur d'une prothèse de hanche avec risque de :

- luxation de la prothèse ;
- questionnement du patient concernant la prothèse.

3) *éducatif* : le patient sera capable avant la fin de son hospitalisation de comprendre la façon de se mouvoir avec une prothèse de hanche (se lever, se coucher, s'asseoir, etc. pour éviter le risque de luxation) ;

• informer le patient : plan d'éducation chez un patient porteur d'une prothèse totale de hanche par voie postérieure. Donner au patient la fiche de conseils pratiques et l'accompagner, répondre à ses questions.

4) *général* : le patient aura acquis avant la fin de son hospitalisation les connaissances et les gestes nécessaires afin de maintenir la prothèse dans l'axe anatomique de l'articulation, permettant le fonctionnement de celle-ci.

5) *intermédiaires* :

– le patient devra être capable de se mobiliser dans son lit sans luxer sa prothèse ;

– le patient devra pouvoir se lever, s'asseoir, se relever, se coucher sans encourir de risque pour sa prothèse ;

– le patient devra être capable d'effectuer sa toilette et de s'habiller ;

– le patient devra pourvoir marcher puis monter les escaliers.

Capacité à se mobiliser dans le lit

• Pour la toilette du premier jour au lit, deux solutions existent, choisies selon les équipes chirurgicales :

– tourner le patient sur la cicatrice :

- pour : pas de luxation possible ;
- contre : douleurs, risque de souiller la plaie ;

– tourner le patient cicatrice en l'air avec coussin d'abduction de Charnley et attelle de Zimmer :

- pour : pas de douleurs, bonne hygiène ;
- contre : risque de luxation de hanche.

• L'installation au lit nécessite aussi quelques précautions :

– éviter la rotation interne : calage de la jambe dans l'axe, voire en légère rotation externe. Ce calage se fera avec une attelle de Zimmer ou une gouttière, des mousses creusées ou tout autre moyen de contention ;

– éviter l'hyperflexion : ne pas asseoir le patient s'il a les jambes repliées.

Capacité à se lever, se recoucher, s'asseoir, se relever.

• Le lever :

– l'asseoir au bord du lit : il faut mettre le fauteuil côté cicatrice. Cette position évitera l'adduction, le sens du déplacement incitant à l'abduction.

• L'assise :

– lors de l'assise, le patient doit veiller à :

- conserver les jambes bien parallèles ;
- s'aider systématiquement avec les mains en prenant appui sur les bras du fauteuil ou sur les bords du siège ;
- se pencher en avant ;

– au fauteuil :

- éviter surtout le mouvement de la jambe opérée où le genou rentre en dedans et le pied en dehors ;
- éviter de croiser les jambes ;

- la position idéale étant un siège haut et ferme.
• Le couchage
– La jambe avec la prothèse en premier.

Capacité à réaliser des soins d'hygiène et à se vêtir

• La toilette permet le maintien des soins d'hygiène afin d'assurer le confort du patient. J2 : installation au lavabo tout en vérifiant si tout se passe bien.
– Dès l'ablation des drains de Redon, des fils, des agrafes, il est conseillé au patient de préférer les douches aux bains.
– Au déshabillage, sortir la jambe saine en premier, ceci afin d'éviter la rotation interne du genou.
• L'habillage permet au patient de garder son rôle social et de renvoyer une bonne image de lui pendant les visites.
Les premiers jours, il faut l'aider et lui enseigner les techniques de mobilisation correctes afin qu'il intègre les gestes à faire et à ne pas faire pour retrouver son autonomie.
Il faut donc :
– lui conseiller de s'asseoir, au bord du lit ou sur une chaise par exemple, toujours en gardant les jambes parallèles ;
– à l'habillage, enfiler la jambe avec la prothèse en premier ;
– au déshabillage, sortir la jambe saine en premier, afin d'éviter la rotation interne du genou.

Capacité à marcher, à monter et à descendre les escaliers

• La marche est reprise à partir du troisième ou quatrième jour, avec l'aide de deux cannes anglaises qui seront abandonnées progressivement. Le patient doit conserver au moins une canne tant qu'il a tendance à boiter.
Il convient :
– d'alterner fréquemment les épisodes de marche et de repos ;
– d'éviter les stations prolongées.
• La montée et la descente des escaliers.
Il faut monter les escaliers avec la jambe saine en premier et les descendre avec la prothèse en premier.

Quelques conseils à ne pas oublier

• Consultez immédiatement votre médecin en cas de :
– chute ou traumatisme ;
– infection (urinaire, pulmonaire, ORL, etc.) ;
– douleurs non expliquées au niveau de la prothèse.
• Soyez vigilant sur votre état bucco-dentaire.
• Souvenez-vous qu'une partie de la prothèse est métallique et qu'elle est susceptible de déclencher les systèmes d'alarmes dans les banques et les aéroports.
• Transmettre sur le dossier de soins tous les éléments qui facilitent la prise en charge pluridisciplinaire la plus adaptée au patient porteur d'une prothèse de hanche.

78 **Les causes les plus fréquentes des traumatismes du rachis** sont :
• les accidents de la voie publique (fracture cervicale dans les accidents de voiture sans appuie-tête) ;
• les chutes à l'occasion du travail (chute d'un toit), d'un sport (cheval) ou d'une défenestration, ou encore les plongeons ;
• un choc minime ou un faux mouvement peut entraîner des lésions par tassement vertébral chez les sujets fragilisés par une ostéoporose.

79 **Dans les traumatismes du rachis les atteintes ostéo-articulaires** le plus souvent rencontrées sont les fractures (du corps vertébral, des apophyses ou de l'arc postérieur), des luxations (au niveau des apophyses articulaires), des entorses ou des hernies discales. Les vertèbres le plus souvent touchées sont les vertèbres cervicales et les vertèbres charnières D12 et L1.

80 **Dans les traumatismes du rachis, les atteintes neurologiques** peuvent être médullaires (moelle épinière) ou radiculaires (nerf rachidien) :
• l'atteinte neurologique peut être :
– immédiate, les fragments osseux comprimant ou sectionnant la moelle ou les racines nerveuses ;
– retardée, par ischémie d'un segment médullaire sous l'effet d'un œdème ou d'un hématome ;
– complète ou incomplète ;
• le déficit neurologique peut être définitif ou régresser. Il est d'autant plus grave que la lésion est haut située ;
• une lésion de la moelle cervicale entraîne une tétraplégie. Au-dessus de C4, à la tétraplégie s'ajoute une paralysie du diaphragme et des muscles respiratoires ;

• une lésion de la moelle dorsale entraîne une paraplégie ;
• suivant leur localisation, les atteintes neurologiques peuvent entraîner des complications cardio-circulatoires : par paralysie du système sympathique, respiratoires ; par abolition de la respiration active ou paralysie de la sangle abdominale, digestives ; par paralysie du péristaltisme ou urinaires ; par perte de l'automatisme vésical responsable de la rétention urinaire.

81 En traumatologie et en orthopédie, **la traction** est une force appliquée sur une partie du corps dans deux directions opposées (traction, contre-traction). Elle favorise l'alignement osseux, lutte contre les contractures musculaires et soulage la douleur.
La suspension surélève le membre et lui permet d'être décollé du plan du lit ; elle a donc un effet bénéfique sur l'œdème qu'elle fait diminuer.

82 En traumatologie-orthopédie, on distingue deux applications de la traction qui sont :
• la traction de réduction qui sert à :
– réduire progressivement une fracture, c'està- dire repositionner les fragments osseux dans leur rapport anatomique (fracture du bassin, du fémur, du tibia, des vertèbres, etc.) ;
– réduire une luxation de la hanche (congénitale ou sur prothèse), c'est-à-dire repositionner progressivement la tête fémorale dans le cotyle ;
• la traction d'attente qui est essentiellement antalgique et qui sert à :
– immobiliser une fracture en attendant la pose d'un plâtre, une ostéosynthèse, l'amélioration de l'état général ou cutané avant une intervention ;
– immobiliser une hanche douloureuse chez l'enfant (traction collée) : ostéochondrite, rhume de hanche, coxite.

83 **Soins infirmiers à apporter aux patients porteurs d'une traction-suspension**

Rechercher et prévenir les complications, appliquer le traitement et surveiller l'efficacité de la traction suspension.

• Rechercher les complications liées au décubitus :
– risque d'escarre (vérifier l'absence de douleur, d'odeur) aux points d'appui ;
– risque de complications thromboemboliques.
• Phlébite : appliquer et surveiller l'efficacité du traitement anticoagulant et rechercher les signes de complications thromboemboliques : gonflement anormal du membre, accélération du pouls, fébricule.
• Embolie pulmonaire : rechercher si le malade se plaint d'un point douloureux thoracique, d'une dyspnée :
– risques de constipation (prévenir celle-ci par une alimentation riche en fibres et demander au patient de boire suffisamment) ;
– risques d'infection urinaire (faire boire et uriner régulièrement le patient) ;
– risques d'encombrement bronchique (aider le patient à respirer correctement, tousser, cracher) ;
– atrophie musculaire (demander au patient de faire des contractions musculaires répétées).
• Appliquer le traitement prescrit par le médecin et assurer une surveillance spécifique (anticoagulants, antalgiques). Réaliser, selon protocole médical, les soins des orifices de broches (rechercher un éventuel écoulement, une douleur).
• Surveiller l'efficacité de la traction :
– vérifier que le lit est en position de déclive pour réaliser une contre traction grâce au poids du corps du patient et éviter ainsi le glissement au fond du lit ;
– s'assurer de l'absence de frottement, tant au niveau du montage, qu'au niveau du membre ;
– vérifier que le talon est bien dans le vide ;
– vérifier que les poids ne posent pas sur le sol et qu'ils sont bien en place ;
– vérifier la présence de bouchons protecteurs sur les extrémités de la broche afin de ne pas blesser (le patient et le personnel soignant) ;
– surveiller les points d'entrée de la broche (rougeur, écoulement, douleur à la recherche d'une infection locale ;
– vérifier que les ficelles coulissent librement dans les poulies (pas de nœuds au niveau des cordelettes) ;
– vérifier l'absence de douleur du patient ;
– vérifier que l'appareillage est propre et qu'il ne blesse pas le patient ;
– prévenir l'équinisme du pied en le maintenant à angle droit.
• Transmettre sur le dossier de soins tous les éléments qui facilitent la prise en

charge pluridisciplinaire la plus adaptée à la personne en traction-suspension.

84 **Les accidents liés au sport** peuvent toucher les articulations (luxations, entorses, lésions méniscales), les muscles (élongations, déchirures), les tendons (tendinites, ruptures) ou les os (fractures et fractures de fatigue).

85 **La luxation** est le déplacement anormal des surfaces articulaires d'une articulation l'une par rapport à l'autre (déboîtement). Elle s'accompagne souvent de lésions de l'appareil capsulo-ligamentaire. La luxation traumatique peut toucher toutes les articulations : coude, poignet, interphalangienne de la main (chez les boxeurs, les volleyeurs, etc.) mais la plus fréquente est la luxation de l'épaule.

86 **Le mécanisme de la luxation de l'épaule** est indirect, après une chute sur la main ou sur le coude, l'épaule étant en abduction et en rotation externe.

87 **Les signes cliniques de la luxation de l'épaule** sont les suivants :
- la douleur est très vive ;
- l'impotence fonctionnelle est absolue ;
- la déformation est caractéristique, avec une masse palpable dans le creux de l'aisselle (tête de l'humérus), un bras en abduction irréductible (impossibilité d'amener le coude au corps) ;
- l'abaissement du moignon de l'épaule (signe de l'épaulette) et le coup de hache externe (le bombement du deltoïde a disparu).

88 **La luxation de l'épaule** est une urgence, et aucune réduction ne doit être réalisée en dehors d'un centre médical.
- Traitement orthopédique : après vérification de l'absence de complications neurologiques ou vasculaires, réduction sous anesthésie par traction régulière et persistante du bras sans force excessive.
- Traitement chirurgical, s'il existe une fracture associée très instable nécessitant une fixation par ostéosynthèse.

89 **L'entorse de la cheville** est l'accident le plus fréquent de la traumatologie du sport et souvent le plus négligé. Elle concerne le plus souvent le ligament latéral externe. Les entorses à répétition avec laxité ligamentaire nécessitent un traitement chirurgical avec suture ligamentaire ou ligamentoplastie.

90 **Les ménisques** sont des fibrocartilages de forme semi-lunaire qui facilitent l'adaptation des surfaces articulaires. Ils sont très mobiles. Le genou possède deux ménisques, l'un externe et l'autre interne. Ce dernier est le plus souvent atteint dans les mouvements brusques et forcés (football, rugby, ski). Le ménisque peut être rompu, désinséré ou fendu.

91 **Le muscle**, de par sa structure (myofibrilles, fibres, faisceaux), est contractile et élastique. Un effort trop violent (démarrage) ou inadapté peut amener à l'**élongation** ou à la **déchirure** des différents composants musculaires. Cette pathologie est souvent appelée claquage.

92 **Les signes cliniques des lésions musculaires** sont les suivants :
- douleur très vive et brutale ;
- impotence fonctionnelle plus ou moins importante ;
- hématome ou ecchymose en rapport avec l'importance de la lésion musculaire.

93 Le tendon, constitué de tissu conjonctif peu extensible, représente la terminaison du muscle et permet son insertion sur l'os.
L'épicondylite et **l'épitrochléite** sont des tendinites d'insertion liées à des microtraumatismes répétés qui se rencontrent chez le golfeur (*golf elbow*), le joueur de tennis (*tennis elbow*), en particulier chez le joueur débutant ou de niveau moyen, possédant une technique et/ou un matériel défectueux.

94 **L'ostéomyélite** est une infection aiguë de l'os par un germe pathogène. Le staphylocoque doré arrive à l'os à partir d'une porte variable mais toujours à distance : un foyer ORL, un foyer infectieux cutané (panaris, furoncle, abcès, etc.). L'ostéomyélite est une pathologie de l'enfant et de l'adolescent, entre 5 et 15 ans.

95 **L'ostéite** est une infection directe de l'os qui se produit au cours d'une effraction accidentelle.

96 **L'arthrite infectieuse** est une infection de la cavité articulaire par un germe tel que le staphylocoque, le gonocoque, mais aussi les germes Gramm négatif

(*Pseudomonas Serratia*, bacille pyocyanique) ou le B.K.

97 **La spondylodiscite** est une ostéo-arthrite vertébrale, c'est-à-dire une infection des disques vertébraux et des vertèbres adjacentes. L'origine peut être iatrogène (ponction lombaire ou chirurgie du rachis) ou métastatique par voie hématogène, à partir d'un foyer infectieux à distance. Le germe en cause est souvent le staphylocoque ou le streptocoque, mais aussi le *Candida albicans* ou le BK (mal de Pott). La spondylodiscite touche plus volontiers l'étage lombaire et dorsal et peut intéresser un ou plusieurs étages discaux contigus.

98 **Le facteur génétique ou ethnique de la luxation congénitale de la hanche** se rencontre particulièrement chez les Bretons et les Auvergnats. Les malpositions du fœtus dans l'utérus peuvent être responsables de luxation : bébé trop gros par rapport à l'utérus ou position mal appropriée (présentation par le siège avec hanches en hyperflexion et rotation externe).

99 Plusieurs critères sont pris en compte pour adapter **un traitement** : la hanche luxable, la hanche luxée et surtout l'âge.
Si la hanche est luxable, il faut la maintenir en bonne position en attendant sa stabilisation. La position idéale pour que la tête fémorale reste dans le cotyle est la position dite de la « grenouille » : abduction et flexion de la hanche.
Si la hanche est luxée, il faut réaliser une réduction suivie d'une contention.

100 **L'ostéoporose** est la plus fréquente des maladies osseuses.
C'est une maladie du squelette caractérisée par une diminution de la masse osseuse et des altérations micro-architecturales du tissu osseux entraînant une augmentation de la fragilité osseuse et du risque fracturaire. Jusqu'à l'apparition des fractures, l'ostéoporose est silencieuse. Pour la dépister avant sa survenue, l'OMS a donné une définition de l'ostéoporose féminine basée sur la mesure de la masse osseuse par absorptiométrie biphotonique de rayons X (ostéodensitométrie) comparée au pic de masse osseuse d'une population de référence (T-score).
Environ 30 à 40 % des femmes ménopausées auront au moins une fracture ainsi qu'environ 15 % des hommes de plus de 50 ans. Environ 1 femme sur 3 aura des tassements vertébraux après 65 ans, une fracture du col après 80 ans. La fracture du col est suivie de mort dans l'année 1 fois sur 4, et ses suites nécessitent l'admission en long séjour dans 20 % des cas. Le coût économique de l'ostéoporose est considérable.

101 **Les facteurs de risques de l'ostéoporose** sont :
• l'âge : dès 40 ans apparaît une lente déperdition osseuse : fonction du capital osseux acquis dans l'enfance et l'adolescence ;
• la ménopause : les œstrogènes favorisent l'ostéoformation et inhibent la résorption osseuse.
• plus la ménopause est précoce, plus le risque d'ostéoporose est élevé ;
• le manque d'exercice physique : la compression osseuse, induite par les contractions musculaires et les contraintes de la pesanteur stimulent la formation osseuse.
• le tabagisme : le tabac diminue le taux des œstrogènes et augmente le risque de fracture chez les femmes ménopausées.

102 **Le traitement de l'ostéoporose** constituée associe :
• un traitement à la fois antirésorbeurs et ostéoformateurs ;
• un traitement des douleurs des tassements vertébraux.
Elles sont traitées par les antalgiques et la calcitonine, et par une ceinture de soutien.
La prévention des chutes est essentielle pour éviter des tassements vertébraux et des fractures des membres (qualité du chaussage, utilisation des hypnotiques et tranquillisants, pratique de la gymnastique).

103 **La prévention de l'ostéoporose** doit prendre en compte les besoins en calcium et vitamine D. L'alimentation doit apporter :
• 1 200 mg de calcium/j chez l'enfant ;
• 1 500 mg de calcium/j chez l'adolescent, la femme enceinte ou allaitante, la femme ménopausée non substituée et l'homme après 70 ans ;
• 1 000 mg de calcium/j chez l'adulte.
Les besoins en vitamine D (alimentation et exposition solaire) sont de :

- 200 UI/j chez l'adulte ;
- 400 UI/j après 50 ans ;
- 800 UI/j après 70 ans.

Les déficits en vitamine D et calcium nécessitent un complément médicamenteux. L'activité physique en charge (marche, course, sports collectifs) doit être encouragée dès l'enfance. Chez les personnes âgées, 3 heures de marche rapide par semaine et la gymnastique douce sont recommandées.

Le traitement substitutif de la ménopause est, chez la femme ne présentant pas de contre-indication, une mesure très utile.

104 **L'ostéomalacie** est caractérisée par un défaut généralisé de minéralisation du squelette qui devient fragile et se déforme progressivement sous l'influence des contraintes mécaniques. Chez l'enfant, cette carence minérale constitue le rachitisme.

105 **L'ostéomalacie** est le résultat d'une hypovitaminose D. La vitamine D est indispensable au métabolisme phosphocalcique responsable de la minéralisation. La carence en vitamine D peut être due à :

- un défaut d'apport alimentaire ;
- un défaut d'exposition solaire ;
- une malabsorption digestive (patient gastrectomisé) ;
- une métabolisation anormale (par atteinte hépatique).

106 **La maladie de Paget** se caractérise par un remaniement excessif de l'os dont la structure anarchique ne respecte plus le système lamellaire habituel.

La maladie de Paget étant d'origine inconnue, le traitement est avant tout symptomatique et vise à calmer la douleur. Il associe les anti-inflammatoires non stéroïdiens (AINS), la calcitonine et les biphosphanates.

107 **L'arthrose** est une arthropathie chronique, douloureuse et déformante, qui se caractérise par une destruction progressive du cartilage articulaire avec des altérations de la membrane synoviale et de l'os sous-chondral. L'usure est d'origine mécanique et/ou métabolique par mauvaise qualité du cartilage.

108 **L'arthrose peut toucher toutes les articulations** mais les plus fréquentes sont :

- l'arthrose du genou ou gonarthrose, souvent bilatérale ;
- l'arthrose de la main, souvent bilatérale ;
- l'arthrose de la hanche ou coxarthrose avec destruction de la tête fémorale et de la cavité cotyloïde de l'os iliaque ;
- l'arthrose vertébrale qui touche les vertèbres cervicales (cervicarthrose), les vertèbres dorsales (dorsarthrose) ou les vertèbres lombaires (lombarthrose).

109 **Les signes cliniques communs de l'arthrose** sont :

- la douleur mécanique pré-dominant en fin de journée, majorée par les efforts et la fatigue, calmée par le repos. Elle représente le plus souvent le motif de la consultation médicale ;
- la limitation des mouvements due au raidissement de l'articulation. Elle peut entraîner une boiterie, une limitation du périmètre de marche ;
- la déformation articulaire, signe plus tardif qui représente une tuméfaction froide.

110 L'arthrose évolue par poussées successives souvent douloureuses. La destruction progressive du cartilage est accentuée par les pressions mécaniques répétées (mise en charge) et le surmenage articulaire. Seule la correction d'un défaut osseux (dysplasie) peut arrêter le processus destructif.

111 **Le traitement symptomatique de l'arthrose** comprend :

- le repos articulaire indispensable pour économiser fonctionnellement l'articulation atteinte. On utilise la minerve dans les cervicarthroses, les attelles de posture dans les gonarthroses ou les orthèses thermoformables pour les atteintes des doigts ;
- les antalgiques ou les AINS ;
- les infiltrations de corticoïdes ;
- les traitements physiques qui font appel à la physiothérapie (ultrasons, ionisations, courants antalgiques), la thermothérapie (infrarouge, parafango), la balnéothérapie en piscine, la crénothérapie (cure thermale) et surtout la rééducation fonctionnelle pour lutter contre la limitation articulaire et les contractures musculaires.

112 **Anti-inflammatoires non stéroïdiens (AINS)**

b. L'association AINS + aspirine est une association déconseillée.

c. Les AINS agissent en inhibant la synthèse des prostaglandines.
e. Les AINS peuvent donner des réactions allergiques cutanées.

113 Les AINS présentent les effets secondaires suivants :
- altération de la muqueuse digestive ;
- altération de la fonction rénale ;
- troubles neurosensoriels et effets psychotropes ;
- réaction d'hypersensibilité.

114 **Les contre-indications des AINS** sont :
- ulcère gastroduodénal récent ou en évolution ;
- insuffisance hépatique ;
- insuffisance rénale ;
- antécédents allergiques connus à l'aspirine ou aux AINS ;
- grossesse.

115 **La polyarthrite rhumatoïde** est une maladie inflammatoire chronique affectant les diarthroses (articulations munies d'une synoviale). L'atteinte articulaire souvent bilatérale et symétrique est destructrice et déformante.

116 **Les lombalgies** peuvent se présenter sous les trois aspects suivants :
- lombalgie aiguë ou lumbago, dorsalgie hyperalgique, paroxystique et brutale qui survient après un mouvement brusque de torsion du tronc ou après un effort de soulèvement, entraînant un blocage complet ;
- lombo-sciatique qui résulte d'une discopathie dégénérative ou d'une hernie discale responsables de la compression des racines nerveuses du nerf sciatique. Dans la lésion L5, le trajet postérieur de la douleur est plus externe à partir du genou et se dirige sur le dos du pied vers le gros orteil. Dans la lésion de S1, le trajet reste postérieur jusqu'au talon et se poursuit à la partie externe de la plante du pied jusqu'au petit orteil ;
- lombalgie chronique, conséquence directe d'une détérioration discale irritant les filets nerveux de l'anneau fibreux ou du ligament vertébral postérieur.

117 **Les facteurs favorisant les lombalgies aiguës ou chroniques** sont :
- l'âge qui entraîne une dégénérescence discale ;
- les traumatismes violents ou brusques comme les chutes ou les efforts de soulèvement avec redressement du tronc ;
- les micro-traumatismes répétés sportifs ou professionnels (chauffeurs routiers) ;
- les séquelles de traumatismes (fractures, luxations ou entorses du rachis). ;
- les anomalies morphologiques (scoliose, hyperlordose lombaire) ;
- les pathologies vertébrales telles que spondylodiscite, spondylarthropathie, ostéoporose, tumeur rachidienne ;
- la sédentarité responsable d'un surpoids et d'une hypotonie musculaire abdominale.

118 **Soins infirmiers à apporter aux patients atteints de maladies articulaires**

Participer à l'élaboration du diagnostic

- Informer la personne des raisons et du déroulement des investigations diagnostiques prescrites.
- Réaliser les prélèvements prescrits en respectant les conditions exigées par les laboratoires.
- Planifier : radiographies, IRM, scintigraphie osseuse prescrites.
- Contribuer à la réalisation de : ponction articulaire, biopsie musculaire (informer la personne, la préparer localement, assurer la prémédication, la surveiller pendant et après l'examen).
- Récupérer les résultats et les transmettre au médecin.

Adapter les soins à la personne

- Selon la compréhension que la personne a de sa pathologie, lui donner si besoin des informations complémentaires.
- Évaluer le niveau d'autonomie de la personne.

Participer à l'application du traitement

- Informer la personne et la faire participer.
- Prévenir les déformations et lutter contre les attitudes vicieuses, conserver la mobilité articulaire en collaboration avec le kinésithérapeute et l'ergothérapeute :
  - ménager les articulations atteintes ;
  - aider à potentialiser la rééducation ;
  - entretenir la musculature ;
  - orthèse de repos ;
  - donner les conseils à la personne pour lui permettre de ménager ses articulations dans ses gestes de la vie courante (habil-

lage, toilette, repas) avec éventuellement l'utilisation d'aides techniques.
• Maintenir une bonne hygiène de vie :
– soins quotidiens d'hygiène ;
– confort maximum ;
– alimentation riche en protides.
• Suppléer avec douceur et calme en respectant le rythme de la personne.
• Mettre en œuvre le traitement prescrit et assurer la surveillance spécifique à chaque classe de médicament : antalgiques, anti-inflammatoires, traitement de fond.
• Préparer si besoin à une intervention chirurgicale et assurer la surveillance postopératoire et les soins locaux, spécifiques en respectant les règles d'asepsie.
• Prendre en charge la douleur.
• Diminuer les manifestations douloureuses et inflammatoires : temps de repos, installation, programmation des traitements.
• Aider à la préparation des synoviorthèses, infiltrations et tout acte médical local :
– préparation locale avec information de la personne ;
– installation ;
– surveillance pendant et après le geste.
• Évaluer l'impact psychologique : encourager, accompagner, rassurer.

Éduquer

• Connaître le patient et son entourage afin d'aider à la prise en charge de la pathologie et du traitement.
• Donner toutes les informations nécessaires pour cela :
– sur la pathologie ;
– sur les traitements ;
– sur la prévention des attitudes vicieuses.
• Conseils diététiques par rapport à une corticothérapie de fond.
• Encourager la personne à conserver une autonomie optimale en fonction de ses possibilités.
– Pour un enfant :
  - l'encourager à poursuivre une scolarité normale ;
  - l'inciter à rester intégré à son groupe social dans la mesure du possible. Sinon, le placer en institut spécialisé.
– Pour un adulte :
  - l'encourager à conserver le plus longtemps possible une activité professionnelle (demander si besoin une adaptation du poste de travail) ;
  - l'encourager à pratiquer des loisirs adaptés à sa situation ;
  - l'informer de l'existence d'associations ;
  - lui proposer l'aide d'une assistante sociale pour lui donner des informations plus spécifiques (mise en place d'aides, contacts divers).
• Transmettre dans le plan de soins tous les éléments qui facilitent la prise en charge pluridisciplinaire la plus adaptée à la personne.

119 **Une quantité excessive d'acide urique dans le sang** est appelée hyperuricémie.

120 **Lors d'une crise de goutte**, il y a présence de cristaux d'urate de sodium dans le **liquide synovial**.

121 **La goutte** se définit par la survenue d'arthrites microcristallines avec présence de cristaux d'urate de sodium dans les tissus. Elle est la conséquence d'une hyperuricémie. Elle se manifeste par une douleur intense, insomniante, exacerbée au moindre contact ; l'œdème est volumineux et réalise une tuméfaction articulaire ; l'articulation est rouge violacé (pivoine) ; la chaleur locale est élevée. L'accès de goutte touche typiquement le gros orteil.

122 **La tomodensitométrie ou scanner** fait appel aux rayons X et exprime la densité radiologique des structures anatomiques : l'image, retransmise par ordinateur, est une image indirecte de l'objet correspondant à une tranche corporelle qui est blanche (hyperdense), noire (hypodense) ou grise.

123 **La scintigraphie** consiste en l'injection par voie intraveineuse d'un radioisotope (gallium67, technétium99) qui se fixe sur les cristaux d'hydroxyapatite et reflète l'activité et la vascularisation du tissu osseux.

124 **L'IRM ou imagerie par résonance magnétique** fait appel aux propriétés magnétiques des protons contenus dans le noyau, principalement celui de l'hydrogène. Cette technique utilise un aimant et il est indispensable de s'assurer que le malade n'est pas porteur de métaux internes (clip vasculaire, pacemaker, prothèse ferromagnétique, etc.) ; ou externes (prothèse dentaire ou auditive, bijoux, montre, etc.).

125 L'introduction d'une aiguille dans l'espace intra-articulaire permet :
• l'étude du liquide synovial (arthrocentèse) ;
• l'évacuation d'un épanchement (hémarthrose, hydarthrose) ;
• l'injection d'iode ou d'air (arthrographie), d'un antibiotique ou d'un corticoïde.

126 **Le cancer primitif des os** est très grave, douloureux. Il nécessite un traitement lourd entraînant des handicaps. Il est rare.

127 **Les signes cliniques des cancers primitifs des os** consistent souvent en une tuméfaction douloureuse, parfois d'antécédents de tumeur bénigne locale, parfois d'antécédents d'irradiation locale à visée thérapeutique.

128 La scintigraphie osseuse (technétium) peut être réalisée, ainsi qu'une biopsie. L'imagerie permet de constater l'aspect (masse douloureuse envahissant les parties molles) et la radiographie, la tomographie, la scintigraphie osseuse, le scanner et l'IRM révèlent des images caractéristiques de destructions osseuses (corticale envahie), de constructions osseuses anarchiques, d'atteintes périostiques.

129 En présence d'un cancer primitif des os, pour établir **un bilan biologique**, il faut effectuer les examens de laboratoire suivants :
• hémogramme (leucocytose fréquente) ;
• vitesse de sédimentation (accélérée) ;
• phosphatases alcalines (élevées) ;
• calcémie et calciurie.
Pour l'indication ou le rejet d'une chimiothérapie éventuelle, il faut connaître les taux de créatinémie de l'urée sanguine, des transaminases et pratiquer un électrocardiogramme.

130 Vrai, dans le traitement d'un cancer primitif des os, la chirurgie est souvent radicale (amputation du membre atteint).

131 Tous les cancers primitifs peuvent métastaser au squelette mais surtout les cancers du sein, de la thyroïde, du rein, du poumon et de la prostate. La métastase unique peut être traitée radicalement, avec des chances de guérison locale, par chirurgie et/ou radiothérapie externe. Lorsque les métastases sont multiples et disséminées (cas habituel) des résultats de stabilisation peuvent être obtenus, mais le plus souvent le pronostic reste sombre.

Pneumologie

18

UE 2.8, 3e semestre

Questions

1 Décrire l'appareil respiratoire.

2 Expliquer succinctement la physiologie du poumon.

3 Citer les différents moyens d'exploration utilisés pour le diagnostic de pathologies pulmonaires.

4 Décrire les soins infirmiers à apporter aux personnes devant subir une endoscopie bronchique.

5 Nommer les principales maladies respiratoires chroniques.

6 Citer les quatre maladies respiratoires responsables du plus grand nombre de décès en France.

7 Citer le principal facteur de risque de maladies respiratoires.

8 Citer les principales maladies respiratoires dues à des facteurs de risque professionnels.

9 Définir les pneumoconioses.

10 Définir la toux.

11 Définir l'expectoration.

12 Expliquer le processus de l'expectoration.

13 Définir l'hémoptysie.

14 Citer les causes principales de l'hémoptysie.

15 Définir la dyspnée.

16 Définir la bradypnée.

17 Définir la polypnée.

18 Citer les causes des douleurs thoraciques.

19 Définir et expliquer brièvement les bronchites aiguës.

20 Définir et expliquer brièvement les bronchites chroniques.

21 Définir l'emphysème.

22 Définir la bronchectasie.

23 Nommer les signes cliniques de la bronchite chronique obstructive (BPCO).

24 Nommer les signes cliniques les plus fréquents de la dilatation des bronches (DDB).

25 Citer les causes principales des broncho-pneumopathies chroniques obstructives (BPCO).

26 Définir l'asthme.

27 Décrire les caractéristiques d'une crise d'asthme.

28 Définir l'asthme aigu grave.

29 Nommer les facteurs déclenchants d'une crise d'asthme aigu grave.

30 Citer les principaux facteurs déclenchants d'une crise d'asthme.

31 Citer les buts du traitement de l'asthme.

32 Citer les cibles des médicaments de l'asthme.

33 Décrire les soins infirmiers à apporter aux personnes atteintes d'asthme.

34 Définir les pneumonies infectieuses.

35 Nommer les principales bactéries responsables des pneumopathies bactériennes de ville.

36 Nommer le traitement des pneumonies bactériennes communautaires.

37 Définir les infections nosocomiales.

38 Citer les principales bactéries responsables des pneumopathies nosocomiales.

39 Nommer le traitement d'une pneumonie nosocomiale.

40 Citer les pneumopathies des immunodéprimés.

41 Définir l'abcès du poumon.

42 Expliquer les types de cancers bronchopulmonaires.

43 Nommer les principales causes des cancers bronchopulmonaires.

44 Citer les différents types histologiques des cancers bronchiques primitifs.

45 Citer les signes cliniques essentiels du cancer bronchique.

46 Nommer les compressions qui apparaissent dans les cancers bronchiques lors du syndrome médiastinal.

47 Citer les signes cliniques généraux du cancer bronchique.

48 Nommer les syndromes associés au cancer bronchique.

49 Énumérer les méthodes de traitement des cancers bronchiques.

50 Décrire les soins infirmiers à apporter à des personnes atteintes d'un cancer bronchopulmonaire.

51 Définir la tuberculose.

52 Indiquer les étapes du développement de la tuberculose.

53 Citer les symptômes de la tuberculose pulmonaire.

54 Indiquer les localisations non pulmonaires de la tuberculose.

55 Citer et définir les tests cutanés tuberculiniques.

56 Nommer le traitement antituberculeux de première intention d'une tuberculose à bacilles sensibles.

57 Définir l'insuffisance respiratoire.

58 Citer les principaux signes cliniques respiratoires de l'insuffisance respiratoire.

59 Nommer les possibles complications chroniques de l'insuffisance respiratoire.

60 Énumérer les principales causes d'insuffisance respiratoire chronique.

61 Énumérer les principales causes d'insuffisance respiratoire aiguë.

62 Préciser le traitement de fond des insuffisances respiratoires et des bronchopneumopathies chroniques obstructives (BPCO).

63 Citer les signes d'aggravation des insuffisances respiratoires chroniques.

64 Citer les signes qui rendent le diagnostic d'insuffisance respiratoire évident.

65 Citer les conseils à donner à un patient souffrant d'une grande détresse respiratoire.

66 Définir l'apnée.

67 Expliquer l'examen qui étudie la respiration pendant le sommeil.

68 Définir l'apnée du sommeil (SAS).

69 Expliquer la physiopathologie des apnées du sommeil.

70 Expliquer le traitement des apnées du sommeil.

71 Définir l'épanchement pleural.

72 Définir la pleurésie.

73 Définir un pneumothorax.

74 Définir un hémothorax.

75 Citer les signes cliniques des pathologies pleurales.

76 Préciser la nature de la douleur thoracique qui se manifeste au début des pathologies pleurales.

77 Citer les causes principales des pleurésies.

78 Citer le but de l'analyse du liquide pleural.

79 Préciser le caractère de gravité des cancers de la plèvre.

80 Citer les caractéristiques des cancers de la plèvre.

81 Caractériser l'extension des cancers de la plèvre.

82 Citer les traitements et le pronostic des cancers de la plèvre.

83 Citer le traitement d'un hémothorax.

84 Citer le traitement du chylothorax.

85 Citer le traitement des pleurésies purulentes.

86 Sons infirmiers à effectuer lors d'une ponction pleurale.

87 Citer le traitement d'un pneumothorax.

88 Citer les conseils à respecter au cours du déplacement d'un patient porteur d'un drain thoracique en cas d'épanchement liquidien.

89 Citer les conseils à respecter au cours du déplacement d'un patient porteur d'un drain thoracique en cas de pneumothorax.

90 Définir l'alvéolite extrinsèque allergique.

91 Préciser l'épidémiologie spécifique des alvéolites extrinsèques allergiques.

92 Citer les signes cliniques des alvéolites extrinsèques allergiques.

93 Citer les complications aiguës des alvéolites extrinsèques allergiques.

94 Citer les complications chroniques des alvéolites extrinsèques allergiques.

95 Citer les causes des alvéolites extrinsèques allergiques.

96 Définir la sarcoïdose.

97 Citer les signes cliniques de la sarcoïdose.

98 Nommer les localisations de la sarcoïdose.

99 Définir la fibrose interstitielle pulmonaire.

100 Nommer les symptômes de la fibrose interstitielle pulmonaire.

101 Citer les causes des fibroses pulmonaires.

102 Citer les paramètres fonctionnels respiratoires mesurables (ou calculables).

103 Énumérer les différents volumes respiratoires en précisant ce qu'ils représentent.

104 Expliquer ce qu'est la mesure du débit expiratoire de pointe.

105 Expliquer ce qu'est la gazométrie. Préciser la technique.

106 Expliquer à quoi correspond l'acidose respiratoire.

107 Citer les trois principales causes de troubles ventilatoires obstructifs.

108 Énumérer les différentes phases de la mise en place d'une oxygénothérapie par sonde nasale.

109 Préciser les éléments de surveillance d'une oxygénothérapie.

110 Préciser les éléments de la préparation d'un malade à l'oxygénothérapie à domicile.

111 Définir l'hippocratisme digital.

112 Expliquer l'intérêt du tubage gastrique en pathologie respiratoire.

113 Citer les éléments de la surveillance d'un patient après une biopsie pleurale.

114 Expliquer les conseils à donner à un patient avant une fibroscopie bronchique.

115 Nommer les types de prélèvements pratiqués lors d'une fibroscopie bronchique

116 Développer les différentes opérations de l'entretien et de la désinfection d'un endoscope et les objectifs de celles-ci.

Réponses

1 **L'appareil respiratoire** a pour fonction essentielle d'apporter à l'organisme l'oxygène dont il a besoin pour assurer la vie cellulaire, et d'éliminer le gaz carbonique issu des « combustions » internes.

Il est constitué par les voies respiratoires supérieures qui conduisent l'air aux poumons. Ceux-ci sont enfermés dans une enveloppe de glissement (plèvre) et protégés par la cage thoracique.

Les voies respiratoires supérieures comprennent les fosses nasales, accessoirement la bouche et le larynx qui, à travers les cordes vocales de la glotte, s'ouvrent sur la trachée qui se divise en deux bronches souches destinées respectivement aux poumons droit et gauche.

Les poumons :

- à partir de chaque bronche souche, l'arbre respiratoire se ramifie en bronches lobaires puis segmentaires qui permettent d'individualiser des territoires pulmonaires lobaires, segmentaires, sous-segmentaires ;
- le poumon droit, trois lobes : supérieur, moyen et inférieur ;
- le poumon gauche, deux lobes : supérieur et inférieur.

La plèvre est constituée de deux sacs clos entourant chacun un poumon. Chaque sac est constitué d'un feuillet externe (pariétal) adhérant à la paroi thoracique et d'un feuillet interne (viscéral) adhérant au poumon.

La cage thoracique est constituée par :

- le squelette osseux : en avant, le sternum, en arrière, les vertèbres dorsales qui sont réunies par les côtes protégées en arrière par les omoplates ;
- la couverture musculaire et les muscles intercostaux ;
- le diaphragme, muscle frontière entre le thorax et la cavité abdominale, innervé par le nerf phrénique, et dont le rôle de piston commande pour une très large part l'efficacité du « soufflet thoracique ».

2 Le poumon a essentiellement une fonction respiratoire, mais il joue aussi un rôle de défense et possède des fonctions métaboliques.

- Ils assurent la ventilation qui comprend deux temps :

– l'inspiration est un phénomène actif qui conduit l'air de la bouche et du nez jusqu'aux alvéoles grâce à la contraction des muscles respiratoires, et principalement du diaphragme, qui refoule la masse abdominale vers le bas et augmente le diamètre transversal du thorax ;

– l'expiration, au contraire, est un phénomène passif qui permet au poumon de retrouver sa position de repos ; les muscles expiratoires n'entrent en jeu que pour l'expiration forcée ou pour la toux.

Inspiration et expiration constituent un cycle respiratoire par la régulation des mouvements respiratoires, par la circulation sanguine, par la membrane alvéolocapillaire.

La perméabilité de cette membrane permet à l'alvéole et au capillaire pulmonaire d'échanger l'oxygène alvéolaire contre le gaz carbonique sanguin.

Il assure la défense de l'organisme contre les éléments qui polluent l'air inspiré. Ces éléments peuvent être gazeux (dioxyde de soufre), liquides (brouillard) ou solides. Les éléments solides sont soit organiques (bactéries, virus, spores fongiques, pollens, etc.), soit minéraux (pollution professionnelle...). La défense repose sur trois systèmes.

- Des fonctions métaboliques qui sont multiples et complexes.

3 **Les différents moyens d'exploration**

- **Les examens endoscopiques :**

– **La fibroscopie bronchique** : il s'agit d'un examen diagnostique de grande importance, utilisant un fibroscope souple relié à une source de lumière blanche. Ce fibroscope possède un canal opérateur permettant des prélèvements et des biopsies. Une caméra est adaptée à l'optique du fibroscope, permettant de voir sur un écran l'examen effectué, de prendre des photos, d'enregistrer l'examen.

– **La bronchoscopie rigide** : c'est l'introduction d'un tube optique rigide dans la trachée permettant des interventions diagnostiques et/ou thérapeutiques.

– **La pleuroscopie** ou thoracoscopie vidéo-assistée. Elle permet l'exploration de la cavité pleurale à l'aide d'un optique assez semblable à celui d'un bronchoscope rigide et généralement équipé d'une vidéo. Un deuxième trocart introduit dans la cavité pleurale permet d'effectuer des prélèvements de plèvre ou même de poumon.

L'exploration fonctionnelle respiratoire

• La spirométrie qui étudie les volumes et débits pulmonaires.
• La diffusion des gaz (gaz du sang).
• La scintigraphie pulmonaire.
• Les tests dynamiques – test de marche et épreuve d'effort.

4 Soins infirmiers à apporter aux personnes devant subir une endoscopie bronchique
Expliquer au patient le geste (examen désagréable mais indolore) afin de le rassurer et d'obtenir sa collaboration, le but, le déroulement, la durée (15 min environ), la nécessité d'être à jeun et de ne pas fumer avant l'examen.
• S'assurer qu'il n'a pas d'allergie aux anesthésiques locaux.

Le jour de l'examen

• Éventuellement, prémédiquer le patient sur prescription médicale.
• Rassembler les éléments du dossier : radiographie pulmonaire récente, scanner, bilan de coagulation, numération formule sanguine, gaz du sang récents, demande d'examen...
• Accompagner ou faire accompagner le patient en salle d'examen.
• S'assurer du bon fonctionnement du matériel.

À l'arrivée du patient

• S'assurer qu'il est à jeun depuis au moins 3 h.
• Retirer les prothèses dentaires et les lentilles de contact.
• L'installer en position demi-assise.
• Le protéger par un champ ou une blouse.
• Prévoir un haricot en cas d'expectoration.
• S'assurer de la perméabilité de la voie d'abord, si elle existe.
• Installer la pince du saturomètre à l'extrémité d'un doigt.

Pendant l'examen

• Aider le médecin dans la réalisation des différentes étapes.
• Surveiller l'état clinique et paraclinique du patient : couleur, rythme respiratoire, fréquence cardiaque, cyanose, sueurs, bradycardie, baisse de la saturation.
• Accompagner le patient tout au long de l'examen : expliquer, rassurer.

Après l'examen

• Surveiller le patient pendant au moins 1 h.
• Prévenir le patient de ne rien manger ni boire jusqu'au retour du réflexe de déglutition (2 à 3 h en moyenne) afin d'éviter le risque de fausse route.
• S'assurer de la présence du réflexe de déglutition.
• Déceler l'apparition de complications possibles : hémoptysie, encombrement, dyspnée, douleur.
• Réaliser les examens complémentaires prescrits : radiographie pulmonaire, gaz du sang.

5 Les principales maladies respiratoires chroniques sont la bronchique chronique, l'asthme, le cancer du poumon, l'insuffisance respiratoire chronique grave, le syndrome des apnées du sommeil.

6 La mortalité par maladie respiratoire est importante ; en France, les quatre maladies respiratoires responsables du plus grand nombre de décès sont le cancer bronchique (20 000 décès par an), les infections respiratoires (20 000 décès par an), les bronchopathies chroniques obstructives (BPCO, responsables de 15 000 décès par an) et les embolies pulmonaires (100 000 décès par an).

7 Principal facteur de risque de maladies respiratoires, le tabac est le plus puissant facteur de risque connu en santé publique, multipliant à lui seul le risque de cancer du poumon par 10 ; les femmes y sont plus sensibles. Il frappe de nombreux appareils ou fonctions : voies respiratoires, appareil cardiovasculaire, appareil digestif, voies urinaires, système hématopoïétique, grossesse.
Le tabac est dangereux par ses constituants propres (nicotine, hydrocarbures libérés lors de la combustion, etc.), par ses contaminants (insecticides largement utilisés pendant sa culture), par ses procédés de fabrication (séchage, papier des cigarettes, etc.). C'est la quantité de tabac fumé qui régit l'importance du risque, mais aussi la durée d'exposition à l'intoxication et l'âge de début. On sait maintenant que le tabagisme passif constitue aussi un réel danger que personne ne peut maintenant ignorer grâce à une importante médiatisation.

8 **Les principales maladies respiratoires professionnelles** sont les pneumoconioses et alvéolites, les cancers d'origine professionnelle, les asthmes professionnels.

9 **Les pneumoconioses** sont des affections broncho-pulmonaires liées à l'inhalation, massive ou répétée, de poussières minérales ou organiques. La silice, l'amiante, l'oxyde de fer... plusieurs sont inscrites au tableau des maladies professionnelles.

10 **La toux** est une expiration brusque et bruyante : la glotte est d'abord fermée puis subitement ouverte pour assurer une expulsion à très fort débit. Elle peut être involontaire (le plus souvent) ou sciemment commandée, aiguë et récente (pathologie infectieuse bronchique, pathologie des voies aériennes supérieures), chronique (bronchopathie chronique), grasse ou sèche.

11 **L'expectoration** est l'expulsion par la toux des produits normaux ou pathologiques présents dans les voies respiratoires.

12 **La remontée de la sécrétion bronchique** se fait physiologiquement en dehors de la toux grâce au tapis muccociliaire. Cette remontée aboutit en principe à une déglutition automatique. Quand ces mécanismes sont insuffisants survient l'expectoration qui est un moyen de défense de l'organisme.
L'expectoration est faite de sécrétions d'origine sous-glottique, « sorties de la poitrine » (ex pector) par l'effort de toux.

13 **L'hémoptysie** est le rejet par la bouche de sang provenant de la partie basse de l'arbre respiratoire, en aval des cordes vocales. Une hémoptysie, même minime, peut évoluer vers une hémoptysie grave qui tue rapidement par noyade plus que par spoliation sanguine.

14 **Les causes principales de l'hémoptysie** sont : le cancer, la tuberculose, la dilatation des bronches, l'embolie pulmonaire.

15 **La dyspnée** est une gêne respiratoire éprouvée par le malade et qui se traduit le plus souvent par une perturbation du rythme respiratoire.
(Rappelons que la fréquence respiratoire est considérée comme normale entre 11 et 18 cycles respiratoires par minute chez l'adulte, 20 et 24 chez l'enfant, et que l'expiration dure un peu plus longtemps que l'inspiration.)

16 **La bradypnée** est le ralentissement du rythme respiratoire.

17 **La polypnée** est une augmentation de la fréquence respiratoire par diminution du cycle ventilatoire.

18 **Les douleurs thoraciques** sont liées à des :
- affections pleuro-pulmonaires : pneumopathies aiguës, pleurésies, pneumothorax, trachéites, cancers ;
- affections cardiovasculaires : coronaropathies, embolies, péricardites ;
- affections abdominales : presque tous les viscères abdominaux peuvent être sources de douleurs thoraciques transmises ;
- affections vertébrales : mal de Pott, cancer, maladies dégénératives ;
- affections pariétales : ostéites, zona...

19 **Les bronchites aiguës** sont des inflammations diffuses ou localisées de l'arbre trachéobronchique.
Fréquentes chez l'enfant et chez le vieillard, elles ne sont pas rares chez l'adulte, surtout en période humide et froide. D'origine généralement virale, elles se compliquent parfois de surinfections bactériennes qui nécessitent le recours à l'antibiothérapie.
La maladie débute souvent dans la sphère ORL (rhinite, sinusite, laryngite). Au bout de quelques jours apparaissent :
- une toux rauque et pénible, surtout nocturne, favorisée par le décubitus et la chaleur du lit ;
- puis une expectoration d'abord muqueuse, purulente ensuite, d'abondance très variable ;
- parfois une dyspnée, rarement très intense.

L'évolution spontanée est généralement brève et bénigne.

20 **Les bronchites chroniques** sont des affections caractérisées par une toux et une expectoration muqueuse ou mucopurulente durant au moins 3 mois par an, et depuis au moins 2 ans. Il est habituel d'en distinguer deux variétés :
- la bronchite chronique non obstructive : maladie des grosses bronches, non dys-

pnéisante, susceptible de régression sous l'effet du traitement ;
• la bronchite chronique obstructive : maladie des petites bronches distales, associant dyspnée et troubles des échanges gazeux pour aboutir à plus ou moins long terme à l'insuffisance respiratoire chronique et à un emphysème centrolobulaire.
La bronchite chronique atteint en France 2 à 3 millions de personnes, surtout du sexe masculin, âgées de plus de 40 ans.

21 **L'emphysème** est une distension permanente des alvéoles pulmonaires avec destruction des parois.

22 **La bronchectasie ou dilatation des bronches** (DDB) est une dilatation anormale permanente des bronches de la quatrième à la huitième division, avec destruction de la charpente fibro-cartilagineuse : les bronches se terminent en cul-de-sac avec oblitération définitive des petites bronches situées en aval.

23 **La bronchite chronique obstructive** (BPCO) associe aux signes de bronchite chronique (toux et expectoration sans dyspnée) une dyspnée d'effort, puis une dyspnée de repos. La boucle débit/volume avec étude des débits à 75 % et 85 % de la capacité vitale est le test fonctionnel le plus précocement perturbé.

24 **Les signes cliniques les plus fréquents de la dilatation des bronches** sont : une toux quinteuse, matinale, productive, une expectoration chronique d'aspect muqueux ou mucupurulent, les hémoptysies, parfois isolées, la dyspnée qui ne survient que tardivement dans l'évolution de la maladie.

25 **Les polluants respiratoires**, et en premier lieu le tabagisme actif et même passif, sont la première cause des BPCO. Les pneumopathies de la petite enfance, comme la coqueluche ou des bronchiolites à répétition peuvent favoriser ces maladies.

26 **L'asthme** est un désordre inflammatoire chronique des voies respiratoires qui cause, chez les sujets susceptibles, des épisodes répétés de toux, de sifflement et de sensation de blocage de poitrine avec difficulté à respirer.

27 **Une crise d'asthme**
Brutalement, au repos, plus souvent la nuit que le jour, le patient, parfois après quelques secousses de toux, ressent une « soif d'air » intense qui l'oblige à s'asseoir s'il était allongé. La respiration est bruyante, sifflante (sibilances). Au bout d'un temps variable, la dyspnée s'apaise, et de nouvelles quintes de toux, ramenant ou non une expectoration « perlée », annoncent la fin de la crise.

28 **L'asthme aigu grave** est une crise d'asthme sévère qui se prolonge et résiste à une thérapeutique bien conduite. C'est une urgence et le patient doit être hospitalisé dans un service adapté (soins intensifs).

29 **Les facteurs déclenchants d'une crise d'asthme aigu grave** peuvent être une infection bronchopulmonaire, un pneumothorax, un sevrage brutal de corticoïdes, un traumatisme psychologique, une intolérance médicamenteuse ou un abus de sédatifs.

30 **Les facteurs déclenchants d'une crise d'asthme** sont nombreux et peuvent être associés ainsi chez un même malade :
• les facteurs allergiques (hypersensibilité par inhalation d'un allergène ou hypersensibilité semi-retardée d'origine infectieuse ou parasitaire) ;
• l'infection, virale ou bactérienne (ORL, bronches, poumon) ; elle est quasi constante dans la genèse de l'asthme ;
• les facteurs physiques (air froid et sec) : inhalation toxique ;
• les facteurs psychiques (problème familial ou professionnel) ;
• un reflux gastro-œsophagien par hernie hiatale ;
• les facteurs endocriniens qui ponctuent l'évolution de l'asthme (accentuation à la ménopause ou en période prémenstruelle, diminution voire disparition à la puberté).

31 **Dans le traitement de l'asthme**, deux buts sont à rechercher : le traitement de la crise et le traitement de fond pour prévenir l'apparition des crises. Un traitement de fond efficace évite la prise de β-2 mimétiques du fait de crises.

32 **Les médicaments de l'asthme** sont remarquablement efficaces ; ils ne suppriment pas la maladie mais ils permettent d'éviter les morts illégitimes et de vivre normalement, comme un bienportant. Ils ont trois cibles : les facteurs déclenchants, l'inflammation, le bronchospasme. Il faut nettement séparer les médicaments qui doivent être utilisés pour le traitement continu (corticoïdes inhalés, β-2 mimétiques retard) et ceux qui sont utilisés lors des crises (β-2 mimétiques immédiats, atropiniques).

33 Soins infirmiers à apporter aux personnes atteintes d'asthme

En crise

• Installer le patient en position demi-assise, dos soutenu.
• Brancher l'oxygénothérapie (4 L/min).
• Rassurer le patient.
• Évaluer son état clinique et la sévérité des signes :
– polypnée ;
– sifflement respiratoire ;
– fuite de toux, expectoration ;
– cyanose, pâleur ;
– sueurs ;
– tachycardie, hypotension ;
– difficulté à parler ;
• Informer rapidement le médecin.
• Poser une voie d'abord veineux.
• S'informer auprès de la famille :
– des conditions de survenue : nocturne, à l'effort, répétitives ;
– de l'existence d'un encombrement ;
– de l'existence d'un traitement éventuel et de son observance ;
– sur les derniers chiffres des débits expiratoires de pointe en *peak flow*.
• Sur prescription médicale, appliquer les traitements :
– bronchodilatateurs inhalés en sous-cutané ou en intraveineux suivant la gravité de la crise ;
– corticoïdes ;
• Surveiller l'efficacité du traitement dans le quart d'heure qui suit par l'inspection clinique et la mesure du débit.
• Noter les effets secondaires éventuels.

Rôle éducatif en dehors de la crise

• Éduquer le patient à partir de ses connaissances, afin qu'il soit capable :
– d'éviter les facteurs favorisants : environnement contenant des allergènes, des poussières, tabagisme passif ou actif... ;
– d'évaluer les signes annonciateurs de la crise ;
– d'évaluer la gravité de la crise :
  - diminution du débit expiratoire de pointe de 40 % par rapport aux chiffres habituels ;
  - augmentation de la consommation quotidienne de bêta-2 mimétiques type Ventoline® ;
– d'évaluer sa fonction respiratoire à l'aide du peak flow, mesure à réaliser toujours dans les mêmes conditions pour une évaluation fiable des résultats, matin et soir en position debout : après avoir placé le curseur à 0 et positionné l'appareil horizontalement entre les dents, lèvres fermées, souffler très fort et très vite à la suite d'une inspiration profonde ; réaliser trois mesures à une minute d'intervalle et noter sur un carnet de suivi la valeur la plus haute en L/min ;
– d'appliquer son traitement rigoureusement.
• Expliquer au patient la nécessité de son observance.
• Expliquer, démontrer et contrôler l'utilisation correcte des aérosols doseurs et des chambres d'inhalation.

34 Les pneumonies infectieuses sont dues à un très grand nombre de micro-organismes qui induisent généralement des manifestations respiratoires aiguës. On distingue :
• les pneumopathies infectieuses communautaires non suppurées :
– pneumopathies bactériennes ;
– pneumopathies virales ;
– pneumopathies parasitaires ;
• les pneumopathies infectieuses nosocomiales ;
• les pneumopathies des immunodéprimés ;
• les pneumopathies infectieuses suppurées (abcès).

35 Les pneumopathies bactériennes et leur agent causal :
• la pneumonie à pneumocoque, les pneumonies à streptocoques *Streptococcus pneumonae*, à staphylocoques, à *Haemophilus influenzae*, à *Klebsiella pneumoniae*, à *Mycoplasma pneumonae*.
• les pneumonies parasitaires et mycotiques.

36 Le traitement des pneumonies bactériennes communautaires est, le plus souvent, commencé de façon probabiliste, que ce soit en ville ou à l'hôpital. Il est urgent de débuter une antibiothérapie sans retarder la mise au traitement du fait d'examens complémentaires. S'il s'agit d'une pneumopathie localisée évoquant un pneumocoque, le traitement repose sur l'amoxicilline, 3 g par voie orale durant 10 jours, 6 g si on suspecte une moindre sensibilité d'un pneumocoque.

37 **Une pneumonie nosocomiale** est une infection pulmonaire survenant durant un séjour hospitalier, qui n'existait pas ou n'était pas en incubation lors de l'admission à l'hôpital. Par convention, on admet qu'il s'agit d'une infection développée au-delà de 48 heures après l'admission à l'hôpital.

38 **Les principales bactéries responsables des pneumopathies nosocomiales** sont *Pseudomonas aeruginosa* (bacille pyocianique), *Staphylococcus aureus*, *Klebsiella pneumoniae*.

39 **Le traitement d'une pneumonie nosocomiale** est commencé en fonction de la clinique et du contexte de l'hôpital Il fait appel généralement à des antibiothérapies larges en association, de préférence après un prélèvement microbiologique lors d'une fibroscopie bronchique.

40 **Les pneumopathies des immunodéprimés**

L'immunodépression est souvent le fait d'un traitement pour maladie cancéreuse. Les germes en cause rejoignent ceux des pneumopathies nosocomiales, en y ajoutant la fréquence des pneumopathies virales, en particulier à cytomégalovirus, et mycosiques, en particulier à *Aspergillus*. Ces pneumopathies sont souvent graves, tant par le terrain sur lequel elles se développent que par le type de germe en cause.

41 **Les pneumopathies infectieuses suppurées (abcès)**

L'abcès du poumon est une pneumonie suppurée collectée dans une cavité néoformée dans le parenchyme pulmonaire. Toutes les pneumopathies aiguës peuvent aboutir à une abcédation.

L'évolution est généralement favorable mais nécessite une antibiothérapie prolongée pendant 6 semaines. L'antibiothérapie initiale est choisie selon les mêmes critères que pour les pneumonies mais le terrain souvent alcoolique, ou débilité, et la gravité du tableau font préférer une bi-antibiothérapie d'emblée.

42 **Le cancer bronchique primitif**

L'oblitération progressive de la bronche entraîne des troubles de ventilation et une rétention des sécrétions. Leur traduction varie selon l'emplacement initial de la néoplasie, et il faut distinguer les tumeurs des grosses bronches et les tumeurs périphériques.

Les tumeurs des grosses bronches provoquent :

- des manifestations bronchiques plus ou moins riches, parfois tardives :
– toux sèche, quinteuse, parfois coqueluchoïde, rebelle ;
– hémoptysie, rarement de grande abondance, mais signe d'alarme d'une telle valeur qu'il impose l'endoscopie ;
– dyspnée d'effort progressivement croissante ;
– sifflement respiratoire perçu par le malade ou son entourage et retrouvé à l'auscultation, wheezing ;
– douleurs thoraciques ;
- des manifestations pulmonaires : pneumopathies aiguës ou au contraire traînantes, abcès du poumon, régressant imparfaitement sous traitement antibiotique ou récidivant rapidement dans le même territoire, qui doivent toujours faire redouter le cancer, surtout chez l'homme de plus de 40 ans ;
- des troubles de compression médiastinale, témoins de l'envahissement tumoral :
– paralysie phrénique ;
– dysphagie (compression de l'œsophage) ;
– dysphonie (compression du nerf récurrent gauche) ;
– œdème de la face et du tronc (compression ou envahissement de la veine cave supérieure) ;
- des signes radiologiques pouvant être révélateurs de l'affection.

Les tumeurs périphériques

Situées en plein poumon, elles restent longtemps muettes cliniquement et, bien souvent, c'est un examen radiologique de dépistage qui les découvre fortuitement sous l'aspect d'une opacité plus ou moins arrondie, isolée en parenchyme sain.

Les syndromes paranéoplasiques

Ces syndromes sont liés à la sécrétion, par la tumeur, d'une hormone ou d'un médiateur et peuvent précéder le diagnostic de cancer de plusieurs mois. Ils fluctuent au même rythme que la tumeur, régressant lors de la rémission, et réapparaissant à la rechute. Ils sont plus souvent liés aux cancers à petites cellules. Citons l'hippocratisme digital (le plus fréquent).

Les cancers secondaires

Ce sont des métastases pulmonaires ou pleurales de cancers primitifs extrathoraciques (sein, rein, pancréas, estomac, appareil génital, thyroïde, colon, prostate, etc.).

43 **Le rôle crucial du tabac**, et avant tout du tabagisme actif, est actuellement bien établi, quel que soit le type histologique. Le risque relatif d'apparition d'un cancer bronchique chez le fumeur par rapport au non-fumeur est évalué autour de 10 pour le sexe masculin et 8 pour le sexe féminin. Sont importantes à la fois la durée d'exposition au risque tabagique et l'importance de la quantité consommée.
Le risque lié au tabagisme passif est maintenant également bien établi, le risque pour un non-fumeur enfumé de présenter un cancer bronchique étant augmenté d'au moins 30 % par rapport au sujet non exposé.
D'autres facteurs sont incriminés, comme l'exposition à l'amiante, à des minerais radioactifs.

44 **Histologie du cancer bronchique primitif**
• Carcinome non à petites cellules :
– carcinome épidermoïde (20 % des cas) : siégeant de préférence sur les grosses ou les moyennes bronches ;
– adénocarcinome (50 % des cas) : dont la structure glanduliforme pose parfois des problèmes de diagnostic avec les cancers secondaires ;
– cancer à grandes cellules (environ 10 %) ne présentant pas en microscopie optique de signes de différenciation ou de sécrétions intracellulaires ;
• cancer à petites cellules (20 % des cas) : redoutable par un envahissement ganglionnaire médiastinal important et une dissémination métastatique précoce.

45 **Parmi les signes cliniques essentiels du cancer bronchique**, on observe l'apparition ou la modification d'une toux, d'une dyspnée, ou une pneumopathie aiguë, la présence d'un syndrome médiastinal dans 10 % des cas.

46 **Le syndrome médiastinal** apparaissant dans les cancers bronchiques est lié aux compressions suivantes :
• une compression veineuse qui peut entraîner un syndrome cave supérieur ;
• une compression du canal thoracique, le plus souvent asymptomatique ;
• une compression nerveuse responsable de syndrome récurrentiel gauche entraînant une voie bitonale, de syndrome de Claude Bernard-Horner par compression du plexus sympathique cervical, de syndrome de compression phrénique entraînant hoquet ou paralysie d'une coupole diaphragmatique ;
• une compression de l'œsophage révélée par une dysphagie.

47 **Les signes cliniques généraux du cancer bronchique** sont une altération de l'état général, une perte de poids, un fébricule, une anorexie et un dégoût du tabac.

48 **Les syndromes associés au cancer bronchique** sont :
• syndromes endocriniens, dans les cancers à petites cellules (syndrome de Schwartz-Bartter lié à une sécrétion inappropriée d'hormone antidiurétique [ADH]) ;
• hypercalcémie (troubles du comportement et troubles du rythme) ;
• hippocratisme digital (déformation des ongles qui s'épaississent et se bombent tel un verre de montre) dont le malade est rarement capable de situer l'ancienneté ;
• manifestations neurologiques (neuropathies sensitives périphériques, encéphalites, etc.).

49 **Les méthodes de traitement des cancers bronchiques.** Trois possibilités s'offrent au traitement du cancer primitif : la chirurgie, la radiothérapie et la chimiothérapie. Elles sont utilisées isolément ou en association selon le type de la néoplasie et le terrain sur lequel elle se développe. Les thérapeutiques, pour être efficaces, doivent si possible être combinées. Dans les cancers non à petites cellules : chimiothérapie et chirurgie pour les tumeurs les moins évoluées, chimiothérapie et radiothérapie pour les tumeurs localement avancées inextirpables, chimiothérapie exclusive pour les tumeurs métastatiques. Les cancers à petites cellules ne sont généralement pas opérés et relèvent soit d'une chimioradiothérapie concomitante (tumeur localisée au thorax), soit d'une polychimiothérapie (tumeurs diffuses).

50 Soins infirmiers à apporter aux personnes atteintes d'un cancer bronchopulmonaire

• Expliquer au patient les examens réalisés et leurs complications possibles :
- examens biologiques ;
- examens radiologiques ;
- exploration fonctionnelle ;
- fibroscopie ;
- ponction pleurale ;
- biopsie pleurale ;
- ponction sous scanner.

• En cas de fibroscopie, ponction ou biopsie, et sur avis médical, interrompre tout traitement anticoagulant (héparine, antivitamine K) ou antiagrégant plaquettaire (aspirine).

• Accompagner le patient et sa famille en répondant à leurs questions dans la limite définie au sein de l'équipe :
- expliquer le traitement et ses effets secondaires ;
- expliquer la nécessité d'un isolement ;
- établir un climat de compréhension et de confiance.

Surveiller le patient dans le cas d'un traitement chirurgical

• Éviter les complications hémorragiques, infectieuses, thromboemboliques :
- surveillance classique postopératoire ;
- lever précoce.

• Évaluer et traiter la douleur :
- apprécier la douleur du patient à l'aide d'une échelle ;
- transmettre les informations au médecin pour qu'un traitement soit prescrit.

• Faciliter la respiration :
- en cas de lobectomie, le patient revient du bloc avec un ou deux drains thoraciques en siphonnage pour permettre la réexpansion pulmonaire, surveillée quotidiennement par une radiographie pulmonaire. Le chirurgien procède à l'ablation des drains lorsque la plèvre est de nouveau accolée au poumon ;
- lors d'une pneumonectomie, il n'y a pas de drainage thoracique.

Appliquer sur prescription médicale les protocoles de chimiothérapie en respectant les précautions et les surveillances particulières

• Informer le patient pour le rendre acteur de son programme thérapeutique et ainsi diminuer les effets secondaires du traitement.

• Limiter les effets secondaires de la chimiothérapie :
- l'extravasation : c'est le passage extraveineux d'un médicament qui peut avoir des conséquences graves, surtout dans le cas d'un anticancéreux : nécrose tissulaire, rétraction tendineuse... Le choix de la voie d'abord est essentiel pour respecter le capital veineux du patient ;
- la voie veineuse périphérique est utilisée pour un traitement de courte durée ;
- l'indication est souvent posée d'une voie veineuse centrale par site ;
- les complications des voies veineuses centrales seront surveillées :
  - thrombose devant un reflux médiocre ou nul ;
  - infection locale : rougeur, inflammation, douleur ;
  - infection de la voie veineuse centrale : fièvre isolée ou associée à des signes locaux ;
- les nausées et vomissements :
  - les vomissements surviennent de façon aiguë dans les 24 h suivant le traitement, retardée au-delà des 24 premières heures ou anticipée avant le début de la chimiothérapie. Les facteurs prédisposant sont : l'âge inférieur à 30 ans, le sexe féminin, l'état anxieux, des antécédents de mal des transports ;
  - le traitement anti-émétique est adapté au protocole de chimiothérapie, complété éventuellement par des corticoïdes ou des anxiolytiques.
- l'alopécie : elle est très souvent mal vécue par les patients, y compris les hommes. Le seul traitement préventif est le port du casque réfrigéré pendant la durée de la perfusion. Des conseils capillaires simples peuvent être donnés :
  - couper les cheveux courts, éviter les colorations et les permanentes pendant la durée du traitement ;
  - une perruque peut être prescrite, mais son taux de remboursement par la Sécurité sociale est faible ;

– la toxicité muqueuse : Il s'agit d'une mucite buccale, aggravée par les surinfections fongiques, herpétiques ou bactériennes ;
– les mesures préventives sont essentielles avec une hygiène bucco-dentaire soignée avec des brossages doux réguliers, complétés par des bains de bouche alcalins ;
– la toxicité hématologique : c'est de loin la plus grave des complications car elle peut engager le pronostic vital du patient par ses conséquences infectieuses ou hémorragiques. Les cytopénies nécessitent une surveillance de la numération formule sanguine.

51 **La tuberculose** est une maladie infectieuse transmissible due à une bactérie : le bacille de Koch (BK) (*Mycobacterium tuberculosis*). La primo-infection est le premier contact infectant avec le bacille tuberculeux.

52 **La tuberculose infection** fait suite à la primo-infection tuberculeuse : le sujet est infecté par le bacille tuberculeux qui peut persister longtemps dans les cellules sous forme quiescente, mais n'a pas de signe de maladie. La tuberculose maladie est la maladie liée à la multiplication du BK : seuls 10 % des malades atteints de tuberculose infection feront une tuberculose maladie.

53 **Les symptômes de la tuberculose maladie** sont :
• signes généraux se prolongeant plus de trois semaines : asthénie, anorexie, fébricule ou fièvre plus élevée, sueurs nocturnes très caractéristiques ;
• signes respiratoires se prolongeant plus de trois semaines : toux très fréquente, expectoration plus rare, dyspnée aux formes très étendues, hémoptysies, moins fréquentes mais qui ont l'avantage d'inquiéter le malade et son entourage, les conduisant à consulter rapidement.

54 **Les localisations non pulmonaires de la tuberculose** sont ganglionnaires, pleurales, péricardiques, méningées, ostéo-articulaires et génito-urinaires. Elles ne sont pas contagieuses, en règle générale.

55 **Les tests cutanés tuberculiniques** visent à tester la réponse de l'immunité cellulaire à un mélange standardisé de fragments de mycobactéries, la « tuberculine ». On distingue l'intradermoréaction (IDR) qui consiste en une injection intradermique d'une petite quantité de toxines et le monotest qui consiste en l'application par impact cutané, après nettoyage puis dégraissage à l'éther à la face antérieure ou externe de l'avant-bras, durant deux secondes à l'aide d'une bague.

56 **Le traitement antituberculeux de première intention d'une tuberculose ou d'une suspicion de tuberculose à bacilles sensibles** associe, sauf cas exceptionnel, rifampicine, isoniazide, pyrazinamide et parfois éthambutol.

57 **L'insuffisance respiratoire** est un syndrome fonctionnel : c'est l'incapacité pour l'appareil respiratoire de couvrir les besoins en oxygène de l'organisme et de le débarrasser de son gaz carbonique. Elle est décomposée en :
• insuffisance respiratoire chronique ;
• insuffisance respiratoire aiguë ;
• détresse respiratoire.

58 **Le principal signe clinique respiratoire de l'insuffisance respiratoire** est la dyspnée, signe le plus constant ressenti par le malade, constante à l'effort, inconstante au repos. Les douleurs thoraciques de siège antérieur sont également fréquentes. Reproduites à la palpation, elles sont souvent d'origine pariétale.

59 **Les possibles complications chroniques de l'insuffisance respiratoire** sont : la polyglobulie, l'insuffisance cardiaque droite marquée initialement par des œdèmes des membres inférieurs, une élévation des enzymes hépatiques, traduisant un foie cardiaque, un déséquilibre acido-basique, des troubles ioniques, en particulier une hyponatrémie, aggravée par la prise de diurétiques.

60 **Les principales causes d'insuffisance respiratoire chronique** sont les broncho-pneumopathies obstructives, les atteintes neuromusculaires et l'insuffisance respiratoire post-embolique liée à des embolies pulmonaires.

61 **Les principales causes d'insuffisance respiratoire aiguë** sont les causes pulmonaires (les pneumopathies, les œdèmes aigus pulmonaires, l'asthme aigu grave, le corps étranger intrapulmonaire), la dépression des centres respiratoires et les causes d'origine extrapulmonaire telles que le spasme laryngé, l'œdème de la glotte, l'épanchement pleural de grande abondance, le coma quelle que soit sa cause et toute atteinte musculaire de la cage thoracique.

62 Le traitement des insuffisances respiratoires et des BPCO
Les moyens thérapeutiques mis en œuvre varient avec la gravité de l'accident, mais répondent toujours aux mêmes impératifs : libérer les voies aériennes, oxygéner, rétablir l'équilibre acidobasique, traiter la maladie causale.

• Dans les formes débutantes, l'arrêt impératif du tabac et la soustraction à tout polluant, ou à tout toxique, permet de stabiliser les lésions, aucun médicament n'étant nécessaire ;
• Dans les formes confirmées, en plus des traitements hygiéno-diététiques et en fonction de l'étiologie on prescrit :
- une kinésithérapie respiratoire en précisant bien le motif ;
- un traitement broncho-dilatateur dans les insuffisances respiratoires obstructives ;
- une vaccination antigrippale annuelle.
• Sans les formes graves :
- un traitement diurétique lorsqu'il existe des signes d'IVD avec œdèmes des membres inférieurs ;
- une saignée en cas de polyglobulie.

63 L'observation quotidienne du patient souffrant d'une insuffisance respiratoire permet de différencier les symptômes revenant à l'état de base de ceux relevant d'une poussée de décompensation : aggravation de la dyspnée, fréquence respiratoire élevée, tachycardie, troubles du rythme cardiaque, œdème des membres inférieurs, cyanose, somnolence ou au contraire excitation.

64 Le diagnostic d'insuffisance respiratoire est évident devant un patient dyspnéique, cyanosé, angoissé ; l'interrogatoire retrouve très rapidement la bronchopathie causale.

65 Les insuffisants respiratoires graves (détresse respiratoire de l'adulte) sont des handicapés qui, dans certaines conditions, ont droit à la carte de grand invalide civil (GIC). La vie quotidienne de ces malades doit être adaptée à leur handicap. L'appareillage à domicile est souvent mal accepté, en particulier celui qui doit être porté en public. Il faut, avec le handicapé, voir comment affronter la rue avec un récipient d'oxygène liquide en bandoulière et une lunette d'oxygène. L'effort est autorisé chez ces patients s'ils peuvent le faire. Il faut les encourager à bouger mais en leur recommandant d'arrêter quand la fatigue survient.

66 Une apnée est l'arrêt de la respiration durant plus de dix secondes.

67 L'exploration de la respiration pendant le sommeil s'effectue au cours d'une nuit d'enregistrement polygraphique. Les variables explorées sont généralement les suivantes :
• mesure de la saturation transcutanée ;
• mesure du pouls et enregistrement électrocardiographique ;
• mesure du flux aérien naso-buccal ;
• mouvements thoraciques ;
• mouvements abdominaux.
• l'enregistrement des ronflements ;
• l'enregistrement de la position dans laquelle dort le patient ;
• l'étude du sommeil.

68 Le syndrome d'apnée du sommeil (SAS) est défini par l'existence d'au moins 5 apnées et hypopnées par heure de sommeil.
L'apnée est définie par un arrêt total du flux aérien naso-buccal pendant au moins 10 secondes.
L'hypopnée est définie par une chute d'au moins 50 % du volume courant pendant la même durée.
On distingue généralement trois types d'apnées :
• les apnées obstructives, au cours desquelles les mouvements thoraco-abdominaux persistent, voire sont amplifiés, alors que le flux naso-buccal est arrêté ;
• les apnées centrales, qui associent l'absence de mouvements respiratoires thoraco-abdominaux et l'absence de flux naso-buccal ;
• les apnées mixtes, qui débutent généralement comme une apnée centrale et se terminent comme une apnée obstructive.

69 Normalement, le débit d'air inspiratoire dans les voies respiratoires hautes est lent et silencieux dans des voies respiratoires bien ouvertes. Le ronflement est lié à la vibration de la paroi postérieure du pharynx qui est rétrécie, en particulier chez le sujet de sexe masculin ayant un cou court, une surcharge pondérale et âgé de plus de 45 ans. Les apnées obstructives du sommeil sont la conséquence d'une fermeture de la filière pharyngotrachéale durant l'inspiration au cours du sommeil. Les mouvements respiratoires persistent mais l'air ne peut entrer du fait de l'obstruction. La fin de l'apnée est marquée par un microréveil et une reprise inspiratoire.

70 **La ventilation nocturne en pression positive continue** (PPC) par masque nasal est le traitement des apnées du sommeil actuellement le plus utilisé. Il permet, pour un niveau de pression variant de 6 à 14 cm d'eau, de faire disparaître totalement les apnées. C'est un traitement purement substitutif et son arrêt s'accompagne de la réapparition des apnées quelques jours plus tard. Un traitement chirurgical est parfois proposé, l'uvulopalato pharyngoplastie, par exemple, dont l'effet sur les apnées est inconstant. Il n'existe pas de traitements médicamenteux efficaces.

71 **Un épanchement pleural** résulte de l'apparition entre les deux feuillets pleuraux d'un liquide de qualité et de nature variables ou d'air.

72 **La pleurésie** est un épanchement liquidien de la plèvre.

73 **Un pneumothorax** est un épanchement gazeux de la plèvre.

74 **Un hémothorax** est un épanchement sanguin de la plèvre.

75 **Les signes cliniques d'une pathologie pleurale** sont les suivants :
- une douleur thoracique : symptôme précoce des épanchements pleuraux ;
- une toux, d'apparition récente, sèche, brève, qui survient au cours des changements de position avec une sensation d'étouffement ;
- une dyspnée, d'abord d'origine douloureuse puis mécanique. Elle s'exagère en décubitus latéral du côté sain ;
- une tachycardie, signe de mauvaise tolérance en rapport avec un épanchement volumineux.

76 **La douleur thoracique** qui se manifeste au début des pathologies pleurales est du type d'un point de côté tenace qui augmente au cours des mouvements respiratoires profonds, qui tend à immobiliser le côté malade. Il s'ensuit une respiration superficielle et rapide.

77 **Les causes principales des pleurésies** sont :
- un cancer secondaire de la plèvre, au premier rang des pleurésies sérofibreuses ;
- un cancer primitif de la plèvre : ce cancer (mésothéliome) est très souvent en relation avec une exposition à l'amiante ;
- une tuberculose ;
- d'autres pleurésies qui peuvent être de plusieurs ordres : les pleurésies satellites des pneumopathies, des suppurations pulmonaires ou bronchiques ; les pleurésies parasitaires ou mycotiques ; les pleurésies d'origine cardiaque ; les pleurésies secondaires aux embolies pulmonaires ; les pleurésies sérofibreuses ; au cours du chylothorax (épanchement lymphatique de la plèvre) ; les pleurésies purulentes ; le pneumothorax dit idiopathique, ou bénin, qui est en fait en rapport avec l'existence de bulles ou « blebs » sur la surface pulmonaire.

78 **L'analyse du liquide pleural** permet de distinguer les quatre groupes suivants de pleurésies : les pleurésies à liquide clair, les pleurésies hémorragiques, les pleurésies purulentes, les pleurésies chyleuses.

79 **Les cancers de la plèvre**, mésothéliomes, maladies reconnues professionnelles, sont des tumeurs rares, redoutables, incurables, provoquées par l'amiante et ses dérivés (industrie de l'isolement thermique, plaquettes de freins automobiles, plomberie, flocage des appartements ou des grands ensembles notamment scolaires).

80 **Les cancers de la plèvre** se caractérisent par un épanchement pleural, des masses denses arrondies visibles sur les tomographies thoraciques frontales, et mieux encore sur les scanners ou les IRM. Ils se manifestent 20 ou 30 ans après une exposition prolongée à l'amiante.

81 **L'extension des cancers de la plèvre** est locale, destructive et douloureuse, ganglionnaire, médiastinale et métastatique.

82 **Le traitement des cancers de la plèvre** est la pleuro-pneumonectomie pour les formes locales et, pour les formes avancées, la radiothérapie de l'hémithorax et du médiastin associée à la chimiothérapie (Adriblastine®). Le pronostic est toujours très mauvais.

83 **Le traitement de l'hémothorax** repose sur un drainage par un drain de gros calibre qui est suivi de lavages jusqu'à un retour clair du liquide, sinon l'épanchement va s'organiser en caillots et produire des symphyses pleurales importantes avec risque de syndrome restrictif et éventuelle nécessité d'un recours chirurgical.

84 **Le traitement du chylothorax** (épanchement lymphatique de la plèvre) repose sur les ponctions répétées et la réduction de l'apport alimentaire en graisse neutre et sur un apport glucidique et protidique et en vitamines liposolubles A et D.

85 **Le traitement des pleurésies purulentes** repose sur les ponctions répétées qui, après repérage soigneux de la poche, sous anesthésie locale, sont effectuées avec un trocart de gros calibre afin qu'il ne s'obstrue pas : on évacue le liquide, on lave, on réaspire tout le liquide de lavage et on peut terminer par l'injection d'antibiotiques.

86 **Matériel, organisation, installation et surveillance du patient lors de la réalisation d'une ponction pleurale**

But	La ponction pleurale est l'examen indispensable pour confirmer l'existence d'une pleurésie et préciser son étiologie. Celle-ci peut être exploratrice, évacuatrice, thérapeutique (lavage et injection intrapleurale)
Matériel	• Nécessaire pour l'asepsie de la peau • Nécessaire pour l'anesthésie locale • Haricot • Matériel pour la ponction exploratrice : – trocart muni d'un mandrin ou simple aiguille ou Cathlon – seringue de 20 mL – tubes pour prélèvements • Matériel pour la ponction évacuatrice : – trocart s'adaptant sur l'appareil d'aspiration (seringue de Tournant, aspiration électrique) ou branchement du trocart sur tubulure à perfusion – bocaux gradués • Matériel pour le lavage de plèvre : seringue de Tournant ou robinet à trois voies : – à un de ses orifices est branchée la tubulure allant au trocart – au deuxième orifice est branchée la tubulure allant au bocal d'évacuation – au troisième est branchée une tubulure en provenance du flacon de soluté de nettoyage • Matériel pour l'injection intrapleurale : seringue avec préparation prescrite
Technique et surveillance	• Ponction le plus souvent pratiquée par voie postérieure, trois à quatre travers de doigt en dessous de la pointe de l'omoplate (mais le siège peut varier) • Contrôler, en cas de ponction évacuatrice, que le volume évacué ne dépasse pas 1,5 L par séance • Pour la préparation du malade avant la ponction, il faut : – installer le patient assis au bord du lit – vérifier l'absence de contre-indications, la plus sévère étant l'existence d'une thrombopénie ou d'un trouble de l'hémostase spontané ou provoqué (un traitement anticoagulant doit être interrompu au moins 12 heures avant la ponction) ; une allergie à la lidocaïne doit être connue et faire renoncer à l'anesthésie locale – apprécier l'émotivité du malade, lui expliquer le déroulement de l'intervention pour le tranquilliser – prendre le pouls et mesurer la pression artérielle – éventuellement prémédiquer les sujets pusillanimes ou très anxieux • Après la ponction : surveillance du pouls et de la PA. Un cliché de contrôle est pratiqué • Les incidents sont fréquents mais habituellement peu graves : – malaise, lipothymies

	– effractions vasculaires donnant un hématome cutané, une minime hémorragie intrapleurale, voire une petite hémoptysie sans gravité – pneumothorax de faible abondance et spontanément régressif • Les accidents sont rares : – ensemencement septique créant une pleurésie purulente – ensemencement néoplasique en cas de pleurésie maligne – blessure d'un organe sous-diaphragmatique (côlon, foie, rate) – œdème pulmonaire dramatique, dit *a vacuo* car dû à l'évacuation trop rapide et trop importante de l'épanchement – embolie gazeuse tout à fait exceptionnelle

87 **Le traitement d'un pneumothorax** dépend de sa tolérance et de sa gravité. Pour un pneumothorax bien toléré et non compressif, le repos au lit est la première solution thérapeutique. L'exsufflation à l'aiguille consiste à aspirer l'air pleural par l'intermédiaire d'une aiguille fine intramusculaire branchée à un système aspiratif relié au vide. L'exsufflation peut aussi se faire par un appareil de Kuss. Dès la fin de l'exsufflation un contrôle radiologique s'impose pour apprécier le retour du poumon à la paroi.

88 **En cas d'épanchement liquidien**, au cours du déplacement du patient portant un drain thoracique, on peut clamper le drain ou le mettre sur une poche, mais en prenant bien soin que cette poche reste en permanence déclive par rapport au patient pour éviter que le contenu de la poche ne soit réinjecté dans le thorax.

89 **Au cours du déplacement d'un patient porteur d'un drain thoracique**, en cas de pneumothorax, si le drain ne bulle plus il est possible de clamper le drain ; si celui-ci bulle, il faut placer une valve antireflux qui permette à l'air de sortir et une poche ayant un dispositif d'aération évitant qu'elle fasse obstacle à la sortie du gaz si elle est pleine.

90 **L'alvéolite extrinsèque allergique** (AEA), ou pneumopathie d'hypersensibilité, est une inflammation aiguë des alvéoles pulmonaires liée à la rencontre d'un antigène inhalé et d'un anticorps circulant.

91 **L'épidémiologie spécifique des alvéolites extrinsèques allergiques** est mal connue. Seules quelques centaines de cas de maladie du poumon de fermier ou de maladie des éleveurs d'oiseaux sont déclarées chaque année alors que la maladie est certainement plus fréquente.

92 **Les alvéolites extrinsèques allergiques** sont des maladies bien individualisées liées à l'exposition répétée à une grande quantité d'antigènes, le plus souvent protéiques. La maladie du poumon de fermier est la plus fréquente.

93 **Les complications aiguës des alvéolites extrinsèques allergiques** consistent principalement en une insuffisance respiratoire aiguë avec syndrome de détresse respiratoire (SDRA).

94 **Les complications chroniques des alvéolites extrinsèques allergiques** consistent essentiellement en l'évolution, du fait de la répétition des expositions, vers la fibrose pulmonaire et l'insuffisance respiratoire chronique.

95 Plus de deux cents agents pouvant être **la cause d'alvéolites extrinsèques allergiques** sont à ce jour identifiés. La maladie la plus fréquente est la maladie des éleveurs d'oiseaux, l'agent causal étant les déjections des oiseaux.

96 **La sarcoïdose**, ou maladie de Besnier-Boeck Schaumann (BBS), est une maladie inflammatoire générale d'étiologie inconnue. Elle est très polymorphe car susceptible de localisations multiples souvent isolées.

97 Dans la sarcoïdose, **les formes médiastinopulmonaires** constituent l'atteinte la plus fréquente. Les circonstances de découverte sont variables ; dans 40 % des cas, il s'agit d'une radiographie systématique du thorax, beaucoup plus rarement de signes fonctionnels à type de toux, de dyspnée d'effort, d'altération de l'état général.

98 **Les localisations très diverses de la sarcoïdose** sont, dans la plupart des cas, ganglio-médiastinopulmonaires mais aussi cutanées, ostéo-articulaires, oculo-salivaires et cardiaques.

99 **La fibrose interstitielle pulmonaire diffuse** est un épaississement de la membrane alvéolocapillaire pulmonaire, entraînant un trouble du transfert de l'oxygène et du gaz carbonique entre l'air et le sang.

100 **La dyspnée** est le symptôme maître de la fibrose pulmonaire. Cette dyspnée est maximale à l'effort et ne survient au repos qu'à un stade tardif.

101 **Les causes multiples de fibroses pulmonaires** sont les maladies inflammatoires pulmonaires (sarcoïdoses, alvéolite extrinsèque, connectivites), les agents physiques (pneumoconioses : silicose, asbestoses, etc.), les traitements (radiothérapie, anticancéreux, etc.), l'évolution après syndrome de détresse respiratoire aigu (SDRA) infectieux ou autre, idiopathiques.

102 **Les paramètres respiratoires mesurables** (ou calculables) sont :
- la fréquence respiratoire ;
- les volumes :
  - capacité vitale (CV) ;
  - volume expiratoire maximal à la première seconde (VEMS) ;
  - capacité pulmonaire totale (CPT) ;
  - volume résiduel (VR), non mesuré mais obtenu par calcul (CPT- CV) ;
  - capacité résiduelle fonctionnelle (CRF) ;
- le rapport de Tiffeneau (rapport de deux volumes ; c'est donc un nombre) : VEMS/CV ;
- le débit de pointe (DEP) (voir réponse 3) ;
- la résistance des voies aériennes ;
- la compliance pulmonaire (variation du volume pulmonaire observée pour une variation d'une unité de pression ; la norme est d'environ 0,25 L par centimètre d'eau). Elle renseigne sur la résistance à l'expansion du tissu pulmonaire ;
- le transfert du monoxyde de carbone (DTCO) ;
- les gaz du sang :
  - pression artérielle en oxygène (PaO_2) ;
  - pression artérielle en gaz carbonique ($PaCO_2$) ;
  - pH sanguin.

103 **Les volumes pulmonaires** sont :
- le volume courant : volume d'air inspiré et expiré à chaque mouvement respiratoire par un sujet respirant normalement au repos ;
- le volume de réserve inspiratoire : volume maximal d'air que peut inspirer un sujet en plus de son volume d'inspiration normale ;
- le volume de réserve expiratoire : volume maximal d'air que peut expirer un sujet après une expiration normale ;
- le volume résiduel : volume d'air restant dans les poumons après une expiration forcée.

104 **La mesure du débit expiratoire de pointe** est la mesure du souffle au moment où l'air sort le plus vite des bronches. Pour ce faire, on utilise un débitmètre de pointe ou *peak flow meter*.
Cette mesure permet d'apprécier l'obstruction bronchique au niveau des grosses bronches. Elle s'exprime en litres par minute. Chez l'adulte, elle varie avec l'âge, le sexe, et elle est proportionnelle à la taille. Chez l'enfant, elle dépend uniquement de la taille.
Valeurs moyennes :
- femme : 490 L/min ;
- homme : 620 L/min ;
- enfant : 350 L/min.

Le patient se tient debout, prend l'embout de l'appareil dans la bouche, ferme les lèvres, puis il doit souffler d'un seul coup le plus fort et le plus vite possible. La mesure est prise trois fois de suite et c'est la valeur la plus haute qui est retenue.

105 **La gazométrie** est la mesure dans le sang artériel :
- de la pression partielle en oxygène PaO_2 : 90 à 100 mm de mercure ;
- de la pression en gaz carbonique $PaCO_2$: 35 à 45 mm de mercure ;
- du pH sanguin : 7,38 à 7,42 ;
- de la saturation de l'oxygène SaO_2 : 95 à 98 % ;
- de la réserve alcaline : 20 à 26 mmol/L.

Prélèvement de sang pour réaliser une gazométrie

Il est indispensable qu'un médecin soit présent dans le service pour intervenir si survenait un hématome ou un accident plus grave, une embolie gazeuse.
Le prélèvement de sang artériel est réalisé avec une asepsie rigoureuse, en général au niveau de l'artère radiale avec une seringue

héparinée, ne contenant aucune bulle d'air et fermée hermétiquement.

Après la ponction il faut assurer une compression du point de ponction, au doigt, pendant au moins cinq minutes.

Si le prélèvement n'est pas réalisé au laboratoire, la seringue doit être placée dans un sachet plastique contenant de la glace pilée et il faut le faire parvenir rapidement au laboratoire. Il est indispensable de préciser si le patient est sous oxygène (débit, durée), et la température, pour en tenir compte dans l'interprétation des résultats.

106 **L'acidose respiratoire** correspond à une augmentation des ions H^+. Le pH sanguin est inférieur à 7,38. Le gaz carbonique (CO_2) est transporté sous forme dissoute dans le plasma et sous forme combinée : les bicarbonates (CO_3H^-) principalement.

Dans les globules rouges il se produit une réaction chimique entre le CO_2 et l'eau (H_2O) qui donne la formation d'acide carbonique dont la dissociation entraîne la formation d'un bicarbonate et d'ions hydrogène H^+.

Quand la PCO_2 augmente les bicarbonates augmentent.

La rétention de CO_2 est provoquée par une hypoventilation alvéolaire, une hypoventilation globulaire ou par une inégalité ventilation perfusion.

107 **Les trois principales causes de troubles ventilatoires obstructifs** sont la bronchite chronique, l'emphysème et l'asthme. Il y a une diminution du volume expiratoire maximal seconde (VEMS) et du rapport de Tiffeneau VEMS/CV.

108 **Les différentes phases de mise en place d'une oxygénothérapie par sonde nasale** sont :

- avertir le malade du danger de fumer ;
- s'assurer de la perméabilité des voies aériennes supérieures ;
- l'installer en position demi-assise ;
- introduire la sonde dans la narine en respectant la distance nez-lobe de l'oreille puis la fixer ;
- s'assurer du bon fonctionnement du dispositif : manomètre, détendeur, humidificateur ;
- régler le débit d'oxygène selon la prescription médicale.

109 **Surveillance pendant une oxygénothérapie par sonde nasale**

- Sur le plan clinique :
  - disparition de la cyanose et des sueurs ;
  - normalisation de la fréquence respiratoire ;
  - absence d'agitation et de céphalées.
- Sur le plan local :
  - perméabilité de la narine et de la sonde ;
  - intégrité de la narine.
- Sur le plan biologique : normalisation de la gazométrie.

110 **Préparation d'un malade à l'oxygénothérapie à domicile**

Le patient doit comprendre l'intérêt de la prescription pour sa pathologie, connaître l'importance du respect du débit prescrit et la durée de l'oxygénothérapie. Il doit savoir régler l'appareil, comprendre la nécessité du contrôle régulier des gaz du sang. Il est important qu'il sache qu'il peut utiliser les transports en commun, à l'exception du métro (danger des flammes), avec un obus spécial de déambulation et qu'une assistance technique peut lui être procurée 24 hsur 24.

111 **L'hippocratisme digital** est une déformation caractéristique de la dernière phalange des doigts. Le renflement de la pulpe entraîne un aspect typique des doigts en « baguette de tambour » et des ongles en « verre de montre ».

L'hippocratisme digital se rencontre dans les cancers bronchiques, dans les fibroses pulmonaires primitives et dans les dilatations des bronches.

112 **Le tubage gastrique** en pathologie respiratoire permet de rechercher le bacille de Koch dans le suc gastrique car les crachats sont souvent déglutis.

Ceci permet de faire le diagnostic de tuberculose.

Toutefois il est nécessaire de pratiquer l'examen trois jours de suite le matin au réveil avant le lever.

113 **Surveillance après une biopsie pleurale**

Le malade est installé en décubitus dorsal ou en position demi-assise et doit rester au lit pendant une heure. Une radiographie du thorax est pratiquée au lit et le pouls, la pression artérielle, le rythme respiratoire sont contrôlés car un pneumothorax ou une hémorragie sont possibles par blessure pulmonaire ou vasculaire. L'apparition de douleurs, de toux, de polypnée, de tachycardie, de sueurs est à signaler immédiatement au médecin.

114 **Avant une fibroscopie bronchique** il faut expliquer au patient :
• en quoi consistent l'examen et son déroulement :
• la fibroscopie est un examen qui consiste à visualiser la trachée et les grosses bronches avec un fibroscope, tube souple, d'un diamètre inférieur à la trachée, muni d'un système optique à lumière froide introduit par le nez ou par la bouche jusqu'à la trachée ou les bronches segmentaires ;
• que cet examen est désagréable mais peu douloureux car une anesthésie locale est pratiquée grâce à un gel anesthésiant qu'il devra avaler ;
• que la fibroscopie se pratique en position allongée, à plat dos ou en position assise ;
• qu'il devra être à jeun depuis la veille au soir et devra arrêter de fumer au moins 48 havant l'examen pour diminuer le réflexe de toux ;
• qu'il crachera peut-être du sang après l'examen si une biopsie a été pratiquée.

115 **Lors d'une fibroscopie bronchique**, plusieurs types de prélèvements peuvent être réalisés :
• par aspiration simple, des échantillons pour un examen cytologique et bactériologique ;
• par lavage broncho-alvéolaire avec du sérum physiologique, recueil de cellules et d'agents pathogènes ;
• par brossage et biopsie bronchique, obtention de prélèvements sélectifs ;
• par biopsie transbronchique, accès au parenchyme pulmonaire ;
• par brossage biologique protégé.

116 **Objectifs des différentes phases de l'entretien et de la désinfection d'un endoscope :**
• décontamination-nettoyage :
– éliminer tout résidu sanguin ou organique :
– diminuer le nombre de micro-organismes ;
– protéger le malade suivant, le personnel et l'environnement des risques de contamination ;
• rinçage, 5 min au minimum :
– éliminer complètement le produit décontaminant-nettoyant ;
– éviter tout précipité chimique au niveau du canal opérateur et des optiques ;
• désinfection, 20 min à 1 h de trempage : éliminer ou détruire tous les micro-organismes encore présents ;
• rinçage terminal, 5 min au minimum : éliminer toute trace de désinfectant ;
• séchage : éviter toute trace d'humidité qui pourrait favoriser le développement de certains germes ;
• stockage : préserver la sécurité bactériologique.
(D'après la technique préconisée par le Comité de lutte contre les infections nosocomiales, CLIN, Paris-Nord, actualisée en 1998).

Gériatrie

19

UE 2.7, 4e semestre

Questions

1 Définir l'évaluation gérontologique.

2 Citer les objectifs de l'évaluation gérontologique.

3 Nommer et commenter les outils utilisés.

4 Définir la douleur chez la personne âgée.

5 Expliquer comment se réalise l'évaluation de la douleur chez la personne âgée.

6 Expliquer comment diminuer la douleur.

7 Nommer les facteurs de risque de déshydratation chez la personne âgée.

8 Nommer les actions infirmières pour prévenir la déshydratation de la personne âgée.

9 Citer l'examen clef du diagnostic de déshydratation chez la personne âgée.

10 Définir la dénutrition.

11 Nommer les causes de la malnutrition.

12 Énumérer les actions infirmières à mettre en œuvre pour prévenir la dénutrition chez la personne âgée.

13 Nommer les questions nécessaires pour comprendre le pourquoi d'une chute d'une personne âgée.

14 Citer les manifestations du vieillissement du rachis.

15 Définir l'ostéoporose.

16 Citer les traitements des troubles mécaniques de la marche chez la personne âgée.

17 Citer les problèmes qui peuvent être liés aux troubles psychogènes de la statique et de la marche.

18 Citer les éléments principaux de la rééducation d'une femme âgée atteinte d'incontinence liée à une insuffisance sphinctérienne.

19 Soins infirmiers à apporter à une personne âgée incontinente urinire.

20 Citer les règles hygiéno-diététiques pour éviter la constipation chez la personne âgée.

21 Décrire la technique d'évacuation d'un fécalome.

22 Citer les causes de la baisse progressive de la vision.

23 Définir la presbyacousie.

24 Préciser le comportement que doit adopter l'entourage d'une personne âgée malentendante.

25 Déterminer l'éventuelle participation de l'infirmière à l'évaluation des fonctions cognitives de la personne âgée.

26 Préciser comment une infirmière peut repérer et aider à établir le diagnostic de syndrome confusionnel chez une personne âgée.

27 Citer les signes évocateurs de la dépression du sujet âgé.

28 Citer les signes évocateurs des délires aigus et chroniques de la personne âgée.

29 Définir démence et maladie d'Alzheimer.

30 Citer les signes cliniques de la démence.

31 Citer les signes cliniques de la démence type Alzheimer.

32 Décrire l'évolution de la maladie.

33 Citer les éléments à considérer face à l'amaigrissement chez la personne âgé.

34 Citer les causes buccales des troubles de la déglutition chez les personnes âgées.

35 Citer les causes éventuelles d'une douleur abdominale aiguë chez une personne âgée.

36 Définir le tremblement d'attitude tardif.

37 Définir la iatrogénie gériatrique.

38 Nommer les raisons principales des accidents thérapeutiques chez la personne âgée.

39 Expliquer pourquoi le risque d'intoxication digitalique est plus élevé chez la personne âgée.

40 Nommer les familles thérapeutiques qui peuvent entraîner des troubles du comportement chez la personne âgée.

41 Indiquer les buts du traitement chez un diabétique âgé.

42 Indiquer la conduite à tenir devant l'insomnie de la personne âgée.

43 Indiquer les affections aiguës qui nécessitent l'admission en réanimation du sujet âgé.

44 Citer les principaux risques postopératoires chez la personne âgée, hormis les risques liés au syndrome d'immobilité.

45 Nommer les causes externes d'aggravation de la situation fonctionnelle d'une personne âgée.

46 Définir les soins palliatifs en gériatrie.

47 Nommer les attitudes rencontrées face à la sexualité du sujet âgé.

48 Citer les structures qui permettent le maintien à domicile des personnes âgées.

49 Citer les différents types d'hébergements des personnes âgées.

50 Citer les éléments indispensables que doit comporter un appartement afin de pallier les défaillances physiques.

51 Citer les éléments indispensables que doit comporter un appartement afin de pallier les troubles mnésiques et comportementaux.

52 Expliquer comment les institutions gériatriques peuvent devenir un lieu de vie.

53 Citer les principes constitutifs de la charte des droits et libertés de la personne âgée dépendante.

54 Argumenter la réponse : la fille d'une personne âgée qui vient d'être hospitalisée pour altération de l'état général avec amaigrissement et fatigue intense demande si elle peut venir pour aider sa mère à manger midi et soir.

55 Citer les mesures de protection juridique dont peuvent bénéficier les personnes âgées.

56 Citer les principaux actes ou attitudes concernant la maltraitance des personnes âgées.

57 Citer les différents facteurs de violence envers une personne âgée institutionnalisée.

58 Citer les différents facteurs de violence envers une personne âgée au sein de la famille.

59 En faisant référence au Conseil de l'Europe, définir les différentes formes de violences exercées à l'encontre des personnes âgées en englobant notamment la notion de mauvais traitement.

60 Citer les principes fondamentaux de l'accompagnement de la personne âgée au moment de la mort à l'hôpital.

Réponses

1 **L'évaluation gérontologique** est un moyen de dépistage par une analyse multidimensionnelle et multidisciplinaire permettant d'appréhender les besoins de santé, un plan de soin et l'avenir des personnes âgées fragiles. Cette évaluation est le résultat de l'analyse des différents intervenants (médecin, infirmière, psychologue, assistante sociale, kinésithérapeute, diététicienne...).

2 **Les objectifs de l'évaluation gérontologique** permettent l'analyse globale des patients. Le but est d'identifier toutes les pathologies ainsi que leur gravité. Il faut chercher à optimiser les traitements en tenant compte des spécificités pharmacodynamiques des personnes âgées et de l'ensemble des pathologies. L'évaluation fonctionnelle permet de mettre en évidence les déficits, le handicap, l'importance de la dépendance mais surtout la qualité de vie des patients. L'ensemble des informations médicales permet d'appréhender un pronostic. Ce pronostic conditionnera en grande partie les possibilités du maintien à domicile. Ce pronostic permet de construire progressivement avec le patient et sa famille un projet d'institutionnalisation lorsque celui-ci est nécessaire.

3 **Les outils utilisés**
Certains éléments sont recherchés systématiquement : les fonctions sensorielles, sphinctériennes, cognitives, la marche, l'humeur, la nutrition, l'autonomie et la dépendance.

Vue

Il faut rechercher une plainte : « Avez-vous des difficultés à lire ou à regarder la TV ? »
Puis, on peut demander de compter les doigts de la main à un mètre (les patients appareillés doivent porter leurs propres lunettes).

Audition

« Avez-vous des difficultés à entendre ? Arrivez-vous à suivre une conversation dans le bruit ? Portez-vous une prothèse ? »
Puis on peut tester l'audition en chuchotant à une distance de 50 cm de la personne.

Évaluation sphinctérienne

« Avez-vous des "fuites" urinaires ? Si oui, quand (lors d'effort, à la toux) ? Existe-t-il des envies impérieuses ? »
De même pour l'incontinence anale et la recherche de troubles du transit.

Évaluation cognitive

Il est important de rechercher une confusion. En utilisant le questionnaire CAM (Confusion Assessment Method) les soignants peuvent faire le diagnostic de confusion. Il existe une confusion lorsque trois des quatre questions sont positives. La quatrième question permet d'évaluer le niveau de vigilance de la personne. La confusion doit systématiquement entraîner la recherche d'une cause.

Évaluation de l'humeur

Il est nécessaire de rechercher une dépression : « Êtes-vous triste ? »

Évaluation de la marche et du risque de chute

« Avez-vous des difficultés à marcher ? Êtes-vous tombé(e), avez-vous pu vous relever seul(e) »
Il faut tester la marche dans les situations usuelles. On peut demander au patient de se lever de sa chaise (analyse du transfert), faire 5 mètres, puis un demi-tour sur lui-même et revenir s'asseoir. Le test est pathologique lorsque le temps de réalisation est supérieur à 15 secondes.

Évaluation nutritionnelle

« Avez-vous maigri ou pris du poids depuis 3 mois ? »
Les patients sont pesés et toisés.
L'indice de masse corporelle est calculé (poids/taille) : il apprécie l'importance de la masse grasse. Puis on réalise le Mini Nutritional Assessment.

Évaluation de l'autonomie et de la dépendance

C'est l'évaluation de la continence et de la capacité à s'habiller, se laver, manger, aller aux toilettes. Il faut aussi apprécier la capacité à réaliser les actions complexes de la vie quotidienne (gestion des médicaments, du budget, de la conduite automobile...).

Évaluation sociale

Connaître son mode de vie, son entourage : « Qui fait les courses, le ménage ? Existe-t-il un passage d'aide-ménagère, d'une infirmière ? À quelle fréquence ? Faut-il un portage des repas, une téléalarme ? Quel est le type d'habitat (maison, appartement avec ascenseur), quel type d'institution ? Le dossier d'APA est-il réalisé ? »

« Seriez-vous capable de vous prendre en charge en cas de maladie ou d'urgence ? »

À l'issue de cette évaluation, un certain nombre d'éléments incitent à demander l'avis de l'assistante sociale, de la diététicienne, d'une psychologue ou d'un médecin spécialisé (ORL, ophtalmologue...). À la suite de ces différents avis, centralisés avec le médecin, un plan de soins avec des objectifs pour chaque domaine sera établi et communiqué aux différents intervenants soumis au secret médical. Une nouvelle évaluation sera programmée pour contrôler l'efficacité du plan de soin. L'intervalle entre ces deux évaluations est déterminé par l'importance des actions à entreprendre et la précarité de la situation.

4 La douleur chez la personne âgée

Ce qui change avec l'âge, c'est la façon de l'exprimer et de la vivre, car la douleur est toujours personnelle, possessive et envahissante. Les aléas de la vie, les modifications physiologiques, les maladies, les accidents, les deuils sont autant de sources douloureuses, et il est bien rare de rencontrer des personnes âgées indemnes de douleur.

Dans l'article II de la Charte du patient hospitalisé, il est mentionné : « Au cours des traitements et des soins, la prise en compte de la dimension douloureuse, physique et psychologique, des patients, et le soulagement de la souffrance doivent être une préoccupation constante de tous les intervenants ».

Il est mentionné, dans le Code de la santé publique (art. L. 710-3-1) : « Les établissements de santé, publics, privés, sociaux et médico-sociaux mettent en œuvre les moyens propres à prendre en charge la douleur des malades qu'ils accueillent... ».

Selon l'Association internationale pour l'étude de la douleur : « La douleur est une expérience sensorielle et émotionnelle désagréable, associée à un dommage tissulaire présent ou potentiel ou décrit en termes d'un tel dommage. » La définition ne réduit pas la douleur à une seule dimension physique d'origine lésionnelle, mais intègre aussi la notion de souffrance d'origine psychique.

La douleur revêt plusieurs composantes :

- sensori-discriminative : c'est le mécanisme neurophysiologique qui qualifie la sensation douloureuse (brûlure, piqûre, torsion, etc.), son intensité et sa localisation ;
- affectivo-émotionnelle : ce sont les troubles de l'humeur qui apparaissent chez le sujet avec un enfermement sur soi et/ou une agressivité pouvant aller jusqu'à l'anxiété et la dépression ;
- cognitive : c'est la valeur que le sujet accorde à sa douleur selon son éducation ou ses expériences passées et ses capacités actuelles ;
- comportementale : c'est l'ensemble des manifestations verbales et non verbales, observables chez la personne qui souffre (plaintes, mimiques, postures antalgiques, etc.).

5 L'évaluation de la douleur chez la personne âgée

Il est toujours difficile d'évaluer un phénomène aussi subjectif que la douleur. Le dépistage nécessite une écoute, une observation particulièrement attentive. Le rôle du soignant est essentiel pour déceler toute modification du caractère ou du comportement, souvent témoin de l'existence d'un syndrome douloureux chez la personne.

Plusieurs outils sont à notre disposition, comme l'échelle visuelle analogique (EVA), qui est simple d'utilisation mais nécessite la collaboration de la personne et n'est pas utilisable chez la personne âgée démente ou non communicante.

La personne qui exprime une douleur, verbalement ou non, a toujours raison.

Le soignant ne discute pas la douleur de la personne soignée. Il l'entend, collabore avec le médecin pour en trouver l'origine et la traiter. Il doit être en mesure de l'évaluer pour optimiser le projet thérapeutique choisi.

En matière de douleur, chaque sujet est son propre témoin.

L'évaluation doit aider le soignant à répondre à plusieurs questions :

- quelle est la localisation de la douleur ;
- quel est le type de douleur : aiguë ou chronique ;
- quelle intensité le malade donne-t-il à sa douleur ;
- quels éléments non verbaux le soignant identifie-t-il.

Outils

• Échelles unidimensionnelles.

Ce sont des outils simples, non contraignants, reproductibles et d'utilisation rapide :

- échelle verbale simple (EVS) : elle comporte quatre à cinq qualificatifs attribuant à la douleur un score de 0 à 4 :
  - 0 : absence de douleur ;
  - 1 : douleur faible ;
  - 2 : douleur modérée ;
  - 3 : douleur intense ;
  - 4 : douleur extrêmement intense ;
- échelle numérique (EN) : la personne donne un score de 0 à 1, où 0 représente l'absence de douleur et 1 la douleur maximale imaginable ;
- échelle visuelle analogique (EVA) : il s'agit d'une réglette avec curseur que la personne déplace en fonction de l'intensité de la douleur ; l'autre face de la réglette est graduée ; sa lecture attribue un score.

• Échelles multidimensionnelles

Ces échelles apportent des informations quantitatives et descriptives de la douleur. Elles sont particulièrement recommandées chez les personnes âgées :

- le Mac Gill Pain questionnaire (MPQ) ;
- l'échelle du questionnaire douleur Saint-Antoine (QDSA).

• Échelles comportementales

Elles permettent à l'infirmière d'évaluer la douleur chez une personne dans l'incapacité de s'exprimer ou présentant des troubles cognitifs :

- cinq items somatiques ;
- deux items psychomoteurs.

6 Comment diminuer la douleur

Soins de confort

• L'installation doit :

- être confortable ;
- éviter les pressions prolongées, tout cisaillement cutané ou toute position vicieuse douloureuse ;
- utiliser un matelas anti-escarres ;
- maintenir le patient dans une position adaptée en s'aidant de coussins.

• Massages et relaxation.

On peut réaliser :

- des massages doux ;
- la kinésithérapie douce qui, chez le sujet âgé, peut être bénéfique dans les douleurs chroniques, notamment de l'appareil locomoteur (lombalgies, syndrome d'algodystrophie, contractures musculaires) ;
- des bains chauds car ils provoquent un relâchement musculaire favorisant la détente physique et mentale et aidant la personne à retrouver le sommeil ;
- une ambiance de musique douce, etc.

• Relation d'aide et écoute active.

Une relation aidante :

- favorise l'expression de la personne ;
- permet au patient de verbaliser sa douleur.

• Resocialisation.

Il s'agit de favoriser le lien social, car la solitude et l'exclusion sont des facteurs déclenchant et aggravant la douleur.

Modalités du traitement médicamenteux antalgique

La prise en charge thérapeutique ne se résume pas au traitement médicamenteux. Elle doit inclure la prise en charge psychologique du malade, voire de son entourage (pour les douleurs chroniques notamment), ainsi que le traitement étiologique du phénomène douloureux.

• Antalgiques de niveau I

Le paracétamol : c'est l'antalgique le plus utilisé.

• Antalgiques de niveau II

La codéine : elle est métabolisée en morphine avec une variabilité interindividuelle importante expliquant les différences d'efficacité.

• Antalgiques de niveau III

La morphine : à posologie identique, la morphine en administration aiguë est 3 à 4 fois plus puissante chez le sujet âgé que chez le sujet jeune ; cette situation est due aux modifications pharmacocinétiques et pharmacodynamiques.

L'efficacité thérapeutique d'un traitement antalgique doit être régulièrement notée au moyen des échelles d'évaluation utilisées avant le début du traitement puis tout au long du suivi. Elle doit plus particulièrement porter sur la qualité de vie du patient et s'appuyer sur le témoignage de l'entourage.

Le traitement des douleurs est souvent difficile et ne se limite pas au traitement antalgique. Il nécessite un travail d'équipe et une très bonne communication entre le patient et les membres de cette équipe. Le retentissement psychologique, souvent important, nécessite une prise en charge spécifique. Les douleurs difficiles à contrôler doivent conduire à la collaboration avec les centres spécialisés « antidouleur ».

7 **Les facteurs de risque de déshydratation** chez la personne âgée sont : l'augmentation des pertes (non spécifique de la vieillesse), extrarénales (vomissements, diarrhée), fièvre, sueurs abondantes, aspirations digestives insuffisamment compensées) et rénales (diurèse excessive, due à un diabète déséquilibré, aux diurétiques) ; la diminution des apports, assez souvent rencontrée chez le sujet âgé : perte de la sensation de soif, dépendance physique, démence, dépression, réduction volontaire des apports en présence d'une incontinence partielle, troubles de la déglutition, parfois.

8 **Les actions infirmières pouvant prévenir la déshydratation** de la personne âgée sont les suivantes : surveiller les apports liquidiens avec inscription sur une feuille d'observation journalière afin de les quantifier sérieusement ; proposer une variété de boissons répondant aux goûts du sujet ; faire boire le contenu d'un verre toutes les 2 ou 3 h, en fonction des besoins ; expliquer au sujet âgé et à ses proches l'importance d'une bonne hydratation d'autant plus que la sensation de soif diminue avec l'âge ; utiliser de l'eau gélifiée en cas de troubles de la déglutition ; fournir des tasses, des verres, des carafes d'un poids réduit ; laisser les boissons à portée de main du sujet âgé ; ne pas oublier que certains traitement et certains examens nécessitent l'administration de lavements ou de laxatifs occasionnant des pertes en eau qui doivent être compensées.

9 **L'examen clef du diagnostic de déshydratation chez le vieillard** est le dosage de la natrémie qui est dans ce cas supérieure ou égale à 144 mmol/L. L'examen clinique ne suffit pas car la soif peut ne pas être ressentie, la peau de la personne âgée rend difficile l'appréciation du pli cutané, la sécheresse de la bouche peut être liée à une respiration par la bouche, la torpeur ou peut avoir d'autres causes.

10 **La dénutrition** correspond à des apports alimentaires insuffisants, inadaptés, pour couvrir les besoins en énergie, en protides, de l'organisme afin de maintenir un sujet en bonne santé.
Ces besoins sont insuffisants et inadaptés pour :
- couvrir les besoins de base, c'est-à-dire ceux nécessaires à l'activité, au renouvellement des tissus, au fonctionnement des organes ;
- couvrir les besoins en cas d'hypercatabolisme, c'est-à-dire en situation d'infection, de néoplasie, d'escarres.

11 **Les causes de malnutrition protéino-énergétique** sont multiples et souvent intriquées. Trois causes principales doivent être identifiées :
- les modifications physiologiques de l'axe digestif avec l'âge ;
- les insuffisances d'apports alimentaires (malnutrition exogène) ;
- les situations d'hypercatabolisme (malnutrition endogène).

12 **Pour prévenir la dénutrition** chez la personne âgée, il faut :
- établir une courbe de poids mensuel ;
- stimuler l'appétit :
  - établir une fiche de goût ;
  - donner une alimentation variée, diversifiée ;
  - veiller à la présentation agréable des repas qui doivent être au minimum de 4 par jour ;
  - préserver une ambiance calme et conviviale ;
- signaler rapidement les pertes d'appétit, les nausées, une diarrhée, une constipation ;
- conserver une bonne hygiène buccale ;
- quantifier ce que le sujet mange de façon très précise avec l'aide de la diététicienne ;
- surveiller les troubles de la déglutition ;
- associer les familles dans cette prévention de la dénutrition.

13 **Devant une chute** d'une personne âgée, il faut :
- rechercher des lésions traumatiques (fracture du col du fémur, du membre supérieur, des côtes, traumatisme crânien) ;
- identifier les causes de la chute : malaise, causes mécaniques provoquées par des troubles de la vue, des séquelles neurologiques, rhumatologiques, orthopédiques, diminution de la vigilance d'origine médicamenteuse, modification, inadaptation de l'environnement.

Lorsqu'il n'y a ni malaise ni cause mécanique, il peut s'agir de syndromes frontaux, d'états lacunaires, d'une maladie de Parkinson.

14 **Le vieillissement du rachis** se manifeste par une dégénérescence discale et des phénomènes arthrosiques : condensation des plateaux vertébraux, ostéophytes qui peuvent faire saillie dans le canal rachidien. Les phénomènes arthrosiques peuvent aboutir à un rétrécissement du canal lombaire ou à une spondylolisthésis (glissement en avant d'un segment de la colonne vertébrale).

15 **L'ostéoporose**, une des causes les plus fréquentes d'invalidité du sujet âgé, correspond à une diminution du tissu osseux calcifié assez importante pour priver le squelette de son rôle de soutien. Il s'ensuit un tassement vertébral responsable d'une lombalgie aiguë. Dans les formes évoluées on note une réduction de la taille avec cyphose dorsale.

16 **Le traitement des troubles mécaniques de la marche** chez la personne âgée consiste à :
• compenser une inégalité de longueur des membres inférieurs par le port d'une talonnette en liège, par exemple ;
• soigner les pieds, supprimer cors, durillons, épaississement et déformation des ongles, bursites, faire confectionner des orthèses amovibles en mousse de silicone pour protéger les orteils ;
• conseiller le port de chaussures à tige et lacets, cambrion et talon un peu élevé (en particulier en cas d'équinisme) ;
• appareiller parfois, mais le matériel proposé est souvent lourd et encombrant ;
• opérer éventuellement, arthroplastie de la hanche, prothèse du genou.

17 **Les troubles psychogènes de la statique et de la marche** peuvent être liés à :
• une astasie (impossibilité de garder la position verticale), une abasie (impossibilité de marcher) hystérophobique (sans systémation nerveuse anatomique ou physiologique) qui se manifeste par un piétinement, des blocages ;
• un état dépressif : la marche est lente, précautionneuse, incertaine, l'activité est réduite, la personne âgée refuse de sortir, se réfugie dans l'alitement ou la clinophilie ;
• une attitude de revendication due à une situation d'abandon avec régression affective.

18 **L'incontinence d'une femme âgée**, liée à une insuffisance sphinctérienne est due soit à une hypotonie du sphincter, soit à une anomalie de position de la jonction vésico-urétrale, soit à l'association des deux phénomènes. La rééducation nécessite la participation active de la patiente donc une intégrité intellectuelle. Elle comporte quatre aspects associés en fonction des symptômes et de l'état de la patiente : l'éducation vésicale qui vise la prise de conscience de son anatomie et de la capacité à différer une miction ou à contrôler un effort, la rééducation qui consiste à faire contracter les muscles releveurs de l'anus sous contrôle d'un ou de deux doigts intravaginaux, l'électrostimulation qui renforce passivement les muscles du périnée, le *bio-feedback*, technique comportementale qui, à l'aide d'une échelle lumineuse ou sonore, apprend à la patiente à utiliser les muscles releveurs de l'anus.

19 **Soins infirmiers à apporter à une personne âgée incontinente urinire**
• Distinguer le type d'incontinence urinaire en analysant le mode de vie, le lieu de vie, le niveau d'autonomie psychique et physique, le caractère des troubles urinaires (nombre de mictions, de fuites, horaires...) et le traitement médicamenteux en cours.
• Palper l'hypogastre à la recherche d'un globe vésical.
• Réaliser une bandelette réactive urinaire à la recherche d'une infection.
• Réaliser une échographie à la recherche d'un résidu bladder-scan).
• Surveiller l'efficacité et la tolérance du traitement médicamenteux.
• Organiser et réaliser un catalogue mictionnel.

20 **Les règles hygiéno-diététiques pour éviter la constipation** de la personne âgée sont les suivantes :
• régime riche en cellulose (légumes verts, fruits), pain au son ;
• boissons abondantes ;
• pas de sédentarité ;
• renforcement de la sangle abdominale ;
• suppression des médicaments constipants.
À ces règles peuvent être associés des mucilages, des substances osmotiques (Duphalac®, par exemple), des suppositoires à la glycérine, des petits lavements tels que Microlax®. Les purgatifs sont contre-indiqués car ils peuvent entraîner une

maladie des laxatifs responsable de diarrhées et d'hypokaliémie.

21 **L'évacuation d'un fécalome** est d'abord manuelle puis un lavement est ensuite administré. Le patient est installé en décubitus latéral gauche, le bock à lavement placé à 1 m au-dessus du bassin. On administre, en goutte à goutte, pendant 20 à 30 min, 500 mL d'huile de paraffine avec un quart de cuillerée à café de sel de table. Il est possible d'ajouter un lavement par Normacol® et 500 mL d'eau tiède. Le lavement est répété chaque jour jusqu'à ce que le liquide rejeté soit propre. La vacuité du rectum doit être par la suite régulièrement contrôlée.

22 **Les causes de la baisse de la vision** sont :
- la cataracte, qui apparaît après 70 ans. Elle donne une impression de voile, de brouillard entraînant une gêne à la lumière, une sorte d'éblouissement. Elle résulte de l'opacification du cristallin. Le traitement est chirurgical ;
- le glaucome, qui se caractérise par une augmentation de la pression intraoculaire uni ou bilatérale ; le nerf optique est atteint, tout d'abord au niveau des fibres périphériques puis en totalité, ce qui aboutit à la cécité. Le centre du champ visuel étant le dernier à disparaître, la personne ne signale que tardivement la baisse de sa vision. Il en résulte que l'intervention tardive est souvent décevante ;
- la dégénérescence maculaire (25 % des personnes âgées) : lésions de la partie centrale de la rétine qui correspondent à un vieillissement avec modification de l'épithélium pigmentaire de la rétine et de la choroïde. C'est l'acuité visuelle centrale qui diminue. La photo coagulation au laser peut parfois améliorer ou stabiliser.

23 **La presbyacousie** (le sujet entend mieux de loin que de près et perçoit mieux la voix chuchotée que la voix haute) correspond à un vieillissement de l'oreille interne qui entraîne une baisse progressive de l'audition. La perception des sons graves est préservée. Il n'y a aucune thérapeutique à ce vieillissement de l'oreille alors que les surdités telle celle de l'otospongiose sont longtemps curables chirurgicalement. Dans la presbyacousie, le port d'un appareil permet d'éviter la perte de communication et l'isolement.

24 **En présence d'une personne âgée malentendante,** il faut :
- parler distinctement et un peu plus lentement sans cependant trop accentuer l'articulation des mots ;
- se placer face à la personne, s'approcher d'elle ;
- allumer la lumière ;
- ne pas se placer à contre-jour
- choisir un environnement calme ;
- réduire les bruits extérieurs ;
- favoriser le toucher ;
- proposer, si possible, une rééducation orthophonique pour l'apprentissage de la lecture labiale.

25 Afin d'aider à **évaluer les fonctions cognitives** de la personne âgée, l'infirmière doit observer les point suivants :
- le langage : la personne âgée peut avoir des difficultés à trouver les mots précis ; elle peut utiliser des mots déformés, impropres, avoir des troubles aphasiques, voire un mutisme ;
- l'écriture : les mêmes troubles peuvent être retrouvés dans l'écriture ;
- les gnosies : la personne âgée peut avoir des difficultés à désigner des parties de son corps, de celui d'une autre personne, à imiter des gestes des mains ;
- la mémoire : il peut y avoir une incapacité à raconter les événements de sa propre vie, des événements historiques (mémoire d'évocation), une défaillance de la mémoire de fixation, une désorientation spatio-temporelle ;
- le raisonnement : la perte du jugement peut rendre difficile le maniement de l'argent par exemple, rendre impossible la discussion quand une proposition absurde est prononcée.

26 **Les symptômes permettant de diagnostiquer un syndrome confusionnel** sont :
- une atteinte de l'état de conscience et de la vigilance :
  - troubles de l'attention (le sujet est distrait par le moindre stimulus ;
  - le sujet paraît désorienté dans le temps et dans l'espace ;
  - troubles de la mémoire récente ;
  - une perturbation du cycle veille-sommeil ;
- une désorganisation de la pensée :
  - troubles du jugement, du raisonnement, de la compréhension ;

– discours décousu, imprécis avec souvent une idée fixe à type de délire, de préjudice ou de persécution ;
• des troubles de la perception : illusions et hallucinations visuelles et/ou auditives ;
• des perturbations émotionnelles : anxiété, irritabilité, apathie, agressivité ;
• des perturbations psychomotrices qui peuvent osciller de l'hyperactivité à l'hypoactivité.

27 **Les signes évocateurs de la dépression** du sujet âgé sont les suivants :
• perte d'intérêt et de plaisir ;
• troubles de l'humeur ;
• ralentissement psychomoteur ;
• clinophilie ;
• troubles du caractère ;
• troubles somatiques (sommeil, plaintes) ;
• idées délirantes ;
• troubles cognitifs ;
• perte de poids, anorexie ;
• sentiments de dévalorisation, de culpabilité ;
• anxiété ;
• désocialisation.

28 **Les signes évocateurs des délires aigus et chroniques de la personne âgée**
Avec le vieillissement physique et psychique, le sujet âgé présente un manque de souplesse de son appareil psychique avec une prégnance de l'affectif sur le cognitif ; il favorise les relations affectives plutôt que la recherche d'informations cognitives.
Les mécanismes délirants :
• hallucinatoires : perceptions sans objet, visuelles, auditives les plus fréquentes ;
• interprétatifs : on interprète la réalité en fonction de ses propres convictions délirantes ;
• imaginatifs.

29 **La démence** se caractérise par une détérioration globale des fonctions supérieures, acquise et le plus souvent irréversible. Elle correspond à l'atteinte primitive du neurone (démence dégénérative).
La démence est très fréquente chez la personne âgée. Sa prévalence et son incidence augmentent avec l'âge. On considère que 4,3 % des personnes âgées de plus de 65 ans sont atteintes de démence, pour atteindre plus de 20 % après 80 ans. L'incidence de la maladie est estimée à 15,9/1 000 personnes-année.

30 **Les signes cliniques de la démence**
• Altération de la mémoire à court et long termes :
– incapacité de se rappeler trois objets après 5 min ;
– incapacité de se rappeler des informations personnelles ou des faits connus de tous ;
• au moins une des manifestations suivantes :
– altération de la pensée abstraite (incapacité à identifier des similitudes et des différences, à définir des mots, etc.) ;
– altération du jugement (incapacité d'affronter des difficultés ou situations interpersonnelles, etc.) ;
– aphasie, apraxie, agnosie, troubles des « fonctions constructives », en l'absence de déficits sensoriels ;
– altération de la personnalité, c'est-à-dire modification ou accentuation de traits prémorbides.

31 **Les signes cliniques de la démence type Alzheimer**
Installation de déficits cognitifs multiples se manifestant à la fois par :
• trouble de la mémoire (diminution de la capacité à apprendre de nouvelles informations ou à rappeler des informations apprises auparavant) ;
• une ou (plusieurs) des perturbations cognitives suivantes :
– aphasie (trouble du langage) ;
– apraxie (diminution des capacités à exécuter des activités gestuelles malgré une fonction motrice intacte) ;
– agnosie (incapacité à reconnaître ou identifier des objets malgré des fonctions sensorielles intactes) ;
– perturbations des fonctions exécutrices (par exemple : planification, organisation, séquençage, abstraction).

32 On peut distinguer **trois stades évolutifs de la maladie** :
• le stade de début correspond, le plus souvent, à une altération isolée de la mémoire ;
• puis à la sévérité de l'amnésie viennent s'associer d'autres atteintes des fonctions cognitives avec perte progressive de l'autonomie ; la désorientation temporo-spatiale est alors fréquente ; l'inversion du rythme nycthéméral, une agitation rendent le quotidien du malade et de l'entourage souvent difficile ;

• au troisième stade, le mutisme, l'apraxie de la marche, l'hypertonie extrapyramidale avec incontinence totale, les troubles de l'alimentation (fausses routes) entraînent une dépendance totale du malade envers son entourage.
Une démence de type Alzheimer évolue sur une période comprise entre 8 et 15 ans, avec une médiane de survie à 4,5 ans.

33 **L'amaigrissement** chez la personne âgée doit faire rechercher une cause en rapport avec une thérapeutique (hormones thyroïdiennes, corticoïdes, psychotropes, etc.), des troubles de la mastication (chicots, prothèses dentaires absentes ou inadaptées), des habitudes alimentaires fondées sur des idées fausses (« viande trop riche quand on est âgé », « les intestins ne tolèrent pas le lait », etc.). Les conditions socio-économiques sont également à considérer, il peut être nécessaire d'envisager une distribution de repas à domicile, le concours d'une aide-ménagère, etc.

34 **Les causes buccales des troubles de la déglutition** chez le sujet âgé sont : une hyposialie au moment des repas qui oblige le sujet à boire une gorgée d'eau pour avaler chaque bouchée. Cette hyposialie peut être due à une collagénose, être secondaire à une radiothérapie, être une des conséquences d'un traitement par psychotropes, antidépresseurs en particulier, par diurétiques et par certains antihypertenseurs. L'utilisation d'une salive artificielle peut soulager en plus du traitement étiologique ; une mycose bucco-pharyngée qui peut être due à un nettoyage insuffisant d'un appareil dentaire ou à un traitement par corticoïdes. En plus du traitement adapté au champignon en cause, les bains de bouche tièdes additionnés d'une cuiller à café de bicarbonate constituent une excellente mesure prophylactique.

35 **Une douleur abdominale aiguë** chez une personne âgée peut être due à un étranglement herniaire, un accident vésiculo-cholédocien (calcul, cholécystite), une sigmoïdite, une bride, un mégacôlon, un volvulus du sigmoïde, un cancer iliaque responsable d'une occlusion, une appendicite, la fissuration d'un anévrisme aortique, la perforation d'un ulcère, une pancréatite aiguë, un infarctus du mésentère. Ces causes sont évoquées lorsque le médecin a éliminé des causes telles qu'une rétention d'urine, un fécalome. Une douleur abdominale peut également exister lors d'un infarctus du myocarde, une pneumopathie aiguë, un foie cardiaque aigu.

36 **Le tremblement tardif**, dit sénile, est le plus fréquent des tremblements du sujet âgé. C'est un tremblement isolé sans autre signe neurologique. Il atteint les deux membres supérieurs, rarement les membres inférieurs, souvent la tête et la musculature laryngée donnant une voix chevrotante caractéristique, peut atteindre la langue et le maxillaire inférieur maintenant la bouche ouverte. Il débute en général dans le troisième ou quatrième âge. Certaines formes sont sévères et diminuent progressivement l'autonomie générale du sujet âgé.

37 **La iatrogénie gériatrique** constitue un problème fréquent et important sur le plan médico-social. Elle accroît la morbidité, la perte d'autonomie, voire la mortalité. Son retentissement économique est important bien que mal connu. La iatrogénie est le plus souvent en rapport avec l'administration des médicaments, mais aussi en rapport avec différents actes (ponctions). Les personnes âgées sont d'autant plus exposées aux risques d'effets indésirables médicamenteux qu'elles prennent généralement plusieurs médicaments.

38 **Les raisons principales des accidents thérapeutiques** chez la personne âgée sont les suivantes :
• la polypathologie assez fréquente qui entraîne une polymédication souvent ajoutée à une automédication ;
• la prise irrégulière.

39 **Le risque d'intoxication digitalique** est plus élevé chez la personne âgée car il y a une diminution des capacités d'épuration hépatique et rénale et une réduction de la masse musculaire. La fixation myocardique du digitalique s'en trouve augmentée. Si au digitalique est associé un diurétique entraînant une hypokaliémie, les risques sont majorés.

40 Certaines familles thérapeutiques peuvent entraîner des **troubles du comportement** chez la personne âgée, en particulier :
• les antiparkinsoniens ;

• les médicaments à visée cardiovasculaire ;
• les médicaments à tropisme digestif ;
• les sulfamides hypoglycémiants ;
• les anti-infectieux ;
• les psychotropes ;
• les antihistaminiques, les sirops antitussifs qui ont un effet psychotrope ;
• les corticoïdes ;
• les antimitotiques.

41 **Le traitement du diabète** d'une personne âgée doit : assurer le confort quotidien (absence de soif, de polyurie, d'asthénie) et éviter les complications aiguës (coma hypoglycémique, coma hyperosmolaire). Le contrôle de la glycémie et de la pression artérielle s'impose en cas de rétinopathie évolutive pour éviter l'évolution vers une cécité. Hormis ce cas, le contrôle strict du diabète ne peut être exigé car le risque d'hypoglycémie est réel. En cas de surcharge pondérale il convient de réduire les apports glucidiques (glucides simples contenus dans les confitures, les bonbons, le chocolat, les pâtisseries). Un régime hypocalorique risque d'entraîner ou d'aggraver un état dépressif latent, de provoquer un état carentiel.

42 Devant une **insomnie** chez la personne âgée, il faut rechercher :
• des précisions sur le sommeil, sur l'environnement, sur les thérapeutiques suivies, la prise d'excitants (café) ;
• un état dépressif ;
• des douleurs articulaires.
S'il s'agit d'une insomnie chronique, on remplace progressivement les somnifères, éventuellement pris de façon habituelle, par des produits moins puissants (benzodiazépines, s'il s'agissait de barbituriques, tisanes, placebo). Il faut développer un rituel : coucher à heure fixe, après une prise d'une boisson chaude, une promenade.

43 **Les affections aiguës qui nécessitent l'admission en réanimation** du sujet âgé sont les suivantes :
• les détresses cardiovasculaires liées à un accident coronarien aigu, une poussée d'hypertension artérielle, des troubles paroxystiques du rythme, un œdème aigu du poumon, un état de choc ;
• les détresses respiratoires dues à un traumatisme thoracique, un pneumothorax, une pneumopathie, une surinfection bronchique chez un insuffisant respiratoire chronique ;
• les détresses métaboliques liées à une déshydratation, une acidocétose ou un coma hyperosmolaire, une hypothermie ;
• les intoxications médicamenteuses et oxycarbonées ;
• les états septiques graves.

44 **Les principaux risques postopératoires chez** la personne âgée (hormis ceux liés au syndrome d'immobilité) sont : l'hypothermie qui nécessite l'utilisation de couvertures chauffantes ; l'hypovolémie qui peut être cause d'hypotension, de collapsus ; l'hypertension artérielle qui peut provoquer une analgésie insuffisante, un globe vésical, des troubles du rythme cardiaque souvent liés à l'hypovolémie et qui peuvent provoquer un arrêt cardiaque, une insuffisance coronaire, un infarctus, des complications respiratoires (atélectasie ou affaissement des alvéoles pulmonaires dépourvus de leur ventilation alors que leur circulation sanguine fonctionne correctement, infection) dont peuvent être responsables des troubles de la déglutition, des bouffées délirantes que peut expliquer un choc septique ou un trouble métabolique.

45 **Les causes externes d'aggravation de la situation fonctionnelle** d'une personne âgée sont d'ordre socio-économique :
• altération du rôle social et familial ;
• entourage sur protecteur, sur ou sous-stimulant ;
• inactivité ;
• isolement ;
• insécurité ;
• inadaptation de l'habitat ;
• baisse des revenus.

46 **Les soins palliatifs en gériatrie** sont des soins actifs dans une approche globale de la personne en phase évoluée d'une maladie potentiellement mortelle. Dans ce concept, il devient primordial de prendre en compte et de soulager les douleurs physiques, ainsi que la souffrance psychologique et spirituelle des patients. Les soins palliatifs sont souvent associés à des soins curatifs encore utiles dans le contexte de la maladie causale. Une réflexion éthique est indispensable avec l'équipe soignante avant d'entreprendre tout acte invasif.

Le pronostic en gériatrie est une notion souvent aléatoire. Pour les soignants, il faut sans cesse rester vigilant car une situation clinique peut très rapidement être bouleversée. Il ne faut pas confondre la fin de la vie et son aboutissement. Cependant, la perspective d'un mauvais pronostic doit être exprimée à l'ensemble des intervenants, dont la famille. Cette annonce vise à éviter les discordances d'une équipe où chacun percevrait à des moments différents le passage à la phase terminale et à assurer la participation concertée, chacun dans son rôle, aux soins de fin de vie. Dès lors, l'objectif essentiel est le confort du patient, en évitant les examens complémentaires et les thérapeutiques inutiles, en prenant en considération les risques (épuisement, douleur...) et l'effet thérapeutique escompté.

Les soins terminaux considèrent le malade comme un être vivant et sa mort comme un processus normal. La médecine gériatrique doit être capable d'établir un projet de soin et d'accompagnement incluant les proches.

47 **La sexualité** de la personne âgée doit, pour se faire accepter, être imposée à l'entourage tant familial que médical et paramédical lorsque la personne âgée vit en institution. La personne âgée a parfois besoin d'être assurée que l'activité sexuelle reste une chose normale et souhaitable à condition de l'adapter aux possibilités de l'âge. Certains médicaments psychotropes, antihypertenseurs, diurétiques, entre autres, peuvent entraîner une impuissance. L'obstacle majeur est d'ordre psychologique et social ; l'isolement, la perte de l'estime de son corps, le caractère tabou de la sexualité (« cela n'est plus de mon âge », « cela n'est plus de mise ») selon l'entourage.

48 **Les structures qui permettent le maintien à domicile** des personnes âgées sont les suivantes :

- l'aide ménagère ;
- les foyers restaurants ;
- les repas à domicile ;
- les services de soins à domicile ;
- la garde à domicile ;
- l'hospitalisation à domicile ;
- l'hôpital de jour ;
- et, en ce qui concerne les soins psychiatriques :
  - les visites à domicile ;
  - le centre de jour.

49 **Les différents types d'hébergements** des personnes âgées sont les suivants :

- l'accueil familial (hébergement au domicile d'un particulier agréé, à titre onéreux) ;
- l'accueil de jour ;
- l'hébergement temporaire ;
- les résidences pour personnes âgées : le foyer logement (loué vide, services collectifs facturés en supplément, comme repas, loisirs, animation, etc.) ;
- la maison d'accueil rurale pour personnes âgées (conçue par la Mutualité sociale agricole) ;
- l'hébergement collectif.

50 **Les éléments indispensables que doit comporter un appartement** afin de pallier les défaillances physiques sont :

- un ascenseur ;
- une salle d'eau avec douche sans seuil d'accès, siège escamotable, sol antidérapant, robinets remplacés par un mitigeur ;
- des W-C surélevés avec barre d'appui ;
- une prise de courant à 90 cm du sol ;
- une veilleuse dans la chambre, le couloir, les WC ;
- une main courante dans le couloir ;
- un revêtement de sol fixé ;
- un dispositif protecteur aux coins des meubles ;
- un tapis de table antidérapant ;
- un lit surélevé pour s'y asseoir et se relever facilement.

51 **Afin de pallier les troubles mnésiques et comportementaux,** l'appartement ne doit pas comporter d'appareil fonctionnant au gaz mais : il doit être équipé de portes de W-C de couleur vive pour en faciliter la reconnaissance, un système de téléalarme, un poste téléphonique avec numéros pré-enregistrés, une serrure électronique à code en cas de tendance aux fugues.

Ce sont en général les risques de chute ou de fugue qui sont évoqués pour justifier la contention. La contention physique est la plus fréquente, la plus visible, la plus choquante. Elle supprime en effet toute possibilité de se déplacer et accroît la dépendance. Du maintien au fauteuil par un drap ou une alèse, elle peut aller jusqu'à l'utilisation de ceinture à fermeture aimantée, bien que les études démontrent de

façon concordante que les contentions ne permettent pas de prévenir les chutes du vieillard institutionnalisé ou hospitalisé. Les contentions entraînent un déconditionnement physique et souvent une confusion mentale qui sont à l'origine d'un risque plus élevé de chute.
En gériatrie, la contention chimique par administration de neuroleptiques prend de plus en plus le relais de la contention physique, souvent sans l'avis de la personne âgée et à son insu. Il est nécessaire d'adapter la nature et la posologie pour que l'effet sédatif n'augmente pas le risque de chute. La peur des chutes, des fugues et des conséquences qu'elles peuvent entraîner, non seulement sur le plan physique pour la personne âgée mais aussi sur le plan administratif si les proches portent plainte, conduit à mettre en place un dispositif de contention qui peut devenir, si on n'y prend pas garde, une forme de maltraitance.

52 **Pour que l'institution gériatrique devienne un lieu de vie**, un travail de réflexion est nécessaire entre la personne âgée, la famille et l'institution pour élaborer avec le conseil d'établissement un véritable projet de vie. De plus en plus souvent il est fait appel au concours de psychologues qui peuvent non seulement assurer un soutien psychologique aux personnes âgées mais aussi aider à identifier les dysfonctionnements. L'équipe soignante ne peut assurer un travail d'accompagnement respectueux de la dignité des personnes lucides ou démentes sans réflexion sur les pratiques, sans élucidation des réactions, des émotions que peut déclencher l'image permanente de la vieillesse, de la mort. Il faut ajouter que les moyens en personnel doivent être suffisants pour que la contention ne soit pas le seul moyen d'assurer la sécurité.

53 **Les principes constitutifs de la charte des droits et libertés** de la personne âgée dépendante sont :
- choix de vie ;
- domicile et environnement ;
- vie sociale malgré les handicaps ;
- présence et rôle des proches ;
- patrimoines et revenus ;
- valorisation de l'activité ;
- liberté de conscience et pratique religieuse ;
- préserver et prévenir ;
- droit aux soins ;
- qualification des intervenants ;
- respect de la fin de vie ;
- la recherche : une priorité et un devoir ;
- exercice des droits et protection juridique de la personne ;
- l'information, le meilleur moyen de lutter contre l'exclusion.

54 L'article III de la charte des droits et libertés de la personne âgée dépendante (1987) stipule que le maintien des relations familiales et des réseaux amicaux est indispensable aux personnes âgées dépendantes. Dans les institutions, la coopération des familles et celle du voisinage à la qualité de la vie dans l'établissement doit être encouragée et facilitée. On doit donc répondre à la fille de cette personne âgée que non seulement elle peut venir midi et soir pour aider sa mère au cours des repas, mais que tout sera fait pour lui faciliter la tâche.

55 **Les mesures de protection juridique** des personnes âgées sont :
- la sauvegarde de justice : pour les personnes ayant besoin d'être protégées dans les actes de la vie civile (durée de 2 à 6 mois) ;
- la curatelle : pour les personnes ayant besoin d'être conseillées dans les actes de la vie civile, sans être hors d'état d'agir elles-mêmes ;
- la tutelle : pour les personnes ayant besoin d'être représentées de manière continue dans les actes de la vie civile.

56 La liste des **actes ou attitudes concernant la maltraitance** des personnes âgées peut s'établir ainsi :
- **la négligence passive**, qui se traduit par le délaissement, l'oubli des besoins de la personne âgée, le responsable n'ayant pas la notion des conséquences de son acte ;
- **la négligence active** : privation volontaire des éléments essentiels de la vie, le délaissement, l'abandon ;
- **la violence psychologique** : attitudes méprisantes, paroles humiliantes, agressives, méchantes, maternage infantilisant qui altère la dignité, et aussi, l'absence de prise en compte de la personne ;
- **la violence physique** : actes violents (meurtres, coups, viols, etc.) mais aussi brutalité, gestes nerveux, soin prodigué sans explication ou contre la volonté du patient ;

• **la violence financière ou les détournements de biens** (vol, héritage anticipé, gestion du budget contre l'intérêt de la personne âgée, attitude particulière des soignants qui cherchent à obtenir un pourboire, etc.) ;
• **la violation des droits** de la personne âgée ;
• **la maltraitance médicamenteuse** (excès de médicaments ou privation de traitement).

57 Concernant **les différents facteurs de violence envers une personne âgée institutionnalisée**, deux types de responsabilités peuvent se présenter :
• la responsabilité individuelle de chacun met en cause le professionnel qui maltraite pour des raisons personnelles, par lassitude, par difficulté à communiquer, par négligence ou manque d'intérêt au travail (la vieillesse dégoûte), par décharge d'angoisse, par réaction émotionnelle (manque de contrôle de soi-même et acte agressif en réponse à l'opposition du résidant, de la famille, etc.), par souffrance et épuisement ;
• la responsabilité indirecte de l'institution met en cause la hiérarchie : les décisions et l'attitude des cadres de l'institution peuvent induire les actes de maltraitance de la part des soignants qui agissent par représailles (lorsqu'ils sont mutés en gériatrie contre leur gré), par démotivation (charge de soins trop lourde, absence de gratification, mauvaises conditions de travail, etc.), par manque de professionnalisme.

58 Dans cette micro-société qu'est la famille, **certains éléments favorisent la maltraitance** : existence dans la famille d'un facteur de risque (alcoolisme, problèmes psychiatriques), le vieillissement est intolérable (les enfants n'acceptent pas les effets de la perte d'autonomie), la perte du parent idéalisé, présence d'anciens conflits non réglés (revanche à l'égard d'un parent tyrannique ou injuste, conjointe longtemps soumise prend le pouvoir face à son mari handicapé, etc.), jalousie dans la fratrie, l'enfant sacrifié qui est resté célibataire pour aider ses parents, la tyrannie ou la démence devenues insupportables, l'intrusion du parent âgé dans le couple, etc.

59 Le Conseil de l'Europe proposait en 1990 une définition qui convient fort bien aux différentes formes de violences exercées à l'encontre des personnes âgées en englobant notamment la notion de mauvais traitement : « La violence se caractérise par tout acte ou omission qui porte atteinte à la vie, à l'intégrité corporelle ou psychique, à la liberté, ou compromet gravement le développement de la personnalité et/ou la sécurité financière.

60 **Les principes fondamentaux de l'accompagnement** de la personne âgée au moment de la mort à l'hôpital sont les suivants :
• éviter de changer d'environnement ;
• supprimer totalement et prévenir la réapparition de la douleur ;
• alimenter et hydrater aussi naturellement que possible ;
• assurer la meilleure qualité de confort physique, de calme ;
• favoriser la présence des proches ;
• préserver la communication avec le mourant, respecter ses souhaits de présence ou de silence éventuellement, rester disponible, oser des gestes simples comme tenir la main, caresser le front.

Urgences

20

UE 4.3, 2e et 4e semestres

Questions

1 Définir le degré d'urgence de l'arrêt cardio-respiratoire.

2 Citer les signes de l'arrêt cardio-respiratoire.

3 Définir la syncope.

4 Définir la lipothymie.

5 Définir le malaise vagal.

6 Décrire les soins infirmiers à réaliser en cas de syncope chez un malade hospitalisé.

7 Énumérer les principales causes de la syncope.

8 Citer les principaux gestes interdits sur un sujet victime d'ingestion d'un produit caustique.

9 Définir l'inhalation de liquide gastrique.

10 Donner la caractéristique de la température centrale dans l'hypothermie modérée.

11 Énoncer les soins à prodiguer devant un sujet victime d'hypothermie.

12 Citer le pourcentage de surface brûlée au-delà de laquelle le pronostic vital est en jeu.

13 Énoncer les soins infirmiers immédiats à pratiquer sur les lieux de l'accident, quel que soit le type de brûlure.

14 Préciser le caractère particulier des brûlures électriques.

15 Caractériser les brûlures chimiques.

16 Justifier le degré d'urgence des inhalations de fumées d'incendie.

17 Définir le choc anaphylactique.

18 Citer le traitement de choix du choc anaphylactique.

19 Donner le mode d'action de l'adrénaline en cas de choc anaphylactique.

20 Justifier le degré d'urgence du choc anaphylactique.

21 Définir électrisation et électrocution.

22 Citer le degré d'urgence du coma.

23 Décrire la conduite à tenir devant une personne dans le coma en dehors de l'hôpital.

24 Préciser la conduite à tenir devant une crise d'épilepsie.

25 Citer les signes cliniques du choc hémorragique.

26 Définir le degré d'urgence de la section de membre.

27 Définir le degré d'urgence des traumatismes crâniens.

28 Énoncer la conduite à tenir devant un traumatisé crânien qui présente des troubles de la conscience.

29 Donner le degré d'urgence de l'inhalation d'un corps étranger chez l'enfant.

30 Préciser la réponse exacte : le corps étranger trachéo-bronchique représente une urgence différée non vitale. Vrai ou faux.

31 Préciser la réponse exacte : les corps étrangers digestifs sont très fréquents et sans réel danger. Vrai ou faux.

32 Énoncer les signes présentés par un enfant qui a un corps étranger obstruant la gorge.

33 Décrire les soins infirmiers à prodiguer, en dehors de l'hôpital, à un enfant victime d'une obstruction par un corps étranger.

34 Décrire les soins infirmiers à prodiguer, à l'hôpital, devant un enfant asphyxique.

35 Définir les états d'agitation.

36 Citer le degré d'urgence des états d'agitation.

37 Préciser les buts et principes de la position latérale de sécurité (PLS).

38 Citer les contre-indications de la PLS.

39 Énoncer les gestes à accomplir en urgence chez une personne victime d'un arrêt cardiovasculaire en dehors du milieu hospitalier.

40 Vous assistez à un concert en plein air où se trouvent rassemblées 5 000 personnes. La journée est particulièrement chaude et, après environ 2 h, une jeune femme près de vous dit se sentir mal. Elle est couverte de sueurs devient très pâle et tombe inanimée.
a. Devant ces signes cliniques, identifier le problème de santé.
b. Citer les deux éléments qui vont vous permettre de relativiser la gravité de son état.
c. Énoncer les gestes simples à entreprendre.

41 Énumérer les éléments cliniques permettant de poser le diagnostic d'overdose.

42 En présence d'un enfant qui vient d'avaler accidentellement du liquide pour déboucher les éviers, énoncer les gestes à proscrire absolument pour ne pas aggraver les lésions.

43 Différencier le coup de chaleur de l'insolation.

44 Expliquer le syndrome de Mendelson.

45 Citer le geste à réaliser immédiatement chez un malade inconscient afin d'éviter l'inhalation de liquide gastrique.

46 Infirmière dans une usine qui fabrique des batteries pour automobiles, vous êtes alertée par un ouvrier qui s'est versé accidentellement de l'acide sur les deux avant-bras. Énoncer la conduite à tenir immédiatement.

47 Énoncer le geste urgent à mettre en œuvre à l'arrivée lors de suspicion d'intoxication par inhalation de fumée d'une victime.

48 Citer les deux thérapeutiques à la base du traitement du choc anaphylactique. Pour chacune d'elles, expliquer le but et le mode d'action.

49 Citer les trois éléments qui sont appréciés dans le score de Glasgow.

50 Un jeune homme hospitalisé depuis 24 h pour un traumatisme abdominal consécutif à un accident de moto vous appelle et dit se sentir mal.
a. Énoncer le diagnostic le plus probable.
b. Citer les signes cliniques à rechercher pour étayer la suspicion.

51 Vous recevez dans votre service un homme victime d'un accident de travail et simplement porteur d'un pansement compressif à la cuisse gauche. Cette personne présente des signes de choc hémorragique. Citer, dans l'ordre, les gestes à accomplir à l'arrivée du patient.

52 Citer quatre points de compression artérielle.

53 Compléter les propositions suivantes concernant le chariot d'urgence :
• Le chariot d'urgence constitue l'élément indispensable de tout service de soins. Il doit être accessible facilement et son emplacement connu de tous.
• Son utilisation doit tenir compte de trois facteurs importants :
– .... ;
– .... ;
– ....
• Il faut éviter d'................ le chariot avec des médicaments ou du matériel qui ne sont pas strictement nécessaires.

• Il est impératif de .... périodiquement et régulièrement la date de péremption des médicaments.
• La fiabilité du chariot d'urgence est fonction de sa .... permanente et totale tant en ce qui concerne le chariot lui-même que le matériel qui doit être immédiatement .... en cas d'utilisation. Tout délai dans le .... peut être gravement préjudiciable au malade et engage la .... des soignants.

54 Enumérer la liste du matériel nécessaire à la réanimation cardio-respiratoire sur le chariot d'urgence (à l'exception des drogues).

55 Madame M., patiente âgée de 45 ans, est hospitalisée dans le service de médecine générale. Elle vous appelle car elle ne se sent pas bien. À votre arrivée, elle est très transpirante, agitée ; elle présente une pâleur et se plaint d'une sensation de faim. En outre, elle répond difficilement à vos sollicitations.
a. Identifier le problème de santé exprimé par ces signes cliniques.
b. Citer l'examen que vous pouvez réaliser en attendant l'arrivée du médecin.
c. Donner la valeur attendue de cet examen en regard de ce tableau clinique.

56 Monsieur A., 25 ans, victime d'un accident de bicyclette est accueilli dans le service des urgences pour traumatisme abdominal et coupures au visage. Le médecin vous charge de la surveillance clinique de ce patient et vous demande de l'appeler en cas de problème. À l'arrivée, Monsieur A. est calme, un peu pâle et parle de sa peur. Il présente : une tension artérielle à 110/60 de mm de Hg, un pouls à 80 battements/min.
La surveillance des paramètres vitaux donne les résultats suivants :
• 9 h 05 : TA à 100/80 et pouls à 100/min, Monsieur A. se plaint de douleurs de l'hypochondre gauche, il s'agite dans son lit et présente un teint livide.
• 9 h 10 : TA à 95/70 et pouls à 120/min.
• 9 h 15 : TA à 90/60 et pouls à 120/min, il se plaint et ne cesse de se retourner dans son lit.
• 9 h 20 : TA à 80/60 et pouls à 140/min, Monsieur A. a soif, réclame de l'eau, est très agité, sa pâleur s'accentue et ses extrémités sont froides.
Devant ce tableau clinique, vous décidez d'appeler le médecin à 9 h 10.
a. Citer et argumenter les éléments qui ont guidé cette décision.
b. Énoncer le diagnostic le plus probable évoqué par les symptômes de Monsieur A.
c. Citer le risque encouru.
d. À la vue de ce tableau évolutif urgent, citer trois autres signes cliniques à rechercher.

57 Vous avez à vérifier et à compléter le chariot d'urgence du fait de son utilisation pour l'intubation d'un patient précédemment. Citer les éléments indispensables à la reconstitution du plateau d'intubation.

58 Infirmier de nuit dans un service d'urgences, vous accueillez un jeune homme qui se plaint de douleur à l'épaule droite, suite d'une chute de sa hauteur, datant de la veille.
Vous l'installez dans la salle d'attente déjà occupée par quatre autres patients et lui demandez de se rasseoir et d'attendre son tour. Au bout de 15 min, très nerveux, il parle haut et fort, prend à partie les autres patients, gesticule et se plaint de la non prise en compte de sa douleur. Il conteste le temps d'attente, trop long pour lui, s'en prend à tout le monde sans distinction : médecin, aide soignante, infirmiers. La voix devient agressive, il inquiète les autres patients. Vous lui ordonnez de se calmer et d'attendre son tour, le patient hurle davantage et il commence à frapper dans la porte avec ses pieds et ses poings. Il verbalise des menaces.
Expliquer les actions de soins qui auraient permis d'apaiser l'agressivité du patient.

Réponses

1 **L'arrêt cardio-respiratoire** est l'urgence absolue : tout doit être fait pour rétablir une circulation spontanée dans les plus brefs délais.

2 **L'arrêt cardio-respiratoire** est affirmé par l'absence de pouls (carotidien et fémoral) et l'absence de respiration spontanée.

3 **Une syncope** est une perte de connaissance brève d'origine circulatoire, excluant les accidents vasculaires cérébraux (AVC), la crise comitiale, l'hypoglycémie.

4 **Une lipothymie** est un état présyncopal où la conscience est encore conservée, mais qui procède du même mécanisme.

5 **Le malaise vagal** n'est pas une maladie en soi mais une mauvaise adaptation de l'organisme à une situation donnée.

6 À l'hôpital, alerté par un voisin de chambre ou par le bruit d'une chute, on peut retrouver **le patient victime d'une syncope** qui gît par terre ou sur son lit et qui peut déjà revenir à lui. Il est très important de :

- s'assurer que les fonctions vitales ne sont pas durablement perturbées et que la syncope n'évolue pas en arrêt circulatoire ;
- il faut donc :
  - vérifier le pouls, la ventilation ;
  - libérer les voies aériennes (risque de chute de la langue en arrière)
  - mettre la pesonne en position latérale de sécurité (éviter l'inhalation de liquides présents dans la gorge ou l'estomac) ;
  - noter les circonstances de survenue (prise de médicaments, effort même modéré, présence ou non de signes prémonitoires, etc.) ;
  - prévenir le médecin le plus accessible.

La chute a pu être traumatique, il faut donc être très prudent au cours de la mobilisation du patient.

Cette situation peut évoluer vers l'arrêt cardio-respiratoire.

7 **Les causes de la syncope** peuvent être multiples, notamment cardiologiques :

- ralentissement brutal de la fréquence cardiaque lié à un trouble de la conduction aigu : patients volontiers âgés qui sont à haut risque de récidive, voire de mort subite ;
- autres troubles du rythme (tachycardie ventriculaire, torsades de pointe) qui peuvent être à l'origine d'une syncope à l'occasion de la prise de certains médicaments tels que les anti-arythmiques, les diurétiques ;
- les obstacles à l'éjection du ventricule gauche qui représentent la première cause de syncopes survenant à l'effort ;
- l'hypotension orthostatique qui est à l'origine de pré-syncopes et est largement favorisée par les médicaments, notamment chez le vieillard.

8 En présence d'un **sujet victime d'une ingestion d'un produit caustique,** certains gestes sont interdits car ils aggravent cette ingestion :

- ne surtout pas faire vomir car les voies digestives seraient brûlées une seconde fois ;
- ne pas essayer de neutraliser le caustique car les lésions existantes seraient aggravées, par exemple une brûlure thermique s'ajouterait à la brûlure chimique car les réactions de neutralisation dégagent de la chaleur ;
- ne pas poser de sonde gastrique avant d'avoir réalisé la fibroscopie en raison du risque de fausses routes et de perforation.

9 **L'inhalation de liquide gastrique** est le passage de liquide gastrique acide dans les voies aériennes d'un sujet ; elle entraîne une brûlure chimique de la trachée, des bronches et des alvéoles ; cette brûlure peut être responsable d'une insuffisance respiratoire mortelle.

10 Dans **l'hypothermie modérée**, la température centrale est comprise entre 35 et 32 °C. En dessous de 32 °C, on parle d'hypothermie grave et profonde avec apparition des troubles de la conscience et disparition du frisson.

11 Il ne faut jamais essayer de réchauffer trop rapidement **un patient victime d'hypothermie** car il existe un risque de collapsus.

Devant un patient victime d'hypothermie l'essentiel consiste à :

- soustraire le sujet à l'atmosphère froide en le mobilisant très doucement pour éviter l'apparition de troubles du rythme ;
- isoler le sujet, si possible, dans une couverture métallique isotherme qui assure un gain de température de 0,5 °C par heure ;

• pratiquer, si besoin, les manœuvres de réanimation respiratoire.

12 Au-delà de 20 % de surface brûlée **le pronostic vital est en jeu** (10 % chez les nourrissons et les grands vieillards).

13 Sur les lieux de l'accident, les **soins infirmiers à prodiguer immédiatement** sont, dans tous les cas :
• éteindre : douche, couverture, etc. ;
• refroidir : lavage de la zone brûlée pendant 5 min à l'eau du robinet, pendant 20 min en cas de brûlure chimique ;
• réchauffer : envelopper le patient dans un drap propre ou mieux une Métaline®. L'utilisation de couverture imprégnée de gel hydrocolloïde (Watergel®, Bruls stop®) permet un effet « tampon thermique » : refroidissement puis lutte contre l'hypothermie.

14 **Les brûlures électriques** se caractérisent par une surface cutanée brûlée extrêmement faible en regard d'un énorme délabrement musculaire interne invisible au début. À la brûlure peuvent s'associer des lésions propres à l'électrisation (coma, arrêt ventilatoire, arrêt cardiaque par fibrillation ventriculaire).

15 **Les brûlures chimiques** nécessitent les soins immédiats les plus importants. Il convient d'insister sur l'importance du lavage rapide et prolongé de ces brûlures. Le contact avec les services spécialisés permet de connaître les complications dues au toxique concerné. Les brûlures oculaires doivent être confiées le plus rapidement possible à un ophtalmologiste.

16 **Les intoxications graves** provoquent un arrêt cardiorespiratoire : la seule chance de survie est alors une réanimation préhospitalière très rapide.
À l'inverse, des intoxications légères peuvent s'accompagner de peu de signes mais s'aggraver secondairement. Tout patient ayant respiré, dans un local clos, de la fumée, doit être hospitalisé.

17 **Le choc anaphylactique** est un accident allergique avec collapsus et parfois bronchospasme.

18 **Le traitement de choix du choc anaphylactique** est l'adrénaline.

19 Par son effet vasoconstricteur, **l'adrénaline** lutte efficacement contre le collapsus. Par son effet β2, elle lève la broncho-constriction. Les corticoïdes, toujours associés, évitent les récidives et combattent l'œdème.

20 **En cas de choc anaphylactique**, le pronostic vital est engagé, le diagnostic doit être fait et le traitement mis en route avant toute mobilisation du patient. De même, l'éventuel bronchospasme doit être traité avant le transport vers l'hôpital.

21 On appelle **électrisation**, l'ensemble des accidents dus à l'électricité, et **électrocution**, l'évolution mortelle consécutive à une électrisation.

22 **Tout coma**, quelles que soient son étiologie et sa profondeur, est une urgence qui engage le pronostic vital. Tout patient dans le coma doit être hospitalisé ; tout patient qui a présenté une perte de connaissance brève sans étiologie doit être hospitalisé afin de rechercher la cause de cette perte de connaissance.

23 En présence d'**un patient qui a perdu connaissance**, la conduite à tenir est la suivante :
• réaliser la protection : prévention du suraccident ;
• apprécier l'état de conscience : l'appeler par son nom ;
• en l'absence de réaction lui demander d'exécuter un ordre simple, « ouvrez les yeux », serrez-moi la main » ;
• en l'absence de réaction, la victime est inconsciente ;
• si le sauveteur est seul, appeler de l'aide ;
• assurer la désobstruction des voies aériennes supérieures ;
• vérifier la présence d'une respiration efficace en se penchant vers son visage pour l'écouter respirer ; si la poitrine se soulève, placer la victime en position latérale de sécurité (PLS) ;
• alerter ou faire alerter les secours médicalisés.

24 **Devant une crise d'épilepsie**, il faut :
• reconnaître la crise, la différencier en particulier d'une crise de tétanie ;
• noter l'heure précise du début et de la fin de la crise, ainsi que toutes ses manifestations ;
• dégager l'espace autour de la personne afin qu'elle ne se blesse pas (en cas de crise convulsive avec chute) ;

• protéger sa tête (placer un coussin ou un vêtement plié sous sa tête) ;
• desserrer ses vêtements, son col, sa ceinture ;
• enlever les lunettes si elle en porte ;
• mettre la personne en position latérale de sécurité (PLS) dès que possible ;
• rester auprès de la personne jusqu'à la fin de la crise ;
• rassurer la personne pendant la période de confusion qui peut suivre le retour à la conscience.

25 **Le choc hémorragique** est évident lorsqu'on observe un patient pâle, avec des conjonctives décolorées, polypnéique, obnubilé ou agité, avec une pression artérielle basse et différentielle pincée, une tachycardie, des extrémités froides et marbrées.

26 **La section de membre** est une pathologie traumatique accidentelle assez fréquente et qui regroupe une grande variété de situations cliniques. C'est toujours une urgence fonctionnelle et la stratégie repose sur les possibilités de réimplantation chirurgicale. L'urgence se situe à deux niveaux : au plan fonctionnel, le succès de réimplantation, quand elle est possible, dépend de la rapidité du transfert vers un centre chirurgical spécialisé (6 h au maximum) ; au plan vital, il peut s'agir d'une urgence extrême en cas de section proche de la racine du membre provoquant alors un segment important.

27 **Le traumatisme crânien** peut provoquer des lésions cérébrales qui sont évolutives ; dans les heures qui suivent le traumatisme, l'état du patient peut s'aggraver considérablement : tout traumatisé crânien doit être examiné par un médecin et, s'il a perdu connaissance, être hospitalisé pendant au moins 24 h.

28 Tous **les traumatisés crâniens qui présentent des troubles de la conscience**, soit d'emblée, soit secondairement, doivent bénéficier le plus rapidement possible d'une tomodensitométrie cérébrale. L'aggravation brutale des troubles de la conscience peut être la conséquence d'un hématome intracrânien qui peut déboucher sur une évacuation d'urgence de l'hématome. Un traumatisé crânien dans le coma doit être réanimé efficacement ; il faut assurer une ventilation efficace et maintenir un équilibre hémodynamique.

29 **Le degré d'urgence d'un corps étranger chez l'enfant** est représenté par le gros corps étranger obstructif, asphyxique de la gorge en position laryngée ou pharyngo-laryngée. Elle est rarement observée car elle évolue vers la mort en moins de 3 à 4 min en l'absence de geste salvateur fait d'emblée par l'entourage, car c'est un enfant mort qui arrive aux urgences habituellement. L'infirmière doit savoir faire la manœuvre de Heimlich et celle de Mofenson.

30 Faux, **le corps étranger trachéo-bronchique** représente une urgence différée non vitale seulement en l'absence de mauvais gestes ou d'attitude erronée.

31 Faux, **les corps étrangers digestifs**, très fréquents chez l'enfant, ne représentent pas un réel danger sauf ceux qui se bloquent dans la partie haute de l'œsophage, par leur taille et leurs caractéristiques : crans, pointes, substance corrosive contenue dans les micropiles dites piles boutons, par exemple.

32 **L'enfant en asphyxie**, qui ne tousse pas, ne parle pas et ne peut plus respirer, tout cyanosé, pupilles dilatées, a, à l'évidence, un corps étranger totalement obstructif de la gorge et représente une urgence vitale.

33 **Laisser la victime dans la position où elle se trouve :**
• constater l'obstruction totale des voies aériennes ;
• désobstruer les voies aériennes en lui donnant cinq claques dans le dos ;
• en cas d'inefficacité des claques, réaliser cinq compressions abdominales selon la méthode de Heimlich ;
• évaluer l'efficacité de la manœuvre. Le corps étranger peut se dégager progressivement au cours des différentes tentatives : l'expulsion du corps étranger, l'apparition de l'effort de toux, la reprise de la respiration ;
• si l'obstruction persiste, renouveler à nouveau les cinq claques vigoureuses dans le dos puis les 5 compressions abdominales ;
• faire alerter les secours d'urgence.

34 À l'hôpital, **l'enfant asphyxique** doit subir immédiatement une manœuvre de désobstruction : manœuvre de Heimlich ou manœuvre de Mofenson chez le nourisson. C'est une urgence vitale, l'enfant va mourir ; s'il est en état de mort apparente, les techniques de réanimation sont aussitôt entreprises : désobstruction, au besoin à la pince de Magill, oxygénation au masque, intubation et ventilation sur sonde d'intubation, pose d'une voix d'abord, injection sur prescription d'adrénaline, etc.

35 **Les états d'agitation** représentent une des formes les plus évidentes de l'urgence psychiatrique. Ces désordres des conduites se manifestent par une crise aiguë d'hyperactivité psychomotrice désordonnée, d'intensité et de durée variable et sont caractérisés par leur caractère contrôlable ou non, des extériorisations affectives, des intentionnalités auto- et/ou hétéro-agressives et des manifestations somatiques.

36 **Les états d'agitation** représentent une urgence qui peut être autant somatique que psychiatrique et nécessitent une intervention la plus précoce possible, à l'origine de gestes d'abord à visée symptomatique, puis étiologique au fur et à mesure que la situation se précise.

37 **La PLS** a pour but d'éviter les problèmes liés à l'absence de réflexes de protection des voies aériennes chez un sujet inconscient. La détresse respiratoire est liée à trois phénomènes : la chute de la langue en arrière qui obstrue les voies aériennes ; l'encombrement de la cavité buccale par la salive, car les réflexes de déglutition sont abolis ; les vomissements avec inhalation du contenu acide de l'estomac (syndrome de Mendelson).

38 **Les contre-indications de la PLS** sont : l'arrêt circulatoire, l'arrêt respiratoire, le traumatisme rachidien (contre-indication relative).

39 Les gestes à accomplir en urgence en présence d'**un arrêt cardiovasculaire** en dehors de l'hôpital sont :
• appeler immédiatement le SAMU le plus proche par l'intermédiaire du numéro 15 ;
• donner une alerte précise avec une localisation détaillée en précisant que la victime est en arrêt circulatoire ;
• commencer immédiatement la réanimation cardio-pulmonaire :
– libération des voies aériennes : elle est réalisée par la sub-luxation du maxillaire ou la traction du menton vers le haut ;
– respiration ; si l'insufflation est impossible, on recherche un corps étranger et on l'extrait avec le doigt en crochet ou en réalisant la manœuvre de Heimlich ;
– circulation : réalisation du massage cardiaque externe ; si deux intervenants sont présents, le rythme est de trente compressions thoraciques pour deux insufflations.

40 Les signes présentés font penser à **un malaise vagal**.
Le tableau peut paraître dramatique, mais deux éléments permettent de le relativiser :
• la personne ventile spontanément ;
• le pouls est palpable, en général lent et bien frappé.
Après avoir, si possible, écarté les gens, vous allongerez complètement la victime en surélevant ses jambes.

41 Éléments cliniques permettant de poser le diagnostic d'**overdose** :
• une dépression respiratoire ;
• un myosis ;
• un état de stupeur ou de coma.

42 Les gestes à proscrire absolument en cas d'**ingestion accidentelle de liquide pour déboucher les éviers** sont :
• faire vomir ;
• donner à boire ;
• essayer de neutraliser le caustique car les réactions de neutralisation dégagent de la chaleur et aggravent les lésions ;
• donner un pansement gastrique qui rendrait difficile une fibroscopie.

43 **Éléments qui différencient coup de chaleur et insolation**
Le coup de chaleur survient dans des circonstances particulières :
• effort musculaire prolongé (marathon, course de fond, etc.) ;
• travail en ambiance chaude et confinée ;
• vague de chaleur surtout chez des sujets vulnérables (vieillards, enfants, obèses), ou en milieu tropical chez des sujets non acclimatés.
Dans tous les cas, il existe des facteurs favorisants :
• absence de ventilation ;
• ambiance saturée en vapeur d'eau ;
• déshydratation ;

• prise de médicaments interférant avec la thermorégulation (atropine, vasoconstricteurs, bêtabloquants et surtout neuroleptiques).
La température prise par voie rectale est toujours supérieure à 39 ou 40 °C. Il existe des troubles neurologiques initialement constitués d'un syndrome pseudo-ébrieux avec anomalies du comportement, qui évoluent vers un coma vrai avec convulsions. Il existe enfin une défaillance circulatoire avec collapsus de type hypovolémique.
L'insolation fait souvent suite à une exposition prolongée au soleil et se manifeste par une température inférieure à 40 °C, des maux de tête, des brûlures cutanées et des oedèmes.

44 **Le syndrome de Mendelson** est un syndrome dû à l'inhalation du liquide gastrique acide chez une personne dont l'état de conscience est altéré. Cet accident provoque des lésions pulmonaires graves allant de la surinfection à la mort par oedème aigu avec état de choc.

45 Le geste à réaliser immédiatement chez **un malade inconscient** afin d'éviter l'inhalation de liquide gastrique est de le mettre en position latérale de sécurité (PLS).

46 **Conduite à tenir en cas de brûlures par un acide :**
• faire un lavage rapide et prolongé de la brûlure, si nécessaire, en mettant le sujet blessé sous une douche ;
• prendre ensuite contact avec les services spécialisés (centre antipoison, INRS) pour connaître les complications dues à tel ou tel agent chimique ;
• appeler ou faire appeler les secours pour évacuation rapide vers un centre de traitement spécialisé.

47 Le geste immédiat à pratiquer en cas d'**inhalation de fumée** est la pose d'une sonde nasale pour débuter immédiatement une oxygénothérapie.

48 Thérapeutiques à la base du traitement du **choc anaphylactique** :
• l'adrénaline, qui par son effet α vasoconstricteur lutte contre le collapsus et par son effet β 2 lève la bronchoconstriction ;
• les corticoïdes, qui combattent l'œdème et évitent les récidives.

49 Les trois éléments du **score de Glasgow** sont :
• l'ouverture des yeux ;
• la réponse verbale ;
• la réponse motrice à une stimulation douloureuse.

50 Un jeune homme hospitalisé depuis 24 h pour un **traumatisme abdominal** se sent mal. Ceci peut évoquer un choc hémorragique qui peut être dû, par exemple, à une rupture de rate secondaire.
Le choc hémorragique est évident lorsqu'on observe :
• une pâleur, avec des conjonctives décolorées ;
• une polypnée ;
• des troubles de la conscience : obnubilation ou agitation ;
• une pression artérielle basse et différentielle pincée ;
• une tachycardie ;
• des extrémités froides et marbrées ;
• une sensation de soif.

51 Conduite à tenir à l'arrivée d'un patient présentant des signes de **choc hémorragique** :
• poser une voie veineuse périphérique avec un cathéter de gros calibre ;
• prélever un tube de sang pour contrôler le groupe sanguin ou vérifier la carte de groupe ;
• commencer, sur prescription, le remplissage vasculaire ;
• débuter une oxygénothérapie par sonde nasale ou au masque (6 à 9 L/min).
Le traitement de la cause est ici d'ordre chirurgical.

52 **Points de compression artérielle**
Il s'agit de :
• l'artère carotide ;
• l'artère sus-clavière ;
• l'artère axillaire ;
• l'artère humérale ;
• l'artère fémorale ;
• l'artère poplitée.

53 **Le chariot d'urgence** constitue l'élément indispensable de tout service de soins. Il doit être accessible facilement et son emplacement connu de tous.
Son utilisation doit tenir compte de trois facteurs importants :
• **l'ergonomie** ;
• **la mobilité** ;
• **la rationalité** ;

Il faut éviter d'**encombrer** le chariot avec des médicaments ou du matériel qui ne sont pas strictement nécessaires.
Il est impératif de **vérifier** périodiquement et régulièrement la date de péremption des médicaments.
La fiabilité du chariot d'urgence est fonction de sa **disponibilité** permanente et totale tant en ce qui concerne le chariot lui-même que le matériel qui doit être immédiatement **remplacé** en cas d'utilisation. Tout délai dans le réapprovisionnement peut être gravement préjudiciable au malade et engage la **responsabilité** des soignants.

54 **En réanimation cardiorespiratoire**
Matériel nécessaire :
- seringues de différentes tailles ;
- rampes de perfusion ;
- prolongateurs ;
- cathéters centraux ;
- aiguilles ;
- robinets multivoies ;
- tubulures de perfusion ;
- cathlons périphériques ;
- garrot ;
- nécessaire pour asepsie ;
- champs stériles ;
- tensiomètre ;
- matériel pour intubation ;
- toujours prévoir : ECG et défibrillateur semi-automatique ; pansements classiques et compressifs.

55 **a.** Problème de santé idientifié : **hypoglycémie** car sueurs, agitation, installation progressive du malaise, sensation de faim.
b. L'examen à réaliser : glycémie capillaire.
c. Valeur attendue : inférieur à 0,70 g/L ou 3,85 mmol/L.

56 **a.** Les éléments qui ont guidé l'appel du médecin :
- TA a chuté de 110/60 à 95/70 ;
- le pouls s'accélère de 80 à 120/min ;
- présence d'une douleur dans l'hypochondre gauche ;
- l'agitation s'amplifie ;
- la pâleur se renforce.

b. Ces signes évoquent une suspicion de rupture de rate avec hémorragie interne.
c. Le risque encouru est le choc hypovolémique qui se définit par une baisse de la volémie supérieure à 25-30 %.
d. Les autres signes précurseurs d'une aggravation : marbrures, dyspnée, sueurs, cyanose.

57 **Le plateau d'intubation**
- Laryngoscope fonctionnel : manche et lames de différentes longueurs, piles et ampoules de secours.
- Pince de Magill.
- Mandrin (guide).
- Anesthésiant local (xylocaïne spray).
- Seringue de 10 mL.
- Sondes d'intubations de différents calibres.
- Stéthoscope.
- Canule de Guédel.
- Moyen de fixation.

58 **Les actes infirmiers permettant de réduire l'agressivité :**
- isoler le jeune homme du public pour créer un espace, un cadre de parole. L'agressivité s'exprime d'autant plus fort que des tiers sont présents. L'agresseur peut se poser en porte parole des silencieux ;
- ne jamais répondre à la violence par la violence : parler calmement mais fermement, savoir se taire, écouter la personne, adopter un ton calme, maintenir les marques distinctives de respect ;
- manifester une attitude d'écoute active bienveillante : l'écouter se plaindre avec respect, analyser la plainte. La violence est un message qui cache souvent de la souffrance ;
- montrer que l'infirmier a perçu l'agressivité. Ignorer l'agressivité a pour effet de la renforcer ;
- reconnaître notre propre agressivité en miroir, en réaction, en réponse à celle de l'autre. Se souvenir que la personne agressive ne s'adresse pas à soi comme individu mais comme représentant d'un service, d'un système ;
- surveiller l'évolution du comportement : renouvellement des gestes agressifs, augmentation de la brutalité, débit de parole menaçante et hostiles ;
- ne pas hésiter à passer le relais à un autre membre de l'équipe si la situation s'aggrave : l'intervention de plusieurs personnes peut parfois être nécessaire pour maîtriser la personne.

Pharmacologie

21

UE 2.11, 1er, 3e et 5e semestres

Questions

1 Définir le médicament.

2 Définir la dénomination commune internationale (DCI) d'un médicament.

3 Définir un médicament générique.

4 Définir les voies d'administration sublinguale et parentérale.

5 Expliquer les avantages de la voie parentérale.

6 Expliquer les inconvénients de la voie parentérale.

7 Définir la marge thérapeutique.

8 Définir l'excipient.

9 Définir l'absorption du médicament par voie orale et l'effet de premier passage.

10 Définir un placebo.

11 Énoncer les caractéristiques d'un comprimé à libération prolongée.

12 Définir les substances vénéneuses.

13 Caractériser les médicaments de la liste I.

14 Citer les restrictions auxquelles sont soumis les médicaments de la liste I.

15 Définir l'autorisation de mise sur le marché (AMM).

16 Citer les objectifs des traitements aux antihypertenseurs.

17 Expliquer les principaux effets secondaires spécifiques de chaque antihypertenseur.

18 Expliquer le mode d'action des bêtabloquants.

19 Préciser la réponse exacte et argumenter : les bêtabloquants sont utilisés également dans les insuffisances respiratoires et chez l'asthmatique. Vrai ou faux.

20 Définir les anticoagulants.

21 Citer les différents types d'anticoagulants.

22 Préciser la réponse exacte et argumenter : l'héparine fait chuter le nombre des plaquettes. Vrai ou faux.

23 Un patient opéré d'une prothèse valvulaire quitte votre service. Il vous pose la question suivante : « Qu'est-ce qu'est ce traitement Sintrom® que je dois prendre à vie et pourquoi dois-je faire des prises de sang régulièrement ? » Développer l'action éducative.

24 Préciser le but et les objectifs du traitement par les digitaliques.

25 Énoncer les éléments de surveillance de l'efficacité d'un traitement par les digitaliques.

26 Énoncer les signes qui traduisent une intoxication digitalique.

27 Expliquer le mode d'action de la trinitrine et des dérivés nitrés.

28 Citer quatre effets secondaires majeurs de la morphine et déterminer pour chacun de ces effets secondaires, la surveillance à mettre en place.

29 Infirmière dans le service de traumatologie, vous appliquez la prescription de Pro-Dafalgan® : 1 g (ampoule injectable), prescrit à un patient hospitalisé pour fracture ouverte infectée de la jambe : injection intraveineuse, 2 g dans

100 mL de sérum glucosé isotonique à 5 %, en 30 min, 3 fois par jour.
a. Indiquer les buts du traitement.
b. Énumérer les précautions à prendre dans l'administration de ce médicament.

30 Développer le rôle de l'infirmière lors de la prescription d'un antalgique.

31 Expliquer le but et le mode d'utilisation des échelles d'évaluation objective de la douleur.

32 Énoncer les effets secondaires majeurs de la corticothérapie à long terme et indiquer pour chacun les moyens de la surveillance.

33 Décrire la procédure à respecter pour la dispensation de la morphine par voie sous-cutanée à l'hôpital.

34 Définir les cytotoxiques et énoncer les effets secondaires des anticancéreux sur le plan hématologique.

35 Expliquer la sensibilité aux infections des personnes traités par anticancéreux.

36 Expliquer les effets secondaires du Lasilix®.

37 Énoncer le classement des diurétiques.

38 Un patient, âgé de 62 ans, est hospitalisé en soins intensifs de cardiologie pour une douleur angineuse typique irradiant à l'épaule gauche. Les médecins diagnostiquent un infarctus du myocarde. Le patient présente une nécrose myocardique antérieure.
La prescription médicale médicamenteuse est la suivante :
- Actilyse® (thrombolytique), il a été fibrinolysé à la deuxième heure ;
- Risordan® (dérivé nitré) au pousse seringue électrique, 2 mg/h (ampoule de 10 mL dosée à 1 mg/mL) ;
- Sectral 200® (bêtabloquant), 1 comprimé par jour ;
- héparine (anticoagulant) au pousse seringue : 13 000 UI/12 h, (flacon de 5 mL d'héparine, dosé à 5 000 UI/mL d'héparine) ;
- soluté glucosé à 5 % : 500 mL/24 h ;
- Kardegic 80® (anti-agrégant plaquettaire) : un sachet par jour ;
- Maalox® sachets (protecteur gastrique) : un sachet, 1 heure après la prise d'Aspégic®.

Expliciter la prescription des médicaments prescrits à ce patient.

39 Développer les soins éducatifs à dispenser à un patient sortant d'hospitalisation avec le traitement de Nitriderm TTS 10® (trinitrine), 1 patch à coller le matin et à retirer le soir avant de se coucher.

40 Définir les termes suivants : antiémétique, spasmolytique.

41 Expliquer le mode d'action du Smecta®.

42 Expliquer le mode d'action d'un laxatif osmotique comme Duphalac®.

43 Définir et donner le mode d'action d'un antihistaminique H2 comme Azantac®.

44 Définir et donner le mode d'action d'un inhibiteur de la pompe à protons comme Mopral®.

45 Donner le mode d'action des différents types d'antidiarrhéiques.

46 Préciser le mécanisme d'action du Gaviscon® en soluté buvable (antireflux).

47 Développer les soins éducatifs à dispenser à la maman d'un nourrisson qui a des régurgitations.

48 Expliquer le rôle des sulfamides hypoglycémiants, tel le Daonil®, dans le traitement du diabète non insulino-dépendant.

49 Expliquer le rôle des dérivés de la métformine, tel le Glucophage 800®, dans le traitement du diabète non insulino-dépendant.

50 Donner le but d'un traitement par un antithyroïdien et énoncer les éléments de surveillance.

51 Citer les quatre types d'insuline et préciser pour chacun d'eux, la durée d'action, le délai d'action, le but recherché, la fréquence des administrations.

52 Énoncer les principales règles d'utilisation de l'insuline.

53 Donner le rôle de la progestérone.

54 Énoncer les effets secondaires des œstrogènes.

55 Préciser les objectifs des traitements aux anxiolytiques.

56 Citer les principaux effets secondaires possibles des anxiolytiques.

57 Justifier la prescription d'un anxiolytique associé au traitement aux antidépresseurs.

58 Citer les objectifs des traitements aux antidépresseurs.

59 Citer les objectifs des traitements aux neuroleptiques.

60 Citer les principaux effets secondaires des neuroleptiques.

61 Citer les différentes classes d'antiépileptiques.

62 Citer les objectifs du traitement au lithium.

63 Énoncer les effets secondaires indésirables du lithium.

64 Définir les cytostatiques.

65 Citer les différents types de cytostatiques et donner leur mode d'action au niveau de la cellule.

66 Caractériser les traitements médicamenteux ophtalmiques.

67 Citer les différentes formes des médicaments ophtalmiques.

68 Définir les collyres.

69 Caractériser la pommade ophtalmique.

70 Définir la lotion ophtalmique.

71 Définir le collyre mydriatique.

72 Cas concret :
Un enfant de 2 mois, hospitalisé dans un service de néonatalogie présente plusieurs crises d'épilepsie. L'équipe médicale instaure, un samedi, un traitement par fosphénytoïne sodique (Prodilantin®). Ce médicament est présenté en flacon de 10 mL d'une solution de fosphénytoïne sodique à 75 mg/mL, soit l'équivalent de 500 mg d'équivalent phénytoine.
La prescription est rédigée ainsi : « Prodilantin® 9 mg, 3 fois/jour en IVD sur 2 min ».
Une heure après l'administration de la première dose, l'enfant présente une bradypnée sévère requérant une intubation et une ventilation assistée.
L'équipe soignante (2 infirmiers pour 24 prématurés) vérifie les calculs réalisés manuellement ayant abouti à l'administration du médicament. Il apparaît que la dose administrée est égale à 417 mg de fosphénytoïne sodique, soit 278 mg d'équivalent phénytoïne, car :

- l'infirmier a considéré que la concentration de la solution mère était égale à 50 mg/mL ;
- l'infirmier a déterminé le volume à administrer selon le calcul suivant : volume à administrer = $50 \times 1/9$.

a. Analyser la situation :

- la (les) nature(s) de cette erreur médicamenteuse ;
- la (les) cause(s) avérées ou potentielles de cette erreur médicamenteuse.

b. Définir les différentes actions que l'équipe soignante doit mettre en place à court et moyen terme face à ce genre d'accident iatrogène médicamenteux évitable.
c. Énoncer les mesures préventives à prodiguer afin de diminuer le risque de survenue de ce type d'accident.

73 Lors de la prise en charge d'un patient âgé de 62 ans, le médecin identifie une douleur angineuse typique irradiant à l'épaule gauche. Le traitement par Natispray® (dérivé nitré) calme peu et incomplètement la douleur. Il diagnostique un infarctus du myocarde.
Expliquer, à partir du mécanisme physiopathologique de l'infarctus du myocarde, la réaction du patient à la pulvérisation de Natispray® sous la langue.

74 Énoncer les principales causes d'erreurs possibles lors de la préparation et la distribution des médicaments.

75 Expliquer les trois origines des effets secondaires des médicaments.

Réponses

1 **On appelle « médicament** toute substance ou composition présentée comme possédant des propriétés curatives ou préventives, à l'égard des maladies humaines ou animales, ainsi que tout produit pouvant être administré en vue d'établir un diagnostic médical, de restaurer ou de modifier une fonction organique » (Code de la santé publique, art. L. 511).

2 La DCI est le nom scientifique de la substance active. La molécule est connue de tous par ce nom.

3 **Un médicament générique** est un médicament dont le dépôt de la demande de brevet date de plus de 20 ans et qui est de ce fait tombé dans le domaine public. Tout laboratoire peut commercialiser cette spécialité, sans autorisation spéciale de son inventeur qui ne perçoit plus de droit attaché à cette invention. Le nom du médicament, en revanche, ne pourra pas être un nom de spécialité. La boîte porte le nom de la substance active suivie du nom du laboratoire. Il s'agit de copie conforme en qualité et en quantité à la spécialité d'origine, mais avec un prix inférieur correspondant à l'absence d'investissement de recherche et de « royalties ».

4 **La voie sublinguale** est la voie d'administration à travers la muqueuse située sous la langue. Le médicament fond sous la langue. C'est une voie de passage directe du médicament dans le sang. Le médicament n'est pas dégradé par l'effet de premier passage hépatique, comme cela se fait pour la voie orale. L'action est rapide. **La voie parentérale** est la voie injectable. Elle permet le passage du médicament à travers la peau, directement vers la circulation générale, à l'aide d'une seringue et d'une aiguille.

5 **Le passage direct dans le sang** évite l'effet du premier passage hépatique. Elle permet l'utilisation de substances normalement dégradées par l'estomac ou l'intestin. C'est la seule voie disponible pour les personnes ne pouvant pas avaler (coma, nourrisson). Par la voie intraveineuse, l'action est rapide et l'organe ciblé est atteint rapidement. C'est la voie de l'urgence. Par les voies intramusculaire et sous-cutanée, les effets sont retardés et progressifs.

6 **L'activité pharmacologique** est plus marquée que par la voie orale. Il y a, par exemple, des risques de surdosage et d'apparition d'effets secondaires s'exprimant de manière nette. L'administration peut être douloureuse. Elle nécessite une infirmière ou un médecin pour l'injection (sauf pour l'injection d'insuline réalisée par le diabétique lui-même). Elle nécessite une aiguille, une seringue. Il y a un risque infectieux en cas de manque d'asepsie. C'est une voie d'administration onéreuse. Il peut y avoir une crainte de la piqûre.

7 **La marge thérapeutique** est l'intervalle de concentration de substance active dans le sang compris entre le seuil thérapeutique minimum et le seuil toxique. Quand le médicament a une concentration située dans la fenêtre thérapeutique, il n'est ni en sur-, ni en sous-dosage.

8 **L'excipient** est une substance inactive contenue dans le médicament Il permet au médicament d'avoir une forme adaptée à la voie d'administration choisie.

9 En termes pharmacocinétiques, **l'absorption d'un médicament** par voie orale est le passage de la substance active à travers la muqueuse intestinale. Par la voie orale le médicament passe dans le sang après avoir traversé la barrière intestinale. Il est d'abord transporté par la veine porte vers le foie où il est en partie métabolisé ou partiellement détruit. C'est l'effet de premier passage. Puis il va vers sa cible par la circulation générale. Par la voie intraveineuse, sublinguale ou rectale, le médicament est directement disponible, sans avoir à subir l'effet de premier passage dans le foie.

10 **Un placebo** est un produit présenté comme un médicament mais ne contenant pas de substances actives. Il n'a pas d'effet pharmacologique. Il est composé uniquement d'excipient. Il est utilisé dans les essais thérapeutiques en double aveugle, pour évaluer l'effet placebo. C'est l'effet psychologique de la prise d'un médicament qui permet de ressentir un effet pharmacologique. En comparant l'efficacité pharmacologique résultant de la prise de médicament contenant une substance active et le taux de réussite chez les personnes ayant pris un placebo, on pourra se rendre compte de l'effet réel du médicament.

11 Avec un comprimé à **libération prolongée**, la substance active est libérée progressivement dans l'organisme. Après absorption par voie orale, la substance active diffuse vers le sang, lentement, à travers la muqueuse digestive. La concentration en substance active sera constante dans le sang. La substance active est enveloppée par des couches d'épaisseur variable et est ainsi disponible de façon retardée.

12 **Les substances vénéneuses** sont des substances dont l'administration peut engendrer des effets nocifs, à l'occasion de leur utilisation thérapeutique. Ces effets proviennent des propriétés irritantes, cancérigènes, tératogènes (qui provoquent des malformations chez le fœtus), mutagènes, stupéfiantes (responsables de dépendances) ou psychotropes (qui provoque des effets psychiques néfastes et graves) des substances vénéneuses.

13 **Les substances de la liste I** ont un potentiel fortement toxique, si ce n'est mortel. Le seuil toxique de ces substances est proche de leur seuil thérapeutique. Sont également inscrits dans cette liste I des médicaments dont on ne souhaite pas le renouvellement, malgré leur faible toxicité (antibiotiques, dermo-corticoïdes, etc.).

14 **Les médicaments de la liste I** doivent être soumis aux restrictions suivantes :
- l'ordonnance est obligatoire et date de moins de 3 mois ;
- le cadre indiqué sur la boîte de la spécialité est rouge ;
- les tiroirs de l'armoire à pharmacie du service sont étiquetés de couleur rouge ;
- la durée de prescription est au maximum d'un an ;
- le renouvellement est impossible sauf si le médecin prescripteur stipule un nombre précis de renouvellements.

15 **Chaque médicament doit obtenir**, pour être commercialisé par le laboratoire, une autorisation de mise sur le marché (AMM) auprès de l'agence du médicament.

16 **Les traitements aux antihypertenseurs** consistent à normaliser les chiffres tensionnels, c'est-à-dire à stabiliser la pression artérielle. Elle doit être abaissée pour limiter l'élévation de tension au cours d'une crise d'hypertension.

17 **Les effets secondaires spécifiques** de chaque antihypertenseur sont les suivants :
- les diurétiques : l'effet principal est le risque de déshydratation et, pour les diurétiques de la famille du furosémide (Lasilix®) une hypokaliémie modérée ;
- les bêtabloquants : une bradycardie excessive peut devenir gênante pour le patient ;
- les inhibiteurs de l'enzyme de conversion : hypotension plus marquée en présence d'un diurétique ; une toux sèche, persistante et aggravée en position couchée est souvent constatée ;
- les inhibiteurs calciques : des rougeurs de la face et des tachycardies peuvent apparaître avec les dérivés de la nifédine (Adalate LP®) ;
- les antihypertenseurs centraux : ils sont responsables de troubles digestifs (nausées, vomissements, constipation) et de troubles neurologiques (insomnie, bouche sèche, congestion nasale).

18 **Les bêtabloquants** sont utilisés dans le traitement de fond de l'angor pour prévenir l'apparition de crises angineuses. On les utilise également pour stabiliser une hypertension artérielle ou traiter une crise hypertensive. Le seuil de travail du cœur est abaissé pour prévenir les excès d'effort cardiaque. La pression artérielle est diminuée grâce à un débit plus faible et régulier.

19 Faux, les bêtabloquants sont **bronchoconstricteurs** et ne doivent donc pas être utilisés chez l'asthmatique et l'insuffisant respiratoire.

20 **Les anticoagulants** préviennent l'extension d'un thrombus et fluidifient le sang. Ils préviennent le risque thromboembolique. Ils ne détruisent pas le thrombus, c'est le fait des thrombolytiques.

21 **Les principaux types d'anticoagulants** sont :
- l'héparine standard, anticoagulant d'action rapide ;
- les héparines de bas poids moléculaire (HBPM), utilisées pour prévenir des risques

de thrombophlébite et indispensables en hémodialyse rénale ;
• les antivitamines K, anticoagulants intervenant sur différents facteurs de la coagulation.

22 Vrai, l'héparine fait chuter le nombre des plaquettes. Il y a donc un risque accru d'hémorragie.

23 **Le Sintrom®** est un antivitamine K. Les antivitamines K sont des anticoagulants intervenant sur la fabrication de différents facteurs de la coagulation au niveau des cellules du foie (la vitamine K). Leur action se situe bien avant l'hémostase proprement dite. Les examens prescrits par le médecin contrôlent l'efficacité de l'anticoagulant :
• taux de prothrombine : test biologique de l'efficacité des antivitamines K, exprimé en pourcentage de prothrombine par rapport à la quantité de prothrombine dans le sang d'un témoin. Les valeurs normales sont comprises entre 70 et 100 % ; sous antivitamine K, elles s'abaissent entre 25 à 35 %. Il y a risque hémorragique grave au-dessous de 10 % ;
• temps de Quick : exprimé en secondes, il explore les facteurs immédiats de la coagulation. Il est déterminé en mettant en présence le sang du patient, du calcium et une solution saturée en thromboplasmine. Il doit être normalement de 5 s ;
• INR : les résultats de la meure du temps de Quick dépendent du type, de la pureté et de l'origine du réactif. Pour pallier cet inconvénient, on lui préfère l'INR (international normalized ratio) qui est le rapport entre le temps de Quick du patient et celui du témoin, corrigé par un indice de calibrage du réactif. Il doit être compris entre 2 et 3 (risques hémorragiques au-dessus de 5).

24 **Les digitaliques** sont utilisés pour traiter l'insuffisance cardiaque et les arythmies complètes. Le but du traitement est d'améliorer les symptômes de l'insuffisance cardiaque et d'augmenter l'espérance de vie du patient. Ils renforcent les contractions du cœur, ralentissent le rythme cardiaque et régularisent le débit.

25 **L'évaluation de l'efficacité** du traitement aux digitaliques se fait sur la diminution des symptômes :
• l'amélioration de l'état général du patient se constate par la diminution de la dyspnée et des œdèmes, la remontée de la pression artérielle. La gêne lors des efforts et la fatigue s'estompent ;
• la diminution et la régularisation du rythme cardiaque : la tachycardie de compensation doit disparaître. Celle-ci s'est installée progressivement pour compenser la déficience du muscle cardiaque ;
• la diminution des œdèmes et l'augmentation de la diurèse.

26 **Les digitaliques** s'accumulent dans l'organisme. Leur marge thérapeutique est faible, le seuil toxique étant proche du seuil thérapeutique. L'apparition de troubles digestifs (anorexie, nausées, vomissements, diarrhée) ou oculaires (dyschromatopsie ou troubles dans la perception des couleurs, vision trouble) est un signe d'alarme. Quand l'intoxication est avérée, on observe de la bradycardie, des arythmies et des extrasystoles. Ces signes nécessitent l'arrêt du traitement.

27 **La trinitrine** opère une vasodilatation veineuse. Il en résulte une réduction du retour veineux, une diminution de la pression intracardiaque, donc une diminution de la consommation d'O_2 par le myocarde. Elle prévient les crises d'angor en assurant une meilleure circulation coronaire des zones ischémiques. Dans l'infarctus du myocarde, la trinitrine ne peut pas rétablir le passage du sang dans la coronaire obstruée, mais elle favorise l'oxygénation du myocarde par la vasodilatation de toutes les autres coronaires.

28 Les **effets secondaires majeurs de la morphine** sont :
• des nausées et des vomissements qui peuvent être prévenus par l'administration conjointe d'antinauséeux ;
• une constipation (prévenue par les laxatifs) nécessitant de surveiller le transit, et de veiller au régime alimentaire (fibres, boisson) et par un toucher-massage du cadre colique ;
• de la somnolence et de la sédation ;
• une rétention urinaire (surveiller la diurèse) ;
• une dépression respiratoire avec risque de bronchospasme mortel en cas de surdosage.

29 **Les buts du traitement par le Pro-Dafalgan®** sont de soulager la douleur, de la supprimer. Le Pro-Dafalgan® est également un antipyrétique. La faible toxicité du paracétamol en fait le médicament antidouleur de premier choix. Les précautions dans l'administration du Pro-Dafalgan® sont :

- la vérification de la prescription : il ne faut pas dépasser la dose maximale, car au delà, le paracétamol peut être toxique pour le foie ;
- la prescription doit être nominative, signée et datée par le médecin ou un médecin désigné par lui ;
- le respect des horaires et des posologies ;
- s'assurer de l'absence d'allergies au paracétamol.

30 **L'évaluation de la douleur** se fait en posant des questions au patient et avec l'utilisation d'une échelle analogique EVA par exemple. Les dires du patient, ses expressions physiques, ses silences sont à prendre en compte. Il faut lui demander de signaler la diminution ou l'augmentation de sa douleur, lui procurer des soins de bien être et de confort (toucher-massage du dos, mobilisations et manipulations douces, apport de distraction, relaxation). Il faut transmettre toutes les informations qui concernent la douleur dans le dossier du patient : cible douleur. L'évaluation de l'efficacité de l'antalgique (durée d'action) permet au médecin de réévaluer le traitement. L'évaluation du retentissement de la douleur sur l'appétit, le déplacement, le sommeil font partie des éléments à considérer.

31 **La douleur** est totalement subjective. Elle est signifiée et exprimée, et donc, modulée en fonction de la personne à qui la douleur est décrite (effet blouse blanche). Il en est de même des considérations culturelles, ethniques ou religieuses, qui vont influencer l'expression de l'intensité de la douleur. L'utilisation d'échelles a permis de décrire l'intensité de la douleur et ainsi d'avoir un suivi thérapeutique. On distingue :

- **l'algodécimètre :** « l'échelle d'évaluation analogique ». Il s'agit d'une réglette qui possède sur une face une graduation en millimètres de 0 à 10 cm et sur l'autre face deux repères qualitatifs (absence de douleur et douleur intolérable) distant de 10 cm. Le patient fait glisser le curseur jusqu'au niveau visuel qui lui semble correspondre au niveau de sa douleur. En retournant l'algomètre le médecin relève la graduation indiquée, pouvant ainsi coter la douleur décrite. Le chiffre correspond à un malade donné. Ces échelles sont reproductibles et fiables. Les mesures sont effectuées tout au long du traitement pour évaluer l'efficacité d'un traitement antalgique ;
- **l'échelle verbale d'intensité :** devant un certain nombre de qualificatif, le patient va choisir celui qui correspond le mieux à sa douleur. Elle favorise la précision de l'approche de sa douleur. Ces échelles sont facilement compréhensibles par le patient et permettent d'améliorer l'évaluation de la douleur ;
- **les échelles d'intensité** utilisées dans le milieu hospitalier permettent une communication plus aisée. L'échelle de Mc Gill Melzack permet de coter de 0 à 5 la douleur perçue.

32 **Les corticoïdes** agissent comme la cortisone. Les effets secondaires peuvent être :

- une diminution de la réponse immunitaire : les corticoïdes étant immunosuppresseurs, les risques infectieux sont majorés ; il faut assurer la surveillance de la température ; il y a également un retard à la cicatrisation ;
- des désordres hydro-électrolytiques : la rétention hydro-sodée s'exprime par des œdèmes des membres inférieurs et de l'hypertension ; le régime hyposodé se révèle indispensable ; il peut y avoir hypokaliémie ;
- des troubles cutanés : on constate l'amincissement cutané et de l'érythème des pommettes ; le teint est gris ;
- des troubles endocriniens et métaboliques : l'effet hyperglycémiant nécessite de contrôler la glycémie ;
- des troubles musculo-squelettiques : ostéoporose à long terme ; il faut donc planifier un bilan osseux régulier ;
- des troubles digestifs avec risque d'ulcère gastroduodénal ou de réveil d'un ulcère pré-existant, ce qui nécessite la surveillance de l'apparition des signes d'une hémorragie digestive ;
- des troubles neuropsychiques : surexcitation avec euphorie, troubles du sommeil et troubles psychiques.

33 **L'administration d'antalgiques majeurs** est régie par des règles strictes.

- **Le coffre des toxiques :** il est banalisé, fermé à clef et situé dans l'armoire à pharmacie. Il faut se procurer la clef du coffre et la remettre en place après la manipulation. Les ampoules vides sont conservées dans le coffre après préparation de l'injection. Elles seront comptées et remises à la pharmacie de l'hôpital lors du renouvellement du stock. Les ordonnances sont également conservées.
- **L'enregistrement sur le relevé nominatif :** un certain nombre d'informations sont obligatoirement notées sur le relevé nominatif (cahier de toxiques). Il est réglementaire de mentionner : l'unité de soin, le nom du médecin prescripteur, le nom et le prénom du malade, la date de l'administration et l'heure, la dénomination du stupéfiant et son dosage (en toutes lettres), la forme d'administration (voie sous-cutanée), la dose administrée (en toutes lettres), le nom de l'infirmière qui a effectué l'administration, la signature de cette infirmière.

34 **Les anticancéreux** sont cytostatiques. Ils agissent sur les cellules en voie de division (mitose). Les cellules malignes se divisent rapidement et seront lésées de façon préférentielle. Les tissus sains ont également des cellules à division rapide. C'est le cas des cellules souches des lignées sanguines situées dans la moelle épinière. Les anticancéreux provoquent une dépression médullaire responsable de troubles hématopoïétiques, appelée aplasie médullaire et qui se traduit par une baisse de production des globules rouges, des globules blancs et des plaquettes (anémie, leucopénie et thrombopénie). L'aplasie s'exprime par de la fatigue, des infections et des hémorragies. L'anémie est due à la chute des globules rouges et à la diminution de l'hémoglobine.

35 **La diminution des défenses immunitaires** induite par la chimiothérapie et l'altération de l'état général affecté par le cancer engendrent un risque infectieux. Les anticancéreux sont immunosuppresseurs par diminution du nombre de lymphocytes. La pénétration de germes pathogènes dans l'organisme ne peut pas être stoppée en raison de la diminution des leucocytes polynucléaires (aplasie médullaire).

36 **Le Lasilix®** est un diurétique hypokaliémiant (diurétique de l'anse de Henlé) dont les principaux effets secondaires sont les suivants :

- déshydratation : l'élimination excessive d'eau, non compensée par des apports extérieurs, se traduit par de la déshydratation ;
- hypokaliémie : il y a risque de fuite d'ions et en particulier de potassium qui se traduit par l'apparition de crampes musculaires, avec fatigue, nausées, vomissements et une hyperventilation ;
- risque d'hypotension artérielle : la chute tensionnelle est possible si le diurétique est pris en association avec d'autres antihypertenseurs ou si la personne est âgée ou en insuffisance rénale.

37 **Les diurétiques** peuvent être hypokaliémiants ou épargnants potassiques. Cette propriété permet de les classer de la façon suivante :

- les antialdostérones hyperkaliémiants : en s'opposant de manière excessive à l'aldostérone, hormone antidiurétique, ils provoquent des troubles endocriniens, de la gynécomastie, une impuissance ou une dysménorrhée, des troubles du métabolisme (hyperglycémie, fuite hydrosodée et chlorures) et de la somnolence ;
- les diurétiques hypokaliémiants (diurétiques de l'anse de Henlé) : ces diurétiques, tel le Lasilix®, provoquent des troubles du rythme, des troubles de l'audition. L'association avec les aminosines (antibiotiques) n'est pas conseillée en raison de leur effet ottotoxique réciproque.

38 **L'intérêt des médicaments** prescrits est le suivant :

- Actilyse® : les thrombolytiques et les ballonnets par voie intra-artérielle peuvent provoquer la destruction du thrombus ;
- Risordan® : l'infarctus du myocarde est dû à l'occlusion thrombotique aiguë et totale d'une artère coronaire. La trinitrine ne peut pas rétablir le passage du sang dans la coronaire obstruée. La trinitrine en continue par seringue électrique permet d'assurer, par les coronaires non atteintes, une oxygénation des zones ischémiées ou en voie de l'être ;
- Sectral® : il limite le travail du cœur pour diminuer ses besoins en oxygène. L'oxy-

gène est apporté par les coronaires pour que les tissus myocardiques assurent la contraction du cœur.

Du fait des obstructions des coronaires et des séquelles de nécrose, l'apport en oxygène ne pourra pas être assuré :

• héparine : dans l'infarctus du myocarde, le but de l'héparine, anticoagulant d'action rapide, est de limiter l'extension du thrombus, d'éviter son embolisation et de prévenir la formation de thrombus dans d'autres vaisseaux partiellement obstrués.

• soluté glucosé à 5 % : garde veine ;

• Kardegic® 80 mg (aspirine) : il prévient le risque de récidives de formation de thrombus en limitant l'agrégation plaquettaire en cas de fissuration d'une plaque d'athérome ;

• Maalox® : protecteur gastrique.

39 **Les patchs de trinitrine** (Nitriderm TTS®, Diafusor®, Cordipatch®) constituent le traitement au long cours de la prévention des crises d'angor. Le patch est mis le matin et retiré le soir afin de respecter une période de 8 h sans trinitrine. En effet, lorsque la trinitrine est administrée en continue 24 h sur 24 h, on constate parfois un échappement thérapeutique (perte d'efficacité). Les timbres sont à coller sur la poitrine ou la paroi latérale du thorax et le renouvellement se fait en changeant d'emplacement, sur une peau propre après la toilette et sur une zone peu pileuse. S'il se décolle, il faut en coller un autre et le retirer au moment prévu pour retirer le premier. Le traitement de l'angor est un traitement à long terme. L'arrêt brusque peut déclencher une crise d'angor. Il faut toujours avoir sur soi de la trinitrine en spray ou en comprimés à croquer pour faire cesser une crise d'angor. L'infirmière doit expliquer, et s'assurer que le patient a bien compris, que l'automédication peut être la source de nombreuses interactions médicamenteuses. Pour constater que l'angor n'évolue pas en angor constant, stade ultime avant l'infarctus du myocarde, il est indispensable de se rendre régulièrement chez le médecin. Les autres conseils à donner sont les suivants :

• l'arrêt du tabac est nécessaire ;

• l'alimentation doit être équilibrée avec un apport pauvre en graisse ;

• l'exercice physique sera pratiqué régulièrement et sans excès, ni effort ;

• les situations suivantes qui déclenchent les crises d'angor sont à éviter ou à surveiller : marche rapide, montée d'escalier, période post prandiale, froid intense, marche contre le vent, pratiques sexuelles, colères et stress

40 **Un anti-émétique** est un antivomitif qui accélère la vidange gastrique. Il prévient l'intolérance digestive et lutte contre les nausées et les vomissements.

Un spasmolytique ou antispasmodique supprime les contractures douloureuses des fibres lisses et fait disparaître les spasmes.

41 **Le Smecta®** est un pansement gastrique qui protège les parois gastrique et intestinale en formant un film protecteur sur la muqueuse. Il absorbe également l'excès hydrique des diarrhées.

42 **Un laxatif osmotique** (Duphalac®) augmente l'hydratation et le volume du contenu colique par effet osmotique, c'est-à-dire en attirant l'eau à l'intérieur du côlon. Les selles sont plus faciles à évacuer grâce à cet effet émollient.

43 **Un antihistaminique H2** est un antisécrétoire gastrique utilisé dans le traitement de l'ulcère.

44 **Un inhibiteur de la pompe à protons** est un anti-ulcéreux qui bloque la pompe à protons de la cellule pariétale gastrique et donc diminue la sécrétion d'acide.

45 **Les différents types d'antidiarrhéiques** sont les suivants :

• les ralentisseurs du transit, qui diminuent les contractions des intestins et donc ralentissent le transit (Imodium®, par exemple) ;

• les adsorbants qui fixent les gaz et les toxines produites par les bactéries. Ils diminuent les sensations de ballonnement et protègent les muqueuses des intestins et de l'estomac ; ils absorbent l'excès d'eau et solidifient les selles ;

• les levures, ferments (Ultralevure®, Carbolevure®, Lactéol®, etc.) dont le rôle est de reconstituer une flore bactérienne saprophyte ;

• les antiseptiques intestinaux ont une activité antibactérienne locale et de contact. Ils sont prescrits pour raccourcir et traiter les diarrhées bactériennes souvent toxi-alimentaires (Ercefuryl®, par exemple).

46 **Le Gaviscon®** est un pansement gastrique qui surnage sur le bol alimentaire contenu dans l'estomac. Quand il y a reflux, il forme un film protecteur sur la paroi œsophagienne. Il la protège ainsi des brûlures dues à l'acidité du liquide gastrique quand celui-ci remonte dans l'œsophage.

47 **Il faut préciser**, à la maman d'un nourrisson qui a des régurgitations, que des mesures hygiénodiététiques doivent être prises avant la mise en place du traitement médicamenteux : il faut faire réaliser par le bébé, avant de le coucher, une ou plusieurs éructations après chaque biberon. Il faut également :
- éviter les balancements excessifs du bébé après les repas ;
- éviter les vêtements trop serrés ;
- surélever la tête du bébé dans son lit ;
- limiter l'absorption simultanée d'air pendant le biberon, en choisissant un faible débit de la tétine ;
- respecter ses besoins et ses envies alimentaires ;
- prendre son temps pour le biberon, le faire prendre en 2 ou 3 fois ;
- épaissir le lait ;
- utiliser un lait antirégurgitation.

48 **Les antidiabétiques oraux** doivent normaliser la glycémie et traiter un diabète non insulinodépendant. Les sulfamides hypoglycémiants sont utilisés pour traiter les diabètes non insulinodépendants dont le pancréas est stimulable. C'est le cas d'un diabétique non insulino-dépendant de poids normal. Ces sulfamides stimulent la sécrétion d'insuline par le pancréas et favorisent la captation du glucose au niveau des organes consommateurs de glucose. Ils augmentent l'efficacité de l'insuline au niveau des cellules de ces organes.

49 **Les biguanides** traitent un diabète où le pancréas fonctionne normalement. La production d'insuline est normale, mais la quantité de sucre disponible est trop grande devant l'insuline disponible. Le traitement consiste à bloquer l'absorption du sucre au niveau digestif. Les biguanides sont administrés pour limiter l'excès pondéral, lorsqu'un régime adapté ne suffit pas à faire diminuer le poids du patient. C'est le cas d'un diabétique non insulinodépendant de l'obèse, chez qui le régime pauvre en sucre se révèle être un traitement insuffisant.

50 **Le but d'un traitement par un antithyroïdien** est de traiter l'hyperthyroïdie : la production excessive d'hormones thyroïdiennes doit cesser. Les antithyroïdiens doivent normaliser les T4. Afin d'évaluer l'efficacité du traitement, on surveille l'amélioration de l'état général du patient hyper-thyroïdien ; les signes de l'hyperthyroïdie doivent disparaître : disparition de la tachycardie, régression du goitre, reprise de poids, arrêt des tremblements, disparition des sueurs et des bouffées de chaleur, atténuation de l'exophtalmie, absence de diarrhée, atténuation de l'anxiété.

51 **Les quatre types d'insuline** sont :
- les insulines d'action rapide : l'effet apparaît entre 15 à 30 min et cesse au bout de 6 à 8 h. Le contenu des flacons est limpide car il s'agit d'une solution d'insuline à 100 %. Elles sont utilisées 15 min environ avant les trois repas. On peut les employer en injection par voie intraveineuse, ou par pompe à insuline en cas d'urgence pour traiter ou prévenir un coma hyperglycémique ;
- les insulines intermédiaires : elles commencent à agir au bout de 30 min à 1 h et la durée d'action est de 12 à 18 h. Elles ont un aspect trouble, car elles sont constituées d'une suspension d'insuline et d'une substance à effet retard (zinc, protamine, etc.). Le schéma thérapeutique comporte 2 injections par jour avant le petit-déjeuner et avant le dîner, sans y adjoindre d'insuline d'action rapide ;
- les insulines à action prolongée : elles agissent au bout de 2 h et leur durée d'action est d'environ 24 h. Elles permettent d'obtenir une concentration en insuline à peu près constante sur une journée. L'injection d'insuline d'action prolongée se fait une fois par jour vers 20 h. Le schéma thérapeutique comporte donc les trois injections d'insuline d'action rapide, une avant chacun des trois repas, et l'injection d'insuline d'action prolongée vers 20 h ou au coucher ;
- les insulines mixtes : elles sont composées d'une insuline en solution à action rapide et d'une insuline en suspension à action intermédiaire contenues dans le même flacon. Elles permettent d'avoir un

effet rapide pour agir sur la glycémie postprandiale grâce à l'insuline rapide, et un effet prolongé dû à l'insuline intermédiaire afin de maintenir un taux suffisant d'insuline entre les repas ; dans ce cas, le schéma thérapeutique est de deux injections par jour, une avant le petit-déjeuner et une avant le dîner.

52 **L'utilisation de l'insuline** est soumise aux principales règles suivantes :
- ne pas changer de marque ni de type d'insuline sans avis médical ;
- toujours avoir de l'insuline à effet rapide et du sucre à proximité ;
- conserver l'insuline au réfrigérateur entre 2° et 8 °C, ne jamais la congeler ;
- une fois sortie du réfrigérateur, l'insuline est réchauffée dans la main quelques minutes ;
- les flacons, cartouches ou stylos jetables d'insuline une fois ouverts, se conservent un mois ;
- agiter légèrement les formes intermédiaires jusqu'à l'obtention d'un aspect homogène ;
- désinfection avec un coton et de l'alcool dénaturé à 70 ° (ou autrement selon le protocole du service), tendre la peau et injecter verticalement.

Dans une zone maigre on pince la peau :
- le site d'injection modifie la durée d'action de l'insuline : on raccourcit la durée d'action d'une insuline rapide en l'injectant dans l'abdomen et on allonge sa durée d'action en l'injectant dans la cuisse ;
- afin d'éviter les lipodystrophies, ne pas piquer au même endroit (2 à 3 cm entre chaque point d'injection) ;
- prendre les repas à heures fixe ; en cas d'effort prévoir plutôt un apport calorique qu'une diminution de la dose d'insuline.

53 **La progestérone** est une hormone sécrétée par les ovaires. Elle est produite par le corps jaune dans la deuxième partie du cycle après l'ovulation. Elle a pour rôle de préparer l'utérus à l'implantation de l'ovule fécondé, elle bloque l'ovulation. Elle permet le développement de l'endomètre.

54 **Les effets secondaires des œstrogènes** sont nombreux. On distingue : des troubles gynécologiques, un risque hémorragique de type métrorragies dus à l'hyperplasie de l'endomètre utérin, un gonflement abdomino-pelvien, une tension des seins, des troubles neurologiques, des insomnies, une irritabilité, des troubles digestifs (nausées et vomissements) au début du traitement, une toxicité hépatique à forte dose avec élévation des transaminases, des troubles cardiovasculaires, un risque thromboembolique, une hypertension artérielle, des troubles métaboliques, une rétention hydrosodée, une prise de poids, un diabète et une hyperlipidémie.

55 **Le traitement aux anxiolytiques** permet de réduire l'état d'anxiété du patient. À l'hôpital, il est utilisé pour minorer un état d'anxiété lié au stress de l'hospitalisation ou d'une intervention chirurgicale. Le patient conserve ainsi un mode de communication avec son environnement, il ne se renferme plus dans son anxiété.

56 **Les possibles effets secondaires des anxiolytiques** sont :
- la sédation : une posologie élevée est sédative et le patient présente une somnolence diurne et un réveil difficile ;
- l'hypotonie musculaire ;
- la dépression respiratoire ;
- le syndrome de sevrage : en cas d'usage prolongé, l'arrêt brutal du traitement est responsable d'un effet rebond, c'est-à-dire de la reprise aiguë de l'anxiété ;
- les réactions paradoxales (on constate rarement le contraire de l'action souhaitée).

57 **Le but de la prescription associée anxiolytique-antidépresseur** est d'éviter le passage à l'acte suicidaire au début du traitement des antidépresseurs, généralement au bout de 10 à 15 jours. En effet, l'antidépresseur n'agit qu'au bout de 15 jours sur l'humeur, et peut déclencher une inversion brutale de celle-ci à ce moment précis.

58 **Les antidépresseurs** sont indiqués dans les états dépressifs et leur but est d'agir sur l'humeur pour l'améliorer et de lever l'inhibition psychomotrice.

59 **Les neuroleptiques** sont prescrits pour réduire l'agitation et prévenir l'activité mentale délirante avec confusion, délire ou agressivité.

60 **Les principaux effets secondaires des neuroleptiques** sont : des troubles psychiques (les neuroleptiques ont tendance à abaisser l'activité du système nerveux), des troubles neurologiques (il s'installe progressivement un syndrome extrapyramidal : une dyskinésie, qui s'exprime par un tremblement des mains, des mouvements involontaires de la bouche et des vertiges), des troubles endocriniens (prise de poids, troubles sexuels), des troubles neurovégétatifs (hypotension, sécheresse de la bouche, constipation), un risque d'apparition d'un syndrome malin des neuroleptiques (hyperthermie, pâleur, syndrome extrapyramidal intense).

61 **Les antiépileptiques** comprennent les classes suivantes : les barbituriques (Gardénal®, etc.), les dérivés de l'acide valproïque (Dépakine®, etc.), les benzodiazépines (Valium®, etc.).

62 **Le lithium** est un normothymique. C'est un régulateur de l'humeur. Il stabilise efficacement la psychose maniaco-dépressive qui est caractérisée par l'alternance des états maniaques et mélancoliques. Le traitement par le lithium est le traitement curatif des accès maniaques et préventif des rechutes maniaco-dépressives.

63 **Les principaux effets secondaires du lithium** sont :

- des troubles digestifs : les gastralgies sont évitées en prenant les comprimés au milieu des repas ; les nausées et diarrhées sont les signes d'alerte d'un surdosage qui aboutit à la confusion mentale puis à un coma avec anurie ;
- des troubles neurologiques : des tremblements, de l'asthénie, des vertiges et des troubles de la mémoire sont fréquents ;
- des troubles endocriniens : la prise de poids, la diarrhée et la soif sont le reflet de l'atteinte thyroïdienne par le lithium.

64 **Les cytostatiques** bloquent la multiplication des cellules.

65 **Parmi les cytostatiques** on distingue :

- les antimitotiques qui empêchent la division cellulaire en bloquant la mitose ;
- les antimétabolites qui sont des substances qui se substituent aux acides nucléiques, constituants de l'ADN ; ils perturbent le déroulement de la division cellulaire, avec pour conséquence la mort de la cellule ;
- les agents alkylants qui créent artificiellement des ponts entre les acides nucléiques de la double hélice d'ADN ;
- les agents intercalant qui s'immiscent entre deux paires d'acide nucléique. L'ADN ne peut plus se dupliquer, ni se répliquer si la cellule meurt.

66 **Les traitements ophtalmiques** sont souvent externes. La bonne vascularisation de la conjonctive permet d'absorber efficacement des substances actives.

67 **Les médicaments ophtalmiques** pour traitement externe se présentent sous les formes de collyres, de pommade, de lotion.

68 **Les collyres** sont utilisés en instillations oculaires. Ils sont rendus isotoniques aux larmes par l'utilisation, comme excipient, d'un sérum physiologique.

69 **La pommade ophtalmique** est constituée d'excipients lipophiles assurant la solubilisation dans les graisses des substances actives, ce qui permet de prolonger le temps de contact du principe actif sur le point d'infection dans le cas de pommade antibiotique ou antiseptique.

70 **La lotion ophtalmique**, constituée d'antiseptiques et de sérum physiologique, permet le rinçage de l'œil.

71 **Le collyre mydriatique** est un collyre qui permet la dilatation de la pupille. Il est utilisé pour préparer les examens de fond d'œil et la chirurgie ophtalmologique. Il est à base d'atropine ou des dérivés de l'atropine.

72 **a. Analyse**

Nature

Erreur de dose, éventuellement considérée comme erreur de concentration.

Causes

Insister sur la multiplicité des causes d'erreurs médicamenteuse. Ce cas associe, comme la majorité des erreurs médicamenteuses graves, une multitude des causes réelles ou potentielles :

- erreurs dues à des facteurs humains : erreur de calcul, surcharge de travail, erreur d'interprétation ;
- erreur de conditionnement/information : les informations mentionnées sur le condi-

tionnement primaire ne sont pas claires, générant des risques de confusion entre concentration en fosphénytoïne sodique et équivalent phénytoïne.

b. Les actions à mettre en place

• À court terme :

– ne pas cacher l'erreur ;

– prévenir les autres professionnels de santé impliqués dans la prise en charge de l'enfant ;

– ne pas culpabiliser la (les) personne(s) impliquées ;

– le médecin doit prévenir les parents (expliquer pourquoi l'enfant a été intubé).

• À moyen terme :

– un responsable (le cadre de santé) doit :
  - déclarer l'incident si l'établissement de soins à instaurer un système de déclaration des incidents/accidents dans le cadre de la politique de gestion des risques ;
  - rechercher les différentes causes de cette erreur ;
  - discuter en équipe de cet accident (recherche en commun des causes) ;
  - le principal objectif est d'éviter qu'un tel dysfonctionnement ne se reproduise et que l'incident soit l'occasion d'une remise en cause de groupe : équipe soignante et équipe médicale ;

– **les mesures de prévention** afin de diminuer le risque de survenue de ce type d'accident :
  - différentes mesures de prévention peuvent être proposées, dont la mise en place peut être rapide, ou en revanche nécessité des modifications majeures de l'organisation du circuit du médicament ;
  - double contrôle au sein de l'unité lors de la préparation des médicaments, (mise en place rapide) ;
  - rédaction et validation multidisciplinaire (médecin, pharmacien, infirmier) de protocoles de préparation et d'administration (démarche d'équipe) ;
  - prescription informatisée intégrant automatiquement les éléments de préparation et d'administration : calcul automatique du volume des solutions prélever (modifications majeures de l'organisation du circuit du médicament) ;
  - préparation centralisée sous responsabilité pharmaceutique (cf. anticancéreux) des médicaments injectables pour les services de Pédiatrie ;
  - mise en adéquation du personnel affecté aux unités de soins avec la charge de travail.

73 Infarctus du myocarde : réaction à la pulvérisation de Natispray® sublingual.

Les coronaires irriguent le myocarde. L'infarctus du myocarde est dû à l'obstruction totale de l'artère coronaire par un thrombus. La trinitrine est un vasodilatateur veineux qui diminue el retour veineux, donc soulage le cœur, ce qui diminue la consommation d'O_2 par le myocarde. La pulvérisation buccale de Natispray® passe, par la voie sublinguale (sous la langue), directement dans le sang.

L'apport de trinitrine par cette voie est massif et rapide. La coronaire étant totalement obstruée par le thrombus, le passage du sang n'est pas rétabli.

Malgré la dilatation, le thrombus obstrue toujours la coronaire.

La zone du myocarde normalement irriguée par la coronaire reste en ischémie. Les tissus non irrigués commencent à se nécroser et la douleur, signe de souffrance du myocarde, ne cède pas. La désobstruction ne peut se faire que par un thrombolytique ou par une sonde à ballonnet qui va écraser le thrombus.

La douleur du patient n'a pas été calmée par la pulvérisation de trinitrine, l'obstruction de l'artère coronaire est totale. Cette observation a permis au médecin de conclure à l'infarctus du myocarde en écartant la crise d'angor qui, elle, est due à une obstruction partielle de l'artère coronaire ; le spray de trinitrine aurait suffi pour calmer la douleur, ce qui n'est pas le cas pour ce patient.

74 Principales causes d'erreurs possibles lors de la préparation et la distribution des médicaments

Erreur concernant le médicament

• Mauvais rangement du médicament dans un tiroir ; il est pris dans un tiroir étiqueté mais il n'était pas à sa bonne place.

• Mauvaise correspondance entre le nom déposé et la DCI du produit.

Erreur concernant le dosage

• Rangement d'un dosage dans un tiroir qui était destiné à un autre dosage.

- Mélange de dosages dans le même tiroir.
- Absence d'indication du dosage sur l'étiquette du tiroir.
- Absence de précision du dosage par le médecin ou dosage recopié de manière incorrecte sur le dossier médical.

Erreur concernant le malade

- Médicaments d'un malade mis dans le casier d'un autre malade, si la préparation est faite pour plusieurs malades à la fois.
- Médicaments mis plusieurs fois dans le casier individuel si la prescription n'est pas suivie dans l'ordre.
- Malade confu qui prend les médicaments d'un autre malade.
- Confusion dans les noms de deux malades dont les noms se ressemblent.
- Étiquetage incomplet des perfusions.

75 Origine des effets secondaires

Surdosage

Il y a surdosage quand la concentration maximale thérapeutique est dépassée. D'autres actions que celles recherchées par le médicament sont les conséquences de ce dépassement. Ils se produisent si les prises sont excessives, les dosages trop élevés, si la substance active s'accumule dans l'organisme en raison d'une mauvaise élimination ou d'interactions médicamenteuses.

Hypersensibilité au médicament

Plusieurs facteurs influencent la sensibilité d'une personne à un médicament : l'âge, l'état nutritionnel et les particularités génétiques. De plus la fragilité d'une fonction, comme l'insuffisance hépatique ou rénale, peut être responsable de la réaction d'intolérance. Dans ce cas, pour une dose classiquement admise, le seuil toxique est plus bas que dans la majorité des cas.

Activité accompagnatrice

Un médicament n'est pas toujours totalement spécifique. Les récepteurs cellulaires qui sont sa cible sont situés dans plusieurs organes. Un médicament prescrit pour modifier un trouble déterminé va agir au lieu souhaité mais aussi à d'autres niveaux de l'organisme, créant d'emblée un effet secondaire.

Transfusion sanguine

22

UE 4.4, 2e, 4e et 5e semestres

Questions

1 Définir l'agglutination.

2 Définir l'allo-immunisation.

3 Définir l'antigène.

4 Définir les anticorps.

5 Énoncer les quatre types d'anticorps.

6 Définir l'hémolyse.

7 Définir l'hémovigilance.

8 Définir un produit sanguin labile.

9 Définir la traçabilité.

10 Expliquer le système ABO.

11 Définir les quatre groupes du système ABO.

12 Commenter cette affirmation : on possède dans son plasma les anticorps correspondant aux antigènes absents de ses hématies.

13 Expliquer les caractères du système Rhésus.

14 Les anticorps anti-Rhésus sont des anticorps immuns. Argumenter cette justification.

15 Un phénotypage du sang d'une personne du groupe O positif montre les résultats suivants : CcDee. Argumenter ces résultats.

16 Définir le terme phénotypé dans l'expression « érythrocytes phénotypés ».

17 Définir les érythrocytes déleucocytés.

18 Énoncer le but de l'utilisation d'érythrocytes déleucocytés.

19 Citer le groupe sanguin appartenant à ce patient : dans les vaisseaux sanguins d'un patient, il n'y a aucun antigène sur les hématies (ou globules rouges) et on retrouve des anticorps anti-A et des anticorps anti-B dans le plasma.

20 Citer le groupe sanguin appartenant à ce patient : dans les vaisseaux sanguins d'un patient, il y a des antigènes A sur les hématies et on retrouve des anticorps anti-B dans le plasma.

21 Citer le groupe sanguin appartenant à ce patient : dans les vaisseaux sanguins d'un patient, il y a des antigènes B sur les hématies et on retrouve des anticorps anti-A dans le plasma.

22 Un culot globulaire de groupe A ne peut être transfusé qu'à une personne du groupe A. Justifier cette affirmation.

23 Un culot globulaire de groupe B ne peut être transfusé qu'à une personne du groupe B. Justifier cette affirmation.

24 Un culot globulaire de groupe O ne peut être transfusé qu'à une personne de groupe O. Justifier cette affirmation.

25 Un plasma frais congelé de groupe O peut être transfusé à toute personne. Justifier cette affirmation.

26 Un plasma frais congelé de groupe AB peut être transfusé à toute personne. Justifier cette affirmation.

27 Décrire les réactions possibles lors de la transfusion d'un culot globulaire A Rhésus positif à une personne de groupe A Rhésus négatif.

28 Décrire les réactions possibles lors de la transfusion d'un culot globulaire A Rhésus négatif à une personne de groupe A Rhésus positif.

29 Énoncer le rôle de l'infirmière au cours du groupage d'une personne.

30 Décrire les différentes opérations à effectuer au cours du contrôle ultime pré transfusionnel (concentré de globules rouges).

31 Énoncer la conduite à tenir en cas d'incident transfusionnel.

32 Citer et expliciter les six principes éthiques caractérisant le don du sang en France.

33 Définir la règle de compatibilité érythrocytaire et la règle de compatibilité plasmatique.

34 Définir l'appellation « Rhésus + ».

35 Citer en dehors du groupe Rhésus, trois autres systèmes de groupe sanguin.

36 Définir l'épreuve globulaire de Beth Vincent et l'épreuve sérologique de Simonin.

37 Compléter le tableau suivant :

Groupe	Globules rouges	Sérum	Épreuve globulaire de Beth Vincent		Épreuve sérologique de Simonin	
	Antigènes	Anticorps anti...	Anti-A	Anti-B	Hématie A	Hématie B
AB		Pas d'Ac anti-A ni anti-B	▩	▩	○	○
B	Ag B		○	▩	▩	○
O			○	○		
A						

Légende : ○ Pas d'agglutination ▩ Agglutination

38 Citer les trois produits sanguins qui peuvent être obtenus à partir d'un don de sang.

39 Énoncer pour chacun d'eux, leur(s) principale(s) indication(s).

40 Citer les risques à court terme liés à la transfusion sanguine.

41 Vous êtes infirmier(e) dans un service de chirurgie et vous devez transfuser un culot globulaire à un patient ce jour.
a. Énoncer les éléments à vérifier sur la prescription de produit sanguin labile avant l'envoi de celle-ci à l'Établissement français du sang.
b. Vous réalisez le contrôle ultime au lit du patient et vous obtenez les réactions suivantes :

Goutte de sang	Patient	Culot
Sérum test anti-A	○	▩
Sérum test anti-B	▩	▩

Légende : ○ Pas d'agglutination
▩ Agglutination

Déterminer le groupe du patient et celui du donneur. Argumenter les résultats obtenus à partir du principe de la réaction.
c. Argumenter si la transfusion est possible

42 Un patient dont le groupe sanguin dans le système ABO est A, doit recevoir un culot globulaire isogroupe. Réaliser et argumenter le tableau représentant le contrôle ultime réalisé au lit du patient avant la pose du culot globulaire.

43 Vous venez de poser un culot globulaire à un patient. Au bout de 10 min, celui-ci, en votre présence, commence à se plaindre de douleurs dans le dos. Vous constatez par ailleurs qu'il présente des sueurs et une dyspnée.
a. Devant ces signes cliniques, citer l'effet « indésirable » de la transfusion.
b. Énoncer le rôle clinique de l'infirmière face à ces signes.
c. Énoncer la conduite à tenir face à cette situation.

44 Énoncer les caractéristiques de chaque groupe sanguin dans le système ABO.

45 Indiquer la durée et la température de conservation d'un CGR à l'EFS.

46 Indiquer la durée de conservation après délivrance d'un CGR par l'EFS.

47 Énoncer l'intérêt de la recherche d'agglutinines irrégulières (RAI), lors d'un bilan pré-transfusionnel et sa durée légale de validité.

48 Définir les trois grands principes de l'hémovigilance.

49 Vous vous occupez de madame Victoria, 46 ans, qui doit recevoir du plasma frais congelé (PFC). En adaptant la tubulure dans la poche de PFC, vous percez la poche. Énoncer les actions et argumenter la réponse.

50 Monsieur Édouard, 80 ans, doit recevoir un concentré globulaire rouge suite à une prostatectomie. Vous débutez la transfusion. Tout se passe bien le premier quart d'heure, vous augmentez le débit et vous sortez de la chambre. Un quart d'heure plus tard, il vous appelle, il vous dit qu'il a du mal à respirer, il tousse un peu et est encombré.
a. Analyser le tableau clinique de monsieur Édouard.
b. Énoncer le rôle de l'infirmière face à cette situation.

51 Voici des tests de compatibilité pré-transfusionnels. Pour chacun d'eux, préciser si vous pouvez transfuser le culot ou pas, et à quel groupe appartiennent le patient et le culot.

Goutte de sang	Patient	Culot
Sérum test anti-A	○	○
Sérum test anti-B	▦	▦

Légende : ○ Pas d'agglutination
▦ Agglutination

Transfusion possible : Oui □ Non □
Groupe du patient :
Groupe du culot :

Goutte de sang	Patient	Culot
Sérum test anti-A	○	○
Sérum test anti-B	▦	○

Transfusion possible : Oui □ Non □
Groupe du patient :
Groupe du culot :

Goutte de sang	Patient	Culot
Sérum test anti-A	○	▦
Sérum test anti-B	▦	▦

Transfusion possible : Oui □ Non □
Groupe du patient :
Groupe du culot :

52 Définir l'immunité.

53 Énoncer la fonction des anticorps.

54 Citer par quelles cellules ils sont produits.

55 Donner leur autre dénomination.

56 Définir un anticorps naturel régulier. En citer deux exemples.

57 Définir un anticorps immun. En citer deux exemples.

58 Définir les termes suivants : allo-anticorps, auto-anticorps, hétéro-anticorps.

59 Cocher parmi les produits suivants les médicaments dérivés du sang (MdS), les produits sanguins labiles (PSL) :

MDS	PSL	
□	□	albumine
□	□	concentré globulaire déleucocyté
□	□	facteur de coagulation
□	□	concentré plaquettaire d'aphérèse
□	□	plasma viro-atténué
□	□	immunoglobulines polyvalentes
□	□	gammaglobulines anti-D

60 Énumérer les analyses obligatoirement pratiquées sur le sang du donneur de sang. **61** Donner la ou les bonnes réponses au sujet de la recherche d'agglutinines irrégulières (RAI).

a. Une RAI met en évidence la présence d'anticorps du système ABO.

b. Une RAI doit être réalisée avant une transfusion de globules rouges si un délai de plus de 72 heures s'est écoulé depuis la dernière RAI.

c. Une RAI est inutile si la dernière date de moins de 3 mois et que le patient n'a pas été transfusé.

d. Une RAI est nécessaire avant toute transfusion de concentrés de globules rouges.

e. Une RAI est nécessaire avant toute transfusion de plaquettes ou de plasma frais congelé.

f. Un résultat de RAI positive devra toujours être pris en compte même si l'anticorps dépisté n'est plus retrouvé lors des RAI ultérieures.

62 Donner la ou les bonnes réponses au sujet du contrôle prétransfusionnel ultime (CPU) par la méthode de Beth-Vincent Il :

a. est obligatoire avant toute transfusion de sang total ou de concentrés globulaires ;

b. est obligatoire avant toute transfusion de plaquettes ou de PFC ;

c. est facultatif s'il s'agit de concentrés globulaires (CG), de CG compatibilisés au laboratoire ou de CG d'autotransfusion si l'identité du patient est inscrite sur la poche par le centre de transfusion ;

d. met en évidence les anticorps du système de groupe ABO présents sur les hématies du patient et des CG à transfuser ;

e. met en évidence les anticorps du système de groupe ABO présents dans le sérum du patient ;

f. met en évidence des anticorps fixés sur la paroi des hématies du patient ;

g. met en évidence les antigènes du système ABO présents sur les hématies du patient et des concentrés globulaires à transfuser.

63 Donner la ou les bonnes réponses au sujet du contrôle prétransfusionnel ultime (CPU). Il :

a. doit toujours être réalisé au chevet du patient ;

b. peut être réalisé a posteriori en cas d'urgence mettant en jeu le pronostic vital du patient (hémorragie massive) ;

c. peut être réalisé au poste infirmier si cela permet une meilleure réalisation technique ;

d. doit être réalisé au maximum dans les deux heures qui précèdent la transfusion ;

e. ne peut être réalisé que si le médecin prescripteur est présent dans l'unité.

64 Donner la ou les bonnes réponses au sujet de l'hémovigilance.

a. Tout patient doit être informé oralement qu'il a été transfusé.

b. Il est recommandé de réaliser un bilan sérologique VIH et hépatite C avant et 3 mois après transfusion.

c. Le patient doit être informé qu'un bilan sérologique prétransfusionnel (VIH, hépatite C, etc.) est réalisé mais ne peut le refuser (obligation médicolégale).

d. Tout incident lié ou susceptible d'être lié à une transfusion doit être signalé au correspondant d'hémovigilance dans les 8 h.

e. Seul un médecin peut signaler un incident transfusionnel.

f. La survenue d'un incident transfusionnel doit toujours être mentionnée dans le dossier transfusionnel d'un patient.

65 Donner la ou les bonnes réponses au sujet de la traçabilité.

a. La traçabilité permet de retrouver le ou les receveurs de produits sanguins transfusés à partir d'un donneur de sang.

b. La traçabilité permet de retrouver le ou les donneurs des produits reçus par un patient.

c. Une parfaite traçabilité est une obligation légale tant pour les établissements de transfusion sanguine que pour les établissements de soins.
d. La traçabilité n'est que facultative pour les produits d'auto-transfusion.
e. Les procédures de traçabilité ne sont pas obligatoires pour les produits détruits ou périmés et donc non transfusés à un patient.

66 Donner la ou les bonnes réponses au sujet du test de Coombs direct.
a. Le test de Coombs direct permet de mettre en évidence des anticorps fixés sur la paroi des hématies (ce qui est pathologique).
b. Le test de Coombs direct est positif chez le nouveau-né en cas d'incompatibilité foeto-maternelle (maladie hémolytique du nouveau-né).
c. Le test de Coombs direct est positif au cours des anémies hémolytiques auto-immunes.
d. Le test de Coombs direct met en évidence des agglutinines irrégulières dans le sérum du patient.

67 Donner la ou les propositions exactes sur les accidents de transfusion sanguine.
a. Les risques d'accident ABO (transfusion compatible) sont supérieurs aux risques viraux.
b. Grâce aux tests sérologiques chez les donneurs et aux techniques d'inactivation virale (chauffage, traitement chimique), le risque d'infection virale est nul pour les concentrés globulaires et les plaquettes.
c. Le risque de transmission de l'hépatite C post-transfusionnelle est estimé à 1 pour 220 000 unités et le VIH à 1 pour 600 000 unités.
d. Le risque d'immunisation anti-HLA peut être réduit en déleucocytant les produits sanguins.
e. Le risque de réaction du greffon contre l'hôte (GVH) post-transfusionnel peut être prévenu par l'irradiation des produits sanguins destinés aux patients immunodéprimés.

68 Énoncer les principaux signes d'un accident hémolytique immédiat lors de la transfusion de concentrés globulaires.

69 Énoncer le rôle de l'infirmière lors de réaction au passage d'une transfusion de concentrés globulaires.

70 Expliquer l'intérêt de transfuser des concentrés globulaires phénotypés.

Réponses

1 **L'agglutination** est le groupement en amas de cellules porteuses d'un antigène, en suspension dans un liquide, lorsqu'elles sont en présence de l'anticorps correspondant. L'agglutination des hématies *in vivo* se produit à la suite d'une erreur transfusionnelle.

2 **L'allo-immunisation** est l'immunisation d'un individu par un antigène provenant d'un autre individu de la même espèce.

3 **Un antigène** est la substance susceptible de provoquer dans un organisme une réaction immunitaire, puis de réagir de manière spécifique avec le produit de cette réaction. Les antigènes des groupes sanguins érythrocytaires sont des molécules présentes sur la membrane des globules rouges.

4 Un **anticorps** est une molécule sécrétée par un lymphocyte B quand il reconnaît un antigène spécifique. La combinaison antigène-anticorps produit une destruction de la cellule porteuse. Les anticorps sont des protéines plasmatiques.

5 **Les types d'anticorps :**
- des anticorps naturels réguliers : ils existent dans l'organisme sans pré-immunisation apparente (anti-A et anti-B, par exemple) ;
- des anticorps naturels irréguliers, parfois présents dans le plasma sans pré-immunisation apparente ;
- des anticorps immuns qui proviennent de la rencontre avec un antigène étranger ;
- des auto-anticorps.

6 **L'hémolyse** est la destruction des érythrocytes et la libération de l'hémoglobine dans le sang ou dans les tissus.

7 **L'hémovigilance** est l'ensemble des procédures de surveillance organisées depuis la collecte du sang et de ses composants jusqu'au suivi des receveurs, en vue de recueillir et d'évaluer les informations sur les effets inattendus ou indésirables résultant de l'utilisation thérapeutique des produits sanguins labiles et d'en prévenir l'apparition » (décret 94-68 du 24 janvier 1994 relatif aux règles d'hémovigilance).

8 **Un produit sanguin labile** est un produit d'origine humaine utilisé en thérapeutique transfusionnelle. On distingue : les produits cellulaires (globules rouges, plaquettes) et les produits plasmatiques (plasma).

9 **La traçabilité** est la possibilité, à partir d'une identification enregistrée, de suivre la trace depuis le donneur jusqu'à l'utilisation du produit sanguin labile et inversement. À l'hôpital, le terme désigne la confirmation du lien entre le produit sanguin distribué et le patient auquel il a été transfusé.

10 **Le système de groupe sanguin ABO** se définit à la fois par la présence d'antigènes sur les hématies et par la présence d'anticorps naturels réguliers dans le plasma. La présence sur les globules rouges d'un antigène exclut la présence dans le plasma de l'anticorps qui lui correspond.

11 **Le système ABO** classe les individus en quatre groupes :
- les sujets de groupe A qui possèdent l'antigène A et l'anticorps naturel anti-B ;
- les sujets du groupe B qui possèdent l'antigène B et l'anticorps naturel anti-A ;
- les sujets du groupe AB qui possèdent les antigènes A et B et n'ont aucun anticorps ;
- les sujets du groupe O qui ne possèdent aucun antigène et qui ont des anticorps naturels anti-A et anti-B.

12 Vrai, on possède dans son plasma les anticorps correspondant aux antigènes absents de ses hématies. C'est la loi de Landsteiner (qui a découvert le système ABO en 1900).

13 **Le système Rhésus** se définit également par ses antigènes. Plus de 40 sont actuellement identifiés, mais, en pratique, seulement 5 sont à connaître : D, C, c, E, e. Les personnes possédant l'antigène D sont dites Rhésus positif (85 % de la population française), les personnes ne possédant pas l'antigène D sont dites Rhésus négatif (15 % de cette population). Les autres antigènes sont présents ou absents, ensemble ou isolément, de la surface des hématies. Les antigènes C et c, E et e sont des antigènes antithétiques : par exemple, toute hématie c négative est obligatoirement C positive.

14 **Les anticorps anti-Rhésus** sont, dans la quasi-totalité des cas, des anticorps immuns. Ils apparaissent soit après une transfusion, soit par contact foeto-maternel. Les hématies du donneur sont porteuses d'un antigène dont est dépourvu le receveur, ce qui entraîne une réaction immunogène (fabrication d'anticorps spécifiques).

15 Les deux premières lettres, Cc indiquent que les antigènes correspondants (C et c) sont présents. La troisième lettre, D, indique que l'antigène D est présent, donc que le sang est de Rhésus positif (lorsque le Rhésus est négatif, il est noté d, pour indiquer que l'antigène D est absent). Les deux dernières lettres (e et e) indiquent que l'antigène E est absent et l'antigène e est présent en double dose.

16 **Le terme phénotypé** correspond à la recherche des antigènes C, c, D, d, E, e du système Rhésus et de l'antigène K d'un autre système dit système Kell. Le phénotypage est dit « élargi » lorsqu'il étudie les autres systèmes (Duffy, Kidd, MNS, etc.). L'utilisation de concentré de globules rouges phénotypé a pour but de prévenir l'apparition d'anticorps immuns.

17 **Les érythrocytes déleucocytés** sont des concentrés globulaires obtenus par filtration et qui présentent une faible teneur en leucocytes (moins d'un million). Depuis le 1er avril 1998, tous les concentrés globulaires et plaquettaires sont systématiquement déleucocytés.

18 **L'utilisation d'érythrocytes déleucocytés** a pour but de prévenir l'immunisation antileucoplaquettaire (anti-HLA), les réactions transfusionnelles de type frisson-hyperthermie non hémolytiques, ainsi que la transmission totale ou partielle de virus intraleucocytaires (VIH, CMV, HTLV).

19 Le patient considéré appartient au groupe O.

20 Le patient considéré appartient au groupe A.

21 Le patient considéré appartient au groupe B.

22 Faux. Lorsqu'on transfuse un culot globulaire, on transfuse **uniquement des globules rouges** qui sont **porteurs de l'antigène** A. Dans un culot globulaire, il n'y a **pas de plasma**, donc **pas d'anticorps circulants**. Par conséquent on peut transfuser un culot de groupe A uniquement à une personne du groupe A ou AB qui possède déjà l'antigène A sur ses hématies et n'a pas d'anticorps anti-A dans son plasma.

23 En transfusant un culot globulaire du groupe B, on transfuse uniquement des globules rouges qui sont porteurs de l'antigène B (dans un culot globulaire, il n'y a pas de plasma donc pas d'anticorps circulants). On ne peut donc transfuser ce culot de groupe B qu'à une personne qui a déjà l'antigène B sur ses hématies et n'a pas d'anticorps anti-B dans son plasma, c'est-à-dire une personne du groupe B ou du groupe AB.

24 En transfusant un culot globulaire du groupe O, on transfuse uniquement des globules rouges qui ne sont porteurs d'aucun antigène (dans un culot globulaire, il n'y a pas de plasma donc pas d'anticorps circulants). On peut donc transfuser ce culot de groupe O à tous les autres groupes. Pour cette particularité, le groupe O est dit donneur universel.

25 En transfusant un plasma du groupe O, on transfuse les anticorps réguliers qui s'y trouvent habituellement, c'est-à-dire les anticorps anti-A et les anticorps anti-B. On ne peut donc transfuser ce plasma de groupe O qu'à une personne du groupe O. Tous les autres groupes auraient une réaction d'agglutination avec les anticorps anti-A et anti- B.

26 En transfusant un plasma du groupe AB, on ne transfuse aucun anticorps. On peut donc transfuser ce plasma de groupe AB à tous les autres groupes. Dans la transfusion de plasma frais congelé (PFC), le groupe AB est donneur universel.

27 En transfusant un culot globulaire A Rhésus positif, on transfuse des hématies porteuses des antigènes A et D. La présence dans le sang d'un antigène inconnu entraîne la fabrication d'un anticorps immun spécifique (anticorps anti-D dans le cas présent). Une fois les anticorps présents dans le plasma, il ne faut surtout pas continuer de transfuser en Rhésus positif : une prochaine transfusion d'un culot A

Rhésus positif entraînerait une réaction antigène D-anticorps D.

28 En transfusant un culot globulaire A Rhésus négatif, on transfuse des hématies qui ne portent pas d'antigènes Rhésus (antigène D) à une personne qui les possède déjà. Il n'y a aucun risque transfusionnel, la transfusion est possible.

29 **Pour éviter toute erreur au cours du groupage**, il faut :
- que l'infirmière vérifie l'identité du patient ;
- faire prélever les deux échantillons pour la détermination du groupe par deux infirmières différentes, à deux temps différents (c'est obligatoire) ;
- étiqueter les tubes après le prélèvement (en contrôlant l'identité et la date de naissance) au lit du patient.

30 **L'infirmière prépare un plateau contenant :**
- le dispositif de contrôle ultime (vérification des dates de péremption) ;
- un dispositif de microprélèvement, un agitateur à bout rond, des compresses et un désinfectant ;
- le concentré de globules rouges muni d'une tubulure à transfusion, le matériel de perfusion.

Au lit du patient, l'infirmière :
- vérifie la concordance entre l'identité du patient (nom marital, nom patronymique, prénom, date de naissance) et l'identité portée sur la carte de groupe ;
- vérifie que le groupe du patient est le même que celui indiqué sur le concentré de globules rouges ;
- effectue le contrôle ultime sur la carte prévue à cet effet : prélève une goutte de sang par piqûre de l'extrémité du doigt ; prélève un peu de sang du concentré de globules rouges ; mélange le sang et les sérums tests à l'aide de l'agitateur ; note les résultats obtenus dans le dossier transfusionnel ; s'il y a concordance, la transfusion est effectuée par l'infirmière responsable du contrôle ultime.

31 Au cours d'une transfusion, devant tout signe anormal (frissons, douleurs lombaires, gêne respiratoire, éruption, etc.), il faut :
- arrêter la transfusion ;
- conserver la voie veineuse en branchant un soluté (sérum physiologique à 0,9 %) avec une nouvelle tubulure ;
- mesurer la pression artérielle, les pulsations et la température ;
- appeler le médecin prescripteur ou le médecin de garde ;
- conserver les poches avec leur tubulure au réfrigérateur dans un contenant adapté et les renvoyer le plus rapidement possible à l'établissement de transfusion sanguine ;
- prévenir le correspondant d'hémovigilance de l'établissement dans les 8 heures.

32 **Les six principes éthiques** caractérisant le don du sang en France :
- anonymat : seul l'EFS connaît l'identité du donneur et les données le concernant ;
- bénévolat : le don du sang est gratuit et ne peut être rémunéré (argent, congés...) ;
- volontariat : le don du sang est un acte librement accompli, sans aucune contrainte ;
- non-profit : le sang et les produits sanguins ne peuvent être source de profit financier. Ils sont produits et fournis par un service public : l'Établissement français du sang ;
- sécurité : les tests de dépistage des maladies transmises par le sang sont effectués de manière systématique sur chaque don ;
- qualité : le respect des bonnes pratiques et les nombreux contrôles sur le matériel et les produits garantissent la meilleure qualité des produits sanguins distribués aux malades

33 **Règle de compatibilité érythrocytaire :** ne jamais transfuser des globules rouges porteurs d'antigènes contre lesquels le receveur à des anticorps dans son plasma.

Règle de compatibilité plasmatique : ne jamais transfuser de plasma contenant l'anticorps correspondant à l'antigène présent sur les globules rouges du receveur

34 . **L'appellation Rhésus +** signifie que l'individu concerné est porteur de l'antigène D du groupe Rhésus à la surface de ses hématies.

35 Kell, Duffy, Kidd, Lewis, MN Ss...

36 **Épreuve directe de Beth Vincent (épreuve globulaire)**

Les globules rouges du sujet sont mis en présence de réactifs agglutinants anti-A, anti-B, anti-h et si possible anti-AB. Les agglutinations observées témoignent de la présence sur les hématies de l'un ou l'autre antigène et permettent de déduire le phénotype érythrocytaire.

Contre-épreuve de Simonin (épreuve sérique ou sérologique)

Le plasma du sujet est testé en présence d'hématies dont on connaît le groupe de manière à vérifier la présence d'agglutinines naturelles et leur concordance avec le phénotype trouvé.

37

Groupe	Globules rouges	Sérum	Épreuve globulaire de Beth Vincent		Épreuve sérologique de Simonin	
	Antigènes	Anticorps anti...	Anti-A	Anti-B	Hématie A	Hématie B
AB	Ag A et B	Pas d'Ac anti-A ni anti-B	▩	▩	○	○
B	Ag B	Ac anti-A	○	▩	▩	○
O	Pas d'Ag	Ac anti-A et anti-B	○	○	▩	▩
A	Ag A	Ac anti-B	▩	○	○	▩

38 **Les trois produits sanguins** sont les concentrés globulaires, les concentrés plaquettaires, le plasma thérapeutique.

39 **Les principales indications :**
- **concentrés de globules rouges :** l'indication est l'anémie, isolée ou associée à un déficit anémique ;
- **concentrés plaquettaires :**
  – traitement préventif des hémorragies au cours des thrombopénies ou à l'occasion d'un geste invasif si le taux de plaquettes est critique ;
  – traitement curatif des hémorragies ;
- **plasma thérapeutique :**
  – coagulopathies de consommation grave avec effondrement du taux de tous les facteurs de coagulation ;
  – hémorragie aiguë avec déficit global des facteurs de la coagulation ;
  – déficit complexe, rare en facteur de la coagulation lorsque les fractions coagulantes correspondantes ne sont pas disponibles.

40 **Risques à court terme liés à la transfusion sanguine :**
- réaction frissons/hyperthermie ;
- choc septique ;
- réaction allergique ;
- accident hémolytique ;
- accident de surcharge.

41 **Analyse du cas concret**

a. Identification du service prescripteur (préciser si service destinataire différent).
- Identification du patient : nom (nom de naissance et nom marital pour les femmes), prénom, sexe et date de naissance.
- Délai souhaité de mise à disposition des produits.
- Nature du produit.
- Nombre de culot(s).
- Qualification du ou des culots.
- Nom du prescripteur (lisible), sa qualification et sa signature.
- Date et heure de la demande.

b. Le patient

Pas d'agglutination avec le sérum anti-A donc pas d'antigènes A à la surface des hématies.

Agglutination avec le sérum test anti-B donc présence de l'antigène B à la surface des hématies.

Le patient est porteur à la surface de ses hématies uniquement d'Ag B. Il est donc du groupe B.

c. Le donneur

Agglutination avec le sérum test anti-A et le sérum test anti-B donc présence d'Ag A et B à la surface des hématies.

Il est donc du groupe AB.

Les deux groupes sont incompatibles et non isogroupe (car la mention « isogroupe »

signifie : à ne transfuser qu'à une personne du même groupe).
La transfusion est impossible car risque d'une hémolyse : les Ag A à la surface des hématies du culot vont rencontrer les Ag anti-A présents dans le plasma du patient.
La transfusion étant prescrite en isogroupe, le patient sera transfusé obligatoirement avec un culot globulaire provenant d'un donneur A.
Il y a agglutination avec le sérum test anti-A pour le donneur et le receveur du fait de la présence des antigènes A à la surface des hématies du donneur et du receveur.

Goutte de sang	Patient	Culot
Sérum test anti-A	Agglutination	Agglutination
Sérum test anti-B	Pas d'agglutination	Pas d'agglutination

Légende : Pas d'agglutination
Agglutination

42 La **transfusion étant prescrite en isogroupe**, le patient sera transfusé obligatoirement avec un culot globulaire provenant d'un donneur A.
Il y a agglutination avec le sérum test anti-A pour le donneur et le receveur du fait de la présence des antigènes A à la surface des hématies du donneur et du receveur.

Goutte de sang	Patient	Culot
Sérum test anti-A	Agglutination	Agglutination
Sérum test anti-B	Pas d'agglutination	Pas d'agglutination

Légende : Pas d'agglutination
Agglutination

43 **a. Effet indésirable évoqué : accident hémolytique, forme grave**
b. Autres signes cliniques à rechercher :
Dans les formes graves
- État de choc (tachycardie, chute de la tension, marbrures).
- Frissons/hyperthermie.
- Oligo-anurie.
- Douleur au point de ponction.
- Oppression thoracique, malaise, angoisse.
- Nausées/vomissements.
- Diarrhées/troubles digestifs.
- Urines foncées.

c. Conduite à tenir face à cette situation
- Arrêter la transfusion.
- Appeler ou faire appeler le prescripteur ou le médecin de garde.
- Conserver la voie veineuse en branchant un soluté et une nouvelle tubulure (initialement clampé en dérivation).
- Prendre TA, pouls, température.
- Rester auprès du patient, faire apporter le chariot d'urgence. (assurer une réanimation si nécessaire).

c. Prélever deux tubes EDTA et un tube sec pour confirmation de l'effet indésirable ABO.
- Mettre en route les thérapeutiques prescrites.
- Conserver les poches au frigo avec la tubulure obturée par un bouchon stérile dans un contenant adapté ainsi que les cartes de contrôle ultime.
- Remplir la fiche simplifiée d'incident transfusionnel.
- Renvoyer la (les) poches à l'EFS + les tubes accompagnés du rapport de réaction transfusionnelle.
- Déclarer au correspondant en hémovigilance dans les 8 h (le plus vite possible).

44 **Les caractéristiques de chaque groupe sanguin dans le système ABO**
- Groupe A : se caractérise par la présence de l'Ag A à la surface des hématies et par la présence de l'Ac anti-B dans le plasma.
- Groupe B : se caractérise par la présence de l'Ag B à la surface des hématies et par la présence de l'Ac anti-A dans le plasma.
- Groupe AB : se caractérise par la présence de l'Ag A et B à la surface des hématies et par l'absence des Ac anti-A et anti-B dans le plasma.
- Groupe O : se caractérise par l'absence d'Ag à la surface des hématies et par la présence de l'Ac anti-A et anti-B dans le plasma.

45 Durée et température de conservation à l'EFS : 42 jours à 4 °C.

46 Durée et température de conservation après délivrance : 6 h maximum à température ambiante.

47 La RAI effectuée lors d'un bilan prétransfusionnel permet de vérifier que le

patient n'a pas fabriqué d'anticorps immuns soit contre certains groupes sanguins lors de précédentes transfusions, soit pour une femme Rh négatif, lors d'une grossesse.
La durée légale de validité est de 72 h.
(Décision AFSSAPS du 6 novembre 2006 : Extension 21 j d'une RAI négative, en l'absence de transfusion ou d'épisode immunisant sur indication formelle du prescripteur ou protocole préétabli.)

48 **Les trois grands principes de l'hémovigilance :**
• l'alerte : déclarer tout incident susceptible d'être lié à une transfusion ;
• la traçabilité : doit permettre de retrouver à partir d'un numéro de produit sanguin labile (PSL) soit le donneur dont le sang a été utilisé pour préparer ce produit, soit le (s) patient(s) au(x) quel(s) il a été administré, c'est-à-dire d'établir le lien entre le PSL délivré et le(s) receveur(s) effectif(s), tout en préservant l'anonymat du donneur ;
• l'épidémiologie : évaluation et exploitation de ces informations en vue de permettre un suivi général de l'état sanitaire et servir de base à l'élaboration de mesures préventives pour garantir au mieux la sécurité des patients.

49 L'IDE demande au médecin de refaire une demande de PFC.
Elle remplit un bon de retour pour l'EFS (date, heure, numéro de lot, nom, signature de l'IDE, service, nom du patient, motif de retour).
Elle renvoie à l'EFS la poche dans un contenant adapté (attention au risque d'AES) avec le bon de retour.
L'IDE ne peut passer la poche percée car risque infectieux important.

50 **a.** Si Monsieur Édouard n'avait aucun problème respiratoire avant la transfusion, l'IDE pense d'emblée à un OAP lié à une surcharge volémique due à la transfusion.
b. Conduite à tenir :
• clamper la transfusion ;
• déclamper le NaCl 0, 9 % (en attente) pour rincer le cathéter, mettre à un débit très bas dans le seul but de préserver la voie pour administrer les thérapeutiques ;
• installer le patient en position demi-assise ;
• mettre sous O_2 ;
• prendre les constantes du patient et rester près du patient ;
• alerter le médecin et faire apporter le chariot d'urgence si nécessaire ;
• mettre en route les thérapeutiques sur PM ou protocole.

51 **Transfusion possible :**
Oui : ☒ Non ☐
Groupe du patient : B
Groupe du culot : B
Transfusion possible :
Oui : ☒ Non ☐
Groupe du patient : B
Groupe du culot : O
Transfusion possible :
Oui : ☐ Non ☒
Groupe du patient : B.
Groupe du culot : AB.

52 **L'immunité :** propriétés que possède un organisme d'être réfractaire à certains agents pathogènes.
Ou, ensemble des moyens de défense de l'organisme contre les virus, microbes ou substances toxiques.

53 **La fonction essentielle d'un anticorps** est de se lier spécifiquement avec l'antigène qui a induit sa production dans le but de le neutraliser. Ce sont des anticorps dits protecteurs. À chaque antigène correspond un anticorps spécifique qui pourra être détecté.

54 **Les anticorps** sont produits par les lymphocytes B.

55 Appellations : **immunoglobulines** ou **agglutinines**.

56 **Un anticorps naturel régulier** est un anticorps existant dans l'organisme sans pré-immunisation apparente. Exemple : Ac anti-A et Ac anti-B.

57 **Un anticorps immun** provient de la rencontre avec un antigène étranger. Exemple : Ac anti-D, Ac anti-Duffy, Ac anti-Kell.

58 **Les allo-anticorps** ou iso-anticorps sont des anticorps dirigés contre les antigènes provenant d'une même espèce d'individus.
Les auto-anticorps sont des anticorps dirigés contre ses propres antigènes.

Les hétéro-anticorps sont des anticorps dirigés contre les antigènes d'une autre espèce.

59 Médicaments dérivés du sang (MdS) et produits labiles (PSL)

MDS	PSL	
■	□	albumine
□	■	concentré globulaire déleucocyté
■	□	facteur de coagulation
□	■	concentré plaquettaire d'aphérèse
□	■	plasma viro-atténué
■	□	immunoglobulines polyvalentes
■	□	gammaglobulines anti-D

60 **Les analyses obligatoirement pratiquées sur le sang du donneur** sont :
- identification des groupes ABO et Rh ;
- recherche d'anticorps anti-érythrocytaire ;
- dépistage de la syphillis ;
- dépistage de l'antigène HBs ;
- dépistage de l'anticorps anti-HBc ;
- dépistage de l'anticorps anti-VHC ;
- dosage d'ALAT ;
- dépistage d'anticorps anti-VIH 1 ;
- dépistage d'anticorps anti-HTLV 1 et 2 (maladie à rétrovirus).

61 **Recherche d'agglutinines irrégulières (RAI)**
b. Une RAI doit être réalisée, avant une transfusion de globules rouges, si un délai de plus de 72 h s'est écoulé depuis la dernière RAI.
d. Une RAI à jour est nécessaire avant toute transfusion de concentrés de globules rouges.
f. Un résultat de RAI positive devra toujours être pris en compte même si l'anticorps dépisté n'est plus retrouvé lors des RAI ultérieures.

62 **Contrôle prétransfusionnel ultime (CPU) par la méthode de Beth-Vincent**
a. Est obligatoire avant toute transfusion de sang total ou de concentrés globulaires.
g. Met en évidence les antigènes du système ABO présents sur les hématies du patient et des concentrés globulaires à transfuser.

63 **Contrôle prétransfusionnel ultime (CPU)**
a. Doit toujours être réalisé au chevet du patient.
Un CPU doit toujours être réalisé avant la transfusion de tout culot globulaire. Il doit être pratiqué au chevet du patient et au moment de la pose de la transfusion. Une infirmière est habilitée à transfuser un patient à condition qu'un médecin puisse intervenir à tout moment.

64 **Hémovigilance**
b. Il est recommandé de réaliser un bilan sérologique VIH et hépatite C avant et 3 mois après transfusion.
d. Tout incident lié ou susceptible d'être lié à une transfusion doit être signalé au correspondant d'hémovigilance dans les 8 h.
f. La survenue d'un incident transfusionnel doit toujours être mentionnée dans le dossier transfusionnel d'un patient.
Le patient doit être informé oralement et par écrit au plus tard le jour de sa sortie. Le patient doit être informé qu'un bilan sérologique viral prétransfusionnel va être réalisé mais il peut le refuser.
Médecin, sage-femme, chirurgien, dentiste, infirmière peuvent signaler un incident transfusionnel au correspondant d'hémovigilance.

65 **Traçabilité**
a. La traçabilité permet de retrouver le ou les receveurs de produits sanguins transfusés à partir d'un donneur de sang.
b. La traçabilité permet de retrouver le ou les donneurs des produits reçus par un patient.
c. Une parfaite traçabilité est une obligation légale tant pour les établissements de transfusion sanguine que pour les établissements de soins.

66 **Test de Coombs direct**
a. Le test de Coombs direct permet de mettre en évidence des anticorps fixés sur la paroi des hématies (ce qui est pathologique).
b. Le test de Coombs direct est positif chez le nouveau-né en cas d'incompatibilité foeto-maternelle (maladie hémolytique du nouveau-né).

c. Le test de Coombs direct est positif au cours des anémies hémolytiques auto-immunes.
Le test de Coombs direct met en évidence des anticorps fixés sur la paroi des hématies. Il est positif dans les anémies hémolytiques auto-immunes (fixation d'auto-anticorps) et dans les incompatibilités foeto-maternelles et les incompatibilités transfusionnelles.

67 **Accidents de transfusion sanguine**
a. Les risques d'accident ABO (transfusion compatible) sont supérieurs aux risques viraux.
c. Le risque de transmission de l'hépatite C post-transfusionnel est estimé à 1 pour 220 000 unités et le VIH à 1 pour 600 000 unités.
d. Le risque d'immunisation anti-HLA peut être réduit en déleucocytant les produits sanguins.
e. Le risque de réaction du greffon contre l'hôte (GVH) post-transfusionnel peut être prévenu par l'irradiation des produits sanguins destinés aux patients immunodéprimés.
Le risque zéro de contamination virale n'existe pas pour les produits sanguins labiles.

68 **Accident hémolytique immédiat**
Principaux signes d'un accident hémolytique immédiat lors de la transfusion de concentrés globulaires :
- frissons, fièvre, angoisse ;
- douleurs lombaires ;
- tachycardie, dyspnée, hypotension, choc, collapsus ;
- hémoglobinurie avec, parfois, anurie et insuffisance rénale aiguë ;
- coagulation intraveineuse disséminée (CIVD) avec saignements en nappe au niveau des plaies opératoires.

69 **Transfusion de concentrés globulaires**
Conduite à tenir en cas de réaction lors de la transfusion de concentrés globulaires :
- arrêter la transfusion ;
- garder la voie veineuse en perfusant du sérum physiologique à 0,9 % ;
- prévenir immédiatement le médecin en charge du malade ;
- vérifier l'absence d'erreur de compatibilité donneur-receveur ;
- surveiller le pouls, la pression artérielle, la température, la diurèse ;
- traiter selon les symptômes et la prescription médicale ;
- prévenir le centre de transfusion et lui envoyer :
  - des prélèvements sanguins du malade (10 mL sur tube sans autre coagulant, 5 mL sur anticoagulant) ;
  - la poche et sa tubulure ;
  - une feuille d'information précisant les quantités transfusées, les dates et heures du début de la transfusion, le délai d'apparition des signes cliniques et la symptomatologie précise ;
- consigner les observations dans le dossier infirmier et sur le dossier transfusionnel ;
- informer le correspondant d'hémovigilance.

70 **Intérêt d'une transfusion de concentrés globulaires phénotypés :**
- prévenir une hémolyse chez un receveur qui possède un allo-anticorps ;
- prévenir une hémolyse chez un receveur par réactivation d'un allo-anticorps préexistant ;
- prévenir l'apparition d'allo-anticorps post-transfusionnelle.

Réanimation

23

UE 4.3, 4e semestre

Questions

1 Définir un état de choc.

2 Énoncer les deux grandes classes d'état de choc.

3 Citer les signes communs à tous les états de choc.

4 Expliquer leurs retentissements sur les viscères.

5 Les résultats des gaz du sang d'une personne hospitalisée sont les suivants :
- pH : 7,41 ;
- PaO_2 : 92 mm de Hg ;
- $PaCO_2$: 30 mm de Hg ;
- HCO_3 : 20 mmol.

a. Caractériser les troubles acido-basiques de ce patient.
b. Justifier la prescription éventuelle pour améliorer ces troubles.

6 Décrire le trajet d'un cathéter de Swan-Ganz.

7 Citer les différents paramètres hémodynamiques qu'il permet de surveiller.

8 Expliquer les règles d'utilisation du Fentanyl®.

9 Donner le chiffre qui signe une hyperkaliémie.

10 Cocher parmi les thérapeutiques suivantes celles utilisées dans l'hypokaliémie :
a. le chlorure de potassium ;
b. le Kayexalate® ;
c. le bicarbonate de sodium molaire ;
d. le gluconate de calcium ;
e. le sérum glucosé à 30 % et l'insuline ;
f. le gluconate de potassium ;
g. les diurétiques.

11 Associer médicaments et antidotes.
Morphine (opiacé) Anexate®.
Valium® (benzodiazépine) Hyposulfène.
Pavulon® (curare) Sulfate de potassium.
Héparine (anticoagulant) Prostigmine et atropine.
Permanganate de potassium (oxydant) Narcan®.

12 Énumérer les contre-indications absolues au lavage d'estomac.

13 En stage dans un centre de brûlés, on vous demande :
- d'expliquer la règle d'Evans ;
- de préciser la quantité de remplissage devant passer dans les 8 premières heures de la réanimation ;
- d'énumérer les principales complications pouvant survenir chez un grand brûlé en cours d'hospitalisation ;
- de citer les traitements complémentaires proposés aux patients à leur sortie.

14 Infirmière en réanimation, on vous annonce l'arrivée d'un polytraumatisé par le SMUR. Il est précisé que le patient présente un trauma thoracique, avec suspicion de rupture de l'isthme de l'aorte.
a. Enumérer le matériel à préparer avant l'arrivée du polytraumatisé.
b. Justifier les prélèvements sanguins à pratiquer à l'arrivée du malade.

15 Citer le matériel nécessaire à une intubation trachéale.

16 Citer les trois principaux buts d'un ballonnet sur une sonde d'intubation ou sur une canule de trachéotomie.

17 Citer trois complications majeures liées à l'intubation prolongée.

18 Expliquer le principe de l'oxymètre de pouls.

19 Énoncer les obstacles qui pouvent empêcher la réalisation de l'oxymétrie par méthode physique.

20 Énoncer la conduite à tenir lorsqu'un malade récemment intubé et ventilé se désadapte du respirateur et s'agite.

21 Justifier de l'utilité d'un humidificateur pour un patient ventilé en mode contrôlé ou assisté.

22 Citer les éléments sur lesquels portera la surveillance lors de la réalisation d'une aspiration trachéale chez un patient sous respirateur.

23 Justifier les trois causes principales favorisant la majoration du risque d'infections nosocomiales en réanimation.

24 Énoncer les mesures préventives des infections nosocomiales en réanimation.

25 Définir le coma.

26 Énumérer les différents stades du coma.

27 Citer les trois items mesurés par l'échelle de Glasgow.

28 Énoncer les interventions infirmières pour communiquer avec un patient de réanimation intubé non sédaté.

29 Citer les situations particulières où les visites sont interdites en réanimation.

30 Vous travaillez dans un service de réanimation et vous avez en charge Madame Victoire, 70 ans, hospitalisée depuis 2 jours dans le service pour décompensation respiratoire aiguë sur BPCO et suspicion d'embolie pulmonaire. Elle est intubée en mode ventilation contrôlée.
Madame Victoire est porteuse d'un cathéter central tri-lumière sur lequel les prescriptions sont les suivantes :
• chlorure de sodium 0, 9 % : 500 mL/24 h sur pompe volumétrique ;
• sérum glucosé 5 % : 1000 mL/24h avec régulateur de débit ;
• chlorure de sodium 0, 9 % : 2 000 mL/24 h avec régulateur de débit ;
• Noradrénaline® (solution injectable à 8 mg/4 mL) : 1mg/mL, vitesse 8 mL/h au pousse seringue éléctrique (PSE) ;
• Héparine® (solution injectable à 25 000 UI/5ml) : 10 000 UI/48 mL, vitesse 2 mL/h au PSE ;
• Hypnovel® (ampoule de 50 mg dans 10 mL) : 100 mg/50 mL au PSE, vitesse 5 mL/h ;
• Sufenta® (ampoule 250 µg dans 5 mL) : 0,25 mg/50 mL au PSE, vitesse 4 mL/h.
a. Calculer le débit des perfusions
b. Expliquer la préparation des produits à administrer sur pousse seringue électrique pour la prescription de la Noradrénaline® et de l'Héparine®.
c. Citer les buts, les effets secondaires majeurs et la surveillance de la Noradrénaline®.

31 Vous êtes infirmière dans un service de réanimation médicale.
Le service de dermatologie vous transfère en urgence Madame Hermance pour une décompensation respiratoire aiguë. À son arrivée, Madame Hermance est installée dans une chambre composée de quatre boxes séparés les uns des autres par des cloisons partielles, avec deux lavabos pour l'ensemble de la chambre et un stockage de matériel non individualisé par patient. L'état de la patiente nécessite une prise en charge urgente et ne nous permet pas de lire immédiatement les transmissions infirmières du service de dermatologie. Par ailleurs, le médecin ne signale aucun problème particulier en plus de sa pathologie respiratoire. Vous remarquez simplement que la patiente est porteuse d'un pansement au niveau de la jambe droite qui suppure. Après la prise en charge de la patiente, vous prenez connaissance de la fiche de transmissions infirmières sur laquelle est notée que Madame Hermance est porteuse d'une plaie variqueuse qui a été dépistée à SAMR positif (*Staphylococcus aureus meticillino* résistant).
Expliquer les actions infirmières à mettre en œuvre auprès de cette patiente, en lien avec l'infection liée au SAMR.

32 Vous travaillez ce jour dans un service de réanimation chirurgicale, de 13 h à 21 h. Vous avez en charge Monsieur Arthur âgé de 58 ans, hospitalisé depuis 9 jours.
Histoire de l'hospitalisation : suite à une chute d'un toit, Monsieur Arthur présente :
• un traumatisme crânien avec perte de connaissance ;
• un déficit du membre supérieur gauche ;

• des signes d'encombrement bronchique par inhalation ;
• une plaie du scalp.

Pris en charge sur place par le SMUR, il est rapidement intubé et mis sous ventilation assistée contrôlée (VAC).

À son arrivée aux urgences, la plaie du scalp est suturée par des fils résorbables. Le scanner cérébral est normal. Le scanner cervical montre une instabilité de la deuxième vertèbre cervicale sans compression médullaire nécessitant une ostéosynthèse réalisée le jour même. À la sortie du bloc opératoire, Monsieur Arthur est transféré en réanimation chirurgicale.

Il présente alors une pneumopathie d'inhalation, une tension artérielle instable nécessitant une ventilation en mode contrôlé et une sédation.

Ce jour, nous sommes à J 9 de sa prise en charge.

Monsieur Arthur est intubé, ventilé en aide inspiratoire à 14 cmH_2O avec une fraction inspiratoire (FiO_2) à 30 % et une pression expiratoire positive (PeeP) à 8 cmH_2O. Il n'est plus sédaté.

La radiographie pulmonaire montre une amélioration de son état respiratoire.

Les secrétions bronchiques sont fluides et abondantes. Il est porteur :
• d'une voie veineuse centrale ;
• d'un cathéter tri-lumière fémoral droit ;
• d'un cathéter artériel radial à gauche ;
• d'une sonde vésicale raccordée à un collecteur ;
• d'une sonde nasogastrique en déclive ;
• d'un pansement cervical occlusif.

À la relève de 13 h 30, l'infirmière de matin vous transmet qu'une élévation de la tension artérielle à (17/9 cmHg) a nécessité à 13 h la modification de la vitesse du pousse seringue électrique d'Eupressyl® selon le protocole (V : 10 mL/h). Elle vous précise qu'il restait alors 15 mL dans la seringue.

Au bilan de 14 h :
• la tension artérielle est de 14/8 cmHg ;
• le pouls à 90 pulsations par minute ;
• la température à 37,3° ;
• la saturation en oxygène est à 97 % ;
• la fréquence respiratoire est de 36 cycles par minute ;
• le volume courant (VT) à 600 mL.

Les prescriptions médicales du jour à 12 h sont :
• malade à jeun ;
• bilan hémodynamique, diurèse et aspirations trachéales toutes les heures ;
• Aminomix® (acides aminés en association avec des glucides, poche 1 500 mL) : 1 500 mL sur 24 h sur régulateur de débit (type dialaflo) ;
• Clinoleic® (lipides, flacon de verre de 250 mL 20 %) : 250 mL sur 24 h, sur régulateur de débit (type dialaflo) ;
• Sérum glucosé 5 %, poche de 500 mL : 500 mL sur 24 h sur régulateur de débit (type dialaflo) ;
– + 2 g de chlorure de potassium (ampoules de 10 mL à 10 %) ;
– + 2 g de chlorure de magnésium (ampoules de 10 mL à 10 %) ;
– + 1 flacon de Cernevit® (vitamines : flacon avec solvant de 5 mL) ;
– + 1 flacon de Decan® (oligoéléments : flacon de 40 mL) ;
• chlorure de sodium 0,9 %, poche de 500 mL : 500 mL sur 24 h sur pompe volumétrique ;
• Eupressyl® (antihypertenseur : ampoule de 10 mL dosée à 50 mg à diluer dans du chlorure de sodium 0,9 %) : 50 mg/50 mL au pousse seringue électrique, vitesse à régler selon le protocole suivant :
– TA $\leqslant$ 12 → V 0 ;
– 12 < TA $\leqslant$ 16 → V 5 ;
– 16 < TA $\leqslant$ 18 → V 10 ;
– 18 < TA $\leqslant$ 20 → V 15 ;
– 20 < TA $\leqslant$ 22 → V 20 ;
– TA > 22 → V 30 ;
• Augmentin® (antibiotique : flacon de 1 g pour solution injectable) : 1 g × 3 par 24 h à diluer dans une perfusion de 50 mL de chlorure de sodium à 0, 9 % à passer en 30 min ;
• Lasilix® (diurétique : ampoule dosée à 20 mg dans 2 mL) : 10 mg à 8 h, 20 mg à 10 h, 20 mg à 22 h en IVD.
• Mopral® (inhibiteur de la pompe à protons : flacon de lyophilisat de 40 mg avec solvant) : 40 mg une fois par 24 h en IVD à 20 h ;
• Fraxiparine® (héparine de bas poids moléculaire) : 0,6 mL en injection sous-cutanée à 18 h ;
• réfection de tous les pansements ce jour : monsieur Arthur est prévu en examen ce matin, ses pansements sont à réaliser cet après-midi.

a. Expliquer les actions infirmières en regard de la surveillance respiratoire auprès de Monsieur Arthur.

b. Énoncer la répartition des produits prescrits pour Monsieur Arthur sur le cathéter tri-lumières.

c. Expliquer l'intérêt de la prescription de la radiographie pulmonaire après la pose d'une voie veineuse centrale sous-clavière.
d. Calculer le débit de toutes les perfusions de Monsieur Arthur en regard des prescriptions médicamenteuses de ce jour (perfusions, PSE et IVD).
e. Indiquer la préparation des injections et du PSE.
f. Réaliser la programmation des prescriptions de 12 h à 12 h.
g. Énoncer par ordre chronologique, les différents pansements à réaliser pour Monsieur Arthur afin d'éviter le risque d'infections nosocomiales.

Réponses

1 **Un état de choc** est une insuffisance de perfusion tissulaire, quelle que soit l'étiologie du choc, entraînant un défaut d'oxygénation cellulaire voire une anoxie pouvant aboutir à la mort.

2 **Les deux grandes classes** de l'état de choc sont :
- cardiogénique : par atteinte initiale de la pompe cardiaque ;
- non cardiogénique : où ce sont les facteurs non cardiaques qui sont modifiés (masse sanguine, calibre des vaisseaux, etc.).

3 **Les signes communs** à tous les états de choc sont :
- pouls rapide, petit et filant ;
- pression artérielle basse ;
- extrémités froides présentant des marbrures ou une cyanose ;
- polypnée ;
- oligo-anurie ;
- troubles de la conscience (obnubilation, agitation, somnolence) pouvant aller jusqu'au coma.

4 **Les retentissements sur les viscères** sont :
- cœur : diminution de la résistance myocardique et chute du débit ;
- cerveau : troubles de la vigilance et agitation ;
- foie : hépatomégalie et lésions nécrotiques ;
- rein : insuffisance rénale par atteinte tubulo-interstitielle ;
- poumon : hypoxie persistante, cyanose et tachypnée ;
- tube digestif : hémorragie et/ou ulcération au niveau de l'estomac et du duodénum ;
- anomalies de l'hémostase : coagulation intravasculaire disséminée (CIVD).

5 Les résultats des **gaz du sang** (pH : 7,41, PaO_2 : 92 mmHg, $PaCO_2$: 30 mmHg, HCO_3 : 20 mmol) révèlent une alcalose ventilatoire.
Ce trouble est compensé car les bicarbonates ont diminué et le pH est revenu à la normale.

6 Le trajet d'**un cathéter de Swan-Ganz** est le suivant : jugulaire ou sous-clavière → veine cave supérieure → oreillette droite → ventricule droit → artère pulmonaire → capillaire pulmonaire.

7 **Les paramètres mesurés** sont les suivants :
- pression veineuse centrale (PVC) ;
- pression artère pulmonaire (PAP) ;
- pression capillaire pulmonaire bloquée (PcPb) ;
- débit cardiaque (DC).

8 **Le Fentanyl®** appartient à la classe des analgésiques centraux. C'est un stupéfiant morphinique soumis aux règles suivantes :
- médicament sous clé (double fermeture) ;
- noter sur une feuille spéciale : l'identité du patient, le nom du produit, la quantité prélevée, la date, le nom et la signature de l'infirmière ;
- conserver l'ampoule vide.

9 On parle d'**hyperkaliémie** à partir de 5,5 mmol de potassium par litre de sang.

10 Les thérapeutiques utilisées dans l'**hypokaliémie** sont :
a. le chlorure de potassium ;
f. le gluconate de potassium.

11 **Médicaments et antidotes**

Médicaments	Antidotes
Morphine (opiacé)	Narcan®
Valium® (benzodiazépine)	Anexate®
Pavulon® (curare)	Prostigmine et atropine
Héparine (anticoagulant)	Sulfate de protamine
Permanganate de potassium (oxydant)	Hyposulfène.

12 **Le lavage d'estomac** est contre-indiqué de façon absolue :
- s'il y a des troubles de la conscience ;
- en cas d'ingestion de produits caustiques, volatils et moussants ;
- chez les enfants de moins d'un an.

13 **Grands brûlés**

Règle d'Evans

2 × SBT × poids en kg + 2 000 mL = volume total à perfuser.
(SBT : surface brûlée totale.)

Quantité à passer dans les 8 premières heures : la moitié du volume total (en mL).

Complications

- Désordres hydro-électrolytiques entraînant des troubles hémodynamiques.
- Troubles métaboliques.
- Complications infectieuses.

Traitements complémentaires

- Centre de rééducation spécialisé.
- Suivi psychologique ou psychiatrique.
- Port de vêtements compressifs.
- Conseils esthétiques.
- Chirurgie réparatrice esthétique.

14 Annonce de l'arrivée d'un polytraumatisé en réanimation

Le matériel à préparer

- Scope.
- Dynamap.
- Oxymètre de pouls.
- Respirateur prêt et vérifié.
- Matériel pour la pose d'un cathéter artériel.
- Tubes à prélèvements.
- Chariot d'urgence vérifié.
- Défibrillateur.
- Accélérateur réchauffeur pour transfusion et perfusion.

Les prélèvements sanguins à prévoir

- Groupe Rh et recherche d'agglutinines irrégulières (RAI) en vue d'une éventuelle transfusion.
- Numération globulaire, hémoglobine, hématocrite, pour évaluer les pertes sanguines.
- Ionogramme sanguin pour évaluer les désordres hydroélectrolytiques.
- Recherche d'agglutinines irrégulières (RAI).
- Crasse sanguine, à la recherche de troubles de la coagulation.
- Sérologies VIH et hépatites.

15 Les éléments composant **le matériel d'intubation trachéale** sont :

- une source d'oxygène ;
- un ballon autoremplisseur ;
- un matériel d'aspiration ;
- un plateau d'intubation comprenant :
  - un laryngoscope, deux lames (n° 3 et n° 4) ;
  - deux piles et une ampoule de rechange ;
  - des sondes d'intubation stériles à usage unique (n° 6 et n° 8) ;
  - une seringue de 10 mL pour vérifier l'étanchéité du ballonnet avant l'utilisation et le gonfler lorsque la sonde est en place ;
  - un moyen de fixation de la sonde ;
  - un spray d'anesthésique local pour diminuer les réflexes glottiques ;
  - un gel anesthésique pour lubrifier la sonde si elle est introduite par le nez ;
  - une pince de Magyll pour guider la sonde vers l'orifice glottique ;
  - un mandrin semi-rigide qui peut être introduit dans la sonde pour en modifier la courbure si besoin ;
  - un jeu de canules oropharyngées type Guedel ;
  - gants non stériles et lunettes (protection de la personne qui intube).

16 Les trois principaux buts d'un ballonnet sur une sonde d'intubation ou sur une canule de trachéotomie :

- éviter une fuite des gaz et permet un circuit clos ;
- éviter l'inhalation des mucosités gastriques et buccales ;
- maintenir la sonde en place.

17 Trois complications majeures liées à l'intubation prolongée :

- infection (pneumopathie, infection ORL) ;
- sténose trachéale (due au ballonnet trop gonflé) ;
- lésions laryngées (cordes vocales lésées, granulome) ;
- fistule trachéo-œsophagienne.

18 L'oxymètre de pouls permet la mesure par voie transcutanée non invasive et continue de la saturation artérielle en oxygène (SaO_2). Elle s'exprime en pourcentage (taux d'hémoglobine saturée en oxygène).
Cette mesure est indispensable dans toute détresse respiratoire et chez tout patient intubé et ventilé.

19 Obstacles pouvant gêner la réalisation d'**une oxymétrie par méthode physique :**

- une impossibilité de détecter les pulsations lors d'un état de choc, également en cas d'hypothermie (à partir de 33 °C) et en cas de traitement par vasoconstricteurs ;
- l'agitation du malade qui peut provoquer des artefacts (la solution est dans l'utilisation de capteurs adhésifs) ;

• la lumière ambiante qui peut perturber la mesure (il suffit alors d'isoler les capteurs).

20 Conduite à tenir auprès d'un **malade intubé et ventilé** se désadaptant du respirateur et s'agitant :
• rassurer le malade s'il est conscient ;
• éliminer les causes mécaniques :
– pratiquer une aspiration trachéale ;
– vérifier l'intégrité du circuit (un tuyau peut être coudé, le filtre antibactérien peut être inondé par des sécrétions) ;
– faire ventiler le malade au ballon par une autre personne pendant ces vérifications ;
• appeler le médecin si ces gestes sont inefficaces car une cause médicale doit alors être trouvée et traitée.

21 L'utilisation d'un **humidificateur** chez un patient ventilé en mode contrôlé ou assisté permet d'assurer, à la place de la sphère ORL, l'humidification indispensable des voies respiratoires.
L'oxygène est un gaz asséchant et le manque d'humidification des sécrétions peut entraîner la formation de bouchons qui peuvent obstruer la sonde d'intubation ou la canule de trachéotomie et provoquer la mort par asphyxie.
Il est capital de surveiller le niveau d'eau dans l'humidificateur et l'alarme de pression sur le ventilateur (l'augmentation de la pression témoigne de l'obstacle).

22 **Surveillance d'un patient lors d'une aspiration trachéale :**
• vérification du fonctionnement du dispositif d'aspiration ;
• observation de la coloration des téguments du malade ;
• tracé de l'ECG et surveillance de la saturation.
Aspect des sécrétions :
• couleur ;
• consistance ;
• quantité.

23 **Trois causes essentielles des infections nosocomiales :**
• les caractéristiques des patients. Argumentation : réduction des capacités de défense contre l'infection ;
• les dispositifs invasifs. Argumentation : rupture des barrières naturelles de défense de l'organisme ;
• les traitements médicaux. Argumentation : immuno-suppression.

24 Les mesures préventives de **l'infection nosocomiale en réanimation** sont :
• le dépistage systématique des germes du patient dès son admission ;
• l'isolement des patients colonisés (le service de réanimation représente un réservoir important de germes multirésistants à l'hôpital : *Staphylococcus aureus*, *Acinetobacter*, *Klebsiellapneumoniae*) ;
• la décontamination digestive sélective ou cutanée des patients colonisés ;
• le traitement des patients infectés ;
• les prélèvements au moins hebdomadaires chez ces patients infectés ;
• le respect du lavage des mains et de l'asepsie lors des manipulations à risque ;
• l'utilisation de solution hydro-alcoolique selon protocole.

25 **Le coma** est une abolition de la conscience et de la vigilance non réversible par la stimulation, consécutive à une lésion cérébrale ou traumatique avec conservation des fonctions végétatives.

26 **Stades du coma**
Stade I : patient obnubilé, confus, désorienté, donnant souvent l'impression d'être dans un état d'ébriété.
Stade II : patient ne répondant pas aux ordres simples. Il réagit aux stimulations douloureuses de manière inadaptée. C'est à ce stade qu'apparaissent les complications respiratoires (encombrement bronchique, inhalation, hypoventilation).
Stade III : patient sans aucune réaction adaptée. C'est le stade de coma profond avec troubles ventilatoires constants.
Stade IV : stade de mort cérébrale.

27 **Les trois items du score de Glasgow :**
• ouverture des yeux ;
• réponse motrice à un ordre simple ou à la douleur ;
• réponse verbale.

28 Pour établir la **communication avec un patient intubé non sédaté**, il est possible, selon les cas :
• d'établir une relation significative avec le patient en prêtant une attention particulière à ses expressions verbales et non verbales, et en y donnant suite ;
• de se montrer calme et ne pas se presser : laisser suffisamment de temps au patient pour répondre ;

• de préciser le sens des mots que le patient utilise : noter la congruence entres ses messages verbaux et non verbaux ;
• de lui tenir les mains et de lui demander de répondre aux questions en serrant les mains, une fois pour oui, deux fois pour non, par exemple ;
• de lui demander de cligner des yeux selon le même code ;
• d'apprécier les aptitudes du patient pour la lecture et l'écriture : estimer ses capacités locomotrices y compris sa dextérité (capacité de tenir un crayon et d'écrire) ;
• d'écrire des réponses sur une ardoise et lui demander de choisir ;
• de confirmer auprès du patient l'exactitude de l'interprétation des messages non verbaux.

29 **En réanimation, les visites aux patients sont interdites** dans les cas suivants :
• patients immunodéprimés ;
• patients atteints de certaines pathologies psychiatriques graves ;
• lorsque les patients sont des enfants battus ;
• lorsque les patients sont des détenus.

30 **Madame Victoire**

a.

• Chlorure de sodium 0, 9 % 500 mL/24 h = 20 mL/h par défaut ou 21 mL/h par excès.

• Sérum glucosé 5 % 1 000 mL/24 h = 41 mL/h par défaut ou 42 mL/h par excès.

• Chlorure de sodium 0,9 % 2 000 mL/24 h : deux solutés de 1 000 mL à passer chacun sur 12 h d'où 83 mL/h par défaut ou 84 par excès.

• Noradrénaline® 1 mg/mL : 1 ampoule = 8 mg/4 mL.

b. Pour préparer un PSE de 48 mL, il nous faut 48 mg de Noradrénaline®.

Une ampoule de 4 mL = 8 mg, il faut donc 6 ampoules (6 × 8 mg = 48 mg), 6 ampoules correspondent à 24 mL de produit auquel on rajoute 24 mL de sérum physiologique.

• Héparine® 10 000 UI/48 mL

UI = 1 mL

10 000 UI = 2 mL + 46 mL de sérum physiologique = 10 000 UI/48 mL.

c.

	Buts	Effets secondaires	Surveillance
Noradrénaline®	Correction des troubles hémodynamiques dans les états de choc : • vasoconstricteur puissant → augmentation de la TA • médicament cardiotonique	Vasoconstriction sévère et ischémie des extrémités	• Surveillance du débit du PSE pour éviter les bolus • Surveillance continue de la TA du pouls • Recherche présence marbrures, cyanose des extrémités

31 **Madame Hermance**

Les actions infirmières à mettre en œuvre en lien avec l'infection liée au SAMR :

Mesures proposées parmi les plus importantes :

• chambre particulière ;

• gants avant tout contact avec l'environnement et le patient ;

• surblouse à l'entrée de la chambre ;

• masque pour la réfection du pansement ;

• désinfection des mains à la sortie ;

• signalisation sur la porte et dans le dossier de soins ;

• soins, chez cette patiente, à faire en dernier ;

• désinfection du matériel avant de le sortir de la chambre.

Madame Hermance est mise en chambre particulière pour isolement car un contact car le SAMR est une bactérie multirésistante ayant un fort potentiel épidémique. Cette bactérie survit très bien dans l'environnement du patient. La transmission se fait souvent par l'intermédiaire des mains et de la tenue du personnel. La chambre séparée en quatre boxes ne permet pas une bonne individualisation du matériel et donc des soins.

32 **La surveillance respiratoire de Monsieur Arthur**

a. Actions infirmières en regard de la surveillance clinique respiratoire auprès de Monsieur Arthur.

Surveillance clinique respiratoire du patient

• adaptation au ventilateur :
- observation du thorax : inspection et palpation du thorax = amplitude respiratoire régulière et symétrique ;
- le thorax se soulève sans à coup, ni secousse, ni tirage ;
- le patient étant en aide inspiratoire, il contrôle donc sa fréquence et son Vt (volume courant) dépendra de sa compliance thoraco-pulmonaire : une surveillance attentive de la fréquence respiratoire et du Vt est nécessaire ;
- surveillance des bruits respiratoires afin de détecter un encombrement. Le patient doit présenter une respiration silencieuse, absence de tout ronflement, sifflement ou crépitement ;
- observation de l'état cutané et coloration du patient : peau rose, chaude et sèche (absence de cyanose, marbrures, sueurs).

Surveillance de la sonde d'intubation

• Vérifier et changer quotidiennement la fixation de la sonde d'intubation pour prévenir son déplacement ou son retrait accidentel. Ne pas oublier que Monsieur Arthur est conscient : il est donc indispensable de pallier l'agitation du patient, source de risque de débranchement du ventilateur et d'auto-extubation.
• Le calibre de la sonde et le numéro inscrit sur la sonde (au niveau de la commissure des lèvres) doivent être notés sur le tableau de Monsieur Arthur.
• La RP (radiographie pulmonaire) quotidienne vérifie le bon positionnement de la sonde (3 cm au dessus de la carène).
• Vérifier le gonflage du ballonnet (manomètre).
• Aspirations trachéales toutes les heures et surveillance de l'aspect et de la quantité des sécrétions.
• **Surveillance**de la saturation toutes les heures.

b. La répartition des produits prescrits pour Monsieur Arthur sur le cathéter trilumières
• Voie proximale :
- sérum physiologique et Eupressyl® ;
• Voie médiane :
- Clinoléic® et Aminomix®.
• Voie distale :
- sérum glucosé 5 % ;
- Augmentin® ;
- toutes les IVD : Lasilix®, Mopral®.

c. **Intérêt de la prescription de la radiographie pulmonaire** après la pose d'une voie veineuse centrale sous clavière :
• contrôle du bon positionnement du cathéter avant toute injection et vérifie l'absence d'un pneumothorax.

d. En regard des prescriptions médicamenteuses de ce jour (perfusions, PSE et IVD), **le débit de toutes les perfusions de Monsieur Arthur**, **la préparation des injections** et du PSE et la **programmation des prescriptions** (de 12 h à 12 h).
- Aminomix® sur dialaflo 1 500 mL/24 h = 62 mL/h par défaut ou 63 mL par excès : programmation 12 h à 12 h ;
- Clinoleic®, sur dialaflo 250 mL/24 h = 10 mL/h par défaut ou 11 mL par excès : programmation 12 h à 12 h ;
- sérum glucosé 5 % : sur dialaflo 500 mL/24 h + 2 g de KCl + 2 g MgCl + 1 fl de Cernévit® + 1 fl de Decan® :
  - 2 g de chlorure de potassium : on dispose d'ampoules de 10 mL à 10 % (dans 100 mL, on dispose de 10 g de KCl, donc dans une ampoule de 10 mL dosée à 10 %, on a 1 g de KCl) ; on utilise donc deux ampoules de 10 mL à 10 % soit 20 mL ;
  - 2 g de chlorure de magnésium : on dispose d'ampoule de 10 mL à 10 % (dans 100 mL, on dispose de 10 g de MgCl, donc dans une ampoule de 10 mL dosée à 10 %, on a 1 g de MgCl) ; on utilise donc deux ampoules de 10 mL à 10 % soit 20 mL ;
  - 1 flacon de Cernevit® de 5 mL ;
  - 1 flacon de Decan® de 40 mL.

500 mL de G5 % + 20 mL de KCl + 20 mL de MgCl + 5 mL de Cernevit + 40 mL de Decan = 585 mL/24 h = 24 mL/h par défaut ou 25 mL par excès.

e. • Programmation 12 h à 12 h :
- chlorure de sodium 0,9 %, sur pompe volumétrique : 500 mL/24 h = 20 mL/h par défaut ou 21 mL par excès ;
- Eupressyl® 50 mg/50 mL au PSE, vitesse à régler selon protocole suivant :

$TA \leqslant 12 \rightarrow V\ 0$;
$12 < TA \leqslant 16 \rightarrow V\ 5$;
$16 < TA \leqslant 18 \rightarrow V\ 10$;
$18 < TA \leqslant 20 \rightarrow V\ 15$;
$20 < TA \leqslant 22 \rightarrow V\ 20$;
$TA > 22 \rightarrow V\ 30$;
  - au bilan de 14 h, modifier la vitesse à 5 mL/h compte tenu de la TA du bilan : 14/8 cmHg ;

- il reste 5 mL dans la seringue, celle-ci sera à renouveler pour 15 h ;
- préparer dans une seringue de 50 mL : 50 mg d'Eupressyl® (10 mL) et ajouter 40 mL de chlorure de sodium à 0, 9 %.

– Augmentin® : 1 g dans 50 mL en 30 min :

$$\frac{50 \times 20}{30} = 33 \text{ gouttes/minute}$$

• Programmation : 12 h – 20 h – 4 h :

– Lasilix® (on dispose d'ampoule dosée à 20 mg dans 2 mL) : à 8 h, Lasilix® 10 mg en IVD = 1 mL (1/2 ampoule). À 10 h et 22 h, Lasilix® 20 mg = 1 ampoule en IVD ;

– Mopral® : une injection de 40 mg en IVD à 20 h ;

– Fraxiparine® : une injection de 0,6 mL en sous-cutanée à 18 h.

f. Monsieur Arthur est en examen ce matin, ses pansements sont à réaliser cet après-midi.

L'ordre chronologique, les différents pansements à réaliser afin d'éviter le risque d'infections nosocomiales est :

• organisation : pansement du plus propre au plus sale ;

• en premier : le cathéter radial ;

• en second : la cicatrice opératoire au niveau cervical (peut se faire en premier) ;

• en troisième : le cathéter central en fémoral ;

• en quatrième : la suture du scalp.

Hygiène

24

UE 2.5, 3e semestre
UE 2.10, 1er semestre
UE 4.5, 2e et 4e semestres

Questions

1 Expliquer le rôle des CLIN.

2 Donner une définition générale des infections nosocomiales.

3 Citer les principes généraux d'une enquête de prévalence utilisée pour la surveillance des infections nosocomiales en dégageant les avantages et les inconvénients.

4 Citer les principes généraux d'une enquête d'incidence utilisée pour la surveillance des infections nosocomiales en dégageant les avantages et les inconvénients.

5 Nommer les principaux sites (après enquête) où se développent les infections nosocomiales.

6 Préciser les délais particuliers attribués pour les infections de site opératoire.

7 Donner les critères de définition d'une pneumopathie infectieuse nosocomiale.

8 Donner les critères de définition d'une infection urinaire nosocomiale chez un patient sondé.

9 Énoncer les mécanismes de défense contre l'infection mis en jeu au niveau de la peau et des muqueuses.

10 Décrire le rôle que jouent les lymphocytes dans la défense contre l'infection.

11 Décrire les actions des anticorps dans la défense contre l'infection bactérienne.

12 Expliquer les différences entre germes saprophytes, commensaux et pathogènes pour l'homme. Donner des exemples pour chaque catégorie.

13 Le programme national de lutte contre les infections nosocomiales prévoit la surveillance de deux bactéries multirésistantes aux antibiotiques. Citer ces bactéries et leurs réservoirs potentiels chez l'homme.

14 Citer les propriétés communes des virus.

15 Citer les voies de contamination possibles pour l'homme.

16 Expliquer le terme « biofilm » utilisé à propos de matériel à usage médical.

17 Donner les principes du « sondage vésical clos » dont l'usage est impératif quelle que soit la durée prévisible du sondage.

18 Prévention des pneumopathies nosocomiales : citer les recommandations techniques des aspirations bronchiques.

19 Citer quatre voies de colonisation des cathéters.

20 Donner quelques éléments microbiologiques et épidémiologiques pour comprendre le rôle des *Aspergillus* dans les infections nosocomiales.

21 Citer les modes de transmission de la tuberculose.

22 Énoncez les mesures à prendre pour limiter l'exposition du personnel à la tuberculose.

23 Définir l'antisepsie, les antiseptiques, l'asepsie.

24 Préciser la ou les réponses exactes concernant les antiseptiques.
a. La chlorhexidine est bactéricide, fongistatique, non sporicide, non virucide.
b. L'alcool éthylique à 95 ° est plus bactéricide que l'alcool à 70 °.
c. Les alcools sont bactéricides, fongicides, sporicides, actifs sur certains virus (VIH).
d. Les composés iodés ne doivent pas être associés à des antiseptiques mercuriels.
e. L'association chlorhexidine et alcool n'est pas synergique.

25 Définir la désinfection.

26 Définir la décontamination.

27 Définir la stérilisation.

28 Nommer quand effectuer un lavage antiseptique des mains.

29 Citer les étapes de la préparation cutanée préopératoire.

30 Alimentation entérale : citer les recommandations pour la prévention des complications infectieuses lors de l'administration par sonde.

31 Citer les voies de transmission des risques infectieux hydriques.

32 Définir l'AES et ses risques.

33 Expliquer la conduite à tenir lors d'un accident d'exposition au sang par voie percutanée.

34 Nommer les déchets d'activité de soins soumis au décret 97-1048 du 6 novembre 1997.

35 Énoncer les mesures à respecter pour assurer la qualité et la sécurité du transport des prélèvements pour analyse biologique vers le laboratoire d'analyse.

Réponses

1 Rôle des CLIN
Le comité de lutte contre les **infections** nosocomiales instauré par le décret n° 88-657 du 6 mai 1988 est désormais régi par le décret n° 99-1034 du 6 décembre 1999, inclus dans le Code de la santé publique aux articles 711-1-1 et suivant. Il a compétence pour la surveillance et la prévention des infections nosocomiales dans les établissements de santé publics et privés participant au service hospitalier. Il a pour but d'organiser, de planifier et d'animer la lutte contre les infections nosocomiales. Il définit avec les professionnels de soins les méthodes et indicateurs adaptés aux activités de l'établissement permettant l'identification, l'analyse et le suivi des risques infectieux nosocomiaux. Il est consulté lors de la programmation de travaux, l'aménagement de locaux ou l'acquisition d'équipements susceptibles d'avoir une répercussion sur la prévention et la transmission des infections nosocomiales.

2 **Une infection est qualifiée de « nosocomiale »** quand elle apparaît au cours ou à la suite d'une hospitalisation alors qu'elle était absente à l'admission.
Généralement, un délai de 48 h après cette admission est nécessaire pour la distinguer des infections communautaires. Les situations particulières liées aux périodes d'incubation, quand elles sont connues, seront prises en compte.

3 **Principes généraux d'une enquête de prévalence pour la surveillance des infections nosocomiales**
Recensement à un moment donné de l'ensemble des patients hospitalisés dans le service ou l'hôpital concerné et décompte des infectés. Le résultat est exprimé en proportion : nombre de patients infectés/nombre d'hospitalisés.
Ce type d'enquête donne une image instantanée, ponctuelle, qui n'est pas toujours représentative de l'activité au long terme d'un établissement, mais l'enquête est limitée dans le temps et assez facile à réaliser.

4 **Principes généraux d'une enquête d'incidence pour la surveillance des infections nosocomiales**
Il s'agit d'une surveillance continue des patients dans le temps, avec prise en compte des nouveaux cas survenant pendant l'hospitalisation. Le résultat est exprimé en taux d'incidence : nombre de nouveaux cas infectés/nombre d'hospitalisés pour un même intervalle de temps.
Ce type d'enquête reflète correctement le risque infectieux du service ou de l'établissement et l'exposition du patient à ce risque, mais l'enquête est difficile à assurer : période nécessairement prolongée, recueil fastidieux ; elle est donc souvent utilisée en discontinu, 3 mois par an, par exemple, dans des unités de soins cibles, soins intensifs, orthopédie, et parfois sur des expositions précises (sondage, cathéter, ISO).

5 Les infections urinaires, les infections broncho-pulmonaires, les infections du site opératoire, les septicémies.

6 **Délais particuliers pour les infections de site opératoire**
Est déclarée nosocomiale une infection survenue dans les 30 jours après une intervention ou dans l'année qui suit, s'il y a eu mise en place d'une prothèse ou d'un implant.

7 **Une pneumopathie infectieuse nosocomiale** se définit par la présence d'anomalies radiologiques récentes et évolutives associées à l'un des éléments suivants :
- identification d'un micro-organisme dans expectoration ou lavage broncho-alvéolaire ou brossage protégé ou ponction d'abcès ou de plèvre ;
- sérodiagnostic significatif ;
- et à l'un des trois signes : expectoration purulente, fièvre supérieure à 38,5 °C, hémoculture positive.

8 **Une infection urinaire nosocomiale chez un patient sondé** se définit :
- en l'absence de symptômes : par une uroculture quantitative positive (≥ 105 micro-organismes/mL) ;
- en présence de symptômes : par une fièvre (> 38 °C) sans autre localisation infectieuse et/ou dysurie, pollakiurie, une uroculture positive à plus 105 micro-organismes/mL sans plus de deux germes isolés, ou positive à plus de 103 microorganismes/mL avec leucocyturie.

9 Mécanismes de défense contre l'infection au niveau de la peau et des muqueuses

• Rôle mécanique la peau, barrière physique. Elle est la première ligne de défense contre l'envahisseur. La plupart des agents pathogènes ne peuvent franchir ni la peau ni les muqueuses quand elles sont intactes ; de plus, certaines sécrétions au niveau des muqueuses (larmes, salive, suc gastrique...) ont un pouvoir destructeur contre les agents pathogènes.

• Rôle d'un pH acide, activité bactéricide des acides gras à longue chaîne (glandes sébacées).

• Rôle de la flore saprophyte locale (élaboration de substances bactéricides) dans l'élimination des germes pathogènes.

10 Rôle des lymphocytes T dans la défense contre l'infection

Les lymphocytes et les macrophages sont impliqués dans la réponse immunitaire.

Les lymphocytes sont des cellules sanguines appartenant comme les polynucléaires aux leucocytes, ou globules blancs. On distingue les lymphocytes T, qui sont des organisateurs de la réponse immunitaire et les lymphocytes B, chargés de produire les anticorps spécifiques. Les macrophages ont un rôle de présentation de l'antigène aux lymphocytes T.

L'antigène qui a pénétré est capturé par les macrophages qui vont le phagocyter, lui faire subir des modifications (le découper) et présenter des fragments aux lymphocytes T, lesquels vont développer une activité (toxicité, contrôle, mémorisation...).

11 Actions des anticorps dans la défense contre l'infection bactérienne

Les anticorps sont des protéines du sérum appelées aussi globulines ou immunoglobulines. Les deux principaux types concernés par la réponse immunitaire sont les immunoglobulines M ou IgM, les immunoglobulines G ou IgG :

• action antitoxine : neutralisation des exotoxines produites par les bactéries ;

• action d'opsonisation : enrobage des germes pour faciliter leur ingestion par les phagocytes ;

• action de bactériolyse : destruction directe en union avec le complément.

12 Germes saprophytes, commensaux et pathogènes

Les germes saprophytes vivent normalement dans le milieu extérieur ; ils peuvent devenir pathogènes dans certaines circonstances (immunodépression, par exemple). Ils sont représentés notamment par *Pseudomonas, Acinetobacter, Legionella.*

Les germes commensaux de l'homme ne peuvent vivre qu'au contact de nos téguments et de nos muqueuses ; ce sont des parasites parfois indispensables à notre survie. Ils sont de bons indicateurs de contamination humaine dans l'environnement.
Ils sont représentés notamment par *Escherichia coli, Staphylococcus, Enterococcus.*

Les germes pathogènes pour l'homme sont des germes possédant d'emblée des caractères de virulence pour l'organisme. On peut citer *Salmonella, Yersinia, Listeria.*

13 Bactéries multirésistantes aux antibiotiques

Ce sont :

• *Staphylococcus aureus* résistant à la méthicilline (SARM). Ses sites réservoirs sont le nez, la peau, le périnée, les aisselles ;

• *Klebsiella*, productrice de bêtalactamase à spectre étendu (BLSE). Ses sites réservoirs sont le tube digestif chez le colonisé et les urines chez le sujet infecté (infection provenant d'une contamination par le tube digestif).

14 Propriétés communes des virus

Ce sont des petites particules biologiques de 20 à 30 nm de diamètre. Ils n'ont qu'un seul acide nucléique (ARN ou ADN).
Ce sont des parasites intracellulaires stricts qui ont besoin d'une cellule eucaryote pour se multiplier.
Cet acide nucléique (génome) forme avec une capside la nucléocapside au centre de la particule virale.
Chaque virus a un tropisme particulier pour un type de cellule particulier.
Il existe une interaction étroite et indispensable avec la cellule hôte.

15 Voies de contamination possibles pour l'homme

Voie cutanée et manu-portée : la plus fréquente (contacts avec les objets, surfaces et matériel contaminés).

Voie aérienne : pratiques incorrectes de nettoyage (poussières), systèmes d'humidification ou d'aérosolisation.

Voie digestive : eaux, boissons, aliments.

16 Signification du terme « biofilm »

Les bactéries ont la capacité d'adhérer sur un support d'abord de manière lâche, puis de façon irréversible ; la multiplication de celles-ci aboutit à la construction du biofilm.

Tout matériel introduit dans l'organisme est un point d'appel pour les bactéries qui adhèrent à sa surface. Les bactéries en cause ont été introduites avec le matériel ou sont arrivées par voie hématogène (bactériémie).

17 Principes du sondage vésical clos

La sonde et le sac de recueil des urines sont posés et enlevés ensemble.

La sonde et le sac de recueil restent solidaires pendant toute la durée du sondage.

La vidange du sac s'effectue aseptiquement par un robinet inférieur.

Les prélèvements s'effectuent aseptiquement par une bague destinée à cet usage.

18 Prévention des pneumopathies nosocomiales : aspirations bronchiques

Les aspirations bronchiques (oropharynx et nez) doivent être réalisées régulièrement « sans contact » (*no-touch*) après lavage des mains et port de gants stériles.

Une sonde stérile est utilisée pour chaque aspiration.

Entre deux aspirations successives, effectuer un rinçage en eau stérile.

19 Voies de colonisation des cathéters

Il existe plusieurs voies de colonisation des cathéters :

- le long de la surface externe par rupture de la barrière naturelle (migration des germes de la flore cutanée ou de substitution) ;
- endoluminale : contamination puis pullulation au niveau des raccords, des connexions (rôle du manu-portage).

Ces deux voies expliquent qu'il y a colonisation des surfaces externe et interne après une durée moyenne de 15 jours. La colonisation de surface prédomine les 10 premiers jours de mise en place, la colonisation endoluminale apparaît après :

- voie hématogène : c'est la contamination à partir d'un foyer à distance ;
- soluté de perfusion : mode de contamination exceptionnel.

20 Rôle des *Aspergillus* dans les infections nosocomiales

Les *Aspergillus* sont des champignons qui font partie de la flore fongique banale de l'environnement.

Leur dissémination s'effectue par émission de spores entraînées par les courants d'air.

Les facteurs favorisants sont les travaux générateurs de poussières, l'humidité et les sources alimentaires.

Ces champignons opportunistes n'expriment leur caractère agressif qu'en présence d'une défaillance des systèmes de défense immunitaire du malade (aplasique, neutropénique, greffé, etc.).

21 Mode de transmission de la tuberculose

Le réservoir majeur du bacille de Koch est l'homme. La transmission est directe, interhumaine, par micro-gouttelettes de salive émises lors de la toux. Elle est rarement le fait d'objets contaminés.

22 Mesures pour limiter l'exposition du personnel à la tuberculose

Ces mesures sont :

- identifier et traiter rapidement le patient tuberculeux ;
- pratiquer un isolement en chambre individuelle, porte fermée, sorties limitées, sauf si la chambre est à pression négative ;
- utiliser des crachoirs individuels à évacuer sous double emballage ;
- faire respecter pour le linge infecté un circuit spécifique ;
- imposer le port d'un masque de protection pour le personnel, pour tout visiteur et pour le patient s'il se déplace dans l'hôpital (masques spéciaux aux normes européennes P1) ;
- renforcer les mesures de protection individuelle (surblouses, masques) quand des explorations broncho-pulmonaires, des aspirations ou des actes de kinésithérapie sont pratiqués.

23 **L'antisepsie** est une opération au résultat momentané qui consiste à combattre ou à prévenir les maladies septiques ou infectieuses en détruisant systématiquement les bactéries ou les virus qui en sont la cause, présents au niveau des tissus vivants au moment de l'opération.

Les antiseptiques : les produits utilisés pour réaliser une antisepsie sont des médicaments répondant à la définition de l'article L.511 du Code de la santé publique. Leur fabrication et leur dispense sont du domaine de la responsabilité d'un pharmacien.

L'asepsie : c'est la mise en œuvre des moyens visant à maintenir un organisme vivant ou un milieu inerte exempt de tout germe.

24 **Les antiseptiques**
a. La chlorhexidine est bactéricide, fongistatique, non sporicide, non virucide.
d. Les composés iodés ne doivent pas être associés à des antiseptiques mercuriels.
(La proposition c n'est pas exacte car les alcools ne sont pas sporicides.)

25 **La désinfection** est une opération au résultat momentané permettant d'éliminer ou de tuer les micro-organismes présents et/ou d'inactiver les virus indésirables supportés par les milieux contaminés inertes.

26 **La décontamination**
L'AFNOR définit : une opération au résultat momentané, permettant d'éliminer, de tuer ou d'inhiber les microorganismes indésirables en fonction des objectifs fixés. Le résultat de cette opération est limité aux microorganismes présents au moment de l'opération.

27 **La stérilisation** est la mise en œuvre d'un ensemble de méthodes et de moyens physiques ou chimiques visant à éliminer par destruction tous les microorganismes vivants portés par un objet parfaitement nettoyé. Cette opération permet d'éliminer ou de tuer les micro-organismes portés par les milieux contaminés inertes. La stérilisation ne concerne que des produits rendus exempts de micro-organismes et mis dans un emballage imperméable destiné à maintenir cet état stérile.

28 **Un lavage (antiseptique) hygiénique des mains** doit être effectué :
- avant tout acte ou soin aseptique (voie veineuse périphérique, soin sur drain ou cathéter, sondage urinaire, hémoculture, pansement) ;
- avant manipulation de tout matériel stérile ;
- avant tout soin à un malade immunodéprimé ;
- après un soin à un malade infecté, acte sale ou septique ;
- régulièrement en cas de recrudescence d'infections nosocomiales ;
- régulièrement en unité de soins à haut risque.

29 **Étapes de la préparation cutanée préopératoire**
Il s'agit successivement de :
- soins d'hygiène corporelle :
- douche antiseptique la veille et avant l'intervention ;
- dépilation de la zone opératoire ;
- antisepsie du champ opératoire comprenant :
– détersion du champ opératoire ;
– l'antisepsie dermique (en principe trois applications).

Elle a pour but de réduire, d'éliminer et/ou de détruire la flore cutanéo-muqueuse avant l'intervention, d'améliorer la qualité des soins postopératoires afin de prévenir les infections et les complications septiques à distance.

30 **Prévention des complications infectieuses lors de l'administration de l'alimentation par sonde**
Il est préconisé l'emploi des mélanges nutritifs industriels présentant les garanties de stérilité :
- utiliser du matériel de branchement avec des tubulures et raccords à usage unique ;
- respecter les règles d'asepsie ;
- rincer de la sonde gastrique (toutes les 8 h avec du sérum physiologique stérile) ;
- changer des tubulures chaque jour et maintenir en continu de la chaîne du froid (nutripompes réfrigérées) ;
- effectuer un nettoyage quotidien des nutripompes.

31 **Les voies de transmission des risques infectieux hydriques** sont :
- voie digestive : eau d'alimentation et aliments souillés par l'eau ;
- voie respiratoire : eaux aérosolées ;
- voie cutanéo-muqueuse : piscine, baignade ;
- voie parentérale : eau de dialyse.

32 **L'AES, accident d'exposition au sang,** se définit comme toute exposition

accidentelle à du sang ou à un liquide biologique contaminé par du sang survenue avec une effraction cutanée lors d'une coupure ou d'une piqûre (accident percutané ou APC) ou une projection sur des muqueuses ou sur une peau lésée (contact cutanéo-muqueux ou CCM). Les APC sont les plus à risque.
Les risques sont dominés par l'éventualité d'une transmission du virus de l'immunodéficience humaine (VIH), du virus de l'hépatite B (VHB) ou de celui de l'hépatite C (VHC).

33 **Conduite à tenir :** elle s'appuie sur une démarche mise en place au niveau de l'établissement qui définit et diffuse la procédure à suivre en cas d'AES :
- agir sans délai ;
- immédiatement nettoyer l'endroit exposé (plaie, peau lésée) à l'eau et au savon ;
- rincer et pratiquer une antisepsie à l'eau de javel à 12 ° chlorométriques diluée au 1/10 ou au Dakin® pendant 5 min au minimum ;
- en cas de projection sur une muqueuse (ex. : l'œil), effectuer un rinçage abondant au sérum physiologique ou à l'eau pendant 5 à 10 min ;
- dans les 4 h qui suivent, se présenter à un médecin référent spécialisé dans la prise en charge de ce type d'accident (voir démarche établissement).

Les circonstances de l'accident seront inventoriées ainsi que la connaissance de l'état du malade et donc en fonction de l'ensemble des éléments, des conseils et une suite seront proposés.

34 **Les déchets de soins** soumis au décret 97-1048 (6 novembre 1997) sont les déchets qui présentent un risque infectieux (contenant des microorganismes viables ou des toxines pouvant causer la maladie chez l'homme) et qui, en absence de risque infectieux, relèvent des catégories suivantes :
- matériels et matériaux piquants ou coupants (avec ou sans contact avec un produit biologique) ;
- produits sanguins à usage thérapeutique incomplètement utilisés ou arrivés à la date de péremption ;
- déchets anatomiques humains (fragments non aisément identifiables).

35 Pour assurer **la qualité et la sécurité du transport des prélèvements** pour analyse biologique vers le laboratoire, les mesures suivantes sont à respecter :
- récipient ou conteneur adapté à l'examen ;
- conditionnement de transport sécurisé (sachet ou flaconnage hermétique) trié par patient ;
- fiche de suivi médical (bon d'examen correctement rempli) ;
- transport rapide vers le laboratoire.

Santé publique

25

UE 1.2, 2e et 3e semestres
UE 4.5, 2e et 4e semestres

Questions

1 Expliquer l'impact du recours à une démarche scientifique en médecine. Nommer l'époque et par qui cette orientation a été prise.

2 Définir ce qu'est une norme. Identifier son intérêt et ses limites.

3 Expliquer s'il est pertinent de considérer toute maladie comme nocive, nuisible, indésirable.

4 Expliquer quel est le domaine de la santé publique.

5 Définir l'épidémiologie.

6 Décrire la démarche de santé publique.

7 Nommer les quatre buts pour une politique de santé à moyen terme définis par le Haut Comité de santé publique.

8 Définir la santé d'après l'OMS.

9 Expliquer ce qu'on entend par définition de la santé dite « négative ».

10 Expliquer qui sont les infirmières et les infirmiers de santé publique.

11 Citer le but et les moyens de la santé publique.

12 Définir la santé communautaire.

13 Définir la prévention selon l'OMS.

14 Définir la prévention primaire.

15 Définir la prévention secondaire.

16 Définir la prévention tertiaire.

17 Citer les quatre catégories de déterminants de la santé.

18 Citer les trois premières causes de mortalité en France.

19 Citer les vaccinations obligatoires pour l'ensemble de la population.

20 Définir le réseau national de santé publique.

21 Expliquer le rôle des observatoires régionaux de la santé (ORS).

22 Expliquer ce qu'est le « réseau sentinelles ».

23 Citer cinq maladies à déclaration obligatoire.

24 Nommer la différence entre l'aide sociale et la Sécurité sociale.

25 Définir la Protection maternelle et infantile (PMI). Citer cinq de ses grands types d'actions.

26 Décrire la fonction des infirmières scolaires.

27 Décrire les deux grandes fonctions de la médecine du travail.

28 Nommer les outils de la planification sanitaire.

29 Définir le plan ORSEC et citer qui peut le déclencher.

30 Nommer les deux grandes mesures prises par la loi du 18 janvier 1994 concernant la santé des détenus.

31 Citer les instances mises en place par les pouvoirs publics pour agir dans le domaine du sida. Citer trois associations œuvrant en ce domaine.

32 Citer l'engagement pris au-delà du soin apporté aux personnes pour l'action humanitaire.

Réponses

1 La démarche scientifique en médecine
Claude Bernard (1813-1878) est considéré comme le père de la médecine scientifique ou expérimentale. Le recours à une démarche scientifique a permis les connaissances médicales actuelles mais a également induit une approche objétisante de la personne.

2 **La norme** est issue de la physiologie ou « fonctionnement normal » du corps humain. Son intérêt réside dans une forme de référence utile pour la pratique médicale et paramédicale. Sa limite est celle d'une approche uniformisée de l'être humain.

3 Dans la vie particulière d'une personne, **la maladie** peut faire partie de ces événements qui permettent de s'interroger, de prendre conscience de certaines situations, de réorienter sa vie... bref, d'aider à la progression sur son chemin de vie.

4 Le domaine de **la santé publique** est celui de la santé de la population dans ses aspects tant individuels que collectifs. C'est l'équilibre et l'harmonie de toutes les possibilités de la personne humaine, biologiques, psychologiques, et sociales.

5 **L'épidémiologie** est l'étude de l'état de santé de la population et des facteurs qui l'influencent. Elle compare la fréquence d'une maladie au sein d'un groupe de personnes exposées à un agent suspect à celle d'un groupe de personnes non exposées.

6 **Le terme démarche** signifie marcher vers et indique le mouvement qui porte vers l'autre. La perspective de ce mouvement est d'apporter de l'aide, grâce à ses connaissances et compétences, à une personne ou à un groupe en vue de résoudre ou de contribuer à améliorer un problème de santé.

7 Les quatre buts pour **une politique de santé à moyen terme**, définis par le HCPS, sont :
- réduire les décès évitables ou donner des années à la vie ;
- réduire les incapacités évitables ou donner de la vie aux années ;
- améliorer la qualité de vie des personnes handicapées ou malades quel que soit leur âge ;
- réduire les inégalités face à la santé.

8 Définition de la santé d'après l'OMS : « État de complet bien-être physique, mental et social, ne consistant pas seulement en une absence de maladie ou d'infirmité. »

9 **La santé dite négative**, c'est-à-dire celle qui se fonde sur des indicateurs (de morbidité, de mortalité, de facteurs de risque et d'incapacité), est très utile car elle permet de fixer des objectifs précis et mesurables. Elle permet aussi de conduire l'évaluation du programme de santé publique.

10 Infirmiers de santé publique
Toutes les infirmières et tous les infirmiers, quels que soient leurs lieux et leurs modes d'exercice, inscrivent leurs actions dans une perspective de santé publique et sont ainsi, des vecteurs de santé publique. À ce jour, il existe de nombreuses formations et diplômes universitaires afin de développer ses compétences et ainsi mieux répondre aux besoins de santé des personnes.

11 **Le but de la santé publique** est de promouvoir et de faciliter la santé de la population. Les moyens relèvent d'interventions directes et d'actions collectives indirectes (hygiène de l'environnement, organisation des soins, la surveillance de l'état de santé de la population, l'organisation de la protection sociale, la prophylaxie des grandes épidémies, le dépistage et la prise en charge des pathologies les plus fréquentes ainsi que la prise en charge des la santé des collectivités (écoles, prisons...).

12 **La santé communautaire** recouvre un concept de responsabilité communautaire. Elle inclut des méthodes de travail qui impliquent à tous les niveaux de l'action de santé (définition, réalisation, évaluation), la participation effective d'une communauté.

13 **La prévention, selon l'OMS,** est l'ensemble des actions qui tendent à promouvoir la santé individuelle et collective pour :

• assurer l'intégrité physique et mentale et développer les capacités vitales de chaque personne (créativité, désir...) ;
• réduire les menaces que font peser sur la personne son environnement physique, psychologique et social.

14 **La prévention primaire** : elle comprend tous les actes destinés à diminuer l'incidence d'une maladie dans une population (apparition de nouveaux cas). La vaccination en est l'un des modes d'action.

15 **La prévention secondaire** : elle comprend tous les actes destinés à diminuer la prévalence d'une maladie dans une population (ensemble des cas, action sur la durée de la maladie). Le dépistage précoce en est l'action principale.

16 **La prévention tertiaire** : elle comprend tous les actes destinés à diminuer la prévalence des incapacités chroniques ou des récidives au sein d'une population. Elle cherche à favoriser la réinsertion professionnelle et sociale. La rééducation fonctionnelle est une discipline largement utilisée en prévention tertiaire.

17 Les quatre catégories de **déterminants de la santé** sont :
• les déterminants biologiques : le sexe, l'hérédité... ;
• les déterminants psychologiques : comportementaux ;
• les déterminants environnementaux : écologiques, géographiques (environnement physique) économiques, politiques et réglementaires, sociologiques, culturels (anthropologiques), démographiques :
• la politique de santé et l'organisation du système de soins, à savoir les lois et règlements en matière sanitaire.

18 **Causes de mortalité en France** :
• les maladies cardiovasculaires ;
• les cancers ;
• les accidents.

19 **Les vaccinations obligatoires** pour l'ensemble de la population :
• la diphtérie ;
• le tétanos ;
• la poliomyélite ;
• la tuberculose.

20 RSNP, ORS
Le réseau national de santé publique a été créé en 1992. Celui-ci est remplacé par l'institut de veille sanitaire InVs loi du 1er/07/98. Il participe aux décisions de santé publique en effectuant un recueil d'informations épidémiologiques rapidement utilisables par les décideurs.

21 **Les observatoires régionaux de santé** s'inscrivent dans le dispositif d'observation propre à une région et contribuent au développement d'une politique régionale de santé en mettant à disposition des informations sur la santé, en recherchant les données disponibles, en les validant, en les analysant et en les diffusant, afin de permettre leur prise en compte dans l'élaboration des choix des décideurs.

22 **Le « réseau sentinelles »** est un réseau de médecins généralistes produisant et traitant, quasiment en temps réel, des données issues de la pratique de médecine générale.

23 **Maladies à déclaration obligatoire**
Ces cinq maladies doivent être déclarées :
• le choléra ;
• la tuberculose ;
• le tétanos ;
• la diphtérie ;
• le sida avéré.

24 **L'aide sociale** est déterminée par la notion de besoin et non par celle de risque.

25 **La Protection maternelle infantile** (PMI) est un service départemental visant à protéger la santé de la mère et des enfants de 0 à 6 ans. Elle comporte des actions telles que :
• les consultations prénuptiales ;
• les examens de surveillance de la grossesse ;
• les consultations d'enfants ;
• l'agrément des assistantes maternelles ;
• les actions visant la prévention des mauvais traitements.

26 **L'infirmière scolaire** :
• participe aux bilans de santé (examen, biométriques, sensoriels...) :
– démarche auprès des familles en cas de problème constaté et leur suivi ainsi qu'un travail de relation individuelle avec les élèves (permanence) ;
• mène des actions d'éducation pour la santé ;
– visite de conformité des locaux (salubrité des cantines...), niveau d'hygiène générale ;

– initie et coordonne des actions de prévention, participe à des recherches dans le domaine de l'ergonomie, de l'hygiène, de la sécurité et de l'épidémiologie ;
– est responsable de la prise en charge des urgences ainsi que du matériel mis à sa disposition et de l'utilisation des médicaments ;
– tient à jour le registre de l'infirmerie, les dossiers médicaux, les fiches de renseignements, les attestations de vaccinations, les autorisations de traitements et d'interventions chirurgicales ;
– enregistre les accidents du travail.

27 Les deux grandes fonctions de **la médecine du travail** sont :
• le contrôle médical des salariés à l'occasion de la visite d'embauche et de la reprise du travail à la suite d'une interruption pour raison de santé. Ces différentes visites sont destinées à vérifier l'aptitude du salarié à son poste de travail ;
• l'étude de l'amélioration des conditions de travail (installation et adaptation des postes de travail, rythmes...).

28 Les outils de **la planification sanitaire** sont :
• la carte sanitaire ;
• le schéma régional d'organisation sanitaire (SROS) qui prévoit et sucite les évolutions nécessaires de l'offre de soins préventifs, curatifs et palliatifs afin de répondre aux besoins de santé physique et mentale de la population. Il fixe des objectifs en vue d'améliorer la qualité, l'accessibilité et l'efficience de l'organisation sanitaire. Il tient compte de l'articulation des moyens d'hospitalisation avec la médecine de ville, le secteur médico-social et avec l'offre de soins des régions limitrophes.

29 **Le plan ORSEC (organisation des secours)** a pour objet le recensement de l'ensemble des moyens de secours publics et privés susceptibles d'être mis en œuvre en cas de catastrophe ainsi que l'organisation de ces moyens. Il est déclenché par le préfet ou le Premier ministre.

30 Grandes mesures prises par la loi du 18 janvier 1994 concernant **la santé des détenus** :
• la prise en charge sanitaire des détenus est assurée par le personnel hospitalier ;
• les détenus sont d'office affiliés au régime général de la Sécurité sociale pour eux-mêmes et leurs ayant-droit.

31 **Pouvoirs publics et sida**
Instances mises en place pour agir dans le domaine du sida :
• le Conseil national du sida ;
• l'Agence pour la recherche sur le sida ;
• l'Agence nationale de lutte contre le sida ;
• les centres d'information et de soins d'immuno-déficience humaine ;
• les centres de dépistage anonyme et gratuit.
Trois associations œuvrant dans ce domaine :
• AIDES ;
• Sida Info-service ;
• SOS MST-sida.

32 L'engagement nouveau pour **l'action humanitaire**, au-delà du soin proprement dit, est celui de témoigner voire de dénoncer les violations des droits de l'Homme.

Soins infirmiers

26

UE 2.3, 2ᵉ semestre
UE 2.6, 2ᵉ et 5ᵉ semestres
UE 3.1, 1ᵉʳ et 2ᵉ semestres
UE 3.2, 2ᵉ et 3ᵉ semestres
UE 3.4, 4ᵉ et 6ᵉ semestres
UE 3.5, 4ᵉ semestre
UE 4.2, 2ᵉ, 3ᵉ et 5ᵉ semestres
UE 4.6, 3ᵉ et 4ᵉ semestres
UE 4.8, 6ᵉ semestre

Questions

1 Définir un modèle conceptuel en soins infirmiers.

2 Énoncer les buts d'un modèle conceptuel en soins infirmiers.

3 Citer les éléments fondamentaux constitutifs d'un modèle conceptuel en soins.

4 Donner les caractéristiques fondamentales de modèles conceptuels en soins infirmiers.

5 Définir la notion de besoin.

6 Définir le besoin selon le modèle de Virginia Henderson.

7 Citer les quatorze besoins fondamentaux.

8 Définir l'indépendance.

9 Définir l'autonomie.

10 Définir la dépendance.

11 Définir la déficience.

12 Définir le désavantage.

13 Expliquer l'approche holistique de la personne soignée.

14 Définir les quatorze besoins fondamentaux.

15 Expliquer le rôle de l'infirmière selon Virginia Henderson.

16 Définir une crise dans le domaine de la santé.

17 Expliquer les mécanismes du stress.

18 Différencier les termes « prendre en charge » et « prendre en soin ».

19 Définir le recueil d'informations en soins infirmiers.

20 Identifier les moyens dont dispose l'infirmière pour réaliser un recueil d'informations.

21 Différencier les données objectives des données subjectives.

22 Énoncer les phases de la démarche de résolution de problème.

23 Citer les étapes de la démarche de soins.

24 Citer les éléments constitutifs du projet de soins.

25 Définir le diagnostic infirmier.

26 Énoncer les composantes du diagnostic infirmier.

27 Différencier le diagnostic infirmier du diagnostic médical.

28 Énoncer les conditions requises pour assurer la continuité des soins dans une équipe pluridisciplinaire.

29 Définir les transmissions ciblées.

30 Citer les valeurs de référence des transmissions ciblées.

31 Énoncer les principes des transmissions ciblées.

32 Définir le diagramme de soins.

33 Définir une cible.

34 Expliquer le principe d'élaboration de la cible.

35 Définir le DAR dans l'écriture des transmissions ciblées.

36 Définir la macrocible.

37 Définir le MTVED dans l'écriture des transmissions ciblées.

38 Choisir la ou les meilleure(s) réponse(s).
Une cible peut se définir comme :
- un diagnostic médical ;
- un problème ou comportement du malade ;
- un événement significatif dans le traitement.

39 Préciser la réponse exacte : une cible est un énoncé court et précis de ce qui arrive au malade. Vrai ou faux.

40 Préciser la réponse exacte : le recueil de données en soins infirmiers conduit à l'identification de plusieurs cibles. Vrai ou faux.

41 Préciser la réponse exacte : une cible peut être un diagnostic infirmier. Vrai ou faux.

42 Choisir la lettre qui décrit le mieux les énoncés suivants :
A : cible ; B : diagnostic médical
Cholécystite..
Fièvre...
Diabète...
Infarctus du myocarde...........................
Douleur...
Déficit de connaissance du diabète..........
Pansement...
Respiration..
Dépression...

43 Choisir la lettre qui décrit le mieux les énoncés suivants.
D : Données ; A : Action ; R : Résultat
- débit de la perfusion de 50 cc/h après l'insuline ;
- l'épouse dit que le malade a fait un AVC il y a un an et demi et qu'il ne peut pas bouger le côté gauche ;
- il a marché jusqu'au bout du couloir avec un déambulateur 3 fois ce matin ;
- le malade dit qu'il fait de l'emphysème ;
- le malade dit que les compresses chaudes ont soulagé la douleur musculaire ;
- surveillance neurologique toutes les 2 heures (voir diagramme).

44 Présenter ces notes narratives sous forme de transmissions ciblées.
24/12/11 à 10 heures
Monsieur Xavier rapporte qu'il ne veut pas s'asseoir et discuter avec les autres, « je ne peux pas faire confiance à ces gens ». Il s'isole des autres, épie les conversations autour de lui, scrute son environnement avec inquiétude. Il présente une incapacité à établir une relation de confiance, montre une grande irritabilité, des tremblements. L'infirmière tente de rassurer le patient. Elle discute de sa peur. Elle planifie des courtes rencontres de 10 minutes deux fois par jour. Le patient se dit plus détendu suite à l'entretien, son faciès est moins tendu, il n'a plu de tremblement, ni d'agitation. Il demande à demeurer dans sa chambre.

45 Organiser les informations recueillies en vrac sous la forme d'une synthèse structurée à l'accueil de la personne : Macrocible Accueil.
Madame Victoire, âgée de 80 ans, habitant Darat arrive dans votre service, accompagnée de sa fille.
Elle est mariée, vit seule à son domicile depuis l'hospitalisation de son mari. Elle a eu une hémiplégie gauche en 2007 avec séquelles se traduisant par une incapacité partielle de marcher ; se déplace avec une canne.
A des difficultés pour lire. Madame Victoire était institutrice. À la retraite, elle participe au club du troisième âge de son village et a entretenu des activités intellectuelles (lecture, mots croisés) mais celles-

ci deviennent difficiles à cause de ses yeux et de sa fatigabilité. Entre le 22 novembre à 15 heures pour céphalées depuis plusieurs jours et hypertension à 19/11. Reprise du traitement du domicile + antihypertenseur en perfusion - IRM prévu le 24 novembre. Bilan sanguin ce matin - Repos strict - Madame Victoire est inquiète. Elle dit qu'elle a peur de récidiver. Elle nous parle de sa déchéance physique, de la perte de ce qu'elle était, son souci au sujet de son époux, la charge qu'ils représentent pour sa fille. Madame Victoire est couchée, elle ne se mobilise pas.
Elle voudrait rester seule dans la chambre (maux de tête, besoin de calme).

46 Expliquer ce qu'est un glossaire des cibles.

47 Expliquer les plans de soins guides.

48 Définir les transmissions orales.

49 Définir la relève.

50 Différencier la réunion clinique, la réunion de synthèse, la relève clinique interprofessionnelle.

51 Énoncer les objectifs des transmissions orales ciblées.

52 Comparer les transmissions écrites et les transmissions orales cibles.

53 Définir le résumé de soins infirmiers (RSI).

54 Énoncer les éléments constitutifs du résumé de soins infirmiers.

55 Définir le chemin clinique.

56 Énoncer les buts du chemin clinique.

57 Définir un protocole de soins.

58 Définir la procédure.

59 Définir la fiche technique.

60 Définir les recommandations.

61 Énoncer les exigences de validation d'un protocole.

62 Définir l'accréditation.

63 Énoncer les buts de l'accréditation.

64 Définir la qualité des soins.

65 Citer les cinq dimensions principales de la qualité des soins.

66 Justifier les cinq niveaux de qualité des soins.

67 Expliquer le concept « sécurité » pour les patients à l'hôpital.

68 Définir la consultation infirmière.

69 Justifier les outils de la consultation infirmière.

70 Définir la clinique infirmière.

71 Définir le dossier de soins.

72 Énoncer les objectifs d'un dossier de soins ciblé.

73 Énumérer les composantes du dossier de soins.

74 Définir le soin préventif.

75 Définir le soin curatif.

76 Définir le soin palliatif.

77 Définir le soin éducatif.

78 Définir l'éducation thérapeutique.

79 Énoncer les critères de qualité de l'éducation d'un patient.

80 Énoncer les principes d'une action éducative auprès d'un malade.

81 Décrire les étapes de la démarche éducative.

82 Énumérer les cinq dimensions du diagnostic éducatif.

83 Définir le rôle propre infirmier.

84 Définir le soin en collaboration.

85 Définir le soin sur prescription.

86 Expliquer ce qu'est la nomenclature des actes professionnels de l'infirmière.

87 Développer le concept d'auto-soins.

88 Décrire les modalités de l'apprentissage d'une technique de soin par un malade.

89 Définir l'écoute.

90 Définir l'écoute active.

91 Différencier la relation formelle et la relation informelle.

92 Définir l'empathie.

93 Définir la congruence ou authenticité.

94 Définir la relation d'aide.

95 Différencier empathie et sympathie.

96 Définir la reformulation.

97 Énoncer les sept valeurs fondamentales de la relation d'aide.

98 Citer les caractéristiques des personnes en présence dans une relation d'aide.

99 Énoncer les buts de la relation d'aide.

100 Définir le signe de reconnaissance.

101 Expliquer le feed-back dans la relation d'aide.

102 Énoncer les principales limites de la relation d'aide.

103 Citer des interventions nuisibles à la relation d'aide.

104 Citer les phases distinctes de la relation d'aide.

105 Citer les raisons de mettre fin à une relation d'aide.

106 Expliquer en quoi consiste la supervision en soins infirmiers.

107 Enumérer les dix compétences que requiert la profession d'infirmier.

108 Expliquer en quoi le stage est un temps privilégié dans l'apprentissage de la fonction infirmière.

109 Citer les grands axes d'orientation de la formation en soins infirmiers.

110 Citer les buts du stage dans la formation en soins infirmiers.

111 Énoncer les finalités de la formation des infirmiers.

112 Identifier les principes de l'analyse réflexive plébiscitée dans l'apprentissage des soins infirmiers.

113 Définir la chartre d'encadrement.

114 Énoncer les acteurs du tutorat dans l'apprentissage alternatif.

115 Expliquer le rôle du tuteur de stage.

116 Définir la recherche en soins infirmiers.

117 Différencier les types de recherche utilisée en soins infirmiers.

118 Énoncer les objectifs de la recherche-action utilisée dans les soins infirmiers.

119 Citer les particularités de la recherche-action utilisée dans les soins infirmiers.

120 Énoncer les objectifs de la recherche en soins infirmiers.

121 Énoncer les obstacles au développement de la science infirmière.

Réponses

1 **Un modèle en soins infirmiers** sert à définir la pratique infirmière, à décrire la conception de la personne soignée et à distinguer ce qui caractérise le métier d'infirmière des autres disciplines, à donner un guide dans l'application de la démarche de soins.

2 **Les modèles en soins infirmiers** sont des bases théoriques qui structurent la pratique. Chaque modèle est axé sur un aspect particulier du fonctionnement humain. Un modèle est une image mentale, descriptive ou analogique permettant de visualiser un concept.

3 **Un modèle en soins infirmiers** est, comme tout modèle, constitué de postulats, de valeurs :
- description, vision de l'individu ou du groupe d'individus, objet de soins ;
- description de l'objectif ;
- définition de la santé ;
- description de l'environnement ;
- délimitation des actions infirmières.

4 **Exemples de modèles en soins infirmiers et leurs caractéristiques fondamentales**
- Dans la conception de Florence Nightingale (1859), la personne est un être, malade ou en santé, possédant des composantes physiques, intellectuelles, émotionnelles, sociales et spirituelles.
- Dans la théorie d'Hildegard Peplau (1952), la personne représente un système vivant composé de caractéristiques et de besoins biochimiques, physiques et surtout psychologiques, qui cherche à se réaliser et lutte pour atteindre un équilibre.
- Pour Dorothéa Orem (1959), la personne est un être fonctionnant biologiquement, symboliquement et socialement et qui présente des exigences en matière d'autosoins, universels, liés au développement et/ou reliés à l'altération de la santé.
- Virginia Henderson (1961) considère la personne comme être biologique, psychologique, social et spirituel qui tend vers l'indépendance dans la satisfaction de ses quatorze besoins fondamentaux (le modèle de loin le plus utilisé en France).
- Dans sa théorie du caring, Jean Watson (1979) définit la personne ainsi :
  - une entité vivante qui est plus qu'un être purement physique ou spirituel, qui évolue dans son environnement, avec une expérience unique et subjective, des émotions, des souvenirs, des aspirations qui concourent à la perception de sa vie, à une conception singulière de la réalité et à une façon propre d'être dans le monde ;
  - une personne ne pouvant être comprise totalement, même si l'empathie aide à se rapprocher de ce but. Son vécu étant singulier, c'est la réalité phénoménologique qui peut être approchée ;
  - une personne avec le potentiel de croissance au travers du sens qu'elle construit à partir de ses expériences.
- Nancy Roper (1980) conçoit la personne comme un « tout » indissociable, soumis à l'influence de nombreux facteurs. Ce tout évolue durant son existence (continuum dynamique) entre dépendance et indépendance selon l'âge, les circonstances et l'environnement. Seul ou avec une aide extérieure, il met en œuvre les activités qui contribuent au processus de vie.
- Quant à Rosemary Rizzo Parse (1981), elle voit la personne tel un être ouvert et indivisible, libre de choisir ses orientations grâce à la capacité d'agir en synergie avec l'environnement. Cet être ouvert partage les limites spatiales ou temporelles de l'environnement.

5 **La notion de besoin** correspond globalement à la manifestation du désir de vivre, à un signal manifestant que quelque chose doit être fait pour maintenir ou développer la vie. La notion de besoin recouvre l'ensemble de tout ce qui est nécessaire à un être, que cette nécessité soit consciente ou non, à la différence du désir qui exprime la fixation contingente (non nécessaire) de la conscience sur un objet.

6 **Le besoin** pour Virginia Henderson est une nécessité vitale, ce qui est indispensable à la personne pour se maintenir en vie et assurer son bien-être. La personne présente 14 besoins fondamentaux d'ordre bio-psycho-social et spirituel.

7 **Les quatorze besoins fondamentaux :**
1. respirer ;
2. boire et manger ;
3. éliminer ;
4. se mouvoir et maintenir une bonne posture ;
5. dormir et se reposer ;
6. se vêtir et se dévêtir ;

7. maintenir la température du corps dans les limites de la normale ;
8. être propre, soigné et protéger ses téguments ;
9. éviter les dangers ;
10. communiquer ;
11. agir selon ses valeurs et ses croyances ;
12. s'occuper en vue de se réaliser ;
13. se divertir, se recréer ;
14. apprendre.

8 **L'indépendance,** c'est la satisfaction d'un ou plusieurs besoins par des actions appropriées accomplies par la personne elle-même ou que d'autres font pour elle-même en regard de sa phase de croissance, de développement et selon les normes sociales. L'indépendance est en relation avec les normes et les critères de santé

9 **L'autonomie**, c'est pour un individu le droit et/ou la capacité de choisir lui-même les règles de sa conduite, l'orientation de ses actes et les risques qu'il est prêt à courir. C'est littéralement se gouverner selon ses propres lois, prendre ses décisions, gérer ses « dépendances ».

10 **La dépendance,** c'est la non-satisfaction des besoins de la personne par des actions inappropriées qu'elle accomplit ou des actions appropriées qu'elle est dans l'impossibilité d'accomplir soit par incapacité ou par manque de suppléance. La dépendance est en relation avec les normes et les critères de déficience physique, psychologique ou sociale de la santé.

11 **La déficience**, selon l'OMS, correspond à toute perte de substance ou altération d'une structure ou d'une fonction anatomique, physiologique ou psychologique. Cette perturbation de structures peut être temporaire ou permanente. La déficience se définit par rapport à la norme biomédicale. Les principales déficiences portent sur les fonctions mentales (mémoire, conscience), les fonctions sensorielles, sur les organes internes (cœur, rein), sur la tête, le tronc ou les membres.

12 **L'OMS** définit, dans le domaine de la santé, le désavantage social ou handicap pour un individu donné comme la résultante d'une déficience ou incapacité qui limite ou interdit l'accomplissement d'un rôle normal en rapport avec l'âge, le sexe, les facteurs sociaux et culturels (rôles de survie).

13 **L'approche holistique** de la personne soignée correspond à la reconnaissance chez l'être humain de multiples niveaux de réalité interdépendants : niveau physique, niveau émotionnel, niveau intellectuel, niveau spirituel. Ces différents niveaux constituent un tout unifié et unique.

14 **Définition des quatorze besoins fondamentaux**

- Besoin 1. Respirer : nécessité de l'être humain qui consiste à capter l'oxygène indispensable à la vie cellulaire et à rejeter le gaz carbonique produit par la combustion cellulaire.
- Besoin 2. Boire et manger : nécessité pour tout organisme d'ingérer des aliments et des boissons de bonne qualité et en quantité suffisante pour assurer sa croissance, l'entretien de ses tissus et maintenir l'énergie indispensable à son bon fonctionnement.
- Besoin 3. Éliminer : nécessité pour tout organisme de se débarrasser de ses substances nuisibles et inutiles qui résultent des différents métabolismes. L'excrétion des déchets s'opère principalement par l'urine, les fèces, la transpiration, l'expiration pulmonaire et la menstruation.
- Besoin 4. Se mouvoir et maintenir une bonne posture : nécessité absolue pour tout individu de pouvoir mobiliser toutes les parties de son corps, afin d'accomplir les mouvements coordonnés et contrôlés indispensables à son bien-être. Maintenir une bonne posture : nécessité de maintenir en position anatomique les différentes parties du corps en mouvement ou au repos afin que les diverses fonctions de l'organisme puissent s'accomplir efficacement.
- Besoin 5. Dormir et se reposer : nécessité pour tout être humain de prendre suffisamment de sommeil et de repos dans de bonnes conditions, afin de permettre à l'organisme de trouver l'énergie nécessaire à ses activités quotidiennes et à son bien-être psychologique.
- Besoin 6. Se vêtir et se dévêtir : nécessité propre à l'individu de porter des vêtements adéquats, selon ses activités, pour maintenir la température du corps, protéger ses téguments et préserver sa pudeur.
- Besoin 7. Maintenir la température du corps dans les limites de la normale : né-

cessité pour l'organisme de conserver une température constante et normale pour éprouver du bien-être.

• Besoin 8. Être propre, soigné et protéger ses téguments : nécessité pour l'individu d'avoir une apparence soignée, de garder son corps propre, afin que peau et phanères puissent remplir leur fonction.

• Besoin 9. Éviter les dangers : nécessité pour l'être humain de se protéger contre toute agression d'origine interne ou externe pour maintenir sa santé.

• Besoin 10. Communiquer : nécessité pour l'être humain d'échanger avec les autres et avec l'environnement, sur un mode verbal ou non verbal aux niveaux sensori-moteur, intellectuel et affectif, dans le but de partager ses idées, ses sentiments, ses expériences, ses sensations, d'exprimer ses besoins et de comprendre ceux de son entourage.

• Besoin 11. Agir selon ses valeurs et ses croyances : nécessité pour l'être humain de conformer sa vie et ses pratiques à ses convictions et ses valeurs.

• Besoin 12. S'occuper en vue de se réaliser : nécessité pour tout être humain d'accomplir des activités physiques, intellectuelles, affectives, spirituelles qui lui permettent de satisfaire ses aspirations, de se valoriser et/ou d'avoir le sentiment d'être utile.

• Besoin 13. Se divertir, se recréer : nécessité pour l'être humain de se récréer par une occupation agréable dans le but d'obtenir détente et plaisir physique, intellectuel, psychologique, affectif et spirituel.

• Besoin 14. Apprendre : nécessité pour l'être humain d'acquérir des connaissances et des attitudes afin d'obtenir des comportements favorables au maintien ou au recouvrement de la santé.

15 **Le rôle essentiel de l'infirmière** consiste à aider l'individu, malade ou en santé, au maintien ou au recouvrement de la santé (ou à l'assister dans ses derniers moments) par l'accomplissement de tâches dont il s'acquitterait lui-même s'il en avait la force, la volonté ou possédait les connaissances voulues, et d'accomplir ces fonctions de façon à l'aider à reconquérir son indépendance le plus rapidement possible. Cet aspect de son travail, cette partie de sa fonction, l'infirmière en a l'initiative et le contrôle, elle en est le maître. De plus, elle aide le malade à suivre les prescriptions thérapeutiques du médecin. Membre de l'équipe sanitaire, elle aide aussi les membres comme ils l'aident eux-mêmes, dans l'élaboration et l'exécution du programme dans sa totalité, qu'il s'agisse d'amélioration de la santé, de rétablissement d'un malade ou de secours à un mourant.

16 **Une crise dans le domaine de la santé** peut être définie comme « quelque chose qui bouleverse les habitudes ancrées et sollicite les facultés d'invention de solutions nouvelles ». Ainsi la crise sollicite les mécanismes d'adaptation. Elle peut être l'occasion d'un développement personnel par une sorte d'apprentissage à mieux faire face à diverses situations. À l'opposé, elle peut être destructrice, faire perdre l'estime de soi.

À côté des crises de croissance : naissance, puberté, adolescence, mariage, grossesse, ménopause, mort, on parle de crises de situation : maladie, accident, chômage, perte de revenu, de statut, de sécurité, séparation-divorce.

17 **Le stress** est un syndrome général d'adaptation face à l'action d'un agent agressif sur l'organisme.

Trois phases sont distinguées :

• une réaction d'alarme ;

• une phase de résistance ;

• une phase d'épuisement pendant laquelle disparaît progressivement l'adaptation de la deuxième phase et apparaissent une accélération du rythme cardiaque, une augmentation de la sécrétion des catécholamines.

Les agents agressifs peuvent être physiques ou être liés à des situations où le sujet est en difficulté avec son environnement social aussi bien que physique. Les exigences requises peuvent excéder ses capacités, et il estime importantes les conséquences de l'incapacité ressentie.

Le stress dépend ainsi de cinq facteurs : les exigences vis-à-vis du sujet, ses caractéristiques individuelles, ses aptitudes à résoudre les problèmes, les contraintes de réalisation, le soutien de l'entourage.

18 **Prendre en charge**, c'est s'occuper, endosser, assumer, se charger de... « assister le malade, le conseiller et suppléer dans ses déficits pour qu'il puisse quitter l'unité de soins dans de bonnes conditions. Il est dessaisi de son droit à décider de sa situation présente et de son avenir, ce qui entraîne un sentiment d'impuissance ».

Prendre en soin, c'est « accueillir et accompagner une personne, un groupe de personnes, évaluer la situation pour identifier la problématique qui est la sienne, la leur, énoncer un jugement clinique sur leurs réactions à des problèmes de santé ou à leur processus de vie, cela pour définir un projet de soins que l'infirmier met en œuvre et dont il évalue l'efficacité, l'issue clinique... ». La prise en soins comprend les actes relevant du rôle propre de l'infirmier, les soins dispensés sur prescription médicale, les soins effectués en collaboration et les soins exercés en présence d'un médecin prescripteur. La terminologie actuelle tend à supprimer le « prendre en charge » au profit du « prendre en soins ».

19 **Le recueil des données** est le rassemblement systématique des données concernant la personne : mode de vie qui constitue son individualité, ses habitudes de vie quotidiennes, les problèmes auxquels elle ne peut plus faire face, l'état de santé actuel, ses habilités et ses ressources. Synonyme : anamnèse, collecte des données.

20 **Pour recueillir les données** concernant un patient, l'infirmière dispose de trois sortes de moyens :
- les documents, en particulier le dossier médical et le dossier de soins avec sa grille de recueil d'informations établie selon le modèle conceptuel ;
- les observations systématiques conduites selon un raisonnement fondé sur des références issus non seulement des savoirs acquis en formation, mais aussi de son expérience et de sa philosophie de soins ;
- les entretiens de recueil d'information et d'accueil auprès du patient, de sa personne de confiance et de sa famille.

21 **Les données objectives** sont décelables par l'infirmier et peuvent être vérifiées selon des normes, par exemple, un changement de coloration de la peau, une lecture de pression artérielle.
Les données subjectives sont ressenties uniquement par la personne touchée ou impliquée et peuvent être décrites ou vérifiées par elle seule, par exemple, une démangeaison sur la peau, un sentiment d'inquiétude.

22 **La méthode de résolution de problème** est constituée de différentes phases :
- définir le problème à partir des informations recueillies ;
- identifier les causes, les hiérarchiser ;
- passer à l'action : les objectifs étant fixés, mettre en place la solution retenue, après en avoir défini les différentes phases, faire un suivi et une mesure de l'efficacité de la solution.

23 **Les étapes de la démarche de soins ou processus de soins ou projet de soins :**
- première étape : recueil de données ;
- deuxième étape : analyse et interprétation des données qui conduisent à l'identification d'un problème, d'une cible ou d'un diagnostic infirmier ;
- troisième étape : planification des interventions et objectifs ;
- quatrième étape : exécution des soins ;
- cinquième étape : évaluation et réajustement.

24 **Un projet de soins** est constitué d'objectifs formulés avec le patient dans la mesure du possible et de moyens thérapeutiques proposés et négociés avec lui. C'est donc un projet personnalisé. Il définit les responsabilités de chacun des partenaires dans la conduite du traitement. Il met en place des délais et des critères d'évaluation.

25 L'ANADI, AFEDI pour l'Europe (association franco-européenne des diagnostics IDE) donne la définition suivante : « **Le diagnostic infirmier** est l'énoncé d'un jugement clinique sur les réactions d'une personne, d'une famille ou d'une collectivité à un problème de santé, présent ou potentiel ou à un processus biologique. Le diagnostic infirmier sert de modèle à l'infirmière lorsqu'elle choisit les interventions qui doivent permettre à une personne d'atteindre des objectifs de soins ». Dictionnaire des Soins infirmiers (France, 1995) : « Jugement clinique énoncé par l'infirmier dans le cadre de son rôle propre, sur l'état de santé d'une personne avec sa participation et/ou celle de son entourage. Ce jugement résulte de l'analyse des signes observés et de la recherche des causes réelles ou présumées du problème de santé considéré. »

26 **Le diagnostic infirmier se compose de quatre éléments :**
- le titre : description concise de l'état de santé réel ou potentiel, utilisant des qualificatifs tels que altération, déficit, dont est exclue toute interprétation subjective ;
- la définition : description générale de la catégorie ou du phénomène ;
- les caractéristiques déterminantes : les manifestations de dépendance, critères cliniques, signes ou symptômes, facteurs de risque exprimés ou observés. Les signes et symptômes majeurs doivent être présents pour que le diagnostic soit validé ;
- les facteurs étiologiques favorisants et les facteurs de risque ou causes ou sources de difficultés : situations cliniques et personnelles qui peuvent modifier l'état de santé ou influencer l'évolution du problème de santé (aspects physiques ou psychologiques, traitements, environnement, âge).

27 **Le diagnostic infirmier :**
- est orienté vers l'individu ;
- décrit les réactions de l'individu face à son problème de santé ;
- se modifie selon les réactions, l'évolution de la personne ;
- guide les interventions en soins ;
- ne possède pas de taxonomie reconnue ;
- est complémentaire du diagnostic médical.

Le diagnostic médical :
- est orienté vers la pathologie ;
- décrit le processus de la maladie ;
- demeure constant, c'est une règle générale ;
- guide l'acte médical ;
- possède une classification reconnue et internationale ;
- est complémentaire du diagnostic infirmier.

28 Pour assurer **la continuité des soins**, il est indispensable que chaque intervenant auprès de la personne hospitalisée ait accès aux informations qui précisent la situation de celui-ci, les problèmes médicaux, les diagnostics infirmiers identifiés, les objectifs fixés, les actions prévues, leur planification.
Ces informations doivent être claires, synthétiques, actualisées constamment. De plus, la continuité des soins ne peut être assurée que si chaque équipe dispose des mêmes moyens matériels et d'une égale compétence collective.

29 **Les transmissions ciblées** sont une méthode pour organiser la partie narrative du dossier de la personne soignée, pour comprendre rapidement sa situation et les soins nécessaires à dispenser. Elles répondent à la fois aux exigences professionnelles et légales en matière de personnalisation des soins, mais aussi au confort des soignants en matière de gain de temps. Cette méthode est conforme au schéma du processus de soins (données-actions-résultats).

30 **Valeurs de référence des transmissions ciblées**
- La personne soignée est au centre de l'intérêt professionnel de l'équipe interdisciplinaire.
- Le dossier de soins, outil indispensable, permet les transmissions ciblées.

Le patient est le bénéficiaire de soins de qualité ; prestataire privilégié des transmissions.
- Le patient a des besoins de santé.

Les transmissions sont orientées en termes de résultat, de bénéfices pour la personne soignée.

31 **Les principes des transmissions ciblées**
Toute information régulière et répétitive est transcrite sous forme de diagramme. Toute information narrative est transcrite sous forme ciblée.
Le principe des transmissions ciblées repose sur l'utilisation des deux outils qui sont lus et analysés ensemble, disposés l'un à côté de l'autre dans le dossier de soins ou regroupés au moment des transmissions orales.
Le diagramme de soins est une photographie des activités de soins.
Les observations écrites : les transmissions ciblées sont une photographie de la personne.

32 **Le diagramme des activités de soins** représente un tableau de bord du suivi de la personne soignée qui permet de consigner les activités de soins répétitives au niveau des trois rôles infirmiers (propre, prescrit, en collaboration).

33 **La cible** est un énoncé concis et très précis, qui attire l'attention par rapport à ce qui se passe pour la personne soignée ou son entourage. Les cibles constituent des sonnettes d'alarme, des clignotants qui alertent les soignants autant sur les difficultés que sur des événements positifs pour la personne soignée.

34 **La structure de la cible**
La constitution des transmissions ciblées suit le schéma du raisonnement diagnostique par la distribution en données, actions et résultats.

35 **Définition du DAR**

Les données D
Ce sont des informations subjectives ou objectives qui précisent la cible ou décrivent les observations concernant un événement important du traitement ou de l'épisode de soins.
Les données concernent les signes cliniques présentés par la personne soignée, ainsi que ses expressions qui confirment la cible retenue.

Les actions A

Ce sont des interventions en soins infirmiers, présentes ou futures et basées sur l'analyse de la situation par l'infirmière pour améliorer l'état de la personne soignée.
Ce sont aussi bien des actions sur rôle propre, que d'exécution du rôle prescrit et en collaboration.

Les résultats R

Description de la réaction du malade aux actions proposées et réalisées. L'objectif est la disparition ou les améliorations des données cliniques.
Le résultat peut être :
- un non-résultat : non résolu ;
- un résultat intermédiaire : partiellement résolu ;
- un résultat positif : résolu avec succès.

36 **La macrocible** présente la personne soignée de façon structurée et synthétique, à une phase précise de la prise en charge, elle est centrée sur un moment de l'hospitalisation. Exemple : macrocible admission, retour de bloc, sortie des soins intensifs, transfert d'une unité, sortie, décès.

37 **Définition du MTVED**
M : maladie : mode d'entrée, en urgence ou entrée programmée, symptômes pathognomoniques - exploration réalisée et prévue qui caractérisent la maladie, diagnostic médical.
T : thérapeutique : traitement antérieur, traitement actuel, traitement prévisible, régime alimentaire, interventions médicales et infirmières.
V : vécu de la personne : expression verbale du ressenti, des émotions du patient et de sa famille, description des gestes et du langage non verbal à l'entrée, discours qui est confié et utilisable pour les soins, ce que vit la personne dans l'ici et le maintenant.
E : environnement familial ou social : habitat, famille, aide à domicile, relations et vie sociale, profession, médecin traitant et IDE à domicile, aménagement particulier du domicile.
D : développement/devenir : devenir en lien avec les habitudes de vie, besoins perturbés par la maladie, projet de vie, placement probable, rééducation, objectifs à court et long terme.

38 **Une cible** peut se définir comme :
- un problème ou comportement du malade ;
- un événement significatif dans le traitement.

39 Vrai, une cible est un énoncé court et précis de ce qui arrive au malade.

40 Vrai, le recueil de données en soins infirmiers conduit à l'identification de plusieurs cibles.

41 Vrai, une cible peut être un diagnostic infirmier.

42 **Choix d'une lettre :**
Cible : A ; Diagnostic médical : B ; Non cible : C
- Cholécystite : B.
- Fièvre : A.
- Diabète : B.
- Infarctus du myocarde : B.
- Douleur : A.
- Déficit de connaissance du diabète : A.
- Pansement : C.
- Respiration : C.
- Dépression : B.

43 La lettre qui décrit le mieux les énoncés suivants :
D. Données ; A. Action ; R. Résultat.
- Débit de la perfusion de 50 cc/h après l'insuline : A ;

• L'épouse dit que le malade a fait un AVC il y a un an et demi et qu'il ne peut pas bouger lecôté gauche : D ;
• Il a marché jusqu'au bout du couloir avec un déambulateur 3 fois ce matin : R ;
• Le malade dit qu'il fait de l'emphysème : D ;
• Le malade dit que les compresses chaudes ont soulagé la douleur musculaire :R ;
• Surveillance neurologique toutes les 2 h (voir diagramme) : A.

44 Notes narratives

Date et heure signature	Cibles		Transmissions
24/12/2011 à 10 h Aurélie DUPONT	Anxiété majeure	D	• Rapporte qu'il ne veut pas s'asseoir et discuter avec les autres, « je ne peux pas faire confiance à ces gens » • S'isole des autres, épie les conversations autour de lui, scrute son environnement. Irritabilité • Présente une incapacité d'établir une relation de confiance, inquiet, tremblements
		A	• Tente de le rassurer • Discute de sa peur. Planifie des courtes rencontres de 10 minutes deux fois par jour
		R	• Se dit plus détendu suite à l'entretien, son faciès est moins tendu • Plus de tremblement, ni d'agitation. • Demande à demeurer dans sa chambre.

45 Synthèse structurée à l'accueil de la personne : Macrocible Accueil

Date et heure signature	Cibles		Transmissions
22 novembre 04 h 15 Aurélie DUPONT	Macrocible Accueil	M	• Entre pour céphalées depuis plusieurs jours et hypertension à 19/11 • Antécédents d'hémiplégie gauche depuis 1997 avec séquelles à la marche (canne)
		T	• IRM prévu le 24 novembre • Bilan sanguin ce matin • Reprise du traitement du domicile • Antihypertenseur en perfusion • Repos strict
		V	Inquiète. Dit qu'elle a peur de récidiver. Parle de sa déchéance physique, de la perte de ce qu'elle était, son souci au sujet de son époux, la charge qu'ils représentent pour sa fille
		E	• Habite Darat, un petit village • Mariée, accompagnée de sa fille • Vit seule à son domicile depuis l'hospitalisation de son mari
		D	• Était institutrice, est à la retraite • Participe au club du troisième âge de son village, a entretenu des activités intellectuelles (lecture, mots croisés) devenues difficiles à cause de ses yeux et de sa fatigabilité • Marche avec une canne • A des difficultés pour lire • Est couchée, ne se mobilise pas. Voudrait rester seule dans la chambre (maux de tête, besoin de calme)

46 **Un glossaire des cibles** comprend les cibles utilisées dans un service, un pôle, un établissement avec leur définition et les principales données (niveau de détail souhaité).

Par définition, un glossaire rassemble les mots utilisés dans un domaine particulier. Il définit l'acceptation particulière que prennent ces mots dans le contexte dans lequel ils sont employés.

Ceci explique que les définitions peuvent ne pas correspondre exactement aux dictionnaires de référence.

Ceci explique également que les glossaires de cibles soient difficilement transférables d'un établissement à l'autre.

Ils sont l'œuvre de professionnels et améliorent le langage identitaire d'une profession.

47 **Les plans de soins guide** sont des outils qui permettent d'opérationnaliser les diagnostics infirmiers.

Le plan de soins guide est « prédéfini au regard du diagnostic infirmier et s'applique à un profil type de personnes. Il est donc adaptable, individualisé au niveau des actions » (ministère de la Santé et de l'Action humanitaire, direction des hôpitaux, Protocole de soins infirmiers, *Guide du service infirmier*, série Organisation et gestion du service infirmier, nº 4, BO nº 92-13bis, 1992, 87 p.). Le plan de soins guide répond à toutes les caractéristiques d'un plan de soins, la différence résidant dans la présence de données prédéfinies relatives au diagnostic infirmier : caractéristiques, facteurs favorisants, objectifs et interventions.

Il est un support de traçabilité. Il est un support facilitant la mobilisation d'une équipe de soins pluridisciplinaire autour d'un problème de patient.

48 **Les transmissions orales** correspondent à un passage d'informations entre deux soignants sans contexte particulier. Lorsque ce temps est programmé en fin de poste, et qu'il sert de relais rapide entre deux équipes pour se passer des consignes sécuritaires de continuité et d'organisation des soins, nous parlerons de relève.

49 **La relève** est un temps court (15 min) programmé en fin de poste qui sert de relais rapide entre deux équipes pour se passer des consignes sécuritaires de continuité et d'organisation des soins. Elle se fait principalement entre les IDE et les AS.

50 **La réunion de synthèse** est une rencontre des membres de l'équipe soignante en vue d'élaborer ou d'ajuster les projets thérapeutiques destinés aux patients.

La réunion clinique concerne un « temps qualité » d'échange d'informations sécuritaires, environ 30 min, mais aussi un temps de concertation concernant les prises de décisions de soins en fonction de l'évolution des personnes soignées. C'une réunion au cours de laquelle chaque membre de l'équipe, infirmières, aides-soignantes, cadres infirmiers, kinésithérapeutes, diététiciennes... apportent sur les personnes soignées tous les éléments d'information que leurs interventions spécifiques ont pu leur permettre de recueillir.

La mise en commun permet d'identifier les problèmes, de définir les objectifs à atteindre, de décider des actions à conduire, en tenant compte des contraintes de réalisation. Le plan de soins ainsi défini par l'analyse réalisée en commun est cohérent, les actions mises en œuvre sont convergentes, on peut parler de projet de soins commun. Parallèlement, la réunion clinique participe à la création d'une véritable équipe, d'un sens du collectif.

La relève clinique interprofessionnelle : dans cette réunion, il est important que tous les acteurs de soins soient présents et qu'ils participent de façon active. Leur coordination est nécessaire pour obtenir des informations riches. Elle se fait avec les dossiers de soins ouverts à minima, c'est durant cette réunion que le soignant peut partager son vécu, ses difficultés par rapport à une situation ayant pu lui poser un problème.

51 **Les objectifs des transmissions orales ciblées** :

- promouvoir la prise en charge globale et personnalisée de la personne soignée ;
- formuler de façon claire et précise les problèmes prioritaires du jour du patient (cibles) ;
- présenter une description des données de la situation du jour ;
- citer les interventions effectuées et les résultats obtenus ;

- assurer le suivi et la continuité des soins, gage d'une meilleure qualité des soins ;
- compléter le dossier de soins de façon claire, concise, synthétique ;
- permettre l'organisation et l'administration rationnelle des soins aux personnes soignées d'un point de vue légal ;
- se coordonner pour suivre les objectifs contractuels posés avec le patient ;
- réguler l'ensemble des informations nécessaires à la prise en charge de l'unité de soins.

52 Comparaison des transmissions écrites et orales

L'écrit	L'oral
• Traçabilité • Impersonnel (pas de destinataire unique) • Historique des faits, fixé, pas modifiable • Individuel (même si plusieurs écritures) • Signatures (valeur d'engagement) • Concis, résumé • Fonction d'organisation de l'action : ce qui est important • Preuve dans le domaine pénal • Fonction d'archivage	• Volatile • Personnalisé (aux soignants présents) • Part d'explicitation et de demandes d'éclaircissement • Mise en contexte étroitement liée aux actions à faire • Nuancé, repris, précisé, modifié : la construction d'une représentation du malade • Collectif (soignants ou plus) : les débats et arbitrages • Variabilité de la durée • Contexte, environnement • Évaluation et réajustement • Contestable

53 Le résumé de soins infirmiers (RSI) est un document synthétique permettant de visualiser, sous forme standardisée, les informations-clef relatives à la prestation de soins réalisée auprès d'un client. Il résume l'activité de soins réalisée lors d'une hospitalisation.

54 Le résumé de soins infirmiers comporte :
- les éléments administratifs et démographiques ;
- les diagnostics infirmiers ;
- les interventions infirmières ;
- les résultats des soins : résultats qualitatifs en termes de diagnostics infirmiers résolus, partiellement résolus, non résolus ;
- l'intensité des soins.

Le résumé de soins infirmiers est un complément au résumé de sortie standardisé (RSS) qui décrit l'activité médicale. Les informations du RSI sont peu nombreuses, fiables et significatives d'une activité laissant peu de subjectivité.

55 Le chemin clinique est une méthode d'amélioration de la qualité des soins. Elle vise la performance de la prise en charge pluridisciplinaire des patients présentant la même pathologie ou la même situation de dépendance. Elle repose sur la description d'une prise en charge optimale et efficiente à partir des règles de bonnes pratiques en faisant appel à l'analyse des processus. Elle a pour objectifs de planifier, organiser et assurer la prise en charge des patients de façon consensuelle au sein d'une équipe.

56 Les buts du chemin clinique

Cette méthode contribue à :
- s'approprier les recommandations professionnelles ;
- améliorer la délivrance et la continuité de soins de qualité aux patients ;
- développer la coordination et la communication entre les acteurs de cette prise en charge ;
- réduire la variabilité non justifiée de la prise en charge, assurée par les différents acteurs ;
- améliorer la rationalisation des soins et des ressources.

57 Le protocole de soins : c'est l'ensemble des règles régissant la connexion d'un système, description précise des conditions et du déroulement d'une opération complexe. « Le protocole de soins infirmiers est le descriptif des techniques à appliquer ou des consignes à observer dans certaines situations de soins ou pour l'administration de soins.

Le protocole est un guide d'application des procédures de soins, centré sur une cible (groupe, communauté, population), présenté sous forme synthétique, élaboré selon une méthode précise. » (ministère de la Santé et de l'Action humanitaire, direction des hôpitaux, protocole de soins infirmiers, *Guide du service infirmier*, série Organisation et gestion du service infirmier, nº 4, BO nº 92-13 bis, 1992, 87 p.).

58 **La procédure** est le processus suivi pour conduire une expérience, succession d'opérations à exécuter pour accomplir une tâche déterminée. Selon les normes ISO, c'est la manière spécifiée d'accomplir une activité.

59 « **La fiche technique** est la description méthodique et chronologique des opérations successives à effectuer pour la réalisation d'une tâche, d'un acte de soins » (*Guide du service infirmier*).
Elle doit être validée et remise à jour périodiquement et lors de chaque évolution technique, scientifique, législative.

60 **Les recommandations** sont des « propositions développées méthodiquement pour aider le praticien et le patient à rechercher les soins les plus appropriés dans des circonstances cliniques données » Lohr et Field, *in* ANAES, 2002, p. 4.
Elles sont élaborées à partir d'une revue large de la bibliographie.
Elles sont des éléments de référence pour la réalisation de protocoles de soins.
L'HAS (ANAES) a écrit de nombreuses recommandations donnant consensus sur des pratiques cliniques.
Elles n'ont aucune valeur médico-légale mais servent de référence aux juristes.

61 **Les exigences de validation des protocoles** doivent être :

- élaborés conjointement par les personnels médicaux et infirmiers impliqués dans leur mis en œuvre avec, si besoin, l'aide de médecins expérimentés dans la prise en charge de la douleur ;
- validés par l'ensemble de l'équipe médicale, par le pharmacien hospitalier ou pharmacien gérant de l'établissement et par le directeur du service des soins infirmiers ;
- datés et signés obligatoirement par le médecin responsable et le cadre de santé du service ;
- diffusés à l'ensemble du personnel médical et paramédical du service, au directeur de l'établissement, au directeur du service des soins infirmiers et au pharmacien hospitalier ;
- remis à chaque nouveau personnel dès son arrivée ;
- accessibles en permanence dans le service ;
- évalués et si nécessaire réajustés et, dans ce cas, modifier date et signature ;
- revus obligatoirement au moins une fois par an ;
- revalidés systématiquement à chaque changement de l'un des signataires et rediffusés.

62 **L'accréditation** est une procédure externe à un établissement de santé, effectuée par des professionnels indépendants de l'établissement et de ses organismes de tutelle ayant pour but l'évaluation de son fonctionnement et de ses pratiques. Elle vise à assurer la sécurité et la qualité des soins donnés aux malades et à promouvoir une politique de développement continu de la qualité au sein des établissements de santé.

63 **Les buts de l'accréditation** sont :

- l'appréciation de la qualité et de la sécurité des soins, attente principale des patients vis-à-vis du système de santé, par la mesure des résultats et par l'évaluation des processus (prévention de risques, guide de bonnes pratiques, évaluation et amélioration) ;
- l'appréciation de la capacité de l'établissement à améliorer de façon continue la qualité des soins et la prise en charge globale du patient, grâce à une mise en œuvre d'un système reconnu de management de la qualité (parcours du patient, coordination des soins, observation de la satisfaction du patient et de son entourage) ;
- la formulation des recommandations explicites ;
- l'implication des professionnels à tous les stades de la démarche qualité, afin qu'ils acceptent et s'approprient les changements (démarche interne d'amélioration) ;
- la reconnaissance externe de la qualité des soins dans les établissements de santé (suivi assuré par l'ANAES) ;
- l'amélioration continue de la qualité des soins, donc de la confiance du public (amé-

lioration des processus, réduction des nonconformités, critères de mesure précis). C'est la capacité des services de santé destinés aux individus et aux populations d'augmenter la probabilité d'atteindre les résultats de santé souhaités, en conformité avec les connaissances professionnelles du moment.

64 **Les critères de qualité d'un soin :**
- la sécurité qui suppose la conscience des risques, implique le traitement des dysfonctionnements, l'analyse des causes des incidents et des accidents ;
- l'adéquation qui signifie l'adaptation des moyens aux objectifs, des soins aux besoins de chaque malade, donc qui écarte les actes routiniers ;
- l'efficacité qui se manifeste par l'obtention de résultats correspondant aux objectifs visés ;
- la permanence qui correspond à la continuité des soins et nécessite une circulation des informations, des moyens en personnel et en matériel suffisants dans chaque équipe ;
- la personnalisation qui concerne le personnel comme les personnes soignées, témoignant que chacun est reconnu ;
- la responsabilité, qui implique que chacun répond de ses actes, de ses décisions, est considérée comme acteur.

65 **Les principales dimensions** de la qualité des soins élaborées dans ces cadres peuvent être regroupées dans cinq catégories : efficacité, sécurité, réactivité, accès et efficience.

66 **Détermination de niveaux de qualité de soins :**
- dangereux, inacceptable : malade non informé, absence de matériel, relations conflictuelles dans l'équipe, routine ;
- médiocre : sécurité relativement assurée mais absence de personnalisation et de responsabilités clairement définies ;
- bon : adapté, efficace, satisfaisant pour le malade, le soignant et l'équipe ;
- excellent : personnalisé, intégrant toutes les dimensions du soin et fondé sur un projet partagé par tous les acteurs, y compris le malade.

67 **La sécurité des patients** à l'hôpital comporte des aspects physiques qui sont particulièrement importants pour les personnes âgées, handicapées, souffrant de déficits sensoriels, de désorientation, porteuses de prothèses ou d'appareillages divers. À cela s'ajoutent le risque d'infection, le risque d'erreur, le risque d'effets inattendus liés aux dispositifs médicaux.
Les mesures couvrent des champs multiples qui incluent l'aménagement de locaux, leur signalisation, l'aide directe dans les déplacements, le lavage des mains, l'isolement parfois, le recours à des techniques sûres de décontamination et de stérilisation, l'observation constante des effets des dispositifs médicaux, des thérapeutiques.
À ces aspects s'ajoutent les aspects psychologiques car la maladie engendre une inquiétude quant au diagnostic, au traitement, à l'évolution de la maladie, aux conséquences familiales et socioprofessionnelles.
L'information, la réponse aux interrogations, l'écoute attentive, une relation d'aide parfois sont autant d'interventions nécessaires pour répondre au besoin de sécurité.

68 **La consultation infirmière** est une prestation qui consiste à informer, conseiller, éduquer un patient ou son entourage en matière de santé et de soins infirmiers. La consultation est réalisée en milieu hospitalier ou extrahospitalier, soit sur prescription médicale, soit à la demande du patient ou des infirmières.

69 **Les outils de la consultation infirmière :**
- le rôle propre tel que défini par V. Henderson et repris par l'OMS : « C'est à l'infirmière qu'incombe l'initiative et le contrôle de tout ce qui relève de l'assistance à l'individu malade ou bien portant dans l'accomplissement des actes qui contribuent au maintien ou à la restauration de la santé ;
- la démarche de soins infirmiers : elle s'effectue en plusieurs phases : observation de la personne soignée, recherche de ses besoins, analyse et détermination de problèmes, formulation d'objectifs et échéancier pour les atteindre, programmation des actions nécessaires, réalisation des actions, évaluation. C'est une méthodologie de résolution de problème. Elle comprend le dossier de soin infirmier et les transmissions ciblées ;
- le diagnostic infirmier : son utilisation a été rendu obligatoire depuis 1993 ;

• les écrits : obligation de créer un dossier des soins dont l'IDE est responsable. Les transmissions ciblées sont écrites, centrées sur les problèmes de santé d'une personne. L'IDE doit raisonner, réfléchir, clarifier sa pensée. »

70 **La clinique infirmière** : c'est l'ensemble des données obtenues par l'observation directe des malades. Le mot « clinique » vient de *klinicos*, dérivé de *klinê* (lit, salle des malades) dont l'origine est indo-européenne : *klei* : incliner, pencher. Le *klinicos* était le médecin qui se penchait sur le malade, à son chevet. On peut définir la clinique infirmière à partir de cette notion de proximité du patient/salarié.

71 **Le dossier de soins infirmiers** est défini comme « un document unique et individualisé regroupant l'ensemble des informations concernant la personne soignée. Il prend en compte l'aspect préventif, curatif, éducatif et relationnel du soin ». La réalisation du dossier de soins relève du rôle propre de l'infirmier conformément aux dispositions de l'article R. 4311-3 du décret n° 2004-802 du 29 juillet 2004 relatif aux parties IV et V : « Il est chargé de la conception, de l'utilisation et de la gestion du dossier de soins infirmiers. »

72 **Les objectifs d'un dossier de soins ciblé** :
• refléter toutes les étapes du processus de soins ;
• fournir une description complète, concise, à jour de l'état du malade avec un minimum de répétition ;
• contenir toutes les observations de l'infirmière, les traitements réalisés ainsi que les résultats atteints à la suite des soins infirmiers et traitements médicaux ;
• représenter un outil de communication utile pour les différentes disciplines ;
• constituer un système tel qu'on puisse facilement et rapidement retrouver l'information nécessaire pour la pratique ou l'évaluation des soins ;
• permettre d'intégrer la démarche et le plan de soins au dossier ;
• pouvoir être utilisé à des fins légales.

73 **Les composantes du dossier de soins** :
• fiche d'identification ;
• recueil de données ;
• fiche de prescription ;
• fiche d'examens ;
• fiche de surveillances spécifiques ;
• diagrammes de soins ;
• transmissions ciblées ;
• plan de soins guide ;
• fiche de liaison ;
• résumé de soins infirmiers.

74 **Soins préventifs** : interventions qui concourent à promouvoir la santé, à prévenir les risques de maladie, de handicap, d'accident, à réduire le nombre et la gravité de ces risques, à prendre en compte les conditions de vie de la personne ou du groupe concerné.

75 **Soins curatifs** : interventions qui visent à lutter contre la maladie, ses causes, ses conséquences et à supprimer ou à limiter ses manifestations. Ces soins visent à :
• limiter les invasions de la maladie (traitement d'attaque) ;
• amener la guérison ;
• établir un traitement d'entretien ;
• enrayer les complications de la maladie.

76 **Soins palliatifs** : expression communément utilisée pour désigner un mode de soins qui ne vise plus le traitement de la maladie et de sa cause, mais s'attache à réduire les symptômes et à préserver le maximum de confort physique et moral du malade. Ce mode de soins consiste à palier la douleur, la souffrance, la peur, selon les principes mêmes de la déontologie médicale et infirmière et selon la définition des soins infirmiers.

77 **Soins éducatifs** : interventions qui consistent à offrir à une personne ou à un groupe informations, conseils ou assistance pour lui permettre de comprendre ce qui peut maintenir, restaurer, promouvoir sa santé et de modifier ses comportements.

78 Selon l'OMS, « **l'éducation thérapeutique** du patient (ETP) est un processus continu, intégré dans les soins et centré sur le patient Il comprend des activités organisées de sensibilisation, d'information, d'apprentissage et d'accompagnement psychosocial concernant la maladie, le traitement prescrit, les soins, l'hospitalisation et les autres institutions de soins concernées, et les comportements de santé et de maladie du patient. Il vise à aider le patient et ses proches à compren-

dre la maladie et le traitement, coopérer avec les soignants, vivre le plus sainement possible et maintenir ou améliorer la qualité de vie.
L'éducation devrait rendre le patient capable d'acquérir et maintenir les ressources nécessaires pour gérer de manière optimale sa vie avec la maladie ».

79 Critères de qualité de l'éducation d'un patient
C'est un processus systémique d'apprentissage centré sur le patient :
• elle tient compte des processus d'adaptation du patient (stratégie d'adaptation, lieu de contrôle, représentation de la santé et de la maladie, aspect socioculturel...) ;
• elle tient compte des besoins objectifs et subjectifs, exprimés ou non, du patient ;
• elle doit être intégrée au traitement et aux soins ;
• elle concerne la vie quotidienne du patient et de son environnement psychosocial ;
• elle implique sa famille et son entourage proche ;
• c'est un processus continu qui doit être adapté en permanence à l'évolution de la maladie, de l'état de santé et de la vie du patient ;
• elle doit être structurée, organisée et proposée systématiquement à tous les patients ;
• elle doit utiliser des méthodes et des moyens variés d'éducation et d'apprentissage ;
• elle est multiprofessionnelle, disciplinaire et nécessite un travail en réseau ;
• elle doit inclure l'évaluation du processus d'apprentissage et de ses effets ;
• elle est réalisée par des professionnels de soins formés à cet effet.

80 Une action éducative auprès d'un malade est vaine si elle ne tient pas compte des réactions de celui-ci, face à sa maladie et au traitement, de ses habitudes, de sa conception de la santé, de sa conception du corps, de son degré de désir d'autonomie.
Si l'on n'aide pas le patient à identifier la nature de ses réactions, à dépasser ses réactions négatives, on néglige la première étape de l'action éducative.
L'action éducative comporte aussi la recherche d'une appropriation, par le malade, de connaissances, d'habiletés techniques parfois. Pour définir le contenu de l'apprentissage nécessaire, il faut tenir compte des connaissances préexistantes, mais aussi et surtout du savoir que le malade a sur sa maladie : signes, douleurs, gênes, modifications de ses potentiels.
L'action ne s'achève pas avec la réussite de l'apprentissage car le doute, l'inquiétude, la lassitude peuvent surgir et un référent est alors indispensable pour en écouter l'expression et en permettre le dépassement.

81 Les étapes de la démarche éducative :
• le diagnostic éducatif est la première étape de la démarche d'éducation. Il est posé après un recueil de données qui permet d'appréhender les différents aspects de la personne, d'identifier ses besoins, d'évaluer ses ressources (capacités) et les obstacles à l'apprentissage, de prendre en compte ses demandes et son projet dans le but de proposer un programme éducatif adapté. Ce diagnostic éducatif peut se faire pendant plusieurs entretiens. Il met en lumière le problème prioritaire d'apprentissage du client ;
• la deuxième étape consiste à rédiger les objectifs à atteindre avec le patient afin d'établir un accord mutuel : c'est le contrat. Les objectifs peuvent être classés dans les domaines cognitif (connaissance, raisonnement, décision), sensori-moteur (habilité gestuelle) et psychoaffectif (attitudes) ;
• la troisième étape consiste à planifier les séances d'éducation : le nombre, le rythme, les contenus ;
• la quatrième étape est la séance d'apprentissage, d'enseignement proprement dit ;
• la cinquième étape est l'évaluation de l'action et du programme éducatif qui va permettre un réajustement.

82 Cinq dimensions concernent le diagnostic éducatif :
• dimension biomédicale ;
• dimension socioprofessionnelle ;
• dimension cognitive ;
• dimension psycho affective ;
• projet du client (motivation).

83 Le rôle propre « est la fonction de l'infirmier (ère) qui se voit reconnaître l'autonomie, la capacité de jugement et l'initiative. Il (elle) en assume la responsabilité » (R. Magnon, G ; Dechanoz, *Dictionnaire des Soins infirmiers,* AMIEC, 1995,

p. 171). C'est « une expression employée pour désigner le domaine spécifique de la fonction infirmière dans lequel lui sont reconnues une autonomie et la capacité de jugement et d'initiative [...]. Dans ce domaine l'infirmière est responsable des décisions qu'elle prend et de leur réalisation. » (*Terminologie des soins infirmiers*, glossaire provisoire, n° 3 série S.I., BO n° 86/21 bis, p. 41).

84 **Les soins en collaboration** sont certaines complications physiologiques dont l'infirmier doit déceler l'apparition, ou l'aggravation, en lien avec la pathologie ou le traitement. L'infirmier intervient dans les problèmes traités en collaboration en appliquant les prescriptions médicales et en effectuant des interventions autonomes pour réduire les complications (Linda Carpenito).

85 **La prescription médicale** est le seul lien hiérarchique existant entre le médecin et l'infirmier. Il est chargé de la mise en application des prescriptions médicales, et de la surveillance des effets secondaires ou complications qui pourraient en découler. La prescription médicale est écrite, datée et signée par le médecin prescripteur, ainsi que les protocoles thérapeutiques et de soins d'urgence que celui-ci a déterminé.

86 L'infirmier libéral, lorsqu'il est conventionné (c'est-à-dire lorsqu'il a accepté la convention nationale régissant les rapports entre les caisses d'assurance maladie et les infirmiers libéraux) s'engage à respecter les tarifs conventionnels et la nomenclature générale des actes professionnels (NGAP), pour la facturation des soins qu'il dispensera dans le cadre de cette convention. La NGAP se compose de deux parties. Les conditions générales : ensemble de règles de facturation applicables à toutes les professions de santé conventionnées. **La nomenclature** des actes médicaux, dans laquelle on trouve les actes infirmiers et qui se présente sous la forme d'une liste d'actes avec leur cotation spécifique. Cette nomenclature est révisée régulièrement.

87 **Les auto-soins**, traduction du *self-care* anglais, sont parfois définis comme des soins profanes par opposition aux soins professionnels. Ils peuvent se substituer à ces derniers ou en être complémentaires.

Cela suppose de la part de la personne une autonomie, une capacité à prendre l'initiative du soin. Certains n'admettent cette conception que dans le domaine de la prévention.

Dorothy Orem présente l'auto-soin « comme une fonction humaine régulatrice », répondant à des nécessités de l'organisme. Chaque personne aurait les capacités requises pour son auto-soin.

Le concept prend actuellement un sens un peu différent : il inclut l'idée de gérer sa maladie, son symptôme, son handicap.

Les soignants ne peuvent être que favorables à l'objectif d'autonomie mais il est important de ne pas oublier que soigner ne se limite pas à restaurer des fonctions, que c'est aussi soutenir, accompagner dans l'expérience de la maladie.

Auto-soins et soins infirmiers apparaissent ainsi complémentaires.

88 **Conduite de l'apprentissage d'une technique de soins par un malade**

Dans un premier temps, il est possible de proposer au patient d'observer le déroulement complet du soin qu'il devra par la suite exécuter lui-même.

Cet apprentissage par observation d'un modèle peut se renouveler mais ne suffit pas. Cette observation peut permettre de repérer les différentes phases du soin : lavage des mains, préparation du matériel, technique elle-même, nettoyage et rangement du matériel, élimination des déchets.

L'explication des différents éléments constitutifs des phases permet de souligner les points clés, c'est-à-dire les façons de faire indispensables pour assurer l'efficacité, la sécurité, le confort, le non-gaspillage.

La manipulation peut ensuite être réalisée par le malade lui-même, éventuellement sans exécution de toutes les phases d'emblée. S'il s'agit d'un soin demandant un calcul de dose, une asepsie rigoureuse, la répétition de gestes « en laboratoire » est indispensable pour qu'il parvienne à une dextérité garantissant sa sécurité. Il est capital d'offrir parallèlement les meilleures conditions de sérénité : écoute des craintes, de l'appréhension du passage à la pratique, dédramatisation des oublis, des erreurs.

89 **L'écoute** est une habileté au cœur de la pratique infirmière. Écouter n'est pas synonyme d'entendre, c'est un processus actif et volontaire, c'est une façon d'être totalement présent à l'autre avec la volonté de le comprendre vraiment, à travers ses communications verbales et non verbales.
L'écoute attentive manifeste à l'autre qu'il est important, elle est indispensable pour lui permettre d'identifier ses émotions et ses problèmes puis d'élaborer un plan d'action réaliste et efficace.

90 **L'écoute active** une méthode de conduite d'entretien et une base fondamentale de la relation d'aide ; elle prend un caractère très actif par l'application de divers comportements de réceptivité, comme le questionnement, les réponses reflets et l'utilisation de diverses stratégies dynamiques. Elle favorise l'approfondissement et la précision.

91 **Différenciation entre relation informelle et formelle**

Relation informelle	Relation formelle
• Se présente à l'improviste • S'organise spontanément • Implicitement acceptée par la personne aidée • Les lieux sont définis par le besoin d'aide et le milieu de pratique de l'intervenant (ex. : bureau, chambre) • L'approche évolue selon la situation et les besoins • L'objectif est défini par la situation, il est à court terme → changements mineurs • Pour l'aidé, exigence minimale demandée (motivation – honnêteté) • Pour l'aidant, connaissance du contenu scientifique de sa discipline, respect de certaines règles, de certaines attitudes – qualité de communication	• Se déroule à un moment déterminé par les deux intervenants • Prévue et planifiée • Explicitement acceptée par l'aidée • Les lieux sont définis par le besoin d'aide et le milieu de pratique de l'intervenant (ex. : bureau, chambre) • L'approche est basée sur la croissance personnelle • L'objectif est préalablement fixé – objectifs à moyens terme longs termes → changements majeurs • Pour l'aidé, exigence minimale demandée (motivation – honnêteté) • Pour l'aidant, connaissance du contenu scientifique de sa discipline, respect de certaines règles, de certaines attitudes – qualité de communication – respect des valeurs fondamentales de la relation d'aide

92 **L'empathie** est un profond sentiment de compréhension de l'aidante qui saisit la difficulté de l'aidé comme si elle pénétrait dans son univers, comme si elle se mettait à sa place pour se rendre compte de ce qu'il vit et de la façon dont il le vit, et qui lui apporte le réconfort dont il a besoin, mais sans s'identifier à son vécu et sans en vivre elle-même les émotions.

93 **L'authenticité (ou congruence)** est l'accord avec soi-même. L'aidante manifeste sa capacité à demeurer sincèrement elle-même dans ses échanges avec la personne soignée. Elle se sent confortable avec elle-même, reste spontanée et ouverte, elle vit en harmonie avec ses émotions, ses idées et les comportements qui en découlent. Elle ne cherche pas à présenter une façade artificielle et ne se prétend pas l'experte de la situation de l'autre.
L'authenticité est une caractéristique centrale de la personne émotivement saine parce qu'elle favorise chez l'individu une correspondance entre ce qu'il éprouve intérieurement, la conscience qu'il a de ce vécu et l'expression que celui-ci traduit consciemment dans son comportement.

94 **La relation d'aide** « consiste en une interaction particulière entre deux personnes, l'infirmière et le patient, chacun contribuant personnellement à la recherche et à la satisfaction d'un besoin d'aide chez ce dernier. Cela suppose que l'infirmière qui vit cette relation adopte une façon d'être et de communiquer qui soit fonction des buts poursuivis ; ces buts sont à la fois liés à la demande du bénéficiaire et à la compréhension que la professionnelle possède de son rôle » (Jacques Chalifour, *La Relation d'aide en soins infirmiers : une perspective holistique humaniste*, Paris, Lamarre, 1989, 296 p.)

95 **La sympathie (souffrir avec)** est une attitude qui nous amène à vivre exac-

tement les mêmes sentiments que l'aidé et à se centrer sur nos propres émotions. Le trait principal est la subjectivité, fait appel à des éléments de pitié, d'identification et de condoléances.
L'empathie, en revanche, réalise un niveau profond de compréhension qui dépasse le problème lui-même et rejoint l'aidé dans sa propre façon de vivre la difficulté en même temps qu'elle en saisit les raisons.

96 **La reformulation** consiste à extraire du contenu des paroles de l'interlocuteur le sentiment révélé à travers celles-ci, à le lui présenter sans lui imposer. Elle permet de résumer, de paraphraser, de refléter le sentiment et favoriser l'accès de l'aidé à ses émotions. En répétant ses mots, en faisant écho de ses idées, de ses expériences ou de ses sentiments, l'aidant laisse entendre qu'il a compris sans jugement, sans interprétation.
Même lorsque la reformulation se fait par la simple répétition des mots de l'interlocuteur, elle signifie que l'on a fait l'hypothèse que le silence qui suit la phrase prononcée correspond à un discours potentiel non encore prononcé.
La reformulation permet de réajuster la parole de l'un et l'écoute de l'autre, donc de progresser vers la compréhension du sens du message.

97 **Les sept valeurs fondamentales à la relation d'aide :**
- la centration sur l'aidé : l'aidante fait abstraction de sa subjectivité ;
- l'acceptation de la personne : l'aidante accepte la personne telle qu'elle est, sans la juger ;
- la considération positive : l'aidante reconnaît la valeur de la personne ;
- le respect chaleureux : l'aidante reconnaît dans l'autre une personne investie d'une dignité et d'une valeur très grandes ;
- l'authenticité : l'aidante manifeste sa capacité à demeurer elle-même dans ses échanges avec la personne soignée. Certains comportements peuvent aider à être authentique :
  - ne pas surestimer son rôle – être spontanée ;
  - savoir s'affirmer ;
  - éviter d'être sur la défensive ;
  - être congruente : établir une relation qui reflète une concordance entre ce qui est ressenti et ce qui est dit et ce qui est fait ;
- la congruence : l'aidante ressent ce qu'elle exprime, mais n'est pas tenue d'exprimer ce qu'elle ressent ;
- l'empathie : l'aidante vise à pénétrer dans l'univers d'autrui, à comprendre ses sentiments comme si on les ressentait et à lui communiquer cette compréhension.

98 Caractéristiques des **personnes en présence dans une relation d'aide** :
- d'une part, une personne présentant un besoin d'aide potentiel ou réel ;
- d'autre part, un aidant possédant des connaissances personnelles et professionnelles, les habiletés et les attitudes nécessaires pour répondre à la demande d'aide.

99 **Les buts de la relation d'aide** à la personne :
- faire face à la difficulté présente ;
- mieux comprendre son problème ;
- être plus réaliste devant la difficulté ;
- envisager des alternatives : nouveaux comportements ;
- adopter une nouvelle attitude ou un nouveau comportement ;
- établir des contacts sociaux ;
- trouver un sens à sa maladie, à son problème.

100 **Le signe de reconnaissance** est un échange social, un contact, une transaction liée au besoin vital de chaque individu : celui d'être reconnu par les autres et donc d'exister
Un bonjour, un compliment ou une critique sont des signes de reconnaissance donnés dans un esprit différent. Mais tous s'opposent à l'indifférence, à l'ignorance de l'autre. Tous signifient la reconnaissance de l'autre.

101 **Le feed-back ou rétro action** est un échange concernant les impressions réciproques de chacun à propos des comportements de l'autre et des effets des comportements de chacun sur autrui. Il sert à informer l'autre sur ce que nous éprouvons à son contact, il ne vise pas à le faire changer de comportement.
Le feed-back permet la construction de l'image de soi. Grâce à cet échange, nous apprenons comment les autres nous perçoivent, l'image qu'ils se font de nous, la place à laquelle ils nous assignent.

102 **Les limites de la relation d'aide**
L'entretien d'aide est contre-indiqué dans les cas suivants :
• les cas où les problèmes sont de l'ordre de la connaissance, de l'information, de l'application des dispositions de la loi... ;
• les cas où l'aidé a un pouvoir de réflexion insuffisant ou nul : enfants en bas âge, débiles, séniles, comas, confusion... ;
• le cas où l'aidé ne veut pas participer à un entretien de ce genre. L'aidé doit être volontaire, s'engager dans la relation d'aide ;
• le cas ou l'aidé est enfermé dans un univers organisé ou dans ses défenses : c'est le cas de certains patients psychiatriques, des délinquants vrais, des homosexuels « satisfaits », des pervers... ;
• l'entretien d'aide devient très difficile dans le cas où l'aidé est un parent ou un ami. Pour l'aidant, il est impossible d'avoir une impartialité.

103 **Les interventions nuisibles à la relation d'aide :**
• rassurer, consoler ;
• analyser et interpréter ;
• argumenter logiquement ;
• donner des solutions ;
• donner un ordre ;
• menacer ;
• approuver ou désapprouver, faire la morale ;
• juger et critiquer ;
• demander une explication ou une justification du comportement ;
• flatter et approuver ;
• minimiser les sentiments de la personne et faire des commentaires stéréotypés ;
• plaisanter ;
• ridiculiser.

104 **Les différentes phases de la relation d'aide :**
• une phase d'orientation de la relation ;
• une phase de travail : identification des problèmes, exploration du contenu exprimé, identifié ;
• une phase de résolution et de terminaison de la relation.

105 **Les raisons de mettre fin à une relation d'aide**
Il peut s'agir :
• d'une disparition du besoin d'aide ;
• d'une incapacité à répondre au besoin d'aide ;
• d'un refus de la part de l'aidé de poursuivre la démarche.

106 **La supervision en soins infirmiers** est un mode de formation individuelle impliquant l'intervention d'un tiers qualifié, le superviseur. Le supervisé, soignant, apporte un matériel, récit oral et écrit d'une situation d'entretien vécu avec un patient. Le superviseur aide à analyser et à comprendre les différents éléments explicites et implicites de la situation. Il aide dans la recherche d'éléments de solution. La supervision permet d'acquérir des habiletés, des compétences professionnelles en même temps qu'elle concourt au processus de croissance personnelle.

107 **Les dix compétences de la profession d'infirmier**
C1 - Évaluer une situation clinique et établir un diagnostic dans le domaine infirmier.
C2 - Concevoir et conduire un projet de soins infirmiers.
C3 - Accompagner la personne dans la réalisation de ses soins quotidiens.
C4 - Mettre en œuvre des thérapeutiques et des actes à visée diagnostique.
C5 - Initier et mettre en œuvre des soins éducatifs et préventifs.
C6 - Communiquer et conduire une relation dans un contexte de soins.
C7 - Analyser la qualité des soins et améliorer sa pratique professionnelle.
C8 - Rechercher, traiter et analyser des données professionnelles et scientifiques.
C9 - Organiser et coordonner des activités soignantes.
C10 - Informer, former des professionnels et des personnes en formation.

108 **Le stage : temps privilégié dans l'apprentissage de la fonction infirmière**
C'est en stage que les étudiants, confrontés à des situations réelles, apprennent à les analyser, confrontent principes et pratiques. Ils apprennent également à agir de façon adaptée, acquièrent une aisance gestuelle, découvrent les coutumes du métier d'infirmière non seulement sous l'angle pratique, mais aussi sous l'angle relationnel auprès des patients et des différents acteurs du soin. Ils voient vivre une équipe, apportent leur contribution tout en apprenant et, en même temps, mettent à l'épreuve leur orientation.

109 Les grands axes qui doivent orienter **la formation en stage** sont l'écoute des besoins de la personne soignée, l'adaptation des soins à la personne et au contexte, la dextérité technique, la notion de complémentarité des acteurs du soin, la notion d'équipe pluridisciplinaire.

110 **Le stage** doit permettre aux étudiants :
- d'acquérir des connaissances ;
- d'acquérir une posture réflexive, en questionnant la pratique avec l'aide des professionnels ;
- d'exercer son jugement et ses habiletés gestuelles ;
- de centrer son écoute sur la personne soignée et proposer des soins de qualité ;
- de prendre progressivement des initiatives et des responsabilités ;
- de reconnaître ses émotions et les utiliser avec la distance professionnelle qui s'impose ;
- de prendre la distance nécessaire et de canaliser ses émotions et ses inquiétudes ;
- de mesurer ses acquisitions dans chacune des compétences développées dans le référentiel de formation ;
- de confronter ses idées, ses opinions et ses manières de faire à celle de professionnels et d'autres étudiants.

111 **Les finalités de la formation :**
- acquisition de compétences pour répondre aux besoins de santé des personnes dans le cadre de la pluriprofessionnalité ; en professionnalisant le parcours de l'étudiant : acquisition de compétences (savoirs, savoir-faire, attitudes et comportements) ;
- l'étudiant devient un praticien autonome, responsable et réflexif ;
- l'étudiant développe des ressources (savoirs théoriques, méthodologiques, habiletés gestuelles, capacités relationnelles) ;
- l'étudiant apprend à reconnaître ses émotions (et à les utiliser avec distance professionnelle) ;
- l'étudiant développe une éthique professionnelle.

112 **Les principes de l'analyse réflexive :**
- comprendre la liaison entre savoirs-actions ;
- intégrer les savoirs dans une logique de construction ;
- donc positionner les travaux cliniques ou pratiques dans la formation : revenir sur les acquis, les processus et les stratégies utilisées et en dégager les principes transposables ;
- les principes de l'action, les références scientifiques, les schèmes d'organisation sont nommés et valorisés : pour fixer les savoirs et les rendre disponibles et mobilisables lors de la réalisation de travaux.

113 **La charte d'encadrement** est établie entre l'établissement d'accueil et l'IFSI : elle formalise les engagements des deux parties dans l'encadrement des étudiants. Elle est portée à la connaissance de l'étudiant.

114 **Les acteurs du tutorat** sont :
- l'apprenant : il se positionne à l'entrée du dispositif. Il s'engage dans la construction de ses compétences ;
- le tuteur : il encadre le dispositif et en assure la responsabilité. Il évalue les résultats produits par la mise en œuvre des compétences ;
- le maître de stage : il organise le dispositif et conduit sa réalisation. Il supervise les mises en situation de travail. Il choisit les professionnels ou les référents. Il fait tourner le cycle d'apprentissage. Il évalue les avancées de l'apprentissage ;
- le professionnel ou le référent : il montre ses savoir-faire. Il conduit les mises en situations de travail ;
- le formateur : il apporte les compléments de savoir indispensables à la construction des compétences. Il fait tourner le cycle d'apprentissage (les 4 phases de David Kolb).

115 **Le tuteur en stage** est responsable de l'encadrement pédagogique en stage :
- il assure un accompagnement pédagogique :
  - reçoit les étudiants et évalue leur progression ;
  - réalise des entretiens réguliers et des moments de réflexions avec l'étudiant ;
  - répond aux questions des étudiants ;
- il assure l'évaluation des compétences acquises :
  - identifie les points forts et les lacunes ;
  - aide l'étudiant à s'auto-évaluer ;
  - évalue ou fait évaluer les acquis au fur et à mesure et suit la progression de l'étudiant, notamment à l'aide des outils et du portfolio ;
  - donne des objectifs de progression.

116 **La recherche clinique infirmière** est une discipline des soins infirmiers, relevant du rôle propre infirmier. Son activité se centre sur la mise en théorie de concepts de soins en lien avec les courants de pensée infirmière actuels.

117 **Types de recherche en soins infirmiers**

La recherche descriptive

Il s'agit d'observer des personnes, des phénomènes, de noter la fréquence de ceux-ci. L'observation permet de discerner les relations causales, de distinguer ce qui est cause et ce qui est effet. Cette méthode est utilisée par les infirmières pour améliorer la qualité des soins, l'organisation du travail sans qu'elles sachent toujours ce qu'il s'agit de rechercher. Elles diffusent rarement les résultats de ce genre d'étude. Les mémoires des étudiants en institut de formation en soins infirmiers et en institut de formation des cadres de santé sont souvent des recherches descriptives.

La recherche comparative

Deux modalités peuvent se rencontrer : soit la mise en parallèle de techniques, de procédés différents, l'évaluation comparative des résultats obtenus par l'une et par l'autre technique, soit la comparaison d'un état avant et après l'introduction d'un élément.

La recherche expérimentale

Deux cas existent : soit le chercheur teste une hypothèse après introduction d'un changement dans une situation réelle, soit il crée une situation artificielle réunissant les conditions prédéfinies pour sa recherche.

La recherche-action

Ici l'action est le support de la recherche. L'objectif est de formaliser les connaissances issues de la pratique et de transformer la situation de travail.

La recherche historique

Elle vise à comprendre les faits passés, leur influence. Elle s'appuie sur des témoignages, des documents, etc.

118 **Les objectifs de la recherche, action utilisée dans les soins infirmiers** (attribués à Kurt Lewin, sociologue américain) permettent de :
- améliorer les situations de travail ;
- apprendre des méthodologies aux personnes du terrain ;
- faire prendre conscience aux acteurs de la situation qu'ils peuvent avoir une prise sur leur outil de travail.

119 **Les particularités de la recherche-action :**
- le chercheur s'inscrit dans un contexte institutionnel ;
- les personnes du terrain sont les chercheurs ;
- l'expérience est engagée sur une échelle restreinte.

120 **Les objectifs de la recherche appliquée en soins :**
- formaliser les connaissances infirmières qui existent déjà ;
- maîtriser les pratiques ;
- élever le niveau de qualité de soins ;
- développer la discipline et poser des bases scientifiques aux pratiques de soins ;
- améliorer les conditions de travail des soignants.

121 **Les obstacles au développement de la recherche en science infirmières :**
- l'absence de connaissances en recherche ;
- la résistance au changement lié aux bases empiriques ;
- l'éparpillement des recherches ;
- la non-maîtrise des concepts disciplinaires ;
- l'absence de lectures scientifiques professionnelles par les infirmières ;
- l'insuffisance de troisième cycle universitaire en sciences infirmières en France.

Sciences humaines

27

UE 1.1, 1er et 2e semestres
UE 2.6, 2e et 5e semestres
UE 4.2, 2e, 3e et 5e semestres

Questions

1 Différencier le groupe social réel du groupe social imaginaire.

2 Définir le groupe professionnel.

3 Expliquer l'influence du groupe d'appartenance et du groupe de référence sur l'individu.

4 Définir la race et le racisme.

5 Définir le concept de représentation.

6 Justifier l'impact de la représentation de l'hôpital et des soignants dans les rapports soignants-soignés.

7 Définir la norme.

8 Expliquer les termes du normal au pathologique.

9 Analyser les résistances culturelles rencontrées envers le traitement médicamenteux et diététique du diabète.

10 On peut observer dans la société française des catégories socioprofessionnelles particulièrement exposées aux problèmes de l'alcoolisme, en particulier dans les régions de l'ouest et du nord, pour les hommes ruraux de plus de 50 ans. Analyser le rôle de l'environnement social et culturel dans ce problème.

11 On constate en gériatrie que beaucoup de patients ne reçoivent aucune visite. Analyser les explications sociologiques de ce constat.

12 Énoncer les critères qui permettent de définir la vieillesse dans notre société.

13 Décrire les étapes à franchir au seuil de la mort.

14 Expliquer les attitudes familiales face à la mort rencontrées à l'hôpital.

15 Expliquer les deux théories de l'évolutionnisme et du fonctionnalisme rencontrées en sciences sociales et analyser leurs répercussions.

16 Définir la psychologie cognitive.

17 Énoncer les instances de l'appareil psychique dans la théorie psychanalytique.

18 Justifier en quoi la psychanalyse est considérée comme psychodynamique.

19 Définir la personnalité.

20 Expliquer en quoi le processus d'identification est constitutif de la personnalité.

21 Expliquer les notions de transfert et de contre-transfert.

22 Définir une pulsion.

23 Différencier la pulsion de l'instinct.

24 Définir la représentation en psychanalyse.

25 Définir le mécanisme de défense.

26 Citer les finalités des mécanismes de défense.

27 Énoncer les critères de réussite d'une défense.

28 Définir le refoulement.

29 Expliquer le mécanisme du refoulement et ses conséquences.

30 Définir le symptôme en psychanalyse.

31 Définir les notions de bénéfices primaires et secondaires.

32 Citer cinq mécanismes de défense.

33 Justifier la nécessité de connaître les mécanismes de défense pour le soignant dans sa prise en charge de patients malades.

34 Expliquer les mécanismes suivants : le déni, le déplacement, la régression.

35 Justifier l'impact de la représentation du corps dans les relations humaines.

36 Expliquer la notion d'image inconsciente du corps.

37 Définir l'image corporelle.

38 Définir le schéma corporel.

39 Définir l'approche psychosomatique.

40 Énoncer les caractéristiques d'un patient dit psychosomatique.

41 Différencier les troubles psychosomatiques de l'hystérie de conversion et de l'hypocondrie.

42 Expliquer les points caractérisant le développement psychoaffectif et psychomoteur de l'enfant dans sa première année.

43 Décrire le développement psychoaffectif, psychosexuel et psychomoteur de l'enfant entre un et trois ans.

44 Décrire le développement psychoaffectif, psychosexuel et psychomoteur de l'enfant entre trois et cinq ans.

45 Définir la symbolisation et la représentation.

46 Justifier en quoi la symbolisation permet à l'enfant d'accéder à la capacité d'attente.

47 Expliquer le complexe d'Œdipe.

48 Définir la phase de latence.

49 Expliquer la psychologie de l'adolescence et la notion de « crise » d'adolescence.

50 Expliquer l'événement déclenchant de la « crise de l'adolescence » par la puberté.

51 Analyser les conséquences des représentations sociales du vieillissement.

52 Justifier le besoin de connaissance des particularités des différents âges de la vie pour une meilleure adaptation des prises en soins.

53 Décrire le schéma et le processus de la communication interindividuelle.

54 Énoncer les composantes de la communication non verbale.

55 Expliquer les étapes constitutives du développement d'un groupe.

56 Citer les besoins satisfaits chez l'être humain par le groupe d'appartenance.

57 Définir un entretien semi-directif.

58 Définir le comportement d'affirmation de soi.

59 Expliquer ce que sont les attitudes d'influence dans la relation à autrui.

60 Expliquer ce que sont les attitudes de non-influence.

61 Énoncer les conditions d'efficacité d'un groupe de travail.

62 Décrire un conflit interpersonnel.

63 Définir l'agressivité.

64 Définir le concept d'estime de soi.

65 Définir le projet.

66 Définir la compétence.

67 Un homme de 63 ans, hospitalisé en service de médecine pour un cancer de l'œsophage en stade terminal, est recroquevillé au fond de son lit. Une jeune infirmière arrive dans la chambre. La personne dans un souffle lui dit :
« Combien de temps cela va-t-il durer ? La mort rode... »
« Je suis venue pour surveiller votre cathéter et votre perfusion. Tout fonctionne

pour le mieux. Il est important de conserver le cathéter le plus longtemps possible, il est très utile pour votre traitement, comme je vous l'avais expliqué au moment de la pose. À tout à l'heure. »

À partir de cette situation concrète, analyser la réponse du soignant. Étayer l'argumentation par des définitions, par des propositions d'actions.

Réponses

1 On distingue deux types de **groupes sociaux** : les groupes réels et les groupes imaginaires ou fantasmés.

Les groupes réels sont des groupes assez restreints pour permettre une interconnaissance des personnes qui les composent (famille, équipe de travail, paroisse, village, club, etc.). Les groupes réels possèdent une dynamique interne propre.

Les groupes imaginaires ou fantasmés existent avant tout dans les représentations (les fonctionnaires, les jeunes, les musulmans, les bénévoles, le prolétariat, etc.). Ces groupes sociaux peuvent posséder une histoire propre et véhiculer une identité mais cette appartenance reste au niveau de la représentation.

Les groupes réels comme les groupes imaginaires constituent les groupes d'appartenance dans lesquels l'individu va se situer pour se forger une identité. Cette identité se forge d'abord dans le groupe d'appartenance primaire, c'est-à-dire, « grosso modo » la famille. Le groupe primaire est le plus important et son influence perdure toute la vie.

L'identité est ensuite complétée par les groupes d'appartenance secondaires (groupe classe, la bande, le groupe professionnel, etc.) qui vont transmettre des normes et des valeurs.

Dans notre société, le groupe professionnel est le groupe secondaire le plus important.

2 **Le groupe professionnel** est aujourd'hui celui qui permet de se situer dans la société ; nom, prénom, profession. L'individu est pris dans son groupe professionnel la plus grande partie de sa vie ; le lieu de travail est le premier lieu de rencontre du conjoint.

La profession est l'un des grands pôles d'investissement dans la vie d'un individu. Celui-ci a besoin de pouvoir mettre en avant sa profession pour être reconnu, ce qui entraîne une dévalorisation des personnes si la profession est dévalorisée.

Dans la durée, l'individu s'imbibe des valeurs, des normes du groupe professionnel et un changement dans les pratiques professionnelles (*a fortiori* par la perte de la profession, par maladie, chômage, retraite) peut se révéler déstabilisant, voire destructeur pour des personnes qui en sont profondément imprégnées.

3 Il est nécessaire à l'être humain d'appartenir à un groupe. **Le groupe d'appartenance primaire** est un groupe de petite dimension caractérisé par un fort degré d'intimité. Nous participons tous à la vie de plusieurs groupes d'appartenance. Il représente le type de groupe le plus proche de l'individu, son influence est fondamentale sur la vie de ses membres. L'exemple le plus typique est la famille. Des différences dans la forme et dans la fonction de la famille apparaissent selon la civilisation et les époques. L'appartenance à un groupe offre au sujet la possibilité d'être accepté, de s'ouvrir sur l'autre.

Si le groupe d'appartenance offre au sujet une possibilité d'existence relationnelle, **le groupe de référence** lui offrira un modèle auquel il tendra à s'identifier. Dans ce type de groupe, le nombre de membres est généralement plus élevé, les relations sont moins intenses et moins fréquentes.

Contrairement au groupe d'appartenance que l'on ne choisit pas, on choisit son groupe de référence. Des personnes qui ont des intérêts semblables vont s'y retrouver (associations, par exemple).

Le groupe de référence représente souvent un idéal en accord avec les valeurs personnelles des individus qui y participent.

4 **Race** : population dont les membres sont plus semblables entre eux génétiquement qu'ils ne le sont avec des individus d'une autre population.

Dans l'espèce humaine, il n'y a pas de groupe possédant une homogénéité génétique interne permettant de parler de groupe racial. Les différences génétiques sont diffuses et non concentrées sur des groupes isolables. La théorie des races est donc réfutée par la génétique. Il n'existe pas de groupe racial isolable dans l'espèce humaine.

Racisme : la théorie des races est issue de l'évolutionnisme social, lui-même issu de l'évolutionnisme biologique darwinien. Elle établit une corrélation entre l'aspect physique et le comportement collectif. Ce lien constitue l'une des formes de racisme. Les acquis de l'ethnologie, en particulier la linguistique, ont prouvé que le lien entre l'aspect physique et le comportement social est erroné et qu'on ne peut expliquer

les différences sociales par des déterminismes raciaux, si tant est qu'ils existent.
Au sens large, le racisme consiste à rejeter des personnes sur la base de l'aspect physique ou d'autres critères. Le mode de fonctionnement raciste opère une discrimination des personnes en catégories pensées comme séparées puis en conduite d'exclusion ou d'agression envers les catégories « mauvaises ». Toute différence réelle ou imaginaire peut mettre en mouvement des conduites racistes. Certains auteurs parlent de racisme « culturel », « religieux », « sexuel », « socio-économique », etc.

5 **Le concept de représentation sociale**, l'une des notions fondatrices de la psychologie sociale, mais aussi de la sociologie, désigne une forme de connaissance sociale, la pensée du sens commun, socialement élaborée et partagée par les membres d'un même ensemble social ou culturel. C'est une manière de penser, de s'approprier, d'interpréter notre réalité quotidienne et notre rapport au monde.

6 Plusieurs types de **représentation de l'hôpital** et des soignants ont cours, tant du côté des soignants que du côté des soignés. L'hôpital est vu comme un lieu de toute-puissance technologique et les soignants sont vus comme des techniciens.
Du côté des soignants, cette représentation entraîne une survalorisation des services à haute technicité (urgences, réanimation, chirurgie) et une dévalorisation des services où la technicité s'efface (psychiatrie, gériatrie).
Les actes professionnels techniques seront eux aussi valorisants au détriment des aspects relationnels assimilés à une perte de temps.
Dans les cas d'impuissance professionnelle, cette représentation favorise la fuite dans l'acharnement thérapeutique dans lequel le geste technique canalise la souffrance du soignant.
D'une manière générale, la représentation de la technicité toute-puissante efface la relation de soin, et utilise la technicité comme substitut à la relation de soin, comme si technicité et relation humaine étaient antinomiques.
Du côté des personnes soignées, on assiste à une attente presque miraculeuse de guérison de la part de la médecine. Dans ce cas, les échecs médicaux peuvent être ressentis comme des manquements au devoir professionnel et engendrer de l'agressivité et de la révolte envers les soignants « défaillants ».
On peut aussi trouver, chez les personnes soignées, une représentation cynique de l'hôpital technicisé dans lequel des soignants inhumains traiteraient les patients comme des cobayes.

7 **Une norme** désigne un état habituellement répandu ou moyen considéré le plus souvent comme une règle à suivre. Ce terme générique désigne un ensemble de caractéristiques décrivant un objet, un être, qui peut être virtuel ou non. Tout ce qui entre dans une norme est considéré comme « normal », alors que ce qui en sort est « anormal ». Ces termes peuvent sous-entendre ou non des jugements de valeur.
En philosophie, une norme est un critère, principe discriminatoire auquel se réfère implicitement ou explicitement un jugement de valeur.
La norme sous-entend une notion de pouvoir. En effet, pour qu'une norme, une règle de vie entre en vigueur dans une société, elle doit être acceptée par la majorité (loi du plus grand nombre) ou imposée par un pouvoir.

8 Il est difficile de fixer le sens du **concept de normal**.
Selon G. Canguilhem, il apparaît nécessaire de fonder la signification du normal par une approche philosophique de la vie au sens d'activité d'opposition à l'inertie et à l'indifférence.
Dans cette optique, le normal aurait la souplesse d'une norme qui se transformerait dans sa relation à des conditions individuelles.
Dans l'**état pathologique**, la maladie n'apparaît plus comme un déséquilibre mais comme la recherche d'un nouvel équilibre face à des circonstances extérieures. L'état pathologique ou anormal ne serait pas l'absence de normes, mais bien une norme de vie résultant de phénomènes d'adaptation, conception contestée par de nombreux médecins qui considèrent l'état pathologique comme un dérèglement.

9 Une première série de résistances culturelles envers **le traitement médicamenteux et diététique du diabète** est liée au fait que bien des milieux socioculturels

ont des représentations binaires de la maladie et de la santé ignorant les états intermédiaires. En particulier, la maladie chronique peut ne faire l'objet d'aucune représentation sociale. Il en résulte que l'on peut alors assister à des interruptions de traitement puisque la personne « n'est plus malade ».

Le traitement du diabète peut aller à l'encontre du « bon sens » commun en matière de régime diététique. Dans nombre de cultures traditionnelles, « qui se porte bien mange bien » et la rondeur est un signe de bonne santé, la minceur étant associée à la maladie. Par conséquent, le régime alimentaire visant à une perte de poids peut être perçu comme une aberration.

Le régime alimentaire peut souvent aller à l'encontre d'habitudes alimentaires traditionnelles, comme la consommation de sucreries dans les pays du Maghreb. En Afrique du Nord, le sucre est associé à la joie de vivre, à la fête, à la santé et à la vitalité. Offrir des sucreries, ou du thé fortement sucré, fait partie de l'hospitalité minimale et refuser ce don est une offense inimaginable.

Autrement dit, la personne qui ne consomme plus de sucreries risque une marginalisation en s'excluant des règles sociales, en particulier lors de certaines festivités comme les fêtes de fin du Ramadan.

10 **Alcoolisme et environnement socioculturel**

Il convient de distinguer l'alcoolisme social et l'alcoolisme psychologique.

L'alcoolisme social peut exister en l'absence de problème psychologique particulier et reposer sur des normes culturelles. En France, ce problème concerne surtout des hommes de plus de 50 ans exerçant ou ayant exercé des métiers de force tels que les agriculteurs, les travailleurs du bâtiment, les anciens mineurs et les ouvriers de certains secteurs industriels, ces milieux ayant conservé des normes sociales plus anciennes dans lesquelles l'alcool tient un rôle de premier plan.

L'alcool est tout d'abord associé à la virilité, le « savoir boire » est une affaire d'hommes. Une femme qui boit sera questionnée dans sa féminité et un homme qui ne « tient pas l'alcool » verra sa virilité remise en question. Le lieu de consommation traditionnel de l'alcool, le « café », a été le lieu de rencontre masculin par excellence d'où les femmes étaient exclues de même que les enfants. L'alcool est associé à la force physique et morale et il redonne courage et ardeur au travail.

L'alcool est au cœur de l'hospitalité et de la convivialité ; on ne refuse pas un verre d'alcool à moins de passer pour un triste buveur d'eau qui ne sait pas partager.

L'alcool fait partie des productions du terroir. Il est produit localement et sa consommation n'éveille aucune méfiance puisqu'elle se rattache à une tradition. Il en résulte que celui qui veut cesser de boire met en jeu son intégration sociale au sein de son propre milieu. Le risque que cela suppose peut apparaître comme plus grave que le risque médical.

11 **Solitude des patients en gériatrie**

On peut penser que les raisons de l'absence de visites reçues auprès des personnes hospitalisées en service de gériatrie sont l'éloignement géographique entre les parents, les grands-parents et leurs enfants, par suite notamment de l'exode rural et du changement de région imposé par la mobilité de l'emploi, mais aussi le changement de la structure familiale dont le caractère nucléaire s'est renforcé après la guerre. La tendance dans les années 60 à 80 au repli sur la famille nucléaire a entraîné une prise de distance avec la génération des grands-parents dont la prise en charge s'est déplacée de la famille vers la collectivité en cas de dépendance. Cette délégation de la prise en charge, même quand elle est rendue nécessaire par le contexte, est souvent vécue comme un abandon culpabilisant. C'est paradoxalement ce qui favorise des conduites d'évitement et donc d'abandon effectif.

Un autre aspect réside dans l'image de la vieillesse véhiculée par notre société. Cette réalité, opposée au mythe de l'éternelle jouvence encensé par la publicité, fait peur et peut engendrer des réactions de fuite.

En conclusion, la vieillesse est associée à une solitude et côtoyer une personne âgée c'est se confronter à l'image de sa propre mort mais aussi de sa propre peur de l'abandon. La vieillesse constitue donc un puissant tabou.

12 Les critères permettant de définir **la vieillesse** dans notre société sont de moins

en moins lisibles. Autrefois l'un des critères était de devenir grand-parent. De nos jours, la retraite marque une étape sans constituer en soi l'entrée dans la vieillesse. On citera néanmoins l'aspect de la personne âgée, le visage ridé, les cheveux blancs, la tenue corporelle, le tonus, les vêtements ainsi que la manière de parler qui constituent des critères déterminants.
L'autonomie, la capacité à assumer les aspects matériels quotidiens représentent d'autres critères importants.

13 **Au seuil de la mort,** tout sujet est confronté à la perte. La perte de la vie, celle des proches, des êtres chers nécessitera un travail psychique qui permettra d'intégrer la réalité.
Face à une expérience trop douloureuse pour être acceptée, un mouvement psychique de défense sous forme de régression se met en place : le déni. La réalité perçue, trop douloureuse pour être acceptée, sera dans un premier temps niée : « Non, ce n'est pas possible. » Lorsque cette étape peut être dépassée et que le sujet peut se confronter à la réalité de la proximité de sa fin de vie, un sentiment intense de frustration ne peut manquer d'apparaître et de s'exprimer sous forme de colère et d'agressivité vis-à-vis des proches ou des soignants.
Progressivement, le sujet devra se préparer à la séparation d'avec les siens et commencera un travail de désinvestissement consistant à dénouer les liens, désinvestir les énergies qui l'attachent aux vivants, travail repérable par l'installation d'une phase dépressive.
Ce n'est qu'à la fin de ce travail de désinvestissement que le mourant pourra intégrer puis accepter la dure réalité.
Ces phases ne se présentent pas toujours de façon chronologique mais toutes doivent être consciemment vécues pour que le travail de deuil puisse se faire. Il s'agira d'accompagner la personne et de favoriser l'expression des sentiments éprouvés lors des différentes étapes (régression, colère, tristesse, etc.). Le travail de deuil est obligatoire pour arriver relativement serein au seuil de la mort.

14 **Attitudes familiales face à la mort rencontrées à l'hôpital**
De nos jours, la question de la mort est souvent réduite à une question de point de vue et de comportement strictement individuel. C'est ignorer que la mort est aussi une question de norme et de pratique sociale visant à donner un sens et à créer un lien autour de cette réalité. Il existe plusieurs interprétations de la mort et plusieurs normes de comportements familiaux ou professionnels.
On peut, par exemple, observer des situations où l'accompagnement n'est effectué que par la famille proche, parents, enfants, conjoint, c'est-à-dire la famille nucléaire, le reste de la parenté demeurant à l'écart dès que le pronostic fatal est connu ou suspecté. Cette norme qui est sans doute dominante de nos jours fait reposer l'accompagnement et le deuil sur un très petit nombre de personnes encouragées à l'extérieur à la retenue et à la maîtrise des émotions. Dans ce cas, le deuil est discret et rien ne le marquera socialement ; on valorisera la discrétion, l'intimité et finalement la dissimulation.
Selon d'autres normes, la mort est une réalité « portée » par un groupe étendu, parenté élargie, voisins, corps de métier. Dans ce cas, l'accompagnement est effectué par un nombre important de personnes, la mort est l'affaire du groupe et on valorisera l'expression publique de l'émotion et des larmes.
On observe aussi des rituels collectifs, veillées, prières en commun, repas, destinés à sceller l'unité du groupe pour faire face à la mort et au deuil. Ce type d'attitude plus communautaire n'existe plus guère que dans les milieux ruraux traditionnels mais on l'observe plus fréquemment dans les familles migrantes, ce qui peut être interprété par les soignants comme une « invasion » et un manque de dignité et de pudeur.

15 **L'évolutionnisme** est issu de la découverte des lois de l'évolution universelle par Darwin reprenant les travaux de Lamarck. Le principe est le passage dans le vivant de formes simples vers des formes complexes, du général vers une spécialisation toujours plus grande par le principe de l'adaptation et de la sélection naturelle sur la base de l'adaptation.
En science sociale, l'évolutionnisme a engendré l'évolutionnisme social qui hiérarchise les groupes sociaux en fonction de leur niveau de civilisation supposé. On distingue les primitifs, supposés au seuil de

l'animalité et les civilisés dont les Occidentaux sont le plus haut fleuron puisque les critères des évolutionnistes sociaux sont ceux de leur milieu culturel.
L'évolutionnisme social a servi de base idéologique à l'entreprise coloniale et à toutes les volontés hégémoniques tenant un discours culturel.
Il a connu ses premiers revers dans les années cinquante avec les progrès de l'ethnologie et de la linguistique qui ont démontré le rôle déterminant des facteurs culturels et la primauté de l'acquis sur l'inné pour expliquer les variations de comportements collectifs. De nos jours, il cherche une nouvelle jeunesse au travers de la génétique que certains utilisent pour justifier un déterminisme biologique expliquant les inégalités sociales.
En soins infirmiers, des présupposés évolutionnistes auraient pour effet de nourrir la certitude que la personne soignée d'une culture différente doit y renoncer pour « évoluer » vers les comportements et valeurs de la société française.
Le fonctionnalisme considère la société comme un tout organique qui possède sa cohérence interne. Le fonctionnalisme renonce à hiérarchiser les sociétés sur une échelle de valeur et relativise les critères permettant de les comparer.
Pour le fonctionnaliste, le fait social n'a de sens que mis en corrélation avec le reste du système social. Le modèle est linguistique, un son n'a de sens qu'au sein du système de la langue. Les fonctionnalistes considèrent que tous les faits sociaux remplissent une fonction même s'ils ne relèvent pas d'une utilité économique immédiate.
Le fonctionnalisme se révèle plus respectueux de la différence que l'évolutionnisme. Cependant, il entretient parfois artificiellement le caractère disjoint des sociétés humaines étudiées comme si elles fonctionnaient en vase clos, ce qui néglige la multiplicité des influences et des interférences.
Par là même, le fonctionnalisme peut présenter un aspect figé et schématique des sociétés en renforçant les certitudes sur « l'étrangeté absolue » des personnes appartenant à des cultures différentes.
En soins infirmiers, le fonctionnalisme pourrait avoir pour effet d'enfermer la personne dans sa culture en sous-estimant sa capacité à s'adapter à un contexte différent et à combiner les modèles de référence de la culture d'origine et de la culture d'accueil.

16 **La psychologie cognitive** ou cognitivisme recouvre un ensemble de conceptions psychologiques dont l'objet est l'étude des processus d'acquisition des connaissances et de traitement de l'information. À l'étude de la résolution de problèmes s'ajoutent notamment les apports de la psychologie génétique et des sciences telles que la linguistique et la cybernétique.

17 **Le Ça** est du domaine de l'inconscient ; c'est l'instance présente à la naissance. Il représente les pulsions (tendances physiologiquement primaires) et fonctionne selon le principe de plaisir en recherchant la satisfaction immédiate.

Le Moi se développe au fil des expériences et fonctionne selon le principe de réalité. Il tient compte de ce qui est possible dans les satisfactions des pulsions du Ça.

Le Surmoi est le sens moral, instance de l'appareil psychique en partie consciente, qui se développe à partir des interdits parentaux et par identification.

18 **Le terme de psychodynamique** fait référence au jeu des forces à l'œuvre dans le psychisme, tel que Freud l'a mis en évidence. La théorie freudienne enseigne que la personnalité humaine est caractérisée par une lutte dynamique, les pulsions (tendances physiologiques primaires) entrant en conflit avec le Surmoi (lois et principes moraux intégrés par le Moi).

La psychanalyse est une approche qui accorde de l'importance aux motifs et aux conflits inconscients comme forces déterminantes du comportement.

19 **La personnalité** n'est pas une donnée biologique héréditairement transmise. C'est une construction, fruit d'une interaction constante entre l'individu et son environnement, liée au processus d'identification. Cette construction est susceptible de désorganisations et de bouleversements sous l'effet de facteurs externes ou internes. La petite enfance et l'adolescence représentent des périodes de l'existence déterminantes dans cette construction.
La personnalité comprend les modèles de comportements relativement stables, y

compris les pensées et les émotions, qui distinguent une personne d'une autre.
Ces modèles de comportement caractérisent la façon dont une personne s'adapte aux exigences de vie. De grandes constantes se dégagent et définissent des structures de personnalité.

20 **L'identification** est le processus psychique par lequel le sujet assimile un aspect, une propriété, un attribut de l'autre et se transforme totalement ou partiellement sur le modèle de celui-ci. Le processus de base en est l'incorporation orale.
Aimer, c'est désirer posséder l'objet, l'incorporer, l'avoir pour soi, en soi. L'objet est alors fantasmatiquement incorporé. Comme on ne peut jamais y parvenir totalement, le sujet cherchera à devenir comme lui, en étant le même, et en adoptera les caractères. Ce processus est indispensable au début de la vie pour que le sujet puisse relayer progressivement les parents. C'est donc un processus essentiel à la formation du Moi et à la constitution de la personnalité.

21 **Le transfert** est l'acte par lequel un individu, aidé ou analysé, reporte sur un sujet, aidant ou analyste, des sentiments éprouvés pour une autre personne. Il s'agit de modalités relationnelles vécues pendant l'enfance, et répétées dans la situation d'adulte.
Durant une cure analytique ou une relation d'aide, des modalités relationnelles précises vont se dégager. Elles pourront être reliées aux relations vécues ou fantasmées, avec telle ou telle figure précise de l'enfance : la mère, le père, un autre membre de la famille, etc.
Dans le cas où la situation permet à l'analysé (l'aidé) de revivre une modalité relationnelle positive de son enfance, l'analyste (l'aidant) représente alors un imago provoquant des sentiments de sympathie et de confiance, le transfert sera positif. Dans le cas contraire, lorsque l'analysé (l'aidé) retrouve dans son analyste (l'aidant) des images considérées comme mauvaises provoquant des attitudes de méfiance ou d'antipathie, le transfert sera négatif.

Le contre-transfert est l'acte par lequel un individu (aidant ou analyste) reporte sur un sujet (aidé ou analysé) des sentiments éprouvés pour une autre personne. On regroupe en fait sous cette appellation l'ensemble des réactions affectives de l'analyste envers son patient. Là aussi, le contre-transfert peut être positif ou négatif.

22 **La pulsion**
Il s'agit d'une force, d'une poussée qui fait tendre l'organisme vers un but. Elle constitue une source d'excitation qui stimule l'organisme de l'intérieur (zone corporelle érogène), provoquant une tension, et le poussant à accomplir certaines actions censées provoquer une décharge (baisse de la tension) et donc la satisfaction.
La nature de cette force est d'origine somatique et ses incidences sont psychiques.
La pulsion se constitue d'une source, les excitations corporelles, d'un but, la décharge d'excitation, d'un objet très changeant (personne, objet matériel, le sujet lui-même, etc.) selon l'histoire du sujet.
L'objet visé par la pulsion est celui qui permettra d'atteindre son but (la satisfaction par décharge de la tension interne).

23 **L'instinct** relève du comportement animal, il est héréditaire et caractérise une espèce.
La pulsion relève d'une poussée d'énergie qui fait tendre l'organisme vers un but.
La pulsion a une source, l'excitation physiologique amenant l'état de tension, un but qui est la suppression de cette tension, et un objet grâce auquel la pulsion pourra atteindre son but.
L'objet permettant à la satisfaction de se réaliser est très changeant chez l'homme et dépend de son histoire ; l'objet peut être une personne, un objet naturel, ou le sujet lui-même. Chez l'animal, l'objet permettant la réalisation de l'instinct est fixe et propre à chaque espèce.

24 **Les représentations** sont construites par les traces mnésiques laissées par les expériences de satisfaction d'une pulsion. Les représentations sont donc chargées d'affects (tonalité émotionnelle forte ou légère, agréable ou désagréable) qui ont accompagné les événements vécus. Ce sont des images mentales, conscientes ou inconscientes liées à une expérience passée.

25 **Les mécanismes de défense :** opérations psychiques destinées à protéger l'instance du moi contre les instances du ça, du

surmoi et de l'environnement. Ces mécanismes sont plutôt non conscients et vont de mécanismes peu adaptés voire archaïques à des mécanismes adaptés et matures (d'après Anna Freud).
Ils sont des réactions de la personne qui ont pour fonction de faciliter son ajustement à la société et de l'aider à faire face aux situations difficiles de sa vie en la protégeant de l'anxiété, de la peur et d'autres émotions désagréables ou jugées moralement ou socialement inacceptables. Ils ont une fonction adaptative dans certains cas bénéfique, ou nocive.

26 **Les finalités :**
- réduire l'angoisse issue du conflit ;
- réduire ce conflit pour qu'il ne soit pas accessible à la conscience.

27 **Les critères de réussite d'une défense :**
- empêcher la pulsion interdite d'entrer dans la conscience, écarter l'angoisse, échapper à toute forme de déplaisir ;
- une défense réussie est toujours dangereuse car elle restreint excessivement le domaine de la conscience et ainsi falsifie la réalité.

Donc des conséquences néfastes pour la santé, des conséquences pour le développement ultérieur.
Pour la psychanalyse, les mécanismes de défense servent à résoudre les conflits intérieurs entre les pulsions du « ça », c'est-à-dire l'inconscient, et les injonctions du « surmoi », qui sont les valeurs intériorisées de l'autorité.

28 **Le refoulement** est un mécanisme de défense essentiel, constitutif de l'inconscient. Il donne au sujet la possibilité de repousser ou de maintenir dans l'inconscient les représentations liées à une pulsion dont l'émergence à la conscience provoquerait angoisse, anxiété. Le refoulement se produit donc lorsque la satisfaction d'une pulsion, susceptible de procurer du plaisir par baisse de la tension interne, risquerait de provoquer du déplaisir à l'égard d'autres instances, le Surmoi, par exemple.

29 **Le mécanisme du refoulement** se met en place lorsque la satisfaction d'une pulsion, procurant toujours du plaisir par la chute de tension psychique qu'elle provoque, risque de réactiver des représentations dangereuses pour le moi, allant à l'encontre des exigences ou des sentiments que le sujet se fait un devoir d'éprouver. Le Moi cherche alors à repousser ou à maintenir dans l'inconscient ces représentations. Le refoulement demande une dépense d'énergie permanente, ce qui explique la fatigue des adolescents et de certains névrosés.

30 **Le symptôme en psychanalyse** est un compromis entre la satisfaction du désir pulsionnel inconscient et les interdits qui s'opposent à son expression libre.
Le désir ne pourra se présenter que sous une forme acceptable, déguisée et ayant subi des déformations qui le rendent non reconnaissable et par là même acceptable à la conscience. Ce symptôme permet d'obtenir un bénéfice par une diminution de la tension psychique. C'est ce bénéfice qui est la cause de la résistance du sujet et qui tient en échec le désir conscient de guérir. Il s'agit là du bénéfice primaire de la maladie.

31 **Le bénéfice primaire** est obtenu par la satisfaction de la pulsion inconsciente que permettent le symptôme et le plaisir procuré par la décharge de la tension psychique et l'apaisement du conflit.

À ce bénéfice primaire s'ajoute un bénéfice secondaire lié aux gains divers que le sujet peut tirer secondairement de l'exploitation de sa maladie. Ainsi le symptôme risque-t-il de devenir un mode d'être.

32 Parmi **les mécanismes de défense**, on peut citer le refoulement, la régression, le renversement dans le contraire, le déplacement, l'isolation, l'annulation rétroactive, la formation réactionnelle, la dénégation, la sublimation, le clivage, l'idéalisation, le déni de la réalité.

33 **La connaissance des mécanismes de défense**, parfois utilisés par des sujets confrontés à la maladie, permet aux soignants de mieux comprendre et d'accepter certaines réactions pouvant être a priori considérées comme inadaptées.

34 **Le déni** peut, dans un premier temps, permettre au patient de différer l'intégration d'une information concernant une réalité traumatisante qu'il ne peut assurer dans l'instant. Le soignant pourra comprendre que la non-intégration de l'information de la part du patient concernant la révélation de son diagnostic ou de son mauvais état de santé n'est pas liée à un déficit de compréhension de la part du patient ou à une information lacunaire de sa part.

Le déplacement : face à un patient évitant d'aborder sa pathologie et centrant son intérêt et ses préoccupations sur des problèmes semblant a priori secondaires, il est utile de penser qu'il lui est peut-être nécessaire, dans un premier temps, d'exprimer son angoisse en la déplaçant sur d'autres problèmes que celui qui semble essentiel. Ce n'est que dans un deuxième temps qu'il sera plus à même d'aborder son véritable problème de santé.

La régression : il s'agit pour le soignant d'accepter que le patient puisse adopter une position passive et se laisser prendre en charge, en sachant que cette stratégie permet un renforcement narcissique préalable à la reprise du processus dynamique. Il ne s'agit pas de « bousculer » le malade mais de maintenir un discours tenant compte de la réalité.

35 Si **le corps « en soi »**, morphologique, quantifiable, mesurable, de l'individu ne conditionne en rien ses caractéristiques mentales, l'apparence physique d'autrui joue un rôle important dans la perception que nous avons dans un premier temps de la personnalité de l'autre, perception qui cède dès que nous le connaissons mieux. Nous sommes très sensibles aux stéréotypes sociaux véhiculés par la société dans laquelle nous vivons. Au-delà des pesanteurs et des déterminismes constitutionnels et sociaux, il existe un corps subjectif, une représentation de soi, une image du corps intime et personnelle qui dure toute la vie.
Le corps est la première voie pour appréhender le monde. C'est à partir de ses sensations, de ses perceptions, du plaisir qu'il nous donne dans la satisfaction que nous construisons notre identité.
Il est le siège de toutes nos émotions, le lieu de tous nos échanges avec le monde extérieur. Il intervient donc sans cesse dans la communication humaine.

36 La constitution de **l'image inconsciente du corps** se fait progressivement chez l'enfant, de la naissance à environ la sixième année. D'une perception morcelée de son corps, l'enfant apprend à rattacher chacune de ses zones à lui-même au fur et à mesure de ses propres investigations sur son corps (se toucher, se mordre, se sucer, etc.), jusqu'à s'en constituer une unité psychosomatique.
Ces expériences seront constitutives de l'élaboration de l'image inconsciente du corps lorsqu'elles se feront dans une relation langagière, en présence d'un autre, la mère ou son substitut.
Ces paroles, le discours de l'autre transmettant une certaine charge affective, permettront une articulation du désir de l'enfant à la relation langagière avec l'entourage, et d'intégrer les sensations venues du corps à un vécu psychique né de cette relation.
L'image inconsciente du corps est donc propre à chacun, liée au sujet et à son histoire spécifique mettant la libido en situation et se structurant par la communication entre le sujet et les autres.
Lieu du désir, constitutive du Moi, l'image inconsciente du corps est la synthèse de nos expériences émotionnelles.

37 **L'image corporelle** est l'ensemble des informations, des perceptions et sensations conscientes et inconscientes, en perpétuel changement, sur notre propre corps, celui-ci étant différent et à part de tous les autres.
C'est l'image de notre propre corps que nous formons dans notre esprit, à l'état statique ou à l'état dynamique, fondée sur des données sensorielles intéroceptives (viscérales), proprioceptives (muscles, articulations) et extéroceptives (surface). Elle est constamment remaniée suivant les expériences, mais la globalité du corps n'est pleinement ressentie qu'après 6 ans.

38 **Le schéma corporel** est la représentation du corps qui se constitue à travers l'expérience physique avec le monde extérieur. Cette expérience est liée à la qualité de notre système neurologique, des sensations physiologiques et de l'intégrité physique de notre corps. Les informations qui contribuent à la construction du schéma corporel proviennent de sources diverses : sensations tactiles, thermiques, visuelles et vestibulaires (oreille), musculaires, viscérales
La base du concept du schéma corporel est donc neurobiologique. C'est la même pour

tous, et il s'élabore petit à petit avec les sensations (notamment le toucher).

39 L'approche psychosomatique aborde le problème des somatisations en passant par un questionnement concernant la présence ou l'absence d'un lien entre certaines données de la vie psychique et l'apparition, l'évolution ou la disparition des troubles somatiques chez un sujet.

40 Les sujets en souffrance ne pouvant exprimer leurs difficultés par la parole seraient susceptibles de les exprimer par une **maladie somatique**.
Ces patients se présentent fréquemment comme des sujets très contrôlés, n'extériorisant pas leurs sentiments, ne semblant pas avoir d'affects et affirmant que « tout va bien pour eux ».
C'est à l'occasion d'un traumatisme (séparation, deuil, perte, autre stress, etc.) que la tension psychique, ne pouvant être évacuée par une élaboration mentale favorisant la mise en mots, s'exprimera par le corps.

41 **Les troubles psychosomatiques** sembleraient s'installer chez les sujets ayant des difficultés à éprouver des affects en relation avec les situations vécues et à exprimer leurs difficultés. Le corps présente alors un dysfonctionnement s'exprimant par des manifestations pathologiques (atteintes organiques : lésions, inflammations, perturbations biologiques, etc.). Les troubles psychosomatiques ont une cause qui est à rechercher dans le vécu actuel du patient.

Dans l'hystérie de conversion le sujet présente tous les signes d'une maladie (douleurs, paralysie, cécité) sans aucune atteinte organique ni perturbation biologique décelable. Les troubles fonctionnels sont dus à une angoisse liée à des événements du passé qui n'a pu être libérée. Ces troubles sont en général très symboliquement liés à ces événements du passé.

L'hypocondrie se manifeste par une préoccupation excessive portée sur les organes du corps. Le sujet est obsédé par son corps, persuadé qu'il a une maladie que personne, aucun médecin, n'est capable de déceler. Le sujet hypocondriaque est dans une quête inlassable du médecin qui pourra lui donner officiellement le statut de malade, tout en posant de préférence un regard impuissant sur ce corps malade.

42 **Développement psychoaffectif et psychomoteur dans la première année**
Contrairement à ce que l'on a cru pendant très longtemps, dès la naissance l'enfant a une sensorialité étonnante qui lui permet d'avoir de véritables échanges avec son environnement. Dans sa première année, l'enfant va progressivement passer d'une dépendance absolue à une dépendance relative vis-à-vis de son entourage. Le bébé humain nécessite de très nombreux soins et les parents doivent dès le début s'adapter très étroitement à ses besoins (Winnicott).
On parle de stade oral car c'est avec la bouche que l'enfant connaît le monde qui l'entoure, sur le modèle de l'incorporation (Freud). L'enfant passe par une phase de très grand attachement à sa mère (Bowlby), il a même tendance à rejeter toutes les personnes qui ne sont pas elle. C'est ce que l'on appelle l'angoisse du huitième mois (Spitz).
Si son activité motrice au départ est en grande partie d'ordre réflexe, l'enfant va peu à peu sourire, tenir sa tête, puis son dos de plus en plus droit, marcher peut-être à quatre pattes et se redresser jusqu'à la station debout qui débouchera sur la marche. Il s'intéresse aux objets et les manipule. Il associe plusieurs syllabes. Il passe après un stade impulsif par un stade émotionnel où il est en symbiose avec son entourage dont il partage toutes les émotions (Wallon). Il est dans la première année de l'intelligence sensori-motrice qui précède donc le langage et la pensée proprement dite. C'est le début de la permanence de l'objet (Piaget).
C'est donc une année capitale dans le développement de l'enfant et toutes ses acquisitions dépendent de la relation qu'il entretient avec les personnes qui s'occupent de lui.

43 **Développement psychoaffectif, psychosexuel et psychomoteur entre 1 et 3 ans**
La période comprise entre 1 et 3 ans est celle qui va environ de l'âge des premiers pas à celui de l'entrée à l'école maternelle. L'enfant se déplace sans l'aide de l'adulte, ce qui lui permet une exploration beaucoup plus grande du monde extérieur. Il

va être capable de manger seul, de se déshabiller seul, de faire tout seul de nombreux actes. Il peut s'opposer à l'adulte en lui disant non. C'est le début de l'indépendance même si elle reste relative. L'enfant va entrer dans le stade anal caractérisé par une forte ambivalence et un grand désir de maîtrise.

Il se sert de sa musculature et de tout ce que cela lui permet dans le sens de l'activité. Il fonctionne sur le modèle de la rétention/expulsion (Freud). La marche et la parole vont peu à peu renouveler son univers, lui permettant notamment l'accès à la dimension symbolique des choses. D'un stade sensori-moteur il va passer à un stade projectif où le geste va accompagner et permettre la pensée. C'est par l'acte que l'on accède à la pensée (Wallon). L'enfant ne s'intéresse encore qu'à ce qui le touche directement et c'est la raison pour laquelle Piaget parle d'égocentrisme intégral.

44 Développements psychoaffectifs, psychosexuel et psychomoteur entre 3 ans et 5 ans

Grâce au langage et à la coordination de ces différentes possibilités, la pensée de l'enfant a fait de très grands progrès. Il est entré dans la période préopératoire (Piaget), où le jeu lui permet de prendre connaissance du monde en imitant ou en déformant les situations qui l'ont frappé par leur complexité. Sa pensée reste totalement subjective et on parle d'égocentrisme intellectuel.

L'enfant s'affirme vis-à-vis de son entourage parfois jusqu'au négativisme. C'est le stade du personnalisme (Wallon). L'enfant va s'interroger sur la différenciation sexuelle. C'est le stade phallique qui débouchera, une fois la différence des sexes reconnue, sur le complexe d'Œdipe, dont la forme dite complète compte une forme positive (amour du parent du sexe opposé et haine du parent du même sexe) et une forme négative (tendresse pour le parent du même sexe et hostilité pour le parent de sexe opposé). L'enfant sort de la dualité pour entrer dans une situation triangulaire. L'enfant renoncera peu à peu à ses projets amoureux et se détachera un peu de ses parents en ouvrant le champ de ses expériences. Il s'intéressera à d'autres personnes, aura des camarades. C'est une période d'autonomisation affective. C'est l'âge de l'école maternelle.

45 **La capacité à symboliser** est la capacité à se représenter en son absence une chose par une autre chose plus abstraite. **La symbolisation** mène à la représentation.

La représentation d'une chose en son absence peut se faire par des signes simples ou abstraits.

Les représentations désignent les contenus de la pensée : idées, images mentales.

46 La symbolisation chez l'enfant

La pensée chez le jeune enfant est d'abord concrète, utilisée comme mode d'accès sur le monde. Ce n'est que progressivement qu'elle s'en dégage et que l'enfant deviendra capable d'établir des liens entre les symboles représentant la chose et la chose elle-même, en suivant les lois du langage et de la logique, accédant ainsi à la pensée abstraite. L'enfant cessera ainsi d'avoir besoin de la chose elle-même dans l'immédiat pour s'intéresser aux symboles qui la représentent. Il pourra différer la satisfaction immédiate de ses désirs et être capable d'attendre et de supprimer la frustration, l'absence et la solitude.

47 C'est durant la phase phallique, entre 3 et 5 ans, que va apparaître et se structurer **le complexe d'Œdipe**. Ce terme désigne l'ensemble des désirs amoureux et hostiles que l'enfant éprouve à l'égard de ses parents. Il comporte deux formes, l'une positive, faite du désir sexuel pour le parent du sexe opposé et d'un désir de mort pour le parent du même sexe, l'autre négative, faite d'amour pour le parent du même sexe et de jalousie à l'égard du parent du sexe opposé. Les deux formes sont généralement intriquées.

Le complexe d'Œdipe permet la triangulation, il sort l'enfant de sa relation de duel avec la mère, il ouvre à l'enfant la possibilité d'identifications nuancées aux traits de l'un ou de l'autre des parents et permet une meilleure distribution de l'amour et de la haine puisque, répartis sur les deux parents, ces sentiments deviennent plus conciliables. Sa résolution ouvre la voie aux identifications, en particulier au parent du même sexe, mais passe par le renoncement à la satisfaction sexuelle avec le parent du sexe opposé.

Elle s'appuie donc sur l'interdit de l'inceste.

Le complexe d'Œdipe est un processus jouant un rôle organisateur essentiel de la vie affective et de la formation de la personnalité. De l'évolution oedipienne dépendra l'identité sexuelle.

48 Succédant à la période des 3 à 5 ans pleine de questions existentielles, la phase de 5-6 ans à 11-12 ans est considérée comme une phase de repos et de consolidation de l'acquis. C'est pourquoi on la nomme **phase de latence**. L'enfant s'est tourné vers de très nombreux domaines d'intérêt (camarades, école, sports, etc.). Il fait d'énormes progrès sur le plan de la socialisation et de l'objectivation de la pensée. C'est la période des opérations concrètes (Piaget) où l'enfant est capable de décentration et accepte ce qu'on lui démontre par la manipulation. Il devient capable de collaboration dans les premiers jeux d'équipe. Il tient compte des réactions de son entourage. C'est le stade de la personnalité polyvalente (Wallon), l'enfant « essayant » différents modes de fonctionnement social. Il a une grande autonomie comportementale, sachant s'habiller, se laver, se coucher seul.

49 **Psychologie et crise de l'adolescence**

L'enfant est enfin capable d'abstraction, sa pensée devient très proche de celle de l'adulte, il peut réaliser toutes les opérations formelles et s'intéresser à des sujets très généraux, même très éloignés de ses centres d'intérêt. Il accède aux valeurs sociales et morales. Après une grande période d'accalmie affective et d'apprentissages scolaires, l'enfant doit faire face, sans y être préparé, à des changements tant physiques qu'hormonaux et psychologiques. Il va y avoir une réactivation des conflits enfants/parents. Ses caractéristiques sexuelles extérieures vont se développer, ce qui va modifier son image du corps. L'expérience des autres ne lui sert plus à rien, il doit découvrir le monde par lui-même.

On parle de « **crise d'adolescence** » car c'est un moment charnière dans la vie de tout être humain, une transition entre le monde de l'enfance et celui de l'âge adulte. Il y a une exacerbation de la sensibilité. On note une grande fragilité, avec une tendance antisociale, et une entrée possible dans certaines pathologies (anorexie, boulimie, délinquance, drogue, etc.).

50 **La puberté** est la manifestation physique de l'activation du système hormonal, elle se traduit par des modifications morphologiques : changement de taille, de corpulence, apparition des caractères sexuels secondaires.

Le jeune pubère est alors confronté à un changement physique qui lui fait perdre les repères et l'assurance que lui donnait son corps d'enfant.

Le corps de la petite enfance, connu, familier, fait place au corps pubère, sexuel, inconnu. Il devra faire un travail pour s'approprier ce corps en mutation et trouver des solutions pour assurer la continuité du sentiment d'identité.

De plus, les hormones sexuelles provoquent un éveil pulsionnel chez un jeune qui garde encore des relations teintées d'un amour œdipien avec ses parents et l'accession à la génitalité rend l'objet incestueux menaçant.

Tout ce remaniement hormonal de la puberté contribue à bouleverser les repères du jeune et le laisse pendant un certain temps incertain.

L'adolescence représente donc ce temps de crise durant lequel le jeune pubère est à la recherche de nouveaux repères, pour se constituer une identité en harmonie avec son propre corps, sa sexualité et dans ses relations avec autrui.

51 Nous montrons une grande sensibilité aux « images » de **la vieillesse** véhiculées par les médias. S'il existe une image positive de la vieillesse (liberté, retraite), elle est fortement contrebalancée par une image très négative et qui joue beaucoup sur le moral des personnes qui vieillissent. Après une vie très occupée (les enfants, le conjoint, le travail, etc.), la vieillesse rime souvent avec solitude. Si le sujet vieillissant sent ses forces décliner, s'il a le sentiment d'être moins performant dans tout ce qu'il entreprend, s'il sent les premières douleurs d'un corps qui décline, il n'en a pas pour autant moins besoin de contacts, d'échanges et d'amour. S'il semble vieux (mot tabou) aux autres, il peut tout à fait se sentir très jeune en lui et vivre alors son état comme contradictoire avec ce qu'il ressent, comme injuste aussi, ce qui peut le rendre vindicatif vis-à-vis des « jeunes ». Car, vieillir physiquement ne veut pas dire vieillir psychiquement ni affectivement. Même un état de très grande dépendance physiologique peut aller de pair avec un esprit intact.

52 La connaissance des **particularités des différents âges** de la vie permet une prise en soins dans l'adaptation aux normes et critères de santé. Les soignants utilisent un vocabulaire adapté à l'âge et à la perception que les personnes ont de leur vécu en fonction de leurs stades de développement affectif, intellectuel, spirituel et psychomoteur. **Les soins** prodigués sont en adéquation avec l'âge, les affinités et la disponibilité des personnes prises en charge, des activités permettant leur développement et leur bien-être. La communication se centre sur les quatorze besoins fondamentaux de la personne permettant d'identifier les problèmes prioritaires de santé et de construire des projets de soins riches de sens.

53 Trois éléments sont à considérer lors de toute **communication interindividuelle** : l'émetteur qui transmet une information, le canal, agent de transmission de l'information, le récepteur qui reçoit l'information.

Émetteur, récepteur, canal. L'émetteur veut transmettre une information. Il utilise un système de signes connus de son récepteur, le code. Il peut oublier ou supprimer certains éléments : cette lacune de l'information est appelée filtrage.

- Le canal permettra de transmettre le message. L'air, le téléphone, le papier sont des canaux. Des éléments perturbateurs peuvent intervenir à ce niveau.
- Le récepteur désigne celui qui est censé recevoir l'information. Il décodera le message de l'émetteur.
- Le filtrage existe aussi au niveau du récepteur, celui-ci peut ne pas être attentif ou sensible au message qui lui est adressé. Certains détails échapperont à l'attention du récepteur, il fera un choix selon ses critères d'intérêt et donnera un sens qui sera influencé par son appartenance socioculturelle.

54 **La communication non verbale** est composée :

- des expressions du visage qui traduisent les émotions, les sentiments. Ces manifestations peuvent parfois ne pas avoir le même sens que les paroles prononcées ;
- du regard qui peut être à l'hôpital le seul lien entre la personne soignée et l'infirmière lorsque celle-ci porte un bonnet et un masque ;
- de la gestuelle qui peut révéler un mal-être : mordillement des lèvres, tortillement d'une mèche de cheveux ;
- de la posture qui montre le tonus musculaire, qui peut correspondre à la recherche d'une position antalgique, peut traduire une phase de régression ;
- du toucher, indispensable au développement de l'être humain, qui pose le problème de la proximité physique et des émotions qu'elle peut faire naître, en particulier lorsqu'il s'agit de toucher un corps malade ;
- du silence qui peut être la marque d'une communication profonde entre deux êtres ou au contraire celle d'un rejet.

55 Les étapes du **développement d'un groupe** :

- au début, il ne s'agit que d'un agglomérat de personnes plus ou moins étrangères les unes aux autres. L'obligation d'être ensemble, pour une formation par exemple, engendre une certaine anxiété collective et éveille des mécanismes de défense sociale du moi de chacun ;
- puis après des tâtonnements, des essais et des mises à l'épreuve, les membres du groupe parviennent à se connaître. Ainsi peut s'établir une confiance interpersonnelle et le groupe a un souci du consensus, de l'unanimité, de l'intégration de tous. À ce stade, les objectifs sont secondaires, l'essentiel pour les membres du groupe est le climat ;
- le troisième niveau d'existence du groupe correspond à une sorte de retour à la tâche, et en même temps à un besoin de structuration, d'organisation interne. Les membres du groupe s'impliquent personnellement, entrent en compétition parfois pour s'approprier le pouvoir dont ils sentent le groupe détenteur ;
- le groupe arrive ensuite à la maturité. Il s'accepte comme composition de personnalités différentes, pouvant chacune apporter sa contribution à la réalisation de ses tâches. La centration sur la tâche, dans un climat de coopération, permet le choix d'une structure adaptée aux personnes et au travail à faire.

56 **Le groupe d'appartenance** satisfait des aspirations humaines universelles :

- le besoin de sécurité ;

- le besoin de reconnaissance sociale, d'identité sociale ;
- le besoin de communiquer ;
- le besoin d'actualisation de ses possibilités ;
- le besoin de connaître et d'apprendre ;
- le besoin de participation affective ;
- le besoin d'union pour réussir une action.

57 **L'entretien semi-directif** est ainsi appelé car il n'est ni entièrement ouvert, ni canalisé par un grand nombre de questions.
L'interviewer dispose d'une série de questions relativement ouvertes. Il a besoin de recevoir une information sur celles-ci. Il ne pose pas forcément les questions dans l'ordre où il les a notées et dans la formulation prévue. Il laisse l'interviewé s'exprimer ouvertement dans l'ordre qui lui convient, recentre l'entretien sur les objectifs, posant au moment le plus approprié les questions auxquelles l'interviewé ne vient pas de lui-même.
L'entretien semi-directif est le type d'entretien qui est le plus utilisé en recherche sociale.

58 **Le comportement d'affirmation de soi** ou comportement assertif est celui qui permet d'exprimer clairement et sincèrement ses désirs, ses refus, ses émotions, dans l'objectif que l'on poursuit, ceci sans dévaloriser l'autre et en fonction des risques encourus.

59 Dans la relation à autrui on peut distinguer, entre autres, des **attitudes d'influence** ; il s'agit des attitudes :
- de décision : on se substitue à l'autre pour lui indiquer, lui suggérer ce qu'il doit faire ;
- d'évaluation : on porte un jugement de valeur sur l'idée ou l'opinion de l'interlocuteur en termes de juste ou faux, de bien ou mal ;
- de support : on rassure l'autre, on cherche à réduire l'intensité du sentiment décelé ;
- d'interprétation : on traduit, on explique à l'interlocuteur ses idées, ses comportements, leur fondement.

60 À l'opposé des attitudes d'influence on peut manifester des **attitudes de non-influence** :
- attitude d'enquête : on cherche des compléments d'information ;
- attitude de compréhension : on s'efforce de percevoir ce que l'autre vient d'exprimer, on lui en réexprime de la façon la plus authentique et la plus claire la totalité pour qu'il en prenne conscience plus nettement et qu'il puisse progresser par lui-même.

61 Conditions d'efficacité d'un **groupe de travail** :
- tous les membres du groupe doivent avoir une vue claire des objectifs ;
- tous doivent pouvoir être informés de la situation et des moyens ;
- tous doivent être informés des résultats des actions intermédiaires, des changements à intégrer pour réajuster éventuellement l'action ;
- le réseau de communication doit être adapté à la tâche ;
- les communications interpersonnelles doivent s'effectuer sans obstacles ;
- les postes de travail doivent être clairement définis ;
- le contenu de ceux-ci doit être accepté ;
- la charge de travail doit être répartie équitablement et tenir compte des critères d'efficacité et de satisfaction de chacun ;
- le groupe doit être structuré et doit disposer de normes de fonctionnement ;
- une autorité d'animation, de coordination et de contrôle doit être acceptée.

62 **Un conflit interpersonnel** peut être décrit comme une situation au cours de laquelle les personnes s'affrontent par tous les moyens possibles.
Ils oublient le motif de leur désaccord, cherchent à affaiblir, à soumettre l'adversaire.
Le conflit est auto-entretenu, parfois pendant des années, perturbant fortement l'environnement de travail.

63 **L'agressivité** peut être définie comme un comportement d'attaque plus ou moins violent contre autrui, contre un groupe, ou contre soi-même.
L'agressivité est nécessaire quand elle ne vise que la survie. Elle peut être gênante dans la vie en société, explosive ou destructrice. Elle se manifeste par des paroles, des actes, des attitudes.
Elle peut être masquée, se révéler par des crises de nerfs, des fugues, des troubles des conduites alimentaires, des conduites additives (tabac, drogue, alcool), un absen-

téisme, des attitudes de rejet ou d'indifférence.

64 **L'estime de soi** correspond à la valeur qu'un individu attribue à sa personne. L'estime de soi permet de s'adapter aux changements (liés au vieillissement par exemple), de se sentir aimé, de tolérer la frustration et de vouloir se réaliser et croître. L'estime de soi résulte de l'équilibre entre les besoins satisfaits et l'ensemble des besoins ressentis. Elle peut être définie également comme le résultat de la comparaison qu'effectue le sujet entre lui-même et d'autres individus significatifs pour lui.

65 **Le projet** n'est ni une anticipation – qui suppose de vivre d'avance –, ni une prévision – qui désigne l'action –, ni une prédiction, ni une hypothèse.
C'est une représentation mentale, exprimée et consciente, d'une situation globale future qu'il est possible, si le sujet en a la ferme volonté, de matérialiser.
Un projet est donc d'abord imaginé. C'est une étape cruciale et créative dans le développement d'un individu et de son comportement. Le projet est un moteur pour soi et le révélateur pour les autres de notre identité.

66 **La compétence** peut se définir comme une capacité en acte ou encore comme la conjonction de capacités, de savoirs mis en œuvre dans l'activité, donc en situation réelle. Pour Le Boterf Guy, c'est le savoir agir, savoir choisir une conduite, une stratégie plutôt que de se mouler dans un comportement prédéterminé.
La compétence est un processus pas un état, prenant en compte la dimension personnelle et contextuelle.
Cette acception actuelle est à distinguer du sens trouvé dans l'expression décret de compétence (utilisée par extension mais de façon abusive à propos du décret relatif aux actes infirmiers). Compétence signifie ici habilitation, qualification. Le professionnel est habilité à ou qualifié pour exécuter tels actes.

67 La jeune infirmière met en place des **mécanismes de défense**, en particulier ici l'évitement.
Les mécanismes de défense constituent l'ensemble des mécanismes psychologiques inconscients utilisés par l'individu pour diminuer l'angoisse, pour se protéger contre la présence d'émotions désagréables qui émergent du processus relationnel réel ou imaginaire.
C'est un moyen de survie pour échapper à des souffrances insupportables.

L'évitement ou la fuite

Constitue un moyen d'échapper à une peur. Pour échapper aux événements et à la personne qui cause la souffrance, l'homme adopte une manière personnelle de fuir son vécu. Pour se soustraire aux émotions douloureuses, il fuit dans l'imaginaire ou le travail. Chacun trouve son propre moyen de fuite : le sommeil, la télévision, le sport, la musique... D'autres se réfugient dans la spiritualité, la méditation, la prière, les œuvres de charité...

Analyse de la situation de soins

Ici, la jeune infirmière se réfugie derrière l'aspect technique du soin. Seul le cathéter semble retenir son attention. Elle n'a pas tenu compte de la personne soignée, ne répond pas à la question et surtout n'apporte pas de réponse. Son action soignante se résume à des informations techniques dans une absence de communication aidante. L'évitement lui permet de ne pas être confrontée à des émotions désagréables auxquelles elle ne sait pas faire face.

Proposition

L'infirmière aurait dû se centrer sur le patient afin de lui permettre de verbaliser ses émotions. En utilisant :
- la reformulation de la question du patient ;
- créer un climat d'empathie ;
- laisser la place aux émotions ;
- favoriser les temps de silence, d'écoute active ;
- manifester et verbaliser la compréhension de ce que vit ce patient en fin de vie.

Éthique et déontologie

28

UE 1.3, 1er et 4e semestres
UE 4.7, 5e semestre

Questions

1 Citer au moins deux organismes de défense des droits de l'homme.

2 Énoncer trois textes historiques fondamentaux des droits de l'homme.

3 Énoncer trois textes historiques fondamentaux des droits de l'enfant.

4 Définir une déclaration.

5 Définir une convention.

6 Définition d'une charte.

7 Définir l'éthique.

8 Définir la morale.

9 Définir la déontologie.

10 Différencier l'éthique et la morale.

11 Énoncer les caractéristiques de l'éthique.

12 Expliquer la valeur en éthique.

13 Définir la bioéthique.

14 Donner les deux orientations de la bioéthique.

15 Énoncer les objectifs fondamentaux de la loi Huriet-Sérusclat de 1988.

16 Énoncer le rôle de l'agence de la bioéthique.

17 Citer les fondements de l'éthique en soins infirmiers.

18 Expliquer les sept principes fondateurs de l'éthique en soins infirmiers.

19 Expliquer la notion de consentement éclairé.

20 Expliquer le principe de consentement présumé.

21 Énoncer des repères pour avancer vers une démarche éthique.

22 Énoncer les facteurs générateurs d'une réflexion éthique dans la structure hospitalière actuelle.

23 Citer les textes repères pour une réponse éthique.

24 Définir la clause de conscience.

25 Donner les missions des structures ayant pour objet l'éthique et où les infirmières sont représentées.

26 Citer les textes concernant la profession infirmière en France qui reprennent les règles déontologiques.

27 Dans la loi du 22 avril 2005, relative aux droits des malades et à la fin de vie, énoncer les caractéristiques des directives anticipées.

28 Vous êtes infirmier dans le service de traumatologie de l'hôpital Saint-Augustin. Un de vos collègues de l'hôpital bavarde et boit un café avec vous à la cafétéria où vous vous restaurez avant de reprendre votre travail. Au cours de la conversation, il vous fait part de son dégoût, de sa répulsion à assurer des soins fréquemment à des homosexuels atteints du sida qui viennent en hôpital de jour de maladie infectieuse pour réajuster leur traitement. Vous êtes profondément surpris de cette remarque. Vous répondez à votre collègue immédiatement.
a. Justifier et argumenter la réponse face à cette remarque.

b. Citer huit valeurs professionnelles inhérentes à l'exercice de la profession d'infirmier.

29 Expliquer à quoi correspond l'ordre infirmier.

30 Citer les questions actuelles préoccupant les éthiciens pour leurs enjeux nouveaux dans le domaine de la santé.

31 Expliquer les caractéristiques du raisonnement éthique appliqué aux soins infirmiers.

32 Énumérer les sept précautions à respecter pour une décision éthique.

33 Expliquer la méthodologie d'analyse avant un acte éthique.

34 Énoncer les outils du débat éthique.

35 Énoncer les étapes et les objectifs de la démarche éthique.

36 Différencier l'arrêt thérapeutique de la limitation thérapeutique.

37 Madame Camélia, 42 ans, a un cancer de l'ovaire avec métastases péritonéales et hépatiques, traité depuis 1 an par chimiothérapie et radiothérapie. En raison de l'évolution fulgurante de la tumeur et de l'inefficacité de la chimiothérapie, Madame Camélia est rentrée dans le service pour une prise en soins à visée palliative. Elle est très amaigrie, très affaiblie, n'arrive plus à assurer ses soins d'hygiène et ne se mobilise plus. Elle a une escarre sacrée qui se surajoute à ses douleurs généralisées qu'elle cote très élevées (8/10 échelle EVA) la plupart du temps. Elle ne s'alimente quasiment plus et exprime un dégoût alimentaire. Elle ne peut plus se lever pour aller aux toilettes et, compte tenu de l'incontinence urinaire qu'elle présente, elle porte des changes complets nuit et jour. Dans sa chambre, une odeur nauséabonde règne en raison des secrétions liées aux escarres, des fuites urinaires et de l'haleine de Madame Camélia. La venue régulière des trois jeunes enfants de Madame Camélia bouleverse l'équipe soignante. Et, ce matin, Madame Camélia vous dit au cours de la toilette : « ce n'est pas humain de vivre dans cet état ; vous voyez ce à quoi je ressemble, pour mes enfants, faites quelque chose... ». Après analyse de cette situation, expliquer les éléments du questionnement éthique.

38 Définir l'obstination déraisonnable.

39 Madame Odette, 92 ans est atteinte de la maladie d'Alzheimer depuis 3 ans. Les premières années de sa maladie se caractérisèrent par la grande dépression qui oscillait par des phases de conscience très douloureuse de sa dégradation psychique. Madame Odette est veuve, a une fille unique qui montre un très fort attachement à sa mère. Devant les dégradations physiques et les atteintes mentales, Madame Odette est hébergée dans un établissement pour personnes âgées dépendantes. Son état se détériore progressivement et madame Odette fait de nombreuses fausses routes et refuse de s'alimenter. Elle s'agite dès la prise des repas, tousse, crache, serre les dents... Les soignants ont essayé différentes formes de repas (en morceaux, mixés, liquides...) et rien n'y fait, elle rejette toute forme d'alimentation. Sa fille qui vient la voir régulièrement est très inquiète et se fait un devoir de la faire manger chaque soir. Cette fille est obèse et vit très mal de voir maigrir sa mère. Elle exprime son inquiétude, son désarroi aux soignants mais, chaque soir, le repas de madame Odette tourne au « gavage ». Ces séances d'alimentation deviennent préoccupantes, tournent à l'obsession chez la fille mais, surtout, deviennent une prise en soin maltraitante, sans que celle-ci en soit consciente. Les soignants sont témoins de ces repas et ne se sentent pas très à l'aise. Avec la fille, toute tentative d'explication et de dédramatisation du comportement de Madame Odette échoue. Toute tentative pour lui dire de laisser l'équipe se charger de faire dîner sa mère est un échec. Le médecin du service est informé de la situation. Après la procédure collégiale, en concertation avec l'équipe de soins, une sonde de gastrostomie percutanée endoscopique (GPE) est posée, retenue comme la meilleure solution possible pour Madame Odette. Après analyse de cette situation, expliquer les éléments du questionnement éthique.

40 Définir les directives anticipées.

41 Énoncer les caractéristiques de rédaction des directives anticipées.

Réponses

1 Les principaux organismes de défense des droits de l'homme :

- la Cour européenne des droits de l'homme ;
- la Commission des droits de l'homme ;
- Amnesty International.

2 Les trois textes historiques pour l'homme :

- en 1945, la Charte des Nations Unies réaffirme la dignité de la personne humaine et les droits de l'Homme ;
- en 1948 l'Assemblée générale des Nations Unies adopte la « Déclaration universelle des droits de l'Homme » ;
- en 1950, le Conseil de l'Europe élabore la « Convention européenne des droits de l'Homme ».

3 Les trois textes historiques pour l'enfant :

- en 1924, l'Assemblée de la Société des Nations adopte la « Déclaration de Genève » sur les droits de l'enfant. La Seconde Guerre mondiale interrompt ce travail ;
- en 1959, l'Assemblée générale des Nations Unies adopte la « Déclaration des droits de l'enfance » ;
- en 1990, l'Assemblée générale des Nations Unies adopte la « Convention internationale sur les droits de l'enfant ».

4 En droit international, une **déclaration** représente un texte d'orientation non contraignant. Elle n'a pas force de loi, ne comporte pas d'obligation spécifique, n'engage pas les gouvernements. La déclaration trace un cadre référentiel par des énoncés, des principes généraux, acceptés par les gouvernements. Elle a valeur de communication publique.

5 **Une convention** est un accord conclu entre des personnes ou un groupe de personnes ou encore entre États. Une convention internationale, pour entrer en vigueur, doit être ratifiée par chacun des États membres. Les États ayant signé s'engagent à mettre leur législation en harmonie avec les textes internationaux. Une convention a, en principe, un caractère obligatoire et un mécanisme de contrôle intégrés au texte pour vérifier son application.

6 **Une charte** est un écrit consignant des droits, des lois, des règles applicables à un groupe d'individus, à tous les citoyens d'un pays ou de plusieurs pays (charte internationale). Elle peut être : un document officiel, émanant d'instances officielles (de ministères), un document à caractère privé, une règle collective, élaborée par un groupe appartenant à la collectivité.

7 **L'éthique** est la partie de la philosophie qui traite de la science des mœurs ou morale. L'éthique n'est pas une science, c'est une démarche de réflexion, de recherche, qui vise à établir un équilibre aussi harmonieux que possible entre la morale et la société.

8 **La morale** est l'ensemble des mœurs ou des théories morales d'une société. Science qui enseigne les règles à suivre pour faire le bien et éviter le mal.

9 **La déontologie** s'inspire de la morale et de l'éthique pour décider des règles professionnelles, mais elle est élaborée par et pour des professionnels, sans que soit mis en cause le reste de la société, contrairement à l'éthique.

10 On superpose souvent **morale et éthique** ; on décrit souvent l'éthique comme la morale en situation.
La morale est plutôt d'inspiration religieuse, alors que l'éthique est plutôt d'inspiration humaniste.

11 **L'éthique** ne s'enseigne pas. Il s'agit plutôt d'une sensibilisation progressive à la réflexion sur les valeurs.
L'interrogation éthique surgit lorsqu'aucun protocole n'est fixé d'avance, lorsqu'aucun projet ne dicte la conduite à tenir.
L'éthique est là pour nous rappeler nos limites à vouloir tout maîtriser.

12 **En éthique**, on parle communément :

- **de valeurs**, qui sont de l'ordre de l'Être et du Bien, qui indiquent des idéaux à poursuivre (autonomie, vie et santé, justice) –, des principes – qui donnent des grandes orientations à l'action, qui fixent des attitudes (autodétermination, respect de la vie, rendre à chacun son dû) ;
- de **normes et de règles**, qui déterminent l'action, qui encadrent la décision (Consentement libre et éclairé, prendre les « moyens proportionnés », respect des

contrats). Il a d'abord une évocation philosophique avant d'avoir une retombée éthique.

13 **La bioéthique n'est pas une discipline enseignée.** C'est une responsabilité partagée. Elle force à réfléchir et à agir dans une exigence de dignité humaine face à des techniques qui touchent à la vie, à la santé et à la mort, et face aux pratiques nouvelles (la recherche biomédicale) qui en découlent (fécondation *in vitro*, thérapie génique, clonage, etc.).

14 On peut distinguer **deux orientations principales de la bioéthique** :

- l'une, davantage descriptive, s'appuie sur la philosophie morale, vise à éclaircir les choix éthiques et les valeurs présupposées par ceux-ci, en écartant les arguments contradictoires ;
- l'autre est davantage prescriptive : elle recherche les normes morales qui sont applicables aux sciences du vivant, y compris la médecine, propose certaines règles et certaines postures face à d'éventuels dilemmes.

15 **La loi Huriet-Sérusclat** de 1988 a pour objet le consentement du malade dans la recherche pharmaceutique. Elle est relative à la protection des personnes qui se prêtent à des recherches biomédicales (volontaires sains ou patients). La loi pose le principe général de la non rémunération des expérimentations.
À partir de cette loi ont été créés les CCPPRB (Comité consultatifs de protection des personnes dans la recherche biomédicale).

16 **Législation de la bioéthique**
L'agence de la biomédecine créée par la loi n° 2004-800 du 2 août 2004 devient l'autorité centrale en matière de greffe, de reproduction, d'embryologie et de génétique humaine. Elle succède à l'Établissement français des greffes et au Haut Conseil des thérapies génique et cellulaire.
Elle a une mission d'expertise, de promotion et de coordination. Elle exerce des responsabilités directes sur l'enregistrement des patients sur la liste des candidats à une greffe d'organe, de moelle, de cornée ou d'autres tissus sur les problèmes d'autopsie, de fécondation et de procréation médicalement assistée.

17 **Les principes fondateurs de l'éthique** en soins infirmiers sont basés sur le respect de la vie, de la dignité et des droits de l'homme.

18 **Les sept principes fondateurs de l'éthique en soins infirmiers :**

- le principe de justice : principe d'équité devant la maladie. L'infirmier doit être impartial ; chaque individu doit avoir accès aux soins en toute égalité, sans discrimination raciale, religieuse sociale ou politique ;
- le principe d'automonie : c'est celui de l'autodétermination du patient, qui doit garder sa liberté de penser, d'agir et de décider pour lui-même ;
- le principe de véracité : le patient a droit à une information juste, il faut parler vrai. La manière de dire est aussi importante que le contenu. L'information doit être appropriée à la situation et adaptée à la personnalité du patient ;
- le principe de « non-maléficience » : il relève du serment d'Hippocrate : « Ne pas utiliser nos connaissances et nos compétences pour faire du mal, provoquer des douleurs ou des infections en ne respectant pas l'hygiène, ou provoquer la mort » ;
- le principe de « bénéficience » : c'est l'inverse du principe précédent : on doit utiliser nos connaissances pour faire du bien. C'est quelquefois un paradoxe, car pour faire du bien on a souvent recours à des soins douloureux ;
- le principe de confidentialité : le secret professionnel relève de ce principe, mais c'est également savoir instaurer une relation de confiance, la mériter, et la garder en respectant les confidences du patient ;
- le principe de fidélité : notion de loyauté envers la personne, savoir tenir ses promesses, être à la hauteur des espérances ressenties. Ne pas abandonner la personne par la suite, surtout lorsqu'elle se trouve en phase palliative.

19 **Le consentement éclairé**
L'intangibilité de l'intégrité corporelle de chaque personne et l'indisponibilité du corps humain sont des principes fondamentaux auxquels il ne peut être dérogé que par nécessité thérapeutique pour la personne et avec son consentement préalable. C'est pourquoi, aucun acte médical ne peut être pratiqué sans le **consentement du patient**, hors le cas où son état rend nécessaire cet acte auquel il n'est

pas à même de consentir. Ce consentement doit être libre et renouvelé pour tout acte médical ultérieur. Il doit être **éclairé**, c'est-à-dire que le patient doit avoir été préalablement informé des actes qu'il va subir, des risques normalement prévisibles en l'état des connaissances scientifiques et des conséquences que ceux-ci pourraient entraîner. Tout patient, informé par un praticien des risques encourus, peut refuser un acte de diagnostic ou un traitement, l'interrompre à tout moment à ses risques et périls. Précisé dans la loi Kouchner du 4 mars 2002, le malade devient acteur de cette décision puisqu'il prend avec le professionnel de santé et compte tenu des informations et préconisations qu'il lui fournit, toute décision concernant sa santé (Code de Santé publique L. 1111-4).

20 **Le principe du consentement présumé** est inscrit dans la loi Caillavet (22 décembre 1976). Il s'applique à toute personne n'ayant pas explicitement exprimé de son vivant son refus de prélèvement d'organes après sa mort. Depuis la loi 94-654 du 29 juillet 1994 reprise dans celle du 6 août 2004 relative au don et à l'utilisation des éléments et produits du corps humain, le consentement présumé n'est admis que si la famille n'a pas connaissance des dernières volontés du défunt à ce sujet. Le consentement ou le refus peut s'inscrire dans un fichier national automatisé depuis 1998. En l'absence d'opposition, la loi permet de prélever des organes ou tissus dans le but thérapeutique.

21 **Points de repères pour avancer vers une réponse éthique :**
- échelle des valeurs ;
- esprit d'ouverture aux autres ;
- qualité de vie intérieure ;
- apprentissage d'un discernement éthique ;
- connaissance méthodologique de la démarche éthique ;
- bonne collaboration entre équipes médicale et infirmière ;
- référence aux textes officiels ;
- avoir un lieu de parole formel ou informel.

22 **Les facteurs générateurs d'une réflexion éthique dans la structure hospitalière actuelle :**
- changement de la structure hospitalière : nombreux plateaux techniques → évolution de la médecine, de la technique... ;
- progrès de la science : médecine, exploratrice, chirurgie, pharmacologique ;
- durée de la vie qui augmente → risque d'acharnement thérapeutique, essais thérapeutiques ;
- changement de la typologie de la personne soignée → davantage de personnes âgées, de personnes de cultures différentes ;
- politique de santé → économie de santé, rentabilité/coût, accréditation ;
- évolution des maladies de la société : sida, épidémies diverses, principe de précaution... ;
- aspect législatif grandissant avec injonction de sécurisation extrême ;
- évolution relation soignant-soigné : information, consentement éclairé obligatoire et refus de soins ;
- développement de l'informatique : risque d'atteinte aux libertés.

23 **Les textes repères pour une réponse éthique :**
- décret 2004-802 du 29 juillet 2004 relatif aux parties IV et V du Code de la santé publique relatif aux actes professionnels et à l'exercice de la profession infirmière ;
- loi n° 2002-303 du 4 mars 2002 relative aux droits des malades et à la qualité du système de santé ;
- arrêté du 5 mars 2004 portant homologation des recommandations de bonnes pratiques relatives à l'accès aux informations concernant la santé d'une personne, et notamment l'accompagnement de cet accès ;
- loi n° 2005-370 du 22 avril 2005 relative aux droits des malades et à la fin de vie ;
- circulaire du 2 mars 2006 concernant la nouvelle charte du patient hospitalisé ;
- décret relatif au code de déontologie médicale de 1995 ;
- Code de déontologie des infirmières (à paraître) ;
- la philosophie de soins de l'établissement.

24 **La clause de conscience**, adaptée par une loi du 31 décembre 1979, figure à l'article L.2212-8 du Code de la santé publique

La clause de conscience ne s'applique que dans de rares cas, en particulier celui de l'interruption volontaire de grossesse

(IVG). Elle s'exerce par la possibilité de refuser de participer à un acte de cette nature.

25 Dans les **structures suivantes ayant pour objet l'éthique**, une infirmière représente la profession :

- comité consultatif national d'éthique pour les sciences de la vie et de la santé (CCNE). Créé en 1983 par F. Mitterrand, sa mission est de donner son avis sur les problèmes moraux soulevés par la recherche dans le domaine de la biologie, de la médecine et de la santé ;
- comité consultatif de protection des personnes qui se prêtent à la recherche biomédicale (CCPPRB). Il existe depuis 1991 ; il étudie les essais thérapeutiques et en vérifie la valeur scientifique ;
- les comités d'éthique locaux : ils n'ont pas d'existence officielle, mais sont présents dans tous les CHU.

26 **Les textes déontologiques des infirmières**

Le décret 2004-802 du 29 juillet 2004 relatif aux parties IV et V du Code de la santé publique relatif aux actes professionnels et à l'exercice de la profession infirmière.

Un Code de déontologie, préparé par le Conseil national de l'ordre des infirmiers, est édicté sous la forme d'un décret en Conseil d'État. Les dispositions de ce code concernent les droits et devoirs déontologiques et éthiques des infirmiers dans leurs rapports avec les membres de la profession, avec les patients et avec les membres des autres professions de la santé. Il est en cours de promulgation depuis le 10 mars 2010 au ministère de la Santé.

27 **Les directives anticipées sont énoncées dans l'article 8 de la loi du 22 avril 2005**. Elles représentent des souhaits de la personne malade ou non malade. Elles sont :

- révocables à tout moment ;
- valables moins de 3 ans.

Décret d'application du 7 février 2006 dans le J.O. n° 32 sur l'expression de la volonté relative à la fin de vie. « Art. L. 1111-11. - Toute personne majeure peut rédiger des directives anticipées pour le cas où elle serait un jour hors d'état d'exprimer sa volonté. Ces directives anticipées indiquent les souhaits de la personne relatifs à sa fin de vie concernant les conditions de la limitation ou l'arrêt de traitement. Elles sont révocables à tout moment « à condition qu'elles aient été établies moins de trois ans avant l'état d'inconscience de la personne, le médecin en tient compte pour toute décision d'investigation, d'intervention ou de traitement la concernant. »

28 **a. Justification et argumentation**

En référence au décret n° 2004-802 du 29 juillet 2004 relatif aux parties IV et V (dispositions réglementaires du code de la Santé Publique), chapitre 2 - Règles professionnelles, je lui réponds que :

« Article R. 4312-2 : l'infirmier ou l'infirmière exerce sa profession dans le respect de la vie et de la personne humaine. Il respecte la dignité et l'intimité du patient et de la famille.

Article R. 4312-25 : l'infirmier ou l'infirmière doit dispenser ses soins à toute personne avec la même conscience quels que soient les sentiments qu'il peut éprouver à son égard et quelles que soient l'origine de cette personne, son sexe, son âge, son appartenance ou non-appartenance à une ethnie, à une nation ou à une religion déterminée, ses mœurs, sa situation de famille, sa maladie ou son handicap et ses réputations. »

Compte tenu de la déontologie professionnelle, je n'accepte pas ce jugement de valeur et cette discrimination à l'égard de ces patients homosexuels atteints du sida.

Le comportement individuel engage le prestige de la profession.

La qualification professionnelle de l'infirmier à travers la possession du diplôme d'État infirmier est destinée à rendre le meilleur service au malade, quel que soit son sexe, son âge, sa nationalité, sa pathologie en respectant la dignité humaine de chacun. Je lui précise, que pour être un soignant de qualité, il ne peut pas tenir un tel discours. Les valeurs que véhicule la profession d'infirmier sont reprises dans le texte ci-dessus référencé en tant que règles déontologiques. Et, je me justifie en lui rappelant la définition de la déontologie.

La déontologie est une science qui traite des devoirs à remplir. Elle représente l'ensemble des règles de la moralité professionnelle qui régissent les rapports avec les autres membres de la profession « infirmier », avec les malades et avec la société. Elle s'inspire de la morale et de l'éthique pour décider des règles professionnelles élaborées par et pour les professionnels infirmiers. Diplômé d'État et embauché dans un hôpital public, il se doit de se rattacher à la démarche identitaire de la profession d'infirmier.

b. Les valeurs professionnelles nécessaires à l'exercice de la profession d'infirmier : absence de jugement de valeur, humilité, respect de la personne, respect de la dignité, honnêteté, écoute de l'autre, empathie, compétence, secret professionnel, discrétion professionnelle, responsabilité de ses actes, disponibilité, dynamisme, fierté et reconnaissance de son corps professionnel, collaboration entre professionnels de santé, sens du travail en équipe, qualité des soins...

29 La loi n° 2006-1668 du 21 décembre 2006 crée un **Ordre national des infirmiers** modifiant les dispositions du Code de la santé publique figurant aux articles L.4312-1 et suivants.
Structure ordinale centrée sur les valeurs professionnelles qui ne vit que par le biais de ses conseils et c'est le conseil national qui est l'élément de référence. Il élabore le Code de déontologie et veille à l'observation par tous les membres de l'ordre des devoirs professionnels. C'est lui qui étudie les questions ou projets qui lui sont soumis par le ministre. Il peut plaider devant les juridictions pour tous les problèmes collectifs de la profession. C'est lui qui fixe le montant unique de la cotisation et qui en répartit le produit.
L'autre structure importante est située à la base avec les conseils départementaux qui n'ont pas de pouvoir disciplinaire mais plutôt de représentation de la profession et de conciliation en cas de litige entre un patient et un professionnel ou entre professionnels.
La loi a également créé des conseils régionaux qui exercent aussi la fonction juridictionnelle. C'est l'organe de recours pour l'inscription au tableau. Ils se prononcent pour les suspensions temporaires de droit d'exercer en cas d'infirmité du professionnel ou d'état pathologique rendant dangereux l'exercice de la profession.

30 **Exemples de sujets actuels préoccupant les éthiciens**

- L'assistance médicale à la procréation.
- Le don et l'usage d'éléments et produits ou sous-produits du corps humain (don de gamètes ou d'embryons ; don de sperme, don d'ovules dans le champ de la reproduction).
- La privatisation de banques d'organes ou de greffons (de sang de cordon par exemple).
- L'hypothèse d'une gestation de l'embryon humain par des espèces non humaines.
- Les questions de clonage humain (thérapeutique ou non).
- Le diagnostic prénatal ou préimplantatoire.
- La connaissance de caractères génétiques et les thérapies géniques.
- L'eugénisme (stérilisation d'handicapés mentaux et de personnes à risque génétique...).
- Le statut juridique de l'embryon et du fœtus (lié en droit français à la « dignité de la vie humaine »).
- La recherche sur l'embryon et l'utilisation d'embryons surnuméraires.
- Les cellules-souches. La recherche sur les cellules-souches humaines est autorisée, en France, à titre exceptionnel, et uniquement à partir des embryons surnuméraires les mères porteuses.
- Les prélèvements d'organes et de tissus : gratuité, anonymat du donneur.
- L'acharnement thérapeutique (à partir de quel moment faut-il considérer que le traitement devient trop lourd ?).
- Limitations ou arrêt des thérapeutiques actives (LATA) en réanimation.
- Etc.

31 **Les caractéristiques du raisonnement éthique appliqué aux soins infirmiers**

Le propre des professions de Santé est de faire sans cesse référence à l'autre. Tous ceux qui approchent les malades ont fondamentalement un sens profond de l'humanisme, et plus précisément de l'humain, c'est-à-dire de la vie.
Les infirmières sont peu sollicitées lors des grands débats, mais elles sont confrontées au quotidien à des questions touchant au respect, à la dignité, à l'information, au confort, au sens de la vie en général, dans leur activité professionnelle.
Le raisonnement éthique appliqué aux soins infirmiers consiste à rechercher le compromis le meilleur ou le moins mauvais possible entre les valeurs des parties en présence. C'est une rencontre des

compétences techniques et relationnelles qui fait qu'une décision peut être éthique c'est-à-dire totalement humaine.

32 Les sept précautions à respecter pour une décision éthique après la procédure collégiale

1. La volonté de la personne malade doit toujours être recherchée et respectée.
2. Si celle-ci n'est pas connue et ne peut pas l'être, la décision doit associer la personne de confiance qu'elle aura désignée ou, à défaut, ses proches.
3. La décision ne peut être que collective elle ne saurait être une décision individuelle.
4. La décision ne peut être prise dans l'urgence.
5. Elle doit respecter le temps d'une véritable délibération visant à clarifier les intentions de chacun.
6. Le groupe participant au débat et le médecin responsable du patient assument les conséquences de la décision.
7. Les éléments permettant de savoir que la délibération a eu lieu doivent être inscrits dans le dossier du malade par le médecin responsable et doivent être apposées des signatures des personnes ayant participé à la décision.

33 Les caractéristiques du raisonnement éthique appliqué aux soins infirmiers

Clarifier le problème

• Qui est compétent pour apporter une information exacte, actualisée, conforme aux nouveaux acquis scientifiques ?
– Le médecin référent et des médecins spécialistes : information sur la pathologie et l'évolution de la personne.
– Les soignants : peuvent apporter des informations sur ce que la personne a exprimé (verbal, non verbal).
– La personne soignée : exprime ses désirs, son consentement.
– La personne de confiance et à défaut la famille : peut connaître la volonté de la personne soignée et ses valeurs.
• Quelles sont les positions des différents membres de l'équipe ?
• Quels sont les préjudices et les bénéfices ?
→ la clarification permet de formuler le problème tel qu'il se présente.

Analyser la situation à partir de quatre repères

• Repères juridiques : si méconnaissance de la loi : problème juridique, la loi apportera la solution. S'il s'agit d'un conflit de valeurs : le questionnement éthique est à poursuivre.
• Repères déontologiques : la déontologie définit les règles de conduite d'une profession. La déontologie médicale précise que le consentement de la personne doit être recherché dans tous les cas.
• Repères chartres et recommandations : ils permettent aux personnes soignées d'être informées sur ce qu'elles peuvent attendre de l'équipe soignante ; aux soignants de connaître et de respecter les droits de la personne. Textes n'ayant pas force de loi.
• Repères moraux, philosophiques et religieux : les points sensibles. Les repères moraux sont ce que l'homme a de plus secret. Les valeurs défendues par différentes personnes peuvent être divergentes. Cette divergence est la source de conflits éthiques.

Faire le choix d'un acte éthique

• L'acte éthique est le résultat d'un compromis, il doit respecter les lois, les codes de déontologie, les chartres, les valeurs, les valeurs personnelles.
• Il cherche à faire le mieux pour la personne dans la situation qui est la sienne.
• Il n'y a aucune réponse préétablie.

34 Les outils du débat éthique

• Le dossier de soins comme support de la parole infirmière : son analyse étaie de façon efficace une démarche de réflexion. Importance du recueil de données et des transmissions ciblées écrites.
• La prise de parole : l'infirmière doit réaffirmer ses compétences comme fondement de la prise de parole, assumer les discordances.
• La réflexion collective en équipe : communauté de travail, sens du travail, projet de service, temps de partage (analyse de situations professionnelles, réunions éthiques, analyse de pratique) et de transmissions orales. Place de l'organisation du travail et du management par le cadre de sante.

35 Les étapes et les objectifs de la démarche méthodologique éthique

Analyse de la situation

- Décrire l'histoire et la situation du patient.
- Lire s'il y a des directives anticipées.
- Écouter la personne de confiance.

Élaboration de la décision

- Envisager les décisions possibles.
- Réfléchir aux contradictions, aux désaccords, aux impossibilités, à la complexité du problème.
- Provoquer le « désordre ».
- Obtenir le point de vue des différents partenaires.
- Proposer des alternatives, des possibilités de choix.
- Lister les avantages et les bénéfices de telle position.
- Lister les désavantages et les préjudices de cette même position.
- Argumenter.
- Donner des repères, des références, des connaissances : juridiques, scientifiques.
- Favoriser la créativité de la conscience morale.

La décision

- Écouter la décision (la décision médicale est incontournable mais pas forcément transcendante).
- Interdire le vote à main levée.

L'évaluation de la décision

- Les effets sur la personne.
- Les effets sur l'entourage.
- Les effets sur les soignants.

36 **La limitation thérapeutique,** c'est le refus de mettre en œuvre ou d'intensifier un traitement curatif relevant de l'obstination déraisonnable. Refus de l'escalade thérapeutique, c'est une décision médicale.

L'arrêt thérapeutique, c'est le refus de poursuivre un traitement curatif qui relève de l'obstination déraisonnable. Ce n'est pas l'arrêt de tous les soins : soins de base, de confort et d'hydratation sont poursuivis. L'arrêt est rarement brutal et complet, mais progressif et par paliers Il s'agit d'une décision médicale collégiale.

37 **Les éléments du questionnement éthique :**

- La personne exprime à demi-mot son désir de mourir, d'en finir. Elle demande aux soignants d'accélérer sa mort « faites quelque chose... ».
- Elle fait allusion à l'indignité humaine qu'a entraînée la maladie, en référence à son corps décharné qu'elle aperçoit pendant la toilette.
- La douleur est-elle suffisamment traitée car elle peut amener l'expression de demande d'euthanasie par l'intolérable ?
- L'odeur est un élément insupportable pour la patiente, ses proches et les soignants. C'est un facteur important autour de la dignité humaine, du respect et qui entraîne des problèmes de communication. Madame Camélia a-t-elle pu parler de ce problème d'odeur ? Les non-dits, le masquage des odeurs par des parfums, des eaux de toilette sont autant de marquages qui mettent en exergue les odeurs.
- Quelle est la place de la religion et des croyances dans la vie de Madame Camélia ? Qu'exprime-t-elle à ce sujet ? (Les repères moraux).

Les soignants

- Les soignants ont entendu la demande de mourir de Madame Camélia :
  - le cadre juridique rappelle que l'euthanasie est interdite et condamnée par le Code pénal ;
  - le cadre déontologique de l'infirmière est traduit dans l'article R. 4312-2 du Code de la santé public : « L'infirmier ou l'infirmière exerce sa profession dans le respect de la vie et de la personne humaine. Il respecte la dignité et l'intimité du patient et de la famille. »
- Ils doivent rechercher si Madame Camélia a une personne de confiance pour avoir son impression, si cette dernière est dépositaire d'informations précises venant de la patiente ou/et à défaut la famille.
- Ils doivent chercher si la patiente a écrit des directives anticipées (article 8 de la loi du 22 avril 2005).
- La douleur est-elle suffisamment prise en compte au niveau des traitements. Aussi les soins sont-ils organisés pour limiter et prévenir la douleur ? Il convient de bien les identifier afin d'en analyser la nécessité bénéfice/risque, le déroulement et les facteurs influençant (réorganisation des soins, horaire, durée du pansement, soins de maintenance...).
- Le confort de la patiente est-il envisagé au maximum ?

• Comment le personnel soignant gère-t-il au quotidien la confrontation directe à des effluves chimiques, biologiques, incluant sang, urines, selles, pus, ou même l'odeur de la mort ? Certaines odeurs nauséabondes peuvent jouer un rôle déterminant dans la prise en charge infirmière et dans la qualité des soins tant physiques que relationnels.

• Les soignants référents ont-ils à dire et à transmettre des paroles que Madame Camélia leur aurait confiées ?

• Quelles sont les positions des différents membres de l'équipe dans le projet de soins de Madame Camélia ?

• Que retrouve-t-on tracé dans le dossier de soins ? Les cibles « douleur » traduisent-elles la souffrance de la malade ? L'échelle de mesure de la douleur est-elle notifiée ? Des cibles sur les odeurs malodorantes (fétides, nauséabondes, pestilentielles...) sont-elles écrites ? La souffrance psychique est-elle ciblée ? Des diagnostics infirmiers retracent-ils la situation de fin de vie : détresse spirituelle, sentiment d'impuissance, perte d'espoir, deuil dysfonctionel... Rappelons que le dossier de soins est l'outil du débat éthique de l'infirmière et des aides soignantes.

• Le recueil de situation renseigne-t-il sur la place des croyances et de la spiritualité dans la vie de Madame Camélia ? Sinon, la personne de confiance ou la famille peut donner des renseignements qui aideraient à la prise de décision face à la douleur par exemple, ou la fin de vie.

• La notion de qualité de vie est-elle entrevue par l'équipe soignante et l'équipe médicale : notion de préjudice et de bénéfice ?

Les médecins

• L'équipe médicale a-t-elle envisagé toutes les solutions thérapeutiques possibles pour Madame Camélia compte tenu de l'état de la science actuelle ?

• Différents spécialistes ont-ils été interrogés ou réinterrogés à son sujet : chirurgien, radiothérapeute, oncologue, médecin des soins palliatifs... ?

• Repère déontologique :

– le code de déontologie médicale précise que le consentement de la personne doit être recherché dans tous les cas ;

– l'article 38 alinéas 2 du code de déontologie médical français interdit au médecin de provoquer délibérément la mort du malade.

• Repère juridique : l'euthanasie est punie par la loi : elle est assimilée à un homicide involontaire. Selon l'article 221-6 du code pénal.

• Loi du 22 avril 2005

Article 2

Le dernier alinéa de l'article L. 1110-5 du Code de la santé publique est complété par deux phrases ainsi rédigées :

« Si le médecin constate qu'il ne peut soulager la souffrance d'une personne, en phase avancée ou terminale d'une affection grave et incurable, quelle qu'en soit la cause, qu'en lui appliquant un traitement qui peut avoir pour effet secondaire d'abréger sa vie, il doit en informer le malade, sans préjudice des dispositions du quatrième alinéa de l'article L. 1111-2, la personne de confiance visée à l'article L. 1111-6, la famille ou, à défaut, un des proches. La procédure suivie est inscrite dans le dossier médical. »

L'équipe pluridisciplinaire

Tout ce questionnement nous amène à positionner la collaboration entre l'équipe médicale et l'équipe des infirmières et des aides soignantes.

• Y a-t-il des temps d'échange et de partage autour de la prise en soins de Madame Camélia ?

• L'écoute, le respect sont-ils des valeurs prépondérantes de ce service ?

• Ce service de cancérologie a-t-il défini son projet de service où les valeurs servent de référence à la morale et à l'éthique ? L'identification des valeurs permet de rendre à chacun sa propre part de décision, de responsabilité : ceci écarte l'indifférence, le sentiment de fatalité et d'impuissance qui guette les soignants. Ceci passe par la prise de parole, par la capacité à dire je, c'est-à-dire la capacité à s'affirmer comme acteur, comme auteur.

Conclusion

Les éléments de ce questionnement autour de Madame Camélia nous amènent à poser le débat éthique au cœur de la prise en soin. La loi du 22 avril 2005 et du 6 février 2006 article 5 précisent : « Lorsque la personne est hors d'état d'exprimer sa volonté, la limitation ou l'arrêt de traitement susceptible de mettre sa vie en danger ne peut être réalisée sans avoir respecté la procédure collégiale définie par le Code de déontologie médicale et sans que la per-

sonne de confiance prévue à l'article L. 1111-6 ou la famille ou, à défaut, un de ses proches et, le cas échéant, les directives anticipées de la personne, aient été consultées. La décision motivée de limitation ou d'arrêt de traitement est inscrite dans le dossier médical. »
La procédure collégiale prévoit la concertation avec l'équipe de soins afin que les différents points de vue soient mis au service de la personne malade.

38 **L'obstination déraisonnable** est définie dans la loi par des actes qui apparaissent « inutiles », « disproportionnés » ou n'ayant d'autre effet que « le seul maintien artificiel de la vie. » Pour les patients, il s'agit souvent de traitements qui altèrent leur qualité de vie alors que le pronostic qui leur a été annoncé est déjà très pessimiste. La loi distingue la situation d'un malade apte à consentir ou non, et introduit dans ce second cas de figure la possibilité au médecin d'arrêter ou de limiter un traitement : article L1110-10 et article L1111-13 du Code de la santé publique.

39 **Analyse de la situation de Madame Odette**

La personne soignée

• Repères de la loi : droit au refus de soins, ici de s'alimenter, avec son corollaire, le consentement libre et éclairé : article L 1111-4 du Code de la santé publique.
• Madame Odette a-t-elle une personne de confiance, en référence à l'article 1111-6 du Code de la santé publique – Préalablement désignée au début de sa maladie, lorsqu'elle avait encore les capacités de le faire. L'article L. 1111-4 du Code de la santé publique précise : « Lorsque la personne est hors d'état d'exprimer sa volonté, aucune intervention ou investigation ne peut être réalisée, sauf urgence ou impossibilité, sans que la personne de confiance, ou la famille, ou à défaut, un de ses proches ait été consulté. ». En l'occurrence ici, c'est la fille de Madame Odette.
• Repères de l'éthique : est-il éthiquement acceptable de ne pas nourrir une personne qui ne veut plus s'alimenter ?
Principe d'autonomie : donne le droit à chaque personne de prendre les décisions qui la concerne notamment l'acceptation ou le refus de soins, sous réserve d'une information bien comprise et acceptée.
Principe de bienfaisance et de non-malfaisance : a pour finalité que les soins prodigués fassent du bien et que l'on s'abstienne de nuire.
Principe de proportion : concerne l'obligation de ne pas imposer au malade un traitement dont les inconforts générés dépasseraient le bénéfice escompté.
Principe de non-futilité : considère que tout traitement n'apportant aucun bénéfice au patient doit être arrêté.
Principe d'humanité : affirme le caractère inaliénable de la nature humaine, et le respect de ses choix :
• difficultés relationnelles entre la fille et la mère qui s'expriment à travers le repas : conflit ?
• analyse du malaise de la fille : image corporelle ? obésité ? maigreur ?
• symbolique de l'alimentation, synonyme de vie pour la fille alors que la mère semble davantage dans une pulsion de mort ;
• difficulté ou incapacité d'acceptation de la maladie et du vieillissement de la mère par sa fille (deuil dysfonctionnel) ;
• souffrance psychique de la fille : difficulté à exprimer ses émotions et à écouter les membres de l'équipe.

Le personnel soignant

• Difficulté d'accompagner la fille de Madame Odette dans son processus de deuil : relation d'aide impossible pour le moment ?
• Le personnel témoin de maltraitance : selon la classification du conseil de l'Europe (1992), cet acharnement à l'ingestion alimentaire, sur personne vulnérable, peut se classer dans les violences physiques.

Les médecins

• Les gériatres ont-ils envisagé toutes les solutions thérapeutiques possibles pour Madame Odette compte tenu de l'état de la science actuelle ?
• Rappel des apports scientifiques : la nutrition entérale n'améliore dans ce cas, ni la durée de vie, ni la qualité de vie.
• L'alimentation entérale par sonde GPE expose à diverses complications dont la principale est la pneumopathie d'inhalation.
• Intérêt ou non de proposer une nutrition entérale ? Cette prescription ne s'inscrit-elle pas vers de l'acharnement thérapeutique ? Cette prescription peut-elle être

considérée comme une obstination déraisonnable ?

- **Intérêt physique** peu réel mais intérêt psychologique pour la mère et pour la fille prépondérant ?

L'équipe pluridisciplinaire

Tout ce questionnement amène à positionner la collaboration entre l'équipe médicale et l'équipe des infirmières et des aides soignantes.

- Y a-t-il des temps d'échange et de partage autour de la prise en soins de Madame Odette ?
- L'écoute, le respect, le partage de points de vue sont-ils des valeurs prépondérantes dans ce service ?
- Existe-t-il des réunions de synthèse permettant de positionner le projet individualisé de madame Odette et d'envisager la meilleure prise en soin pour elle ?
- La philosophie de soins de cet EPHAD est-elle clairement travaillée avec des représentants de chaque catégorie professionnelle ? Le projet met-il en exergue les valeurs professionnelles et les concepts de la personne âgée et du vieillissement retenus ?

La procédure collégiale prévoit la concertation avec l'équipe pluridisciplinaire afin que les différents points de vue soient mis au service de la personne âgée malade. Madame Odette est au cœur du débat et amène à choisir la solution la moins traumatisante pour elle et lui donnant une qualité de fin de vie. La GPE peut être perçue comme déraisonnable : c'est-à-dire inutile, disproportionnée, n'ayant d'autre effet que le maintien artificiel de la vie. Mais ces trois critères sont-ils suffisants pour appréhender la réalité dans toute sa complexité. L'éthique est un « discours appréciatif proposant un art de vivre. Il porte sur le jugement qui commande l'action morale et plus particulièrement sur les éléments suivants : les critères de la distinction du Bien et du Mal ; le fondement et les finalités de l'obligation ; la pertinence de la prescription (loi, règle ou norme) et sa capacité de concrétiser l'idéal visé. »

Les soignants doivent accompagner la fille de Madame Odette, la rassurer, lui indiquer le chemin à suivre pour réinvestir sa place auprès de sa mère autrement que par l'alimentation.

La GPE posée, la fille de Madame Odette parviendra à se détacher du problème des repas et continuera à câliner sa mère avec beaucoup de tendresse et d'attention. Ce temps permettra à sa fille de cheminer dans ses étapes du deuil et facilitera probablement le vécu de la séparation.

Mais la question centrale qui a animé cette équipe de soignants a été : la GPE a-t-elle été posée pour la mère ou pour la fille ?

40 **Les directives anticipées** sont les souhaits de la personne relatifs à sa fin de vie concernant les conditions de la limitation ou l'arrêt de traitement. Le médecin doit en tenir compte pour toute décision d'investigation, d'intervention ou de traitement la concernant. Ce n'est pas un testament de vie, ni d'ailleurs des dispositions concernant les obsèques.

Elles sont prises en compte uniquement lorsque la personne majeure qui les a rédigées est hors d'état d'exprimer sa volonté.

41 **Les caractéristiques des directives anticipées**

Forme : document écrit, daté et signé par l'auteur identifié par ses noms, prénom, date et lieu de naissance.

Lorsque l'auteur de ces directives, bien qu'en état d'exprimer sa volonté, est dans l'impossibilité d'écrire et de signer lui-même le document, il peut demander à deux témoins, dont la personne de confiance lorsqu'elle est désignée, d'attester que le document qu'il n'a pas pu rédiger lui-même est l'expression de sa volonté libre et éclairée. Ces témoins indiquent leurs nom et qualité et leur attestation est jointe aux directives anticipées.

Durée de validité : trois ans renouvelables par simple décision de confirmation signée par leur auteur sur le document ou, en cas d'impossibilité d'écrire et de signer, établie avec deux témoins. Toute modification intervenue dans le respect de ces conditions vaut confirmation et fait courir une nouvelle période de trois ans.

Dès lors qu'elles ont été établies dans le délai de trois ans, précédant soit l'état d'inconscience de la personne, soit le jour où elle s'est avérée hors d'état d'en effectuer le renouvellement, ces directives demeurent valides quel que soit le moment où elles sont ultérieurement prises en compte.

Modification : elles sont modifiables à tout moment, partiellement ou totalement, et révocables sans formalités.

Conservation : elles doivent être conservées selon des modalités les rendant aisément accessibles pour le médecin appelé à prendre une décision de limitation ou d'arrêt de traitement dans le cadre de la procédure collégiale.

Elles sont conservées dans le dossier de la personne, dossier constitué par le médecin traitant ou d'un autre médecin choisi par elle ou en cas d'hospitalisation, dans le dossier médical.

Les directives peuvent être conservées par leur auteur ou confiées par celui-ci à la personne de confiance ou à défaut, à un membre de la famille ou à un proche. Dans ce cas, l'existence et les coordonnées de la personne détentrice doivent être mentionnées dans le dossier constitué par le médecin de ville ou dans le dossier médical.

Toute personne admise dans un établissement de santé ou dans un établissement médico-social peut signaler l'existence de directives anticipées.

Législation

29

UE 1.3, 1er et 4e semestres
UE 3.5, 4e semestre

Questions

1 Expliquer les missions du ministère de la Santé.

2 Expliquer le rôle des instances qui existent dans le cadre de la politique de santé publique.

3 Citer les structures qui jouent un rôle dans la sécurité, l'alerte et les actions de santé publique.

4 Citer les organismes consultatifs professionnels.

5 Définir l'Agence régionale de santé ARS.

6 Citer les instances régionales consultatives.

7 Nommer les différents établissements de santé.

8 Expliquer les différentes missions du service public hospitalier.

9 Expliquer les grandes étapes de la maîtrise des dépenses de santé.

10 Expliquer les outils qui permettent la connaissance de l'activité hospitalière.

11 Définir les réseaux de soins.

12 Citer les lois dont relèvent les agents de la fonction publique hospitalière.

13 Expliquer les droits du fonctionnaire.

14 Expliquer les obligations du fonctionnaire.

15 Énumérer les différentes positions administratives.

16 Expliquer comment se réalise l'évolution de carrière d'un fonctionnaire.

17 Énumérer les conditions de départ d'un fonctionnaire.

18 Définir le Conseil d'administration.

19 Définir la Commission médicale d'établissement (CME).

20 Définir le Comité technique d'établissement (CTE).

21 Expliquer les commissions administratives paritaires.

22 Nommer les attributions du Comité d'hygiène, de sécurité et des conditions de travail (CHSCT).

23 Définir le Comité de lutte contre les infections nosocomiales (CLIN).

24 Définir le service de soins infirmiers.

25 Expliquer la Commission des soins infirmiers.

26 Définir le Conseil de service ou département.

Réponses

1 Les missions du ministère de la Santé

L'organisation interne du ministère de la Santé comprend deux directions spécifiques et trois autres partagées avec le ministère des Affaires sociales.

Directions spécifiques

• Direction générale de la Santé DGS chargée de l'élaboration et contribuant à la mise en œuvre de la politique de santé :
– objectifs et priorités de la politique de prévention et de protection de la santé ;
– qualité et sécurité des soins, des pratiques professionnelles et des produits de santé ;
– définition de la politique du médicament ;
– définition des actions de prévention, de surveillance et de gestion du risque sanitaire lié aux milieux ;
– la démographie des professions de santé et leur besoin de formation ;
– les règles relatives aux questions d'éthique et de bioéthique ;
– la déontologie, le respect des droits des malades et des usagers du système de santé ;
– la tutelle sur les établissements publics et organismes compétents en matière de recherche médicale, de sécurité et de veille sanitaire, d'accréditation et d'évaluation en santé, d'enseignement et de formation en santé publique, d'éducation pour la santé et de prévention.

• Direction de l'hospitalisation DHOS chargée de l'élaboration de la politique de l'offre de soins en fonction des objectifs et des priorités de la politique de santé :
– l'organisation de l'offre de soins ;
– les conditions d'exercice des professions médicales et paramédicales ;
– la fonction publique hospitalière et les praticiens hospitaliers ;
– l'organisation et le fonctionnement des établissements publics de santé ;
– les règles de tarification et de régulation financière des établissements de santé et des activités et services de soins aux personnes âgées ;
– l'organisation des activités de soins hospitalières ;
– l'élaboration et l'évaluation des règles et procédures d'accréditation garantissant la qualité et la sécurité des soins et installations ;

• l'information médicale :
– la réglementation des officines de pharmacie et des laboratoires d'analyses de biologie médicale ;
– l'animation, la coordination et le contrôle de l'activité des ARS.

Services partagés

• l'Inspection générale des affaires sociales IGAS.
• La Direction de l'administration générale, du personnel et du budget.
• La Direction de la recherche, des études, de l'évaluation et des statistiques en matière de santé.

2 Instances de santé publique

La Haute Autorité de santé (loi du 13 août 2004 et décret n° 2004-1139 du 26 octobre 2004) instituée sous la forme d'une autorité publique indépendante à caractère scientifique, dotée de la personnalité morale, la Haute Autorité de santé a pour mission :

• de procéder à l'évaluation périodique du service attendu des produits, actes ou prestations et du service qu'ils rendent ;
• d'élaborer les guides de bon usage des soins ou les recommandations de bonne pratique et de les diffuser ;
• d'établir et de mettre en œuvre les procédures d'évaluation des pratiques professionnelles et d'accréditation des professionnels et des équipes médicales ;
• d'établir et de mettre en œuvre les procédures de certification des établissements de santé ;
• de participer au développement de l'évaluation de la qualité de la prise en charge sanitaire de la population par le système de santé.

Par ses avis aux décisions relatives à l'inscription, au remboursement et la prise en charge de l'Assurance-maladie des produits, actes ou prestations de santé aux prises en charge des personnes atteintes de maladie de longue durée dans l'efficacité des équilibres des comptes sociaux et le droit à la protestation de la santé, elle :

• contribue, par son expertise médicale de santé publique, au bien-fondé et à la gestion cohérente des remboursements ;
• veille à la diffusion de référentiels de bonnes pratiques auprès des professionnels de

santé et à l'information du public dans le domaine des soins.

Le Haut Conseil de la santé publique, instance consultative dont les missions sont :

- de contribuer à la définition des objectifs pluriannuels de santé ;
- de fournir aux pouvoirs publics des réflexions prospectives et des conseils sur l'ensemble des questions de santé publique ;
- de fournir aux pouvoirs publics, avec les agences sanitaires l'expertise à la gestion des risques sanitaires et à la conception de politique de prévention.

La conférence nationale de santé, organe consultatif placé auprès du ministre de la Santé, a pour mission :

- d'élaborer un rapport annuel adressé au ministre et rendu public sur le respect des droits des usagers du système de santé ;
- de formuler des avis et propositions au gouvernement sur les plans et programmes qu'il entend mettre en œuvre ou sur des points susceptibles d'améliorer le système de santé ;
- d'organiser ou de contribuer à l'organisation de débats publics permettant l'expression des citoyens sur ces questions.

3 Structures

L'Institut de veille sanitaire a pour mission la surveillance de l'état de santé de la population et la charge de la veille et de la vigilance sanitaire. Elle répertorie les populations à risques ou menacées.

L'Agence française de sécurité sanitaire des produits de santé a pour mission :

- de participer à l'application des lois et règlements pour la mise sur le marché, de la publicité ainsi que l'utilisation des produits à finalité sanitaire destinés à l'homme ;
- de procéder à l'évaluation des bénéfices et des risques de ces produits ;
- de mettre en œuvre des systèmes de vigilance ;
- de rendre publique une synthèse des dossiers d'autorisation de mise sur le marché ;
- de contrôler la publicité de ces produits y compris les aliments revendiquant la finalité sanitaire.

L'Agence française de sécurité sanitaire des aliments depuis la production des matières premières jusqu'à la distribution au consommateur.

L'Agence française de sécurité sanitaire environnementale.

L'Établissement français du sang est chargé de veiller à la satisfaction des besoins en matière de produits sanguins labiles et à l'adaptation de l'activité transfusionnelle aux évolutions médicales.

L'Institut national du cancer a pour mission la coordination et l'expertise.

L'Institut national de prévention et d'éducation pour la santé a pour mission l'expertise et le conseil en matière de prévention et de promotion de la santé. Il assure le développement de l'éducation pour la santé.

4 Organismes consultatifs

Le Conseil supérieur des Hôpitaux est compétent pour les questions relatives à l'organisation et au fonctionnement administratif, financier et médical des établissements publics de santé, mais aussi sur les problèmes concernant les diverses catégories de personnel médical de ces établissements.

Le Conseil supérieur de la fonction publique hospitalière est obligatoirement consulté sur les projets de loi et de décrets relatifs à la situation des personnels, et sur les projets de statuts particuliers des corps et emplois.

Le Conseil supérieur des professions paramédicales est obligatoirement consulté sur les questions intéressant l'exercice des professions paramédicales et l'enseignement organisé en vue de l'obtention des diplômes et titres permettant d'accéder à ces professions.

5 *Les agences régionales de santé (ARS)* ont été créées pour constituer dans chaque région une autorité de décision cohérente, tant pour l'hospitalisation publique que pour l'hospitalisation privée, afin de faciliter et de regrouper les responsabilités, les

moyens et les compétences entre les différents services de l'État et de l'Assurance-maladie.
Leur mission est de définir et de mettre en œuvre la politique régionale d'offre de soins hospitaliers, d'analyser et de coordonner l'activité des établissements de santé publics et privés, et de déterminer leurs ressources. Elles sont remplacées par :
26 Agences régionales de santé ont été créés le 1er avril 2010 par la loi Hôpital, patients, santé et territoires (HPST) du 21 juillet 2009. Elles assurent le pilotage de la santé publique en région dans trois champs d'intervention :
• la veille et la sécurité sanitaire ;
• la définition, le financement et l'évaluation des actions de prévention et de promotion de la santé ;
• l'anticipation, la préparation et la gestion des crises sanitaires ;
• leurs rôles sont également de réguler l'offre de santé pour mieux répondre aux besoins de la population et garantir l'efficacité du système de santé.

6 **Les instances régionales consultatives.** (Ces instances ont été délestées de leur action dans le domaine social.)

Les conférences régionales de santé observatoires qui, sur la base des analyses et données disponibles dans la région, proposent des programmes régionaux de santé.

Les comités régionaux de l'organisation sanitaire regroupent des représentants des grands acteurs de la santé publique et sont le lieu actif de la concertation préalable à l'adoption du schéma régional de l'organisation des soins (SROS).

7 **Les établissements publics de santé :**
• centres hospitaliers ;
• centres et unités de moyen séjour ;
• centres et unités de long séjour ;
• hôpitaux locaux :
– le service de santé des armées ;
– les établissements privés ;
– association au service public.

8 **Missions**
Les établissements publics et ou privés qui ont la charge du service public hospitalier s'inscrivent dans un cadre général, lié à leurs missions d'intérêt général. Les unes relèvent de la théorie générale, les autres de la spécificité de l'activité hospitalière. Le service public suppose le respect de règles fondamentales.

Quatre principes généraux

• *L'égalité* : le même service doit être offert à tous les usagers. Il ne doit pas exister de critères limitant l'accès au service public pour certaines catégories de personnes ou de pathologies.
• *La neutralité* : le service public doit rester indifférent aux opinions et aux croyances dans une attitude d'équidistance.
• *La continuité* : l'offre d'accueil et de soins doit être permanente, ce qui impose des obligations pour l'implantation sur le territoire, l'organisation des services les dimanches, jours fériés et les nuits pour les urgences.
• *L'adaptation continue* : pour répondre à sa mission qui est d'intérêt général, le service public bénéficie de moyens d'action privilégiés en contrepartie desquels il doit s'adapter en permanence aux besoins de la population.

L'adaptation à l'activité de soin

Les établissements dispensent aux patients les soins préventifs, curatifs ou palliatifs que requiert leur état et veillent à la continuité de ces soins, à l'issue de leur admission ou de leur hébergement. Ils ne peuvent établir aucune discrimination entre les malades en ce qui concerne les soins. L'accès à l'hôpital pour les personnes les plus démunies est garanti même si ne peut être justifiée une prise en charge par l'Assurance-maladie ou l'Aide médicale.
De manière plus concrète, le service public hospitalier :
• assure les examens de diagnostic, la surveillance et le traitement des malades, des blessés et des femmes enceintes en tenant compte des aspects psychologiques du patient ;
• participe à des actions de santé publique et notamment à toutes les actions médico-sociales coordonnées et à des actions d'éducation pour la santé et de prévention ;
• participe :
– à l'enseignement universitaire et post-universitaire ;
– à la formation continue des praticiens hospitaliers et non hospitaliers ;
– à la recherche médicale, odontologique et pharmaceutique ;

– à la formation initiale et continue des sages-femmes et du personnel paramédical et à la recherche dans leurs domaines de compétence ;
– aux actions de médecine préventive et d'éducation pour la santé et à leur coordination ;
– conjointement avec les praticiens et les autres professionnels de santé, personnes et services concernés, à l'aide médicale d'urgence.

Le service public hospitalier est mis en œuvre sans condition par les établissements publics de santé, y compris les hôpitaux militaires ainsi que par les établissements privés à but non lucratif et à but lucratif, sous réserve de l'observation de certaines obligations.

9 Les grandes étapes pour la maîtrise des dépenses de santé

• Créée par la loi du 31 décembre 1970, confirmée par la loi du 31 juillet 1991, la carte sanitaire s'impose à l'ensemble des établissements de santé, publics et privés. Elle détermine la limite des régions et des secteurs sanitaires, identifie la nature et l'importance des moyens sanitaires pour répondre aux besoins sanitaires de la population dans le cadre d'une volonté prospective.

• La loi a permis d'ajouter les schémas régionaux d'organisation sanitaire SROS qui permettent une appréciation qualitative et rend obligatoire l'adoption de projets d'établissements. Aussi sont institués des moyens juridiques incitant à la coopération entre établissements hospitaliers, publics ou privés. Cependant, l'aspect qualitatif étant peu traité, les politiques d'évaluation et d'accréditation ont progressivement été instaurées.

• L'Agence nationale de l'accréditation et de l'évaluation en santé (ANAES) a été instituée par l'ordonnance du 24 avril 1996 portant réforme de l'hospitalisation publique et privée.

• L'Agence élabore les références médicales professionnelles permettant à tous les établissements d'obtenir l'accréditation. Ses attributions sont l'adoption du budget de fonctionnement et la détermination du programme.

• La Haute Autorité de santé remplace l'ANAES depuis 2005. Celle-ci est assistée d'experts. Elle arrête les méthodes d'accréditation, valide les rapports d'accréditation et définit les « bonnes pratiques cliniques ». Sont institués des mécanismes incitatifs tendant à une plus grande ouverture de l'hôpital vers les autres établissements et la médecine de ville, avec la création de réseaux de soins.

Actuellement, la politique de la maîtrise des dépenses de santé s'analyse à travers trois volets : l'analyse de l'offre de soins ; la détermination d'objectifs globaux et le choix de moyens contraignants destinés à atteindre les objectifs ; le renforcement de la coopération entre établissements, mais également avec les acteurs extérieurs au système hospitalier.

Les objectifs décisifs sont la maîtrise des coûts de santé et une répartition géographique cohérente d'une offre de soins de qualité.

10 Outils permettant la connaissance de l'activité hospitalière

Recueil d'informations

• Les établissements de santé, publics ou privés, doivent procéder à l'analyse de leur activité l'article L. 6113-7 du Code de la santé publique leur impose de mettre en œuvre, dans le respect du secret médical et des droits des malades, des systèmes d'information tenant compte des pathologies et des modes de prises en charge des malades.

• La définition du projet d'établissement est donnée par l'article L. 6143-2 du Code de la santé publique « sur la base du projet médical, les objectifs généraux dans le domaine médical et des soins infirmiers, de la recherche biomédicale, de la politique sociale, des plans de formation, de la gestion du système d'information. Ce projet qui doit être compatible avec les objectifs du schéma d'organisation sanitaire, détermine les moyens d'hospitalisation, de personnels et d'équipements de toute nature dont l'établissement doit disposer pour réaliser ses objectifs. Ce projet est établi pour 5 ans... ».

• Le principe de l'accréditation est fixé par l'article L. 6113-3 du CSP « ... tous les établissements de soins, publics et privés doivent faire l'objet d'une procédure externe d'évaluation dénommée accréditation. Cette procédure conduite par la Haute Autorité en santé, vise à porter une appréciation indépendante sur la qualité d'un établissement, d'un ou de plusieurs services ou activités d'un établissement à l'aide d'indicateurs, de critères et de référentiels portant sur les procédures, les bonnes pratiques cliniques et les résultats des différents services et activités de l'établissement».

La procédure d'accréditation a pour objet d'évaluer la qualité et la sécurité des soins dispensés et de l'ensemble des prestations délivrées par service et par activité, en tenant compte de leur organisation interne et de la satisfaction des patients. La certification prend en compte les mesures prises par les établissements pour assurer le respect des droits des personnes malades ainsi que les résultats de l'évaluation de satisfaction des patients. Elle comprend trois phases :

- l'organisation préalable d'une autoévaluation ;
- un rapport d'expertise établi à partir de la visite sur le site des experts de la HAS et soumis au représentant légal de l'établissement qui dipose de 2 mois pour faire part des observations ;
- l'examen du rapport par le collège de l'accréditation de l'HAS.

Le rapport contient les constatations pertinentes sur chacun des services ou activités de soins ayant fait l'objet de l'analyse. Viennent ensuite les conclusions de L'HAS qui formule ses appréciations, détermine les recommandations et fixe les modalités de suivi. Le rapport de conclusion est transmis à l'établissement et à l'ARH (ARS).

11 **Les réseaux de soins :** procédé qui vise à la coordination des soins ville/hôpital (loi n° 2002-303 du 4 mars 2002, intégrée dans Code de la santé publique art L.6321-1 complétée par le décret n° 2002-1463 du 17 décembre 2002).

Les établissements de santé peuvent constituer des réseaux de soins spécifiques à certaines installations et activités ou à certaines pathologies, avec pour objectif d'assurer une meilleure orientation du patient, de favoriser la coordination et la continuité des soins dispensés et de promouvoir la délivrance de soins de proximité de qualité.

Les réseaux de santé peuvent associer des médecins libéraux, d'autres professionnels de santé mais aussi des organismes à vocation sanitaire et sociale.

L'objet d'un réseau est l'accès au soin ainsi que la coordination, la continuité ou l'interdisciplinarité des prises en charge sanitaires. Les fonctions mises en réseau peuvent être l'éducation à la santé, la prévention, le diagnostic et les soins.

12 **Les agents de la fonction publique hospitalière** relèvent de :

- la loi du 13 juillet 1983 portant droits et obligations des fonctionnaires, constituant le titre 1 de la fonction publique ;
- la loi du 9 janvier 1986 relative à la fonction publique hospitalière constituant le titre 4 de la fonction publique, complété par de nombreux décrets d'application.

13 **Droits du fonctionnaire**

Au titre du fonctionnement du service public, a été décrit le caractère fondateur des principes d'égalité, de continuité et de neutralité. Ces principes se retrouvent s'agissant de la fonction publique hospitalière et se traduisent par un ensemble de droits et de devoirs qui marquent la spécificité de ce mode d'exercice.

Le fonctionnaire bénéficie de sa qualité de citoyen. Il dispose des mêmes droits fondamentaux garantis par la constitution du 4 octobre 1958 comme la liberté de culte, de conscience, ceux relevant plus généralement du cadre des libertés fondamentales.

L'égalité des sexes a été à différentes reprises réaffirmée. Le titre 1 et le titre 4 le soulignent.

Des dérogations ont été apportées afin de tenir compte de l'aspect social de la maternité à l'exemple de la retraite avec jouissance immédiate pour les femmes ayant trois enfants et quinze ans de service actif.

La liberté de conscience et d'opinion s'applique de façon absolue, nuancée cependant par l'obligation de réserve que doit observer tout fonctionnaire au regard du principe de neutralité.

Cette liberté de conscience et d'opinion trouve une application concrète dans le contenu du dossier individuel de tout fonctionnaire qui ne doit contenir aucune référence à des opinions philosophiques, religieuses ou politiques.

Le droit d'association est un principe fondamental.

La fonction publique encourage les fonctionnaires à participer à des mouvements associatifs.

Le droit à l'expression directe et collective a été énoncé par le décret n° 92-272 du 26 mars 1992 et développé. Après avis du Comité technique d'établissement, le directeur arrête les modalités d'exercice de ce droit.
Le droit de grève. La grève se définit comme la cessation collective concertée du travail. Figurant au titre des droits inaliénables inscrits dans la Constitution du 4 octobre 1958, le droit de grève s'exerce dans le cadre des lois qui le règlementent, repris en l'article 10 du titre 1 de la fonction publique.

14 Le statut général de 1983 a fixé dans la loi quatre principes qui constituent les **obligations fondamentales des fonctionnaires :**
- obligation de se consacrer à la fonction ;
- obligation de désintéressement ;
- obligation de discrétion ;
- obligation d'obéissance hiérarchique.

La notion d'indépendance définie à l'article 25 du titre 1 précise que le fonctionnaire doit consacrer l'intégralité de l'activité professionnelle aux tâches qui lui sont confiées. Le temps de travail partiel doit occuper seul l'agent à l'exclusion de toute autre activité rémunérée. Le travail non déclaré est prohibé.
L'ingérence, la concussion, les corruptions définies par le code pénal représentent un délit.
Le non-cumul d'emploi est un principe de la fonction publique. Celui-ci reçoit une application nuancée par la loi du 31 décembre 1953 admettant un cumul des emplois publics dans une période limitée. Cela doit être soumis au responsable hiérarchique ainsi qu'au préfet après avis du trésorier-payeur général.
L'obligation d'exécuter les ordres hiérarchiques veille à protéger la hiérarchie. Le devoir d'obéissance s'impose sauf si l'ordre est manifestement illégal compromettant l'ordre public.
L'obligation de réserve s'impose aux fonctionnaires qui doivent observer une neutralité politique et religieuse dans leurs expressions. Ce principe s'applique aux représentants syndicaux qui doivent veiller au respect de ce principe dans la formulation de leurs écrits et paroles.
Les obligations relatives aux conditions de travail : obligation d'obéissance hiérarchique, obligation d'information du public. Le personnel paramédical se trouve placé sous la double autorité du Directeur d'établissement et du médecin responsable.
La règle d'obéissance hiérarchique ne veut pas dire pour autant que la tache du fonctionnaire se résume à obéir aux consignes. Il conserve un pouvoir d'initiative, et sa responsabilité personnelle n'est pas nécessairement assumée par le supérieur auquel l'obéissance est due.

15 **Positions administratives**
- Titulaire de son grade, occupant un emploi l'agent : exerce ses fonctions dans une situation juridique appelée « position d'activité ».
- Le détachement : position du fonctionnaire qui est placé hors de son corps d'origine mais continuant à bénéficier de ses droits à l'avancement et à la retraite.
- La disponibilité ; position du fonctionnaire qui placé hors de son établissement et cesse de bénéficier de ses droits à l'avancement et à la retraite.
- Le congé parental : position du fonctionnaire qui est placé hors de son administration d'origine pour élever son enfant.
- Le hors-cadre : position du fonctionnaire qui est détaché auprès d'un organisme public et occupe un emploi ne lui permettant pas de bénéficier des droits à la pension de retraite des agents des collectivités locales.

16 **Évolution de carrière**
- *La notation* repose sur une décision administrative individuelle qui comprend une note chiffrée et un commentaire écrit permettant une appréciation sur le service de l'agent.
- *L'avancement :*

– d'échelon : c'est le passage d'un échelon immédiatement supérieur correspondant à une augmentation de traitement ;
– de grade : il permet l'exercice de nouvelles fonctions.
- *Le reclassement pour raison de santé* : un fonctionnaire est reconnu inapte à l'exercice de ses fonctions ; l'administration doit chercher à adapter le poste : si cette adaptation n'est pas possible, elle doit reclasser le fonctionnaire dans un emploi correspondant d'un autre corps en fonction des conditions d'aptitudes physiques de l'agent.

17 **La cessation de fonction :** la cause peut-être liée à la personne ou au service. Cessation pour cause personnelle :

• départ à la retraite ;
• démission : elle fait l'objet d'une demande écrite marquant la volonté non équivoque de cesser les fonctions ;
• licenciement ;
• révocation.

Suppression de l'emploi : l'administration peut décider une suppression après avis du CTE, des postes sont alors proposés à l'agent celui-ci conservant sa rémunération principale.

18 Par ses délibérations, **le conseil d'administration** gère les affaires de l'hôpital. Cet organisme est l'expression de l'autonomie des hôpitaux.

Le Code de santé publique définit les règles de composition et le statut des membres. Il regroupe le plus grand nombre d'acteurs de la vie de l'hôpital, élus des collectivités territoriales :

• un représentants du personnel médical :
• un représentant de la commission du service infirmier ;
• un représentant du personnel hospitalier non médical ;
• des personnalités qualifiées ;
• des représentants des usagers.

Le maire de la commune ou le président du conseil général est président de droit.

Le CA délibère sur les questions énumérées par l'article L. 6143-1 du CSP. La majorité des membres en exercice doit être présente.

Il est réuni à la convocation de son président au moins 4 fois par an, les séances ne sont pas publiques. Les délibérations sont consignées sur un registre spécial confié au directeur de l'établissement.

19 **La composition du CME** est variable selon le type et la taille des établissements. Elle vise à assurer une représentation harmonieuse des différentes catégories de praticiens hospitaliers.

Ses attributions concernent le fonctionnement de l'hôpital, les orientations médicales, mais aussi la gestion des carrières.

Elle est régulièrement informée de l'exécution du budget, des créations, suppressions ou transformations d'emplois de praticiens hospitaliers.

La loi lui accorde un pouvoir délibératif en ce qui concerne les choix médicaux, toutefois celui-ci doit respecter le choix du conseil d'administration.

La loi lui attribue une compétence consultative sur les carrières médicales.

20 **Le CTE** est l'organe de représentation collective du personnel. Sa composition tripartite et la présidence sont confiés au directeur d'établissement.

Il est composé de représentants des trois catégories d'agents A, B, ainsi que C et D qui forment une seule catégorie. Les élections ont lieu sur la base de listes liées à la représentativité syndicale au premier tour. Les opérations électorales se déroulent dans l'établissement pendant les heures de service.

Ses attributions concernent le fonctionnement de l'Hôpital et toutes les questions relatives à l'organisation de celui-ci.

Il se réunit au moins 4 fois par an.

21 Qu'elle soit locale, départementale ou nationale, **la commission administrative paritaire** s'exprime en formation plénière ou restreinte dans le cadre de ses attributions qui sont définies à l'article 21 de la loi du 9 janvier 1986 portant statut de la fonction publique hospitalière et au décret n° 92-794 du 14 août 1992.

Elle est compétente pour les questions individuelles de carrière et est placée sous la présidence du président du conseil d'administration.

Il existe trois formations de la CP selon qu'il s'agit des catégories A, B, C et D, chacune étant divisée en trois groupes correspondant aux trois domaines d'activité : agent des services techniques, membres des professions paramédicales, personnel administratif.

La composition est paritaire : les membres sont élus.

• En séance plénière, la commission administrative paritaire examine :
– les propositions de licenciement des agents en disponibilité qui refusent leur réintégration au poste qui leur est assigné ;
– la situation des agents dont la démission est refusée ;
– les propositions de dégagement des cadres par suppression d'emploi ;
– le recours formulé par un agent titulaire ou non titulaire qui s'est vu refuser par deux fois le bénéfice d'autorisation d'absence pour suivre, pendant son temps de travail, une action de préparation à un concours ou à un examen ;

– le refus d'attribution d'un congé d'éducation ouvrière ;
– le refus d'attribution d'un congé en vue de favoriser la formation des cadres et animateurs pour la jeunesse ;
– les litiges relatifs à l'exercice du travail à temps partiel.
• En séance restreinte, la commission administrative paritaire examine :
– les propositions d'inscription sur une liste d'aptitudes en vue d'une promotion interne ;
– les propositions de titularisation ;
– les recours contre les notations et révisions de notes et appréciations ;
– les propositions d'avancement d'échelon et de grade et d'inscription aux tableaux d'avancement ;
– les propositions de sanctions disciplinaires ;
– les propositions de licenciement pour insuffisance professionnelle ;
– les propositions de sanction envers un fonctionnaire qui, ayant cessé ses fonctions (disponibilité ou retraite), n'a pas observé de réserve vis-à-vis d'activités privées ;
– les recours contre les décisions refusant le bénéfice du congé de formation syndicale ;
– la saisine de la commission des recours du conseil supérieur de la fonction publique hospitalière.

22 **Attributions du CHSCT**
Le Comité d'hygiène, de sécurité et des conditions de travail (CHSCT) procède à l'analyse et à la prévention des risques professionnels.
Il donne un avis sur :
• les documents se rattachant à sa mission et notamment sur le règlement intérieur de l'établissement ;
• le rapport annuel présenté par le chef d'établissement exposant le bilan de la situation générale de l'hygiène, de la sécurité et des conditions de travail et énumérant les actions qui ont été menées au cours de l'année écoulée pour améliorer l'hygiène, la sécurité et les conditions de travail ;
• le programme annuel de prévention des risques professionnels et d'amélioration des conditions de travail.
La loi du 23 décembre 1982 prévoit la possibilité d'un droit d'alerte ainsi qu'un recours aux inspections et expertises. Elle est très protectrice de la santé des travailleurs au point de leur permettre de se retirer d'une situation de travail dont ils avaient un motif raisonnable de penser qu'elle présentait un danger grave et imminent pour leur vie ou pour leur santé.
La même loi précise qu'une mission d'inspection doit être entreprise chaque trimestre avant la réunion du comité d'hygiène, de sécurité et des conditions de travail.

23 **Le CLIN** a compétence pour la surveillance et la prévention des infections nosocomiales dans les établissements de santé publics et privés participant au service public hospitalier. Il s'agit d'un organisme consultatif à compétence spécifique qui complète l'action du CHSCT.
Sa composition est définie par voie réglementaire, il est présidé par le président de la CME.
Ses attributions :
• préparer un programme annuel d'actions de lutte contre les infections nosocomiales coordonner l'action des professionnels et élaborer le rapport d'activité ;
• définir les méthodes et indicateurs permettant l'identification, l'analyse et le suivi des risques infectieux nosocomiaux ;
• il est consulté lors de la programmation de travaux, l'aménagement de locaux ou l'acquisition d'équipements susceptibles d'avoir une répercussion sur la prévention et la transmission des infections nosocomiales.

24 **Le service de soins infirmiers**
Un double objectif a été de créer un organisme de représentation spécifique des personnes participant à la mise en œuvre des soins infirmiers et d'assurer la concertation avec ces personnels. Dans chaque établissement, la direction est confiée à (l'infirmier général) directeur de soins membre de l'équipe de direction.

25 **La commission du service de soins infirmiers** a été fixée par le décret du 26 mars 1992.
Présidée par le directeur des soins, directeur du service de soins infirmiers, la commission est composée des différentes catégories de personnels du service de soins infirmiers. Il s'agit des cadres infirmiers, des infirmières et des aides-soignants.
Les membres de la commission de soins infirmiers doivent être des fonctionnaires titulaires ou stagiaires ou des agents

contractuels en fonction dans l'établissement ou en position d'activité.

Est membre de droit le directeur du service de soins infirmiers ou le coordinateur temporaire qui doit être, en l'absence de l'infirmière générale, une surveillante chef, membre de droit ne comptant pas pour le calcul des différents autres membres.

Sont membres désignés :

- dans la proportion de trois huitièmes du total des membres de la commission, des infirmiers surveillants chefs et des surveillantes des services médicaux ;
- dans la proportion de quatre huitièmes du total des membres de la commission, des infirmiers (infirmiers, infirmiers de bloc opératoire, infirmiers spécialisés en anesthésie-réanimation, puéricultrices) ;
- dans la proportion d'un huitième du total des membres de la commission, des aides-soignants.
- Ils participent avec voix consultative aux séances de la commission du service de soins infirmiers :
- le ou les infirmiers généraux qui assistent le directeur du service de soins infirmiers ;
- les directeurs des écoles paramédicales rattachées à l'établissement ;
- un représentant des élèves infirmiers de troisième année ;
- un élève aide-soignant ;
- un représentant de la commission médicale d'établissement.

Elle est consultée sur :

- l'organisation générale des soins infirmiers et l'accompagnement des malades dans le cadre d'un projet de soins infirmiers ;
- la recherche dans le domaine des soins infirmiers et leur évaluation ;
- une politique de formation ;
- le projet d'établissement.

26 Le but des **conseils de service** ou de département est de veiller à la libre expression des personnes travaillant au sein des services, de favoriser les échanges d'informations et de faire toute proposition sur le fonctionnement interne. L'article R. 714-22-1 stipule que les membres du conseil de service ou de département doivent être des personnels médicaux ou non médicaux en fonction dans le service ou le département et en position d'activité.

Ils sont placés sous la responsabilité d'un chef de service ou de département qui a pour mission d'en assurer la conduite générale et le fonctionnement technique.

Responsabilité professionnelle

30

UE 3.3, 3e et 5e semestres
UE 3.5, 4e semestre

Questions

1 Définir la responsabilité.

2 Expliquer la responsabilité morale.

3 Définir la responsabilité juridique.

4 Définir la responsabilité civile.

5 Définir la responsabilité pénale.

6 Définir la responsabilité administrative.

7 Définir la responsabilité disciplinaire.

8 Citer les trois fondements de la responsabilité civile et administrative.

9 Définir la faute.

10 Définir le dommage.

11 Citer les quatre caractères que doit représenter le dommage.

12 Énoncer les caractéristiques de la faute que peut commettre une infirmière dans sa pratique professionnelle.

13 Classer les fautes fréquentes que peut réaliser l'infirmière selon leurs caractéristiques.

14 Expliquer la faute de service.

15 Définir la faute détachable.

16 Différencier les responsabilités civile, pénale, administrative.

17 Définir l'indemnisation en responsabilité civile.

18 Définir une faute disciplinaire.

19 Expliquer les principes de la responsabilité disciplinaire.

20 Énoncer le rôle de l'ordre infirmier dans la responsabilité disciplinaire.

21 Expliquer l'organisation des sanctions disciplinaires dans la fonction publique hospitalière.

22 Expliquer l'organisation des sanctions disciplinaires dans le salariat.

23 Citer le texte relatif à la profession d'infirmière qui détermine la spécificité des compétences.

24 Définir la compétence.

25 Citer les principaux textes qui régissent la profession d'infirmier.

26 Expliquez dans quelle situation une infirmière salariée peut engager sa responsabilité pécuniaire.

27 Citer les régimes de responsabilité en fonction de l'exercice professionnel d'un infirmier.

28 Citer les deux causes les plus fréquemment rencontrées lors d'accidents dans la prise en soins d'un patient.

29 Définir la collaboration aide soignante-infirmière.

30 Expliquer le contexte de la collaboration.

31 Citer des domaines de soins où la collaboration peut être effective.

32 Définir la délégation.

33 Expliquer les risques juridiques de la délégation.

34 Énoncer le rôle de l'infirmière en regard d'une prescription médicale.

35 Énoncer les règles de la prescription médicale.

36 Expliquer le rôle d'un protocole de soin.

37 La maltraitance n'est pas en elle-même une notion juridique. Le droit pénal permet une protection renforcée de la personne vulnérable. La révélation d'un cas de maltraitance recouvre le plus souvent le cas individuel d'un agent, mais parfois l'ensemble de la communauté des soignants et l'établissement dans sa globalité. La révélation d'un cas de maltraitance peut projeter l'établissement, sa direction et l'équipe soignante dans les arcanes des institutions juridictionnelles.
Définir les termes suivants : l'auteur, le complice, le témoin, la victime.

38 La loi n° 2002-303 du 4 mars 2002 relative aux droits des malades et de la qualité du système de santé fait intervenir un nouvel acteur dans le domaine de la santé : la personne de confiance.
a. Définir la personne de confiance.
b. Énoncer les missions de la personne de confiance.
c. Citer les conditions et les modalités de sa nomination.
d. Expliquer le rôle des soignants dans l'introduction de la personne de confiance auprès d'une personne soignée.

39 Expliquer la notion de consentement éclairé dans la loi du 4 mars 2002 relative aux droits des malades et de la qualité du système de santé.

40 Expliquer le refus de soins dans la loi du 4 mars 2002 relative aux droits des malades et de la qualité du système de santé.

41 Énoncer le rôle de l'infirmière face au refus de soins.

42 Expliquer la valeur juridique du folio du dossier de soins appelé : « refus de soins » ou « décharge de soins ».

43 Énoncer la posture soignante en cas d'urgence autour du consentement éclairé et du refus de soins.

44 Vous êtes employé comme infirmier (ère) au Centre hospitalier régional, dans le service de traumatologie. Vous êtes appelé par la salle de réveil pour aller chercher Madame Germaine, 84 ans, bien réveillée de sa fibroscopie gastrique, non agitée, en transport allongé. Vous l'installez sur le brancard et en vous déplaçant trop rapidement et imprudemment, Madame Germaine tombe et est gravement blessée. Elle est transférée en traumatologie soins intensifs où elle y reste de nombreux jours. Le médecin informe des séquelles irréversibles entraînées par la chute. Son petit-fils, avocat de renom, dépose une plainte. Il voudrait obtenir réparation du préjudice. Expliquer la responsabilité professionnelle dans cette situation et énoncer les risques que vous encourez.

45 Vous êtes employée comme infirmière dans la clinique « Pasteur ». Vous avez pris en charge Madame Constance, 93 ans, hospitalisée dans votre service pour troubles digestifs et amaigrissement. Ce matin, elle a subi une gastroscopie sous anesthésie générale. Le service ambulatoire vous téléphone à 12 heures afin de venir chercher Madame Constance : « elle est bien réveillée, non agitée, en transport allongé » vous précise votre collègue. Vous l'installez sur le brancard et en vous déplaçant trop rapidement, Madame Constance tombe et est gravement blessée. Conduite immédiatement aux urgences de traumatologie, elle passe des radiographies et des examens complémentaires. À la demande des chirurgiens, elle est transférée en traumatologie et y reste de nombreux jours. Quelques jours plus tard, le médecin vous informe des séquelles irréversibles entraînées par l'accident. Son petit-fils, très affecté de la situation, dépose plainte. Expliquer la responsabilité professionnelle dans cette situation et énoncer les risques que vous encourez.

46 Infirmier dans le service de cancérologie du centre hospitalier régional et universitaire, vous avez hospitalisé dans votre service Madame Hortance depuis plus deux semaines. Vous entretenez avec elle et son époux une communication agréable et la plus aidante possible. À midi, à l'heure du déjeuner, vous croisez au self une de vos amies de promotion qui travaille en cardiologie. Tout en mangeant,

au milieu de vos échanges amicaux, elle vous parle de Madame Hortance qui est l'amie de sa mère et qu'elle connaît bien. Elle vous demande des nouvelles et veut savoir les choix thérapeutiques retenus actuellement.
Énoncer la réponse et l'argumenter.

47 Infirmier dans le service d'oncologie du centre hospitalier régional, vous avez hospitalisé dans votre service Monsieur Abdel depuis plus trois semaines. Il habite une petite ville loin du centre de radiothérapie ; il est très fatigué des cures de chimiothérapie précédant le traitement actuel. L'éloignement de son domicile et son état clinique détérioré expliquent l'hospitalisation. Vous entretenez avec lui et son épouse une communication agréable et la plus aidante possible. Il va tous les jours à une séance de radiothérapie en brancard. Votre collègue, brancardier ambulancier appartenant au service logistique de transport du centre hospitalier, vous interpelle. Il vous demande des nouvelles de Monsieur Abdel qu'il a transporté la semaine dernière et qu'il a quitté du fait de ces cinq jours de congés annuels. Il aura à nouveau à le prendre en charge pour plusieurs transports à partir de ce jour, car il reprend ses fonctions pour une série de six jours de travail.
Analyser cette situation, énoncer la réponse et l'argumenter.

48 Vous êtes infirmière dans le service de cardiologie soins intensifs et vous avez la responsabilité de Monsieur Victor, 40 ans, cadre dynamique gestionnaire de son entreprise. Hospitalisé hier en début d'après-midi pour un infarctus antéro-septal étendu, il présente aujourd'hui une absence de douleur et de signes de complications. Vous arrivez vers lui à 17 heures pour changer son pousse seringue d'Héparine®. Il ne veut pas de ce soin, demande d'être déperfusé et vous informe : « je quitte le service car j'ai un rendez-vous demain matin avec un client important. Je ne veux pas rester. Ce rendez-vous va déboucher sur la signature d'un contrat vital pour mon entreprise... »
Analyser la situation. Argumenter la réponse.

49 Vous travaillez comme infirmière en service d'oncologie hôpital de jour. Vous prenez en charge Madame Adèle que vous connaissez depuis plusieurs mois pour sa cure de chimiothérapie. Au cours du soin, vous percevez une souffrance de sa part qui s'exprime par quelques mots remplis de sous-entendus, tantôt du cynisme tantôt des métaphores... Vous ne comprenez pas tout le sens de ces messages pleins de sous-entendus. Vous en parlez au cours des transmissions orales à l'équipe et l'interne en médecine prescrit une consultation vers la psychologue.
Cette dernière rencontre la patiente et vous ne constatez aucune transmission écrite dans le dossier. De même, aucune transmission orale n'est faite à l'équipe. Vous interpellez votre collègue psychologue et vous lui demandez le problème prioritaire de Madame Adèle qu'elle a perçu et le résultat de cet entretien. Elle vous répond : « Je ne peux rien te dire, c'est confidentiel ».
Analyser cette situation et justifier le positionnement.

50 Vous exercez dans le service EHPAD-long séjour-maison de retraite d'un hôpital local comme infirmière. Dimanche après midi, lors d'un soin de change, vous êtes « happée » par les nombreux membres de la famille de Madame Odette qui lui rendent visite. En effet, Madame Odette, 87 ans, ne va pas très bien ; son état physique se dégrade rapidement depuis quelques jours et elle avance vers la fin de sa vie en toute conscience. Sa fille vous interpelle, le fils aîné est aussi là et vous questionne... Mais c'est surtout sa petite fille, qui se présente comme infirmière anesthésiste à Bordeaux, qui vous agresse. Elle veut savoir le diagnostic médical de sa grand-mère, où en est sa prise en charge, quel est le résultat du scanner passé vendredi, à quels dosages sont les antalgiques... Le ton monte, elle vous reproche qu'elle a déjà passé de nombreux coups de téléphone et que tout le monde se défile dans ce service. Par ailleurs, elle vous menace de ne pas en rester là. Quelques instants plus tard, elle vous demande de consulter immédiatement le dossier de sa grand-mère. « C'est la loi » vous dit-elle.
Analyser la situation. Argumenter la réponse.

51 Vous prenez vos fonctions d'infirmière de nuit dans le service de médecine

générale. Vous êtes interpellée, lors d'un passage par Madame Victoria, 67 ans, entrée pour un bilan digestif avec amaigrissement. Elle se plaint de douleur diffuse dans le dos qui l'empêche de dormir. Elle vous dit ne pas trouver de position antalgique. Chez elle, quand ce même phénomène douloureux se produit, elle vous dit prendre un comprimé de Diantalvic® (antalgique). Vous examinez son dossier de soins où vous ne voyez rien mentionner en rapport à une prescription d'antalgique. Vous prenez la décision de lui donner un comprimé de Diantalvic® pour répondre à sa demande.
Expliquer la responsabilité professionnelle dans cette situation et énoncer les risques en cours.

52 Infirmière de nuit, vous prenez vos fonctions dans le service de médecine générale. L'équipe de nuit se compose d'une infirmière et d'une aide-soignante ; vous travaillez depuis plusieurs années ensemble dans le même roulement. Après la relève sécuritaire du soir, vous organisez la programmation du travail et vous demandez à votre collègue aide soignante de prendre en charge la moitié du service « faire le tour du soir », c'est-à-dire de la chambre 110 à 118. Vous prenez en charge l'autre moitié du service. Ce binôme que vous formez fonctionne ainsi depuis longtemps, vous vous connaissez très bien, vous avez une confiance mutuelle dans vos compétences. Ce tour du soir comprend l'installation pour la nuit, la proposition d'une tisane, la distribution du somnifère et la surveillance clinique avant l'endormissement.
Expliquer la responsabilité professionnelle dans cette situation et énoncer les risques encourus par l'aide-soignante et vous-même.

53 Infirmière dans le service de psychiatrie, vous avez à prendre en soins Mademoiselle Camille, 21 ans, atteinte d'un accès psychotique aigu avec symptômes schizophréniques. Une des composantes de son délire est que l'ensemble de ses affaires (vêtements, mobilier) est régulièrement contaminé par le virus Ebola. La patiente a déjà dépensé 3 000 euros pour renouveler sa garde-robe et une partie de son ameublement par internet. Elle souhaite poursuivre ses achats lors de sa prochaine permission qui lui sera accordée. Vous proposez une macrocible synthèse de la situation de Mademoiselle Camille à la réunion interdisciplinaire en vue de demander un régime de protection des biens.

a. Justifier le régime de protection pertinent dans la situation de Mademoiselle Camille.

b. Décrire les formalités à effectuer.

Un an et demi plus tard, Mademoiselle Camille revient dans votre service accompagnée de ses parents. Ceux-ci, très soucieux, vous décrivent la situation de leur fille car son état ne s'améliore pas. Après quelques jours d'hospitalisation, les médecins s'orientent vers le diagnostic de schizophrénie paranoïde. Devant son état clinique, et à partir des entretiens menés avec ses parents, une mise sous protection durable est décidée.

c. Différencier la curatelle de la tutelle.

Réponses

1 **La responsabilité** est la capacité, l'obligation de répondre de ses actes devant soi-même, les victimes, la société...

2 **La responsabilité morale** est une démarche personnelle, effectuée en conscience, différente de la responsabilité juridique qui répond à la mise en œuvre de procédés d'ordre public. Elle s'apprécie d'abord sur un plan personnel aux confins de la culpabilité et de la morale. Elle consiste en une capacité pour un sujet volontaire et conscient de prendre une décision sans en référer au préalable à une autorité supérieure, à pouvoir donner les motifs de ses actes, et à être jugé sur eux.

3 **La responsabilité juridique** suppose une analyse des circonstances, conduite en fonction des règles de droit. La question est alors rétrospective, à la recherche des responsabilités répondant à un conflit d'intérêts susceptibles d'être tranché par les tribunaux.

4 **La responsabilité civile** est l'obligation qu'a une personne privée de réparer le préjudice qu'elle a causé à autrui, par un acte fautif avec ou sans intention de nuire.

5 **La responsabilité pénale** est l'obligation de répondre des infractions commises et de subir la peine prévue par le texte qui les réprime. Elle a pour finalité la sanction de la faute.

6 **La responsabilité administrative** est l'obligation pour une administration de réparer le dommage qu'elle cause à autrui. La responsabilité administrative conduit au versement de dommages et intérêts à la victime (tout comme par conséquent la responsabilité de droit civil applicable aux personnes privées).

7 **La responsabilité disciplinaire** est engagée en cas de manquement à une obligation professionnelle : non-respect des dispositions statutaires générales par le salarié. Elle est fondée sur la sanction d'une faute.

8 Pour que la responsabilité civile ou administrative soit engagée, la victime doit démonter :
- une faute : les soins doivent être consciencieux, attentifs et conformes aux données actuelles de la science ;
- un dommage : préjudice certain, direct et personnel ;
- un lien de causalité entre les deux.

9 **La faute** est l'action volontaire ou non, ou encore l'omission contraire aux bonnes pratiques professionnelles et qui cause un dommage à autrui. La faute oblige à réparation ; elle peut résulter d'une imprudence ou d'une négligence. La faute comprend deux éléments : l'un objectif : l'atteinte portée aux droits d'autrui par un fait illicite et l'autre subjectif : la conscience chez son auteur des conséquences que l'acte illicite va entraîner.

10 **Le dommage** est l'atteinte à un intérêt patrimonial ou extrapatrimonial d'une personne que l'on appelle victime. Il existe trois types de dommage : le dommage corporel, le dommage matériel et le dommage moral.

11 Pour engager la responsabilité pécuniaire de quelqu'un, il faut avoir subi un dommage. Ce dommage doit présenter quatre caractères :
- il doit être certain ou actuel ;
- il doit être direct ;
- il doit être personnel ;
- il doit consister en une atteinte à un intérêt légitime.

12 **Les domaines de la faute :**
- la participation au diagnostic et à l'application de la prescription (non-signalement de signes cliniques d'aggravation, application d'un traitement prescrit sans vérification) : la faute n'apparaît que si l'erreur a été rendue possible parce que les moyens et plus généralement la diligence nécessaire n'ont pas été mis en œuvre ;
- la mise en œuvre d'actes de soins : c'est toute imprudence ou négligence qui seront sanctionnées ;
- la surveillance du malade.

13 **Exemples de fautes de l'infirmière :**

Participation au diagnostic et à l'application de la prescription

- Absence ou insuffisance de la vérification de la prescription médicale : identité du patient, détermination du produit, posologie, mode d'administration, péremption.

• Vérification insuffisante du matériel utilisé.
• Défaut d'appel ou de prise en compte de complications ou d'aggravations.

Fautes lors de l'acte

• Lors des injections et perfusions : localisation, asepsie, surveillance.
• Lors de l'utilisation du matériel ou des produits.
• Lors de la préparation ou de l'installation du malade.
• Brûlures (bloc opératoire, toilette).
• Surveillance des constantes ou de la survenue de complications.

Faute de surveillance

• Chutes lors d'un acte, après un acte, dans la chambre ou le cabinet de toilette, dans l'établissement lors de déplacement pour un examen, bloc...
• Suicides.
• Agressions ou actes de malveillance.
• Fugues (personnes désorientées, enfants).

14 **La faute de service** se définit comme un fait imputable à la mauvaise organisation du service plutôt qu'à l'agent. La faute de service est anonyme. La victime actionne directement l'Administration sans avoir à mettre en cause l'agent (simple agent d'exécution). À ce titre, la responsabilité du service et, donc, de l'Administration est directe puisqu'elle prend sa source dans son dysfonctionnement quel que soit l'auteur (agent, patient, visiteur). Sur la base d'une faute de service, la responsabilité de l'Administration peut être engagée en cas de faute dans la réalisation des soins, en cas de défaut de surveillance, de mauvais fonctionnement du matériel, de mauvaises transmissions entre les membres du personnel, de rédaction incomplète d'un document (existence d'une fracture non spécifiée par exemple)...

15 **La faute personnelle** se définit comme étant **détachable** de la fonction par sa gravité ou son caractère intentionnel.

La jurisprudence a qualifié de faute détachable des actes intentionnels commis par un agent qui trahissent le service, visant un intérêt personnel illicite : propos diffamatoires, actes de voie de fait, injection par une infirmière d'un produit non prescrit par exemple.

16 Différenciation des responsabilités civile, pénale, administrative

Civile	Pénale	Administrative
Un individu Une faute ↓	Un individu ↓	Une administration Un service public ↓
Un préjudice ↓	Une infraction ↓	Un préjudice ↓
Application du Code civil ↓	Application du Code pénal	Application du droit administratif
Par le tribunal civil	Par les juridictions pénales	Par les juridictions administratives ↓
Tribunal d'Instance ↓	Tribunal de Police (contraventions) Tribunal correctionnel (délits) Cour d'Assises (crimes) ↓	Tribunal administratif Cours administratives d'Appel ↓
Cours d'Appel ↓	Autres Cours d'Assises ↓	Conseil d'État
Cours de Cassation	Cour d'Appel	La victime demande réparation d'un préjudice
La victime demande réparation d'un préjudice	Cours de Cassation	Évaluation et réparation du préjudice en rapport avec la notion d'intérêt général
Réparation intégrale	La victime porte plainte Ou Atteinte à l'ordre public → peine	Autres juridictions de nature administratives : section disciplinaire des ordres professionnels

17 L'indemnisation

La réparation du dommage provoqué dans le cas d'une faute non détachable du service, commise dans le cadre de sa fonction, sera supportée par l'employeur. Les établissements de santé sont tenus de souscrire une assurance qui couvre les actes des salariés agissant dans la limite de la fonction qui leur a été impartie. C'est donc l'assureur de l'établissement qui indemnisera le patient sans avoir la possibilité de se retourner contre le soignant ayant commis la faute à l'origine du préjudice.

18 La faute disciplinaire, c'est tout manquement aux obligations professionnelles, notamment les manquements aux devoirs édictés par les codes de déontologie.

19 La mise en œuvre de **la responsabilité disciplinaire** peut prendre deux formes : le contrôle par une autorité hiérarchique, comme pour les salariés, les agents publics et d'une certaine manière les libéraux par la sécurité sociale, l'auto-contrôle lorsque existent des instances ordinales.

20 L'ordre infirmier, par sa section disciplinaire, va juger un membre de la profession, par les membres de la profession, en fonction des règles professionnelles (code de déontologie non publié pour les infirmiers) et en prononçant des sanctions de nature professionnelle : avertissement, blâme, suspension d'exercice ou radiation. C'est la profession qui assure sa discipline interne et s'interroge sur elle-même.

21 Les sanctions disciplinaires par l'employeur public

C'est le directeur de l'établissement qui peut décider de la mise en place d'une procédure disciplinaire. En référence à l'article 81 de la loi n° 86-33 du 9 janvier 1986 portant dispositions statutaires relatives à la fonction publique hospitalière, les sanctions sont réparties en quatre groupes :

- premier groupe : l'avertissement, le blâme ;
- deuxième groupe : la radiation du tableau d'avancement, l'abaissement d'échelon, l'exclusion temporaire de fonctions pour une durée maximale de quinze jours ;
- troisième groupe : la rétrogradation, l'exclusion temporaire de fonctions pour une durée de 3 mois à 2 ans ;
- quatrième groupe : la mise à la retraite d'office, la révocation.

Parmi les sanctions du premier groupe, seul le blâme est inscrit au dossier du fonctionnaire. Il est effacé automatiquement du dossier au bout de trois ans si aucune sanction n'est intervenue pendant cette période.

22 **Le régime disciplinaire dans le salariat privé**
À l'intérieur d'une entreprise telle une clinique, l'employeur est maître de la décision disciplinaire. La procédure est prévue par le code du travail : convocation à un entretien au cours duquel le salarié peut être assisté d'un membre de l'entreprise ou d'un délégué ; la décision est ensuite prise par l'employeur. Elle peut ainsi être prise en quelques jours et se conclure par un licenciement pour faute grave. Dans les cas graves, l'employeur peut assortir la convocation à l'entretien préalable d'une mise à pied conservatoire qui entraîne la suspension du versement de salaire. Le licenciement pour faute grave ne supprime pas les droits aux allocations chômage, et il peut être combattu devant le Conseil des prud'hommes.

23 **La spécificité des compétences infirmières** est définie dans le décret n° 2004-802 du 29 juillet 2004 relatif aux parties IV et V (dispositions réglementaires du Code de la santé publique).

24 **La compétence** se définit comme l'aptitude reconnue légalement pour accomplir tel ou tel acte dans des conditions déterminées. Elle nécessite donc deux conditions :

- avoir un « savoir-faire » donné par la formation, l'expérience, l'actualisation des connaissances ;
- être habilité par la possession d'un titre ou d'un diplôme (donc on peut savoir faire mais n'être pas juridiquement compétent si l'on ne possède pas le diplôme ou le titre autorisant l'acte).

25 **Les principaux textes de la profession d'infirmière**

- Décret n° 2004-802 du 29 juillet 2004 relatif aux parties IV et V (dispositions réglementaires) du Code de la santé publique :
  - art. L. 4311-1 à L. 4314-7 ;
  - art. R. 4312-1 à R. 4312-49 ;
  - art. R. 4311-1 à 15 CSP relatifs aux actes professionnels et à l'exercice de la profession d'infirmier ;
  - art. R. 4311-11 pour les IBODE ;
  - art. R. 4311-12 pour les IADE ;
- circulaire DGS/PS3/DH/FH1 n° 96-31 du 19 janvier 1996, relative au rôle et aux missions des aides-soignants et des auxiliaires de puériculture dans les établissements hospitaliers ;
- circulaire DGS/PS 3/DAS n° 99-320 du 4 juin 1999 relative à la distribution des médicaments ;
- arrêté du 22 octobre 2005 relatif au diplôme professionnel d'aide-soignante ;
- décret du 25 janvier 2005 relatif aux modalités d'organisation de la validation des acquis de l'expérience pour l'obtention du diplôme professionnel d'aide-soignant ;
- décret n° 2007-1301 du 31 août 2007 relatif aux diplômes d'aide-soignant, d'auxiliaire de puériculture et d'ambulancier et modifiant le code de la santé publique (dispositions réglementaires) ;
- décret n° 97-616 du 30 mai 1997 relatif aux conditions techniques de fonctionnement auxquelles doivent satisfaire les établissements de santé pour être autorisés à mettre en œuvre l'activité de soins, d' accueil et traitement des urgences ;
- décret n° 2002-466 du 5 avril 2002 relatif aux conditions techniques de fonctionnement auxquelles doivent satisfaire les établissements de santé pour pratiquer les activités de réanimation, de soins intensifs et de surveillance continue.

26 Non, une infirmière salariée ne peut engager sa **responsabilité pécuniaire personnelle** dans l'exercice de son travail. C'est l'employeur, par le biais de son assurance, qui assurera la réparation intégrale. Il est fait exception à cette règle en cas de faute volontaire, de dépassement des compétences réglementaires, de faute détachable du service (non-assistance), de soins donnés en dehors de l'établissement.

27 **Les régimes de responsabilité en fonction de l'exercice professionnel d'une infirmière :**
- statut libéral : responsabilité civile et pénale de l'infirmière ;
- statut salarié privé : responsabilité pénale de l'infirmière et responsabilité civile de l'établissement privé ;
- statut hospitalier public : responsabilité pénale de l'infirmière et responsabilité administrative de l'établissement public.

28 Deux causes cumulées se retrouvent dans la majorité des **accidents médicaux** :
- une erreur humaine qui n'est pas nécessairement liée à la compétence de l'agent : faute d'imprudence, de négligence ou de manquement à une obligation de prudence ou de sécurité ;
- un défaut d'organisation matérielle et/ou humaine qui n'a pas permis d'éviter les conséquences de l'erreur.

29 **Collaborer** signifie travailler avec d'autres à une œuvre commune.
La collaboration aides-soignants infirmières s'exerce dans le cadre des activités de soins définies aux articles R. 4311-2, R. 4311-3, R. 4311-4 du Code de la santé publique. L'infirmier(e) assure la direction et le contrôle des soins relevant de son rôle propre et, à ce titre, peut en confier l'exécution à des auxiliaires. Il est tenu de guider, conseiller, former, surveiller le bon déroulement des soins et vérifier la compétence des personnes qu'il encadre. Les actes prescrits à l'infirmier dans les articles R. 4311-7, R. 4311-8, R. 4311-9, R. 4311-10 par le médecin, ne peuvent pas être exécutés par les AS, AP, AMP.

30 **La collaboration** s'exerce dans le cadre du rôle propre IDE et sous sa responsabilité. L'IDE est responsable de son encadrement et l'aide soignant est responsable de l'acte qu'il exécute.
Les lieux où peut s'exercer la collaboration sont bien précisés : dans un établissement de santé, un EHPAD ou un service à domicile à caractère sanitaire, social, ou médico-social.
L'infirmier peut assurer les soins relevant du rôle propre avec la collaboration des aides soignants ou des auxiliaires de puériculture ou des aides médico-psychologiques, mais ce n'est pas une obligation.
Le type de soin et l'objet des soins sont bien définis.
Les soins restent dans la limite de la qualification reconnue aux professionnels concernés du fait de leur formation.
L'IDE doit encadrer ses collaborateurs : soit il exécute le soin avec l'AS, soit il lui donne toutes les informations utiles pour lui permettre de l'exécuter dans les conditions de sécurité optimales. Il doit vérifier si l'aide-soignant est compétent pour réaliser l'acte confié.
L'IDE doit contrôler l'acte qu'il a confié et l'AS doit effectuer les transmissions nécessaires sur la réalisation des soins.
Le travail se fait en équipe pluriprofessionnelle.
La collaboration peut s'inscrire dans le cadre des protocoles de soins établis par le cadre.

31 **Les domaines de la collaboration :**
- l'accueil et l'information du patient ;
- les soins d'hygiène ;
- la surveillance des patients ;
- l'aide apportée aux personnes ayant perdu leur autonomie (habillement, repas...) ;
- l'hygiène du patient et de son environnement ;
- le soutien des personnes dans leur capacité à s'adapter à leur situation ;
- l'éducation.

32 **La délégation** est une procuration, un mandat pour agir à la place de quelqu'un. C'est un acte juridique : délégation de pouvoir ou de signature. C'est le fait de confier à une personne ou un ensemble de personnes certaines taches liées à une hiérarchie, à une compétence et toujours en exerçant un contrôle. La personne a la responsabilité de sa décision de déléguer et de son contrôle.

33 **Les risques juridiques de la délégation**
Un accident dû à l'inaptitude professionnelle d'une personne chargée d'effectuer un soin en dehors de sa qualification peut entraîner la condamnation pénale de toutes les personnes ayant commis une faute de négligence, maladresse, inattention, imprudence ou inobservation des textes ré-

glementaires et ayant contribué à la survenue de l'accident.

Dans de tels cas, on retrouve la condamnation pénale de :

- la personne délégataire, celle qui accepte d'effectuer un acte pour lequel elle n'a pas de qualification ;
- la personne délégante, celle qui demande à un agent sans qualification ou formation adéquate d'exécuter un acte à sa place ;
- tout responsable hiérarchique, médecin, directeur de soins, cadre supérieur, cadre, responsable de l'organisation du travail ou du service, qui connaît, organise ou cautionne une situation illégale et dangereuse.

34 La prescription médicale

L'infirmière est maître d'œuvre des soins, ce qui signifie qu'elle en assure la pratique avec discernement et intelligence. L'infirmière n'est pas uniquement en situation d'exécution. Elle doit toujours apporter un regard analytique sur la prescription et sur la manière de la mettre en œuvre. La prescription médicale signifie que le médecin, ayant posé le diagnostic et défini la thérapeutique, confie la réalisation à l'infirmière.

35 Les fondamentaux de la prescription médicale

Décret n° 2004-802 du 29 juillet 2004, article R. 4311-7

L'infirmier ou l'infirmière est habilité à pratiquer les actes suivants soit en application d'une prescription médicale qui, sauf urgence, est écrite, qualitative et quantitative, datée et signée, soit en application d'un protocole écrit, qualitatif et quantitatif, préalablement établi, daté et signé par un médecin.

La prescription est nominative.

Article R. 4312-29

L'infirmier ou l'infirmière applique et respecte la prescription médicale écrite, datée et signée par le médecin prescripteur, ainsi que les protocoles thérapeutiques et de soins d'urgence que celui-ci a déterminés. Il vérifie et respecte la date de péremption et le mode d'emploi des produits ou matériels qu'il utilise. Il doit demander au médecin prescripteur un complément d'information chaque fois qu'il le juge utile, notamment s'il estime être insuffisamment éclairé.

L'infirmier ou l'infirmière communique au médecin prescripteur toute information en sa possession susceptible de concourir à l'établissement du diagnostic ou de permettre une meilleure adaptation du traitement en fonction de l'état de santé du patient et de son évolution. Chaque fois qu'il l'estime indispensable, l'infirmier ou l'infirmière demande au médecin prescripteur d'établir un protocole thérapeutique et de soins d'urgence écrit, daté et signé. En cas de mise en œuvre d'un protocole écrit de soins d'urgence ou d'actes conservatoires accomplis jusqu'à l'intervention d'un médecin, l'infirmier ou l'infirmière remet à ce dernier un compte rendu écrit, daté et signé.

36 L'usage premier d'**un protocole** est la codification de prescriptions médicales répétitives, adaptée aux pathologies traitées dans le service en évitant la reconduction systématique de mesures stéréotypées. L'obligation essentielle de l'infirmière en appliquant un protocole est d'assurer la continuité des soins mais elle doit avoir répondu avec vigilance à la part de diagnostic clinique qui lui est laissée. De ce fait, l'infirmière doit se préoccuper de la transmission systématique au médecin de l'application du protocole : description clinique objective et subjective à l'appui. L'examen clinique médical ne doit pas être, du fait de la mise en œuvre du protocole, limité. Les transmissions écrites doivent être réalisées avec une grande précision. De plus, l'élaboration d'un protocole requiert une méthodologie rigoureuse, un contrôle qualité et demande un réajustement régulier de son contenu.

37 Définitions pénales

L'auteur : il s'agit de l'auteur direct, celui qui commet l'acte répréhensible.

Le complice : « Est complice d'un crime ou d'un délit la personne qui sciemment, par aide ou assistance, en a facilité la préparation ou la consommation. Est également complice la personne qui par don, promesse, menace, ordre, abus d'autorité ou de pouvoir aura provoqué une infraction ou donné des instructions pour la commettre » (art 121-7 du Code pénal).

Le complice est puni par le droit comme s'il était lui-même l'auteur de l'infraction.

Cela se comprend aisément puisque l'on peut déduire de cette définition que, sans le complice, l'auteur de l'infraction ne serait sans doute pas parvenu à ses fins.

Le témoin : c'est la personne présente lors d'un acte : Celle-ci n'apporte pas d'aide ou d'assistance mais elle est présente et elle sait.

La personne absente lors de l'acte mais qui sait que celui-ci a eu lieu : dans le langage courant, c'est celui que l'on nomme improprement le complice. En réalité, elle n'a pas apporté d'aide à l'auteur principal mais, en se taisant, elle contribue à la souffrance de la victime et à la pérennisation de l'infraction. C'est sur la base de la non-assistance à personne en danger que son silence sera examiné.

La victime : on pense en premier lieu à la personne vulnérable, mais on peut y associer par ricochet la famille, voire même l'institution elle-même du fait de la médiatisation (par exemple lorsqu'il s'agit d'une maltraitance individuelle isolée).

38 a. **La personne de confiance** est une personne physique librement choisie par le patient : un parent, un proche, un membre de la famille, un voisin, un ami, le médecin traitant...

b. Les missions de la personne de confiance

- Elle assiste le patient au cours de son hospitalisation.
- Elle conseille le patient dans ses décisions mais ne s'exprime pas à sa place.
- Elle est présente lors des entretiens médicaux pour faciliter l'aide décisionnelle mais elle ne décide pas à sa place (levée du secret professionnel).
- Elle s'exprime directement dans le cas où le patient est dans l'incapacité d'exprimer sa volonté. Dans ce cas, elle est consultée (levée du secret professionnel) et donne un avis mais la décision reste médicale ; elle a donc un rôle consultatif et non décisionnel.
- La personne de confiance n'est pas « la personne à prévenir » lors d'une hospitalisation. Leurs missions sont différentes.

c. Les conditions et les modalités de sa nomination

- La désignation est un droit pour le patient mais pas une obligation.
- Être majeur.

Modalités

- Elle se fait par écrit : nom, prénoms, adresse et moyen de joindre la personne de confiance.
- Elle est révocable à tout moment, valable pour la durée de l'hospitalisation ou pour plus longtemps.
- Le document la mentionnant doit être inséré dans le dossier du patient.
- L'accompagnement et l'assistance au cours des entretiens médicaux sont à mentionner dans le dossier du patient.

d. Le rôle des soignants vis-à-vis du patient

- Les personnels de santé sont tenus de présenter cette possibilité à tout patient majeur, de désigner une personne de confiance.
- La désignation peut se faire au cours de l'entretien d'accueil, de l'entretien de recueil ou en cours d'hospitalisation.
- La présentation de ce concept par le soignant peut provoquer de l'anxiété et déclencher du stress chez le patient. Ainsi, l'information doit être progressive, explicitant les missions d'accompagnement et d'assistance.

39 L'obligation d'information a pour corollaire de recueillir **le consentement du patient**.

Ainsi le Code de la santé publique prévoit que « toute personne prend, avec le professionnel de santé et compte tenu des informations et préconisations qu'il lui fournit, les décisions concernant sa santé. Aucun acte médical ni aucun traitement ne peuvent être pratiqués sans le consentement libre et éclairé de la personne et ce consentement peut être retiré à tout moment. »

40 **Le refus de soin**

Le Code de la santé publique : Art. L. 1111-4 – « Le médecin doit respecter la volonté de la personne après l'avoir informée des conséquences de ses choix. Si la volonté de la personne de refuser ou d'interrompre un traitement met sa vie en danger, le médecin doit tout mettre en œuvre pour la convaincre d'accepter les soins indispensables ».

Cet article se base sur un principe fondamental qu'est la liberté de choix. Le soignant se trouve confronté à des obligations contradictoires entre le devoir de tenter de convaincre, l'obligation de respecter le refus et la non-assistance à personne en danger.

41 **Respecter un refus de soins** ne veut pas dire abandonner le malade. Dès lors qu'elle et l'équipe de soins médicale et paramédicale sont persuadées de la nécessité de soins, l'infirmière doit tout faire pour convaincre, en veillant à donner au patient la possibilité de revenir sur sa décision, en l'adressant à une autre équipe médicale ou paramédicale ou en cherchant un nouveau dialogue impliquant le médecin traitant. Le principe est le maintien de la continuité des soins, mais également le respect des bonnes pratiques professionnelles.

42 **Le folio « refus de soins » ou « décharge de soins »**

Les établissements proposent des conduites à tenir par le personnel en cas de refus de soins. Une décharge n'est qu'un élément de preuve établissant la réalité d'une démarche, mais ne vaut pas exonération de responsabilité. Une décharge qui n'établirait pas que le patient a réellement été mis en garde des périls qui l'entourent resterait sans valeur réelle. L'idéal est d'inviter le patient à rédiger lui-même sur papier libre ce refus de soins, en précisant les modalités de l'information reçue et les risques encourus. À défaut, un document le plus simple possible est proposé à la signature du patient. Les soignants doivent tracer ce refus de soins dans les transmissions écrites ciblées avec des données (D) et des actions (A) précises étayant leurs observations cliniques et leurs réponses soignantes.

43 **Posture en cas d'urgence**

Le péril imminent impose de prendre toutes les mesures utiles à la conservation de la vie. L'urgence autorise à contourner l'absence de consentement. Cette lecture du droit est fondée sur le cadre pénal de la non-assistance à personne en danger.

Article R. 4311-14 du Code de la santé publique :

« En l'absence d'un médecin, l'infirmier ou l'infirmière est habilité, après avoir reconnu une situation comme relevant de l'urgence ou de la détresse psychologique, à mettre en œuvre des protocoles de soins d'urgence, préalablement écrits, datés et signés par le médecin responsable. Dans ce cas, l'infirmier ou l'infirmière accomplit les actes conservatoires nécessaires jusqu'à l'intervention d'un médecin. Ces actes doivent obligatoirement faire l'objet de sa part d'un compte rendu écrit, daté, signé, remis au médecin et annexé au dossier du patient. En cas d'urgence et en dehors de la mise en œuvre du protocole, l'infirmier ou l'infirmière décide des gestes à pratiquer en attendant que puisse intervenir un médecin. Il prend toutes mesures en son pouvoir afin de diriger la personne vers la structure de soins la plus appropriée à son état. »

44 **La responsabilité professionnelle de l'infirmière qui travaille au Centre hospitalier régional**

Dans cette situation concrète, l'infirmière est chargée du transfert de Madame Germaine : décret n° 2004-802 du 29 juillet 2004 relatif aux parties IV et V (dispositions réglementaires du code de la Santé publique). L'infirmière, dans le cadre de son rôle propre, accomplit des soins d'installation du patient dans une position en rapport avec sa pathologie ou son handicap. Elle en assure le confort et la sécurité.

Ici, la responsabilité pénale est engagée, car il peut y avoir là un délit par maladresse, imprudence, inattention, négligence ou manquement à une obligation de prudence ou de sécurité prévue par la loi ou le règlement dans l'exercice des fonctions.

La procédure judiciaire devrait s'orienter vers une infraction de blessures involontaires (art. 222-19 du Code pénal) avec risque de condamnation : peine d'emprisonnement et/ou amende.

Ce sont les juridictions pénales, en particulier le Tribunal correctionnel qui jugera le délit.

La responsabilité administrative

Comme l'infirmière est salariée du centre hospitalier régional, elle engage la responsabilité administrative de son employeur dont l'assureur aura à prendre en charge le montant de l'indemnisation.

Elle est exercée devant les tribunaux administratifs (Tribunal administratif, Cour administrative d'appel, Conseil d'État) et oppose deux personnes :

• la victime, personne privée ;
• au responsable, personne morale : le centre hospitalier général.

Le but de ce procès est d'indemniser la victime du préjudice résultant d'une faute ; il oppose la victime au responsable et pas obligatoirement à l'auteur des faits.

La responsabilité disciplinaire

Son employeur, le directeur de l'hôpital, peut prononcer (mais pas obligatoirement) une sanction disciplinaire de nature professionnelle, car elle a commis une faute par manquement aux obligations et règles professionnelles.

Art. 81 de la loi du 9 janvier 1986 relative à la fonction publique hospitalière.

Ces sanctions sont classées en quatre groupes :

• premier groupe : l'avertissement, le blâme (reste sur le dossier de l'agent, effacé au bout de trois ans) ;
• deuxième groupe : la radiation au tableau des avancements, l'abaissement d'échelon, l'exclusion temporaire de fonction maximale à 15 jours (privation de rémunération) ;
• troisième groupe : la rétrogradation, l'exclusion temporaire de 6 mois à 2 ans (privation de rémunération, peut bénéficier de sursis) ;
• quatrième groupe : la mise à la retraite d'office (si 15 ans de service effectif), la révocation avec ou sans droit à la pension de retraite.

45 La responsabilité professionnelle de l'infirmière qui travaille en clinique

Dans cette situation, l'infirmière est chargée de la réalisation du transfert de Madame Constance : décret n° 2004-802 du 29 juillet 2004 relatif aux parties IV et V (dispositions réglementaires du code de la Santé publique). L'infirmière, dans le cadre de son rôle propre, accomplit des soins d'installation du patient dans une position en rapport avec sa pathologie ou son handicap. Elle en assure le confort et la sécurité.

Ici, sa responsabilité pénale est engagée.

Car il peut y avoir là un délit par maladresse, imprudence, inattention, négligence ou manquement à une obligation de prudence ou de sécurité prévue par la loi ou le règlement dans l'exercice des fonctions.

La procédure judiciaire s'oriente vers une infraction de blessures involontaires : art. 222-19 du Code Pénal, avec risque de condamnation : peine d'emprisonnement et amende.

Ce sont les juridictions pénales, en particulier le Tribunal correctionnel qui jugera le délit.

La responsabilité civile

Comme l'infirmière est salariée de la clinique, elle engage par sa faute la responsabilité civile de son employeur dont l'assureur aura à prendre en charge le montant de l'indemnisation.

Elle est exercée devant les tribunaux civils (Tribunal d'Instance ou de Grande Instance, Cour d'appel, Cour de cassation) et oppose deux personnes : la victime, personne privée au responsable et la personne morale : la clinique.

Le but de ce procès est d'indemniser la victime du préjudice résultant d'une faute, il oppose la victime au responsable et pas obligatoirement à l'auteur des faits.

La responsabilité disciplinaire

L'employeur, le directeur de la clinique, peut prononcer (mais sans obligation) une sanction disciplinaire de nature professionnelle, car l'infirmière a commis une faute par manquement aux obligations et règles professionnelles.

Les sanctions vont de l'avertissement, la mise à pied au licenciement sans indemnité pour faute lourde. C'est le code du travail et la convention collective qui prévoient les spécificités relatives à la procédure disciplinaire. En cas de litige avec son employeur à propos de son travail, c'est la juridiction prud'homale qui est compétente.

46 La réponse de l'infirmière de cancérologie à sa collègue de cardiologie

En référence au texte, art. 226-13 du Code pénal : « La révélation d'une information à caractère secret par une personne qui en est dépositaire soit par état ou par profession, soit en raison d'une fonction ou d'une mission temporaire, est punie d'un an d'emprisonnement et de 15 000 M d'amende », l'infirmière ne doit donner aucune information au sujet de madame Hortance à sa collègue de cardiologie.

L'article R. 4312-4 du Code de la santé publique ajoute :

« Le secret professionnel s'impose à tout infirmier ou infirmière et à tout étudiant infirmier dans les conditions établies par la loi. Le secret couvre non seulement ce qui lui a été confié, mais aussi ce qu'il a vu, lu, entendu, constaté ou compris. L'infirmier ou l'infirmière instruit ses collaborateurs de leurs obligations en matière de secret professionnel et veille à ce qu'ils s'y conforment. »

Selon l'article R. 4312-5 du même Code : « L'infirmier ou l'infirmière doit, sur le lieu de son exercice, veiller à préserver autant qu'il lui est possible la confidentialité des soins dispensés. »

Dans cette situation, l'infirmière de cardiologie, d'elle-même tenue au secret professionnel par sa profession, ne collabore pas avec l'infirmière de cancérologie dans la prise en soins de la patiente. Elle n'intervient pas dans la chaîne du soin, donc n'a pas à avoir d'information. Il est indispensable d'avoir toujours à l'esprit le respect de la dignité de la personne qui s'accompagne du respect du secret professionnel et de la confidentialité des soins.

Une rupture du secret professionnel peut conduire à une condamnation pénale.

47 Situation de Monsieur Abdel avec le collègue brancardier ambulancier et l'infirmière

L'infirmière donne des nouvelles au brancardier sur l'état de Monsieur Abdel, compte tenu des informations que le malade a bien voulu lui confier, en se rappelant qu'il n'y avait pas opposition de sa part. Ces informations sont loyales et adaptées au niveau de compétence de l'interlocuteur. Il ne peut s'agir que d'informations utiles à la prise en charge, à l'exclusion de toute autre, notamment celles relatives à la vie privée, le bavardage pouvant vite devenir du commérage.

En tant que professionnels de santé, ici infirmière et brancardier, ils peuvent échanger des informations relatives à la personne prise en charge, afin d'assurer la continuité des soins ou de déterminer la meilleure prise en charge sanitaire possible. Lorsque la personne est prise en charge par une équipe de soins dans un établissement de santé, les informations la concernant sont réputées confiées par le malade à l'ensemble de l'équipe. C'est le secret partagé :

Art L. 1110-4 du Code de la santé publique

« Deux ou plusieurs professionnels de santé peuvent toutefois, sauf opposition de la personne dûment avertie, échanger des informations relatives à la même personne prise en charge, afin d'assurer la continuité des soins ou de déterminer la meilleure prise en charge sanitaire possible. Lorsque la personne est prise en charge par une équipe de soins dans un établissement de santé, les informations la concernant sont réputées confiées par le malade à l'ensemble de l'équipe ».

48 Le refus de soins de Monsieur Victor

En tant qu'infirmière, je dois répondre à deux obligations fondamentales : délivrer les soins et respecter la volonté et l'intégrité de l'individu.

Je m'appuie sur la loi du 4 mars 2002 relative aux droits des malades et de la qualité du système de santé qui dispose :

Art. L. 1111-4 du Code de la santé publique

« Le médecin doit respecter la volonté de la personne après l'avoir informée des conséquences de ses choix. Si la volonté de la personne de refuser ou d'interrompre un traitement met sa vie en danger, le médecin doit tout mettre en œuvre pour la convaincre d'accepter les soins indispensables. »

Mon rôle professionnel m'oblige à :

- développer la conviction du bien fondé des prescriptions pour faciliter l'acceptation des soins : communication adaptée, information pertinente, relation favorisant l'adhésion du patient aux soins ;
- enregistrer le refus de l'usager : travail en équipe pluridisciplinaire, impact de la personne de confiance, place du médecin traitant ;
- sensibiliser aux conséquences du refus et aux risques encourus ;
- collaborer avec le médecin pour susciter un contact avec le médecin traitant devant la persistance ;
- faire signer une attestation de refus de soins.

« Aucun acte médical ni aucun traitement ne peut être pratiqué sans le consentement libre et éclairé de la personne et ce consentement peut être retiré à tout moment. »

Seule l'urgence vitale peut permettre au médecin de passer outre le refus émis par le malade.

La sortie contre avis médical équivaut au refus de soins. La loi du 4 mars réaffirme que le patient dispose de ce droit.

49 La confidentialité

L'infirmière a raison de demander un compte rendu oral et écrit de la consultation de la psychologue. Les textes de compétences du Code de la santé publique prévoient :

- article R. 4311-3 : relèvent du rôle propre infirmier [...], l'infirmier est chargé de la conception, de l'utilisation et de la gestion du dossier de soins infirmiers ;
- article R. 4311-1 : [...] les infirmiers exercent leur activité en relation avec les autres professionnels du secteur de santé, du secteur social et médico-social et du secteur éducatif ;
- article R 312-30 : dès lors qu'il a accepté d'effectuer des soins, l'infirmier ou l'infirmière est tenu d'en assurer la continuité [...].

L'infirmière a besoin pour assurer la continuité des soins des informations concernant les patients.

L'article L. 1110-4 CSP stipule :

« Deux ou plusieurs professionnels de santé peuvent toutefois, sauf opposition de la personne dûment avertie, échanger des informations relatives à la même personne prise en charge, afin d'assurer la continuité des soins ou de déterminer la meilleure prise en charge sanitaire possible. Lorsque la personne est prise en charge par une équipe de soins dans un établissement de santé, les informations la concernant sont réputées confiées par le malade à l'ensemble de l'équipe. »

Il est donc important de vérifier s'il est stipulé dans le dossier patient la nécessité du respect de la confidentialité. Si rien n'est noté, la psychologue se doit de transmettre dans le dossier de soins, le contenu ciblé de son analyse de situation vécue avec la patiente. En cas de litige, il appartient au professionnel ou à l'établissement de santé d'apporter la preuve que l'information a été délivrée à l'intéressé dans les conditions prévues et que les soins ont été réalisés avec compétence dans un souci optimum de qualité, même les soins psychologiques. Le secret professionnel est issu du Code pénal, ce qui signifie qu'il est institué pour des motifs d'intérêt général. Or, le Code de déontologie précise que le secret est institué dans l'intérêt des malades. La notion de secret partagé est ainsi limitée à ce qui est strictement nécessaire et uniquement dans le cadre de l'équipe soignante.

L'infirmière se doit d'insister sur l'importance des transmissions ciblées écrites : tous les professionnels de santé doivent tracer dans le dossier de soins les actes effectués pour le patient. La cible peut s'exprimer par la fonction : psychologue ou par un énoncé court et précis synthétisant le problème prioritaire de la personne. Les données (D) traduisent les signes cliniques objectifs et subjectifs répertoriés durant l'entretien, les actions (A) relatent les actes psychothérapeutiques mis en place, les résultats (R), l'évaluation du comportement de la patiente en fin d'entretien. L'infirmière doit rappeler l'importance de confronter les analyses ou de chercher des éclairages complémentaires auprès d'autres praticiens pour parfaire la prise en charge et améliorer la qualité des soins.

50 Le droit à l'information de la famille de Madame Odette

Cette situation de soins entre l'infirmière et la famille d'une patiente porte sur le droit à l'information. L'infirmière n'a pas à divulguer d'information tant à l'oral qu'à l'écrit aux membres de la famille. Elle ne doit pas se laisser impressionner par les remarques non fondées et illégales de la petite fille infirmière anesthésiste qui semble peu au fait de la loi.

En effet, l'article L. 1111-7 du Code de la santé publique stipule :

« Toute personne a accès à l'ensemble des informations concernant sa santé détenues par des professionnels et établissements de santé, qui sont formalisées et ont contribué à l'élaboration et au suivi du diagnostic et du traitement ou d'une action de prévention, ou ont fait l'objet d'échanges écrits entre professionnels de santé, notamment des résultats d'examen, comptes rendus de consultation, d'intervention, d'exploration ou d'hospitalisation, des protocoles et prescriptions thérapeutiques mis en œuvre, feuilles de surveillance, correspondances entre professionnels de santé, à l'exception des informations mentionnant qu'elles ont été recueillies auprès de tiers n'intervenant pas dans la prise en charge thérapeutique ou concernant un tel tiers. »

Donc, Madame Odette a seule droit à l'information relative à sa santé avec accès à

son dossier dans les 48 h, si elle en fait la demande. Mais il apparaît ici que la demande émane de la famille (petite fille). Dans cette situation où l'agressivité monte, il peut être utile pour l'infirmière de chercher la personne de confiance, si Madame Odette en a désigné une.
L'article 1111-6 du Code de la santé publique stipule :
« Toute personne majeure peut désigner une personne de confiance qui peut être un parent, un proche ou le médecin traitant, et qui sera consultée au cas où elle-même serait hors d'état d'exprimer sa volonté et de recevoir l'information nécessaire à cette fin. Cette désignation est faite par écrit. Elle est révocable à tout moment. Si le malade le souhaite, la personne de confiance l'accompagne dans ses démarches et assiste aux entretiens médicaux afin de l'aider dans ses décisions. »
Le rôle de la personne de confiance est d'assister le patient au cours de son hospitalisation, d'être présente lors des entretiens et de recevoir l'information. Elle est consultée lorsque le patient est hors d'état d'exprimer sa volonté. La personne de confiance est un peu la « pensée » du patient qui a perdu conscience.
Les dispositions de la loi n° 2005-370 du 22 avril 2005 relative aux droits des malades et à la fin de vie font de la personne de confiance un interlocuteur privilégié.

51 L'exercice illégal de la profession
Dans cette situation où l'infirmière a répondu à la demande de Madame Victoria en lui administrant une prescription d'antalgique, elle peut engager sa responsabilité pénale, car il y a là un délit d'exercice illégal de la médecine.
Les actes professionnels de l'infirmière sont régis par le décret n° 2004-802 du 29 juillet 2004 (dispositions réglementaires du Code de la santé publique) repris dans l'article R. 4311-2 :
« Les soins infirmiers, préventifs, curatifs ou palliatifs, intègrent qualité technique...
• de contribuer à la mise en œuvre des traitements en participant à la surveillance clinique et à l'application des prescriptions médicales contenues, le cas échéant, dans des protocoles établis à l'initiative du ou des médecins prescripteurs ;
• de participer à la prévention, à l'évaluation et au soulagement de la douleur et de la détresse physique et psychique des personnes, particulièrement en fin de vie au moyen des soins palliatifs, et d'accompagner leur entourage. »
Tout acte en dehors de ce décret relève d'un exercice illégal de la médecine.
Dans la situation présente, l'IDE de nuit a cherché dans le dossier de soins de la patiente une prescription médicamenteuse d'antalgique, signée, datée et elle n'a rien trouvé. Sa décision d'administrer un comprimé de Diantalvic® pourrait être qualifiée d'exercice illégal de la médecine. L'exercice illégal de la médecine est le fait de réaliser un acte réservé aux médecins sans avoir les compétences validées par le diplôme de docteur en médecine. Si l'IDE exécute, même en présence d'un médecin, un geste diagnostic, thérapeutique, en lien avec une affection réelle ou potentielle, par un acte personnel, se traduisant par une consultation verbale ou écrite ou par tout procédé relevant d'actes professionnels médicaux, elle se rend coupable d'exercice illégal de la profession de médecin.
Le délit d'exercice illégal de la médecine est prévu par l'article L. 4161-1 du Code de la santé publique et renvoie au Code pénal pour les sanctions encourues. Les juridictions pénales, en particulier le Tribunal correctionnel, jugeront du délit. L'infirmière encourt une peine d'emprisonnement et de 15 250 d'amende. Si l'exercice illégal de la médecine est la cause d'aggravation de l'état de santé de la patiente ou d'une atteinte à son intégrité corporelle, les peines peuvent être plus sévères.
Dans ce cas, elle pourra être poursuivie pour atteinte à l'intégrité d'autrui ou homicide suivant la gravité des conséquences de cette activité illégale. Dans ce cas, la Cour d'assises pourra être saisie.

52 Soins binôme aide-soignante/infirmière
L'infirmière délègue les soins et les actes de surveillance à l'aide-soignante, cette dernière partant seule réaliser « le tour du soir ».

Selon le décret n° 2004-802 du 29 juillet 2004 relatif aux parties IV et V (dispositions réglementaires du Code de la santé publique), la collaboration des aides soignants s'exerce dans le cadre des activités de soins définies aux articles R. 4311-2, R. 4311-3 et R. 4311-4 du Code de la santé publique. L'infirmier assure la direction et le contrôle des soins relevant de son rôle propre et à ce titre peut en confier l'exécution aux auxiliaires. Il est tenu de guider, conseiller, former, surveiller le bon déroulement des soins et vérifier la compétence des personnes qu'il encadre. Les actes prescrits à l'infirmier dans les articles R. 4311-7, R. 4311-8, R. 4311-9 et R. 4311-10 par le médecin, ne peuvent pas être exécutés par les AS, AP, AMP.

La notion de délégation est sans application en matière de soin. La collaboration ne peut se faire que dans le cadre des actes du rôle propre. La collaboration ne peut intervenir que dans la limite de la qualification reconnue du fait de la formation, et non pas de l'expérience acquise sur le terrain. S'il ne peut y avoir délégation d'acte, il y a encore moins délégation de responsabilité. L'IDE doit contrôler l'acte qu'il a confié et l'AS doit effectuer des transmissions significatives sur la réalisation des soins. Même devant une aide-soignante chevronnée, il y a un défaut de surveillance de l'infirmière de nuit et un glissement de délégation des tâches infirmière vers l'aide-soignante.

Il n'est pas dans les missions d'une aide-soignante de surveiller seule les malades car elle n'a pas été formée pour cela. De plus, la prise médicamenteuse (somnifère prescrit) dans un service hospitalier est du rôle de l'infirmière.

Article R. 4311-5 du Code de la santé publique

« Dans le cadre de son rôle propre, l'infirmier ou l'infirmière accomplit les actes ou dispense les soins suivants visant à identifier les risques et à assurer le confort et la sécurité de la personne et de son environnement et comprenant son information et celle de son entourage :

- aide à la prise des médicaments présentés sous forme non injectable ;
- vérification de leur prise ;
- surveillance de leurs effets et éducation du patient... ».

Dans cette situation, il y a une erreur humaine du fait du manque de compétence de l'agent et un défaut d'organisation (matérielle et/ou humaine) qui perdure depuis de nombreuses années.

Les risques encourus touchent l'aide-soignante et l'infirmière.

Pour l'aide-soignante, sa responsabilité pénale est engagée car elle donne, sans être titulaire de diplôme, certificat ou titre requis, habituellement des soins à partir de prescriptions médicales, entrant ainsi dans la catégorie de ceux dévolus en propre aux infirmiers. Elle est passible de délit d'exercice illégal de la profession d'infirmière.

L'infirmière engage aussi sa responsabilité pénale car elle est complice du délit d'exercice illégal de la profession d'infirmière commis par l'aide-soignante en l'aidant ou en l'assistant sciemment dans sa répartition des patients dont elle a la charge.

53 a. Le régime de protection pertinent dans la situation de Mademoiselle Camille

Le droit civil français reconnaît à la personne majeure « l'aptitude légale à la jouissance et à l'exercice de ses droits civils ». Ces droits concernent essentiellement la possibilité de faire et ce, sans limitation, les actes d'administration et de disposition (vendre, donner...) de ses biens et la direction de sa personne. Lorsque les capacités mentales d'un sujet majeur sont altérées par une maladie, une infirmité ou un affaiblissement lié à l'âge, la loi prévoit un système de protection.

La sauvegarde de justice, article 490 et 491 du Code civil : c'est une mesure immédiate qui assure une protection provisoire (2 mois renouvelables). Elle s'adresse à un majeur qui présente une altération temporaire de ses capacités civiles due à un trouble psychiatrique ou somatique. L'objectif est de protéger le patient de dépenses inconsidérées, de sa prodigalité d'une famille avide. Il s'agit aussi d'une procédure dissuasive à l'égard des proches.

Les effets : les droits civiques et civils ne sont pas modifiés. Ainsi le majeur sous sauvegarde de justice est capable de tout, sauf de se nuire.

a. Les formalités à effectuer

Il existe deux modalités de mise en place d'une sauvegarde de justice : médicale ou judiciaire. Dans ce cas, le médecin psychiatre adresse au procureur de la République un certificat médical de sauvegarde de justice qui constate l'altération des capacités physiques ou intellectuelles du malade précisant qu'il est « incapable de pouvoir seul à ses intérêts ».

Dans le deuxième cas, c'est le juge des tutelles qui prononce une sauvegarde de justice quand il est saisi d'une demande.

b. Les régimes de protection durable
D'après les articles 493 à 514 du code civil et 1211 à 1261 du nouveau Code de procédure civile :
• **la curatelle :** c'est un régime de protection durable, souple et modulable. Elle concerne les personnes ayant un handicap durable nécessitant assistance, conseil ou contrôle de ses actes de la vie civile.
Le curateur peut être le conjoint (curateur de droit) ou un membre de la famille, un proche ou un professionnel nommé par le juge des tutelles.
Cette mesure entraîne une incapacité civile partielle. La personne conserve une autonomie pour les actes conservatoires et d'administration de son patrimoine mais il existe une possibilité d'action en nullité ou en réduction si le trouble mental au moment de l'acte peut être prouvé. Les actes de disposition nécessitent l'accord du curateur. Au plan civique et politique, le protégé perd partiellement ses droits. Il conserve le droit de vote mais est inéligible. Il peut se marier ou faire des donations avec l'accord du curateur ;
• **la tutelle :** c'est un régime de protection durable et complet. Elle s'applique à un majeur ayant une altération de ses facultés mentales ou corporelles, confirmée et durable ayant besoin d'être représenté de façon continue dans les actes de la vie civile. La tutelle se compose d'un tuteur et d'un conseil de famille de 4 à 6 personnes choisies par le juge parmi les parents ou à défaut les amis. Le tuteur peut être une personne physique (conjoint, enfant, membre de la famille) ou morale (associations) nommée par le juge des tutelles et agissant sous son contrôle. La personne est donc considérée comme un mineur aux yeux de la loi. Elle perd ses droits civils, juridiques, civiques et politiques. L'ensemble des actes de la vie civile sont faits par le tuteur.

Il existe différents types de tutelles : la tutelle familiale, la tutelle publique (lorsqu'il n'y a pas de famille) et la tutelle aux prestations sociales.

Organisation du travail

31

UE 3.3, 3e et 5e semestres

Questions

1 Expliquer ce qui caractérise une organisation de soins en séries. Nommer les avantages et les inconvénients.

2 Expliquer ce qui caractérise une organisation de soins individualisés. Nommer les avantages et les inconvénients.

3 Expliquer ce qui caractérise la coordination des soins.

4 Énumérer les différents types de réunions qui peuvent se dérouler dans un service.

5 Définir le terme « charge de travail ».

6 Citer les éléments qui composent une fiche de poste.

7 Nommer l'intérêt et les limites d'une fiche de poste.

8 Définir l'ergonomie.

9 Citer les objectifs de la psychopathologie du travail.

10 Nommer les facteurs qui peuvent intervenir dans le développement de la motivation au travail.

11 Définir un organigramme.

Réponses

1 Organisation des soins en séries
Une organisation des soins en séries correspond à une structure par tâche qui consiste à attribuer à chaque agent une série de tâches identiques ou voisines. Chacun devient très compétent dans la série qu'il exécute. C'est le seul avantage du système qui a des inconvénients majeurs. Le malade n'a pas de personne référente, la responsabilité est diluée, ce sont les actes et non les malades qui sont au centre des préoccupations.
Il y a ainsi une dépersonnalisation en même temps qu'un manque de sécurité.

2 Organisation des soins individualisés
Une organisation des soins individualisés repose sur une structure par objectifs, en ce sens que chaque infirmière assure, en collaboration avec une aide-soignante et une étudiante en soins infirmiers, l'ensemble des soins d'un groupe de malades. Chaque petite équipe est dépositaire du projet du service. Cette organisation permet au malade d'être un interlocuteur. La coordination est facilitée tant au niveau des informations que des activités. Ce système peut demander plus de personnel et de matériel mais impose et développe la compétence professionnelle.

3 Coordination des soins
Un travail coordonné repose sur des équipes ou des personnes dont les compétences sont complémentaires et qui échangent régulièrement ou de manière continue des informations.
La coordination des soins dépend de la complexité des situations posées par les patients et les mesures à mettre en œuvre pour les résoudre mais aussi varie en intensité, allant de l'échange ponctuel aux interactions très fréquentes entre de nombreux intervenants

4 Types de réunions se déroulant dans un service
Différents types de réunions peuvent se tenir dans un service :
- réunions d'information : transmissions orales ;
- réunions de travail : définition de protocoles de soins, réunion clinique ;
- réunions de décision : définition des grandes lignes d'un projet ;
- réunions de négociation : traitement d'un conflit ;
- réunions d'élucidation : expression des sentiments, des émotions en lien avec le travail de l'équipe (groupe de parole par exemple).

5 Charge de travail
La charge de travail est l'ensemble des tâches à accomplir pour assurer la production attendue.
En ce qui concerne les soins, apprécier pleinement la charge de travail exige la prise en compte de différentes composantes :
- le malade avec ses variables personnelles et culturelles, sa pathologie, son degré de dépendance et ses réactions à la maladie, à l'hospitalisation ;
- la famille et l'entourage avec son degré de compréhension, de participation ;
- le personnel soignant tant en nombre qu'en qualification ;
- le personnel médical et les techniques diagnostiques et thérapeutiques utilisées ;
- l'organisation du travail choisie pour répondre aux objectifs de soins ;
- la fonctionnalité des locaux ;
- le système de communication interne et avec les divers services de l'établissement.

6 Éléments composant une fiche de poste
- Identification du poste : fonction, grade, position dans la structure, c'est-à-dire liaisons hiérarchiques et fonctionnelles, présentation du service et de l'équipe, horaires de travail.
- Mission poste :
  - mission générale, c'est-à-dire sa finalité dans l'établissement, le niveau de responsabilité ;
  - missions permanentes : activités principales.
- Particularités de la fonction :
  - difficultés ou risques liés aux conditions de travail ;
  - moyens humains, matériels mis à la disposition, possibilités de formation ;
  - zones d'autonomie, domaines de décision.
- Compétences requises : qualification, connaissances particulières, expériences, qualités professionnelles.
- Évolution possible ou potentielle du poste : évolution technologique, organisation, activités, etc.

7 Intérêt limité d'une fiche de poste
L'intérêt d'une fiche de poste se situe dans la formalisation écrite des missions et des exigences du poste. Elle facilite les entretiens d'embauche, tant pour le postulant que pour l'employeur.
Elle peut servir de référence dans l'exercice de l'activité et lors des entretiens d'évaluation. Ses limites résident dans son caractère impersonnel, standard, qui doit imposer une mise à jour régulière incluant la prise en compte des effets sur la santé physique et psychique, l'évolution des tâches, des fonctions, des compétences, des structures, des modes d'organisation et de management, des orientations stratégiques de l'entreprise.

8 Ergonomie
L'ergonomie est définie par la Société d'ergonomie de langue française comme « la mise en œuvre des connaissances scientifiques relatives à l'homme et nécessaires pour concevoir des outils, des machines et des dispositifs qui puissent être utilisés par le plus grand nombre avec le maximum de confort, de sécurité et d'efficacité. »
Les connaissances utilisées sont anatomiques, physiologiques, anthropométriques, (en particulier réactions à l'effort, à la chaleur, alimentation et travail), chronobiologiques (effets du travail de nuit, etc.).
Progressivement l'ergonomie s'est intéressée au stress lié à la situation de travail (incertitudes, relations avec les collègues et avec les cadres).
Elle utilise également les résultats des études sur le travail des femmes enceintes, des personnes vieillissantes et des handicapés. Elle tend à intégrer l'approche qui caractérise la psychopathologie du travail.

9 Psychopathologie du travail
La psychopathologie du travail analyse les stratégies utilisées par les travailleurs pour ne pas être malades, les effets de la souffrance sur leur équilibre psychique et également les sources de plaisir au travail. L'approche est sociale et politique.

10 Motivation au travail
On peut distinguer deux types de motivation.
- **la motivation dite intrinsèque :** associée au développement de la personnalité. Ainsi une activité qui accroît l'estime de soi, la conception de soi, est source de satisfaction, de motivation.
- Lorsqu'il y a un décalage entre le projet personnel et le travail concret, il n'y a pas de plaisir au travail, il peut y avoir un sentiment de frustration, une « désintégration » (qui peut entraîner des comportements d'agression ou de régression), une non-intégration lors de l'arrivée dans un service. Ne se reconnaissant pas dans le travail proposé, le jeune formé, par exemple, se sent dépossédé de ce qu'il estime être sa qualification, perd son identité au travail ;
- **la motivation extrinsèque :** le travail est un moyen de réalisation d'un but extérieur à l'objet même du travail. « Étudier une science, non pas pour mieux connaître cette matière, mais uniquement dans le but d'obtenir un diplôme, est une motivation extrinsèque à l'activité de l'étude. » (Joseph Nuttin, *Théorie de la motivation humaine : du besoin au projet d'action,* Paris, PUF, 3e éd. 1991, p. 121).

11 Organigramme
Un organigramme est une représentation graphique d'une institution. Il fait apparaître les relations hiérarchiques et fonctionnelles.

Mise en page : Le vent se lève...
Achevé d'imprimer en août 2011
sur les presses de l'imprimerie Ten Brink
Dépôt légal : août 2011

Imprimé aux Pays-Bas